# Psychotherapie: Praxis

Die Reihe Psychotherapie: Praxis unterstützt Sie in Ihrer täglichen Arbeit – praxisorientiert, gut lesbar, mit klarem Konzept und auf dem neuesten wissenschaftlichen Stand.

Ulfried Geuter

# Körperpsychotherapie

## Grundriss einer Theorie für die klinische Praxis

2. Auflage

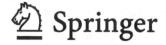

Ulfried Geuter
Berlin, Deutschland

ISSN 2570-3285          ISSN 2570-3293    (electronic)
Psychotherapie: Praxis
ISBN 978-3-662-66152-9      ISBN 978-3-662-66153-6    (eBook)
https://doi.org/10.1007/978-3-662-66153-6

Die Deutsche Nationalbibliothek verzeichnet diese Publikation in der Deutschen
Nationalbibliografie; detaillierte bibliografische Daten sind im Internet über http://dnb.d-nb.de
abrufbar.

Planung/Lektorat: Monika Radecki
Springer ist ein Imprint der eingetragenen Gesellschaft Springer-Verlag GmbH, DE und ist ein
Teil von Springer Nature.
Die Anschrift der Gesellschaft ist: Heidelberger Platz 3, 14197 Berlin, Germany

# Vorwort zur zweiten Auflage

Dieses Vorwort schreibe ich, während in der Ukraine ein Krieg tobt, weltweit die Spannungen zunehmen und eine Klimakatastrophe anrollt. Es ist bedrückend zu sehen, wie sehr das Leid und das Wohl des einzelnen davon abhängen, wie die Mächtigen dieser Welt handeln. Schon die Corona-Pandemie hatte einen in der psychotherapeutischen Arbeit spüren lassen, dass das Geschehen in der Welt unsere Arbeit verändert. Ängste nahmen zu. Schutzmaßnahmen führten zu einer Entkörperung des zwischenmenschlichen Kontakts, Abstand und Masken zogen auch ins Therapiezimmer ein. Videotherapie ließ uns manche Patientinnen und Patienten nur noch im Ausschnitt des Bildschirms und in gleichbleibender Perspektive mitbekommen, die des Wechsels der Bewegung entbehrte. Zwar war eine körperbezogene Psychotherapie auch möglich, wenn die Maske den Fokus auf den Ausdruck der Augen lenkte, da der Mund bedeckt war, wenn ein Patient eine szenische Arbeit vor der Kamera in seinem Zimmer gestaltete oder wenn wir im Sommer zur Therapie ins Freie gingen. Aber die Pandemie begrenzte das Erleben der verkörperten Begegnung in der Psychotherapie.

Dabei gibt es in der Psychologie viel Ermutigendes zu sehen, das geradezu nach ihr ruft. Als ich vor 50 Jahren studierte, kannte die Psychologie keinen fühlenden und erlebenden Menschen, nur Wahrnehmung, Denken, Lernen, Motivation. Als ich vor etwa 20 Jahren mit den Vorarbeiten zu diesem Buch begann, hatte sich das zwar geändert, aber ein körperlich erlebendes Wesen war der Mensch noch nicht geworden. Wenn sich die Psychotherapie für etwas Körperliches interessierte, dann allein für das Gehirn. Heute hingegen ist *Embodied Psychology* dabei, Mainstream zu werden. Und auch in der Psychotherapie kommt langsam an, dass hier lebendige verkörperte Subjekte miteinander kommunizieren.

Ich stelle in diesem Buch die Körperpsychotherapie als ein erlebenszentriertes und relationales Therapieverfahren vor. Dabei stütze ich mich auf die systemische Auffassung vom Leben, auf das intersubjektive Verständnis von Psychotherapie, auf die Phänomenologie, die die Bedeutung des Körpers für die Erfahrung in die Philosophie eingebracht hat, und auf den Enaktivismus. Zu diesem theoretischen Ansatz aus dem Feld der Theorien des *embodied mind*, der psychische Prozesse als Teil lebendiger Interaktionen des Menschen mit seiner Lebenswelt versteht, den Körper als *mindful body*, der Sinn erzeugt, und psychische Störungen als Prozesse in der Beziehung von Menschen zu all dem, was ihr Leben ausmacht, hat es seit der ersten Auflage dieses Buches eine schier unübersichtliche Flut an Veröffentlichungen gegeben.

Ich habe mich bemüht, diese Literatur für die Neuauflage zu berücksichtigen. Daneben habe ich auch einige ältere Publikationen, insbesondere wissenschaftliche Untersuchungen, auf die ich in der Zwischenzeit gestoßen bin, eingearbeitet. Als praktizierender Psychotherapeut ist es mir aber nur schwer möglich, neben meiner Tätigkeit die wissenschaftliche Diskussion umfassend zu verfolgen. Ich habe jedoch versucht, stärker herauszuarbeiten, wie ich mein Grundverständnis der Körperpsychotherapie in der Theorie des Enaktivismus, der Phänomenologie und einem intersubjektiven Verständnis von Therapie positioniere.

Nachdem ich die Arbeit an der ersten Auflage dieses Buches abgeschlossen hatte, sind Lehrbücher zur Körperpsychotherapie von Rolef Ben-Shahar (2014), Totton (2015) und Westland (2015), die englischsprachige Ausgabe des Handbuchs der Körperpsychotherapie von Marlock, Weiss, Young und Soth (2015) sowie das „Handbook of Embodied Perspectives in Psychotherapy" von Payne, Koch, Tantia und Fuchs (2019) erschienen. Diese und eine Reihe anderer Aufsätze und Bücher zur Körperpsychotherapie wie die von Cornell (2015), Kaul und Fischer (2016), Kern (2014), Sletvold (2014) und Weiss et al. (2015) habe ich ebenfalls eingearbeitet.

Anders als diese neueren Werke beziehen sich weite Teile der europäischen Körperpsychotherapie bis heute vorrangig auf das Werk von Wilhelm Reich und dessen Nachfolgern. Zwar ist Reichs Erbe ein bis heute für die Entwicklung der Körperpsychotherapie fruchtbarer Boden. Aber das Fundament eines zeitgemäßen Hauses sollte auf einer Theorie verkörperter Subjektivität und Intersubjektivität aufbauen, die zu Reichs Zeiten noch nicht entwickelt war. Wer zu lange auf den Schultern eines Riesen sitzen bleibt, versäumt es, eigene Wege zu gehen.

Meinen Weg zeige ich in diesem Buch. Gegenüber der ersten Auflage habe ich meinem Anliegen entsprechend in der Einleitung das intersubjektive Verständnis von Psychotherapie eigenständig hervorgehoben und in Kap. 5 noch mehr die paradigmatischen Grundlagen der enaktiven Theorie verdeutlicht. Kap. 6 und 7 wurden neu gestaltet. Die für meine Auffassung der Körperpsychotherapie zentrale Theorie des Körpererlebens als Grundlage des Selbsterlebens schließt jetzt in Kap. 6 unmittelbar an die Ausführungen zur Theorie des erlebenden Subjekts in Kap. 5 an. In Kap. 7 gehe ich dann der Frage nach, wie Theorien des erlebenden Subjekts im Verhältnis zu naturwissenschaftlichen Theorien des objektivierten Körpers stehen. In Kap. 14 zur Körperkommunikation habe ich die neuere Forschung zur Bewegungssynchronie in der therapeutischen Interaktion eingearbeitet, in Kap. 15 das relationale Verständnis der Resonanz stärker herausgearbeitet, die in der Körperpsychotherapie noch allzu sehr als Informationsaufnahme gesehen wird, sowie das phänomenologische Verständnis der Empathie, das sich von neurowissenschaftlich begründeten Konzepten unterscheidet. Den Begriff der erlebniszentrierten Psychotherapie, den ich noch in der ersten Auflage verwendet habe, habe ich, wie in meinem Praxis-Buch von 2019 begründet, durch den Begriff der erlebenszentrierten Psychotherapie ersetzt. Alle Kapitel sowie das Literaturverzeichnis wurden gründlich überarbeitet und aktualisiert.

In den letzten Jahren hat die Diskussion um eine gendergerechte Sprache an Fahrt aufgenommen. Schon im Vorwort zur ersten Auflage habe ich mich dazu geäußert. Um nicht das ganze Buch umarbeiten zu müssen und sprachlich zu verkomplizieren, bin ich bei der Schreibweise der ersten Auflage geblieben. Ich bitte dafür um Verständnis.

Monika Radecki vom Springer Verlag hat auch meine Arbeit an dieser zweiten Auflage mit Geduld unterstützt und mir seitens des Verlages die Freiheit gewährt, die ich zur Revision meines Textes benötigte. Barbara Knüchel half bei allen, teilweise schwierigen Fragen zur technischen Umsetzung all meiner Änderungen am alten Text. Dafür danke ich beiden sehr. Marek Szczepański danke ich für ein längeres herausforderndes Gespräch über Grundlagentheorie, Sheila Butler, Lidy Evertsen und Sofia Petridou für unsere Gespräche über den *systems view of* life, Claudia Knörnschild für hilfreiche Anmerkungen zu einem Kapitel, Norbert Schrauth und Frank Röhricht für den anhaltenden fachlichen Austausch und Frank dazu für grundlegende Anregungen zur Überarbeitung einzelner Kapitel. Mein Bruder Raimund las erneut alles Korrektur, was ich schrieb, eine große Hilfe, für die ich ihm sehr danke. Für ergänzende Therapiebeispiele habe ich wieder das Einverständnis der jeweiligen Patientinnen und Patienten eingeholt. Auch ihnen danke ich dafür sehr.

Deutschland                                                    Ulfried Geuter
Berlin, den 14. Oktober 2022

# Vorwort zur ersten Auflage

*„ Big things have small beginnings "*, heißt es an einer Stelle in dem Film „ *Lawrence of Arabia "*. Seit ihrem ersten Kongress 1998 gab es in der Deutschen Gesellschaft für Körperpsychotherapie das Bedürfnis zu erarbeiten, worin die gemeinsamen Grundlagen der verschiedenen körperpsychotherapeutischen Schulen liegen. Dieser Wunsch wurde an mich herangetragen. Seit damals ging ich mit dem Vorhaben schwanger. Lange Zeit dachte ich, eine Expertise von vielleicht 50 Seiten zu schreiben. Schließlich wurde dieses Buch daraus.

Es dauerte, bis die Zeit reif war, es zu realisieren. Noch herrschte der Geist der Schulen, die sich lieber eigenständig profilierten als ihre Ideen in das Gebiet als Ganzes einzubringen. Und ich selbst war von anderen Dingen in meinem Leben so absorbiert, dass dafür kein Platz blieb. Doch im Laufe der Jahre wurde beides anders. Ich brauchte die Jahre auch, um meine Gedanken zu klären, worin ich die wissenschaftlichen Grundlagen der Körperpsychotherapie sehe. Gleichzeitig nahm in der Psychotherapie insgesamt das Interesse an ihr zu und es erschien eine Fülle an Literatur, die ich für dieses Buch auswerten konnte.

Mein Interesse galt immer der Körperpsychotherapie als ganzer und nicht einer Schule. Das hängt mit meinen eigenen Erfahrungen zusammen. Ich lag Ende der 1970er Jahre bei einer Körperlehrerin mit meiner Wirbelsäule auf einem Stock, als ich den Begriff der Konzentrativen Bewegungstherapie noch nie gehört hatte. Nachdem ich später mit dem Namen Elsa Gindler etwas anfangen konnte, erfuhr ich, dass meine Lehrerin Marianne Haag-Scheidegger bei Gindlers Mitarbeiterin Sophie Ludwig gelernt hatte. Später nahm ich an Gruppen von Frieda Goralewski teil, einer anderen Gindler-Schülerin. Die Atmosphäre im Souterrain einer Berliner Villa war die einer erlesenen Gemeinschaft, die im Bann der genauen Wahrnehmungen Goralewskis stand. Man sprach leise und verhielt sich achtsam. Die Gindler-Welt war eine Welt von Frauen, die nach innen schauten.

In der Studentenbewegung war ich einer anderen Welt begegnet. Einer Welt des Aufbegehrens und der Befreiung der Lust. Wilhelm Reich hatte ich aus Raubdrucken kennengelernt, die man in verrauchten Studentenkneipen kaufte. Dort philosophierten wir darüber, ob freie Sexualität die Gesellschaft revolutionieren könnte. Meine erste reichianische Therapiegruppe fand Jahre später im Zentrum eines Therapeutenkollektivs in Berlin-Kreuzberg statt. Die Atmosphäre war zupackend und konfrontativ. Hatte ich bei Goralewski das feine Spüren geübt, erlebte ich hier unter Schmerzen, wie ich bei meiner

Geburt fast erstickt war. Die Welt der neoreichianischen Körperpsychotherapie ermutigte zu wuchtigen, kathartischen und auch rebellischen Gefühlen. Man schaute nach innen, um das, was man sah, herauszulassen. Und wie die gesellschaftlichen Bewegungen, die sie nach oben gebracht hatten, blieb diese Körperpsychotherapie lange Zeit unangepasst, kreativ und skeptisch gegenüber der Wissenschaft.

Aber so sehr sich die sanften und die rebellischen Methoden der Körperpsychotherapie gegenüber den etablierten Verfahren der Psychoanalyse und der Verhaltenstherapie als Außenseiter fühlten, die mit ihrer Dogmatik über das Feld der Psychotherapie wachten, so pflegten sie doch selbst ihre Dogmen. Wer eine Idee oder Charisma hatte, gründete eine Schule und bot eine Ausbildung an. Um wissenschaftliches Denken kümmerte man sich wenig.

Wir lernten damals an unserer eigenen Erfahrung. Die Schulen bauten auf Erfahrungswissen auf. Das ist ein reicher Schatz. Will man aber Erfahrungen lehren und sie in den Diskurs der Psychotherapie hineintragen, müssen sie sich mit der Wissenschaft verbinden und der kritischen Reflexion aussetzen. Die Körperpsychotherapie hat daher heute die Aufgabe, die theoretischen und begrifflichen Grundlagen der eigenen Arbeit zu klären und sich ein wissenschaftliches Fundament zu geben, während sie die innovativen Leistungen der Schulengründer würdigt und deren Erbe bewahrt. Dazu möchte ich mit diesem Buch einen Beitrag leisten.

Es gibt bisher nur wenige Versuche einer monographischen Darstellung der Körperpsychotherapie. Zu nennen sind Asposhyan (2004), Downing (1996), Heller (2008), Maurer (1993), Röhricht (2000) und Totton (2003). Maurer (1993) hat die wesentlichen Themen der Körperpsychotherapie skizziert, aber als Grundlegung ihrer eigenen Schule. Downing (1996) hat die Körperpsychotherapie an die moderne Säuglingsforschung und die Objektbeziehungstheorie angebunden, die Theorie der affektmotorischen Schemata entwickelt und Grundzüge einer Lehre der Technik formuliert. Röhricht (2000) stellt die Körperpsychotherapie als Gruppenmethode im klinischen Setting vor, bietet viele Vorschläge zu Übungen und entwirft die Grundlinien einer störungsspezifischen Behandlung. Totton (2003) benennt aus reichianischer Sicht Entwicklungen in Neurowissenschaften und Entwicklungspsychologie, die für die Körperpsychotherapie von Bedeutung sind, und listet zentrale Konzepte auf, reißt aber Themen mehr an als sie auszuführen. Aposhyans Buch (2004) ist reich an klinischen Schilderungen und beruht wie auch ein Buch von Fogel (2009) auf der Arbeit mit der Körper-Aufmerksamkeit. Eingehend erörtert sie Zusammenhänge zwischen körperlichen Systemen, Entwicklungsmotorik und Therapie. Heller (2008) bettet die Ideen der Körperpsychotherapie historisch und systematisch in einen fulminanten Überblick über die Geschichte der Philosophie, der Evolutionstheorie und der Psychoanalyse ein und begründet ein Modell der Dimensionen des Organismus. Neben diesen Monographien haben Marlock und Weiss (2006) mit dem *Handbuch der Körperpsychotherapie* das Werk vorgelegt, in dem der Stand des Wissens zusammengefasst ist. Mit meinem Buch strebe ich etwas anderes an: einen Vorschlag zu einer theoretischen Grundlage zu unterbreiten, auf die sich die Körperpsychotherapie in ihrem therapeutischen Handeln heute stellen kann.

Ursprünglich hatte ich vor, in einem Buch die theoretischen Grundlagen und die Behandlungsprinzipien der Körperpsychotherapie zusammen darzustellen. Das erwies sich als unmöglich. Im Laufe meiner Arbeit stellte sich heraus, dass beide Themen einer grundlegenden Darstellung bedürfen. Daher habe ich mich entschieden, in diesem Buch nur einen theoretischen Grundriss zu entfalten. Die Prinzipien der Praxis und die Behandlungstechniken der Körperpsychotherapie, Fragen zur Indikation, die therapeutische Beziehung, die Wirkprinzipien sowie die Ergebnisse der Wirksamkeitsforschung werde ich in einem zweiten Buch behandeln.

Mein Buch ist in der praktischen Arbeit mit erwachsenen Patienten im Einzelsetting gewachsen. Während es entstand, schrieb ich häufig nach Therapiestunden nieder, was gerade stattgefunden hatte. Mit diesen Skizzen werde ich die körperpsychotherapeutische Herangehensweise illustrieren. Ich werde mir die Freiheit nehmen, die Leser in die Bewegung zwischen der wissenschaftlichen Theorie und der praktischen Arbeit mit hineinzunehmen. Der Schwerpunkt meiner Erfahrungen bedingt auch, dass dieses Buch in die ambulante körperpsychotherapeutische Arbeit mit dem einzelnen Patienten einführt und nicht in die Gruppentherapie. Auch die Arbeit mit Kindern, die in der Säuglingstherapie sehr erfolgreich ist (Harms, 2000), wird nicht behandelt.

Wenn ich hier und im Weiteren in der männlichen Sprachform von Patienten spreche, sind immer auch die Patientinnen mit gemeint, welche die größere Gruppe des psychotherapeutischen Klientels ausmachen. Und wenn ich der Einfachheit halber in der männlichen Form von Therapeuten spreche, sind auch die Therapeutinnen gemeint, die in unserem Feld ebenfalls in der Mehrheit sind.

Das Buch richtet sich an Psychotherapeuten jedweder Richtung und an solche, die es werden wollen. Aber es ist auch für Angehörige anderer Berufsgruppen geschrieben wie Bewegungstherapeuten, Tanztherapeuten, Physiotherapeuten oder Ergotherapeuten, die in ihrer Tätigkeit mit Fragen der Körperpsychotherapie in Berührung kommen. Und es richtet sich an die Körperpsychotherapeuten selbst, die oft nur die Konzepte einer Schule kennen, in der sie einmal ausgebildet wurden. Interessierte Laien, die aus diesem Buch etwas über Körperpsychotherapie erfahren wollen, erwartet eine fachliche Kost.

In meiner Ausbildung zum Psychotherapeuten begann ich mit der Klientenzentrierten Gesprächstherapie. Auch liebäugelte ich schon lange mit einer Ausbildung zum Psychoanalytiker. Aber ich wusste, dass das Institut, an das ich wollte, über Jahre hinweg die Akten des Deutschen Instituts für Psychologische Forschung und Psychotherapie aus der Nazi-Zeit versteckt gehalten hatte, die offiziell als verschollen galten. Daher konnte ich erst später dorthin gehen, als eine kritische Generation das Wort führte. Als ich in meiner Körperpsychotherapie-Ausbildung heftig über das Schicksal eines meiner beiden Großväter in der Nazi-Zeit weinte, wurde mir klar, dass ich mir als ersten Lehrer mit Ken Speyer einen anarchistischen jüdischen US-Amerikaner ausgesucht hatte. Das passte. Bei ihm war es möglich, den Schattenseiten zu begegnen. Das Wichtigste, was ich in dieser Ausbildung lernte, war, keine Angst gegenüber all dem zu empfinden, was in einer Therapie, in welcher Heftigkeit auch immer, aufbrechen kann. Körperpsychotherapie kann aufwühlende Gefühle und irritierende Zustände erzeugen, und man muss als Therapeut Patienten darin halten können. Das haben wir damals erlebt. Für all das, was ich hier von Ken Speyer, Clover Southwell, David Boadella, Ebbah Boyesen und Wolf Büntig und später in Workshops bei Gerda Boyesen, Alexander Lowen, Mike Noack, Bettina Schroeter, Herbert Meyer, Bernd Eiden, Helga Engel und John Pierrakos für die körperpsychotherapeutische Arbeit gelernt habe, bin ich sehr dankbar. Viel über das Körpererleben lernte ich auch durch meinen Ballettlehrer Jacques Barkey und meine Shiatsu- und Jin Shin Do-Therapeutin Inge Berlin.

Es war ein langer Weg von diesen Erfahrungen bis zu diesem Buch. Dass es entstehen konnte, dafür danke ich der Deutschen Gesellschaft für Körperpsychotherapie (DGK) und ihrem langjährigen Vorsitzenden, meinem Freund Manfred Thielen. Er hielt über die Jahre hinweg an dem lange geplanten Vorhaben fest und stellte nie die Unterstützung in Frage, auch wenn ich es kaum stemmen wollte. Als 2008 die damalige Lektorin des Springer-Verlags, Svenja Wahl, auf mich zukam, wusste ich, dass jetzt der Zeitpunkt gekommen war. Es dauerte aber noch, um aus dem Wunsch ein realisierbares Projekt zu entwickeln. Monika Radecki hat es als Lektorin vorangetrieben und mit viel Verständnis begleitet. Immer blieb sie geduldig und unterstützte mich, wenn die Arbeit anders lief, als ich dachte. Sigrid Janke war immer ansprechbar, wenn ich Fragen zur Gestaltung hatte. Barbara Karg kümmerte sich verlässlich um meine letzten Fragen zum Umbruch. Ohne das Engagement dieser Frauen vom Springer-Verlag wäre das Buch nicht das geworden, was es ist. Und auch nicht ohne das Engagement von Martina Kahl-Scholz, die als Lektorin den Text aufmerksam durchgesehen, ihm seine Form gegeben und mit Geduld meine akribischen Wünsche entgegengenommen hat.

Viele Ideen, die darin Eingang gefunden haben, sind im fachlichen Austausch mit einer Vielzahl von Kolleginnen und Kollegen entstanden. Frank Röhricht und Norbert Schrauth haben vom Anfang bis zum Ende intensiv die Arbeit an diesem Buch begleitet. Sie regten mich an mit Ideen, halfen mit Tipps und kommentierten mehrfach Teile meines Manuskriptes. Ihre Unterstützung als Kollegen und Freunde hat mich durch diese Arbeit getragen. Thomas Harms las eine vollständige erste Fassung des Manuskriptes, die 2011 fertig war, und nahm sich Zeit für ein langes Gespräch über die grundlegende Konzeption. Auch David Boadella, George Downing und Irmingard Staeuble lasen die ganze erste Fassung und gaben mir wichtige Hinweise. Irmingard half insbesondere beim Aufbau, der Gestaltung der Einleitung und dem geschichtlichen Kapitel, George schrieb seitenlange Anmerkungen zu allen Kapiteln, die ich bei meiner Überarbeitung berücksichtigte. Angela von Arnim, Werner Eberwein, Sabine Koch, Jürgen Kriz, Alexandre Métraux, Johannes Reichmayr, Dirk Revenstorf und Benajir Wolf gaben mir anregende, kritische Feedbacks zu einzelnen Kapiteln, die mein Buch zu verbessern halfen. Weitere Kolleginnen und Kollegen, die ich nicht alle aufführen kann, stellten mir Veröffentlichungen zur Verfügung oder wiesen mich auf Veröffentlichungen hin. Jürgen Seewald sorgte dafür, dass meine über viele Jahre unterbrochene Anbindung an die Universität wiederhergestellt wurde, indem er mir antrug, im Studienschwerpunkt Körperpsychotherapie des Masterstudiengangs Motologie der Universität Marburg mitzuwirken. Meine Frau Lydia las Teile der ersten und die gesamte zweite Fassung des Manuskriptes und wies mich auf alles hin, was unklar geblieben war. Auch mein Bruder Raimund las alles und sorgte dafür, meine sprachlichen und orthografischen Fehler zu beheben. Henry Ibeka half wie immer bei allen technischen Problemen mit dem Computer. Ihnen allen danke ich von Herzen.

In vielen Jahren habe ich so vieles gelesen, gehört und miterlebt, dass ich nicht immer weiß, woher meine Gedanken kommen. Wenn ich also etwas darstelle, ohne eine Quelle zu nennen, geschieht das nicht aus der Absicht heraus, die Urheber der Gedanken zu verschweigen, sondern weil ein Gedanke irgendwann in mein eigenes Denken eingegangen ist und ich seine Herkunft nicht mehr weiß. Man möge mir das nachsehen. Für alle Fehler, die in diesem Buch enthalten sein mögen, trage ich allein die Verantwortung. Alle Übersetzungen sind von mir. Da Übersetzungen der Bücher von Heller (2008) ins Englische und von Fogel (2009) ins Deutsche erschienen, als ich weite Teile schon geschrieben hatte, zitiere ich sie teilweise nach der Erstausgabe, teilweise nach der Übersetzung.

Die DGK und die Europäische Gesellschaft für Körperpsychotherapie haben meine Arbeit mit einer finanziellen Zuwendung unterstützt. Auch dafür bin ich sehr dankbar.

Schließlich danke ich denen, von denen ich am meisten gelernt habe: meinen Patientinnen und Patienten, mit denen gemeinsam ich immer wieder neue Erfahrungen machen darf und die mir zeigen, was hilfreich ist und was nicht. Diejenigen, aus deren Therapien ich in diesem Buch berichte, haben mir erlaubt, das zu tun. Zwei konnte ich leider nicht mehr erreichen. Die Darstellungen aus ihren Behandlungen wurden aber so verfremdet, dass keine Rückschlüsse auf Personen möglich sind.

Meine Frau Lydia und meine Söhne Jonathan und Joschi mussten vielfach zurückstecken, wenn ich sehr in die Arbeit vertieft war. Ich hoffe, sie werden mir verzeihen, dass ich mehrere Male die Ferien mit ihnen gestrichen habe, um an diesem Buch zu arbeiten, und oft an meinen Schreibtisch zurückgezogen war. Sie sind die Quelle dafür, mit meinem Leben von Herzen zufrieden zu sein. Das gibt auch die Kraft für ein intellektuelles Werk wie dieses Buch.

Deutschland  
Berlin, den 5. Juni 2014

Ulfried Geuter

# Inhaltsverzeichnis

# Der Autor

**Prof. Dr. Ulfried Geuter** Dipl.-Psych., niedergelassen als Psychologischer Psychotherapeut in eigener Praxis in Berlin, Körperpsychotherapeut und Psychoanalytiker, Lehrthera-
peut und Lehranalytiker, Supervisor und Dozent in der psychotherapeutischen Fort- und
Weiterbildung; Leiter des Instituts für körperpsychotherapeutische Weiterbildung in Berlin; von 2010-2023 lehrte er Körperpsychotherapie im Masterstudiengang Motologie und
Psychomotorik an der Universität Marburg.

## Inhaltsverzeichnis

Die Körperpsychotherapie ist eine der großen Grundorientierungen der Psychotherapie. Sie vereint in sich **drei historische Traditionen**. Die eine hat ihren Ursprung in einer **kritischen Psychoanalyse**, die psychische Probleme als Folge einer Internalisierung mangelhafter oder schädigender Erfahrungen ansieht. Aus dieser mit dem frühen Werk von Wilhelm Reich verbundenen Tradition heraus lässt sich die Körperpsychotherapie dem weiten Spektrum der Tiefenpsychologie zuordnen (Marlock 2006b; Röhricht 2021). Denn wie die anderen psychodynamischen Ansätze richtet sie das Augenmerk auf die innere Welt des Patienten, beachtet sie unbewusste und abgewehrte Motive und Wunsch-Abwehr-Konflikte und bezieht in der Behandlung die Übertragung ein. Dies hat die Körperpsychotherapie mit der Gestalttherapie gemein, die aus der gleichen Tradition hervorgegangen ist und als ihre Schwester angesehen werden kann (vgl. Bock 2000).

Eine zweite Tradition der Körperpsychotherapie wurzelt in der **Leibpädagogik** und in den aus der **Reformgymnastik** entstandenen Methoden der Körperarbeit. Aus ihnen und aus dem Ausdruckstanz ging eine aufmerksame und achtsame therapeutische Arbeit mit dem Körper hervor. In dieser Tradition widmet sich die Körperpsychotherapie vor allem der Wahrnehmung und Erkundung des Körpers in Atmung, Haltung und Bewegung. Von ihr ausgehend kann man die Körperpsychotherapie als ein phänomenologisches Verfahren bezeichnen, da sie von dem ausgeht, was einem Patienten im Gewahrsein seiner selbst im Modus des Spürens als Erfahrung zugänglich wird (D. Johnson 2006; Lange et al. 2006; Marlock 2006a).

Mit dem **Human Potential Movement** und der Bewegung der **Humanistischen Psychotherapie** entstand seit den 1960er Jahren eine dritte Tradition erlebenszentrierter Kör-

© Springer-Verlag GmbH Deutschland, ein Teil von Springer Nature 2023
U. Geuter, *Körperpsychotherapie*, Psychotherapie: Praxis,
https://doi.org/10.1007/978-3-662-66153-6_1

perpsychotherapie (Wolf 2010). Sie rückt wie die Gestalttherapie die Arbeit mit der Erfahrung im Hier und Jetzt ins Zentrum und nimmt das verkörperte Erleben des Patienten in der Beziehung zu seiner Welt als Ausgangspunkt, von dem aus sich in der Therapie Sinn und Bedeutung erschließen (vgl. Kepner 2005, S. 292; Yontef und Schulz 2016). Nach diesem Verständnis beruht der psychotherapeutische Prozess darauf, dass sich der Patient in einer hilfreichen therapeutischen Beziehung spürend und fühlend erlebt (Marlock 2010, S. 53). Insofern kann man die Körperpsychotherapie mit Elliott et al. (2013) auch als „*subapproach*" zu dem größeren „*approach*" der humanistisch-erlebenszentrierten Psychotherapien zählen. Erlebenszentrierte Ansätze wie die Gesprächspsychotherapie oder die Emotionsfokussierte Psychotherapie betonen das *experiencing* (Gendlin 1961) und verstehen psychische Vorgänge als körperlich fühlbare Vorgänge (Waibel et al. 2009, S. 6). Gemeinsam ist ihnen außerdem, sich am Wachstum des Patienten auszurichten, eine Vorstellung, die auch C. G. Jung vertreten hat und die der Humanistischen Psychologie eigen ist (Eberwein 2009).

Alle drei genannten Traditionen der Körperpsychotherapie streben an, die Selbstregulation psychophysischer und emotionaler Prozesse und des menschlichen Handelns zu fördern (Carroll 2009; Thielen 2009a).

Die Körperpsychotherapie hat indes einige Besonderheiten, die sie von anderen Psychotherapieverfahren abhebt. Sie bezieht sich theoretisch und praktisch immer auch auf den Körper des Menschen und auf das körperliche Erleben seiner selbst. Sie betrachtet das psychische Leben als gegründet in lebendigen verkörperten Erfahrungen (Acolin 2019; Barratt 2010, S. 19). Sie versteht den Menschen als ein sich in seinem Körper und über seinen Körper erlebendes Wesen. Denn der Körper ist der Ort, „an dem Erleben stattfindet, der Gefühle und Stimmungen wahrnehmbar macht, der Wohlsein und Unwohlsein unterscheidet" (Weiss 2006, S. 425). Daher nutzt die Körperpsychotherapie das Körpererleben als die grundlegende Quelle des Selbsterlebens (Geuter 2015; Röhricht 2000, S. 26). In der

Behandlung schließt sie Prozesse der Körperwahrnehmung, des Körperausdrucks oder der körperlichen Interaktion grundsätzlich ein.

Theoretisch versteht die Körperpsychotherapie den Menschen als eine Körper-Seele-Geist-Einheit, die nicht nur eine objektive Einheit ist, sondern auch eine subjektive Einheit in der Erfahrung. Erleben findet immer körperlich und psychisch zugleich statt. *Body* und *mind* werden als Aspekte des ganzen Wesens Mensch angesehen, der als ein Handelnder im Austausch mit der dinglichen und zwischenmenschlichen Welt sein Leben lebt. Dies kann man als das **holistische Menschenbild** der Körperpsychotherapie bezeichnen. Physiologische und psychische Prozesse können zwar voneinander unterschieden werden, sind aber als Aspekte von Lebensprozessen zugleich eins. In ihrer Behandlungspraxis bewegt sich die Körperpsychotherapie im Raum des psychischen und körperlichen Geschehens und der sprachlichen und verkörperten Interaktion zugleich. Neben Methoden des Gesprächs setzt sie Methoden der Arbeit mit dem und am Körper ein. Ihre eigenständige Geschichte, ihre ganzheitliche Auffassung des menschlichen Seins und ihre Praxis heben die Körperpsychotherapie von anderen Verfahren ab und begründen ihre therapeutische Identität (Rolef Ben-Shahar 2014, S. 74). Insbesondere ihr weites Spektrum von Behandlungsmethoden und -techniken macht sie im klinischen Kontext als eigenen Ansatz kenntlich (Geuter 2004, S. 106). Dazu zählen z. B.:

- Körperwahrnehmung,
- Wahrnehmung und Regulation des Atems,
- Klärung des Bedeutungsgehalts des Körpererlebens,
- Förderung des körperlichen Ausdrucks und der Affektsprache des Körpers,
- somatopsychische Regulation dysregulierter emotionaler Prozesse,
- handlungsdialogische Erkundung sog. Enactments,
- Arbeit mit körperlicher Resonanz und körperlicher Interaktion,
- Erkundung und Veränderung affektmotorischer Muster,

- Stabilisierung, Kräftigung, Begrenzung oder Beruhigung durch Grounding und Holding,
- Aktivierung und Harmonisierung psychophysischer Prozesse einschließlich einer psychophysiologischen Ebene der Stressregulation,
- Erschließung von Ressourcen über körperlich spürbare Potenziale.

Totton (2003) beginnt seine Einführung in die Körperpsychotherapie mit der Schilderung verschiedener Sitzungen:

- In einer erkundet die Therapeutin mit dem Patienten, ausgehend von seinen Empfindungen und dazu gehörigen Bildern, einen Kopfschmerz und dessen symbolische Bedeutung.
- In einer anderen ermutigt sie die Patientin, autonome Körperreaktionen geschehen zu lassen, als in der Sitzung nach einer Berührung der Kehle mit der Hand ein Husten und dann ein grollender Ton entstehen.

In einer dritten arbeitet sie damit, die Bewegungen des Patienten zu spiegeln und aus den Bewegungen deren Bedeutung zu erschließen.

All das sind Möglichkeiten körperpsychotherapeutischer Arbeit. Ein Körperpsychotherapeut kann aber auch einfach nur da sein, „Interesse, Sorge, Freude zeigen oder den Klienten unterstützen, sich durch Ruhe oder Interaktion selbst zu regulieren" (Carroll 2005, S. 20).

Bisher hat sich die Körperpsychotherapie weitgehend in Form von **Schulen** entwickelt. Die Unterschiedlichkeit dieser Schulen wie Bioenergetik, Biodynamik, Biosynthese, Bodynamic International, Hakomi, Somatic Experiencing, Focusing, Body-Mind Centering, Tanztherapie, Integrative Bewegungs- und Leibtherapie, Funktionelle Entspannung oder Konzentrative Bewegungstherapie und viele kleinere mehr bildet noch immer „ein wichtiges Potenzial für Weiterentwicklung und Kreativität" (Marlock und Weiss 2006b, S. 954).

Allerdings bringt sie auch eine Vielfalt und Heterogenität von Begriffen mit sich (Röhricht 2000, S. 15), die bisher eine theoretische Durchdringung des ganzen Feldes der Körperpsychotherapie und eine Integration der Schulen gehemmt hat (vgl. Revenstorf 2013, S. 179). Im „Handbuch der Körperpsychotherapie" sprechen Marlock und Weis (2006a, S. 5) von einem „Nebeneinander divergenter und zum Teil schwer miteinander zu vereinbarender Positionen und Grundannahmen".

Viele Schulen haben den Status von „Meisterlehren", wie Seewald (1991) entsprechende Lehren in der Motologie genannt hat. Sie verfügen über ein reiches informelles Wissen, das in einem Meister-Schüler-Verhältnis in Ausbildungsgruppen vermittelt wurde, betonen aber vielfach ihre umgrenzten Ansichten und therapeutischen Techniken und schlagen kaum die Brücke zur wissenschaftlichen Forschung. Um die Grundlagen für eine allgemeine Körperpsychotherapie zu erarbeiten, gilt es einen Standort jenseits der Schulen zu finden.

Dass die verschiedenen Schulen kein gemeinsames theoretisches Fundament und keine gemeinsame Terminologie besitzen, liegt aber nicht nur an ihnen selbst. Es liegt auch daran, dass es keine umfassende psychologische Theorie gibt, die den Menschen als sich seelisch-geistig und körperlich selbst erlebendes Wesen zum Gegenstand hat. Auch in wissenschaftlichen Teilgebieten wie in der *embodied cognitive science*, wo derzeit die fruchtbarsten Ansätze zu einer Theorie verkörperter Subjektivität anzutreffen sind, findet man keine Einheitlichkeit der Konzepte und Begriffe (Di Paolo und Thompson 2014), z. B. was man unter unbewusst oder nichtbewusst versteht (Legrand 2007, S. 577).

Innerhalb einzelner Schulen wurden anspruchsvolle Versuche terminologischer Klärung unternommen, insbesondere im Hakomi (Weiss et al. 2015), in der Funktionellen Entspannung (von Arnim et al. 2022), der Integrativen Leib-

und Bewegungstherapie (Petzold 2003), der Integrativen Körperpsychotherapie (Kaul und Fischer 2016), und der Tanztherapie (Trautmann-Voigt und Voigt 2009). Doch bleibt es für die Körperpsychotherapie die wahrscheinlich wichtigste wissenschaftliche Aufgabe, ihre begrifflichen und theoretischen Grundlagen zu präzisieren und zu einer einheitlichen Sprache zu finden (Totton 2003, S. 139; 2002a, S. 202). Die Zeit ist reif, die heterogenen Traditionen zusammenzuführen und zu einer übergreifenden, kohärenten Theorie zu kommen, die mit Modellen in wissenschaftlichen Grundlagenfächern kompatibel ist und die zugleich den subjektiven Prozessen des Erlebens und der Erfahrung gerecht wird, mit denen wir es in der Psychotherapie zu tun haben.

Dieser Aufgabe widmet sich das vorliegende Buch. Es unterbreitet einen Vorschlag, der Körperpsychotherapie eine theoretische Basis jenseits der Schulen zu geben, in der zugleich deren Erkenntnisse und Erfahrungswissen aufgehoben sind. Es möchte die Körperpsychotherapie in die wissenschaftliche Forschung einfügen und in dieser Forschung ein Fundament für den körperpsychotherapeutischen Ansatz finden. Es möchte darüber hinaus zeigen, dass im Grunde kein psychotherapeutischer Ansatz den Körper und die körperliche Interaktion außer Acht lassen kann, weil alle Erfahrung und alles Verhalten durch den Körper bewusst oder unbewusst vermittelt ist (Noë 2021, S. 960; Revenstorf 2013, S. 178).

Psychotherapie ist selbst keine Grundlagenwissenschaft, sondern wie die Medizin eine Heilkunde. Sie stützt sich daher auf die Erfahrungen der klinischen Praxis und auf die Erkenntnisse und Modelle verschiedener Wissenschaftsgebiete. Für das Fundament der Körperpsychotherapie halte ich folgende für bedeutsam (vgl. Röhricht 2009, S. 139):

–  Theorien des Embodied Mind und des Erlebens,
–  Theorien des Körper- und Selbsterlebens,
–  Embodiment-Forschung,
–  Gedächtnistheorien,
–  Emotionstheorien,
–  Entwicklungspsychologie,

–  Forschungen zum Körper in der Interaktion und
–  einzelne Aspekte physiologischer und neurowissenschaftlicher Theorien.

Auf all diese Gebiete werde ich eingehen. Die Neurowissenschaft sehe ich aber nicht als eine Disziplin an, die das Grundlagenwissen für eine erlebenszentrierte Körperpsychotherapie bereitstellen kann. Ihre Modelle und Befunde bieten Anregungen für die Theoriebildung und lassen manche psychischen Störungen besser verstehen (Egle et al. 2020). Doch lässt sich aus ihnen nicht das psychotherapeutische Handeln ableiten.

In der Arbeit als Psychotherapeut bedarf es noch weiterer Kenntnisse, z. B. über Psychopathologie oder über die Lebenszusammenhänge von Menschen. Im Kontext dieses Buches behandle ich aber nur Theoriefelder, die wir für eine Theorie der körperpsychotherapeutischen Praxis benötigen.

Das Buch skizziert den Grundriss einer solchen Theorie, auf dem die klinische Praxis aufbauen und von dem sie sich leiten lassen kann. Aus dieser Praxis komme ich selbst. Ich verstehe daher diesen Grundriss im Sinne der Aussage von Kurt Lewin, dass nichts so praktisch ist wie eine gute Theorie, aber auch nichts so theoriebildend wie eine gute Praxis. In einem weiteren Buch habe ich mich der Aufgabe gewidmet, die Vielfalt der Methoden und Techniken, die in den Schulen aus der klinischen Erfahrung heraus entwickelt wurden, in ein allgemeines System der Prinzipien körperpsychotherapeutischer Praxis einzuarbeiten und diese Praxis darzustellen (Geuter 2019).

Das Buch möchte denjenigen Psychotherapeuten und Angehörigen anderer Professionen, die im Feld der Therapie an der Arbeit mit dem Körper interessiert sind, ein theoretisches Verständnis der körperpsychotherapeutischen Arbeit geben. Es möchte aber auch die anderen, an der Psychotherapie allgemein Interessierten, davon überzeugen, dass es in jedem psychotherapeutischen Verfahren von Gewinn sein kann, auf den Körper und das Körpererleben der Patienten Bezug zu nehmen.

## 1.1 Körperpsychotherapie als erlebenszentriertes Verfahren

Die Körperpsychotherapie wird vielfach anderen großen Paradigmen der Psychotherapie zugeordnet. Totton (2002, S. 7) bezeichnete sie einmal als einen dritten Weg zwischen Humanistischer Psychotherapie und Psychoanalyse, Eiden (2009) gründet sie auf Reichs Energiemodell und humanistische Prinzipien gleichermaßen, Eberwein (2009) und Thielen (2014) sehen sie als einen Zweig am Baum der Humanistischen Psychotherapie. Downing (1996) schließt seinen Ansatz an die psychoanalytische Objektbeziehungstheorie an. Voigt und Trautmann-Voigt (2001, S. 69) definieren die tiefenpsychologische Körper- und Tanztherapie als eine „Erweiterung der traditionellen Psychoanalyse". Ähnlich positioniert Heisterkamp (2010, S. 89) die analytische Körperpsychotherapie. Rolef Ben-Shahar (2014, S. 75) hingegen versteht die Körperpsychotherapie als einen eigenen therapeutischen Ansatz. Barratt (2010, S. 21) sieht in der *bodymind-therapy* sogar die Zukunft der gesamten Psychotherapie.

Ich selbst habe früher den Ort der Körperpsychotherapie in der psychodynamischen Grundorientierung an der Schnittstelle zur humanistischen gesehen (Geuter 2006, S. 118). In diesem Buch schlage ich dagegen vor, die Körperpsychotherapie als ein **erlebenszentriertes** und zugleich **relationales Psychotherapieverfahren** zu verstehen, das wie kein anderes den aktuellen philosophischen Theorien des Embodied Mind und des Enaktivismus (Di Paolo und Thompson 2014; Hutto und Myin 2013; M. Johnson 2007; Thompson 2010) im Bereich der Psychotherapie gerecht wird. Im Bezug zu den großen Grundorientierungen der Psychotherapie sehe ich meine Sichtweise am meisten mit dem Paradigma der Humanistischen Psychotherapie und mit einer intersubjektiven Psychodynamischen Psychotherapie verbunden.

Die **grundlegende Idee** der Körperpsychotherapie ist in meinen Augen die Idee der **ganzheitlichen Natur des menschlichen Erlebens**. Geht man vom Erleben aus, kommt man zwangsläufig zum Körper. Denn das Erleben schließt immer vegetative, motorische und kognitive Prozesse ein, die von Emotionen und Intentionen durchzogen sind und bestimmt werden. Affekte prägen die inneren Zustände, in denen das Selbsterleben und als dessen Basis das Körpererleben geschieht. Sie sind ihrerseits geprägt von der Geschichte der Erfahrungen eines Menschen, die Muster oder Schemata erzeugen, in denen ein Mensch die Welt erlebt und sich zu ihr verhält. Solche affektmotorischen Schemata (Downing 1996) bilden auch die Dispositionen für psychische Störungen. Sie sind tief mit körperlichen Prozessen verbunden. Ob sich ein Mensch gesund und vital oder depressiv, ängstlich, panisch, übererregbar, verwirrt, orientierungslos, haltlos, schreckhaft, verzweifelt, hyperaggressiv oder ferngesteuert fühlt, erlebt er tief in seiner Haltung, seiner Atmung, seinen Muskelspannungen oder seinen Bauchgefühlen. Und dort erlebt er auch seine Gesundung oder Heilung.

Körperpsychotherapie ist ein Weg, Leid bringende Muster zu verändern, indem im verkörperten Erleben der Zugang zu neuen Mustern der Erfahrung geöffnet wird. Da wir sensomotorische Prozesse meist willentlich unmittelbar verändern können, sind körperbezogene Arbeitsweisen ein wirkmächtiges Mittel, um eingeschliffene Muster in Bewegung zu bringen und Unterschiede zwischen ihnen und etwas möglichem Neuen zu erfahren.

Die Faszination, die die Körperpsychotherapie während ihrer neuen Blüte seit den 1970er Jahren für viele Menschen ausmachte, bestand gerade darin, Veränderungen auch auf den tiefen Ebenen von Vitalität, Kraft, Lust, körperlicher Verbundenheit oder Offenheit gegenüber anderen Menschen oder der Natur zu erleben. Diese Erlebensdimensionen muss eine wissenschaftliche Theorie der Körperpsychotherapie berücksichtigen.

Das heißt für mich nicht, dass wir eine biologische Theorie des Körpers für eine Theorie des psychotherapeutischen Handelns benötigen. Hierin unterscheide ich mich von der großen Grundlegung der Körperpsychotherapie, die Heller (2012) geschrieben hat. Heller stellt den Begriff des Organismus ins Zentrum. Fünf biologische Systeme, Nerven-, Kreislauf-, Atmungs-,

Hormon- und Immunsystem, sieht er als die grundlegenden regulatorischen Mechanismen an, welche vier Dimensionen des Organismus, nämlich Körper und Schwerkraft, Stoffwechsel, Verhalten und Interaktion sowie Psyche und soziale Integration miteinander verbinden (ebd., S. 12). In seinem System der organismischen Dimensionen ist Psychotherapie eine Behandlung in der Dimension der Psyche, „body work" eine Behandlung in der Dimension von Körper und Schwerkraft, Verhaltenstherapie eine in der des Verhaltens. Die Körperpsychotherapie benutze Praktiken in allen vier Dimensionen (ebd., S. 20). Organismische Therapien würden auf die „großen organismischen Regulationssysteme" selbst zielen (ebd., S. 517; vgl. S. 552).

**Organismus**
Wenn ich den Begriff des Organismus verwende, verstehe ich ihn systemisch, wie Rogers (2016) das tut. Ich benutze ihn aber nicht als Leitbegriff, weil er zu einer naturwissenschaftlichen Perspektive auf den Menschen einlädt. Man kann den Menschen so beschreiben, dass sein Organismus nach einem regulatorischen Gleichgewicht strebt. Auf dem Hintergrund eines humanistischen Menschenbildes beschreiben wir ihn als ein Wesen, das einen Sinn in seinem Leben sucht. Sinnhafte Prozesse werden vor allem dann von den basalen biologischen Regulationssystemen bestimmt, wenn diese Systeme in einem starken Ungleichgewicht sind, wie bei einer heftigen Erkrankung.

Nach dem Verständnis einer enaktiven Philosophie (Kap. 5) entsteht psychisches Erleben aber maßgeblich im Austausch des Menschen mit seiner Umwelt. Zwar ist Erleben „einzig und allein dem jeweiligen Organismus verfügbar" (Damasio 2011, S. 169), verstehen können wir es aber nur aus den Lebensprozessen.

Ich möchte die Körperpsychotherapie von der theoretischen Fundamentierung in einer biologischen Theorie des Organismus lösen und ihr ein Fundament in einer psychologischen, auf das Erleben bezogenen Theorie geben. Daher ist mein Ausgangspunkt der **Mensch als erlebendes Subjekt** in seinem jeweiligen Bezug zur Welt. Vegetative oder motorische Prozesse betrachte ich unter dem Aspekt, wie ein Mensch sich in diesen Prozessen und auf diesen Ebenen erlebt. Als Psychotherapeuten betrachten wir den Körper nämlich nicht unter der Perspektive eines Biologen, Immunologen, Internisten oder Pharmakologen, sondern unter der psychologischen Perspektive, wie ein Mensch in seinem Körper lebt und in und mit ihm sich und die Welt erlebt. Subjekte sind beseelte, körperliche, erlebende Personen, die in einer sinnhaften Welt leben (De Jaegher 2018, S. 453). Dieses **Menschenbild** bezeichnet Fuchs (2020c, S. 14) als einen „Humanismus des lebendigen verkörperten Geistes".

Eine Theorie der Körperpsychotherapie muss daher davon handeln, wie sich menschliches Erleben und Verhalten und zwischenmenschliche Interaktion auf einer körperlichen Ebene darstellen, wie sie auf dieser Ebene geprägt werden und wie diese Ebene in Dispositionen zu psychischem Leid in Erscheinung tritt. Als Körperpsychotherapeuten wirken wir zwar auch auf organische Prozesse selbst ein, aber wir tun dies, indem wir an affektmotorischen Mustern des Erlebens und Verhaltens arbeiten und diese verändern. Ähnlich definiert Aposhyan (2004, S. 6) Körperpsychotherapie als eine somatische Psychologie, die alle psychologischen Ansätze einschließt, welche in besonderer Weise auf die Bedeutung des Körpers fokussieren.

Die Körperpsychotherapie arbeitet anders als andere Psychotherapieverfahren auf allen Ebenen des Erlebens und insbesondere auf der des Körpererlebens. Ihr Ausgangspunkt ist die Arbeit mit der verkörperten Aufmerksamkeit, in der man sich „der im Körper aufsteigenden subjektiven Erfahrungen bewusst" wird (Westland 2019, S. 256). Daher verbindet sie die Arbeit an den Selbstnarrationen, an dem, was Menschen über sich sprachlich mitteilen, mit verkörperten

Kernprozessen des emotionalen Erlebens, des Gedächtnisses oder der früh erworbenen affekt-motorischen Schemata und Bindungsmuster.

Den Begriff des Kerns benutze ich nicht wie Pierrakos (1987) für ein Zentrum ursprünglicher Energie und Liebe, auch nicht im Sinne des Begriffs Kernzustand von Fosha (2001) für einen Zustand der Verbundenheit mit sich selbst oder im Sinne des kognitiv geprägten Begriffs eines Kernmaterials zentraler Erinnerungen, Überzeugungen und Bilder wie Kurtz (1994, 2006). Mit **Kernprozessen** sind hier vielmehr körpernah erlebte, prozedural gespeicherte, basale regulatorische Muster oder Strategien des Erlebens und Verhaltens gemeint, die kognitiv, affektiv, imaginativ, sensorisch, motorisch oder vegetativ in Erscheinung treten können. Daher werde ich im Kapitel über das Körpererleben die Bedeutung eines körperlichen erfahrenen Kernselbst für das Selbst, im Kapitel über das Gedächtnis die Bedeutung der emotional-prozeduralen Erinnerungen, im Kapitel über die Emotionen die Bedeutung der Kernaffekte und im Kapitel über Entwicklung die Prägung der basalen affektmotorischen Regulationen herausarbeiten.

Eine erlebenszentrierte Sicht kennzeichnet die Ansätze der Humanistischen Psychotherapie wie Emotionsfokussierte Therapie, Klientenzentrierte Psychotherapie oder Gestalttherapie. Wir treffen sie aber auch in Verhaltenstherapie und Psychoanalyse an. Während in einem Standardlehrbuch der Verhaltenstherapie von 2009 das Erleben von Patienten keiner Erwähnung wert ist (Margraf und Schneider 2009), versteht sich die dritte Welle der auf Achtsamkeit gerichteten Verhaltenstherapie als erlebenszentriert (*"experiential"*) (Hayes 2004), die Akzeptanz- und Commitment-Therapie ausdrücklich als ein "erlebnisorientierter Ansatz" (Hayes et al. 2011). Sie möchte das beobachtende Selbsterleben und die Aufmerksamkeit für den Moment als Merkmale erwünschter psychischer Flexibilität fördern. Das aber ist etwas eminent Körperliches.

In der Psychoanalyse hatte Rank (1926, S. 51) schon früh „das unmittelbar affektive Erlebnis" in der Stunde als das wesentliche Agens der Therapie bezeichnet. Doch erst Rogers griff das von ihm auf (Kramer 2019). In jüngerer Zeit übernahm Stern (2005) von der Gestalttherapie den Gedanken, mit dem Kontakt in der Gegenwart des therapeutischen Geschehens zu arbeiten, und Plassmann (2021) deren Auffassung, dass es eine zentrale Aufgabe therapeutischer Transformation sei, den gestörten emotionalen Kontakt zum eigenen Selbst wiederherzustellen.

## 1.2   Der Körper in der allgemeinen Psychotherapie

In Psychologie und Psychotherapie wurde die Körperpsychotherapie lange Zeit wenig zur Kenntnis genommen. Auch blieb der Körper allgemein ausgeblendet. So ist in Grawes (2004) Konsistenztheorie der Mensch körperlos. Bedürfnisse werden hier befriedigt oder enttäuscht, bemerkt oder nicht bemerkt, wenn Annäherungsschemata dies ermöglichen oder Vermeidungsschemata dies verhindern, doch alles im Raum einer körperlosen Psyche. Dass Bindung körperlich erfahren und eingeübt wird, Kontrolle und Bewältigungskompetenzen mit Motorik, emotionale Bewertungen mit körperlichen Empfindungen und Vermeidung mit körperlicher Abwendung oder Abschottung zu tun haben, kommt in der Theorie nicht vor.

In der Behandlung tun sich viele Psychotherapeuten ebenfalls traditionell schwer mit dem Körper. Wenn Fiedler (2000, S. 170f) beispielsweise über Borderline-Patienten mit Missbrauchserfahrungen schreibt, Körper und Geist seien in der Verarbeitung von Erfahrungen nicht zu trennen, bleibt dieser Gedanke folgenlos. Behandlungstechnisch ist allein vom klärenden Gespräch die Rede, obwohl Fiedler seinen Behandlungsansatz „Integrative Psychotherapie" nennt. Wenn er feststellt, dass traumatisierte Patienten oft Erfah-

rungen und innere Zustände sprachlich nicht ausdrücken können, zieht er daraus den Schluss,
man müsse einen „metakognitiven Raum" aufbauen, um eine „Bewusstheit für die Ganzheitlichkeit der Person zu bewahren" (ebd., S. 173).
„Ganzheitlichkeit" aber kann man nur bewahren,
wenn man sie vorher auch empfindet und erlebt.

Plassmann (2019) rückt in der Psychoanalyse die Emotionsregulation ins Zentrum der
Therapie, bezieht aber keine körperlichen Wege
dieser Regulation ein. Er spricht von Koregulation, aber nur „der aufmerksamkeitsregulie-
rende mentale Apparat des Patienten" nimmt bei
ihm Kontakt zum Therapeuten auf; während
dessen eigene Aufmerksamkeit „zwischen
Hören und Denken" schwinge (Plassmann 2021,
S. 101). Als Körperpsychotherapeuten lassen
wir sie auch zu unserem Atem, unseren körperlichen Empfindungen und motorischen Impulsen schwingen.

In der stationären Versorgung wird die Bedeutung einer Arbeit mit dem Körper schon länger
gesehen. In vielen psychosomatischen Kliniken
gilt die Körperpsychotherapie in Deutschland als
eine etablierte Größe im Rahmen multimodaler
Behandlungskonzepte (Golombek 2010, S. 74;
Huber et al. 2005, S. 70; Müller-Braunschweig
und Stiller 2010, S. VI). Eine „Kombination er-
lebnis-, reflexions- und übungszentrierter Methoden" ist vielfach Standard (Bolm 2015, S. 111).
Einer Umfrage zufolge werden körperpsychotherapeutische Methoden als adjuvante Therapie
häufiger genutzt als Kreativtherapien wie Gestal-
tungstherapie, Kunsttherapie oder Musiktherapie
(Olbrich 2004). Für die Behandlung von Essstörungen sind sie in psychodynamisch orientierten
Kliniken das neben der verbalen Psychotherapie
am häufigsten angewandte Zweitverfahren (Geuter 2002). Eine Befragung an Kliniken für Psychosomatik in Deutschland ergab, dass Körperpsychotherapie an 46% der Kliniken fester, an
weiteren 41% teilweiser Bestandteil des psychotherapeutischen Prozesses ist (Braun 2015). Die
Autorin schätzt, dass auf diese Weise etwa
200.000 Patienten pro Jahr in Berührung mit
Körperpsychotherapie kommen. Auch in der Psychiatrischen Klinik wächst ihre Bedeutung, insbesondere in der Behandlung der Negativsymp-

tomatik der Schizophrenie (Röhricht und Priebe
2006). Hierfür empfahl das in England für Thera-
piebewertungen zuständige „National Institute
for Clinical Excellence" schon 2008 Kunst- und
Körperpsychotherapie (NICE 2008). Mittlerweile ist aber auch im ambulanten Bereich eine
„klinische   Körperpsychotherapie" (Röhricht
2002) entstanden.

> Ein weiter Anstoß in Richtung Kör-
> perpsychotherapie kommt aus der Trauma-
> therapie, die mit der Anerkennung der
> Posttraumatischen Belastungsstörung als
> Diagnose 1980 einen Aufschwung nahm.
> Denn traumatische Erinnerungen werden
> präkognitiv gespeichert und entziehen sich
> „auf lange Sicht dem verbalen Zugriff"
> (van der Kolk et al. 2000, S. 12). Traumati-
> sche Erfahrungen bleiben im Körper u. a.
> als chronische Übererregung gespeichert,
> die durch Abschalten bewältigt wird (van
> der Kolk 2000). Das bringt die Aufgabe mit
> sich, den Patienten bei der Regulation ba-
> saler psychophysiologischer Erregung zu
> helfen. Die Traumatherapie wurde daher
> neben der Therapie von Körpererlebnisstö-
> rungen, funktionellen Störungen und Psy-
> chosen zu einem Schwerpunkt der Kör-
> perpsychotherapie. Die Zahl der Veröffent-
> lichungen im deutschsprachigen Raum
> spiegelt schon seit längerem diese Trends
> wieder (Geuter 2002a).

In den letzten Jahren wird die Körperpsychotherapie zunehmend auch Gegenstand der fach-
wissenschaftlichen Diskussion. Die Zeiten, in
denen sie als eine wilde, randständige Therapie
galt, gehören der Vergangenheit an (Staunton
2002; Totton 2002a). Für Großbritannien stellt
Hartley fest, sie habe sich „von den Rändern der
psychotherapeutischen Profession hin zu einer
etablierten Position in ihrem Inneren bewegt"
(2009a, S. 1). In einschlägigen Lehrbüchern ist
die Körperpsychotherapie repräsentiert (Heisterkamp   2000;   Küchenhoff   1996;   Müller-

Braunschweig 1996; Röhricht 2011b; Röhricht und Geuter 2020; Trautmann-Voigt und Voigt 2010). In der neuesten Auflage seines Lehrbuchs der Psychotherapie diagnostiziert Kriz (2001/2014, S. 302) sogar eine wachsende Einigkeit unter allen psychotherapeutischen Orientierungen, körperliche Prozesse in das Verständnis der Psychotherapie einzubeziehen. Meinlschmidt und Tegethoof (2017) sehen in der "(Wieder-) Entdeckung von Körper und Bewegung" einen von mehreren Entwicklungsströmen, die heute in allen Richtungen der Psychotherapie anzutreffen seien. Auch im Forschungsfeld der *embodied cognition* gibt es den Ruf nach einer ganzheitlichen Konzeptualisierung von *body* und *mind* in allen psychotherapeutischen Ansätzen (Leitan und Murray 2014).

Psychodynamische und verhaltensorientierte Therapeuten erörtern, den Körper mehr in der Psychotherapie zu beachten (Anderson 2008; Geißler und Heisterkamp 2007; Riskind et al. 2021; Sulz et al. 2005; D. Wiener 1999). Görlitz (1998, 2000) schlägt vor, Körperübungen in der Verhaltenstherapie zu nutzen, Klinkenberg (2000, 2007) spricht sogar von einer "Körperverhaltenstherapie". In der klientenzentrierten (Kern 2014; Schatz 2002a) und in der systemischen Therapie wird ebenfalls eine Verbindung mit der Körperpsychotherapie diskutiert (Baxa et al. 2002; Best 2009; Wienands 2014). Insbesondere achtsamkeitsbasierte Therapieansätze betonen, wie wichtig für die Psychotherapie bewusste Körpererfahrung ist (Segal et al. 2008; Weiss et al., 2010; Williams et al. 2009, S. 179), und plädieren dafür, die Arbeit mit den körperlichen Empfindungen als Basis zu nutzen, um "eine neue, direktere, erfahrungs- und sinnesgestützte Art des Wissens" zu entwickeln (ebd., S. 130). Die zeitgenössische Psychotherapie entdeckt den Körper allerdings weitgehend noch als Ort und Informationsträger des psychischen Geschehens (z. B. Remmel et al. 2006). Einen "wohldurchdachten Platz" in Theorie und Behandlungstechnik hat sie ihm noch nicht eingeräumt (Klopstech 2009, S. 9).

Diese neueren Entwicklungen werfen die Frage auf, ob nicht jede Psychotherapie ihr Augenmerk auch auf das körperliche Erleben und auf Körperprozesse richten sollte, weil das "eine weitere Dimension" für das Verständnis der Patienten eröffnet (Sulz et al. 2005, S. X). Sollte dann die Körperpsychotherapie vielleicht in einer "Allgemeinen Psychotherapie" aufgehen, die die verschiedenen psychotherapeutischen Ansätze integriert? Gassmann (2010, S. 344) möchte sie aufgrund ihres "integrativen Potenzials" als "integralen Baustein" einer solchen Psychotherapie etablieren. Auch Wehowsky (2006, S. 189) hält sie "gegenüber allen Verfahren der Psychotherapie" für integrierbar und meint, dass sie "ihren Platz in einer allgemeinen Psychotherapie finden" könne. Ist es also noch zeitgemäß, ihre Eigenständigkeit herauszustellen?

Heute gibt es ein Bemühen um Integration in der Psychotherapie. Es ordnet sich ein in das postmoderne Denken, das Wahrheiten ablehnt und Gegensätzliches als Sich-Ergänzendes ansieht (Eiden 2009, S. 17). So merkt Fiedler (2000, S. 56) an, schulenspezifische Ansätze der Psychotherapie stünden "in einem Ergänzungsverhältnis zueinander", gerade weil sie unterschiedliche Schwerpunkte setzen und sich aufgrund ihrer Einseitigkeiten in ihren Blickwinkeln unterscheiden. Ein Ergänzungsverhältnis ist aber noch keine Integration. Vielleicht muss man Einseitigkeiten erst einmal zuspitzen und Besonderheiten betonen (vgl. Seewald 2007, S. 136), damit die verschiedenen Ansätze die Potenziale entfalten, die sie in die Psychotherapie als ganze einbringen können. Auch Teams erhöhen ihre Kreativität, wenn Mitglieder ihre unterschiedlichen Fähigkeiten zur Geltung bringen können.

Ich denke, dass die Körperpsychotherapie als ein bewährter psychotherapeutischer Ansatz dem gesamten Feld der Psychotherapie etwas hinzufügt, das die anderen Verfahren konzeptionell nicht in den Blick nehmen. Kein Verfahren kann das Feld alleine abdecken, alle bieten "einen hinreichend guten Zugang zur menschlichen Psyche" (Stern 2005, S. 155). Die Körperpsychotherapie sollte daher erst einmal herausarbeiten, auf welchem theoretischen Boden sie steht und worum es ihr in der Behandlung geht, bevor sie in eine Integration der Vielfalt möglicher und notwendiger Behandlungsformen eingehen kann.

## 1.3 Der Body-turn in der Wissenschaft

Die neuere Hinwendung zum Körper in der Psychotherapie steht im Kontext einiger Entwicklungen in anderen Wissenschaftsbereichen, insbesondere in den Kognitions- und Neurowissenschaften, der Embodiment-Forschung, der Emotionsforschung und der Säuglings- und Bindungsforschung. In den letzten Jahren gab es hier eine Entwicklung, die in der Philosophie, Anthropologie, Soziologie und Politikwissenschaft als *somatic turn, corporeal turn* oder *body turn* bezeichnet wurde (Busch 2020; Csordas 1990; Gugutzer 2006; Schroer 2005a; Sheets-Johnstone 2009). Dabei ist es nicht nur so, dass der Körper als Forschungsgegenstand entdeckt wird. Vielmehr wird er systematisch in die Konzeption von Sozialität eingebaut, zum Beispiel in der Frage, wie der von Bourdieu (1982) beschriebene körperliche Habitus die „feinen Unterschiede" in der Gesellschaft herstellt.

Seit den 1990er Jahren ging der Begriff des **Embodiment** in den kultur- und sozialwissenschaftlichen Diskurs ein. Themen sind dort u. a. die Performativität des Körpers, das heißt, wie der Körper als Medium der Selbstdarstellung genutzt wird, oder der Körper als Medium für Gewohnheitshandlungen oder als Träger von Zeichen, aber auch der gespürte Körper als Ort von Leiberfahrungen. Allerdings wird der Körper weitgehend als Einzelkörper betrachtet. Körperkontakt ist kaum ein wissenschaftliches Thema (Schmidt und Schetsche 2012a). In jüngerer Zeit wird der Embodiment-Begriff auch in der Psychologie, Psychiatrie und Psychotherapie verwendet (de Haan 2020; Glenberg 2010; Hauke und Kritikos 2018; Koch 2011; A. Körner et al. 2015; Krueger 2019; Leuzinger-Bohler et al. 2013; Robinson und Thomas 2021; Spremberg 2018; Tschacher und Storch 2012). In der Körperpsychotherapie ist Embodiment zu einem der Grundkonzepte geworden (Aposhyan 2004, S. 52ff; Röhricht et al. 2014; Shaw 2003, S. 32ff; Sletvold 2014; Totton 2015) und meint hier vor allem, in einem lebendigen Körper zu Hause zu sein (Rolef Ben-Shahar 2014, S. 93).

Insbesondere in der **Kognitionswissenschaft** spielt der Begriff des Embodiment eine herausgehobene Rolle (Gallagher 2021; Gangopadhyay 2013). In der Theorie des **Embodied Mind** (zur Übersetzung des Begriffs Abschn. 5.2) wird davon ausgegangen, dass der wahrnehmende und handelnde körperliche Bezug zur Welt die Kategorien für Konzeptbildungen vorgibt, dass die bewusste subjektive Aufnahme der Welt an die körperliche Innenwahrnehmung gebunden ist und dass das phänomenale Feld des Bewusstseins und somit die Erfahrung durch den momentanen körperlichen Zustand eines Menschen vorgeformt werden (Adams 2010; De Preester 2007; Gallagher 2005; Gibbs 2006). Eine Version dieser Theorie, der **Enaktivismus**, meint, mit dem Konzept des verkörperten Geistes die cartesianische, letztlich auf Platon zurückgehende Trennung zwischen geistiger und körperlicher Welt überwunden zu haben (Hutto 2011; Stewart et al. 2010; Velmans 2007). Zahlreichen empirischen Forschungen zufolge bestimmen Bewegungen und körperliches Ausdrucksverhalten die mentale Repräsentation der Umwelt und anderer Menschen (Niedenthal et al. 2005, 2005a). Das unterstützt den grundlegenden Denkansatz der Körperpsychotherapie, den Menschen als Körper-Seele-Geist-Subjekt in einer personalen und dinglichen Umwelt anzusehen.

In den **Neurowissenschaften** sprechen Forschungsergebnisse dafür, dass mentale Prozesse durch Emotionen vermittelt sind, die ihrerseits über somatische Signale erfahrbar werden. Damasio (1997) sieht Emotionen als Veränderungen von Körperzuständen an. Seiner Theorie zufolge ist die Wahrnehmung von Gefühlen an die Fähigkeit zur körperlichen Selbstwahrnehmung gebunden. Neurowissenschaftler weisen darauf hin, dass die Gesamtheit der interozeptiven Wahrnehmung den Stimmungen und emotionalen Zuständen zugrunde liegt (Craig 2002). Diese Forschungen treffen sich mit der Herangehensweise der Körperpsychotherapie, seelisches Erleben über die Eigenwahrnehmung des Körpers spürend zu erschließen und Affekte auch über ihre motorischen und sensorischen Komponenten zu erfassen, wenn diese abgespalten oder fragmentiert im Körper existieren (Carroll 2005, S. 27).

Schließlich betonen Neurowissenschaftler, dass das Erleben von Subjektivität mit Veränderungen der Körperzustände einhergeht, die ein Subjekt vor, während und nach einer Wahrnehmung hat, und dass im episodischen Gedächtnis diese Zustände zusammen mit den Bildern und Gedanken aus signifikanten Lebenssituation abgespeichert werden (Ansermet und Magistretti 2005). Das weist darauf hin, dass das autobiografische Gedächtnis ein verkörpertes Gedächtnis ist (*embodied memory*) und über die mit Ereignissen verknüpften körperlichen Zustände aktiviert werden kann, was sich die Körperpsychotherapie vielfältig zunutze macht.

Nicht zuletzt haben **Bindungs- und Säuglingsforschung** in den letzten Jahrzehnten beeindruckend gezeigt, dass der Säugling seine ersten Interaktionserfahrungen in einem körperlich-affektiven Dialog zwischen sich und seiner Mutter wie seinem Vater erwirbt, der zu ersten, noch weitgehend prozedural gespeicherten generalisierten Repräsentationen führt (Stern 1992). Neuere Konzepte der menschlichen Entwicklung bewegen sich daher hin zu „Gehirn-Bewusstsein-Körper-Konzeptualisierungen" (Schore 2007, S. 17). Die vorsprachlich gespeicherten Erfahrungen treten in der Therapie in Form affektmotorischer Strategien, als Muster der Stressregulation, Bindungsmuster, implizites Beziehungswissen oder als sog. „Enactments" in Erscheinung, das heißt als zunächst unbewusste interaktive Szenen, die auf dem Weg eines körpersprachlichen Dialogs erkundet werden können.

**Körperpsychotherapie an den Universitäten**
Institutionell ist die Körperpsychotherapie insbesondere im angloamerikanischen Raum über Masterstudiengänge mit der Wissenschaft verbunden. In den USA wird sie an vier Universitäten unter der Bezeichnung „Somatic Psychology" gelehrt:

– California Institute of Integral Studies, San Francisco,

– Pacifica Graduate Institute, Santa Barbara,
– Naropa University, Boulder,
– John F. Kennedy University, Pleasant Hill (Wolf 2010).

Andere Universitäten bieten Master-Studiengänge in Tanz- und Bewegungstherapie an, ebenso eine schottische (Queen Margaret in Edinburgh) und fünf englische Universitäten. Universitäre Ausbildungsprogramme in Tanz- und Bewegungstherapie gibt es auch in Argentinien, Südkorea, Australien und Israel sowie in mehreren europäischen Ländern (Payne et al. 2019, S. 407 ff.). Am Parkmore Institute in Johannesburg, Südafrika, kann man einen körperpsychotherapeutischen Doktor in *Bodymind Healing* erwerben.

In England gibt es einen Master-Studiengang in *Body-Psychotherapy* an der Anglia Ruskin University in Cambridge. In mehreren europäischen Ländern findet die Ausbildung in Psychotherapie postgradual an staatlich zugelassenen, außeruniversitären Instituten statt. In der Schweiz sind vier körperpsychotherapeutische Weiterbildungsgänge staatlich akkreditiert, in Italien gibt es zwei mit Universitäten verbundene staatlich anerkannte Institute:

– die Scuola di Specializzazione in Psicoterapia Biosistemica in Bologna,
– die Scuola Europea in Psicoterapia Funzionale in Neapel, die in Kooperation mit der dortigen Universität einen Master-Abschluss anbietet.

In Österreich vergab die Universität Innsbruck erstmals 1996 eine Gastprofessur für Körperbezogene Psychotherapie. In Deutschland richtete die Universität Marburg im Rahmen des Master-Studiengangs Motologie 2010 einen Studienschwerpunkt Körperpsychotherapie ein. In der Türkei etablierte die Maltepe University in Istanbul 2018 einen Master in Klinischer Psychologie mit einem Zertifikat für Körperpsychotherapie.

In diesem Buch möchte ich die Körperpsychotherapie an diese wissenschaftlichen Entwicklungen anschließen. Das wurde bislang erst für einige Gebiete angegangen: für die Säuglingsforschung von Downing (1996), Geißler (2007) und Trautmann-Voigt und Voigt (1996) und für die nonverbale Kommunikation von Heller (2012) und Trautmann-Voigt und Voigt (2009). Fogel (2013) verknüpft auf profunde Weise Theorien der Selbstwahrnehmung mit der psychophysiologischen und neurowissenschaftlichen Forschung. Die Körperpsychotherapie hat das Potenzial, die Ergebnisse der entsprechenden Forschungen zu integrieren. Sie stimmt mit ihnen wahrscheinlich mehr als andere psychotherapeutische Verfahren überein. Im Grunde spricht die Forschung eher dafür, dass psychotherapeutische Verfahren, die nicht den Körper einbeziehen, begründen müssten, warum sie es trotz der heutigen psychologischen und neurowissenschaftlichen Forschungsergebnisse nicht tun, als dafür, eigens begründen zu müssen, warum man es tut.

## 1.4 Die intersubjektive Wende zu einer relationalen Körperpsychotherapie

Neben dem *body turn* lässt sich in jüngerer Zeit auch ein *intersubjective turn* (De Jaegher 2018) in verschiedenen Wissenschaftsbereichen feststellen, insbesondere in Forschungen zu *social cognition* und sozialem Verstehen (Di Paolo und De Jaegher 2015). De Jaegher et al. (2017) sprechen von einem *interactive-experiential* turn, in dem der erlebenszentrierte und der intersubjektive Gesichtspunkt zusammenkommen,

Beide Gesichtspunkte betont die neuere Gestalttherapie (Boeckh 2019; Staemmler 2017; Wegscheider 2020; Yontef 1999). Auch in der Psychoanalyse ist seit längerem von einer „intersubjektiven Wende" die Rede (Altmeyer und Thomä 2006; Ermann 2017; Gerhardt et al. 2000; Gerhardt und Sweetnam 2001). Kuchuck (2021) spricht von einer durch die Bindungsforschung angestoßenen *relational revolution*. Dabei geht es um mehr als um die Bedeutung der therapeutischen Beziehung für den Therapieerfolg, die

mittlerweile in allen Richtungen der Psychotherapie anerkannt wird (Horvath et al. 2011). Es geht um ein anderes Grundverständnis therapeutischen Arbeitens **in** der Beziehung. Hatte die relationale Psychoanalyse deutlich gemacht, wie sehr Beziehungserfahrungen die innere Welt prägen und den Therapeuten als Mitgestalter von deren Reinszenierungen verstanden (Wachtel 2014), wird nun noch mehr die Bedeutung der realen Interaktion in der Stunde für therapeutische Veränderungen betont (Slavin und Rahmani 2016).

Dieses interaktionelle Verständnis wurde in der Körperpsychotherapie in jüngerer Zeit aufgegriffen (Cornell 2015; Rolef Ben-Shahar 2014; Sletvold 2014; Soth 2019; Totton 2015; White 2014; Young 2012). Nach diesem Verständnis machen nicht Methoden und Techniken den Kern der Psychotherapie aus, sondern der gemeinsame Erfahrungsprozess. Die intersubjektiven Ansätze der Psychoanalyse nehmen dabei zunehmend das implizite körperliche Wissen in den Blick (Broschmann und Fuchs 2020).

Der Mensch als erlebendes Subjekt erfährt sich nämlich in Beziehung zu dem, was und wer um ihn ist (McGann et al. 2013). Subjekte sind keine Monaden, sondern erleben sich und die Welt im Austausch mit ihr. Gendlin (2016) spricht von „Interaktion zuerst". Subjektivität entsteht in geteilter Umwelt (McGann 2014), Erfahrungen finden in Beziehungen ein *relational home* (Staunton 2008).

Intersubjektivität heißt aber mehr als Interaktion. Es heißt, dass Menschen im „Mit-Sein" mit anderen existieren (Marcel 1986, S. 25). Emotionen und Intentionen erleben wir vielfach in einer primären Intersubjektivität, in der wir einander verstehen (De Jaegher 2015; Gallagher und Hutto 2008). Verstehen ist dabei nicht nur ein kognitiv-affektives Geschehen, sondern auch ein zwischenleibliches (Gallese 2013; Merleau-Ponty 1994, S. 194). Menschen haben nicht nur einen *embodied mind* und einen *mindful body*, sie teilen miteinander ihr verkörpertes Sein (Fusaroli et al. 2012).

In einer Therapie können Patienten auch für sich allein Sinn finden und Emotionen regulieren. Die intersubjektive Sicht ist nicht die eines radikalen Interaktionismus (De Jaegher und Di Paolo 2013). Aber wenn sich jemand in Psychotherapie begibt, begibt er sich in einen Prozess, in dem die innere Transformation in einem Miteinander geschieht. Die verkörperte Aufmerksamkeit, von der ich in Abschn. 1.1 gesprochen habe, ist in der Psychotherapie eine geteilte Aufmerksamkeit. Intersubjektivität bedeutet hier, dass zwei Subjekte, die sich selbst als Subjekte sehen können, die sich voneinander unterscheiden und zugleich in Bezug zueinander stehen, Bedeutungen ko-konstruieren (Yontef 1999). Nach dem relationalen Verständnis bringt sich der Therapeut als anderes menschliches Wesen ein und nicht nur als haltendes Gegenüber. Das rückt auch die verkörperte, paraverbale Kommunikation in den Fokus (Donovan et al. 2017, S. 7). Garcia und Di Paolo (2018) sprechen von einem Raum der *embodied coordination*, in dem in einem gemeinsamen Suchprozess gemeinsam Sinn gebildet wird. Wie sich in diesem Raum über Körperkommunikation Beziehung konstituiert, wird in den letzten Jahren auch empirisch immer mehr erforscht (Atzil-Slonim und Tschacher 2019; Abschn. 14.2).

Die relationale Sicht der Psychotherapie ist in der Körperpsychotherapie nicht selbstverständlich. Traditionell wurde hier die therapeutische Beziehung so gesehen, dass der Therapeut als Experte verdrängte Affekte oder verborgene Ressourcen des Patienten mit Hilfe von Körpertechniken ins Bewusstsein zu heben sucht (Geuter 2019, S. 398). Körperpsychotherapeutisches Handeln sollte aber nicht in einer Beziehung stattfinden, in der ein Experte weiß, was für den anderen gut ist, sondern in einer Subjekt-Subjekt-Beziehung (Rolef Ben-Shahar 2014, S. XXVI). Denn nur wer dem Menschen als Subjekt begegnet, kann in einer Psychotherapie Wichtiges erfahren. Als Therapeuten sind wir daher keine Techniker, sondern „Entdecker" (Boadella 2019, S. 292).

Zuweilen werden der Einsatz von Körpertechniken oder die sogenannte „Körperarbeit" als Spezifikum der Körperpsychotherapie bezeichnet (Heller 2012, S. 1). In Beziehung zu gehen aber heißt, sich von festen therapeutischen Herangehensweisen freizumachen (Soth 2019,

S. 300). In einer **relationalen Körperpsychotherapie** stehen nicht die Interventionen im Zentrum, sondern das feinfühlige Miteinander, in dem der Therapeut das eigene verkörperte Gefühl als zentrales Mittel für die Entscheidung darüber nutzt, welche Arbeitsweise er anwendet. Plassmann (2019) nennt das in der Psychoanalyse die Prozessresonanz. Boadella drückt es etwas poetischer so aus: „Ich spüre, dass du dich selbst spürst, und spüre dich, während du mich spürst" (2019, S. 293).

Das, was wir tun, entwickelt sich aus dem, was sich vom Patienten ausgehend in dem resonanten Geschehen des Miteinanders zeigt (Totton 2019). Westland (2015) und Totton (2015, 2020) bezeichnen das als *embodied relating*. Appel-Opper (2018) spricht von einem interkörperlichen Miteinander, Sletvold (2014) von einer *embodied intersubjectivity*, und Röhricht (2015) von einer *embodied and embedded relational psychotherapy*, da wir den Menschen in seinem Lebensfeld behandeln.

Unsere therapeutische Arbeit ist eine Art Meditation über das, was sich in der Interaktion zwischen uns und demjenigen ereignet, der mit einem Problem zu uns kommt. (Boadella 2019, S. 292)

Auch Körpertherapeuten wie Feldenkrais-Lehrer oder Shiatsu-Therapeuten sehen heute teilweise ihre Arbeit im Modell eines Beziehungsgeschehens, in dem der Behandler aufgrund seiner Resonanz in Rückkopplungsschleifen sein Vorgehen ständig neu justiert, und sprechen von wechselseitiger Einleibung (*"mutual incorporation"*) oder verkörperter Interaktion (Kimmel et al. 2015).

Relationale erlebenszentrierte Körperpsychotherapie ist ein kommunikativer Prozess zweier Subjekte, in dem Verstehen und Verändern dadurch gefördert wird, dass man im Miteinander das Körpererleben als Zugang zum Selbsterleben nutzt. Das schließt eine körperliche Kommunikation und Exploration ein. Totton und Priestman (2012) bezeichnen *embodiment* und *relationship* als zwei Hälften eines Ganzen. Ich halte es für eine Aufgabe in der Körperpsychotherapie, in der Praxis wie in der Theorie den Gesichtspunkt der Verkörperung psychischen Lebens mit dem der Intersubjektivität zu verbinden.

## 1.5   Körper und Gesellschaft

Der Body-Turn in der Wissenschaft hängt mit gesellschaftlichen und kulturellen Neubewertungen des Körpers zusammen. Zum einen wächst in jüngerer Zeit das Bewusstsein dafür, wie sich am Körper die Diversität der Menschen zeigt und welche Spuren Unterdrückung an ihm hinterlässt (D. H. Johnson 2018; R. Johnson 2015, 2019). Zum anderen wird schon seit längerer Zeit der Körper als Referenzpunkt des Selbst immer bedeutender, weil die Haltepunkte der Orientierung abnehmen. In der allseits geforderten Flexibilität verflüssigt sich die Identität (Sennett 2000) und virtuelle Welten machen es möglich, unterschiedliche Selbste zu konstruieren (Buongiorno 2019).

Der gesellschaftliche Wettbewerb verlangt zudem von vielen Menschen, Unternehmer ihrer selbst zu sein und dabei den Körper als Ressource zu optimieren (Bröckling 2007). Weil lebenslange feste Rollenvorgaben in der Welt der Arbeit und der privaten Lebensformen seltener werden, muss jeder Einzelne herausfinden, was für ihn passend ist. Die Frage „Was will ich" ersetzt die Frage „Was kann ich" und wirft Menschen zurück auf eine Erkundung der eigenen Bedürfnisse. Diese aber macht einen spürenden Bezug zum Körper geradezu notwendig. Der Körper wird zu dem Ort, an dem jeder selbstverantwortlich Sinn, Halt und Orientierung im Leben gewinnt (Baumann 2003, S. 215) und an dem sich die moderne Handlungsmaxime der „Erlebnisgesellschaft" (Schulze 2005), sein Leben zu erleben, materialisiert (Gugutzer 2004, S. 37). Und er wird zum Ort der Erschöpfung angesichts der Aufgabe, sich selbst finden und erfinden zu müssen, wenn in Burn-Out und Depression die Fähigkeit zu handeln schwindet (Ehrenberg 2004).

Der spürende Bezug zu sich selbst kommt aber gleichzeitig gesellschaftlich abhanden. Körperaufwertung und Körperverdrängung gehen Hand in Hand. Bette (1989) sieht in der Hinwendung zum Körper eine Antwort auf dessen Verschwinden. Dies bezeichnet er als eine Paradoxie der Moderne. Die Spannung zwischen beiden Prozessen ist seit dem Ende des 19. Jahrhunderts zu beobachten, als der Körper durch technische Transport- und Kommunikationsmittel verdrängt wurde. Damals kam es in der Körperkulturbewegung zu einer ersten Welle der Besinnung auf den gespürten und erlebten Körper. Eine zweite Welle lässt sich im Zuge eines gleichzeitigen Schubs von Modernisierung und Versinnlichung seit den 1970er Jahren ausmachen, als die Befreiung des Körpers ausgerufen wurde (Kap. 3).

Mit Internet und virtuellen sozialen Medien geht heute die Entfernung des Körpers aus der Kommunikation weiter voran, da man oft die Welt nicht mehr berühren kann, auf die man sich bezieht (Buongiorno 2019). Ein neuzeitlicher Körperkult inszeniert gleichzeitig das, was verlorengeht, in einer narzisstischen oder histrionischen Reaktion (vgl. Winterhoff-Spurk 2005). In der Abwehr der Leere wird der Körper zum Projekt, zu einem Mittel, um über Äußeres Identität herzustellen. Statt ihn zu spüren, zu befreien und sich in ihm zu beheimaten, soll er optimiert werden (von Arnim 2017). Selbstoptimierung ist zum gesellschaftlichen Gebot geworden (Straub 2019). Davon zeugen nicht nur Lifelogging und Self-tracking. Indiz dafür ist auch die Verdreifachung plastischer chirurgischer Operationen in Deutschland zwischen 1990 und 2008 – eine „Inszenierung des Selbst mit dem Skalpell" (Borkenhagen 2011). In den USA stieg die Anzahl der Brustliftings bei Frauen von 2000 zu 2018 um 108 Prozent, die der Brustvergrößerungen um 48 Prozent, während Eingriffe an Kinn, Augenlidern Stirn oder Ohren zurückgingen (ASPS 2018). Nicht-chirurgische ästhetische Körpermodifikationen nehmen zu (vgl. Prüwer 2012). An Kraftmaschinen wie über Yoga, Pilates, Feldenkrais oder Tai Chi wird vielfach versucht, Körpervorstellungen zu realisieren, die Schönheitsidealen der in diesem Milieu Praktizierenden entsprechen (Schoenenberg und Martin 2020; Weiher 2012, S. 78). Dann dienen diese Bewegungsformen nicht nur dazu, etwas zu finden, das dem eigenen Körper entspricht, sondern den Verlust der Selbstverständlichkeit zu bewältigen, mit dem gegebenen Körper zu leben. Denn die aufmerksame Hinwendung zum Körper in diesen Praktiken reduziert auch Gefühle der Unsicherheit (ebd., S. 153ff) und die einer Körperscham, die die vorherrschende Kultur in den westlichen Ländern erzeugt.

Diese Entwicklung schlug sich auch in der Psychotherapie nieder. Nachdem Anfang des 20. Jahrhunderts aus der Körperkulturbewegung die ersten Impulse zur Entstehung der Körperpsychotherapie gekommen waren, blühte sie seit den 1970er Jahren erneut auf, als ein neuer „Körper- und Bewegungsboom" einsetzte (Hölter 2002, S. 173). In Selbsterfahrungsgruppen wurde versucht, „verlorene Körpersensibilität gegen die Rüstungen und Panzerungen eines abstrakten Ich wiederzugewinnen" (Kamper und Wulf 1982, S. 10). Blomeyer (1981) merkte an, dass in einer immer beziehungsloser werdenden Zeit die Wahrnehmung des Körpers der Angst und Leere entgegensteuern solle, weil nur noch am Körper das Leben wahrzunehmen sei. Heute reagiert die Psychotherapie sowohl auf das Bedürfnis nach einer spürenden, reflektierenden Auseinandersetzung mit sich selbst als auch auf den Trend zur Optimierung des Körpers, auf letzteren beispielsweise mit Biofeedback, Autosuggestion, Selbstmanagement oder Power-Meditation.

---

**Körper und Geschichte**

Der Körper, mit dem wir es in der Psychotherapie zu tun haben, ist immer ein geschichtlich geformter Körper. Die kulturelle Formung des Menschen geht in den natürlichen Körper ein. In seinen Studien über den Prozess der Zivilisation hat Elias (1980) eindrucksvoll gezeigt, wie gesellschaftliche Zwänge des Zusammenlebens zu psychischen und affektmotorischen Selbstzwangapparaturen führen. Die in diesem Prozess am meisten unterdrückten Bereiche des seelischen Lebens, Sexualität

und Aggression, wurden von der Psychoanalyse zu Trieben erklärt, womöglich, weil sie eine große Macht aus der gesellschaftlich erzwungenen Unterdrückung bezogen. Daher lag der Schwerpunkt der Psychotherapie bei Freud und Reich darauf, sich der verdrängten Triebimpulse bewusst zu werden und sie aus der Verdrängung zu befreien. Heute hingegen benötigen viele Patienten Impulskontrolle, Selbststeuerung und Orientierung (Maurer 2010, S. 4). In der Literatur wird eine Zunahme von Selbstwertstörungen und strukturellen Störungen beschrieben (Rudolf 2006).

Nicht nur körperlich-emotionale Ausdrucksweisen werden hochgradig von der Kultur und innerhalb der Kultur von gesellschaftlichen Klassen festgelegt. Auch Symptome wandeln sich. So findet sich mit der Magersucht in den westlichen Gesellschaften seit dem 19. Jahrhundert eine neue Körpererlebensstörung, da nun, anders als beim früheren Fasten, die Essensverweigerung vom Motiv der Auflehnung gegen das Attraktivitätsideal getragen ist (Habermas 1994). Die Bulimie wiederum wird erstmals in den 1930/40er Jahren beschrieben. Habermas (1990) bezeichnet sie als ein kulturgebundenes Syndrom, das mit Veränderungen im Umgang mit der Nahrung und mit dem Körper aufkam. Legrand (2010) sieht bei der Magersucht eine Selbstobjektivierung des Körpers, die man auch beim heute verbreiteten selbstverletzenden Verhalten feststellen kann. Reich (1942, S. 272ff) hatte psychosomatische Symptome zeitgemäß noch mit unterdrückter Sexualität in Verbindung gebracht, nicht aber mit heute relevanten Themen wie Ernährung und Zurichtung des Körpers.

Nicht zuletzt konstituiert sich auch die therapeutische Beziehung in einem Raum kultureller Körperbilder, in dem Geschlecht, gelebte Geschlechterrollen, Hautfarbe und kulturelle Hintergründe das Miteinander prägen können.

## 1.6    Aufbau des Buches

In Kapitel 2 werde ich zunächst eine Definition der Körperpsychotherapie vorschlagen. In einer Auseinandersetzung mit dem häufig benutzten Leibbegriff begründe ich, warum ich am Körperbegriff und am Begriff der Körperpsychotherapie festhalte. Kapitel 3 behandelt die Geschichte der Körperpsychotherapie. Hier werde ich darstellen, wie diese sich im Kontext gesellschaftlicher Bewegungen in ihren verschiedenen Strömungen entwickelt hat. Da ich die Körperpsychotherapie als ein erlebenszentriertes Psychotherapieverfahren vorstelle, werde ich in der historischen Darstellung zum einen für die Anfänge der Körperpsychotherapie vor allem die in der Literatur bisher nicht beachteten Bezüge zur Lebensphilosophie herausarbeiten, zum anderen auf ihre Quelle im Human Potential Movement eingehen. Die Geschichte der körperpsychotherapeutischen Konzeptionen und Schulen habe ich an anderer Stelle ausführlicher dargestellt (Geuter 2000a, 2004a, 2006a). Daher verzichte ich hier darauf. Allerdings werde ich in Kapitel 4 die Grundideen der körperpsychotherapeutischen Schulen darstellen, auf deren Erbe die allgemeine Theorie aufbaut.

Mit dem 5. Kapitel beginnt mein eigener theoretischer Grundriss. In Kapitel 5 erläutere ich meine Sicht der paradigmatischen Grundlagen der Körperpsychotherapie und ordne sie ein in die Philosophie des Embodied Mind und des Enaktivismus und in eine Theorie des Erlebens. Dabei stelle ich das erlebende Subjekt als den zentralen Bezugspunkt der Körperpsychotherapie heraus. Kapitel 6 widmet sich dem Thema, auf welche Weise sich Selbsterleben herstellt, wie das Selbsterleben im Körpererleben gründet und wie dieses gestört sein kann. Hier erläutere ich die Bedeutung des Spürens über die Innensinne für die Psychotherapie und führe ein körperpsychotherapeutisches Verständnis des Selbstbegriffs ein. Ich stelle ferner ein Modell von drei Ebenen des Erlebens vor und zeige auf, wie der Atem diese Ebenen verbindet. In Kap. 7 erörtere ich einige Fragen zum Zusammenhang zwischen dem erlebenden Körper und dem physischen Leib der Naturwissenschaften, insbesondere an-

hand von Theorien zum Autonomen Nervensystem. Hier begründe ich auch, warum die Praxis der Körperpsychotherapie weder auf neurowissenschaftlichen Theorien noch auf einem naturwissenschaftlichen Energiemodell fußen kann.

Kap. 5 bis 7 vermitteln mein Grundverständnis der Körperpsychotherapie, Kapitel 8 bis 10 ihre allgemein-psychologischen Grundlagen.

Kapitel 8 greift die empirische Embodiment-Forschung auf und stellt dar, wie die kognitive und emotionale Bewertung von Situationen an körperliche Haltungen und Befindlichkeiten geknüpft ist. Kapitel 9 befasst sich mit der Theorie des Gedächtnisses. Denn die für die Psychotherapie wesentlichen Erinnerungen sind tief mit dem Körpererleben verbunden und als verkörperte Erinnerungen eines emotional-prozeduralen Gedächtnisses gespeichert, das sich über das Körpererleben in der Therapie wachrufen lässt. In Kapitel 10 lege ich eine körperbezogene Theorie der Emotionen vor, die Emotionen als körperbasierte Bewertungen versteht. Dieses Kapitel macht deutlich, dass sowohl emotionales Empfinden von Wohlsein und Unwohlsein sowie von Erregung und Beruhigung als auch die Emotionen wie Angst, Trauer, Wut, Ekel, Freude, Stolz oder Scham an körperliche Prozesse und körperliche Selbstwahrnehmung gebunden sind. Ausgehend von zwei Modellen emotionaler Prozesse werden die unterschiedlichen klinischen Aufgaben einer körperbezogenen Psychotherapie in Verbindung mit der Wahrnehmung und Regulation dysfunktionalen affektiven Erlebens aufgezeigt.

Kapitel 11 formuliert einige Grundlinien einer entwicklungspsychologischen Theorie früher Prägungen. Denn das Selbsterleben entsteht biografisch in frühen körperbasierten interaktiven Erfahrungen, welche die grundlegenden Muster des Erlebens und die Strategien der Regulation im Umgang mit Erfahrungen formen. Als Resultat dieser Erfahrungen bilden sich affektmotorische Schemata heraus, in denen geronnene Erfahrungen in der Gegenwart weiterleben. Die Theorie dieser affektmotorischen Schemata erläutere ich in Kapitel 12. Frühkindliche Lebenserfahrungen schreiben sich im Körper auch als Haltungsmuster ein, die Handlungsmustern entsprechen, und zwar dann, wenn es infolge von

Wunsch-Abwehr-Konflikten dazu kommt, dass eine Körperabwehr und chronifizierte Formen dieser Abwehr entstehen. Davon handelt Kapitel 13.

Mit Kapitel 14 schlage ich ein weiteres Thema auf, dessen Bedeutung Heller (2012) für die Körperpsychotherapie schon betont hat: die Interaktion von Körper zu Körper und deren Bedeutung in der Psychotherapie. Um das zwischenleibliche Miteinander in der Therapie zu verstehen, bedarf es eines Verständnisses der körperlichen Kommunikation in der therapeutischen Dyade. Ich stelle daher Forschungsergebnisse zur mimischen und gestischen Interaktion oder zur Bedeutung der Stimme vor und zeige, welche Bedeutung körpersprachliche Dialoge zwischen Therapeuten und Patienten haben. In Kapitel 15 setze ich mich mit dem speziellen Thema der Übertragung und der therapeutischen Arbeit mithilfe der somatischen Resonanz auseinander.

Kapitel 16 zeigt auf, wie sich in der Körperpsychotherapie eine besondere Form des Verstehens ergibt, die darauf beruht, dass aus dem Erleben unmittelbar Sinn entsteht. Ein abschließendes Kapitel, das Kapitel 17, widmet sich dem Konzept der Selbstregulation. Denn Selbstregulation als die Fähigkeit, alleine oder mit Hilfe anderer eine dysfunktionale oder dysregulierte Emotionalität wieder regulieren zu können, ist ein übergeordnetes Ziel therapeutischer Behandlungen.

Ich habe die Kapitel so geschrieben, dass sie sich auch einzeln lesen lassen. Daher wird der ein oder andere Gedanke in verschiedenen Kapiteln auftauchen. Wer gleich in bestimmte Themen einsteigen möchte, die enger an der klinischen Praxis liegen, kann mit Kapitel 8 beginnen. Vielleicht wird er oder sie dann im Nachhinein neugierig werden auf die mehr allgemeintheoretischen Kapitel 5 bis 7. Wer sich nicht für die Geschichte interessiert, kann das Kapitel 3 überschlagen und mit Kapitel 4 oder 5 beginnen. Es ist aber auch möglich, sich ein beliebiges Kapitel herauszugreifen, auf das man gerade neugierig ist, und erst einmal dieses zu lesen. Zur Orientierung ist jedem Kapitel eine kurze Inhaltsangabe vorangestellt.

Mit diesem Buch möchte ich nicht nur ein theoretisches Verständnis der Körperpsychotherapie schaffen, sondern auch zu einer kreativen Praxis anregen. Heute wird leider zunehmend eine Psychotherapie propagiert, die schematisch empirisch validierte Techniken auf bestimmte Störungen anwendet (vgl. Buchholz 2017). Diese Psychotherapie sieht nicht vor, Menschen zu behandeln, die an einer Störung leiden, sondern Störungen zu behandeln, die bei Menschen anzutreffen sind. Dabei geht verloren, dass Psychotherapie als eine zwischenmenschliche Praxis (Richter 2019), als ein dialogisches Geschehen, das immer zwischen zwei besonderen Menschen oder in einer Gruppe besonderer Menschen stattfindet, nur getragen werden kann von dem, was diese Personen in die Interaktion einbringen. Für die Seite des Therapeuten heißt das: Die Psychotherapie wird getragen von der Kreativität, mit der sich der Therapeut auf der Basis seines Wissens – und auch seiner Lebenserfahrung – auf den konkreten Menschen einstellt.

Yalom stellt fest: „Psychotherapie ist beides: Wissenschaft *und* Kunst" (2001, S. 15; vgl. Hofmann und Weinberger 2007, S. XVII; Schore 2007, S. 23). Die Kunst lernt man aus der Anschauung. Als Künstler wird man nur besser, wenn man künstlerisch tätig ist. Auch Psychotherapie ist ein Können, das auf Fähigkeiten basiert und das man lernt, indem man arbeitet. Young und Heller (2000) meinen, dass man auch deswegen die Psychotherapie nicht als eine eigene Wissenschaft ansehen könne. Aber eine gute Praxis der Psychotherapie als eine „Kunst sui generis" (Kriz 2017, S. 235) bedarf einer Fundierung durch wissenschaftliches Wissen. Die Kunst der Psychotherapie besteht darin, dass ein Therapeut auf der Basis seines Wissens, des wissenschaftlichen Wissens wie auch eines Wissens über die sozialen und kulturellen Lebenszusammenhänge der Patienten, das für den jeweiligen Patienten mit seinem Problem in der jeweiligen Situation Hilfreiche zu tun vermag. „Wenn ein Therapeut weiß, was er tut und warum, unterlaufen ihm seltener Fehler. Theorie ist deshalb nützlicher als spezifische Techniken" (Rothschild 2002, S. 142).

▶ In diesem Kapitel lege ich mein Verständnis des Begriffs der Körperpsychotherapie dar. Ich schlage vor, die Körperpsychotherapie als eine Behandlung mit körperlichen und psychischen Mitteln zu definieren, und begründe diese Definition. Ferner erläutere ich, warum ich den Begriff des Körpers gegenüber dem Begriff Leib bevorzuge, und stelle die Frage nach dem Körpererleben als die Perspektive der Körperpsychotherapie bei der Betrachtung des Körpers vor.

In der Fachliteratur werden neben dem Begriff der Körperpsychotherapie einige andere Begriffe benutzt:

- körperorientierte (Müller-Braunschweig und Stiller 2010; Röhricht 2000, 2009),
- körperbezogene (Maaser et al. 1994; Müller-Braunschweig 1997),
- körperzentrierte Psychotherapie (Künzler et al. 2010; Kurtz 1985),
- sensumotorische Psychotherapie (Ogden et al. 2010),
- *somatic psychotherapy* (Tantia 2019; Weiss et al. 2015)
- *body-mind psychotherapy* (Aposhyan 2004)
- *bodymind therapy* (Barratt 2010).

Barratt (2010) versteht die *bodymind therapy* als angewandten Zweig der akademischen Disziplin „Somatische Psychologie", wie die Körperpsychotherapie in den USA im akademischen Feld genannt wird. Unter den Begriff *somatics* fasst D. H. Johnson (2018) sowohl die Körperpsychotherapie als auch die Körpertherapien. Payne et al. (2019a) benutzen *embodied psychotherapy* als Oberbegriff für alle tanz-, bewegungs- und körperpsychotherapeutischen Ansätze,

Künzler (2006) schlägt den Begriff „Ganzheits-Psychotherapie" vor, Totton (2003, S. 26) den der „holistischen Psychotherapie". Heute spricht Totton (2015) von Körperpsychotherapie. Brown (1988) benutzt neben dem Begriff der Körperpsychotherapie auch den der „Organismischen Psychotherapie". Petzold (2009, S. 40) verwendet den der „Leibtherapie" und will in einer „Integrativen Therapie" die Vielfalt therapeutischer Herangehensweisen zusammenführen (Kap. 4).

Ich bevorzuge den Begriff der Körperpsychotherapie aus drei Gründen:

1. Dieser Begriff ist von allen Begriffen international am meisten eingeführt. Maßgebliche Fachgesellschaften wie die *Deutsche Gesellschaft für Körperpsychotherapie*, die *European Association for Body Psychotherapy* und die *United States Association for Body Psychotherapy* benutzen ihn, während sich die 2016 aufgelöste australische Fachgesellschaft *Australian Somatic Psychotherapy Association nannte.* Auch in anderen Sprachen ist er gebräuchlich: *Kroppspsykoterapi* im Schwe-

© Springer-Verlag GmbH Deutschland, ein Teil von Springer Nature 2023
U. Geuter, *Körperpsychotherapie*, Psychotherapie: Praxis,
https://doi.org/10.1007/978-3-662-66153-6_2

dischen, *Kroppsterapi* im Norwegischen, *psi-coterapia corporea* im Italienischen, *psico-terapia corporal* im Spanischen und Portugie-sischen, *psychothérapie corporelle* im Französischen. Im Niederländischen wird von *lichaamsgeoriënteerde* oder *lichaamsgerichte psychotherapie* gesprochen, wobei *lichaam* das Wort für den anatomischen Körper im Unterschied zu *lijf* als Leib ist.

2. Der Begriff der Körperpsychotherapie bringt zum Ausdruck, dass wir Leiden mit körperlichen und psychischen Mitteln behandeln, während Begriffe wie körperbezogene oder körperorientierte Psychotherapie nicht klar sind in Bezug auf die Unterscheidung zwischen den Mitteln und dem Gegenstand der Behandlung.

3. Insbesondere vonseiten leibphänomenologisch orientierter Therapeuten wird der Begriff Leib gegenüber dem des Körpers bevorzugt, um den objektiven Körper vom subjektiv empfundenen Körper zu unterscheiden. Ich sehe allerdings keinen Vorteil darin, den Begriff Leibtherapie an Stelle von Körperpsychotherapie zu verwenden, wenn Klarheit darüber besteht, dass der Körper je nach Erkenntnisinteresse grundsätzlich aus verschiedenen Perspektiven betrachtet werden kann und wir uns in der Körperpsychotherapie mit dem Körper aus der Perspektive des Erlebens heraus befassen.

Die beiden letztgenannten Gründe werde ich im Folgenden näher erläutern.

Die Vielfalt der erwähnten Definitionen hat nicht zuletzt damit zu tun, dass der Begriff der Therapie in der Medizin semantisch auf zwei verschiedene Weisen verwendet wird: zum einen in Verbindung mit Begriffen, die das bezeichnen, **was** therapiert wird, zum anderen mit solchen, die bezeichnen, **mit welchem Mittel** therapiert wird (Abb. 2.1). So bedeutet „Krebstherapie" oder „Aids-Therapie" die Therapie der entsprechenden Krankheiten, während sich Begriffe wie „Balneotherapie" oder „Pharmakotherapie" auf therapeutische Mittel beziehen. Ähnlich sprechen wir von Traumatherapie oder Borderline-Therapie, wenn wir die Folgen von Traumatisierungen oder Borderline-Störungen behandeln, und von EMDR- oder Hypnotherapie, wenn wir mit den Mitteln des EMDR oder der Hypnose arbeiten.

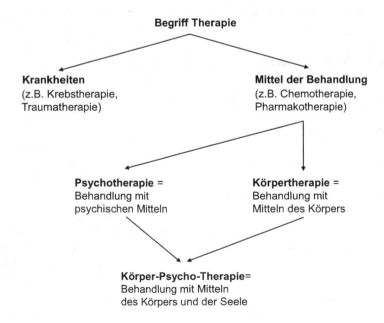

**Abb. 2.1**  Begriff der Körperpsychotherapie

**Psychotherapie**

Der Begriff der Psychotherapie wird oft im Sinne der ersten Begriffsklasse als „Heilverfahren zur Behandlung von psychosozial bedingten psychischen bzw. psychosomatischen Erkrankungen, Störungen bzw. Leidenszuständen" verstanden (Stumm 2000, S. 569). Diese Definition, die sich auf den Gegenstand der Behandlung bezieht, ist allerdings unscharf, da Psychotherapeuten zum Beispiel auch das seelische Leid von Krebspatienten behandeln, die zunächst körperlich erkrankt sind. Auch sind bei Krankheiten die Grenzen zwischen „organischen" und „psychosozialen" Bedingungen fließend, ebenso die zwischen „körperlich" und „seelisch", da jedes Leid von einem ganzen Menschen erfahren wird. Psychisches Leid kann man zudem auch mit anderen Mitteln behandeln wie Psychopharmaka oder Entspannungstrainings.

Historisch gesehen war Psychotherapie allerdings ein von Freud auf einen ersten Höhepunkt geführter Versuch, krankhafte Zustände von Menschen allein mithilfe des Wortes zu heilen oder zu lindern, der anfangs auch „Redekur" genannt wurde. Freud schrieb, dass der Begriff der „psychischen Behandlung" nicht bedeute, „krankhafte Erscheinungen des Seelenlebens" zu behandeln:

> Psychische Behandlung will vielmehr besagen: Behandlung von der Seele aus, Behandlung – seelischer oder körperlicher Störungen – mit Mitteln, welche zunächst und unmittelbar auf das Seelische des Menschen einwirken. (Freud 1890, S. 17)

Diese Mittel waren für ihn die Worte als das „wesentliche Handwerkszeug" (ebd.).

Präziser definiert wird Psychotherapie daher im Sinne der zweiten Begriffsklasse als die Behandlung von Krankheiten oder Leidenszuständen **mit psychischen Mitteln**. Zu diesen Mitteln zählt nicht nur das Sprechen über Assoziationen, Erinnerungen, Gefühle und Vorstellungen, sondern auch die Arbeit mit Bildern oder gelenkter Aufmerksamkeit. Senf und Broda führen beide Definitionen zusammen, wenn sie Psychotherapie als ein Handeln bezeichnen, „das mit psychologischen Mitteln und Methoden im Erleben und Verhalten zum Zwecke der Behandlung von seelisch bedingten Krankheiten oder deren Vorbeugung ansetzt" (1996a, S. 3).

Freud spricht von einer „psychischen Behandlung" und einer „Behandlung von der Seele aus". Ich mache ebenfalls keinen Unterschied zwischen den Begriffen **psychisch** und **seelisch** oder **Psyche** und **Seele**. Beide schließen nach meinem Verständnis zudem all das ein, was im Englischen mit dem Begriff *mind* bezeichnet wird, also auch alle geistigen und gedanklichen Vorgänge.

**Körpertherapie**

Aufgrund dieser Überlegungen wird auch klarer, wie der Begriff der Körpertherapie zu verstehen ist, der leider manchmal gleichbedeutend mit dem der Körperpsychotherapie verwendet wird (z. B. Bielefeld 1991, S. 18; McNeely 1992, S. 19). Im 19. Jahrhundert nämlich begannen Frauen, Tuberkulose-Patienten allein mit Hilfe des Körpers des Patienten und ihres eigenen Körpers zu behandeln, ohne technische Hilfsmittel wie die damals gebräuchlichen Apparate zur Weitung des Atemraums zu benutzen (von Steinaecker 2000; Abschn. 3.1.2). Die seinerzeit entstehende Atem- und Körpertherapie war eine Behandlung **mit den Mitteln des Körpers**. Nach diesem Verständnis zählen heute zur Körpertherapie Methoden, die allein mithilfe des Körpers Heilung und Linderung bewirken möchten. Im Unterschied zur Physiotherapie aber streben diese Methoden eine Körperaufmerksamkeit an und gehen davon aus, dass Heilung einer inneren Intelligenz des Organismus folgt (D. Johnson 2000). Daher zählen Methoden wie die craniosakrale Therapie oder viele Methoden der klassischen Massage nicht zur Körpertherapie, weil sie nicht darauf zielen, eine „verkörperte Selbstwahrnehmung" anzustoßen (Fogel 2013, S. 61), auch wenn sie über eine Tiefenentspannung psychische Wirkungen erzielen können.

Zu den körpertherapeutischen Methoden gehören Alexander-Technik, Rosen-Methode, Feldenkrais-Arbeit, Eutonie, Qigong oder Rolfing. Diese adressieren mit ihrer Arbeitsweise die aufmerksame Auseinandersetzung mit Körperfunktionen, Tonus, Haltung, Bewegung oder Koordination, unterscheiden sich aber dennoch von der Körperpsychotherapie. Beispielsweise möchte auch Yoga den Geist beruhigen und den Menschen mit einem größeren Ganzen verbinden, aber der Weg des Yoga ist vor allem ein körperlicher Weg (Heller 2012, S. 28 & 30). Rolfing, auch Strukturelle Integration genannt, ist eine manuelle Arbeit am Binde- und Muskelgewebe, die auf eine Reorganisation der Körperstruktur zielt, aber keine Körperpsychotherapie (Brecklinghaus 2010, S. 216). Denn der Rolfer arbeitet nicht mit psychischen Mitteln, selbst wenn die Körperarbeit emotionale Auswirkungen hat und über die Veränderung der körperlichen Haltung seelisches Leid günstig beeinflussen kann.

Das gilt auch für das **Sensory Awareness** von Charlotte Selver (Brooks 1979), das Selver selbst als eine psychagogische Methode propagierte, bei der durch Wendung der Aufmerksamkeit auf die Innenwahrnehmung des Körpers unwillkürlich Veränderungen entstehen. Selvers Haltung und ihre Techniken der Körperaufmerksamkeit aber hatten einen großen Einfluss auf die Körperpsychotherapie, insbesondere in den USA. Insofern kann man von einem Kontinuum ausgehen, auf dem sich körpertherapeutische Methoden der Körperpsychotherapie annähern (vgl. Caldwell 2006, S. 437; Kap. 4). Das trifft in Deutschland insbesondere für die **Kommunikative Bewegungstherapie** zu. Diese delegiert das therapeutische Gespräch ausdrücklich an eine parallele psychotherapeutische Gruppe und versteht sich als eine Bewegungstherapie, die Gleichgewicht, Körperwahrnehmung und Raumgefühl fördert (Wilda-Kiesel et al. 2011, S. 27). Sie verfolgt aber zugleich psychotherapeutische Intentionen: sich auseinanderzusetzen, zu vertrauen, Mut zu haben, sich zu integrieren und den Körper zu beobachten und kennenzulernen.

Ich ziehe also weniger eine methodische als eine konzeptionelle Grenze zwischen Körpertherapie und Körperpsychotherapie. Körperpsychotherapie bezieht sich im Unterschied zur Körpertherapie immer auch auf psychologische und psychotherapeutische Modelle und geht von einem Verständnis der psychischen Funktionen, der Persönlichkeit und der Entwicklung aus (Ollars 2005, S. 32ff). Daher werde ich in diesem Buch nicht die funktionellen Körpertherapiemethoden erläutern. Die Körperpsychotherapie nutzt jedoch vielfach deren Methoden und Techniken, um über Atmung, Haltung oder Bewegung psychische Prozesse, Einstellungen oder Gewohnheiten zu erkunden und zu verändern. Zudem ist aufgrund der psychischen Wirkungen, die körpertherapeutische Methoden entfalten können, die Grenze in der Praxis oft nicht scharf zu ziehen. Denn stets berührt der auch die Seele, der den Körper auf hilfreiche Art berührt.

▶ Körperliche und psychische Probleme lassen sich mit verschiedenen Mitteln behandeln. Psychotherapie ist eine Behandlung mit psychischen Mitteln, Körpertherapie eine Behandlung mit den Mitteln des Körpers.

Körpertherapie und Körperpsychotherapie nutzen **Gegenstände** wie Kissen, Bälle, Seile, Schnüre, Tücher, Puppen, Schlagblöcke, Tennisschläger oder Batakas. Diese sind aber keine therapeutischen Mittel in dem Sinne, dass wir mit ihnen Veränderungen erzeugen wollen wie mit einem Medikament, Inhalationsgerät oder Streckbett. Sie dienen als **Hilfsmittel**, um Erfahrungen zu ermöglichen (Geuter 2019, S. 55ff). Daher schließe ich sie nicht in die Definition der grundsätzlichen therapeutischen Mittel ein.

### Körperpsychotherapie

Das Spezifische der Körperpsychotherapie besteht nun darin, dass sie eine Arbeit mit den Mitteln des Psychischen und mit den Mitteln des Körperlichen systematisch in einer Behandlung zusammenführt und den Fokus auf die psychischen wie auch auf die körperlichen Strukturen und Prozesse richtet. Aus den genannten Überlegungen ergibt sich daher folgende **Definition der Körperpsychotherapie**:

▶ Körper-Psycho-Therapie ist eine Behandlung von Krankheiten oder Leidenszuständen mit körperlichen und psychischen Mitteln.

Büntig (1992) hat m. W. diese Definition als erster aufgestellt. Er bezeichnet die Körperpsychotherapie als „eine Form der Behandlung", die den „Prozess der Beseelung des Körpers und der Verkörperung der Seele in einem bewegten Leben … mit den Mitteln der Leibseele des Patienten sowie des Therapeuten in der Beziehung der beiden zueinander gestaltet" (ebd., S. 180). In anderen Grundorientierungen der Psychotherapie mag man die Auffassung der Körperpsychotherapie teilen, dass alle kognitiven und emotionalen Prozesse mit dem Körper und dem körperlichen Erleben verbunden sind, und manche Ansätze verwenden auch seelische wie körperliche Mittel der Behandlung zugleich, z. B. bei einer Trance-Induktion in der Hypnotherapie oder einer Arbeit mit der aufmerksamen Körperwahrnehmung in der Gestalttherapie. Das Kennzeichen der Körperpsychotherapie aber ist es, das Körpererleben und körperliche Behandlungsmethoden durchgängig zu nutzen und systematisch mit der psychischen Behandlung in einem einheitlichen, ganzheitlichen therapeutischen Prozess miteinander zu verbinden. Sie behandelt den Menschen so, wie er ist: als eine im Bereich der Verkörperung (*embodiment*) und des Mentalen (*mentality*) existierende Einheit (Totton 2020, S. 94).
Die hier vorgeschlagene Definition entwirrt manche Fallstricke, die sich aus einer Vermischung des **Was** und des **Womit** der Behandlung ergeben, des Gegenstandes und der Mittel. Wenn Totton (2003, S. 136) bedauert, der Terminus Körperpsychotherapie beschreibe nicht wirklich, worum es gehe, nämlich um ein ganzheitliches Herangehen an das ganze menschliche Wesen, dann versucht er, den Gegenstand der Behandlung zu erfassen, den er an anderer Stelle als *bodymind* bezeichnet (ebd., S. 29). Auch Heller (2012) will diesen Gegenstand definieren und sieht ihn in den organismischen Regulationsvorgängen. Petzold (2009, S. 40) begründet den Begriff der Leibtherapie unter anderem mit dem Argument, dass wir nicht wie die Medizin den physiologischen Körper behandeln, sondern einen

subjekthaften und personalen Leib. **Was** wir in der Psychotherapie behandeln, kann man als Seele, personalen Leib oder Organismus bezeichnen. Ich bevorzuge es, davon zu sprechen, dass wir Menschen behandeln, die leiden, auch wenn es heute modern ist, in einer verdinglichenden Sprache nur noch von der Behandlung von Störungen zu sprechen. Wollen wir den **Gegenstand** unserer Behandlung bezeichnen, wäre daher der Begriff der **Humantherapie** – ähnlich dem der Humanmedizin – angemessen, den Petzold (2003, S. 19) vorschlägt, oder der der **Anthropotherapie** von Mitscherlich (1946). Ein weiter Begriff der Humantherapie kann alle therapeutischen Mittel zur Behandlung seelischen Leids umklammern, zu denen auch Kunst- und Musiktherapie, Mototherapie, Ergotherapie, Soziotherapie oder Bibliotherapie gehören.

**Tanztherapie**

Die Tanztherapie arbeitet grundsätzlich mit dem Mittel des Tanzes. Sie wird daher in der Regel neben der Kunsttherapie und der Musiktherapie zu den **kreativen Therapieverfahren** gezählt, die sich eines künstlerischen Mediums wie des Malens, Musizierens oder Tanzens bedienen (Trautmann-Voigt 2006). Da sie von der Bewegung und vom Körperausdruck ausgeht, kann man die Tanztherapie aber auch zu den körperbezogenen Psychotherapieverfahren hinzurechnen. Aufgrund ihrer Arbeit mit dem Medium Tanz und einer eigenen Theorietradition stellt sie sich jedoch in methodischer und konzeptioneller Hinsicht als eine relativ eigenständige Richtung dar. Körperpsychotherapie und Tanztherapie kann man daher trotz vieler Gemeinsamkeiten auch als zwei gesonderte Ansätze betrachten (Tantia 2019). In diesem Buch werde ich nur gelegentlich auf die Tanztherapie eingehen. Es wäre eine weitere Aufgabe, von dem hier vorgelegten Ansatz aus eine Brücke zur Vielfalt tanztherapeutischer Theorie und Praxis zu schlagen. Ich kann dieser Aufgabe nicht nachkommen.

Man verstrickt sich in definitorischer Hinsicht auch dann, wenn man die Körperpsychotherapie den verbalen Therapien gegenüberzustellen versucht und von nonverbalen oder extraverbalen Methoden spricht (Fuchs und Koch 2014, S. 8; Müller-Braunschweig 1998, S. 202). „Verbale" Therapien arbeiten mittels des Wortes. Die Körperpsychotherapie ist aber **kein nonverbales Therapieverfahren**, wie sie oft falsch genannt wird, sondern eines, das sowohl die Worte als auch den Körper als Mittel der Therapie einsetzt.

Wenn manchmal Ärzte sagen, es bedürfe keiner Körperpsychotherapie, weil die Psychologen die Seele und sie den Körper behandeln würden, zeugt dies von einem Unverständnis der Begriffe. Denn Ärzte arbeiten nur selten mit Mitteln des Körpers wie beispielsweise bei chiropraktischen Maßnahmen. Meist wenden sie körperfremde Mittel wie Medikamente oder chirurgische Eingriffe an, um Störungen in den Körpersystemen zu heilen.

## Grundorientierung – Verfahren – Methode – Technik

Am Beginn der Einleitung habe ich die Körperpsychotherapie als Grundorientierung bezeichnet, später auch als Verfahren oder Ansatz. Diese Begriffe werden uneinheitlich verwendet (Kriz 2011, S. 335), stehen aber alle für eine den Begriffen Methode und Technik übergeordnete Abstraktionsebene.

Wampold (2001, S. 7ff) unterscheidet für die Theorie der Psychotherapie vier Ebenen der Abstraktion: metatheoretische Modelle, theoretische Ansätze („*approaches*"), therapeutische Strategien und therapeutische Techniken. Ein metatheoretisches Modell wäre die ganzheitliche Auffassung des Body-Mind-Wesens Mensch in seiner Beziehung zu seiner Lebenswelt. Auf dem Hintergrund dieses Menschenbildes ist die Körperpsychotherapie ein *approach*, der eine eigene Praxis begründet.

Im deutschsprachigen Raum werden die großen paradigmatischen Konzepte der Psychotherapie häufig **Grundorientierungen** genannt. Kriz (2001) unterscheidet die psychodynamische, kognitiv-behaviorale, humanistische und systemische Orientierung, gibt aber zu bedenken, ob die Körperpsychotherapie neben diese vier als mögliche „fünfte Säule" hinzutreten könnte (Kriz 2009, S. 5).

Ansätze (*approaches*) werden meist als **Verfahren** bezeichnet. Psychotherapeutische Verfahren sollen sich dadurch auszeichnen, dass eine anerkannte Theorie und eine anerkannte Behandlungstechnik konsistent aufeinander bezogen sind. In Deutschland gelten aber sowohl „Psychoanalyse" als auch „Tiefenpsychologisch-fundierte Psychotherapie" rechtlich als selbständige Psychotherapieverfahren, obwohl beide auf derselben Theorie aufbauen. Was in Deutschland Verfahren heißt, bezeichnet das österreichische Psychotherapeutengesetz als Methode. Über den Gebrauch der Begriffe besteht also kein Konsens. Fliegel (1994, S. 9) setzt für die Verhaltenstherapie Verfahren und Methoden in eins. In anderen Wissenschaften bezeichnet man als „Verfahren" eher technische Abfolgen oder Prozeduren. Für die Psychotherapie ist es ein unglücklicher, aber geläufiger Begriff (vgl. Geuter 2004, S. 108f).

Die Begriffe Grundorientierung, Ansatz und Verfahren werde ich im weiteren Text synonym verwenden.

Auf der Ebene der „*therapeutic strategies*" spreche ich von **Prinzipien** (Geuter 2019). Prinzipien bilden übergeordnete Gesichtspunkte prozessorientierten Handelns, zum Beispiel das Prinzip, die Wahrnehmung zu fördern, oder das Prinzip, gehemmte Emotionen zu vertiefen. Als **Methoden** lassen sich konsistente Strategien dieses Handelns bezeichnen (Waibel et al. 2009, S. 4). In der Körperpsychotherapie wären Methoden in diesem Sinne beispielsweise die Arbeit mit dem Atem, mit der

Achtsamkeit, mit Stresspositionen oder mit Inszenierungen. **Techniken** sind die konkreten Mittel, mit denen man beispielsweise die Atemwahrnehmung fördern, den Atemraum erweitern oder den Ausdruck über den Atem anregen kann.

### Leib oder Körper

In der Körperpsychotherapie wird in der reichianischen Tradition eher vom Körper gesprochen und dieser mit Bedürfnissen, Sexualität oder einer „Lebensenergie" assoziiert. Die an der Körperwahrnehmung ausgerichtete Tradition verwendet hingegen auch den Begriff Leib, der als von innen wahrgenommener Leib, aber nicht als „Bedürfnisleib" gesehen wird. Diese begriffliche Unterscheidung wird durch die deutsche Sprache erleichtert. So verwendet Julius Frankenberger in der Übersetzung von Bergson (1919) das deutsche Wort „Leib" für das französische „*corps*", wenn es im französischen Original heißt, man kenne den Körper nicht nur von außen durch Wahrnehmungen, sondern auch von innen durch Affektionen. Andere Sprachen wie das Chinesische kennen diese sprachliche Unterscheidung nicht (Korischek 2020). Thomas Hanna (1986) hat im englischen Sprachraum den Begriff *soma* für den subjektiv wahrgenommenen Körper eingeführt und mit ihm den Begriff *somatics* (vgl. Mullan 2014, S. 225). In den USA werden Körpertherapie und Körperpsychotherapie seitdem häufig als *somatics* oder *somatic psychology* bezeichnet. Der darin enthaltene Begriff *soma* entspricht dem deutschen Leibbegriff, während das deutsche Wort „somatisch" eher dem englischen *physical* entspricht.

Die Unterscheidung zwischen Leib und Körper ist ein Erbe der Leibphänomenologie. So spricht Marcel (1986, S. 18) vom Leib, der ich bin, und vom Körper, den ich habe. Die Leibphänomenologie bezeichnet als Leib den von innen wahrgenommenen, subjektiv empfundenen Körper und behält den Begriff Körper für den von außen wahrgenommenen, objektivierbaren Körper vor. Denn die phänomenale Welt der subjektiven Empfindungen ist in ihrem Empfindungs-

charakter nur dem Subjekt selbst zugänglich (vgl. Métraux 1975; Schmitz 1986). Von außen kann niemand wahrnehmen, **wie** sich für ein Subjekt etwas anfühlt. In der Integrativen Therapie (Petzold 2003) und in der phänomenologischen Psychiatrie (T. Fuchs 2000, 2008) wird dementsprechend der Begriff Leib dem des Körpers vorgezogen. Petzold (2006, S. 103) will in ihm die materielle Wirklichkeit des sichtbaren Körpers (z. B. der Arm, der nach etwas greift) mit der transmateriellen Wirklichkeit des Erlebens (z. B. der Phantomschmerz im amputierten Arm) vereinen. Beides wird manchmal in einem Wort auch als „Leibkörper" bezeichnet (z. B. Dornberg 2014).

Die Begriffe Körper und Leib werden auch mit kulturkritischen Gedanken verbunden. Petzold (1986a, S. 9) setzt den Leib als „Ausdruck personaler Identität, als Möglichkeit des Erlebens und Begegnens" der Verdinglichung des Körpers gegenüber. Ähnlich sieht Fuchs (2000, S. 124) den Körper als eine Vergegenständlichung des Leibes an, da dieser nur ein „Instrument" zum Erreichen von Zielen oder ein „Gegenstand fremder Wahrnehmung, Untersuchung, Forschung und Manipulation" sei. Brähler (1995a, S. 5) meint hingegen, dass seit den 1980er Jahren der Körper „den Leib überrundet" habe und Körpererfahrung als Weg zur inneren Befreiung und Körpererleben als Indikator für Wohlbefinden gesehen würden.

Historisch gesehen kam es seit dem 19. Jahrhundert im Zuge einer zunehmenden Instrumentalisierung und objektivierenden Erforschung des Körpers zu einer Verleiblichung des Körperbegriffs in der Philosophie. Damals propagierte Pestalozzi die „körperliche Übung zur Arbeit und Verdienstfähigkeit" (Jaeger und Staeuble 1978, S. 138), und die Psychophysik begann die Leistungsfähigkeit der Sinne zu vermessen. Klein (2005, S. 83) meint, dass daher erst die Moderne die Empfindung des Körper-Habens erzeugt habe, die ein instrumentelles und reflexives Verhältnis zum eigenen Körper herstellte. Wenn also in der Leibphänomenologie zwischen dem Leib und dem Körper unterschieden wird, ist damit vielleicht die Empfindung einer Entfremdung beschrieben. So bringt Böhme (2003, S. 30ff) die

Leibphilosophie des 20. Jahrhunderts in Verbindung damit, dass die Selbsttätigkeit des Leibes als befremdlich erlebt worden sei. Daher sei er in der Wissenschaft zum Problem geworden.

Probleme ziehen Versuche nach sich, Begriffe neu zu bestimmen. In der Philosophie des 19. Jahrhunderts waren es Schopenhauer und Nietzsche, die dem Körper auf eine nicht objektivierende Weise begegneten und ihn Leib nannten (ebd., S. 16). Auf Schopenhauer geht der Gedanke zurück, der für die Leibphilosophie des 20. Jahrhunderts prägend wurde: dass der Körper doppelt gegeben ist, „von außen durch die Anschauung und von innen durch das Gefühl" (Fellmann 1996, S. 278). Nietzsche pries später den Leib als das Selbst und die eigentliche Vernunft: „Leib bin ich ganz und gar, und nichts außerdem; und Seele ist nur ein Wort für ein Etwas am Leibe" (1966, S. 27). Oft wird folgender Aphorismus von ihm zitiert:

> Hinter deinen Gedanken und Gefühlen, mein Bruder, steht ein mächtiger Gebieter, ein unbekannter Weiser – der heißt Selbst. In deinem Leibe wohnt er, dein Leib ist er. Es ist mehr Vernunft in deinem Leibe, als in deiner besten Weisheit. (Nietzsche 1966, S. 28)

Nietzsche aber wollte den Leib achten, weil in ihm eine Brücke zum Übermenschen liege, der die Schwächen und Gebrechen der menschlichen Existenz überwindet. Denn er setzte dem pessimistischen Schopenhauer einen lebensbejahenden, der Selbstüberwindung dienenden Willen entgegen (ebd., S. 108f & 204). Vielleicht hat Reich ihn deswegen gerne gelesen (Abschn. 3.4).

Im 20. Jahrhundert bezeichnete Husserl, der Begründer der phänomenologischen Philosophie , den Leib als Empfindendes und Empfundenes (Wiegerling 2008, S. 12). Der Leib als Mittel zur Wahrnehmung sei auch Mittel zur Wahrnehmung seiner selbst: „Was Leiblichkeit eigenwesentlich ausmacht, erfahre ich nur an meinem Leib" (Husserl 2012, S. 234; Abschn. 5.3 „Phänomenologie"). Merleau-Ponty (1966, S. 115) führte im Anschluss an Husserl aus, dass der Leib im Unterschied zu anderen Gegenständen, die ich in meinem Wahrnehmungsfeld vor mir haben kann oder nicht, ständig gegeben ist. In seiner Ständigkeit sei er Mittel zur Kommunikation mit der Welt und könne berühren-

der und berührter Leib und insofern Subjekt und Objekt in einem sein. Er ist „Erfahrungsquelle" und „Erfahrungsobjekt" zugleich (Jonas 2011, S. 46).

Bergson (1919, S. 44) stellte fest, dass die Oberfläche des Körpers der einzige Teil der „ausgedehnten Welt" sei, die zugleich wahrgenommen und empfunden werde. Bergson und Plessner (1975) verknüpften den Leibbegriff mit der für die Körperpsychotherapie prägenden Lebensphilosophie (Kap. 3). Plessner bezeichnete in seiner 1928 erschienenen Anthropologie den Körper als doppelsinnig: Er hat sich und ist gehabt, als Mittel seiner selbst und Zweck seiner selbst ist er das Leben, weil nur das Leben beides in sich vereint (Plessner 1975, S. 189f).

Der lebensphilosophische und phänomenologische Gedanke, dass der Leib doppelt gegeben ist und nur in der **Perspektive der ersten Person** empfunden werden kann, gehört zu den theoretischen Grundvoraussetzungen einer erlebenszentrierten Körperpsychotherapie. Dennoch denke ich, dass wir dafür nicht den Begriff des Körpers durch den des Leibes und den der Körperpsychotherapie durch den der Leibtherapie ersetzen müssen. Der **Begriff des erlebten und gelebten Körpers** schließt diesen Gedanken ein. Allgemein wird zudem in der Literatur der Begriff des Körpererlebens als Oberbegriff für den subjektiven Bezug zum Körper verwendet (Brähler, 1995a; Joraschky et al. 2009; Schreiber-Willnow 2000; Kap. 6). Auch in der erlebenszentrierten Psychotherapie wird der Begriff Körper und nicht der Begriff Leib benutzt, möglicherweise aufgrund der Dominanz englischsprachiger Autoren in diesem Bereich, deren Sprache diese Unterscheidung nicht bietet. Wenn Gendlin (1993) in einem auf Deutsch verfassten Text vom Leib spricht, meint er den gewöhnlichen, physischen Leib, der aber in seinen Empfindungen etwas über Situationen weiß und Sinn mitteilt (Gendlin 1996; Abschn. 5.3).

Daher plädiere ich dafür, aus den beiden ersten, am Beginn dieses Kapitels genannten Gründen am Begriff des Körpers festzuhalten, den Gedanken des Leibbegriffs in einem Begriff des erlebten Körpers aufzuheben und den Blick auf das Körpererleben als die spezifische Perspektive zu definieren, unter der die Körperpsychotherapie den Körper betrachtet.

**Perspektivität**

Es gibt nur den einen Körper und keine zwei unterscheidbaren Gegenstände erlebter Leib und objektiver Körper. Ob wir psychotherapeutisch auf den erlebten Körper oder medizinisch auf den objektivierbaren Körper schauen, sind zwei Perspektiven der Betrachtung (Kap. 7). Aus beiden schauen wir auf den einen Körper. Der erlebte Körper ist innerlich und äußerlich zugleich, fühlend und stofflich, mental und materiell. Psychisches und Physisches sind nicht radikal voneinander verschieden, aber auch nicht identisch (Fuchs 2021a, S. 325). Sie sind zwei Aspekte des Lebendigen, zwei Seiten oder Betrachtungsweisen desselben Lebensvorgangs, wie 1928 der Philosoph Max Scheler (1966, S. 78) schrieb. Das Ganze, zu dem sie gehören, ist ein Lebewesen in Interaktion mit seiner Welt (de Haan 2020, S. 13). Unterscheiden lassen sich daher nur verschiedene Perspektiven, aus denen heraus wir den Körper betrachten. Die Unterscheidung zwischen einer objektivierenden und einer subjektiven Perspektive der Wahrnehmung ist nur eine davon und kann selbst wieder in weitere Perspektiven aufgefächert werden.

Nehmen wir das einfache Beispiel, dass ein Mensch nach einem Glas greift. Wir können diese Handlung untersuchen:

- haptologisch: Was ereignet sich in der Haut, während der Mensch zugreift?
- biochemisch: Welche Stoffwechselvorgänge sind an der Greifbewegung beteiligt?
- neurobiologisch: Welche neuronalen Prozesse sind bei der Steuerung der Bewegung auszumachen? Wie erfolgt neuromuskulär die sensomotorische Koordination?
- phänomenologisch: Ist die Bewegung koordiniert oder nicht? Welche Form und Anmutung hat sie? Steuert die Hand fließend oder eckig, präzise oder fahrig auf den Gegenstand zu?
- psychologisch: Wie erlebt der Mensch den Griff nach dem Glas? Welche Bedürfnisse bringen ihn dazu? Was verbindet er damit? Hat er vielleicht Angst, dass ihm das Glas hinfällt? Denkt er an die Großmutter, von der er dieses besondere Glas geerbt hat? Freut er sich auf das Getränk in dem Glas? Merkt er,

dass ihm das Wasser im Mund zusammenläuft? Spürt er die Glätte des Glases an seinen Fingerkuppen?

Was wir beobachten, ist die Handlung eines Menschen in Interaktion mit der Welt, die nur als Ganze existiert, in der Haut, den Zellen, dem Gehirn, der Hand, der Bewegung, den Gedanken und Gefühlen. Die unterschiedlichen Fragen an dasselbe beobachtbare Geschehen ergeben sich aus den Perspektiven der jeweiligen wissenschaftlichen Disziplinen. Die psychologische Perspektive der Frage nach dem Erleben und Verhalten ist eine davon.

Im Alltag nehmen wir meist die Perspektive der ersten Person gegenüber unserem Körper ein. Wir erleben aus ihm heraus und durch ihn die Welt. Die Perspektive der dritten Person nehmen wir ein, wenn seine Funktionen gestört sind, wenn er nicht mehr „mitmacht" oder schmerzt. Dann wird er in der Eigenwahrnehmung aus „Ich" zum „Er".

Den Sinn einer perspektivischen Betrachtung möchte ich an einem weiteren Beispiel erläutern. Wenn ein Geiger mit dem Bogen eine Saite in Schwingung versetzt, erklingt ein Ton. Was ist nun der Ton und was ist seine Ursache? Aus physikalischer Perspektive gesehen ist der Ton die Luftschwingung, die durch die Schwingung der Saite und des Klangkörpers erzeugt wird. Aber existiert deswegen der Ton, den ich höre, in dieser Schwingung? Oder gar eine Melodie, die sich aus verschiedenen Tönen zusammensetzt? Man kann eine Melodie als eine Abfolge von Schwingungen physikalisch darstellen. Aber aus der subjektiven Perspektive des Hörers betrachtet transzendiert ihr ästhetisches Erleben die Schwingungen. Außerdem entstehen diese durch das, was der Geiger tut, der wiederum eine Komposition wiedergibt und die Wirkung der Melodie im Ohr des Zuhörers erzeugt. Der Ton ist also ein komplexes Geschehen, das ich aus verschiedenen Perspektiven betrachten kann. Er ist identisch mit der Luftschwingung und doch ist er es nicht, je nachdem, wie ich ihn betrachte. Man könnte auch sagen, dass er nur in der komplexen Beziehung zwischen Komponist, Musiker, Instrument und Zuhörer existiert, aber aus verschiedenen Perspektiven heraus beschrieben werden kann. Ich kann ihn sowohl mit physikalischen als auch mit psychologischen Begriffen beschreiben, ohne eine Theorie zu benötigen, wie die einen mit den anderen zusammenhängen.

Wenn daher Grawe fragt, ob man schon einmal darüber gestaunt habe, „wie eine eintönige Kette von binären magnetischen Zuständen etwas so Wunderbares *hervorbringen* kann wie Schuberts große C-Dur Symphonie" (2004, S. 44, meine Hvhbg.), dann steckt darin eine technische Perspektive: wie durch Abruf aus einem Speichermedium Musik hervorgebracht wird. Grawes Frage entspricht aufs Wort seiner Sichtweise, neuronale Aktivität würde das psychische Geschehen hervorbringen (ebd., S. 17; Abschn. 7.2). Das ist aber nur eine metaphorische Vorstellung und zudem eine falsche. Das psychische Geschehen entsteht in einem komplexen Zusammenspiel von Körper, Gehirn, Situation, Umwelt, Lebensgeschichte, Erinnerungen und „dem ganzen Leben in seinem Formen- und Lebendigkeitsreichtum" (Emrich 2007, S. 208).

Übertragen wir die Beispiele auf die Prozesse, mit denen wir es in der Psychotherapie zu tun haben. Prozesse des emotionalen Erlebens sind nicht gegenständlich als körperlich oder psychisch oder gar zentralnervös einzugrenzen. Wenn wir sie aus der Perspektive verschiedener Wissenschaften betrachten, Physiologie, Hirnforschung oder Psychologie, unterscheiden sich diese nicht vom Gegenstand her, sondern durch ihre Fragestellungen. Wenn ein Mensch Angst hat, kann man

- physiologisch die Blutzirkulation untersuchen, etwa die Tatsache, dass die Stirn kalt wird;
- neurobiologisch neuronale Muster der Feuerung studieren, die von der Amygdala ausgehen;
- psychologisch nach der Bedeutung der Angst und nach ihrem Bezug zu den Lebensverhältnissen und der Lebensgeschichte eines Menschen fragen.

Gegenständlich gesehen sind all dies verschiedene Aspekte eines einheitlichen lebendigen Prozesses in einem lebendigen Körper. Aber man kann unter einer jeweils bestimmten Perspektive auf das schauen, was in einem Menschen geschieht, und aus dieser Perspektive heraus auch auf das Geschehen einwirken. Wissenschaftliche Teildisziplinen unterscheiden sich nicht anhand gegenständlich definierter Bereiche, sondern anhand ihrer unterschiedlichen Fragen. Forscher nötigen die Natur, auf ihre Fragen zu antworten, wie Kant (1966, S. 25, 28) feststellte; Erkenntnis richtet sich nicht nach den Gegenständen.

Dass wir über den körperlich lebendigen Menschen anders denken müssen, als es die Naturwissenschaft tut, veranschaulicht Bergson (1919, S. 124) am Beispiel der Geschichte des Zenon von Achilles und der Schildkröte. Der Trugschluss, dass Achilles die Schildkröte nicht einholen kann, weil jede Strecke, die er ihr näher kommt, in sich wieder teilbar ist, beruht darauf, dass zwar mathematisch die Strecke immer weiter teilbar ist, nicht aber die Bewegung eines Menschen in ihrem Ablauf. Den Lauf des Achilles können wir mit nomothetischen Methoden, die allgemein gültige Gesetze aufstellen wollen, nie ganz erfassen. In der Psychotherapie interessiert uns, wie ein Mensch seinen Weg geht, auch wenn Forscher versuchen mögen, die Teilstrecken dieses Weges anhand quantifizierbarer Indikatoren zu bestimmen. Der gelebte und bewegte Körper ist ebenso wie der erlebte Körper nichts Statisches, das sich in einem Moment quantifizieren lässt, sondern ein Prozess. Wir erfahren ihn im Laufen ebenso wie im rhythmischen Ein und Aus der Atmung, im Einschießen oder Abklingen eines Schmerzes, im Aufwallen oder Vergehen einer Lust.

Wehowsky (2006, S. 191f) schlägt im Anschluss an Ken Wilber ein Modell von „vier Perspektiven auf den Körper" vor:

1. der **objektive Körper** als einzelner, von außen beobachtet; das ist die gängige Perspektive der Naturwissenschaft und Medizin;
2. der **subjektive Körper** als einzelner, von innen beobachtet;
3. der **interobjektive Körper**, beobachtet in den Bezügen des sozialen und ökologischen Systems (z. B. „Ich bin der Vater meiner Kinder");
4. der **intersubjektive Körper**, beobachtet im Erleben von Interaktion (z. B. „Ich empfinde mich als Vater, der in der Erziehung seiner Kinder versagt").

Anhand dieser Perspektiven können wir fragen, wie sich der Körper eines Patienten von außen gesehen darstellt, wie sich der Patient in ihm fühlt, wie er körperlich in Bezug zu anderen steht und wie er sich in diesem Bezug erlebt.

Die beiden Perspektiven der Psychotherapie sind die des inneren Erlebens und Verhaltens im Bezug zu sich selbst und zu anderen. Das sind die **Perspektiven der ersten Person**, des Ich und des Wir. In der Körperpsychotherapie haben wir es nicht mit dem Körper als Objekt aus der Perspektive der dritten Person zu tun, sondern mit dem jeweils „meinigen Körper" des Patienten, mit unserem eigenen als Therapeuten und mit beiden in ihren Beziehungen und ihrer Beziehung zueinander. Erlebenszentrierte und relationale körperpsychotherapeutische Praxis ist keine technische Arbeit am Körper als einer objektivierbaren Physis, sondern eine Arbeit mit dem personalen, erlebten Körper eines lebendigen Menschen in einer lebendigen Beziehung.

▶ In der Körperpsychotherapie betrachten wir den Körper als den personal erlebten Körper eines lebendigen Subjekts im Bezug zu seiner Lebenswelt.

**Perspektiven des Körpererlebens**
Schatz (2002, S. 77f) unterscheidet sieben Arten des Körpererlebens , denen er sieben Perspektiven zuordnet, die er teilweise auch als Behandlungsperspektiven versteht:

1. der **objektive Körper** = der Körper aus **medizinisch-biologischer Perspektive**; der Körper, den ich habe; dieser Körper wird als gesund oder krank betrachtet, palpiert oder durchleuchtet und funktionell behandelt;
2. der **subjektiv erlebte und expressive Körper** = der Körper aus „**individualer" Perspektive**; hiermit meint Schatz, wie ein Ich seinen Körper erlebt und dieses Erleben zum Ausdruck bringt, einschließlich der Vorgänge der Symbolisierung (ich verleihe einer körperlichen Wahrnehmung eine Bedeutung);
3. der **im Raum bewegte Körper** = der Körper aus **räumlicher Perspektive**: sich bewegen und fortbewegen im Raum; Gehen, Zugehen, Weggehen;
4. der **Körper als Träger von Vergangenheit, Gegenwart und Zukunft** = **chronologische Perspektive**: körperliche Erinnerung, körperliche Erfahrung, Körpererleben in der Gegenwart, „organismische Entwürfe", körperliches Ahnen von etwas;
5. der **Körper in der Beziehung** = der Körper in **relationaler Perspektive**: wie ein Ich mit dem Körper in Beziehung zu anderen tritt und wie sich über den Körper Beziehung herstellt;
6. der **Körper, der sich „überlässt"** = **autonome Perspektive**; hierunter versteht Schatz Phänomene, die autonom verlaufen, wie eine autonome Bewegung des Körpers unter Verzicht auf Kontrolle oder autonome Prozesse des Weinens oder Lachens, die auch in einer Therapie bei starker Gefühlsbeteiligung ablaufen;
7. der **schöpferische Körper** = der Körper in **kreativer Perspektive**: körperlich kreative, gestalterische, künstlerische Prozesse, die sich über Musik, Sprache, Kunst, Tanz oder Pantomime vermitteln.

Aus diesen Perspektiven heraus können wir unterschiedliche Fragen an den Körper herantragen: Wie teilt er Bedeutungen mit oder wie hat er Schmerzen, wie bewegt er sich, wie ist er durch Lebenserfahrungen geformt, wie äußert er sich im interaktionellen Geschehen und lässt dabei affektmotorische Muster sprechen, wie gibt er sich hin oder kontrolliert er sich, welche kreativen Ressourcen warten in ihm. So nähern wir uns vielfach fragend über den Körper dem ganzen lebendigen Menschen.

Der erlebte Körper ist der Körper, der aus psychologischer Sicht als Subjekt wahrgenommen und erfahren wird und Träger der menschlichen Bedürfnisse, Ort der Empfindungen und Bühne der Affekte ist. Dieser Körper ist immer der Körper eines Menschen in seiner Um- und Mitwelt. Als sozial vermittelter Körper ist er auch aus historischer und gesellschaftlicher Perspektive zu betrachten. Wenn wir den Körper spüren, spüren wir nicht nur seine „Natur", sondern wir spüren ihn, wie er in der historischen und sozialen Wirklichkeit gegeben ist: besetzt von Dispositiven der Macht, wie Foucault gezeigt hat, identifiziert mit einem körperlich erlernten sozialen Habitus, wie Bourdieu nachgewiesen hat, gesteuert von sozialen Zwängen, die in eine Selbstzwangapparatur des Verhaltens eingebaut sind, wie es Elias in seinen historischen Studien dargelegt hat (Abschn. 1.5), oder auch geformt durch die Übernahme oder Zurückweisung familiärer Modelle der Körperlichkeit (Young 2002, S. 26). Will man den Menschen in seiner Körperlichkeit umfassend verstehen, bedarf es daher auch der Fragen der Geschichts- und Sozialwissenschaften.

### Klinische Anwendung

Das lässt sich am **Beispiel** der **Bulimie** illustrieren. Bulimikerinnen erleben einen Konflikt zwischen dem Wunsch, ihrer Gier nachzugeben, und dem Wunsch, die Gier zu zügeln. Dieser Konflikt findet im und am Körper statt.

Man kann das Körpererleben von Bulimikerinnen psychologisch erkunden, man kann medizinisch das Gewicht oder die Folgen des häufigen Erbrechens für die Zähne untersuchen, und man kann sozialhistorisch fragen, inwieweit der Konflikt zwischen dem gesellschaftlichen Druck zu konsumieren und dem gesellschaftlichen Körperideal sowie dem heutigen Zwang zur öffentlichen Präsentation des Körpers das Symptom erzeugt. Die verschiedenen Perspektiven tragen zu unterschiedlichen Erkenntnissen über die Bulimie bei. ◄

Begreifen wir den Körper als lebendigen Körper eines lebendigen Menschen, der sich mit und in diesem Körper erlebt, deckt dieses Verständnis vom Körper diejenigen Aspekte der Körperlichkeit ab, für die der Leibbegriff steht. In der Leibphänomenologie wird oft der Begriff des „Leibsubjekts" synonym für den Menschen oder die Person gebraucht, die Begriffe **Mensch** oder **Person** selbst hingegen kaum. Fuchs (2021a) rückt heute den Begriff der Person ins Zentrum (Kap. 5). Er bezeichnete aber auch den Leib als all das, was ich von mir bemerke, wenn ich mich von der Außenwelt abschließe (Fuchs 2000, S. 89). Demnach wäre der Leib das, von dem ich sagen kann: „Das bin ich". Die Begriffe Leib oder Leibsubjekt sind dann identisch mit dem, was in der Terminologie der humanistisch-erlebenszentrierten Psychotherapie als Person bezeichnet wird: ein spürender, erlebender, fühlender, denkender, intendierender und handelnder Mensch, dessen lebendiger Körper Teil seines Seins als Mensch ist.

Sprechen wir darüber, mit wem wir es in der Psychotherapie zu tun haben, so sind dies Menschen, Personen, lebendige Wesen. Wir behandeln weder den Körper noch den Leib, sondern den leidenden Menschen. Aber wir betrachten ihn unter bestimmten Perspektiven. Dazu zählen verschiedene Perspektiven auf den Körper zu schauen, die wir definieren können, ohne den Begriff Leib zu verwenden. Im Verständnis des erlebten Körpers geht der Sinn des Leibbegriffs auf.

Auch für die Definition der Körperpsychotherapie als Therapie mit körperlichen und psychischen Mitteln benötigen wir den Leibbegriff nicht. Denn mit den körperlichen Mitteln sind die Mittel des gegebenen Körpers gemeint mit seinen Bedürfnissen, Haltungen oder Spannungen, seinen Zuständen oder seinem inneren Erleben, ein Körper, den ein Mensch hat **und** der er zugleich ist.

# Auf der Suche nach natürlicher Lebendigkeit – Zur Entstehung der Körperpsychotherapie

## Inhaltsverzeichnis

▶ In diesem Kapitel skizziere ich, wie die Körperpsychotherapie aus der Psychoanalyse und Reformgymnastik heraus entstanden ist und mit der humanistischen Therapiebewegung neue Anstöße erhalten hat. Der erste Teil behandelt ihre frühen historischen Quellen, der zweite verschiedene Denkfiguren der Mentalität jener Zeit, die sie geprägt haben. Im Mittelpunkt steht dabei, wie sehr ihre Anfänge mit dem Diskurs der Lebensreformbewegung und der Lebensphilosophie verbunden sind. Abschließend gehe ich auf die Bedeutung der Humanistischen Psychotherapie für das Denken der Körperpsychotherapie ein. Leser, die an der Geschichte nicht interessiert sind, können das Kapitel überspringen, ohne für das Verständnis der späteren Kapitel etwas zu versäumen.

Die Körperpsychotherapie entstand als erste Abspaltung von der Freudschen Psychoanalyse, in der nicht nur theoretisch, wie bei Adler oder Jung, sondern auch behandlungstechnisch neue und eigenständige Wege gegangen wurden. Ihre zweite Quelle neben der Psychoanalyse waren Reformbewegungen in Gymnastik und Tanz vom Beginn des 20. Jahrhunderts. In ihren Anfängen lassen sich drei leitende Vorstellungen vom Körper erkennen (Geuter 1996):

© Springer-Verlag GmbH Deutschland, ein Teil von Springer Nature 2023
U. Geuter, *Körperpsychotherapie*, Psychotherapie: Praxis,
https://doi.org/10.1007/978-3-662-66153-6_3

– Nach der **reichianischen Vorstellung** ist der Körper Ort gestauter Energie und Ausdrucksträger des Verdrängten und charakterlicher Panzerungen. In dieser Tradition wird mit der Vorstellung gearbeitet, blockierte Energie ins Fließen zu bringen, zum Beispiel indem man über körperlichen Ausdruck Affekte aus der Abwehr befreit und seelisches Material ins Bewusstsein bringt.

– Aus der **Reformgymnastik** erwuchs eine Vorstellung vom Körper als natürlicher Ressource des Menschen. In einer zunächst ohne psychotherapeutische Absichten verfolgten Körpertherapie wird hier der Körper über eine bewusste Wendung der Aufmerksamkeit auf die innere Wahrnehmung sowie über Atem und Bewegung wiederangeeignet, um körperliche Funktionen ins Gleichgewicht zu bringen.

– In einer an **Ferenczi** anknüpfenden psychoanalytischen Strömung wird der Körper als Träger von Bedeutung in der Übertragung gesehen. Diese Bedeutung wird in einem Prozess von Spüren und Agieren in der Interaktion dialogisch erschlossen.

Seit den späten 1960er Jahren wurden die damaligen **Wachstumsbewegungen** und die **Humanistische Psychotherapie** zu ihrer dritten Quelle. In Verbindung mit der Leibphilosophie entstand eine phänomenologisch ausgerichtete Körperpsychotherapie, die den innerlich gefühlten Körper zum Ausgangspunkt der therapeutischen Suche nach Sinn und Bedeutung nimmt.

Seit den Anfängen der Körperpsychotherapie hat sich die reichianische Tradition am meisten verbreitet (Kap. 4). Im deutschsprachigen Raum kam es zu einer Entwicklung eigener wahrnehmungs- und übungsorientierter Schulen aus der Reformgymnastik heraus. In den USA formierte sich später eine mehr erfahrungsorientierte Körperpsychotherapie, die auf funktionalen körpertherapeutischen Ansätzen wie dem Sensory Awareness oder dem Body-Mind Centering aufbaut und D. Johnson (2006, S. 97) zufolge gut zur Tradition der pragmatischen amerikanischen Philosophie passt.

Diese Traditionsstränge sind nicht nur über persönliche Erfahrungen ihrer Protagonisten miteinander verbunden. Sie teilen in geistiger Hinsicht weit mehr Anschauungen, als ihnen in der Regel bewusst ist. Einige ihrer grundlegenden Ideen wurzeln im Geist der Lebensreformbewegung und lebensphilosophischer Fragen (Geuter 2000a, S. 53; Marlock 2006b, S. 72). Die beiden frühen Traditionsstränge trafen sich in einer Sehnsucht nach der ungehinderten Entfaltung der menschlichen Natur angesichts der Kosten der modernen Zivilisation, in dem Wunsch nach Lebendigkeit, Ganzheit, Bewegung, Rhythmus und Erleben. Beide sind darin deutlich zeitgebunden und enthalten in ihrer Zeitgebundenheit mehr Widersprüchliches in sich, als dies eine bisher weitgehend werkimmanente und personengebundene Geschichtsdarstellung sowohl von Reich (Boadella 1983; Sharaf 1994) als auch von Gindler (Ludwig 2002) Glauben macht. Selbst die Analytische Körperpsychotherapie verwendet lebensphilosophische Begriffe wie den der „Lebensbewegung" (Geißler und Heisterkamp 2007), ohne allerdings einen Bezug zu den philosophischen Ursprüngen und Querverbindungen zu den anderen Traditionen herzustellen (Abschn. 5.1).

In diesem Kapitel möchte ich zunächst die geistige Basis der Körperpsychotherapie historisch aus dem Kontext heraus verständlich machen, in dem sich ihre ersten Ideen in Deutschland formten. Dabei werde ich versuchen, sowohl die leitenden gemeinsamen als auch die sich widersprechenden Ideen der zwei großen älteren Behandlungstraditionen als Teil zeitgenössischer Diskurse darzustellen. An anderer Stelle habe ich die Geschichte der Konzepte der verschiedenen Schulen und die Lehrer-Schüler-Verhältnisse ihrer Begründer dargestellt (Geuter 2000, 2000a, 2006a). Da ich in diesem Buch die Körperpsychotherapie als ein von der Körper-Geist-Einheit ausgehendes erlebenszentriertes Therapieverfahren vorstelle, werde ich die Darstellung hier darauf konzentrieren, wie sehr die Entstehung der Körperpsychotherapie mit einer Mentalität verbunden war, die von den philosophischen Theorien bis hin zur Alltagsgestaltung eine Suche nach neuen Formen des Bezugs der Menschen zu ihrem Leben offenbarte.

**Vorläufer**

Als Freud und später Reich die Bühne der Psychotherapie betraten, war die Frage, wie emotionale und körperliche Prozesse zusammenhängen, in der physiologischen Forschung *en vogue*. Emotionen wurden oft in Begriffen „visceraler Physiologie" beschrieben (Dror 2019, S. 76). So finden wir auch in den Anfängen der Psychotherapie die Vorstellung, dass psychische Prozesse mit motorischen und vegetativen Prozessen verbunden sind. Marlock (2006b, S. 63) unterscheidet dabei zwei Entwicklungslinien: eine, in der das Psychische betont wurde und die zu Freud führte, der erstmals dem „psychischen Apparat" eine Sonderstellung gegenüber dem organischen Leben einräumte (Starobinski 1987, S. 23), und eine, die sich am Körperlichen im therapeutischen Prozess orientierte. Marlock zählt zu dieser zweiten Linie den Arzt Franz Anton Mesmer, der schon Ende des 18. Jahrhunderts mit Berührungen und „Abstreifungen" des Körpers Krankheiten behandelte und die Wirkung seiner Behandlungen mit animalischem Magnetismus erklärte (Peter 2001), sowie **Pierre Janet**, der seit Ende des 19. Jahrhunderts die Grundlagen einer dynamischen Psychiatrie schuf. Janet erforschte die Atemmuster seiner Patienten und die Kontraktion der Muskulatur bei neurotischen Prozessen, propagierte die kathartische Methode und die Bedeutung von Massagen in einem nonverbalen Dialog. Boadella (2002 S. 20) bezeichnet Janet daher als den „ersten Körperpsychotherapeuten". In einer Theorie von Kraft und Spannung psychischer Energie verknüpfte er Physiologie und Psychologie (Ellenberger 1970, S. 377ff). Und wie sein Zeitgenosse, der Psychologe Théodule Ribot, erklärte er die Persönlichkeit aus dem Körper (Starobinski 1987).

Zu jener Zeit war die Psychotherapie noch nicht von der Medizin geschieden. Manche Ärzte praktizierten medizinische Behandlung und psychotherapeutisches Gespräch in einem einheitlichen Vorgehen. Am deutlichsten ist dies bei **Georg Groddeck** zu beobachten, den Downing (1996 S. 346) den ersten Körperpsychotherapeuten nennt und der als Begründer der Psychosomatik gilt. Groddeck übernahm Ende des 19. Jahrhunderts von seinem in Berlin berühmten Lehrer Ernst

Schweninger das Konzept einer individualisierten Medizin, massierte seine Patienten täglich und mobilisierte durch kräftigen Druck gegen das Zwerchfell ihren Atem (Will 1987). Mithilfe der Psychoanalyse versuchte er dabei den Sinn organischer Symptome zu erkunden (ebd., S. 52). Zeitlebens vertrat Groddeck (1931) die Ansicht, dass Massage und Psychotherapie zusammengehören. In der Massage könne man Widerstand und Übertragung bearbeiten sowie Funktionsstörungen und Spannungen lindern und damit die Heilkraft des Organismus stärken. Groddeck praktizierte also wie später auch Reich das Modell, verbale psychotherapeutische Arbeit und Körperarbeit in ein und derselben Behandlung durch ein und denselben Therapeuten zu verbinden.

Seit 1900 unterhielt Groddeck in Baden-Baden ein Sanatorium, in dem er vor allem chronisch Kranke behandelte. Er entwickelte schon früh einige in den Anfängen der Körperpsychotherapie leitende Vorstellungen:

– Verdrängung ist auch ein körperlicher Akt und körperliche Symptome können daher die Abwehr selbst sein, ohne dass sie wie in der Freudschen Theorie der Hysterie einer symbolischen Vermittlung bedürfen (Will 1987, S. 113f);
– nicht nur psychische Assoziationen, auch Körperassoziationen teilen etwas über den Patienten mit (ebd., S. 149);
– in der Atmung können psychische Energien gebunden werden (Groddeck 1931), in der Art zu atmen spricht das Es (Groddeck 1992, S. 154);
– Heilung geschieht nicht dadurch, dass man Verdrängtes bewusst macht, sondern indem der Widerstand gegen die Heilung ausgeräumt und dadurch verdrängtes Material, das die Genesung verhindert, erlöst wird; dann komme das Es des Menschen in eine heilsame Bewegung (ebd., S. 180f).

Dieses Heilungsverständnis entspricht der alten Auffassung der Medizin „medicus curat, natura sanat", die Hippokrates zugeschrieben wird: Der Arzt kann behandeln, aber die Natur heilt. Im

**Abb. 3.1** Die zwei
frühen Quellen der
Körperpsychotherapie

**Psychoanalyse**

- Georg Groddeck
- Sándor Ferenczi
- Wilhelm Reich

In der Folge:
- eher konfliktaufdeckende,
  affektorientierte
  körperpsychotherapeutische
  Methoden

**Reformgymnastik, Atem-und
Leibpädagogik, Ausdruckstanz**

Impulse gingen aus von
Bewegungslehrerinnen wie:

- Elsa Gindler
- Dorothee Günther
  und Ausdruckstänzern wie:

- Mary Wigman
- Rudolf von Laban

In der Folge:
- eher funktionale oder atem-und
  bewegungsorientierte
  körperpsychotherapeutische
  Methoden

Lichte der modernen Systemtheorie würde man sagen, dass der Therapeut Anstöße gibt, damit sich die systemimmanente Fähigkeit zur Selbstregulation wieder entfaltet (Kap. 17).

Während Reich ähnlich wie die Chicagoer Schule der Psychosomatik um Franz Alexander nach einer Typisierung neurotischer Muster suchte, verfolgte Groddeck die Idee, den kranken Menschen und den Sinn seiner Erkrankung individuell zu verstehen (Giefer 2019), ein Gedanke, der später in der Psychosomatik für Viktor von Weizsäcker leitend war.

Von Groddeck stammt auch der Begriff des Es. Freud hat ihn von ihm übernommen (Ellenberger 1970, S. 516). Vor allem aber sprangen von Groddeck Impulse auf Psychoanalytiker über, die sich mit dem Ausdruck des Körpers in der Analyse beschäftigten. Ferenczi weilte regelmäßig bei ihm, während er seine aktive Technik entwickelte (Will 1987, S. 66). Seit 1920 war Groddeck auch Mitglied des Berliner Psychoanalytischen Instituts, zu dem später Fenichel und Reich hinzustießen (Bocian 2007, S. 187).

## 3.1 Psychoanalyse und Reformgymnastik – Zwei frühe Quellen der Körperpsychotherapie

Betrachten wir die zwei frühen Quellen der Körperpsychotherapie (Abb. 3.1), so waren es innerhalb der Psychoanalyse vor allem Sándor Ferenczi und die Linksfreudianer Otto Fenichel und Wilhelm Reich, die über die Bedeutung des Körpers für Verdrängung und Affektunterdrückung nachdachten und nach neuen Wegen der Behandlung suchten. In der Reformgymnastik hingegen ging es nicht um Psychotherapie, sondern um eine neue Einstellung zum Körper in Haltung und Bewegung. Sie sollte dazu dienen, körperliche Funktionseinschränkungen zu lösen und den eigenen Körper gemäß seiner natürlichen Funktionen zu nutzen. Dieser Ansatz war leibpädagogischer Natur und mündete zunächst einmal in neue Formen der Körpertherapie. Er wurde aber von Psychotherapeuten aufgegriffen; körperpsychotherapeutische Ansätze entstanden daraus jedoch erst in der zweiten oder dritten Generation.

## 3.1.1 Psychoanalyse – Die erste Quelle

In den Anfängen der Psychoanalyse gab es eine Vielzahl von Überlegungen zur Bedeutung des Körpers in der Psychotherapie, die mit der Einengung auf den freudianischen Mainstream in Vergessenheit gerieten. Nicht nur ging Freuds Triebtheorie vom Körper aus. Er massierte anfangs auch Patienten, drückte empfindsame Körperstellen, um Reaktionen zu provozieren, oder massierte ihren Kopf, um Erinnerungen zu wecken (Totton 2002, S. 9), gab dies später aber auf. In „Das Ich und das Es" schrieb er den häufig zitierten Satz „Das Ich ist vor allem ein körperliches" (1923, S. 294). Dieser Satz lautet in der autorisierten englischen Übersetzung aus dem Jahre 1927: *„The ego is ultimately derived from bodily sensations, chiefly from those springing from the surface of the body"* (ebd.). Der Bezug zu den Empfindungen der Haut ist im deutschen Text nicht enthalten. Das bewusste Ich ist im Kontext des Freudschen Textes aber dasjenige, was ein Mensch durch Innen- und Außenwahrnehmung und damit körperlich durch „zweierlei Empfindungen" mitbekommt (ebd.). Dieser Gedanke, der auf Schopenhauer zurückgeht (Fellmann 1996, S. 278), spielt auch in der Leibphilosophie eine zentrale Rolle (Kap. 2).

Freud war sich der Tatsache bewusst, dass sich seelische Zustände eines Menschen in den „Spannungen und Erschlaffungen seiner Gesichtsmuskeln, in der Einstellung seiner Augen, der Blutfüllung seiner Haut, der Inanspruchnahme seines Stimmapparates und in den Haltungen seiner Glieder" (1890, S. 20) anderen Menschen mitteilen. Allerdings nutzte er diese körperlichen Signale therapeutisch nicht. Er blieb der Philosophie der Aufklärung verbunden, in der der Geist sich selbst als erkennender gegenübertritt. Der Körper wurde ihm im Laufe der Zeit nur noch zu einem psychisch repräsentierten Körper. In keiner Fallgeschichte Freuds findet sich eine Deutung nonverbalen, nicht kognitiv repräsentierten Materials (Balint 1973, S. 98).

### Simmel

Bei namhaften Zeitgenossen Freuds ist das anders. Auf dem V. Internationalen Psychoanalytischen Kongress in Budapest 1918 zum Thema Kriegsneurosen stellte Ernst Simmel (1993, S. 22) die Behandlung eines Soldaten vor, dessen „verbissene Wut" zu Spasmen der Schlundmuskulatur führte, und eines anderen, der als Folge eines Verletzungsschocks den Tonus in einem Arm verlor. Neben Ferenczi sprach sich Simmel als einziger auf diesem Kongress für die Psychokatharsis aus (Schultz-Venrath 1996). Er glaubte, dass der enorme Affektstau aus der traumatisierenden Situation eine angemessene Abreaktion erfordere, weil die Soldaten in der Situation selbst ihre Taten nicht zu Ende führen konnten: „Ich habe darum längst dazu übergehen müssen,

ein gepolstertes Phantom zu konstruieren, gegen das der Neurotiker in seinem Urmenscheninstinkt kämpfend sich selbst siegreich befreit" (Simmel 1993, S. 31). 1918 finden wir hier bereits das Modell, eine Emotion an einem Objekt im Therapiezimmer auszudrücken. Die Überlegung, dass es nach einem Trauma eine Tendenz gibt, „die durch den Schock unterbrochene Handlung durchzuführen", taucht bei Ferenczi (1988, S. 59) wieder auf und steht heute im Zentrum der Traumabehandlung des Somatic Experiencing von Peter Levine (2011).

### Fenichel

Simmels Gedanke, dass Muskeltonus und Affektverdrängung zusammenhängen, war ein gemeinsames Thema einiger führender Theoretiker der zeitgenössischen Psychoanalyse wie Fenichel, Ferenczi und Reich. Otto Fenichel ging diesem Thema theoretisch nach, Ferenczi und Reich auch in der Praxis der Behandlung. So schrieb Fenichel (1927, S. 118) ähnlich wie Groddeck, dass die Verdrängung „in einer Abhaltung gewisser Regungen von der Motilität" bestehe. Er führte dies darauf zurück, dass Kinder angehalten werden, motorische Impulse von Triebhandlungen zurückzuhalten. Durch einen Hypertonus der Muskulatur werde die Verdrängung aufrechterhalten und die Willkürbewegung beeinträchtigt. So erleide „die volle Herrschaft über die Motilität in jeder Neurose Einbußen" (ebd., S. 119). Fenichel ging hier in der Theorie Reich voraus, zog aber aus seinen Gedanken nicht den Schluss, mit dem Körper in der Psychotherapie zu arbeiten. In einem erst 2015 veröffentlichten Vortrag, den er 1927 in Berlin hielt, plädierte er vielmehr für eine konsekutive körpertherapeutische und psychoanalytische Behandlung, bei der die „Gymnastik" vorab helfen sollte, den Verdrängungsdruck zu lockern. Patienten mit besonderer Körperfremdheit empfahl er, Gymnastik von der Art zu machen, wie Elsa Gindler sie lehrte (Fenichel 2015). Fenichel hatte durch Teilnahme an Kursen bei Gindler seine Kopfschmerzen verloren (Mühlleitner 2008, S. 147ff). Mit seinem engsten Freund Reich (ebd., S. 196) stimmte er in Fragen der psychoanalytischen Technik grundsätzlich überein. Als Reich aber mit seiner Vegetotherapie begann, warnte er davor, in aggressiver Weise am Muskelpanzer zu arbeiten, was er bei Reich befürchtete (Fenichel 1935, S. 333).

Mit seiner Theorie der „Affektäquivalente" legte Fenichel einen Grundstein zum Verständnis somatoformer Störungen. Wie Groddeck ging er davon aus, dass funktionelle Affektreaktionen, zum Beispiel der Dystonus der Muskulatur, erhalten bleiben können, wenn seelische Vorstellungen verdrängt werden. Körpersymptome sind dann nicht symbolische Zeichen eines Konflikts, sondern reale Folgen seelischer Belastung (Küchenhoff 2008, S. 115; Abschn. 7.1). Dieser Gedanke ist in der Körperpsychotherapie neben der psychoanalytischen Konflikttheorie von Beginn an anzutreffen.

**Ferenczi**
Neben Reich war Ferenczi in den 1920er Jahren wohl der kreativste Neuerer psychoanalytischer Behandlungstechnik. Auch er, übrigens der engste Freund von Groddeck (Will 1987, S. 13), beklagte die eingeschränkte Motilität der Neurotiker (Ferenczi 1925, S. 167) und experimentierte mit der körperlichen Aktivität der Patienten wie mit der bewussten, willkürlichen Retention motorischer Impulse in der Behandlung (ebd., S. 149, 176). Er wollte mit diesen körperlichen Mitteln die inneren Spannungen steigern und mehr Material für die Deutung gewinnen (Ferenczi 1926, S. 188). Manchmal riet er auch zu Entspannungsübungen, damit die Überwindung „von psychischen Hemmungen und Assoziationswiderständen gefördert werden kann" (ebd., S. 190). So kannte Ferenczi (1930, S. 264) sowohl die Spannungssteigerung durch Versagung als auch die Entspannung durch Gewährung, ein Ausdruck seines Plädoyers für eine „Elastizität" der psychoanalytischen Technik (Ferenczi 1928). Er regte Patienten dazu an, auf die Sprache des Unbewussten in Mimik, Gestik, Haltung und Verhalten zu achten, und bot ihnen an, in der Beziehung zum Analytiker nicht verbalisierbare Seeleninhalte in einem körperlichen Handlungsdialog ins Bewusstsein zu heben. Manche Psychoanalytiker wie Reichs erste Frau Annie achteten in der Folge auf das, was sie an der Körpersprache der Patienten sahen, und nicht nur auf

das, was sie hörten, ohne das Couch-Setting aufzuheben (Jacobs 2001, S. 6).

In der Psychoanalyse galt Ferenczi (1931, S. 276) als Spezialist für „schwere Fälle". Im Unterschied zu Freud hielt er daran fest, dass bei vielen schwer gestörten Patienten reale Traumata wie sexueller Missbrauch am Ursprung ihrer Erkrankung stehen und nicht ödipale Fantasien (Dupont 1988). Solche Patienten würden die kindliche Traumatisierung eher in ihren Handlungen zeigen als verbalisieren (Ferenczi 1931, S. 279). Darin sah Ferenczi eine therapeutische Chance: Wenn der Patient sich wie ein „unbeherrschtes Kind" benehmen dürfe und dabei die traumatische Erfahrung reproduziere, könne er in der Analyse durch eine Erschütterung hindurchgehen. Ferenczi förderte daher die Regression, um vorsprachliche Seeleninhalte zu erschließen, erlaubte den Patienten, seine Hand zu halten, oder streichelte ihnen den Kopf, damit sie nicht dissoziierten (ebd., S. 280ff). In seinem klinischen Tagebuch von 1932 finden sich mehrere Therapiebeispiele, in denen er die traumatische Erfahrung der Patienten in die affektmotorische Erregung kommen lässt (Ferenczi 1988, z. B. S. 54). Später allerdings beklagte er, dass diese Vorgehensweise nicht zu den gewünschten Erfolgen führte (Ferenczi 1933). Wie Downing (1996, S. 357) meint, fehlte ihm eine Konzeption, Patienten aus regressiven Zuständen wieder so herauszuführen, dass die Reinszenierung traumatisierender Erfahrungen in der Beziehung zum Therapeut eine neue, heilsame Erfahrung zeitigt.

Ferenczi wurde wegen seiner Experimente von Freud heftig angegriffen und der Verzärtelung beschuldigt. Dabei stand gewiss im Hintergrund, dass er intensiv um Freuds Hilfe ersucht hatte, als er sich in eine Patientin, die Tochter seiner Geliebten, verliebte und heftig verwirrt war (Haynal 2000, S. 50f). In dem, was Freud angriff, repräsentierte Ferenczi aber vielleicht auch einen mütterlichen Pol der analytischen Beziehungsgestaltung, der mehr dem Erleben und weniger der strengen Deutungstechnik des patriarchalen Freud zuneigte. Aus seinen klinischen Schilderungen wird seine starke emotionale Präsenz als Therapeut deutlich, die erst später als ein Wirkfaktor therapeutischer Behandlung erkannt wurde. Ferenczi legte die Basis für ein Verständnis von Psychotherapie, das sein Schüler Michael Balint später Zwei-Personen-Psychologie nannte (Ermann 1994).

Seine technischen Experimente verstand Ferenczi stets als Ergänzung der Psychoanalyse, nicht als eine neue Therapieform. Obwohl er einen Sturm der Kreativität entfachte, ging daher von ihm keine durchschlagende Neuerung aus. Das hatte auch damit zu tun, dass die etablierte Psychoanalyse ihn voller Hass ablehnte und als paranoid-schizophren verleumdete und seine Briefe und Schriften über Jahrzehnte hinweg der Öffentlichkeit vorenthielt (Nagler 2003; von Polenz 1994, S. 191). Heute allerdings beziehen sich sowohl die Integrative Therapie als auch die Analytische Körperpsychotherapie auf Ferenczi und sein experimentelles, körperbezogenes Vorgehen. Da Ferenczi eine Therapie der korrektiven emotionalen Erfahrungen anstrebte, bezeichnet ihn Schrauth als den „geistigen Vater aller mehr erfahrungsorientierten Therapieformen" (2001, S. 73).

**Reich**

Von den genannten Psychoanalytikern war Reich derjenige, der den Weg in eine eigenständige Körperpsychotherapie ging (Boadella 1983; Büntig 2006). In seiner Vegetotherapie führte er nicht nur wie zuvor schon Groddeck die Arbeit mit dem Wort und die Arbeit mit dem Körper in einem therapeutischen Prozess zusammen, sondern er verknüpfte diese Arbeitsweise auch mit einer systematischen Theorie zum Zusammenhang zwischen seelischen und körperlichen Abwehrprozessen.

Dreierlei hatte Reich dorthin geführt (Geuter und Schrauth 1997):

– Zum ersten arbeitete er mit vielen Patienten, die Entbehrungen, Missbrauch oder Verwahrlosung erlebt hatten und die man heute als Borderline-Patienten bezeichnen würde. Reich (1925, S. 246ff) beschrieb als erster ihre Pathologie und plädierte für eine therapeutische Technik, welche die Ich-Analyse und die Arbeit an der aktuellen Übertragung in den Vordergrund rückte.

– Zum zweiten hielt er Freuds Theorie der Aktualneurose aufrecht. Gestaute Sexualspannung war für ihn die energetische Quelle einer jeden psychischen Erkrankung (Harms 2017). Heilung sei daher nur möglich, wenn der Neurose diese energetische Quelle entzogen werde. Das aber hieße, dass der Patient zur „letzten vegetativ unwillkürlichen Hingabe" im sexuellen Akt fähig werden müsse (Reich 1927, S. 32). Diese Fähigkeit nannte Reich „orgastische Potenz".

– Zum dritten stieß er eine technische Debatte über die Erfahrung an, dass Patienten oft nicht assoziieren konnten, weil Widerstände dies verhinderten. Reich suchte nach einem Weg, an den Widerständen zu arbeiten, um über die Lockerung der Abwehr zur ursprünglichen Energie des verdrängten Triebes zurückzufinden.

Reich hatte Patienten im Blick, die Probleme mit der Affektregulation hatten oder ihre Affekte dissoziierten. Im Zusammenhang mit letzteren sprach er von psychischer Kontaktlosigkeit und Affektsperre (1944, S. 418ff). Muster der Affektabwehr nannte Reich Charakterwiderstände. Er verstand den Charakter als Ergebnis der Auseinandersetzung des Ich mit dem Trieb und der Realität. Wie Groddeck, Fenichel und Ferenczi nahm er an, dass psychische Verdrängung in ihrer Entstehung mit muskulärer Verkrampfung einhergeht. Er bezeichnete die seelische Abwehr durch „charakterliche Panzerung" als „funktionell identisch" mit der muskulären Hypertonie (1942, S. 203), neurotischen Charakter und muskulären Dystonus als eine „funktionelle Einheit" (1944, S. 458). Das bedeutet, dass Verdrängung und Verkrampfung als Abwehrvorgänge beide die Funktion erfüllen, den Menschen von schmerzlichen Gefühlen abzuschirmen, und dass beide in der Folge die Neurose ausmachen. Als zentralen Mechanismus der Affektverdrängung und Affektunterdrückung bezeichnete Reich die „Atembremsung" (1942, S. 233). Alle neurotisch erkrankten Menschen, so Reich, litten unter einer tonischen Kontraktion des Zwerchfells und würden flach und abgehackt ausatmen (ebd., S. 243). Reich folgerte aus diesen Überlegungen, dass sich lebensgeschichtlich nicht nur eine charakterliche Haltung, sondern auch eine Körperhaltung herausbilden, die beide als Ausdruck des jeweiligen Abwehrmusters verstanden werden können. Er sprach von einer charakterlichen und muskulären Panzerung (Kap. 13).

In seinem Hauptwerk, der „Charakteranalyse", beschrieb er anhand der Körpersprache seiner Patienten, wie sich Charakterwiderstände in Mimik, Bewegung und Muskeltonus oder in der Atmung mitteilen. Zunächst sprach er diese körperlichen Phänomene bei seinen Patienten nur an. Auch legte er den Patienten nahe, auf ihren Atem zu achten, und ermutigte sie, auf der Körperebene zurückgehaltene Gefühle wahrzunehmen und auszudrücken. Zum Beispiel bat er einen masochistischen Patienten, sich vollständig gehen zu lassen, bis dieser sich auf der Couch hin und her warf und seinen Hass auf seinen Vater herausbrüllte (Reich 1933, S. 299). Hatten Breuer und Freud (1895) in den „Studien über Hysterie" beschrieben, wie der Weg von den hysterischen körperlichen Symptomen zurück zur Erinnerung die Affektspannung löste, so ging Reich den umgekehrten Weg von den Affektspannungen im Körper zu den Erinnerungen. Er nutzte das affektive Gedächtnis des Körpers:

> Es überrascht immer wieder, wie die Lösung einer muskulären Verkrampfung nicht nur vegetative Energie entbindet, sondern darüber hinaus diejenige Situation in der Erinnerung reproduziert, in der die Triebunterdrückung sich durchgesetzt hatte. Wir dürfen sagen: *Jede muskuläre Verkrampfung enthält den Sinn und die Geschichte ihrer Entstehung.* (Reich 1942, S. 226f)

Seit der Zeit seines Osloer Exils ab 1934 ging Reich dazu über, auch unmittelbar an den muskulären Verspannungen der Patienten zu arbeiten. Einem halsstarrigen Patienten beispielsweise massierte er die verspannten Nackenmuskeln. Atmete ein Patient flach oder forciert, versuchte Reich über Berührung die Atmung zu vertiefen (Sharaf 1994, S. 282). Bei einem Patienten, der aus seiner Abwehr heraus immer freundlich lächelte, konnte er, wie er schrieb, entweder dessen chronifizierten Ausdruck mit Worten beschreiben oder diesen „durch die Störung der muskulären Haltung, etwa durch Herabziehen des Kinns, be-

heben" (Reich 1942, S. 203). Das bezeichnete er als einen „Riesenschritt vorwärts". Für die neue Form seiner Arbeit prägte Reich den Begriff der **Vegetotherapie**. Denn häufig zeitigte die Arbeit mit dem Körper bei den Patienten vegetative Reaktionen:

> Die Auflockerung der starren muskulären Haltung ergab bei den Kranken merkwürdige Körperempfindungen: unwillkürliches Zittern, Zucken der Muskulatur, Kälte- und Wärmeempfindungen, Jucken, Ameisenlaufen, Prickeln, Gruseln und *körperliche* Wahrnehmungen von Angst, Wut und Lust. Ich musste mit allen alten Vorstellungen über die Leib-Seele-Beziehung brechen, wollte ich diese Erscheinungen erfassen. Sie waren nicht 'Folgen', 'Ursachen', 'Begleiterscheinungen' 'seelischer' Vorgänge, sondern einfach *diese selbst im Bereiche des Körpers.* (Reich 1942 S. 204)

Anfangs war Reichs therapeutischer Stil eher gründlich, langsam und nicht invasiv. Erst in seinen späteren Jahren arbeitete er auf invasive Art mit der Vorstellung, zügig körperliche Blockierungen zu lösen (Totton 2002, S. 12). Das hatte mit einem linear-kausalen Denken zu tun, in dem es für jede psychische Störung eine Ursache geben musste, die Reich „attackieren" und „beseitigen" wollte.

**Charakter**

Historisch ist interessant, dass Reich mit der Fokussierung auf den Begriff des Charakters im Kontext der zeitgenössischen Psychologie stand, aber dennoch ein ganz eigenes Konzept vorlegte (Abschn. 13.2). Der französische Philosoph Henri Bergson, auf den sich Reich (1942, S. 28) als seinen Referenzphilosophen bezog, hatte als Charakter die „aktuelle Synthese aller unserer vergangenen Zustände" (Bergson 1919, S. 140) bezeichnet. 1910 legte der Philosoph Ludwig Klages seine „Prinzipien der Charakterologie" vor. Der Begriff der Charakterologie war damals eingeführt.

Klages meinte, dass sich die Seele in der Berührung zwischen Innen- und Außenwelt, in einer „Semiotik der Körperwelt" (1926, S. 12) mitteile und dass sich in den Bewegungen eines Menschen dessen Innenleben offenbare (ebd., S. 17). Er entwarf ein System der Eigenschaften des Charakters, das die zeitgenössische psychologische Diagnostik prägte (Geuter 1984, S. 177ff). Diese bediente sich der Ausdrucksmedien Handschrift, Mimik, Pantomimik, Gestik, Physiognomik und Stimme (ebd., S. 161). Darin traf sie sich mit der Betonung des Körperausdrucks in der Gymnastikbewegung und im Tanz und mit der Suche nach der stimmigen Bewegung in der darstellenden Kunst (Moscovici 1991, S. 13). Aber ihre Absicht war statisch: aus dem Ausdruck als einer geronnenen Gestalt der Bewegung auf den Charakter des Menschen als „Naturtatsache" (Klages 1926, S. 29) zu schließen. Die psychologische Ausdrucks- und Charakterkunde kannte damals keinen dynamischen Begriff vom Charakter. Das könnte der Grund dafür sein, dass Reich sich niemals auf sie bezog. Reich verstand nämlich den Charakter nicht als Naturtatsache im Sinne des heutigen Begriffs des Temperaments, sondern als Ergebnis dynamischer Prozesse der lebensgeschichtlich spezifischen und phasengebundenen Auseinandersetzung eines Menschen mit Konflikten zwischen seinen Bedürfnissen und einer diese versagenden Umwelt.

Politische Vorbehalte mögen hinzugekommen sein. Klages stellte seine Charakterologie in den Kontext einer konservativen Zivilisationskritik und folgte dem Ideal eines Körpers, der vom Willen beherrscht wird (Geuter 1984, S. 180ff). Reich hingegen vertrat das Ideal einer Hingabe an die autonomen, lustvollen körperlichen Erregungsprozesse. Klages verstand auch den Körper nicht von der inneren, spürbaren Leiblichkeit her (H. Schmitz 1992a, S. 17). Daher waren Charakterologie und Ausdruckskunde zwar für eine statische Diagnostik nützlich, aber nicht für ein dynamisches Charakterverständnis in der Psychotherapie, das schon in Bergsons Charakterbegriff angelegt war. Ähnliches gilt für morphologische und physiognomische Theorien zum Zusammenhang zwischen „Körperbau und Charakter", wie sie etwa der Psychiater Ernst Kretschmer 1921 in seinem gleichnamigen Buch vorlegte. Die psychoanalytische und körperpsychotherapeutische Theorie des Charakters entwickelte sich daher völlig unabhängig von der gleichzeitig aufblühenden psychologischen Charakterologie.

### 3.1.2  Reformgymnastik – Die zweite Quelle

Einige Schulen der Körperpsychotherapie sind nicht aus der Psychoanalyse heraus entstanden, sondern aus einer Tendenz zu Subjektivierung, Selbsterfahrung und Selbsterleben innerhalb der Reformgymnastik. In dieser Tradition ging man nicht von einer aufdeckenden, sondern von einer pädagogischen und ästhetischen Arbeit mit dem Körper aus.

Anfang des 19. Jahrhunderts hatte der Schwede Pehr Henrik Ling ein System der Gymnastik aufgestellt, das auf vier Säulen beruhte:

- Medizinische Gymnastik sollte den schwachen Körper stärken,
- Wehrgymnastik ihn stählen,
- pädagogische Gymnastik Disziplin lehren und
- ästhetische Gymnastik den Körper zu anmutiger Bewegung führen.

In Berlin begründete Friedrich Ludwig Jahn die Turnbewegung, um die deutsche Jugend im Kampf gegen die napoleonische Besatzung zu stärken. Diese Turnbewegung gehörte zur Wehrgymnastik. Der Schweizer Pädagoge Johann Heinrich Pestalozzi empfahl Bewegung als Mittel der Disziplin, damit Kinder ihrer Glieder Herr werden. In der zweiten Hälfte des 19. Jahrhunderts wurde im Zuge der Naturheilbewegung, vor allem im Kampf gegen die große Volkskrankheit Tuberkulose, eine erzieherische Heilgymnastik propagiert. Sebastian Kneipp warb für Wassertreten als Mittel gegen Tuberkulose. Mehr noch aber wurden Atem, gute Luft und Bewegung zum Synonym für ein gesundes Leben (von Steinaecker 2000, S. 40).

Während eine ärztliche Atemgymnastik mit mechanischen Atemhilfen die Atemfunktion stärken wollte, begannen Atem- und Leibpädagoginnen allein mit körperlichen Mitteln, das heißt mit Atem- und Körperübungen der Tuberkulose zu trotzen (ebd., S. 53ff). Diese Frauen verschrieben sich dem Grundsatz, dem Menschen zu einem natürlichen Atem und natürlichen Bewegungen zu verhelfen. Am Ende des 19. Jahrhunderts kamen ihre Reformbemühungen mit Reformen in anderen Lebensfeldern wie einer vegetarischen Siedlungsbewegung, einer Kleiderreform, der Reformpädagogik und der Körperkulturbewegung zu einer größeren Bewegung der **Lebensreform** zusammen. In dieser Zeit wurden die Grundlagen der heutigen Atemtherapie gelegt.

Für die Zeit des Kaiserreiches und der Weimarer Republik hat Wedemeyer-Kolwe (2004) vier Strömungen in der damals sehr heterogenen Körperkulturbewegung identifiziert. Zu dieser Bewegung gehörten

- Body-Builder, welche die körperliche Kraft anbeteten,
- Nudisten, die Sinn in Licht und Luft suchten,
- Anhänger asiatischer Körperpraktiken,
- „harmonische Gymnastiker".

Zu letzteren zählt Wedemeyer-Kolwe diejenigen, die Sinn vor allem im Prinzip des Rhythmus suchten. Sie werden oft auch als Reformgymnastiker bezeichnet und fanden sich 1926 im Deutschen Gymnastikbund zusammen. Aus dieser Richtung kamen die körpertherapeutischen Anstöße, aus denen später körperpsychotherapeutische Richtungen hervorgingen. Die Reformgymnastiker wollten den Körper nicht für den Wettkampf trainieren, nicht für die Außenwirkung seiner Kraft und Schnelligkeit; vielmehr war ihr Ziel, ein natürliches Körpergefühl in rhythmischer Körperbildung zu gewinnen (Nitschke 1990). Ihr Blick auf den Körper richtete sich auf dessen inneres Erspüren und Erleben. Nach dem genannten Vier-Säulen-Modell von Ling war das eine ästhetische Gymnastik.

Im Unterschied zur Entwicklung der Psychoanalyse gediehen reformgymnastische Ideen in einem frühen transatlantischen Austausch (Mullan 2016, 2017). Seit Ende des 19. Jahrhunderts lehrte die Schauspielerin Genevieve Stebbins an ihrer *New York School of Expression*, Seelisches und Ästhetisches in Bewegung auszudrücken und durch körperliche Praktiken wie dynamisches Atmen Lebensenergie zu steigern (Stebbins 1893). Sie griff dabei die Idee des französischen Gesangslehrers François Delsarte auf, dass seelische Erlebnisse Körperbewegungen nach sich ziehen (Wedemeyer-Kolwe 2004, S. 29). Bei Stebbins

lernte die deutsche Gymnastikerin Hede Kallmeyer, die später an ihrer Berliner Schule eine künstlerische Ausdrucksgymnastik vermittelte (Arps-Aubert 2012, S. 119). Eine Schülerin von Kallmeyer war Elsa Gindler. Sie gründete 1917 in Berlin das Seminar für harmonische Körperausbildung, das maßgeblich für die Entwicklung der Körperpsychotherapie wurde (Geuter et al. 2010).

### Gindler

Von Gindler ist nur wenig Schriftliches überliefert: ein publizierter Artikel, einige Vorträge und Notizen (Arps-Aubert 2012; Ludwig 2002). In ihrem Artikel von 1926 schrieb sie, ihre Schüler sollten keine Übungen erlernen, sondern versuchen, durch gymnastische Übung „die Intelligenz zu vermehren" (Gindler 1926, S. 85). Sie lehrte sie, eigenständig ihren Körper in Ruhe und Bewegung zu erkunden und sich dadurch bewusst zu werden, was in ihm geschieht. Jeder Schüler konnte auf seine Weise üben: „Wir erreichen dadurch sehr Wesentliches. Der Schüler fängt an zu spüren, dass er selbst etwas mit seinem Körper anfangen kann" (ebd., S. 86). Die Mittel, das spürende Bewusstsein für sich selbst zu gewinnen, waren Atmung, Spannung und Entspannung. Der Musikpädagoge Heinrich Jacoby, mit dem Gindler eng zusammenarbeitete, schrieb, dass im Mittelpunkt der Arbeit von Gindler „das Sich-Erarbeiten einer wachen Beziehung zu den ordnenden und regenerierenden Prozessen des eigenen Körpers aufgrund bewussten Zustandsempfindens" gestanden habe (Ludwig 2002, S. 54).

Gindler gab ihrer Arbeit nie einen Namen. Heute würde man sie vielleicht als Arbeit mit der inneren körperlichen Achtsamkeit bezeichnen. So schrieb sie, das Ziel ihrer Arbeit sei nicht, bestimmte Bewegungen zu erlernen, sondern Konzentration zu erreichen (Gindler 1926, S. 83). In einer Notiz fasste sie das, was sie lehrte, prägnant zusammen:

> Ermitteln, was einem beim Probieren widerfährt.
> (Ludwig 2002, S. 164)

Ein wunderbarer Satz, der Gindlers Haltung zeigt: etwas zu erfahren und nicht etwas zu erreichen. Eine ihrer Schülerinnen meint, Gindler habe in einer „philosophischen Haltung des

Sein-Lassens" die eigene Körpererfahrung zur „Erkenntnisform" gemacht, „und zwar innerhalb eines experimentellen Settings" (Rothe 2014, S. 201). Der Weg ihrer Arbeit bestand daher nicht in vorgeformten Übungen. Sie vertrat vielmehr in der Arbeit mit dem Körper einen erfahrungsbezogenen und experimentellen Ansatz, der später zum Kennzeichen der humanistisch-experientiellen Psychotherapie wurde.

Genau wahrzunehmen, aufmerksam zu beobachten und achtsam gegenüber dem Körper zu sein, zu spüren, was geschieht, zu verarbeiten, „was uns vom Leben aus begegnet" (Arps-Aubert 2012, S. 154), diese Prinzipien, die Gindler vermittelte, erzielten in der Psychotherapie eine große Wirkung. Im Grunde nämlich lehrte Gindler auf körperlicher Ebene eine Haltung der Achtsamkeit, in der man sich zu den eigenen Körper- und Bewegungsgefühlen in Beziehung setzt (Seewald 2002). Gindler und die verwandten Ansätze der Körperarbeit in der Reformgymnastik legten die Basis für einen sinnlichen, körperlichen Weg der Selbsterforschung. Über die Personen, die bei ihr lernten, ging diese Haltung in die Psychotherapie ein (Abb. 3.2). Der Körperpsychotherapie eröffnete sie das spürende Erleben als Zugang zum Körper in einem psychotherapeutischen Prozess von Selbsterforschung und Selbstreflexion (Marlock 2006a, S. 397). Gindler selbst versuchte nie, ihre Körperarbeit mit einer psychotherapeutischen Arbeit zu verbinden, und sie sah diese niemals als Therapie an (Ludwig 2002, S. 159). Ihre Arbeit verstand sie als eine Arbeit an den körperlichen Funktionen. Schülerinnen, die ihre Methode unterrichten wollten – es waren alles Frauen –, legte sie allerdings nahe, sich parallel einer Psychoanalyse zu unterziehen (Ehrenfried 1991, S. 35). Den Psychoanalytikern wiederum empfahl sie 1931 die Körperarbeit:

> Die sonderbar affektive Selbstverständlichkeit, mit der manche Analytiker die Notwendigkeit einer bewussten Auseinandersetzung mit dem Körper – und gar mit dem eigenen! – ablehnen, sollte doch gerade dem Analytiker verdächtig sein.
>
> Eine reizvolle … Aufgabe wäre es, dem Psychotherapeuten aufgrund unserer praktischen Erfahrungen zu zeigen, was er durch die bewusste Entdeckung seines Körpers für das Verständnis seiner eigentlichen Aufgaben zu gewinnen vermöchte. (Gindler 1931, S. 102)

Zwar gehörte Gindlers Gymnastikschule zu den kleineren jener Tage – 1929 zum Beispiel hatte sie 56 Mitglieder (Wedemeyer-Kolwe 2004, S. 49f). Aber ihre Bedeutung für die Psychotherapie ergibt sich aus der Haltung, die Gindler lehrte, und aus dem Kreis ihrer Schülerinnen. Zu

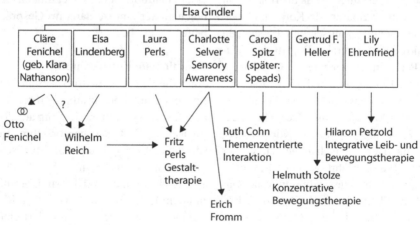

Obere Reihe: Studentinnen von Elsa Gindler, Bewegungstherapeutinnen
Untere Reihe: Psychotherapeuten

**Abb. 3.2** Der Einfluss von Elsa Gindler auf die Psychotherapie

ihnen gehörten Lore Perls, die Frau von Fritz Perls, beide Begründer der Gestalttherapie, und Klara Nathansohn, die Otto Fenichel heiratete und später Cläre Fenichel hieß. Der Psychoanalytiker Ernst Simmel besuchte Kurse bei Heinrich Jacoby (Arps-Aubert 2012, S. 145). Elsa Lindenberg, die damalige Lebensgefährtin von Reich, lernte bei Cläre Fenichel und nach dem Zweiten Weltkrieg bei Gindler selbst (Ludwig 2002, S. 184f); für die Annahme, dass auch Reich selbst ein „Patient Elsa Gindlers" war (Petzold 2009, S. 28), fehlen nach meinen Recherchen Belege.

Außerdem war Charlotte Silber ihre Schülerin, die sich später im US-amerikanischen Exil Charlotte Selver nannte. Selver hatte vorher an der Rudolf-Bode-Schule in München Rhythmische Gymnastik gelernt und bei der Ausdruckstänzerin Mary Wigman studiert. Seit 1926 besaß sie eine eigene Gymnastikschule in Leipzig. Im US-amerikanischen Exil begründete sie die Methode des **Sensory Awareness** und nahm einen großen Einfluss auf die humanistische und erlebenszentrierte Psychotherapie; dort vermittelte sie die Gindler-Arbeit an Perls und an den mit ihr befreundeten Erich Fromm und dessen Frau, die sie zeitlebens praktizierten (Geuter 2000a, S. 61; Weaver 2015). Fromm (1979, S. 33) sah in der Arbeit mit der Körperwahrnehmung eine Möglichkeit, sich in seinem Körper-Sein – statt einem Körper-Haben – zu erfahren. Perls übernahm von Selver das bewusste Spüren als Körpermethode der Gestalttherapie und wahrscheinlich auch den in der Gestalttherapie zentralen Begriff des *awareness*. Bei Perls finden wir wie bei Gindler ein experimentelles Herangehen in der Therapie, das auch in die Emotionsfokussierte Psychotherapie von Greenberg (2011) einging. Der Therapeut unterbreitet Vorschläge, damit der Klient Neues entdecken kann. Der Klient beobachtet, wie er sich auf andere Weise erfährt, wenn er dies tut.

Zu Gindlers Schülerinnen gehörten ferner Carola Spitz, Lily Ehrenfried und Gertrud Heller. Bei Spitz lernte Ruth Cohn, die Begründerin der Themenzentrierten Interaktion, diese Arbeit kennen. Ehrenfried, eine Ärztin und Freundin von Fenichel, die mit ihm zusammen dem „Verein Sozialistischer Ärzte" angehörte (Mühlleitner 2008, S. 181), gab später in Paris die Körperar-

beit an Hilarion Petzold weiter, den Begründer der Integrativen Therapie. Heller unterwies darin Helmuth Stolze, den Begründer der Konzentrativen Bewegungstherapie.

**Konzentrative Bewegungstherapie**

Die Entstehung der Konzentrativen Bewegungstherapie ist die wohl wichtigste Nachwirkung der Gindler-Arbeit in der deutschsprachigen Körperpsychotherapie. Heller war wie alle anderen in der oberen Reihe der Abb. 3.2 genannten Schülerinnen Gindlers in der Nazi-Zeit emigriert. In Schottland arbeitete sie in einem psychiatrischen Krankenhaus mit Übungen zur Körpererfahrung, die sie mit einem Bewusstwerden korrespondierender Gefühle und Gedanken verband. Stolze machte Heller und ihre Arbeit nach dem Krieg in Deutschland unter Psychotherapeuten bekannt. Aus ihrer Bewegungstherapie heraus entwickelte er eine körperpsychotherapeutische Methode, die sich theoretisch vor allem mit psychoanalytischen Konzepten verband. Für ihren Namen verwandte Stolze einen Begriff von I. H. Schultz, der das von ihm begründete Autogene Training ursprünglich „Konzentrative Selbstentspannung" genannt hatte (Geuter 2004a, S. 175). In der Konzentrativen Bewegungstherapie erschließen Patient und Therapeut gemeinsam die unbewusste Bedeutung einer Handlung oder Bewegung aus ihrem Symbolcharakter, um sie dann im Gespräch zu bearbeiten (Kap. 4).

**Funktionelle Entspannung**

Auch die Funktionelle Entspannung, eine weitere im deutschen Sprachraum verbreitete Richtung der Körperpsychotherapie, ging aus der leibpädagogischen Tradition hervor. Ihre Begründerin Marianne Fuchs lernte zunächst seit 1926 an einer Schule für Gymnastik, Musik und Tanz, welche die Gymnastiklehrerin Dorothee Günther mit dem Komponisten Carl Orff in München gegründet hatte. Gelehrt wurde dort eine „funktionelle Gymnastik mit musikalisch-rhythmischen Elementen" (von Arnim 1994, S. 196). 1928 kam Fuchs an das Institut für Leibesübungen der Universität Marburg und arbeitete an der dortigen Universität mit dem Psychiater Ernst

Kretschmer zusammen. 1936 zog sie nach Heidelberg, wo sie nach dem Krieg unter dem Psychosomatiker Viktor von Weizsäcker wirkte.

Fuchs hatte ihren einjährigen Sohn, der an einer spastischen Bronchitis mit Atemkrämpfen litt, behandelt. Mithilfe feiner Berührungen seines Brustkorbs und Tönen, die sich dem erschwerten Atemrhythmus des Jungen anpassten, konnte sie diesen beruhigen und asthmatische Anfälle auflösen oder abfangen (M. Fuchs 1989, S. 23). Ihre Methode nannte sie anfangs „Atemrhythmisierende Entspannung". Später benutzte sie den Begriff Funktionelle Entspannung, weil sie den Atemrhythmus und die vegetativen Funktionen harmonisieren und Spannungen im Ausatmen lösen wollte (Kap. 4).

## 3.2 Verbindungen – Expressionismus, Ausdruckstanz und Körperpsychotherapie

Über Personen wie Fenichel, Reich, Perls oder Selver kam es zu zahlreichen Querverbindungen zwischen der Psychoanalyse und der Reformgymnastik. Außerdem lagen in Berlin Gindlers Gymnastikstudio und das Psychoanalytische Institut, in den 1920er Jahren **das** Zentrum der psychoanalytischen Bewegung (Müller 2004a, S. 61) und der kritischen, linken Psychoanalytiker wie Fenichel, Reich, Simmel oder Fromm (Mühlleitner 2008, S. 180ff), nur drei Straßenkarrees voneinander entfernt (Geuter 2004a). Sie waren die beiden Orte, von denen die Körperpsychotherapie ausging. Berlin bot damals als Stadt ein kulturelles und geistiges experimentelles Klima, das ihrer Entwicklung zahlreiche Anstöße gab.

Erst in jüngerer Zeit wurden die Anfänge der Körperpsychotherapie und der Gestalttherapie in Verbindung mit der Kunstrichtung des Expressionismus gebracht (Geuter 2004). Bocian (2007, S. 18) spricht von einer **expressionistischen Generation**, die sich als Außenseiter der Gesellschaft verstand und angesichts der in Berlin sich rasant durchsetzenden Modernisierungsprozesse nach dem Ersten Weltkrieg messianisch vom Geist einer Wandlung des Menschen beseelt war

(ebd., S. 28). Hermann Hesse ließ 1922 in seinem Buch „Siddharta" Verwandlung durch Sinneslust geschehen. Die Dadaisten predigten das eigene Erleben. Expressionistische Schriftsteller zeigten einen Menschen, der rebellierte und nach Wahrheit in seinem inneren Erleben strebte (Geuter 1986). Der Expressionismus wollte die Intensität des Gefühls in Erkenntnis verwandeln und der Entfremdung entkommen, indem man das Erleben steigerte (Fellmann 1982).

Perls und Reich atmeten diesen Geist. Fritz Perls besuchte als junger Mann die Schauspielklassen des expressionistischen Regisseurs Max Reinhardt am Deutschen Theater in Berlin und fühlte sich zu Ausdruckstänzern und Literaten hingezogen (Sreckovic 1999, S. 20, 28f). Bocian (2007) zeigt, wie sehr dies den expressiven Stil der Gestalttherapie geprägt hat. Wilhelm Reich, zu dem Perls in Berlin in Lehranalyse ging, sah im körperlichen Ausdruck von Emotionen „einen Weg der Heilung", ganz so, wie im Expressionismus Ausdrucksstärke den Wert eines Kunstwerks ausmachte (Geuter 2004, S. 100). Auf der Couch von Reich fand der Schrei des Expressionismus seinen Ausdruck, der auf den Theaterbühnen zu hören war.

In der expressionistischen Literatur wurde der **neue Mensch** ausgerufen, etwa in Georg Kaisers Drama „Die Bürger von Calais". Ähnlich formulierte Franz Hilker, der Vorsitzende des „Deutschen Gymnastikbundes", der Vereinigung der Reformgymnastiker, die Kulturaufgabe der Körpererziehung sei die „Formung eines neuen Menschen vom Körperlichen aus" (Ludwig 2002, S. 43). Auch Perls und Reich ersehnten das Ideal eines befreiten Menschen.

Berlin war auch ein Zentrum des modernen **Ausdruckstanzes**. An der Deutschen Staatsoper arbeitete Elsa Lindenberg als Tänzerin. Dort vertrat der Ballettmeister Rudolf von Laban (1926), der 1930, im gleichen Jahr wie Reich, nach Berlin gekommen war, einen Tanz, dessen äußere körperliche Bewegungen Ausdruck innerer seelischer Bewegung sein sollten. Schon seit Anfang des Jahrhunderts hatten in Berlin die Tänzerinnen Isadora Duncan, Mary Wigman und Valeska Gert den Ausdruckstanz vorangebracht, aus dem später die Tanztherapie hervorging (I. Fiedler

2004; Geuter 2000a, S. 66). Duncan versuchte Empfindungen im Tanz darzustellen, und Wigman zeigte in den Zwanziger Jahren unter Titeln wie „Tanz des Lebens/Tanz des Leides", „Hexentanz" oder „Im Zeichen des Dunklen" auch Unbewusstes, Verdrängtes und Ängstigendes auf der Bühne (Hölter 2002, S. 180).

In Wien gab der Psychiater Jacob Levy Moreno eine expressionistische Zeitschrift heraus, während er als Arzt in einer Fabrik arbeitete (Kriz 2001, S. 165). Er begründete später die Gruppentherapiemethode des **Psychodramas**, die ihre Grundlagen aus der Theaterarbeit und nicht aus der Psychoanalyse schöpfte, obwohl Moreno zeitgleich mit Freud in Wien arbeitete. Wie die Kunst betonte Moreno Spontaneität und Kreativität. Von Moreno übernahm Perls später das Prinzip des szenischen Arbeitens (Petzold 2007), das von der Gestalttherapie in die Psychoanalyse und in die psychodynamische Körperpsychotherapie einging.

Berlin war nicht zuletzt ein Zentrum der westlichen Buddhismus-Rezeption. Hier errichtete der Arzt Paul Dahlke 1924 das „Buddhistische Haus", Franz Alexander beschäftigte sich Anfang der 1920er Jahre mit der möglichen Parallele zwischen der buddhistischen Versenkung und dem psychoanalytischen Prozess (Goldstein 2014, S. 252). Der Psychoanalytiker Johannes Heinrich Schultz stieß 1930 zum **Yoga** und entwickelte aus Elementen der Hypnose und aus yogischen Techniken der Konzentration sowie der Autosuggestion heraus sein **Autogenes Training** als körperbezogene Relaxationstechnik (Geuter 2004a, S. 175; Wedemeyer-Kolwe 2004, S. 149). Wie im damaligen Verständnis des Yoga wurde aber bei I. H. Schultz der Körper nicht spürend erfahren, sondern willentlich in einen gewünschten Zustand versetzt. Daher kam es nicht zu einer Begegnung zwischen dem Autogenen Training und der Körperpsychotherapie, weil sie an einer Erfahrung des befreiten Selbst ausgerichtet war. Dafür wurde das Autogene Training als Körpermethode von der Mainstream-Psychotherapie übernommen. I. H. Schultz propagierte es in der NS-Zeit als übende Kurzzeittherapie und Mittel der Leistungssteigerung und Abhärtung am Deutschen Institut für Psychologische Forschung und Psychotherapie in Berlin (Cocks 1997, S. 158f, 227; Cocks 2019). Auch Yoga war während der NS-Zeit bis in Kreise der SS beliebt (Tietke 2011).

## 3.3   Jugend- und Lebensreformbewegung

Die gemeinsamen kulturellen Wurzeln der Körperpsychotherapie reichen noch weiter zurück als in das Berlin der Weimarer Zeit. Um ihre frühen Ideen historisch zu verstehen, muss man zurückgehen zur Lebensreformbewegung, die sich bereits am Ende des 19. Jahrhunderts zu entfalten begann. Zu ihr gehörten Ernährungsreformen, Landkommunen, luftige Reformkleider und Freikörperkultur. Auch die Jugendbewegung war mit ihr verbunden. In geistiger Hinsicht verdankt die Körperpsychotherapie ihre Entstehung so einer Zeit, die im Angesicht der modernen Zivilisation danach suchte, wie natürliche Lebendigkeit gewahrt und Veränderung im Subjekt erreicht werden könnte, und deren Avantgarde sich dem Sog des Erlebens hingab. Ein Erlebenshunger machte sich breit, mit dem seit Ende des 19. Jahrhunderts das Wort „Erlebnis" erst aufkam (Gadamer 2010, S. 66ff).

In einer Zeit, in der Eisenbahn und Straßenbahn körperliche Fortbewegungen wie Gehen und Reiten verdrängten und die Telegrafie eine Kommunikation bei körperlicher Distanz ermöglichte, begann die Körperkulturbewegung die natürliche Schönheit und den natürlichen Rhythmus des Körpers zu propagieren (Geuter 1996, S. 99). Der Körper wurde aus dem Leben verdrängt und gleichzeitig aufgewertet (Abschn. 1.5). Durch die enorme Beschleunigung technischer, wirtschaftlicher und sozialer Veränderungen blieb nichts beim Alten. In geistiger Hinsicht löste sich damals die Vorstellung von einer Einheitlichkeit der Welt auf: in der Biologie die Einheit der Schöpfung, in der Physik die Einheitlichkeit des Raumes, in der Malerei die der Form und der Perspektive, in der Musik die Tonalität und die Linearität der Komposition. Raum und Zeit waren zumindest in der Kunst keine getrennten Kategorien mehr. Nach Freuds Theorie galt auch im Unbewussten nicht die Linearität der Zeit. Das Unbewusste wurde als zeitlos gedacht, in dem sich Früheres und Gegenwärtiges vollständig vermischen konnten.

Angesichts dieses Vakuums an Orientierung rückte in der Philosophie mit Schopenhauer, Nietzsche, Bergson und später Driesch oder Klages eine Frage in den Vordergrund: Was ist das Leben oder das Lebendige? Auf diese Frage versuchte die Lebensphilosophie eine Antwort zu geben. In ihrem Denken waren sowohl Reich als auch maßgebliche Vertreter der Reformgymnastik verwurzelt.

Mehrere Vertreter der Psychoanalyse und der Reformgymnastik kamen aus der Jugendbewegung, die mit der Gründung des Wandervogels in Steglitz bei Berlin 1901 ihren Anfang nahm. Diese teilte mit der Lebensreformbewegung den Wunsch „nach einer Neugestaltung des Körpers unter dem Zeichen der Natürlichkeit" (Linse 1998, S. 435). Der bekannte Jugendbewegte Alfred Kurella sprach am Ende des Ersten Weltkriegs von einem „Verlangen der Menschen, ein wirkliches lebendiges Verhältnis zu ihrem Körper, ihrem Leib zu bekommen" (1918, S. 715), und bezeichnete das neue Körpergefühl als eine der „Quellkräfte" der Jugendbewegung (Kurella 1918a). In einer „Körperseele" sollte sich die seelische Zuneigung mit der Leidenschaft des Körpers vereinen (Kurella, 1918b).

Beobachtungen von Zeitgenossen zufolge fühlte sich die Jugendbewegung in den 1920er Jahren den Gymnastikschulen „eng verbunden" (Korn 1963, S. 102). Hedwig Kallmeyer, in deren Schule Gindler lernte, war mit Künstlern der Jugendbewegung befreundet (von Steinaecker 2000, S. 165). Zu Gindler kamen führende Vertreter der Jugendbewegung wie Hans Blüher (Ludwig 2002, S. 36). Auch Marianne Fuchs gehörte einer Gruppe der Jugendbewegung an (Dietrich 1995, S. 85). Der Jungianische Psychotherapeut Gustav R. Heyer, der sich mit der Verbindung von Psychoanalyse und Gymnastik beschäftigte und eine leib-seelische Theorie der Psychotherapie entwarf (Heyer 1931, 1932), entstammte einer Gruppe der Freideutschen Jugend (Dietrich 1995, S. 85). Carola Spitz, Schülerin von Gindler, war Mitglied des Mädchenwander-

vogels (Schönberger 1992, S. 409). In Wien wiederum schlossen sich Siegfried Bernfeld und nach ihm Fenichel und Reich der linken, bürgerlich-intellektuellen und betont sexuell eingestellten Jugendbewegung an (Fallend 1988, S. 22), die allerdings innerhalb der gesamten Jugendbewegung im deutschsprachigen Raum ein Randphänomen war (Linse 1986, S. 400). Alle drei gingen später nach Berlin, um an dem dortigen, im Verhältnis zu Wien weit progressiveren Psychoanalytischen Institut zu wirken.

Viele Gymnastiker hingen zudem verschiedenen **Ernährungs- und Körperlehren** der Lebensreformbewegung an. Die in diesem Kontext bedeutendste Bewegung war die Mazdaznan-Bewegung von Otto Hanisch, der Anfang des 20. Jahrhunderts von Chicago aus diätetische Lehren der Ernährung, des Atems und der Darmreinigung verbreitete (von Steinaecker 2000, S. 94f). Gindler ernährte sich nach dieser Lehre und unterhielt Beziehungen zur Leipziger Loge der Bewegung (Ludwig 2002, S. 24, 27; Wedemeyer-Kolwe 2004, S. 157). Auch die später berühmte Atemtherapeutin Ilse Middendorf hing ihr an (Moscovici 1991, S. 142), ebenso der Künstler Johannes Itten, bei dem Gindler an Zeichenkursen teilnahm und der in Kursen von Gindler unterrichtete und seine Malklassen am Weimarer Bauhaus mit Atemübungen nach Hanisch begann (Haag 2018; von Steinaecker 2000, S. 97f). Von Steinaecker (2000, S. 94) meint, dass fast alle Protagonistinnen der Atem- und Leibpädagogik mit dieser Heilslehre in Berührung kamen.

## 3.4 Elf Denkfiguren eines Mentalitätswandels

Schaut man sich die Grundgedanken der Leibpädagogen, der körperbezogenen Psychoanalytiker und derjenigen Ärzte an, die sich damals mit psychosomatischen und ganzheitlichen Heilvorstellungen befassten, so lassen sich elf grundlegende Denkfiguren oder auch Begriffe ausmachen, deren Wurzeln in der Lebensreformbewegung und in der Lebensphilosophie zu finden sind. Es sind Denkfiguren, die sich bei meinem Studium der frühen Texte in ihrem historischen Kontext herauskristallisiert haben. Sie zeigen einen Mentalitätswandel an, in dem sich in Alltag, Kultur und Wissenschaft das starre Denken der viktorianisch-wilhelminischen Epoche verflüssigte und einer neuen Auffassung vom Leben Platz machte. Sie bilden eine gemeinsame geistige Klammer beider körperpsychotherapeutischer Traditionen, deren übergreifende Gemeinsamkeit in dem Wunsch zu bestehen scheint, den lebendigen Körper mit einem lebendigen Geist zu erleben. Ich verstehe diese Denkfiguren allerdings nicht als ein System und ihre folgende Ordnung auch nicht als Hierarchie. Die Art und Reihenfolge der Darstellung ist vielmehr genauso assoziativ wie der Weg, auf dem sie sich mir erschlossen haben.

## 1. Lebensbezug

„Die Menschen haben sich dem Lebendigen in sich feindselig entfremdet", schrieb Reich (1942, S. 16). Er wollte das Lebendige in ihnen wecken. Er suchte nicht nur nach neuen Wegen der Behandlung; er wollte auch nicht nur Freuds erste Triebtheorie untermauern; er war auch nicht nur der Theoretiker der Sexualität, als der er oft dargestellt wird. Ihm ging es im Kern um eine „Wissenschaft vom Leben" (ebd., S. 24):

> Die Frage *Was ist Leben?* stand hinter jedem neuen Wissenserwerb. (Reich, 1942, S. 27)

„Ich habe tatsächlich das Leben entdeckt", schrieb Reich 1939 nach seinen Zellforschungen euphorisch und zugleich vermessen in sein Tagebuch (1997, S. 359). Sexualität war deshalb so wichtig, weil sie für ihn gleichbedeutend mit Leben war (ebd., S. 126). „In allem, was lebt, wirkt sexuelle, vegetative Energie" (1942, S. 91). Orgastische Potenz war folglich für ihn weit mehr als das ungehemmte Vergnügen in einer sexuell geladenen Zeit. Sie war „die biologische Ur- und Grundfunktion, die der Mensch mit allem Lebendigen gemeinsam hat" (ebd., S. 86).

Mit der Frage nach der Natur des Lebens stellte sich Reich in den Kontext der zeitgenössischen **Lebensphilosophie**, einer vor allem in Deutschland starken philosophischen Bewegung, die nicht den Verstand, sondern die Erfahrung des Lebens

zum Ausgangspunkt der Philosophie machte (Fellmann 1996). Reich versuchte dabei gleichzeitig eine Frage zu lösen, die einem großen wissenschaftlichen Streit zwischen Mechanisten und Vitalisten zugrunde lag. Während die Mechanisten behaupteten, lebendige Körper seien Maschinen, deren Energiebilanz den Gesetzen der Physik gehorche, bestanden die Vitalisten auf einem eigenständigen Prinzip des Lebendigen und nannten sich „organismisch", „integrativ" oder „holistisch". Der Streit ging im Grunde um das Wesen des Lebens (Sinding 1998). Er bildete in den 1920er Jahren das Zentrum eines biophilosophischen Diskurses, den Ernst Haeckel als Vertreter einer mechanistischen Biologie, der ein Buch „Die Lebenswunder" geschrieben hatte, und der von der Biologie her kommende Philosoph Hans Driesch als Vertreter des Vitalismus damals maßgeblich prägten (Ebrecht 1992, S. 143, 156ff).

Reich stand mit der Einbettung seiner Theorie in lebensphilosophische Vorstellungen nicht alleine da. Für Groddeck zum Beispiel war das Es keine psychische Instanz, sondern eine Art **Lebenskraft**, die „Gesamtheit alles Lebendigen" (Will 1987, S. 124). Jenseits von Psyche und Soma existierte das Es als eine beide Erfahrungsbereiche bestimmende Energie. „Der Mensch wird vom Es gelebt", schrieb Groddeck (ebd., S. 119). Ähnlich klingt der konservative Philosoph und Charakterologe Ludwig Klages, der 1915 das Leben als eine Kategorie jenseits von Bewusstsein und Materie bezeichnete und griffig schrieb: „Der Geist erkennt, das Sein ist, aber nur das Leben lebt" (Klages 1937, S. 43). Die Klagessche Weltanschauung, dass der Geist der Seele und damit dem Leben entgegenstehe, findet sich in einer Bemerkung Gindlers über einige männliche Schüler wieder: „Sie alle erkennen mehr und mehr, dass die alleinige Gehirnarbeit immer vom lebendigen Leben fortführen muss" (Ludwig 2002, S. 37). Das klingt wie die spätere Wertung von Rationalisierungen als *mind-fucking* durch Fritz Perls. Interessanterweise schreibt auch Charlotte Bühler (1979, S. 7), eine der Leitfiguren der Humanistischen Psychologie, in einem persönlichen Rückblick, in den 1920er Jahren sei es, ihre Hauptfrage gewesen, was es mit dem menschlichen Leben auf sich habe.

Seit den zwanziger Jahren des 20. Jahrhunderts gab es ein breites Bemühen, Psychologie und Biologie in einer gemeinsamen Wissenschaft vom Leben zusammenzubringen (Harrington 2002). Der Psychotherapeut Gustav Heyer (1932) schuf eine Theorie der **Lebenskreise** und unterschied den vegetativen Lebenskreis, den animalen Lebenskreis des „Blutlebens", den pneumatischen Lebenskreis der Atmung und den geistigen Lebenskreis der Vorstellungen. Der Philosoph Helmut Plessner (1975, S. 191f) sprach von Funktionskreisen. wie später auch Viktor von Weizsäcker und Thure von Uexküll, ein Begriff, den die Funktionelle Entspannung beerbte (von Arnim et al. 2022). Marianne Fuchs bezieht sich auf einen Begriff des Lebens, wenn sie schreibt, es gehe ihr „um das Sensibilisieren der Sinne um einer Mitte-orientierten Lebendigkeit willen" (Moscovici 1991, S. 137). Fuchs bezeichnet es als Absicht ihrer Methode, zu „erfahren, dass da etwas in mir noch lebendig ist" (Dietrich 1995, S. 105). Bei Heyer treffen wir auch die Vorstellung an, dass es Funktionsprinzipien des Lebendigen oder Organischen gibt, die Psyche und Soma umgreifen. Heute finden wir sie in der Körperpsychotherapie bei Heller (2012).

Vier Philosophen hatten seit dem 19. Jahrhundert den Begriff des Lebens in den Vordergrund gerückt und Gedanken vorgegeben, die wir in der Psychotherapie und in der Psychologie antreffen: Schopenhauer, Nietzsche, Bergson und Dilthey.

– **Schopenhauer** gilt als Begründer der Lebensphilosophie. Er sah den entscheidenden Drang alles Lebendigen im **Willen zum Leben**. Dieser Wille wolle nichts anderes als das Leben selbst. Gegen das in der idealistischen Philosophie von Kant, Hegel und Fichte herrschende Primat der Vernunft stellte Schopenhauer das Primat des Lebens. Damit betrachtete er den Menschen als Teil der Natur. Ein Akt des Willens war für ihn identisch mit einer Aktion des Leibes. Der Begriff „Wille" bezeichnete bei ihm „die unmittelbar erfahrbare Realität des eigenen Körpers" und „die mit der Leiblichkeit verbundene Triebhaftigkeit" (Fellmann 1996, S. 279). Schopenhauer verstand das Bewusstsein als abhängig vom Leib,

die Sexualität als Brennpunkt des Willens und wollte die Leidenschaften durch Kontemplation überwinden, Gedanken, die Freud weiter verfolgte (Nitzschke 1998).

– **Nietzsche**, dessen „Zarathustra" zu den zehn von Reich favorisierten Büchern gehörte (Laska 1981, S. 15), baute auf Schopenhauer auf. Er bezeichnete den Menschen in seinen „Unzeitgemäßen Betrachtungen" als ein lebendiges Wesen, ein „animal" und nicht ein „cogital": „Wir sind zum Leben … verdorben" (1980, S. 280). Descartes' berühmten Satz paraphrasierte er mit: „**Vivo, ergo cogito**": Ich lebe, also denke ich. Im Zarathustra griff Nietzsche nach großen Themen, welche die Körperpsychotherapeuten beschäftigen sollten: Erleben, Affekte, Triebe, Leib. Seine Lebensphilosophie wandte philosophische Fragen ins Subjektive und richtete sie auf den Menschen (Kap. 2).

– **Bergson** kritisierte die Assoziationspsychologie der frühen Experimentalpsychologie, die davon ausging, dass sich das Bewusstsein aus elementaren Sinneseindrücken zusammensetzt. Er vertrat die Ansicht, dass das psychische Leben nur mithilfe der **Intuition** zu erkennen sei, über ein Innewerden des Erlebens (Hehlmann 1963, S. 282f). Reich studierte Bergsons Schriften „außerordentlich genau": „Meine heutige Theorie von der *psychophysischen Identität und Ganzheit* hat ihren Ursprung in Bergsonschen Gedanken" (Reich 1942, S. 28). Schon früh bezog sich Reich (1923, S. 158) auf Bergson, da dieser die „Lustsensation" in richtiger Weise als eine in der Bewegung des Körpers vorhandene Anziehungskraft beschrieben habe.

Man lese eine Stelle, die Bergson 1889 in „Zeit und Freiheit" schrieb, um zu sehen, was er vorgedacht hatte:

…heftiges Verlangen, entfesselter Zorn, leidenschaftliche Liebe, wilder Hass. Jeder dieser Zustände ließe sich, glauben wir, auf ein System von Muskelkontraktionen zurückführen, die durch eine Vorstellung zusammengefasst werden… Die Intensität dieser heftigen Emotionen braucht also nichts anderes zu sein als die begleitende Muskelspannung. (Zit. n. Mannhart & Backhaus 1993, S. 156)

Die klassischen Werkbiografien über Reich haben die Verbindung zu Bergson und der Lebensphilosophie übergangen. Sharaf (1994, S. 76) erwähnt Bergson nur einmal, Boadella (1983) zweimal, aber beide äußern sich nicht zu den inhaltlichen Bezügen zu dessen Werk. Erst Mannhart und Backhaus (1993) haben auf die in Vergessenheit geratenen lebensphilosophischen Wurzeln der Körperpsychotherapie verwiesen.

– **Dilthey** war derjenige Lebensphilosoph, der mit seinem Vorschlag zu einer hermeneutischen Psychologie als Erfahrungswissenschaft als Initiator einer geisteswissenschaftlichen Psychologie gilt (vgl. Hehlmann 1963, S. 251ff). Für ihn war das Erlebnis die letzte Bewusstseinseinheit, nicht die Empfindungen, wie die zu seiner Zeit maßgebliche Elementenpsychologie behauptete, und die Kategorie des Erlebnisses auch ein Schlüssel für die Theorie der Geisteswissenschaften allgemein (Habermas 1969, S. 185). Dilthey meinte, dass sich die Welt dem Menschen im Erleben darstelle und immer in einem Lebensbezug erschließe: „Der Inbegriff dessen, was uns im **Erleben und Verstehen** aufgeht, ist das Leben als ein das menschliche Geschlecht umfassender Zusammenhang" (1910, S. 53). Für Reich war aber nicht der in der Psychologie diskutierte Dilthey, sondern Bergson wichtig; denn Bergson verband die Lebensphilosophie anders als Dilthey mit der Erörterung naturwissenschaftlicher Fragen. Auch hier zeigt sich wie schon beim Begriff des Charakters, wie sehr damals der psychologische und der psychoanalytische Diskurs auseinanderfielen.

Der Phänomenologe Edmund Husserl schließlich sprach von einem **Erlebnisstrom**, in dem die Inhalte des Erlebens gegeben seien (Hehlmann 1963, S. 284), und William James (1890), für den der Gegenstand der Psychologie die Erlebnisse waren, von einem **Bewusstseinsstrom**. Von hier ist es nicht weit zum Prinzip des Aufmerksamkeitsstroms von Perls, das in der erfahrungsorientierten Körperpsychotherapie übernommen wurde, oder dem Strom von Ereignissen, Reflexionen, Erinnerungen und Bildern, den James

Joyce 1922 mit „Ulysses" literarisch in die Welt gesetzt hat.

**2. Zivilisationskritik**

Freud verlegte die Konflikte, die Menschen neurotisch machen, ins Innere, in die Welt der Fantasien und schließlich in die von antagonistischen Trieben. Ferenczi hingegen betonte, dass reale Traumatisierungen, darunter auch realer Missbrauch, und nicht Inzestfantasien den meisten psychischen Störungen zugrunde liegen (Dahmer 1982). Reich hielt an der ursprünglichen Ansicht Freuds fest, dass „der psychische Prozess … das Ergebnis des Konfliktes zwischen Triebanspruch und äußerer Triebversagung" (1989, S. 391) sei. Der innere Konflikt sei somit sekundär. Er entstehe als Folge eines Drucks aus der Außenwelt, denn die Triebversagung werde in der äußeren Welt erzeugt. Daher war für Reich die kritische Auseinandersetzung mit der Welt der Gesellschaft so wichtig. In Wien und Berlin engagierte er sich aktiv in der sexualpolitischen Bewegung und in proletarischen Sexualberatungsstellen (Boadella 1983, S. 70ff; Fallend 1988; Peglau 2013).

Innerhalb der Linksfreudianer war man sich einig, dass die repressiven gesellschaftlichen Verhältnisse dafür verantwortlich sind, dass Menschen Erlebnisse verdrängen oder Affekte und Bedürfnisse unterdrücken. Die Quelle der Unterdrückung wurde in der Gesellschaft gesehen, bei Reich vor allem in der Sexualunterdrückung, über die sich die „mechanisierte und autoritäre Zivilisation" verankere (1942, S. 15). So entwickelte sich am Anfang der reichianischen Körperpsychotherapie ein **Repressionsparadigma**, das psychische Probleme aus einer inneren Unterdrückung als Folge äußerer Unterdrückung erklärte. Das Über-Ich war in diesem Ansatz „ein Stück introjizierte und unassimilierte Gesellschaft" (Bocian 2007, S. 281). Dieses Wissen um die Folgen von Traumatisierung, realer seelischer Verletzung und realer Beziehungserfahrungen hat sich die Körperpsychotherapie immer bewahrt (Marlock 2006b, S. 67f).

Schon der anarchistische Psychoanalytiker Otto Gross hatte Anfang des 20. Jahrhunderts der Repression die Utopie einer erotisch-sozialen

Revolution entgegengesetzt (Bocian 2007, S. 160). Gross, den Bocian den Urvater der Berliner Linksfreudianer nennt, setzte in theoretischer Hinsicht einen entscheidenden Gedanken in die Welt: dass innere Konflikte verinnerlichte Konflikte sind. Er sprach von einem Kontaktbedürfnis des Kindes und davon, dass aufgrund der sozialen Beschränkungen die biologischen Regulationen, das heißt die Affekte des Kindes nicht zu Ende gelebt werden können; um zu einer individuellen Selbstregulation zu kommen, müssten daher die Erziehungsresultate annulliert werden (ebd., S. 167f). Auch Reich und Perls verbanden später in dieser Weise Gesellschaftskritik mit Biologie. Sie sahen psychische Probleme als Folge einer Internalisierung von Geboten, Verboten und schädigenden repressiven Erziehungserfahrungen. Diese Ansicht ging erst später über Ferenczis Schüler Michael Balint und über Donald Winnicott in die Objektbeziehungstheorie der Psychoanalyse ein.

Reich verstand in seiner „Charakteranalyse" von 1933 das Innere, die charakterliche Panzerung als Niederschlag interpsychischer Erfahrung. Er lag damit auf einer Linie mit der kulturhistorischen Schule der sowjetischen Psychologie, die genau diese Annahme schon früh als „kulturhistorisches Gesetz" formuliert hatte (Kölbl 2010, S. 153). Deren Vertreter hatte Reich während seiner kurzen kommunistischen Phase bei einer Reise in Moskau getroffen (Heller 2007).

Der kritische Blick auf die Zivilisation war jedoch nicht nur den Linksfreudianern eigen. Er war ein großes Thema der Intelligenz in der ganzen ersten Hälfte des 20. Jahrhunderts. Nietzsche hatte für diese Kritik viele Stichworte geliefert. Klages kritisierte die Zerstörung der Natur (Hammer 1992). Dass eine gesunde menschliche Natur durch die herrschende Zivilisation verformt wird, war auch ein gängiger Topos in der Reformgymnastik. Von Laban (1926) wollte mit Hilfe der Gymnastik die natürlichen Körperkräfte erhalten, die durch das Arbeitsleben geschädigt würden. Gindler äußerte sich gegen die „feindlichen Handlungen" auf dem Gebiet der Körpererziehung (Ludwig 2002, S. 45) und kritisierte, dass den Kindern die Lust, selbst etwas herauszube-

kommen, schon in den ersten Lebensjahren abgewöhnt werde (ebd., S. 197). Im Fokus ihrer Kritik an der Zivilisation stand die Einschränkung der freien Beweglichkeit durch eine Erziehung, die der **Natürlichkeit des Körpers** nicht gerecht wird. Die Gymnastikerin Dore Jacobs gründete 1924 mit ihrem Mann den „Bund" als „Orden für sozialistische Politik und Lebensgestaltung". In ihrer Schule in Essen bot sie Arbeitern im Angesicht des Elends der Industrialisierung im Ruhrgebiet Körperbildung und rhythmische Erziehung an (Hölter 2002)

Bei einigen Gymnastikern, Ausdruckstänzern und Atemtherapeutinnen wie bei von Laban, Wigman, Schlaffhorst und Andersen hatte die Zivilisationskritik eine deutlich völkische Note (Wedemeyer-Kolwe 2004, S. 114f), auch bei Rudolf Bode, der die Ausdrucksgymnastik den zivilisatorisch bedingten Muskelverkrampfungen entgegensetzte (ebd., S. 99), sich 1932 der NSDAP anschloss und zu einem Führer der NS-Leibeserziehung aufstieg (Seewald 2002, S. 28). Schon der 1905 gegründete Verein für Körperkultur, dem Duncan und Gindler angehörten, wollte durch Lebensreformen eine „Rasseverbesserung" erreichen (Wedemeyer-Kolwe 2004, S. 33). Die Mazdaznan-Lehre ging davon aus, dass die „arische Rasse" durch falsche Diät und falsches Atmen degeneriert sei. Der Lehre zufolge hatten die Arier die Aufgabe, den Körper zu reinigen, Rohkost zu essen und zur Entwicklung der eigenen Person und der eigenen Rasse beizutragen (ebd., S. 155). Das Beispiel zeigt, wie widersprüchlich und wie vielfältig das Aufbegehren gegen die Zivilisation war. Gindler hing der Mazdaznan-Lehre an, aber sie war keine Rassistin. Vielmehr wurde ihr aufgrund ihres humanen Handelns in der NS-Zeit in Yad Vashem ein Gedenkstein errichtet (Ludwig 2002).

Bei aller Gegensätzlichkeit von völkischer bis revolutionärer Kritik an der Zivilisation war die gemeinsame Auffassung der entstehenden körpertherapeutischen und körperpsychotherapeutischen Ansätze die, innere Konflikte und Defizite als Niederschlag internalisierter psychischer und körperlicher Erfahrungen in einer körper-, bedürfnis- und triebfeindlichen Gesellschaft anzusehen. Gindler wie Reich strebten den gesunden

Menschen an, der seine durch die Zivilisation verformte wahre Natur wiedergewinnt, sei es durch natürliche Beweglichkeit und „Reagierbereitschaft", sei es durch ungehinderte sexuelle Hingabe. Für beide waren dies Möglichkeiten, auf die Entfremdung von der Lebendigkeit als Folge der Zivilisation zu antworten.

### 3. Rhythmus

Der Gegensatz zwischen **Rhythmus** und **Takt** war eines der großen Themen der damaligen Zivilisationskritik. Gegen den Takt, den die Maschinen in der Zeit der raschen Industrialisierung vorgaben, setzte man den Rhythmus der Natur. Der Philosoph Max Scheler (1966, S. 18f) schrieb 1928, der Rhythmus sei ein Merkmal instinktiven und nicht erworbenen Verhaltens. Damit war der Rhythmus philosophisch an die Natur und nicht an das Erlernte gebunden und eignete sich als Zugang zur inneren Natur.

Wie die Gesellschaft, so sah man das Individuum: Den Rhythmus soll der Mensch wahrnehmen, den Takt gibt er sich vor (Nitschke 1990). Klages hielt 1922 in Berlin einen Vortrag über das Wesen des Rhythmus, in dem er den Geist und damit den Takt als Widersacher des vitalen Rhythmus bezeichnete. Die Atemtherapeutinnen Schlaffhorst und Andersen folgten dieser Auffassung und sahen in der Atmung ein Bindeglied zwischen Geist und Körper (Dietrich 1995, S. 28). Andere Atemtherapeuten sahen im Atem den Rhythmus des Menschen schlechthin (von Steinaecker 2000, S. 86). Rhythmus wurde auch zu einem zentralen Leitprinzip in der Funktionellen Entspannung. Allein in der anfänglichen Wortwahl „Atemrhythmisierende Entspannung" für diese Methode lebte die Vorstellung der Reformgymnastik fort, den lebendigen Rhythmus im Körper aufzusuchen. Rhythmus stelle man nicht her, man lausche auf ihn, meinte der Reformpädagoge Fritz Klatt (1922). Fuchs schrieb später unter Bezug auf von Weizsäcker, dass „es eine grundsätzliche Übereinstimmung im Rhythmus aller Lebensvorgänge" gebe (1989, S. 15).

Kaum ein Thema war in Atemtherapie, Ausdruckstanz und Reformgymnastik so beherrschend wie der Rhythmus. Das gilt bereits für die allererste Generation der verschiedenen Reformbewegungen. Der Musikpädagoge Emile Jaques-Dalcroze gründete 1911 nahe Dresden eine Bildungsanstalt für Musik und Rhythmus, zu der in den drei Jahren ihrer Existenz bis 1914 „die geistige Elite Europas pilgerte" (Günther 1990, S. 20). Jaques-Dalcroze gilt als Begründer der rhythmisch-musikalischen Erziehung. Bewegung sollte aus der Musik in den Körper fließen, um den inneren Rhythmus des Menschen zu fördern (Wobbe 1992). Während Jaques-Dalcroze den Körper dem Rhythmus der Musik unterordnen wollte, verstand Rudolf Bode den Rhythmus als ein „Urphänomen des Lebens" (Seewald 2002, S. 27). Bode, der 1910 in München seine Schule für rhythmische Gymnastik gründete (Wedemeyer-Kolwe 2004, S. 48), vertrat das Prinzip einer rhythmischen Körpererziehung, bei der die Schüler ihre individuellen Rhythmen entwickeln sollten. Das ideologische Prinzip der „neuen rhythmischen Weltordnung" (Wobbe 1992, S. 29) hieß, durch Versenkung in den eigenen Rhythmus den kosmischen Rhythmus zu erfahren. Um die gleiche Zeit entwickelte der Anthroposoph Rudolf Steiner die Bewegungskunst der Eurhythmie. Die spätere Gestalttherapeutin Lore Perls studierte seit ihrem achten Lebensjahr Eurhythmie und Ausdruckstanz (Sreckovic 1999, S. 23). Die Ausdruckstänzerin Isadora Duncan meinte, der Tanz sei ein Urrhythmus und eine Urbewegung der Natur (Jeschke 1990). Er sollte Stimmungen vermitteln und inneren Impulsen Ausdruck verleihen. Mary Wigman sprach von der rhythmischen Sprache der Gebärden des tanzenden Menschen (Willke 1986, S. 468).

Die Hinwendung zum inneren Rhythmus und zur ganzheitlichen Körperlichkeit wurde als Gegenmittel gegen die Nervosität der Moderne ausgerufen. Rhythmische Gymnastik sollte das Nervensystem beruhigen. Sie war auch gedacht als Antwort auf die Frage, wie Mädchen sich in der Zeit einer ersten Frauenemanzipation bewegen sollten. Das Ziel war, ähnlich wie in den Calisthenics, eines in England und den USA gelehrten rhythmischen Körpertrainings, das Lowen später erlernte, den Körper in Anmut zu beherrschen und durch „rhythmische Anmut" die Gesundheit zu fördern (Linse 1998, S. 436ff). Von den 90.000 Mitgliedern des Deutschen Gymnastikbundes im Jahre 1930 waren diesem Anliegen entsprechend 85.000 Frauen (Wedemeyer-Kolwe 2004, S. 57).

Nicht nur in der Gymnastikbewegung, auch bei Heyer und Reich ist die Vorstellung einer Rhythmik der Natur leitend. Heyer spricht vom „polaren Phänomen des Rhythmus" und nennt Spannung und Entspannung „Urphänomene des Lebens" (1932, S. 39). Reich notiert in sein Tagebuch: „Wahr ist: der Rhythmus – die Ekstase – die Liebe" (1997, S. 161). Er begriff den Lebensprozess als einen Schwingungszustand zwischen „vagischer Expansion und sympathischer Kontraktion" (Reich, 1942, S. 224). Sein Konzept der Pulsation des Lebendigen war ein rhythmisches. In seiner Theorie der sexuellen Erregung stellte er die rhythmische Kurve von Spannung-Ladung-Entladung-Entspannung auf, die er später die eigentliche „Lebensformel" nannte (ebd., S. 214). Er bezeichnete sie an der genannten Stelle allerdings nicht als Rhythmus, sondern als „Viertakt" und benutzte damit einen Begriff aus der Technologie des Verbrennungsmotors. Das zeigt vielleicht Reichs Ambivalenz, einerseits lebensphilosophischen Vorstellungen zu folgen, andererseits Lebensprozesse doch von der Physik her erklären zu wollen. Darauf komme ich weiter unten zurück. Fuchs lehrte eine andere viergliedrige rhythmische Kurve der „Lebensvorgänge": „Abschwellen-Ende-Neubeginn-Anschwellen" (1989, S. 33). In beiden Fällen hat die Vorstellung von Rhythmus etwas mit quantitativen Veränderungen zu tun, die in qualitativ andere Zustände umschlagen.

## 4. Bewegung

Wie den Rhythmus dem Takt, stellte man zivilisationskritisch die Bewegung der Starre entgegen. Die Entgrenzungen der Moderne schufen neue Räume der Freiheit, insbesondere in städtischen Schichten. Der junge Psychoanalytiker Fritz Perls fuhr mit Motorrad und Lederjacke durch Berlin (Bocian 2007, S. 135). In der Stadt wurde Charleston getanzt, in jugendbewegten Kreisen Reigen auf der Wiese. Die Verhältnisse waren in der Weimarer Zeit in Bewegung geraten und die Menschen waren in Bewegung. In der Körperkulturbewegung kam es zu einer „Entstan-dardisierung" von Bewegung (Seewald 2007, S. 95). Rudolf Bode stellte den zivilisatorisch bedingten Muskelverkrampfungen die natürliche und schmerzfreie unbewusste rhythmische Bewegung gegenüber (Wedemeyer-Kolwe 2004, S. 99f). Jugend- und Körperkulturbewegung suchten nach der „beglückenden Empfindung der freien Bewegung in Luft und Sonne, am Strand und im Wald" (Korn 1963, S. 118).

Gindler hatte als Ideal „die wundervolle Beweglichkeit des Reagierens" vor Augen, den freien Wechsel von Aktivität und Passivität (1926, S. 87). Reich teilte mit Bergson das Ideal einer Freiheit, die auf voller Beweglichkeit beruht (Mannhart und Backhaus 1993, S. 166). Störig schreibt über die Lebensphilosophen: „Bewegung, Werden, Entwicklung gilt ihnen mehr als starres Sein" (1969, S. 232). Bergson, der maßgebliche Vertreter der Lebensphilosophie, verknüpfte im Unterschied zur damals herrschenden Assoziationspsychologie die Wahrnehmung mit der Bewegung. Die Wahrnehmung habe „ihre Wurzel in der Tendenz unseres Körpers zur Bewegung" (Bergson 1919, S. 31); denn sie wähle aus der sich den Sinnen bietenden Welt dasjenige aus, was Wirkung auf den Körper hat (ebd., S. 228). Wahrnehmung ist wie das Gedächtnis in den Augen von Bergson auf das Handeln gerichtet – oder wie es damals hieß: auf die Tat. Für ihn war der Mensch ein handelndes Wesen. Das „Fundamentalgesetz des Lebens" sei ein „Gesetz der Aktivität" (ebd., S. 145).

Hier finden wir lange vor der Philosophie des Embodied Mind (Abschn. 5.2) die Quelle einer Grundanschauung der Körperpsychotherapie. Der Mensch wird nicht als ein Wesen gesehen, dessen Psyche die Wirklichkeit als eine kognitiv-affektive Abbildung repräsentiert, sondern als ein Wesen, das Wirklichkeit in handelnder Bewegung wahrnimmt und erschließt. Schon Bergson (1919, S. 119) kannte den Begriff des motorischen Schemas, der erweitert später bei Downing (1996) als „affektmotorisches Schema" auftaucht (Kap. 12). Bergsons Theorie der Einheit von Wahrnehmung und Bewegung finden wir später in der Theorie des Gestaltkreises bei von Weizsäcker (1997), der aber diese Quelle seiner Theorie nicht erwähnt. Auch fehlt bei ihm der Bezug zu

Schopenhauer, der schon vor Bergson schrieb, dass in der Erfahrung des eigenen Körpers die Wahrnehmung der Bewegung mit der Empfindung zusammenfällt (Fellmann 1996, S. 278).

Wie Bergson beklagte, dass der Mensch durch Gewohnheiten verhärte oder zum Charakter erstarre (Mannhart und Backhaus 1993, S. 162), so kannte Ferenczi die eingeschränkte Motilität, die „übermäßige Steifheit in allen Gliedern" (1925, S. 167) als Kennzeichen vieler neurotischer Menschen. Reich sprach später wie Bergson von der charakterlichen Erstarrung. Der „Bergsonianer" Reich, wie Reich (1942, S. 28) sich selbst nannte, verkoppelte auch den Trieb mit der Bewegung. Anfangs verstand er nämlich den Trieb affektmotorisch und nicht als biophysikalisch zu erklärende Energie. Er holte die Sexualität aus dem Reich der Vorstellungen in den erlebenden, mit Erinnerungen ausgestatteten Körper, wenn er ihn als die motorische Erinnerung an erlebte Lust oder als die motorische Seite aller erlebten Lustgefühle beschrieb (Reich 1923, S. 163, 166). Später wollte er die Polarität von Strömen und Erstarren an elektrischen Hautpotentialen im Labor messen (Abschn. 3.6).

## 5. Atem

„So wie wir den Atem losgelassen haben, merken wir sofort, dass uns die Starrheit verlässt", schrieb Gindler (1926, S. 88) in ihrem Aufsatz über die Gymnastik. Im Atem wurde ein wesentliches Mittel gesehen, um die der Beweglichkeit entgegenstehende Starre aufzulösen. Fuchs (1989) wollte den **autonomen Atemrhythmus** der Patienten fördern.

Die Arbeit mit dem Atem zur Behandlung der Tuberkulose hatte, wie schon erwähnt, am Anfang der modernen Körpertherapie gestanden (von Steinaecker 2000). Die ersten, die nur mit den Mitteln des eigenen Körpers am Körper des Patienten arbeiteten, waren Atemlehrerinnen wie Schlaffhorst und Andersen. In der Körperkulturbewegung spielte der Atem eine große Rolle. Zahlreiche Atemschulen entstanden wie die von Emil Bäuerle in Baden-Baden, der zum engeren Kreis der Mazdaznan-Bewegung gehörte. Bei ihm lernte die Atemtherapeutin Ilse Middendorf (Moscovici 1991, S. 142). 1896 erschien auf

Deutsch, übersetzt aus dem Sanskrit, das Buch „Die Wissenschaft des Atems" von Rama Prasad, das 1926 in die fünfte Auflage ging (Wedemeyer-Kolwe 2004, S. 148). In der Weimarer Zeit war das Thema Atmen auch im Bereich der offiziellen Leibesübungen, selbst im Bodybuilding allgegenwärtig.

Auch in der Psychotherapie kam die Beschäftigung mit dem Atem an. C. G. Jung versuchte am Beginn des 20. Jahrhunderts unter anderem mithilfe eines Pneumographen psychische Veränderungen anhand physiologischer Daten einzufangen und darüber das Vorhandensein von Komplexen nachzuweisen (Meier 1994, S. 197ff). Groddeck schrieb, „die Art, wie wir atmen, … ist ein Sprechen des Es, eine Ausdrucksform des Lebens" (1992, S. 154). Er sah den Atem wie Jung als Indikator des Unbewussten an, wollte aber kein richtiges Atmen lehren, weil dies manchen Kranken nicht helfe. J. H. Schultz stellte für sein Autogenes Training die berühmte Atemformel „Es atmet mich" auf. Gustav Heyer (1932, S. 40) betrachtete den Atem in der Polarität des Rhythmus zwischen Spannung und Entspannung. In der Psychoanalyse wurde die gestörte Atmung beim Asthma zum ersten großen psychosomatischen Thema (Will 1987, S. 12).

Bei der Gymnastiklehrerin Lucy Heyer-Grote, bis 1933 die Frau von Gustav Heyer, lernte die 1914 in Deutschland geborene Physiotherapeutin Marion Rosen Atemtherapie. Sie entwickelte später in den USA mit der Rosen-Methode eine sanfte, erlebenszentrierte Form der Arbeit mit Bewegung und körperlicher Berührung (Rosen und Brenner 1991), die Fogel (2013) für die Psychotherapie nutzt.

Reich (1989, S. 493) vertrat wie Groddeck, Jung oder Heyer ein psychodynamisches Verständnis des Atems, wenn er die Einatmungshaltung als ein Werkzeug zur Unterdrückung von Emotionen beschrieb. Wie Sharaf berichtet, achtete Reich immer auf den Atem der Patienten als Indikator ihrer Emotionalität: „Atmete der Patient flach oder forciert, griff Reich über die Berührung ein, um die Atmung zu vertiefen und damit den Fluss der Emotionen anzuregen" (Sharaf 1994, S. 282). Mithilfe von Atemtechniken versuchte er zudem den Orgasmusreflex auszulösen (Reich 1942, S. 251). Dabei handelte es sich nicht um Atemübungen, sondern um den Versuch, die **unwillkürliche Atmung** zu mobilisieren. Daher wandte sich Reich ausdrücklich gegen Atemtechniken des Yoga. Diese würden zu einem steifen Körperausdruck führen, an Zwangshandlungen erinnern und Affektregungen bekämpfen, statt diese „freizubekommen" (S. 270). Auch Heyer verwies in behandlungstechnischer Hinsicht darauf, dass durch die Arbeit mit dem Atem oft „seelische Inhalte des Unbewussten gelockert und gelockt" würden (1932, S. 43). Daher kritisierte er die unpsychologische Arbeit mit dem Atem durch manche zeitgenössischen Atempraktiker. Seine Kritik an den Atempraktiken des Yoga begründete Heyer, anfangs ein Gegner der Nazis und später ein überzeugter Nationalsozialist, aber ganz anders als Reich: Es sei sinnlos und gefährlich, „die für andere Rasse und anderes Klima gültigen indischen Atemmethoden einfach bei uns heutigen Abendländern verwenden zu wollen" (ebd., S. 44).

Der Atem stand also in vielerlei Hinsicht im Zentrum der frühen Körperpsychotherapie: als Ausdruck grundlegender Lebensrhythmik, als zentrale Körperfunktion, als Mittel zur Harmonisierung und Entspannung und als Indikator emotionaler Prozesse.

### 6. Funktion

Neben dem eher lebensphilosophischen Begriff des Rhythmus spielte der sachliche Begriff der Funktion in den Anfängen der Körperpsychotherapie eine große Rolle. Eine Spannung zwischen der Orientierung am Rhythmus und an der Funktionalität durchzieht geradezu die erste Generation der Körperlehrer wie auch das Werk von Reich. Wir finden sie ebenfalls in der Kunst, in der eine neue Sachlichkeit den Expressionismus ablöste, der noch von Kunstwerken erwartete, dass sie Rhythmus haben. In der Gymnastik lehrte Bess Mensendieck, eine 1864 geborene Gymnastiklehrerin, die in den USA und Europa tätig war und in Deutschland viel gelesen wurde, eine funktionelle Frauengymnastik, die der körperlichen Gesundheit und Funktionsfähigkeit dienen sollte (Wedemeyer-Kolwe 2004 S. 29, 67f). Die Schülerinnen sollten die Funktionen

des Körpers „gleich einer Maschine" kennen (Seewald 2002, S. 29) und lernen, ihn auf nützliche Art zu bewegen (Hölter 2002, S. 177). In der Reformgymnastik wandte man sich bewusst der inneren Funktion körperlicher Prozesse und nicht wie im Sport der äußeren Leistung zu (Arps-Aubert 2012, S. 92).

Atmung galt nicht nur, wie bei Fuchs, als Ausdruck des Rhythmus. „Das Atmen ist kardinal ein *funktionelles* Geschehen", schrieb Heyer (1932, S. 45). In seiner Theorie entsprachen die verschiedenen Lebenskreise körperlichen und geistigen Funktionen. Gindler wollte Veränderung dadurch entstehen lassen, dass sich die natürlichen Funktionen des Körpers zweckmäßig entfalten können, zum Beispiel zu einer „besseren Funktion der Lungen" kommen und „die ganze Lunge zur Arbeit bringen" (1926, S. 91). Als Ziel ihrer Arbeit bezeichnete sie es, „den Menschen für eine Verhaltensweise zu interessieren, durch die seine Bewegungen und sein Organismus möglichst störungsfrei reagieren und funktionieren" (Ludwig 2002, S. 120). Für die Konzentrative Bewegungstherapie formulierte später Meyer:

> Das Stichwort 'es atmen lassen' kennzeichnet die grundsätzliche Einstellung mit ihrem Ziel eines *ökonomischen*, von störenden Einflüssen der Willenssphäre möglichst *freien Ablaufs der Körperfunktionen*. (J.-E. Meyer 1961, S. 51)

Im Sensory Awareness sprach man später vom Interesse an der „*total functioning person*" (Lowe und Laing-Gilliatt 2007, S. 99), ein Begriff der auch in Rogers (2016) Theorie der *fully functioning person* auftaucht.

Die Verbindung von Ökonomie und Funktionalität findet sich in einem vollkommen anderen theoretischen Kontext in der Sexualtheorie von Reich. Der Orgasmus war für ihn nicht einfach die Empfindung freudiger Lust. Vielmehr studierte er ihn – worauf schon der Titel seines Buches „Die Funktion des Orgasmus" von 1927 verweist – im Hinblick auf seine Funktion innerhalb des Energiehaushaltes des psychischen Geschehens. Ausgehend von der Freudschen Topik sah er die Neurose unter **ökonomischem** Gesichtspunkt als Ausdruck einer Stauung der Sexualenergie. Durch den Orgasmus sollte also der biologische Energiehaushalt der Sexualität geregelt werden, indem die Spannung abfließt. Letztlich sollte damit die Sexualität die biologische Funktion einer Homöostase erfüllen.

Reich benutzte den Begriff der Funktion in weiteren Hinsichten. So sprach er von der funktionellen Identität von Charakter- und Muskelpanzer. Hier besagte der Begriff 'funktionell identisch', „dass muskuläre und charakterliche Haltungen" dieselbe Funktion der Abwehr hätten (Reich 1942, S. 203; Kap. 13). Auch sprach er generell von der funktionellen Einheit von Seele und Körper, die „bei gleichzeitig gegensätzlicher Beziehung" beide „auf der Grundlage biologischer Gesetze" funktionieren würden (ebd., S. 286). Hier wird eine Einheit über etwas zugrunde liegendes Drittes vermittelt.

Atmung, Bewegung und Sexualität wurden, je nach Richtung, von den verschiedenen Theoretikern als Körperfunktionen angesprochen, Heyer (1932) schloss auch den Kreislauf ein. Allgemein galt die Suche einer „funktionellen Ordnung" (M. Fuchs 1989, S. 7). Der Körper sollte die ihm zugeschriebenen Funktionen ausfüllen können. Dazu sollte Therapie die Voraussetzungen schaffen.

Bocian (2007, S. 148), der auch Perls als Vertreter eines funktionellen Denkens darstellt, bringt den Funktionalismus in Zusammenhang mit dem neuen Hang zur Sachlichkeit, der sich in der Intelligenz ab Mitte der 1920er Jahre breit machte: „Die lebensphilosophisch unterfütterte Entfremdungsklage und die kritische bis ablehnende Einstellung der Expressionisten zur Technik schlug in ein Lob der Technik und die Wertschätzung des Funktionalismus um" (ebd., S. 176). In Architektur und Design begann nun der neue Stil des Bauhauses zu dominieren, in dem die Form der Funktion folgen sollte. Für Wohnsiedlungen und Möbel galt der gleiche Grundsatz wie für den Körper: Sie sollten die ihnen zugewiesenen Funktionen optimal ausfüllen.

## 7. Spüren

Aus der Tradition der Körperarbeit entstand in der Körperpsychotherapie ein Konzept des bewussten Spürens, das flankiert wird von einer Idee, sich autonomen körperlichen Prozessen zu überlassen. Beiden gemeinsam ist der Gedanke, die Sinneswahrnehmung zu wecken und sich der sinnlichen Körperlichkeit zuzuwenden.

„Die Bedeutung des Spürens erkannte als erste Elsa Gindler", schreibt Moscovici (1991, S. 20). Richtiger wäre zu sagen, dass sie es in der Körperarbeit angewandt hat. Denn der Begriff des Spürens wurde bereits in der Philosophie von Husserl benutzt, der im Unterschied zu Kant nicht von allgemeinen Kategorien der Erkenntnis, sondern von den unmittelbar gegebenen Phänomenen ausgehen wollte (Abschn. 5.3). Husserl verstand unter Spüren, sich des Leibes für das Bewusstsein gewahr zu werden (Böhme 2003, S. 44). Gindler griff also die Bedeutung des Spürens eher auf, als dass sie diese erkannte.

Mit Husserl gemeinsam verstand Gindler das Spüren nicht emotional, sondern als Selbstaneignung des Körpers durch wahrnehmendes Bewusstsein. Husserl benutzte hierfür den Begriff der Empfindnisse. In der Reformgymnastik wurde besonders auf das Empfinden geachtet. In einem zeitgenössischen Text heißt es: „Nur wenn die Bewegung des Körpers aus einer *inneren Empfindung* heraus wächst…, wird Körperkultur im höheren Sinne zu erreichen sein" (von Steinaecker 2000, S. 87f). Stolze bezeichnet es als Kennzeichen der Konzentrativen Bewegungstherapie, nicht nur zu fragen, was einem Patienten einfällt oder was er fühlt, sondern zu fragen: „Was spüren Sie gerade jetzt? Was nehmen Sie von sich selbst wahr? Was teilt Ihnen Ihr Körper mit?" (Stolze 1959, S. 29). Mit dieser Frage wird eine andere Dimension des Selbsterlebens als die der Gefühle erschlossen, nämlich die der körperlichen Empfindungen. Spüren heißt, die Innensinne zu öffnen. Gindler zufolge galt das Spüren der Propriozeption (Ludwig 2002, S. 136). Auch in der Konzentrativen Bewegungstherapie und in der Funktionellen Entspannung wird vor allem von der Propriozeption, dem Sinn für die Lage des Körpers und der Körperteile zueinander im Raum gesprochen. Doch die Viszerozeption gehört zur Eigenwahrnehmung hinzu (Abschn. 6.3). Allgemein gesagt geht es um ein körperliches Bewusstsein seiner selbst. Heute würden wir es Achtsamkeit nennen. Es nimmt daher nicht wunder, dass der „Body Scan" von Kabat-Zinn (1999) aus der Mindfulness Based Stress Reduction eine systematische Reise durch die Empfindungen des Körpers ist, die Gindler schon in der Zwischenkriegszeit praktizierte (Ludwig 2002, S. 146). Im MBSR wird dies heute als neu dargestellt, ohne die Herkunft zu erwähnen.

Den Körper zu „erspüren" oder in ihn „hineinzuspüren" (Stolze 1959) ist derjenige Modus der Arbeit, der die wahrnehmungsorientierten Richtungen der Körperpsychotherapie auszeichnet. Ihre Quelle ist das Konzept des Spürens von Gindler, das sich auch im Sensory Awareness bei Selver wiederfindet. In den USA ist diese Richtung als *somatic awareness* stark vertreten. So gilt im Body-Mind Centering, einem Ansatz der Bewegungsentwicklung, den Aposhyan (2004) für die Körperpsychotherapie aufgegriffen hat, die aufmerksame Wahrnehmung des eigenen Körpers als der grundlegende Zugangsweg zu sich selbst (D. Johnson 2006, S. 95ff). Perls nahm diese Tradition auf und erklärte das aufmerksame Spüren zu einem grundlegenden Modus der Selbstexploration in der Gestalttherapie. Über seine Stunden bei Selver schrieb er 1947 an seine Frau Lore:

> Es ist sehr interessant, was sie tut. Sie nennt es, den Körper sensibilisieren... Endlich habe ich gefunden, wonach ich all die Jahre gesucht und was ich nie bei irgendeiner Schule gefunden habe. Und jetzt bestätigt und untermauert es meine ganze Theorie...
> Hier ist jetzt die Methode, die nicht nur das vollbringt, wonach ich immer mit Konzentrationsübungen gestrebt habe, sondern die so subtil und im Gegensatz zu Stress ist (ganz anders als Reichs gegenwärtige Methode des gewaltsamen Lösens der Verkrampfungen des Patienten). (Sreckovic 1999, S. 116)

Diese Idee des Spürens haben die aus der Gindler-Tradition kommenden Ansätze der Körperarbeit in die Körperpsychotherapie eingebracht. Sie findet sich nicht nur in der Gestalttherapie, sondern auch in der Hakomi-Therapie, die unter Berufung auf buddhistische Traditionen das achtsame Spüren als grundlegenden Modus der Therapie ansieht (Kurtz 1985; Kap. 4).

Mit dem Spüren war eng die Vorstellung verbunden, dass sich der Patient der eigenen Körperlichkeit überlässt. Zum Einschlafen schrieb Gindler beispielsweise: „Wenn wir versuchen, die Schwere überall im Körper zu fühlen, auch im Kopf, dann kommen wir in einen Zustand, wo die Natur die Arbeit für uns übernimmt" (1926, S. 92). Wenn man im Stehen die Schwerkraft wirken lasse, werde man leichter. Der Übende sollte sich also inneren Prozessen der Eigenwahrnehmung überlassen.

In der reichianischen Tradition wurde das Sich-Überlassen nicht nur auf der Ebene der Empfindungen, sondern auch auf der der Emotionalität gedacht. Orgastische Potenz hieß für Reich zum Beispiel, sich einem autonomen Prozess der unwillkürlichen Lust zu überlassen (Sharaf 1994, S. 119). Dies nannte er die Fähigkeit zur Hingabe. In der reichianischen und der gestalttherapeutischen Tradition wurde das Spüren über die Propriozeption hinaus ausgeweitet auf die Bedürfnisse und die Emotionen. Dadurch bekam das Spüren als Modus der Selbstexploration eine weit größere Bedeutung für die psychotherapeutische Arbeit (Geuter 2019, S. 87ff).

Bei diesem Spüren ging es um das Empfinden und Erleben der eigenen Affekte. Reich wollte die Menschen, die nicht mehr betroffen sein konnten, weil sie unter „Kontaktlosigkeit" und „Affektsperre" litten (1989, S. 418ff), wieder betroffen machen. Mit teilweise heftig konfrontativen und, wie Perls beklagt, auch gewaltsamen Methoden wollte er durch ihr unglückliches Bewusstsein hindurchstoßen, die inneren Umklammerungen durch die äußeren Mächte der Versagung lösen, damit sie die Vitalität ihres lebendigen Kerns wieder spüren konnten.

### 8. Erfahren

Erfahren und Erleben gingen als Leitworte in die Körperpsychotherapie ein (Geuter 2019, S. 60ff). Wie unter der ersten Denkfigur dargestellt, wollte Dilthey die Erfahrung oder das Erleben zur Grundlage der Philosophie machen. „Lebenserfahrung" ist nach Dilthey (1910, S. 54) das, worin wir die Erinnerungen an den „Lebensverlauf" verallgemeinern. Diese Philosophie passte in eine Zeit des Hungerns nach Erfahrung, in der

der Rückgriff auf die subjektive Erfahrung gesucht wurde, um die immer komplexer werdende Welt zu verstehen (Abschn. 3.3). Reich erlaubte sich, das innere Erleben, mithin etwas Subjektives, zum Maßstab für die Richtigkeit wissenschaftlicher Anschauungen zu erklären, wenn er 1936 festhielt: „Die organische, vegetative Überzeugtheit von der Korrektheit meiner Anschauungen gibt mir die Kraft, die man an mir bestaunt" (1997, S. 142). Er nutzte seinen Körper als Forschungsinstrument, indem er von dem ausging, was er sah und empfand (Sharaf 1994, S. 334). Das Subjektive war dabei ein Zugang zur äußeren Welt. Denn Reich hing wie auch die Lebensphilosophie nicht einem subjektivistischen Idealismus nach. Die Lebensphilosophie ging von einer unabhängigen Welt aus. Diese aber erschloss sich dem Menschen über den subjektiven Zugang durch sein Erleben.

In den technischen Debatten der Psychoanalyse argumentierte Reich, dass es nicht ausreiche, verdrängte Triebbedürfnisse zu deuten, was bis dahin die Technik der Psychoanalyse gewesen war. Die Patienten müssten vielmehr das Verdrängte wiedererleben, was ihn bewog, an den Widerständen zu arbeiten und diese auch körperlich erfahrbar zu machen. Das stellt er in zahlreichen Fallbeispielen dar (Reich 1933). In seiner „Charakteranalyse" galt ein Vorrang des **Wie**, das heißt der Form des Verhaltens, vor dem **Was**, dem Inhalt einer Mitteilung. Daher war es Reich wichtiger, dass die Patienten etwas erfahren als dass sie es verstehen: „Der Patient sprach nicht mehr über seinen Hass, sondern er fühlte ihn" (Reich 1942, S. 131). Die Empfindung, das Erleben, die Erfahrung wurden als verlässlichere Quelle der Selbstgewissheit angesehen. „Wahrnehmen, was wir empfinden", sagte Gindler (Ludwig 2002).

Philosophisch kann man einen Bezug zu Bergson erkennen. Bergson siedelte das Erkennen dort an, wo die Spannung des Bewusstseins in Richtung auf eine Tat durch ein Innewerden unterbrochen wird, ein So-Sein-Lassen, das Bergson **Intuition** nannte (Mannhart und Backhaus 1993, S. 144). Damit war philosophisch eine andere Erkenntnisquelle als das Denken legitimiert, das Freud therapeutisch favorisierte. Der Ge-

danke, etwas zu erkennen, indem ich eine körperlich gefühlte Gewissheit erfahre, taucht später im Konzept des *felt sense* von Gendlin wieder auf. In der Tradition von Carl Rogers stellt Gendlin (1961, 1996) den Begriff des Experiencing in den Mittelpunkt seiner auf den Körper bezogenen Psychotherapie.

### 9. Gegenwart

Das „Hier und Jetzt" zu betonen, begann in der Psychotherapie schon damals. Zu den grundlegenden gemeinsamen Denkfiguren in der Körperpsychotherapie gehört es, die Aufmerksamkeit auf das Gegenwärtige zu richten. Anders gesagt: sich die Dinge so zu vergegenwärtigen, wie sie sich dem Bewusstsein darbieten. Auch dies hat mit der Lebensphilosophie zu tun, deren Gemeinsamkeit Störig (1969, S. 232) in einem „**Aktualismus**" erkennt, der Bewegung und Werden hervorhebt. Das ist dem Gedanken des antiken Philosophen Heraklit verwandt, dass man nicht zweimal in denselben Fluss steigen kann. „Gegenwärtigkeit ist eine notwendige Bedingung für bewusstes Erleben" (Metzinger 2011, S. 62).

Bergson ging aus von einem Leben im Fluss. Gegenwart sei das, was geschieht, und nicht das, was ist (1919, S. 145). In Bezug auf die äußere Welt sei jede Gegenwart immer nur die Empfindung dessen, was gerade war, und die Bewegung auf das hin, was unmittelbar kommt (S. 132). In diesem sensomotorischen Verhältnis zur Welt könne Gegenwart nur in dem Bewusstsein bestehen, „das ich von meinem Körper habe" (S. 133). Oder an anderer Stelle: „Unsere Gegenwart ist vor allem der Zustand unseres Körpers" (S. 240). Mit der Vergangenheit komme die Gegenwart in Kontakt über das Wiedererkennen, wenn das, was ich in Bezug zu den Dingen gerade wahrnehme, durch das gegenwärtige Bild, das ich von meinem Körper gewinne, Vergangenheit in der Gegenwart aufruft. Das ist eine sehr moderne Theorie, die der Ansicht von Damasio entspricht, dass sich Subjektivität in der Einheit von Wahrnehmung der Außenwelt und innerer Wahrnehmung somatischer Vorgänge konstituiert (Abschn. 6.5).

Reich war auch hier ein Bergsonianer. Denn er legte den Vorrang der Analyse auf den Wider-

stand, der im aktuellen Verhalten in der Therapiestunde sichtbar wird. Dieser Widerstand war
ein Widerstand des Ich gegen das Erleben derjenigen Gefühle, die unter der Oberfläche lauerten.
Das war mit dem ich-psychologischen Deutungs-
ansatz von Fenichel kompatibel, von der Oberfläche schrittweise in Richtung Tiefe zu deuten und
nicht unmittelbar auf die Deutung der unbewussten Triebbedürfnisse und Fantasien zuzusteuern
(Kernberg 2002, S. 3).

Auch Gindler ging aus von dem, was gerade
geschieht und einem „beim Probieren widerfährt" (Abschn. 3.1.2), und lehrte die Aufmerksamkeit für die gegenwärtige Wahrnehmung des
Körpers. Wenn beispielsweise jemand eine verspannte Schulter hatte, so befasste sich Gindler
(1926) nicht mit der Geschichte oder der Bedeutung der Spannung, sondern ausschließlich
damit, dass diesem Menschen spürend bewusst
wird, wie er aktuell die Spannung herstellt und
aufrechterhält. Das Bewusstwerden der Spannung war der Weg zu ihrer Lösung in der unmittelbaren Gegenwart. Daraus resultiert das körperpsychotherapeutische Prinzip, dass Veränderung in der Gegenwart dadurch geschieht, dass
die Abwehr aufgegeben werden kann (Geuter
2019, S. 356). Dann tritt etwas anderes von selbst
in das Erleben oder wird unmittelbar in der Gegenwart verstanden (Kap. 16).

Der Psychoanalytiker Otto Rank (1929,
S. 316) meinte schon damals, dass sich die Auf-
hebung der Neurose in der Fähigkeit zur „Hingabe an die Gegenwart" zeige. Später waren es
vor allem Rogers und Perls, die vom Begriff des
Erlebens her die Psychotherapie in die Gegenwart des Raumes und der Zeit holten, um mit
dem zu arbeiten, was der Patient gerade jetzt und
hier in der Stunde erlebt. Perls wollte den Patienten dazu anhalten, die aktuellen Manifestationen
seines Symptoms zu beschreiben, und nannte
daher seine Methode in Südafrika anfangs „Kon-
zentrationstherapie" (Walker 1996, S. 130). Die
Psychoanalyse hat diese Wendung in die Gegenwart einige Jahrzehnte später vollzogen.

**10. Ganzheit**
Der Begriff der Ganzheit gewann erst in der Humanistischen Psychologie eine prominente Be-

deutung. Dennoch waren Ganzheitsvorstellungen
am Anfang des 20. Jahrhunderts schon allgegenwärtig. Ein Ruf nach Ganzheit, Authentizität und
natürlichem Leben hallte durch jene Zeit einer
rapiden technologischen Modernisierung, die
Ende des 19. Jahrhunderts eingesetzt hatte. Die
Angst vor der Modernität ließ geradezu eine
Sehnsucht nach Ganzheit und Gemeinschaft entstehen (Gay 1970, S. 130). Dabei bezogen sich
Vorstellungen von Ganzheit „vor allem auf das
Wachstum und die Kultivierung des 'ganzen'
*Selbst* – des Körpers und des Geistes – als not-
wendige Grundlage einer kollektiven Ganzheit"
(Harrington 2002, S. 65). Der spätere Psychoana-
lytiker Harald Schultz-Hencke notierte mit 24
Jahren in sein Tagebuch die „feste Überzeugung,
dass die Menschheit Organismus werden muss"
(Theilemann 2018, S. 71). In der Psychologie
wurde damals wie in anderen Wissensgebieten
mit den Begriffen Ganzheit und Organismus viel
Sinniges und Unsinniges angestellt, da er sich für
Konzepte jeder politischen Couleur eignete, auch
für die Öffnung der Psychologie zur nationalso-
zialistischen Ideologie (Geuter 1985).

In der Entstehung der Körperpsychotherapie
treffen wir die Vorstellung an, der Mensch sei ein
Ganzes als psychisches und körperliches Wesen.
Die Atem- und Leibpädagogen folgten dem
Credo: „vom individuellen Ganzheitserleben hin
zum Erkenntnisprozess" (von Steinaecker 2000,
S. 86). Gindler schrieb, „dass wir im Menschen
ein Ganzes, das selbst wieder nur Teil eines sozialen Organismus ist, vor uns haben" (Ludwig
2002, S. 100). Aber in der Leibpädagogik kam es
nicht zur Ausarbeitung einer Ganzheitstheorie.
Ähnliches gilt für Reich. Er sprach zwar von der
„psychophysischen Identität und Ganzheit",
deren Ursprung er in Bergsonschen Gedanken
ansiedelte (1942, S. 28), und später davon, „den
Patienten in erster Linie als biologischen Organismus" (1948/1989, S. 24) zu sehen. Allerdings
gibt es weder bei Bergson noch bei Reich eine
Theorie der Ganzheit, wie sie in der Gestalt- oder
der Ganzheitspsychologie entwickelt wurde.

Der zum Umkreis der Gestaltpsychologie gehörende Neurologe Kurt Goldstein, dessen Konzepte in die HumanistischePsychotherapie ein-
gingen, vertrat damals die Theorie eines **ganz-**

**heitlichen Organismus** (1934/2014, S. 387). Jedes normale oder pathologische Phänomen sah er als Ausdruck von dessen umfassender Aktivität an. Goldstein hatte nach dem Ersten Weltkrieg mit Hirnverletzten gearbeitet und beobachtet, dass Hirnareale Funktionen anderer Areale übernehmen können, die nach der herrschenden Lokalisationslehre hätten ausfallen müssen. Mängel konnten in einem Ganzen also von nicht dazu vorgesehenen Teilen ausgeglichen werden. Dadurch kam er zu der Vorstellung eines sich selbst verwirklichenden Gehirns (Harrington 2002, S. 278ff). In seiner biologischen Theorie des Organismus von 1934 ging Goldstein (2014, S. 404) davon aus, dass der Organismus über die Fähigkeit einer „Selbstregulierung" von „Defekten" verfügt. An einer Stelle verwendete er auch den Begriff der „Selbstverwirklichung" (ebd., S. 401; Abschn. 3.7). Mit dem Begriff des Organismus meinte er Votsmeier zufolge nicht nur den physischen Körper, sondern „die Idee, das Bild oder Konzept des Organismus in seiner Ganzheit" (1995, S. 5; vgl. Goldstein 2014, S. 301). Der Organismus war für ihn diejenige Einheit, deren Reaktionen zu beobachten seien und von der sich Physisches und Psychisches nur in der Betrachtung scheiden lassen (Goldstein 1931, S. 6). Beide seien „im Lebendigen enthalten", weswegen er „vom Ganzen als lebendigem Wesen" sprach (1934/2014, S. 368). Als ein biologischer Theoretiker des Organismus wollte Goldstein allerdings mit der Lebensphilosophie „nichts zu tun" haben (ebd.). Seine Ganzheitsvorstellung sah er auch im Gegensatz zur psychoanalytischen Triebtheorie, weil diese aus der Fülle der Phänomene einen „Grundvorgang" heraushebe, „von dem die anderen dann abhängig sein sollen" (ebd., S. 264).

Eng mit der Ganzheitsidee verbunden war das Konzept der **Selbststeuerung** des Organismus. Seit dem 19. Jahrhundert hatte es Vorstellungen einer „Selbststeuerung" oder „organischen Regulation" von Lebensvorgängen gegeben, zum Beispiel bei dem Vitalisten Hans Driesch, mit dem sich Reich befasste. Walter B. Cannon sprach später von „organisierter Selbstregierung" und prägte 1929 den Begriff der Homöostase (Tanner

1998; vgl. Heller 2012, S. 200ff). Reich sprach ebenfalls von Selbststeuerung und noch nicht von Selbstregulation. Selbststeuerung hieß für ihn, dass sich Handlungen nach einem inneren Prinzip gestalten. In ihrer Funktion, eine natürliche „Harmonie" herzustellen, sei die Selbststeuerung mit den „natürlichen Trieben … funktionell identisch" (1942, S. 137ff). Der Psychoanalytiker Otto Gross benutzte hingegen schon den Begriff einer „individuellen Selbstregulation" (Bocian 2007, S. 168). Bocian sieht eine Linie von Gross über Reich bis hin zum frühen Perls, welche „die organismische Selbstregulation betont, weil ihre Konflikt- und Beziehungstheorie als Affekttheorie eine körperliche Basis hat" (ebd.). Die linksfreudianische Idee einer Selbststeuerung stand auch für die Behauptung der Subjektivität gegenüber der Fremdsteuerung durch die Gesellschaft.

Weder die Idee der Ganzheit noch die der Selbstregulation spielte allerdings am Anfang der Körperpsychotherapie eine herausgehobene Rolle. Wir müssen uns beide mehr als Ideen vorstellen, die im damaligen intellektuellen Diskurs verbreitet waren und daher einen Hintergrund für andere Konzepte abgegeben haben dürften, wie Reichs Konzept der funktionellen Identität des Physischen und Psychischen. Erst später wurde das Konzept der Selbstregulation vor allem im Zusammenhang mit systemischen Ideen oder mit den Ergebnissen der Säuglingsforschung bedeutend (Thielen 2009b; Kap. 17).

## 11. Einheit von Natur und Kultur: ein gemeinsamer Traum

Angesichts der Entfremdung und der Zerstörung der Natur durch die Zivilisation eine Einheit des Menschen mit der Natur herzustellen, war ein gemeinsamer Traum konservativer Kulturkritiker wie Klages und linksfreudianischer Revolutionäre wie Reich. Die verschiedenen Flügel der Lebensreform- und Jugendbewegung teilten den Wunsch nach einem Einklang mit der Natur. Daher zogen Gindler mit ihren Gruppen (Ludwig 2002) und Reich mit seiner Familie (Geuter et al. 2010, S. 65) in die Natur. Klages, dessen Theorien in der Gymnastikbewegung rezipiert wurden, klagte 1913, der Mensch habe das „Wissen von der weltschaffenden Liebeskraft allverbindender Liebe" verloren (1937, S. 34). Auch der Biologe Jakob von Uexküll, auf dessen Theorien die Funktionelle Entspannung zurückgreift, suchte nach einer Heilung vom zerstörerischen, kapitalistischen System. Während er aber diese Heilung in der Abkehr von der Demokratie sah (Harrington 2002, S. 124), sah Reich sie vorübergehend in deren revolutionärer Veränderung. Die Kritik am „Mammonismus" (Klages) und die Suche nach Heilung waren beiden Seiten gemein, die Antworten waren verschieden.

Lebensreformerische Ideen durchtränkten Reichs Antikapitalismus. Seelische Störungen betrachtete er als Störungen der „natürlichen Liebesfähigkeit"; Heilung bestand für ihn darin, eine „unwillkürliche Lebensfunktion" zurückzugewinnen, die Fähigkeit zur Hingabe im Orgasmus (Reich 1942, S. 15f). Er suchte nach der Erfüllung in sinnlicher Natur:

> Kinder, die blühen – Blumen, die knospen – Brüste, die schwellen – Lippen, die küssen – Glieder, die umfangen. (Reich 1997, S. 161)

Sein Traum war „die von jeher ersehnte Einheit und Widerspruchslosigkeit von Kultur und Natur" (Reich 1942, S. 16). Wie Schopenhauer davon ausging, dass moralische Werte nur empirisch in den Handlungen der Menschen gefunden werden können (Fellmann 1996, S. 287), so suchte Reich die Moralität in der Natur der Sexualität und des liebenden Menschen. In seinem Spätwerk sah er den innersten Kern eines Menschen als etwas an, das Gutes, Gott, Leben, Liebe „einschließlich der genitalen Umarmung" enthalte und ein „natürliches Moralempfinden" erzeuge (Reich 1953, S. 82f).

Diese Ansicht, dass der Mensch von Natur aus gut sei, war auch eine Grundauffassung der zeitgenössischen Reformpädagogik, die sich gegen die frühere Pädagogik von Drill und Disziplin richtete, so wie die Reformgymnastik gegen die Gymnastik der Ertüchtigung. Allen gemein war ein an Rousseau erinnerndes Bild einer guten und vom Menschen selbst verformten inneren Natur. Es ist kein Zufall, dass Reich eine lange Freundschaft mit Alexander Neill verband, der 1921

sein Internat Summerhill gegründet hatte und dessen Gedanken zur freien Erziehung in der Studentenbewegung genauso wieder gelesen wurden wie die Schriften von Reich.

Es ist auch ein Topos Rousseauschen Denkens, dass die Abkehr von der Natur abträglich für die Gesundheit ist. In den Atemlehren wurde Krankheit als Ausdruck einer Unreinheit des Leibes angesehen (von Steinaecker 2000, S. 99). Auch Reich setzte sein Verständnis von Natur als Norm. Die orgastische Potenz sah er als ein Therapieziel an, von dem es „keine Ausnahmen" geben dürfe, weil es sich „um eine biologische Funktion" handle (1925a, S. 222).

Gindler wie Reich wollten beide auf ihre Art das Tier im Menschen befreien, das „animal", von dem Nietzsche gesprochen hatte. Gindler bezog sich öfter auf die frei fließende Bewegung von Tieren als Vorbild für eine aus dem Körper und nicht aus dem Verstand kommende Bewegung, Reich auf die pulsatorische Bewegung der Amöbe als Vorbild für die freie Pulsation des nicht gepanzerten menschlichen Organismus (vgl. Barlow 2001).

Gindler freute sich, wenn Schülerinnen „lebensvoller und natürlicher" wurden (Ludwig 2002, S. 38). Aber da sie keine Theoretikerin war, entwickelte sie keine Ideologie daraus. Ihr Traum von Natürlichkeit ging einher mit den Vorstellungen der Naturheilmedizin. Franz Hilker, der mit ihr im Vorstand des Deutschen Gymnastikbundes saß, schrieb, Gindler habe sich nach eigener Krankheit als junger Mensch gefragt, „ob nicht in der Natur selbst die Bedingungen zu finden wären für eine Mobilisation von Abwehrkräften"; später habe sie danach geforscht, „wo in der menschlichen Natur selbst die Antworten und Bedürfnisse nach Geordnetheit und störungsfreiem Ablauf der Funktionen … zu finden seien" (ebd., S. 76). Heute könnte man hierin ein Modell der Arbeit an den Ressourcen sehen. Gindler, die Leibreformbewegung und die frühe Körperpsychotherapie standen im Kontext gegenzivilisatorischer Praktiken der Körperarbeit, die letztlich mit der Moderne dadurch versöhnten, dass sie die Eigenverantwortung der mehr und mehr individualisierten Menschen stärkten.

## 3.5    Natur und Sexualität – Beherrschung oder Befreiung

In den Anfängen der Körperpsychotherapie gab es große Unterschiede, wie die Sinnlichkeit des Körpers gesehen wurde (Geuter 2000a, S. 68ff). Die Linksfreudianer hingen der Triebtheorie an. Reich vertrat das Konzept eines „genitalen Charakters", der frei von neurotischen Hemmungen sei. Er hatte sich zusammen mit Fenichel schon als Student in Wien mit der sexuellen Not der Jugend beschäftigt (Fallend 1988). In Wien und Berlin engagierte er sich durchgehend für einen freieren Umgang mit der Sexualität (Peglau 2013). Die Befreiung von körperlichen Blockaden hatte bei Reich immer mit dem Ziel zu tun, eine größere Freiheit in der sexuellen Hingabe zu gewinnen. Er hing so dem „heroischen Menschenbild" der frühen Psychoanalyse (Altmeyer und Thomä 2006) an, in dem der Mensch im Konflikt zwischen Lust und Angst einen Kampf gegen sexuelle Frustration führt.

Ganz anders war die Einstellung zur Sexualität in der Gymnastikbewegung. Sie folgte der Trennung zwischen „gemeiner Sinnlichkeit" und „vornehmer" Sinnenfreude, die die bürgerliche Reformbewegung vollzog (Linse 1998, S. 441). In der Atemschule von Schlaffhorst und Andersen waren Reizstoffe wie Kaffee und Schokolade ebenso verboten wie Beckenbewegungen, damit der „Deutsche seine höchste Leistungsfähigkeit" erreiche, wie Andersen schrieb (Wedemeyer-Kolwe 2004, 93f). Schlaffhorst wollte mit Atem und Gesang die Lust bändigen (von Steinaecker 2000, S. 77). Maßnahmen der Körperkultur zielten auf ein geschlechtsloses Empfinden ohne sexuelle Lust (de Ras 1986, S. 415). Die Neugeistbewegung jener Zeit pflegte Atemübungen, Mantras und Meditationen, um durch Askese, Selbstdisziplin und positives Denken der „triebhaften Gedankenwelt" und der „triebhaften Seele" Herr zu werden (Wedemeyer-Kolwe 2004, S. 170f.). Die Mazdaznan-Bewegung schließlich vertrat eine Diätetik der Reinigung von Darm und Scheide, weil Mann und Frau sonst zu leidenschaftlich und unausgeglichen würden (von Steinaecker 2000, S. 97). Von Laban (1926,

S. 111) meinte, gymnastische Bewegung wirke gegenüber der geschlechtlichen Lust „ableitend"; wenn Tänzer nackt oder fast nackt tanzten, kühle dies die „sexuelle Neugier" ab. Die Menschen sollten eine „Beziehung zu ihrem Organismus gewinnen", sagte Gindler 1931 (Ludwig 2002, S. 98). Aber der Organismus hörte bei den lustvollen Empfindungen und am Becken auf.

Mit dem Sich-selbst-Spüren wurde der ästhetische Genuss dem sexuellen gegenübergestellt (vgl. Linse 1986, S. 400). Die Lust wird dann an einem Leib empfunden, der sich für sich allein als befreit erlebt. Starobinski sieht darin eine narzisstische Komponente der modernen Zivilisation, weil das bewusste „Lauschen auf den Körper … den Rang einer Triebbefriedigung" erhält (1987, S. 28). Der von partnerbezogenen, sexuellen Bedürfnissen gereinigte Leib war ein narzisstisch befriedigter Leib. „Übrig bleibt die Lust, ursprünglich zu werden, was dasselbe ist, wie endlich zu leben", hat der Philosoph Ernst Bloch (1979, S. 333) beißend Klages kritisiert. Klages nahm die „animalischen Triebe" (1926, S. 61) in sein Charaktermodell nicht auf.

Wir finden also am Anfang der Körperpsychotherapie eine Polarität von

- Sexualität und Askese,
- sexueller Befreiung und Befreiung durch Bewegung,
- Aufgeben von Kontrolle durch ein Sich-Überlassen und Körperkontrolle durch Selbstwahrnehmung.

Auch das schon erwähnte System der Calisthenics zielte auf eine Beherrschung des Körpers in Anmut (Linse 1998, S. 439). Die Rhythmusbewegung produzierte nach einer These von Wedemeyer-Kolwe (2004, S. 85) keine freien, sondern selbstdisziplinierte Körper. Von Laban wollte durch körperliche Selbstkontrolle eine „Disziplin des Geistes" erzeugen (Bender 2020, S. 63). Der deutsche Bodybuilder und Yoga-Schüler Joseph Pilates, der mit von Laban zusammenarbeitete, nannte sein Gymnastiksystem nach seiner Auswanderung in die USA „*Contrology*" (Pilates und Miller 1945). Den Gymnastikern ging es um eine Stärkung des Einzelnen durch körperliche Selbstbewusstheit, Reich ging es um das Aufgehen des Ich im Wir in der Hingabe an die gemeinsame Lust. Lust war für ihn kein Strömen zu sich selbst, sondern ein Strömen hin zur Welt. Sie war Expansion. Die genannte Polarität hat die weitere Entwicklung der Körperpsychotherapie durchzogen. Dies kann ich in dieser kurzen Einführung in die Geschichte aber nicht weiter nachzeichnen.

Die Unterschiede hatten auch mit den unterschiedlichen Absichten zu tun, die die Leibpädagogik und Reich mit seiner Vegetotherapie anfangs verfolgten. Der Leibpädagogik ging es nicht darum, Gefühle zu öffnen. Als Gefühl war nur die Freude an der Bewegung und an der Entdeckung vorgesehen. Angst, Trauer und Schmerz kamen hier nicht vor. Das Ziel war die optimale Entwicklung der körperlichen Funktionen. Wenn Reich hingegen an die körperlichen Funktionen dachte, dachte er in erster Linie an die Sexualfunktion und deren Hemmung durch Affekte. Denn Reich dachte psychotherapeutisch. Während Gindler körperliche Symptome aus körperlicher Spannung und Entspannung erklärte, erklärte sie Reich aus der Spannung zwischen Wunsch und Abwehr. Daher war seine Vegetotherapie emotional. Gindler wollte, dass die Menschen „wacher und reagierbereiter" werden (Ludwig 2002, S. 120). Das hatte für sie aber mit der Fähigkeit des Organismus „zu einem vollkommenen Benütztwerden" (ebd., S. 109) zu tun. Für Reich war die Fähigkeit zu reagieren ein emotionales Problem:

> Wir sprechen von einem 'genitalen' Charakter, wenn die emotionellen Reaktionen nicht durch starre Automatismen eingeschränkt sind, wenn also der Betreffende biologisch entsprechend der jeweiligen Situation, in der er sich befindet, zu reagieren vermag. (Reich 1989, S. 479)

Bei allen Unterschieden der Einstellung zur Sexualität standen sowohl die Gymnastiker als auch Reich für eine lichte Hoffnung in einer spannungsgeladenen Zeit. Das kontrastiert zum damaligen Hauptwerk der Phänomenologie, Heideggers „Sein und Zeit" von 1927. Hielten die Gymnastiker die Freude hoch und sprachen nicht über den Eros und die Ängste, ist bei Heidegger weder von Freude noch Eros, aber durchweg von Sorge, Furcht, Angst oder Verfall als Stimmungen die Rede, aus denen sich vorreflexiv das Dasein erschließe. Die düstere Stimmung seines Buches passt zu den düsteren Sorgen um Erhaltung in jener Zeit, während die Anfänge der Körperpsychotherapie auf unterschiedliche Weise im Zeichen der Lebensfreude stehen.

## 3.6 Die Verstofflichung des Lebens – Reichs Weg zur naturwissenschaftlichen Energiearbeit

Ab 1939 entfernte sich Reich mit seiner Orgontheorie von der Körperpsychotherapie und drang in Bereiche vor, die für sie unproduktiv blieben. Das ist nur zu verstehen, wenn wir Reich anders als in der bisherigen Reich-Rezeption konsequenter in die Tradition der Lebensphilosophie stellen. Denn sein Spätwerk wird durchzogen von dem Versuch, die Lebensenergie naturwissenschaftlich zu bestimmen. Auch wenn er den Marxismus aufgab, so suchte er doch weiter nach einer materialistischen Antwort auf die Frage, was das Leben ausmacht. Aus Bergsons Buch „Die schöpferische Entwicklung" hatte Reich die Idee einer schöpferischen Kraft, im Original *élan vital*, übernommen, welche die Entwicklung der Organismen erklären sollte. Es war eines der drei Bücher von Bergson, deren Lektüre Reich (1942, S. 28) ausdrücklich erwähnt. In diesem Buch hatte Bergson unter anderem die Meinung vertreten, man könne die Lebenskraft elektrisch wecken.

Man muss bedenken, dass in der Zeit, in der Bergsons Buch im Original erschien (1907), und auch noch in der Zeit von Reich die Elektrotherapie zu einer Modeerscheinung in der Medizin geworden war. Der Orgonakkumulator von Reich, ein spezieller Kasten, in dem er Lebensenergie einsammeln wollte, ist ähnlich gebaut wie ein elektrisches „Lichtbad" der Firma Siemens und Halske von 1911 (Museum für Energiegeschichte o. D.). In den 1920er Jahren sollte der Hochfrequenz-Strahlapparat „Energos", ein Gerät für den Heimgebrauch, mit hochfrequenten

Wechselströmen Schmerzen, Rheuma, Grippe oder Diabetes lindern (Museum der Dinge o. D.). In einer Werbung aus dem Jahre 1931 für entsprechende Apparate hieß es, man werde durch sie „frisch und elastisch" und sie seien „das beste natürliche Verjüngungsmittel". Das Modell „Anapol" der Firma Förster sollte auch gegen Impotenz helfen (Museum für Energiegeschichte o. D.). 1929 schließlich hatte Hans Berger aus Jena erstmals über Messungen mit einem Elektroenzephalogramm publiziert, was weiteren Anlass bot, nach einer elektrischen Erklärung von Lebensprozessen zu suchen.

In der Psychoanalyse versuchte Siegfried Bernfeld seit 1929 die Libido elektrisch zu vermessen, wozu er zusammen mit einem Ingenieur ein „Libidomessgerät" baute (Peglau 2013, S. 275). Er hielt die Libido für eine Form von Energie, auf die man physikalische Gesetze anwenden könne, und publizierte breit über „Libidometrie" (ebd.). Reich begann in den 1930er Jahren mit elektrischen Messungen der Sexualenergie. So nahm er die Hautpotenziale an erogenen Zonen ab, wenn Versuchspersonen von Empfindungen der Lust berichteten (Sharaf 1994, S. 253f). Er wollte den Bergsonschen *élan vital* materiell nachweisen. Und er wollte etwas finden, das es ihm möglich machte, „am Lebendigen selbst" und nicht nur an Konflikten und charakterlichen Panzerungen zu arbeiten (Reich 1989, S. 473). Orgasmusforschung war für ihn der Weg, um „tief in Naturgeheimnisse erschütternder Art" einzudringen und die Psychologie zu einer „Biophysik" und einer „echten Naturwissenschaft" zu entwickeln (Reich 1942, S. 291).

Später behauptete Reich, eine allgemeine, noch unbekannte Energie, die Orgonenergie gefunden zu haben, die organische, aber auch anorganische Prozesse wie das Wetter bestimme und die er in seinem Orgonakkumulator zum Zwecke der Heilung einfangen wollte. Er verstand sie als eine umfassende Kraft der Regulation aller Naturvorgänge im Kosmos (Heller 2012, S. 117; Young 2015a). Seit 1945 setzte Reich (1989, S. 403, Fn. 1) Orgonenergie, „Es" und *élan vital* gleich. Von einem biologischen ging er über zu einem **physikalischen Verständnis** von Energie: „Das 'Es' ist eine physikalische Realität: die kosmische Orgonenergie" (ebd.). Er glaubte nun-

mehr auch, psychologische Probleme auf rein energetischem Weg behandeln zu können. Zuweilen sprach er von einer biologischen Energie, die mehr als die „Bio-Elektrizität" umfasse (1947, S. 30ff), letztlich aber von einer „rein physikalischen Energie" (1942, S. 11):

> Das Lebendige funktioniert tatsächlich aufgrund derselben physikalischen Funktionen wie das Nichtlebende... Es ist gleichzeitig grundsätzlich verschieden vom Nichtlebenden. (Reich 1942, S. 287)

Der Unterschied liege in der spezifischen Anordnung der Funktionen der Mechanik und der Elektrik.

Mit der Orgonforschung wähnte sich Reich am Ziel. Dieses Ziel hieß philosophisch, den Dualismus zu überwinden, indem er das Psychische und das Somatische auf für beide gemeinsam geltende Lebensgesetze zurückführte, und es hieß wissenschaftlich, die Kontroverse zwischen Mechanisten wie Haeckel und Vitalisten wie Driesch um die Erklärung des Lebendigen zu lösen (Abschn. 3.4), die in der Weimarer Zeit voller Spannungen war (Geuter 1984, S. 191). Indem er die von den Vitalisten behauptete immaterielle Lebenskraft – Bloch (1979, S. 336) nennt Bergson und nicht Driesch den „eigentlichen Vitalisten" – physikalisch erklärte, und das heißt, in einem Erklärungsmodell, das die Mechanisten akzeptieren konnten, glaubte er beiden Richtungen Genüge zu tun. Er dachte, physikalisch „Die Welträtsel" lösen zu können, von denen Haeckel 1899 in seinem gleichlautenden populären Buch gesprochen hatte. Was für Reich das Orgon war, war für Haeckel der Äther.

In therapeutischer Hinsicht dachte Reich nun, am Lebendigen selbst „unter weitgehender Ausschaltung der Wortsprache" (1948/1989, S. 477) arbeiten zu können, an der „Biopathie" statt an der Psychopathologie (ebd.). Er wollte vordringen in eine „biologische Tiefe", um eine „Beweglichkeit des Körperplasmas" herzustellen (ebd., S. 481f). Theoretisch aber suchte er die Erklärung des Biologischen in der Physik.

Reichs Werk durchzieht die lebensphilosophische Frage, was das Leben ist. Seine Sackgasse war, dass er diese Frage physikalisch beantworten wollte und dazu eine messbare Energie postulierte, eine These, an der auch Lowen (1981, S. 33) festhielt. Er reduzierte Vitalität und seelisches Erleben „auf einen materialistisch-positivistischen Energiebegriff" (Marlock 2006, S. 140) und verfiel damit einem Szientismus naturwissenschaftlicher Erklärung, den Husserl (2012; Erstveröff. 1936) so entschieden kritisiert hatte (Abschn. 7.3). Damit blieb er der Tradition der organischen Physiker wie Emil DuBois-Reymond und Freuds Lehrer Ernst Brücke verhaftet, die Mitte des 19. Jahrhunderts die Leistungen des Organismus physikalischen Betrachtungsweisen unterwarfen und für sie die gleichen Gesetze reklamierten, die auch für die anorganische Materie gelten.

Der Physiologe DuBois-Reymond hatte die Theorie aufgestellt, dass elektrische Energie der Saft des Lebens wie der Seele sei (Harrington 2002, S. 40). Von dieser Sicht kam Reich zeitlebens nicht los. In seiner 1946 verfassten „Rede an den kleinen Mann" schrieb er auf der letzten Seite, er habe das Handwerkszeug gegeben, „dein Leben mit Willen und Ziel zu lenken, wie du bisher nur Maschinen lenken konntest. Ich war dir ein treuer Ingenieur deines Organismus" (1989a, S. 124). Das ging durchaus mit dem Geist des Behaviorismus einher, der damals das Denken der Psychologie beherrschte, von dem sich Reich aber durch seine Achtung vor dem Leben und nicht zuletzt durch seine Achtung vor den Kindern in seiner damaligen Säuglingsarbeit zugleich radikal unterschied (Harms 2013). Reich hatte mit glänzenden psychologischen Beobachtungen die Psychoanalyse zur Vegetotherapie hin entwickelt. Aber das Primat einer physikalischen Sicht setzte sich in seinem Spätwerk durch. Der ärztliche Psychoanalytiker wollte ein Ingenieur des Organismus sein.

## 3.7 Erleben und Wachsen – Die Humanistische Therapiebewegung als dritte Quelle der Körperpsychotherapie

Seit den 1960er Jahren kam es im Zuge des Human Potential Movement und der Bewegungen der Humanistischen Psychologie und Psy-chotherapie zu einer neuen Blüte der Körperpsychotherapie (Geuter 2006a, S. 23f). Diese Bewegungen wurden zu ihrer dritten Quelle und hinterließen international in der Körperpsychotherapie wie in der Psychotherapie insgesamt deutlichere Spuren als Gindlers Gedankengut (Wolf 2010). Die humanistische Psychologin Charlotte Bühler schrieb seinerzeit, dass die körperbezogenen Verfahren „auf dem Hintergrund der Humanistischen Psychologie und im Rahmen der Human Potential Bewegung … größere Bedeutung" gewannen (1974, S. 8).

Wie die Zeit zu Beginn des Jahrhunderts waren auch die Jahre seit den späten 1960ern eine Zeit, in der man intensiv fühlen und erleben wollte. Im Gefolge der Studenten- und Hippiebewegung suchten junge Menschen nach Überwindung von Grenzen, Befreiung, Kreativität, Ekstase und einer postreligiösen Spiritualität. Sie wollten die Leidenschaften von der Herrschaft der Vernunft befreien, experimentierten mit neuen Lebensformen und verschrieben sich der Emanzipation des Einzelnen. Zu den damaligen Bewegungen gehörten daher gleichermaßen der radikale Angriff auf die körperliche Etikette der Gesellschaft oder auf Sexualverbote und eine Anti-Psychiatrie, die Wahnsinn als Protest deutete. Ekstatisch zu lauter Musik zu tanzen, Haare wachsen zu lassen und BHs wegzuwerfen waren Teil eines körperlich aufgeführten Befreiungsszenarios. Die Sexualität wurde „nochmals zur großen Metapher von Glück und Befreiung" (Marlock 2006b, S. 72). Reich wurde in der Studentenbewegung als Theoretiker der sexuellen Befreiung wieder gelesen. Die „Wachstumsbewegung" erkor ihn posthum zum Ehrenmitglied (Totton 2002a, S. 220).

Humanistische Psychotherapie und Körperpsychotherapie erblühten damals im Kontext gegenkultureller, alternativer Bewegungen (Hartmann-Kottek 2008, S. 48; Hutterer 1998, S. 401). Theoretisch und therapeutisch formierten sie eine Alternative zur monolithisch etablierten Psychoanalyse und zur Verhaltenstherapie – die Humanistische Psychologie nannte sich auch die „dritte Kraft" (Bugental 1964). Maslow (1973, S. 23), der Theoretiker der Humanistischen Psychologie, stellte sein Denken in den Kontext einer Kulturkritik und ging davon aus, dass der Mensch glücklich leben könne, wenn seine innere Natur nicht unterdrückt, sondern gefördert wird (s. Kasten). Freuds Metapher des psychischen Apparats, in dem psychische Energien und Instanzen im Konflikt miteinander walten, und Reichs Kampfmetaphorik vom neurotischen Menschen, der einen „Widerstand" besitzt, den man „beseitigen", und einen „Panzer", den man „durchbrechen" muss, setzte die Humanistische Psychotherapie die Metapher des Menschen als einer blühenden Pflanze entgegen, die in richtiger Weise genährt werden sollte.

Viele Menschen suchten „in Selbsterfahrungs-, Therapie- und Encountergruppen eine Erweiterung ihrer inneren Möglichkeiten und eine verloren geglaubte Identität" (Geuter 2006a, S. 23) sowie neue Freiräume zu ihrer Selbstverwirklichung. Mithilfe von Therapie wollte man Potenziale wecken und Grenzen überschreiten. Reichianische Therapeuten drängten Klienten, dem Ideal der orgastischen Potenz näherzukommen (Cornell 2006, S. 712). Therapiegruppen boten eine Intensität von Beziehungen und Gefühlen, die sonst in der Gesellschaft nicht zu finden war (Wolf 2010). In Esalen, Poona und anderswo wurden Marathongruppen angeboten. Vielerorts kam es zu einem Workshop-Kult. Der Psychiater Stanislav Grof experimentierte mit LSD und später mit Trance durch forciertes Atmen und laute Musik, um „Das Abenteuer der Selbstentdeckung" (Grof 1987) zu fördern. Der Körper wurde bei alldem zu einem Referenzpunkt der Suche nach sich selbst.

Menschen (Votsmeier 1995, S. 9). Maslow unterschied Defizitmotive und Wachstumsmotive. In seinem Konzept einer Bedürfnishierarchie stand die Selbstverwirklichung ganz oben. Diese ist in seinen Augen kein Zustand, sondern eine Entwicklung der Persönlichkeit, bei der man sich von Begrenzungen befreit und fähig wird, sowohl Tatsachen in ihrem Sein anzuschauen wie verändernd zu handeln (Maslow 1959). Sie beinhaltet, sich und die Wirklichkeit besser wahrzunehmen, sich zu akzeptieren und spontan reagieren zu können, entscheidungs- und konfliktfähig (Maslow 1973, S. 126), kreativ, autonom und produktiv zu sein (ebd., S. 157), Werte wie Mut, Freundlichkeit, Ehrlichkeit, Güte und Liebe zu leben (S. 158) sowie die eigenen „Potenzialitäten" verwirklichen und über die menschliche und persönliche Essenz verfügen zu können (S. 196). Der Begriff der Selbstverwirklichung stand in dieser Breite für ein Idealbild, von dem Maslow glaubte, es bei einigen Menschen empirisch angetroffen zu haben. Menschen, die sich selbst aktualisierten, hätten ein Gefühl von Zugehörigkeit und Verwurzelung, seien zufrieden, lebten in Wertschätzung für sich selbst und widmeten sich etwas, das außerhalb von ihnen liege (Maslow 1967).

---

**Selbstverwirklichung**

Maslow (1973, S. 11) sah die Humanistische Psychologie als Teil einer neuen Lebensphilosophie. In ihrem Zentrum stand der in den damaligen sozialen Bewegungen hoch gehandelte Begriff der Selbstverwirklichung oder Selbstaktualisierung, den Goldstein (1934) schon verwendet hatte (Abschn. 3.4, „10. Ganzheit"; vgl. Corsi 2012). Goldstein hielt den gesunden Menschen für ein aktiv-handelndes Wesen, das seine Potenziale realisieren möchte. Reine **Selbsterhaltung** sei ein Motiv des kranken

Mit dem Abschwellen der Protestbewegungen entdeckte man in der Rückbesinnung auf den Einzelnen das Lauschen auf sich selbst und suchte Sinn in den feinen Verästelungen körperlicher Selbstwahrnehmung. Insbesondere die feministische Bewegung setzte die Frage nach der körperlichen Identität auf die Tagesordnung (Staunton 2002a, S. 1). So sprudelten in den Jahren dieser zweiten Blüte der Körperpsychotherapie noch die zwei Quellen aus ihrer Anfangszeit: Zuerst wollte man die eigene Lust befreien und dann sich selbst finden. Wie in ihren Anfängen glaubte auch die Körperpsychotherapie jener Zeit, sie würde Menschen freier, kreativer und weniger konformistisch machen (Totton 2002a, S. 220).

Das Verständnis von Freiheit, das die Humanistische Psychologie damals propagierte, war allerdings ein neues. Freiheit hieß für sie nicht Freiheit von repressiven Triebversagungen oder Freiheit der inneren Bewegung und des Selbstausdrucks, sondern Freiheit zur Gestaltung von Möglichkeiten. Maslow (1973, S. 49) vertrat die Idee einer relativen Unabhängigkeit des sich selbst verwirklichenden Menschen von seiner Umwelt. Die Humanistische Psychologie strebte nach Autonomie und Selbstgestaltung. Das passte in die damalige Zeit. Bühler (1979) stellte für die 1970er Jahre einen Prozess des Erwachens zu neuen Möglichkeiten in den westlichen Gesellschaften fest.

Das Gravitationszentrum der neuen Psychotherapie war nun das Esalen-Institut an der Küste Kaliforniens. In Kalifornien lag auch das zweite damals innovative Zentrum der Psychotherapie, das Mental Research Institute in Palo Alto mit der Gruppe um Gregory Bateson, Jay Haley und Paul Watzlawick. Mit der Körpertherapeutin Eleanor Criswell Hanna als Gründungsrektorin wurde zudem 1971 an der California State University, Sonoma, das *Humanistic Psychology Institute* gegründet (Aanstoos et al. 2000). *The Human Potentiality* lautete in Esalen der Titel der ersten Veranstaltungsreihen (Hutterer 1998, S. 65). In Esalen weilten und lehrten u. a. Stanislav Grof, der Begründer des Holotropen Atmens, Jack Lee Rosenberg und Marjorie Rand (2004) von der *Integrative Body Psychotherapy*, Ida Rolf, die Begründerin des Rolfing, Fritz Perls oder Moshe Feldenkrais genauso wie Abraham Maslow, Carl Rogers, der Begründer der Klientenzentrierten Psychotherapie, die Familientherapeutin Virginia Satir, der Jungianer James Hillman, die Tanztherapeutin Mary Starks Whitehouse oder die Sänger Bob Dylan und Joan Baez sowie George Harrison, der Lead-Gitarrist der Beatles (Kripal 2007). Auch Gregory Bateson, der als Anthropologe zu den Vätern der Systemischen Therapie gehört, hielt sich länger in Esalen auf. Der theoretische Physiker des New Age Fritjof Capra, der Chemie-Nobelpreisträger Linus Pauling und der Meditationslehrer Deepak Cho-

pra gaben hier Kurse. Selver bot 1963 in Esalen den allerersten Selbsterfahrungsworkshop an (Weaver 2015, S. 44), der Körperpsychotherapeut George Downing (1973) befasste sich mit der Esalen-Massage und Will Schutz entwickelte dort die Encountergruppen (Wolf 2010). In Kalifornien gingen auch John Lennon und Yoko Ono zu Arthur Janov in die Urschreitherapie. Affektintensivierende Therapiemethoden waren in diesem kulturellen Klima sehr beliebt. In Kalifornien, meint Heller (2012, S. 635), habe sich die Körperpsychotherapie vom „Fanatismus" der orgontherapeutisch orientierten amerikanischen Ostküsten-Reichianer lösen und die Anregungen anderer therapeutischer Ansätze aufnehmen können.

> Die Entwicklung der Esalen-Bewegung, die für Freiheit des Ausdrucks und der körperlichen Berührung, für den Abbau von Abwehrhaltungen und für ein Streben nach größerer 'Bewusstheit' eintrat, stellte für viele eine Möglichkeit dar, das Leben lebenswerter zu gestalten und eine größere Liebesfähigkeit zu erlangen. (Bühler und Allen 1973, S. 16)

Im Zentrum therapeutischen Bemühens stand nun die „Suche nach dem wahren Selbst" (Miller 1979). Auch Kindern sprach man jetzt das Recht auf ein eigenes Selbst zu und kritisierte wie Alice Miller die repressive Erziehung. Therapien, die versprachen, Blockaden zu lösen und innere Freiheit zu gewinnen, waren hoch im Kurs, zum Beispiel Janovs (1976) Primärtherapie, die eine schnelle Erlösung von schmerzlichen Kindheitserlebnissen versprach, traumatisierte Patienten aber leicht in alte Schmerzen zurückstieß (Young 2015b).

Gemeinsam waren der Körperpsychotherapie und der Humanistischen Psychologie, sich auf das Erleben und die Erfahrung auszurichten. Die Körperpsychotherapie übernahm damals von Rogers die therapeutische Haltung, eine sichere, unterstützende, verständnisvolle und authentische Beziehung anzubieten. Auch kam es zu einer stärkeren Beschäftigung mit buddhistischen Vorstellungen. Dies führte dazu, die Haltung von Achtsamkeit wieder aufleben zu lassen, die Gindler gelehrt hatte, ohne selbst diesen Begriff zu benutzen. In der Hakomi-Therapie wurden ausdrücklich reichianische Konzepte mit der buddhistischen Lehre von Gewaltfreiheit und Achtsamkeit verbunden (Kurtz 1985). Therapeutischen Wandel sah man nun darin, die Art und Weise zu verändern, in der Menschen ihre Erfahrungen organisieren.

Die Humanistische Psychologie gründete ihr Menschenbild auf Werte, die jener Zeit entgegenkamen: Würde, Recht auf Entfaltung, Echtheit, Selbstbestimmung, Individualität, Sinnfindung, Verantwortungsfähigkeit, Empathie und Mitmenschlichkeit (Hartmann-Kottek und Kriz 2005). Aus diesen Werten leitete sie ein anderes Verständnis von Psychotherapie, insbesondere ein neues Verständnis der Rolle des Therapeuten ab. Er wurde nicht mehr wie in der Psychoanalyse und bei Reich oder Lowen als wissender Arzt gesehen, sondern wie bei Rogers als eine helfende Person, die sich in einer Interaktion zur Verfügung stellt (Geuter 2019, S. 398f). Bohart et al. (1998) nennen folgende „humanistische Prinzipien", denen der Therapeut folge:

- Entdecken,
- der handelnde Klient entscheidet über sich selbst,
- die therapeutische Beziehung ist demokratisch und gleichberechtigt,
- der Therapeut fühlt sich zu empathischem Verstehen im Bezugsrahmen des Klienten verpflichtet,
- der Therapeut ist auf respektvolle Weise dem Klienten gegenüber authentisch.

Diese und weitere Prinzipien der Humanistischen Psychotherapie prägten die körperpsychotherapeutischen Schulen, die in jener Zeit entstanden, und gingen später auch in die intersubjektive Psychoanalyse und in die Verhaltenstherapie ein, insbesondere in die Akzeptanz- und Commitment-Therapie. Als ihr Nachwirken lassen sich folgende zehn Kennzeichen der damals aufblühenden Körperpsychotherapie ausmachen:

1. Seit jener Zeit setzte sich in der Körperpsychotherapie weitgehend ein **neues Verständnis der Rolle des Therapeuten** durch. Anstelle des distanzierten, wissenden Thera-

peuten der Ein-Personen-Psychologie der damaligen Psychoanalyse trat zunehmend das Bild eines empathischen, unterstützenden, wertschätzenden therapeutischen Begleiters, der sich in der Interaktion zu erkennen gibt und zur Verfügung stellt (z. B. Brown 1988).

2. Die Humanistische Psychologie sah die **Erfahrung als Grundlage des Wissens** an (Maslow 1973, S. 27). Diese Renaissance des Erfahrungsbegriffes unterstützte ein therapeutisches Herangehen, bei dem wie in der Gestalttherapie die Erfahrung im Hier und Jetzt der therapeutischen Situation ins Zentrum der therapeutischen Aufmerksamkeit rückte. Der Schwerpunkt der Arbeit verschob sich vom biografischen Aufdecken zum Entdecken in der Gegenwart. Leitend wurde die Vorstellung, dass sich nur das verändern kann, was tief erlebt und erfahren wird (Geuter 2006a, S. 25).

3. Mit der Humanistischen Psychologie wurde das **Spüren als grundlegendes therapeutisches Prinzip**, das in der Gindler-Arbeit zunächst einmal dem physischen Körper gegolten hatte, auf den seelisch erlebten Körper ausgedehnt. Veränderung sollte nicht durch von außen angeregte Einsicht entstehen, sondern durch von innen gespürte Erfahrung. Mit dem Focusing entwickelte Gendlin (1996) aus der Klientenzentrierten Psychotherapie heraus eine Methode, in der systematisch eine Exploration körperlicher Empfindungen genutzt wird, um aus dem Körper heraus Antworten auf Fragen zu bekommen und Bedeutung zu generieren.

4. Die **Rezeption östlicher Meditations- und Achtsamkeitsübungen** in der humanistischen Therapiebewegung führte dazu, dass einzelne Körperpsychotherapeuten, insbesondere Ron Kurtz (1985, 1994), radikal ein nicht-invasives Vorgehen propagierten und als erste in der Geschichte der Psychotherapie systematisch die Arbeit mit der Achtsamkeit ins Zentrum der Therapie rückten.

5. Die Humanistische Psychotherapie löste sich von der Freudschen Psychoanalyse und griff **Gedanken von C. G. Jung** auf, wie zum

Beispiel die subjekt- und objektstufige Deutung des Traums oder die aktive Arbeit mit Imaginationen. In der Unitiven Körperpsychotherapie betonte Stattman (1991) die kreative Arbeit mit inneren Bildern. Brown (1988) übernahm in die Körperpsychotherapie die Archetypenlehre.

6. In der Humanistischen Psychotherapie wie in der Körperpsychotherapie galt anfangs die **Gruppentherapie** mehr als die Einzeltherapie (Soth 2015; Wolf 2010). Das Private sollte politisch, das Seelische öffentlich sein. Reinhard und Annemarie Tausch (1990) brachten Rogers' Therapie in Großgruppen nach Deutschland. Manche körperpsychotherapeutische Methode wie die Konzentrative Bewegungstherapie wird bis heute weitgehend im Gruppensetting praktiziert (Schreiber-Willnow 2013). In der stationären Therapie ist Körperpsychotherapie bis heute eine Gruppenmethode (Röhricht 2000, S. 19).

7. Da die Humanistische Psychologie die Merkmale eines „erfüllten und gesunden menschlichen Lebens" erforschte (Bühler und Allen 1973, S. 7) und nicht nur krankheitserzeugende unbewusste Dynamiken oder Lerngeschichten, betonte sie das **Wachstum hin zu einem erfüllten Leben**. Diesen Impetus teilten die körperpsychotherapeutischen Schulen, die seit den 1960–70er Jahren entstanden. Darin trafen sie sich mit der Vorstellung von C. G. Jung, dass Patienten durch die Therapie aus ihrer Neurose herauswachsen sollten. Bühler und Allen (1973, S. 40) wollten allerdings lieber von einer „Tendenz zu höherer Komplexität" als von Wachstum sprechen.

8. Wie Rogers und die Antipsychiatrie lehnte auch die Körperpsychotherapie damals Diagnosen ab. Man war nicht interessiert an der Behandlung von Symptomen, sondern an Wandlung und Wachstum (Soth 2009, S. 71). Wie die HumanistischePsychotherapie wollte man Diagnosen erst innerhalb des therapeutischen Prozesses als **Prozessdiagnosen** stellen (Bohart et al. 1998). Das humanistische Modell ging von einem sich selbst

erfahrenden Menschen aus, nicht von Patienten als Trägern von Störungen. Entsprechend zielte die Therapie nicht darauf, Störungen zu beseitigen, sondern Muster der Erfahrung zu verändern.

9. Die Humanistische Psychologie rückte die **erlebende Person ins Zentrum** ihrer Theorie (Bühler und Allen 1973). Dies zu tun, war die erste von vier Thesen der „Gesellschaft für Humanistische Psychologie" in einer Zeit, in der der erlebende Mensch in der Psychoanalyse und der Verhaltenstherapie kein Thema war. Bis heute ist es ein Kennzeichen der humanistisch-erlebenszentrierten Therapien, die Person ganzheitlich zu sehen, weder als einen durch ein Symptom bestimmten Fall noch als eine Diagnose (Elliott et al. 2013, S. 496).

10. Maslow (1973, S. 189) hatte die Humanistische Psychologie anfangs auch „holistisch-dynamische Psychologie" genannt. „Die Person als ein Ganzes zu erforschen und zu verstehen", bezeichneten Bühler und Allen als „Lehrsatz der humanistischen Psychologie" (1973, S. 29). Diese grundlegende Sicht der **Ganzheit** teilt die neuere Körperpsychotherapie mit der Humanistischen Psychotherapie (vgl. Eberwein 2012; Schneider und Längle 2012). Sie trifft sich mit dem Ganzheitsverständnis von Viktor von Weizsäcker (1997), dessen Theorien in den wahrnehmungsorientierten Schulen der Körperpsychotherapie leitend sind.

Während die Körperpsychotherapie seit den 1970er Jahren mit diesen zehn Kennzeichen der Humanistischen Psychotherapie nahesteht, behielten die meisten körperpsychotherapeutischen Schulen das entwicklungspsychologische Verständnis und das Verständnis seelischer Störungen aus der psychodynamischen Therapie bei. Das liegt nicht zuletzt an der Schwäche der humanistischen Theoriebildung in diesen Bereichen. Bis heute wird daher in vielen körperpsychotherapeutischen Schulen die psychodynamische Theorie mehr rezipiert als die humanistische, auch wenn nach meinem Eindruck implizit viele humanistische Grundvorstellungen das therapeu-

tische Denken der meisten Körperpsychotherapeuten durchziehen.

Die humanistische Therapiebewegung be-
fruchtete aber nicht nur die Körperpsychotherapie, sie wurde auch selbst von der Körperpsychotherapie befruchtet. In der Klientenzentrierten
Therapie von Rogers entstand mit dem Focusing
eine körperbezogene Arbeitsweise. Dort wird von
verschiedenen Autoren die Möglichkeit diskutiert, gesprächs- und körperpsychotherapeutische
Arbeitsweisen miteinander zu verbinden (Kern
2014; Müller-Hofer et al. 2003; Pfeiffer 1987a).
Die Gestalttherapie nutzt die Aufmerksamkeit für
körperliche Prozesse als ein zentrales Werkzeug
ihrer Arbeit (Kepner 2005), auch wenn sie keine
unmittelbaren Körperinterventionen anwendet.
Das Psychodrama kennt ohnehin die körperliche
Darstellung von Themen in der Gruppe als seine
zentrale Technik.

Einzelne damals entstandene körperpsychotherapeutische Schulen berufen sich explizit auf
die Humanistische Psychotherapie. Malcolm
Brown (1988), der Begründer der Organismischen Psychotherapie, absolvierte zunächst eine
Ausbildung in Gesprächspsychotherapie und
zählt Maslow und Rogers zu seinen wichtigsten
Lehrern. Rosenberg et al. (1996) beginnen ihr
körperpsychotherapeutisches Lehrbuch mit den
Worten „In diesem Buch geht es um Wachstum
und Entwicklung". Rosenberg nannte seinen Ansatz der Integrativen Körperpsychotherapie zunächst *Gestalt Body Psychotherapy* (Wolf 2010).
Petzold (2003) ging bei der Entwicklung seiner
Integrativen Leib- und Bewegungstherapie von
der Gestalttherapie und den körpertherapeutischen Methoden aus. Auch die Unitive Körperpsychotherapie von Stattman (1991) und die
Formative Psychologie von Keleman (1992) verstehen sich als Ansätze, die im Geist der Huma-

nistischen Psychotherapie stehen. Das Bonding
nach Casriel (1975) hat seinen Ursprung in den
Erfahrungen der Encountergruppen der humanistischen Therapiebewegung.

Die humanistische Therapiebewegung führte
zu einer wilden Kreativität therapeutischer Ideen
und Praktiken (Petzold 1974, 1977), die in einem
Milieu alternativer Selbstfindung gedieh. In ihren
Anfangszeiten zählte das kreative Experimentieren mehr als wissenschaftlich verlässliche Theoriebildung. Dabei vertraten manche Schulengründer in ihrer Abgrenzung gegenüber der etablierten Psychotherapie selbst dogmatische
Positionen (Soth 2013), und über Jahre hinweg
blühte ein teilweise ausgeprägter Antiintellektua-
lismus in einer lebendigen Therapieszene (Totton
2002, S. 13). Das allerdings unterscheidet die im
Kontext des Human Potential Movement ge-
wachsenen Schulen von Schulen wie der Konzentrativen Bewegungstherapie oder der Funktionellen Entspannung, die ihre Standbeine von Anfang an in der stationären Versorgung hatten.

Seit damals aber hat die Körperpsychotherapie als ganze eine starke Veränderung durchlaufen und sich zu einem klinischen Verfahren entwickelt. Die Vielfalt der in den unterschiedlichen Schulen entwickelten Theorien und
Praxeologien und mit ihnen das Erbe aller drei
historischen Traditionen werden zunehmend so
integriert, dass die Körperpsychotherapie als ein
einheitlicher Ansatz jenseits der Schulen erkennbar wird. Auch nimmt der wechselseitige Austausch mit den großen anderen Orientierungen
der psychodynamischen, verhaltensbezogenen,
kognitiven, systemischen und hypnotherapeuti-
schen Verfahren zu (Kap. 18). Die heutige Aufgabe lässt sich mit einem Satz von Perls beschreiben: „Integration ist nie abgeschlossen"
(Perls 1981, S. 308).

# Das Erbe der Schulen

▶ Dieses Kapitel stellt die verschiedenen Strömungen innerhalb der körperpsychotherapeutischen Schulen und die Konzepte dieser Schulen vor, auf deren Erbe sich eine allgemeine Körperpsychotherapie stützen kann. Im mittleren Teil gehe ich kurz auch auf die Verbreitung der Schulen ein.

Ungefähr seit den 1970er Jahren kam es zu einer Blüte körperpsychotherapeutischer Schulen. Einige waren eng an die Persönlichkeit ihrer Gründer gebunden und warteten nicht mit Ideen und Konzepten auf, die längerfristig nachwirkten. Andere entwickelten theoretische Grundgedanken oder Methoden der Behandlung, die bis heute lebendig sind. Diese körperpsychotherapeutischen Schulen bilden das Erbe, aus dem eine übergreifende Theorie körperpsychotherapeutischer Praxis schöpfen kann. Folgende zählen aus meiner Sicht dazu:

- **Bioenergetik**: durch Überdehnung gespannter Muskulatur sympathikotone Spannungen freisetzen, in denen affektive Energie gebunden ist;
- **Biodynamik**: über Massagen sowohl mobilisierend als auch harmonisierend auf psychische Prozesse einwirken;
- **Biosynthese**: auf den drei Ebenen vegetativer Lebensströme, motorischer Felder und des Kontakts gleichermaßen zu arbeiten, mit Empfinden, Erden und Anschauen;
- **Hakomi**: den Zustand der inneren Achtsamkeit nutzen, um körperliche, seelische und geistige Vorgänge zu erfahren, damit sie sich selbst neu organisieren;
- **Integrative Körperpsychotherapie** nach Rosenberg: auf eklektische Art Spüren, Fühlen und Denken verbinden, um sich aller Erlebensdimensionen bewusster zu werden und das eigene Selbst zu erkennen;
- **Funktionelle Entspannung**: im Ausatmen Spannungen loslassen und dadurch den Körper reorganisieren;
- **Konzentrative Bewegungstherapie**: die Körperwahrnehmung fördern und daraus Sinn erschließen;
- **Focusing**: über achtsames Wahrnehmen eines sog. *felt sense* aus dem Körper heraus eine Bewertung zu Fragen oder Problemen entwickeln;
- **Integrative Leib- und Bewegungstherapie**: die eigenleibliche Wahrnehmung für die Therapie nutzen, indem man systematisch den Körper fokussiert und mit Atmung, Haltung, Mimik, Gestik und Bewegung experimentiert;
- **Analytische Körperpsychotherapie**: unbewusste Erwartungen und Muster aus früheren Objektbeziehungserfahrungen in der therapeutischen Situation szenisch und körper-

© Springer-Verlag GmbH Deutschland, ein Teil von Springer Nature 2023
U. Geuter, *Körperpsychotherapie*, Psychotherapie: Praxis,
https://doi.org/10.1007/978-3-662-66153-6_4

sprachlich abrufen und im Prozess von Übertragung und Gegenübertragung bearbeiten;
- **Pesso-Boyden-System-Psychomotor**:  im
  therapeutischen Rollenspiel die Struktur einer
  frühen Erfahrung oder einer frühen, beein-
  trächtigenden Beziehungskonstellation wie-
  derbeleben und mithilfe idealer Beziehungsfi-
  guren durch eine neue Erfahrung Alternativen
  erlebbar werden lassen.

Gehen wir von den Quellen dieser verschiedenen Schulen aus, lassen sich im Wesentlichen **vier
große Strömungen** unterscheiden (Tab. 4.1):

- wahrnehmungsorientierte,
- affektorientierte,
- beziehungsorientierte,
- bewegungsorientierte   Schulen   (Röhricht
  2000, S. 15f).

Ihnen liegen bestimmte Körperbilder zugrunde,
die mit Schwerpunkten der Behandlungstechnik
verbunden sind (Geuter 1996). Während Schulen
wie die Konzentrative Bewegungstherapie (KBT)
mehr die Körperwahrnehmung fokussieren und
von der Wahrnehmung zu Bedeutungen kommen
wollen, richten sich die neoreichianischen Methoden mehr auf den Gefühlsausdruck, die Mobilisierung verdrängter Affekte und deren Regulation und die analytische Körperpsychotherapie
auf die Wiederbelebung frühkindlicher Objektre-
präsentanzen im körpersprachlichen Dialog in
der Übertragung. Die Tanztherapie wiederum arbeitet mit der Bewegung und mit dem Körperausdruck. Sie wird oft auch zu den kreativen Therapieverfahren gezählt (Kap. 2).

In der Tabelle nicht aufgeführt ist die Hakomi-
Therapie (Kurtz 1985, 1994). Sie ist der neoreichianischen Charakterstrukturtheorie verbunden,
aber mehr auf Wahrnehmung und Erfahrung ori-
entiert als auf den Affektausdruck (Weiss et al.
2015). Daher passt Hakomi in die Schematisie-
rung der Tabelle schlecht hinein. Auch die Integrative Körperpsychotherapie nach Rosenberg
et al. (1996) hat keinen eindeutigen Schwerpunkt
in diesem Raster.

**Tab. 4.1**  Schulen/Strömungen der Körperpsychotherapie

| Schulen und ihre Gründer | Orientierung, Technik | Körperbild |
|---|---|---|
| **Wahrnehmungsorientiert:**<br>Konzentrative Bewegungstherapie (Stolze), Funktionelle Entspannung (Fuchs), Integrative Bewegungstherapie (Petzold), Focusing (Gendlin), Body-Mind Centering (Bainbridge Cohen), Rosen-Methode (Fogel) | – z. B. KBT: Wahrnehmung, Erfahrung der äußeren und inneren Welt; spürender Bezug zu sich selbst;<br>– FE: Selbstwahrnehmung im Loslassen und Ausatmen;<br>– IBT: Arbeit mit Wahrnehmung, Haltung, Atmung, Bewegung. | Sich erkundender und sich bewegender Körper |
| **Affektorientiert/neoreichianisch:**<br>Bioenergetik (Lowen), Biodynamik (Boyesen), Biosynthese (Boadella), Core-Energetik (Pierrakos), Organismische Psychotherapie (Brown), Orgontherapie (Baker) | – z. B. Bioenergetik: Mobilisierung des Ausdrucks, Lockern der Muskelblockaden durch Stresspositionen;<br>– Biodynamik: Massagen, vegetative Verdauung von Affektresten, körperverbundenes Sprechen | Expressiver und energetischer Körper; Körper als Mittel und Ort der Verdrängung, des Ausdrucks und der Regulation von Affekten |
| **Beziehungsorientiert:**<br>Analytische Körperpsychotherapie (Moser, Heisterkamp, Geißler), Pesso-Boyden-System-Psychomotor (Pesso), Relationale Körperpsychotherapie (Rolef Ben-Shahar, Sletvold, Totton) | Bewusstmachen der latenten Bedeutung des Körperausdrucks in der Übertragung; Arbeit mit der Resonanz in der verkörperten Begegnung, Inszenierung frühkindlicher Beziehungsmuster im körpersprachlichen Dialog und deren Transformation | Dialogischer und berührter Körper in der Übertragung |
| **Bewegungsorientiert:**<br>Tanztherapie (Caldwell, Espenak, Chace, Whitehouse, Schoop) | Erleben in Bewegung, Ausdruck des Unbewussten in Bewegung; über Bewegung Verhaltensrepertoire erweitern | Sich bewegender, expressiver und lernender Körper |

Wolf (2010) rechnet Hakomi und einige andere Schulen wie das Focusing, die Unitive Körperpsychotherapie, das Holotrope Atmen oder das Bonding zu einer **fünften Strömung**, die sie „selbstaktualisierende Strömung" nennt. Zu dieser zählt sie auch das Psychodrama, das Encounter nach Schutz und die Gestalttherapie, die auch Rolef Ben-Shahar (2014, S. 51) als eine prozessorientierte Körperpsychotherapie ansieht. Einige dieser Schulen wie das Holotrope Atmen kann man zur affektorientierten Strömung zählen, die mit dem expressiven Körper arbeitet, andere wie das Focusing zur wahrnehmungsorientierten Strömung. Die drei letztgenannten wiederum würde ich eher als humanistisch-erlebenszentrierte Verfahren bezeichnen, die sich auf den Körper beziehen, aber nicht der Körperpsychotherapie selbst zuordnen. Außerdem ist Selbstaktualisierung ein Konzept, das in den körperpsychotherapeutischen Schulen nicht grundlegend rezipiert wurde. Wolfs Überlegung antwortet jedoch auf die Tatsache, dass die Auffassung vom Fokus und von der Wirkungsweise der Psychotherapie in vielen Richtungen der Körperpsychotherapie sehr durch die Humanistische Psychotherapie geprägt ist (Abschn. 3.7).

Die Verbreitung der Schulen hängt mit der Geschichte der Emigration zusammen. Als Folge des Nationalsozialismus emigrierten Reich, Perls und alle in der oberen Reihe von Abb. 3.2 (Abschn. 3.1.2) genannten Schülerinnen Gindlers. Die Gindler-Arbeit kam teilweise auf dem Weg über ihre emigrierten Schülerinnen nach dem Zweiten Weltkrieg nach Deutschland zurück (Abb. 3.2). So lernte Helmuth Stolze, der Begründer der Konzentrativen Bewegungstherapie, bei Gertrud Heller und lud Miriam Goldberg, die in Israel bei den Gindler-Schülerinnen Vera Jaffe und Lotte Kristeller gelernt hatte, zu den Lindauer Psychotherapiewochen ein, wo sie seit 1963 zwanzig Jahre lang Kurse gab (Remus 2008).

Reich emigrierte 1933 zunächst nach Dänemark, dann über Schweden nach Norwegen, wo er bis zum August 1939 blieb. In Oslo traf er die Psychoanalytiker Ola Raknes, Nic Waal und Trygve Braatøy, die er schon vom Berliner Psychoanalytischen Institut kannte und die seine Ideen aufgriffen (Alnæs 1996; Heller 2007, 2012, S. 523ff). Bei Raknes lernten später die neoreichianischen Schulengründer David Boadella (1991), Malcolm Brown (1988) und Gerda Boyesen (1987) (Abb. 4.1). Braatøy arbeitete als Psychiater eng mit der Physiotherapeutin Aadel Bülow-Hansen zusammen, die mit seiner Unterstützung eine spezielle psychomotorische Behandlung für psychiatrische Patienten ausarbeitete, in der Symptome als Ausdruck einer fehlenden Balance im ganzen Körper angesehen werden (Thornquist und Bunkan 1991, S. 14).

Diese Tradition ist in Skandinavien bis heute lebendig. In Norwegen ging aus der Zusammenarbeit von Bülow-Hansen und Braatøy eine besondere Form der psychomotorischen Therapie hervor, die den Körper als Zentrum der Erfahrung und Träger der Lebensgeschichte ansieht (Ekerholt 2010; Thornquist 2010). In Schweden werden unter dem Begriff „Psychomotorische Therapie" in einer akademisierten psychosomatischen Physiotherapie Massagen und vegetotherapeutische Techniken eingesetzt (Eriksson et al. 2007, S. 3207). Deren Verbindung propagiert auch die norwegische Psychologin und Physiotherapeutin Gerda Boyesen, die in der psychiatrischen Klinik in Oslo mit Bülow-Hansen und Braatøy arbeitete. Sie begründete die in Mitteleuropa weit verbreitete Schule der Biodynamischen Psychologie und lehrte Massagetechniken zur Regulation von Affektspannungen. Auch in Belgien oder Frankreich wird die Psychomotorik als ein psychotherapeutischer Ansatz verstanden (Probst 1993; Probst et al. 2010; Wolf 2010).

In den USA hinterließ Reich eine kleinere Gruppe von Schülern, die sich an seiner späteren Orgonomie ausrichteten und Körperpsychotherapie als Energiebehandlung ansehen. Zu ihr gehören Charles Kelley (2004) und Elsworth Baker (1980). Diese Gruppe wirkte kaum in die Psychotherapie hinein. Eine große Wirkung erzielte hingegen Reichs Schüler Alexander Lowen mit seiner Bioenergetik. Gleichzeitig bildete sich in den USA, angeregt durch das Sensory Awareness der Gindler-Schülerin Charlotte Selver und deren Tätigkeit in Esalen sowie durch andere Körperlehrerinnen wie Carola Speads, Bonnie Bainbridge Cohen und Marion

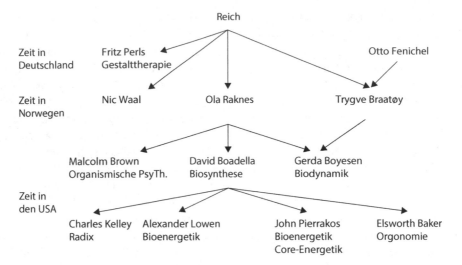

**Abb. 4.1** Wilhelm Reich und die neoreichianische Körperpsychotherapie

Rosen, eine starke Strömung erfahrungsorientierter Körperpsychotherapie heraus, die auf die feinen Zeichen der Körperwahrnehmung fokussiert und von der Wahrnehmung zur Bewusstheit führen möchte (Aposhyan 2004; Fogel 2013; D. H. Johnson 2006).

Die reichianische Strömung der Körperpsychotherapie hat sich international am meisten verbreitet. In Südamerika, Spanien, Italien, Bulgarien oder Griechenland ist sie die stärkste Kraft. In Italien beispielsweise verbreitete Jerome Liss seinen Ansatz der Biosystemischen Therapie (Liss und Stupiggia 1994), Malcolm Brown (1988) die Organismische Psychotherapie und Luciano Rispoli (1993, 2006) eine körperbezogene, funktionalistische Theorie des Selbst. In England bildeten einige Neoreichianer einflussreiche Therapieschulen wie Gerda Boyesen (1987) mit der Biodynamik oder David Boadella (1991) mit seiner Biosynthese.

Aufgrund der starken Tradition psychoanalytischer Objektbeziehungstheorie in England kam es hier in jüngerer Zeit zu einem ausgeprägten Dialog der Körperpsychotherapie mit der Psychoanalyse (Young 2012). Das ehemals neoreichianische Chiron-Zentrum in London schlug den Weg einer Verbindung mit der intersubjektiven Psychoanalyse ein und vertritt eine **relatio-**

**nale Körperpsychotherapie** (Soth 2009, 2019), ebenso wie Rolef Ben-Shahar (2014), Totton (2015, 2019) oder Westland (2015, 2019). Auch Sletvold (2014) in Norwegen und Cornell (2015) in den USA stehen für diese Verbindung. Diese neuere Entwicklung gehört bereits einer Zeit jenseits der Schulen an, in der sich Autoren um eine theoretische Grundlegung der Körperpsychotherapie bemühen, aber keine Schulen bilden wollen.

Im deutschsprachigen Raum wirkt mit der Konzentrativen Bewegungstherapie und der Funktionellen Entspannung die leibpädagogische Tradition fort, ebenso in der Körperwahrnehmungsarbeit von Maaser et al. (1994), in der Integrativen Leib- und Bewegungstherapie auch die besondere Tradition europäischer phänomenologischer Philosophie. Hier hat sich zudem eine Analytische Körperpsychotherapie begründet, die aus der Sprache des körperlichen Handelns Bedeutungen erschließen will (Geißler und Heisterkamp 2007).

Die Konzepte und Behandlungstechniken der größeren und kleineren Schulen, die Petzold (1974, 1977) früh dokumentiert hat, beruhen vielfach weniger auf wissenschaftlichen Erklärungsansätzen als vielmehr auf klinischer Erfahrung. Ihre Faszination lag zum einen in ihrem

Reichtum an praktischem Wissen, zum anderen in ihrer Vereinfachung. Vereinfachende Theorien werden grundsätzlich eher aufgegriffen als komplexe; sie sind griffiger, erleichtern das Denken und bieten klarere Handlungsanweisungen. Das ist nicht nur in der Körperpsychotherapie so. In der Psychologie dominierten über Jahrzehnte reduktionistische behavioristische Theorien, und heute tauchen in der Rezeption der Neurowissenschaft erneut reduktionistische Vorstellungen auf (Abschn. 7.2). In der Körperpsychotherapie treffen wir Vorstellungen an wie die, der Mensch werde von Leiden frei, wenn er nur richtig ausatmen und loslassen könne oder wenn seine muskulären Blockaden gelöst würden. Allerdings versuchten manche Schulen wie die Biosynthese und die Integrative Leib- und Bewegungstherapie umfassendere Ansätze zu erarbeiten. In allen Schulen jedoch lassen sich Elemente für eine allgemeine körperpsychotherapeutische Theorie vorfinden. Daher werde ich sie hier kurz skizzieren.

## Bioenergetik

Von den neoreichianischen Schulen, die auf Schüler und „Enkel" von Reich aus seiner Zeit in Oslo und den USA zurückgehen (Abb. 4.1), wurde die bioenergetische Analyse von Alexander Lowen (1979) am bekanntesten. Wie Reich ging auch sein Schüler Lowen (1981, S. 33) davon aus, dass alle Lebensvorgänge von einer physikalisch messbaren fundamentalen Energie gesteuert werden, die sich psychisch und somatisch manifestiere und die er „Bioenergie" nannte. Beim neurotischen Menschen werde diese Energie in Muskelspannungen gebunden. Hatte Reich aber zuletzt die Idee einer rein energetischen Behandlung verfolgt, war es das Verdienst von Lowen, die Körperpsychotherapie wieder mehr an die Psychoanalyse anzubinden. Lowen (1981, S. 253) verstand die bioenergetische Therapie als „analytisches Verfahren", das eine Analyse „auf der psychischen" und „auf der somatischen Ebene" betreibe. Für viele eher konflikt- und affektorientierte körperpsychotherapeutische Schulen blieb das dynamische Denken der psychoanalytischen Theorie fortan der entscheidende theoretische Referenzrahmen. Die meisten

teilten die Auffassung, dass seelisches Leben von einer Dynamik unbewusster Prozesse geleitet wird und Konflikte zwischen Wünschen und deren Abwehr psychopathologische Symptome erzeugen.

In dreierlei Hinsicht ging Lowen über Reich hinaus (Büntig 1983). Er arbeitete die Theorie der Charakterstrukturen als genetischdynamische Theorie der Charakterbildung weiter aus und fügte Reichs Modell die Typen des oralen und des narzisstischen Charakters hinzu (Abschn. 13.2). Ferner weitete er Reichs horizontalen Blick auf Spannungssegmente des Körpers (Abschn. 13.1) auf die Vertikale aus. Im Sinne der Energietheorie betrachtete er den Fluss von Energie zwischen oben und unten und betonte den therapeutischen Wert der Erdung (*grounding*) (Geuter 2019, S. 230ff). Damit ist gemeint, dass ein Mensch über die Art seines Stehens und seiner Verbindung zu dem ihn tragenden Grund – in realer und metaphorischer Hinsicht – das Gefühl erfährt, mit diesem Grund verbunden zu sein (Lowen 1979, S. 27f, 169ff). Schließlich entwickelte Lowen als erster die therapeutische Arbeit im Stehen und schuf ein System psychotherapeutisch nutzbarer Körperübungen (Lowen und Lowen 1988). Mithilfe von Stressübungen will Lowen körperlich gehaltene Spannungen entladen, um die in ihnen festgehaltenen Affekte freizusetzen. Auch für diese Körpertechniken wurde die Bioenergetik bekannt.

## Biodynamik

Gerda Boyesen (1987) greift auf Reichs Theorie der vasomotorischen Bewegung der Gefühle zurück und vertritt ein Modell der Schichtung der Abwehr, demzufolge sich affektive Energie nicht nur in den Muskeln, sondern auch im Bindegewebe oder in den Eingeweiden stauen kann. In ihrer Biodynamik verbindet sie psychologische mit physiologischen Konzepten und setzt verschiedene Formen der Massage körperpsychotherapeutisch ein, die sie als „manuelle Körper-Psychoanalyse" bezeichnet (ebd., S. 73). Während Lowens Übungen dazu dienen, hypertone Strukturen über die Arbeit an den zugrunde liegenden Muskelspannungen zu lockern, verweist Boyesen auf die Bedeutung einer Arbeit mit hy-

potonen Strukturen, die statt eines Abbaus eines
Aufbaus von Spannung bedürfen. Außerdem ergänzen sich Bioenergetik und Biodynamik in der
Hinsicht, dass die Bioenergetik eine Vielfalt von
Techniken zur dynamischen Lösung muskulärer
Blockaden im körperlichen Ausdruck entwickelte – einer Entäußerung emotionaler Erregung, während in der Biodynamik nach einem
Weg gesucht wurde, solche Blockaden auch auf
einem sanften Weg zum Schmelzen zu bringen
wie auf dem einer inneren Verdauung von
Erregung. Dieser Weg stammt aus Boyesens phy-
siotherapeutischen Erfahrungen in Oslo.

**Biosynthese**
Unter den neoreichianischen Schulen hat David
Boadella (1991) mit seiner Biosynthese die
größte integrative Arbeit geleistet. Boadella beschreibt Prinzipien und Techniken körperpsychotherapeutischer Arbeit auf der vegetativen oder
emotionalen, der muskulären oder vitalen und
der psychischen, verbal-kognitiven oder mentalen Ebene (Abschn. 6.1). Zentrieren mit Atmen
und Empfinden, Erden mit Handeln und Bewegen und Anschauen mit Wahrnehmen und Denken sind nach seiner Theorie die drei Grundele-
mente einer Psychotherapie, die mit vitalen,
emotionalen und mentalen Prozessen zugleich
arbeitet. Er bringt sie in Verbindung mit den drei
Keimschichten des Embryos Entoderm, Mesoderm und Ektoderm, aus denen sich die mit diesen Elementen verbundenen Strukturen heraus-
differenzieren. Keleman (1992) hat ihnen die
Funktionen der Ernährung und Bereitstellung der
Energie (Entoderm), Stützung und Fortbewegung
(Mesoderm) und Kommunikation (Ektoderm)
zugeordnet. Aus der Theorie embryodynami-
scher Felder von Blechschmidt übernahm Boadella (2000) ein System von acht motorischen
Feldern, deren jeweilige Mängel es auszugleichen und deren Kräfte es zu entwickeln gelte
(Abschn. 14.2).

Boadella führte das Prinzip der Arbeit mit Polaritäten in die Körperpsychotherapie ein und betrachtet es als Aufgabe der Therapie, ein Gleichgewicht zwischen den polaren motorischen Feldern oder zwischen den Polen von zu starker oder

zu schwacher Ladung, Erdung oder Fokussierung
zu fördern, von Überbegrenzung und Unterbe-
grenzung. Nachdem in den Encountergruppen
bis zu den 1970er Jahren eine kathartische Auffassung von Therapie dominiert hatte, setzte sich
danach der Gedanke durch, dass die Körperpsychotherapie neben einer entgrenzenden auch eine
Grenzen stärkende Arbeit leisten muss.

**Weitere Neoreichianer**
Der Reich-Schüler John Pierrakos arbeitete zunächst mit Lowen die Bioenergetik aus, ging
dann aber in Richtung einer spirituellen Therapie. In seiner **Core-Energetik** strebt er an, die
„direkte, nicht abgelenkte, ursprüngliche Energie" (Pierrakos 1987, S. 21) in einem Menschen
freizusetzen, damit dieser durch die „Mauern der
Verweigerung" hindurch (S. 25) sein ganzes Potenzial entdecke. In jedem Menschen gebe es
eine unteilbare „Kern-Energie", die Pierrakos
wie eine Substanz versteht. Er selbst diagnosti-
zierte den psychischen und energetischen Zustand eines Menschen anhand von dessen Aura.

Malcolm Brown (1988) lernte wie Boadella
bei Raknes in Oslo und wurde in Klientenzent-
rierter Gesprächstherapie ausgebildet (Abschn. 3.7). Er bettet die reichianischen Techniken
der Entpanzerung in den theoretischen Rahmen
der Humanistischen Psychotherapie ein und versteht seine **Organismische Psychotherapie** als
ein Mittel, um Patienten zu einer größeren Bewusstheit, Selbstwerdung und Selbsterfüllung zu
verhelfen. Brown spricht auch von „heilender
Berührung" in der Psychotherapie, die als näh-
rende Berührung frühe Defizite bewusst machen,
als bewusstseinsinduzierende Berührung die
Aufmerksamkeit des Patienten für körperliche
Empfindungen steigern oder als kathartische Berührung Gefühle provozieren kann (Geuter 2019,
S. 256).

Stanley Keleman, der u. a. bei Lowen lernte,
hat als weiterer Vertreter bioenergetischer Therapie dargestellt, wie emotionale Erfahrungen in
die „somatische Architektur" eingehen und über
körperliche Abwehrstrukturen eine „personali-
sierte Anatomie" bilden (Keleman 2009, S. 56).
Sein System emotional geprägter Körperformen

baut auf Mustern der Stressreaktivität auf (Keleman 1992; Abschn. 13.2). Keleman spricht von einer **Formativen Psychologie**, weil er die Muster der Verletzungen verstehen will, die sich in der körperlichen Form eines Menschen niederschlagen. Auch hat er schon früh die therapeutische Beziehung als eine somatische Bindung zweier Menschen beschrieben, die sich über muskulär-motorische Ausdrucksweisen aufeinander beziehen. Von ihm stammt der Begriff der **somatischen Resonanz** für die körperliche Wahrnehmung, mit deren Hilfe der Therapeut Vorgänge im Patienten spürt (Keleman, 1990; Kap. 15).

Jay Stattman (1993) brachte die Übertragung in Verbindung mit dem Imitationsverhalten des Kindes in der frühen somatopsychischen Bindung. In seiner **Unitiven Körperpsychotherapie** hat er die reichianische Charakteranalyse und Vegetotherapie mit der Objektbeziehungstheorie, der Gestalttherapie und existenziellen Ansätzen zusammengeführt (Marlock 1993).

### Integrative Körperpsychotherapie nach Rosenberg

Jack Lee Rosenberg hält am reichianischen Energiekonzept fest, bezeichnet aber im Sinne der Humanistischen Psychotherapie die Erkenntnis und Achtung des Selbst als Grundlage und Ziel der psychotherapeutischen Arbeit (Rosenberg et al. 1996). In seinem Persönlichkeitsmodell unterscheidet er vier Schichten von Kernselbst, Herkunftsszenario, Charakterstil und Agency, womit die in der Kindheit erworbenen Schutz- und Bewältigungsstrategien gemeint sind (Fischer 2016). Die Integrative Körperpsychotherapie (*Integrative Body Psychotherapy,* IBP) versteht im Sinne der Gestalttherapie Therapie als einen Prozess, in dem unbewältigte Situationen aus der eigenen Lebensgeschichte abgeschlossen werden (Rosenberg et al. 1996, S. 31). Ähnlich wie die Biosynthese ist IBP weniger durch eine spezifische Methodik gekennzeichnet als vielmehr durch eine Integration unterschiedlicher Arbeitsweisen mit Atmung, Berührung, Bewegung, Erdung oder Gewahrsein (Kaul und Fischer 2016).

### Hakomi

In der Methode des Hakomi hat Ron Kurtz (1985, 1994) einerseits die Charakterstrukturtheorie von Reich und Lowen ausdifferenziert, sich andererseits aber methodisch dem meditativen Prinzip der inneren Achtsamkeit zugewandt, das er zum grundlegenden Prinzip der Behandlung erklärte. Kurtz bettet die Körperpsychotherapie in die philosophische Sicht des seinerzeit aufstrebenden Konstruktivismus ein. Sein Ziel ist es, dass Klienten in der Therapie achtsam erforschen und erkennen, wie sie ihre Erfahrungen selbst gestalten, so dass sich aus dem Erkennen eine Neuorganisation ergeben kann. In einer Zeit, in der die konfrontative Arbeit mit Widerständen hoch im Kurs stand, lehnte Kurtz jede den Klienten drängende Arbeitsweise ab. Er verstand den Therapeuten als Begleiter – ähnlich wie einen Meister in östlichen Körperdisziplinen – und nicht als Interaktionspartner in einem Übertragungsprozess.

### Atemmethoden

Den affektinduzierenden Richtungen der Körperpsychotherapie verwandt sind auch Schulen, die Techniken der Tiefenatmung in den Mittelpunkt stellen, und zwar das **Holotrope Atmen** von Stanislav Grof (1985) und das **Rebirthing** von Leonard Orr. Beide verwenden eine Technik des beschleunigten, verbundenen tiefen Ein- und Ausatmens ohne Atempausen, um veränderte Erlebenszustände herbeizuführen. Im Holotropen Atmen wird das Atmen durch laute und rhythmische Musik angeregt. Ziel ist eine Wiederbelebung perinataler Erfahrungen in Zuständen außergewöhnlichen Bewusstseins (Abschn. 11.1). Die willkürlich eingeleitete Hyperventilation kann zu starken Körpersensationen, intensiven Gefühlen und einer Veränderung der Wahrnehmung in eine bildhaft-symbolische Richtung führen (Teegen 1986). Insbesondere das Rebirthing gilt aber in der Körperpsychotherapie aufgrund unachtsamer Handhabung der Hyperventilation und einer zu starken Labilisierung als problematisch (Boadella 1991, S. 94f; Geuter 1993, S. 402; Levine und Macnaughton 2004, Young 2015b). Vielfach führte die Anwendung invasiver Atemtechniken zu Retraumatisierungen (Heller 2012, S. 306).

Arthur Janov (1976) versah in seiner **Primärtherapie** die therapeutische Erlaubnis zum Schreien mit einer Theorie, die den „Urschrei" als Ausdruck kindlicher „Urschmerzen" oder gar des Schmerzes der Geburt verstand. Petzold (1984, S. 91) hat dies zurecht als Pathologisierung der Geburt kritisiert. Janov meint, dass psychisches Leid immer ein Niederschlag unterdrückter Schmerzen aus traumatischen Kindheitserfahrungen ist. Auf ihn geht das Konzept der Schlüssel- oder „Primärszene" zurück. Diesem Konzept zufolge verdichtet sich eine Ansammlung von Verletzungen in einer Szene, in der ein Kind an einen Punkt kommt, an dem es Erfahrungen verleugnet und das Denken vom Fühlen und vom Körper abspaltet. Körperliche Mobilisierung soll Janov zufolge helfen, dieses Erleben wieder zugänglich zu machen.

### Konzentrative Bewegungstherapie

Anders als in den auf Reich zurückgehenden Schulen erfolgte die Entwicklung in den eher erfahrungsorientierten Richtungen der Körperpsychotherapie. Die von Helmuth Stolze (1959, 2002) begründete Konzentrative Bewegungstherapie entstand in der Klinik aus der Arbeit mit Patienten, die für eine verbale psychoanalytische Therapie nicht zugänglich waren. Die Methode geht auf die Gindler-Arbeit zurück (Abschn. 3.1.2) und arbeitet mit Angeboten zur körperlichen Selbsterfahrung. Dabei bedient sie sich der Hilfe von Gegenständen wie Ball, Seil oder Stock, die schon Gindler benutzte (Arps-Aubert 2012, S. 253). Bewegung wird symbolisch gelesen und auf ihre unbewusste Bedeutung hin befragt. Becker (1989) bezeichnet daher das Handeln als einen Weg zum Erinnern und zur Wiederbelebung des Unbewussten. Die Konzentrative Bewegungstherapie versteht sich als eine psychodynamische Körperpsychotherapie (Schreiber-Willnow und Seidler 2013) und bezieht sich theoretisch vor allem auf die psychoanalytische Entwicklungstheorie und Theorien des Körperbildes und Körperschemas (Pokorny et al. 1996; Schmidt 2006; Stolze 2002). Über eine Konzentration auf das Körperselbst soll eine Intensivierung des Körper-Raumbildes erreicht werden (Becker 2010, S. 131). Wie in der Funktionellen Entspannung wird die Theorie des Gestaltkreises von Viktor von Weizsäcker (1997) aufgegriffen, in der dieser die Einheit von Wahrnehmung und Bewegung sowie von Sprechen und Denken im Begreifen der Welt beschrieben hat.

Methodisch der Konzentrativen Bewegungstherapie ähnlich versteht sich die in Klinken der DDR entstandene **Kommunikative Bewegungstherapie** als eine Ergänzung der verbalen Psychotherapie durch körperbezogene Angebote der Erfahrung in Bewegung (Wilda-Kiesel et al. 2011).

### Funktionelle Entspannung

Die Funktionelle Entspannung wurde von Marianne Fuchs (1989) aus einem atemrhythmisierenden Entspannen heraus entwickelt (Abschn. 3.1.2) und arbeitet mit dem Loslassen von Spannungen im Ausatmen. Dabei soll der Patient in wacher Bewusstheit bleiben, um die propriozeptive Wahrnehmung zu fördern. Im Unterschied zur autohypnotischen Technik des Autogenen Trainings geht es bei der Funktionellen Entspannung um ein bewusstes Hineinspüren in den Körper. Die Therapie wird als ein sinnlicher Lernprozess verstanden, der über die Erweiterung der subjektiven Erfahrung wirkt. Der Anspruch ist erfahrungsorientiert und nicht aufdeckend, weshalb die Methode in der klinischen Praxis lange Zeit ergänzend zur verbalen Psychotherapie und vorwiegend bei somatoformen und funktionellen Störungen angewendet wurde, mittlerweile aber auch bei Ängsten oder Depressionen (Herholz et al. 2009). Von Arnim et al. (2022) haben die Funktionelle Entspannung theoretisch mit der Neurophysiologie der Propriozeption, der Zeichentheorie und der psychoanalytischen Entwicklungstheorie verbunden.

### Erfahrungsorientierte Körperpsychotherapie

Ausgehend von der Gindler-Arbeit entwickelte Charlotte Selver (1974) das **Sensory Awareness** (Abschn. 3.1.2). In dieser Methode, die Selver selbst pädagogisch als einen Weg zu mehr Bewusstheit und nicht psychotherapeutisch verstand (Lowe und Laing-Gilliatt 2007) und die daher zu den Körpertherapien zu rechnen ist

(Kap. 2), werden durch Übungen die Sinne geweckt, die Fähigkeit zur Wahrnehmung im „Hier und Jetzt", zum Beispiel der körperlichen und emotionalen Qualität der Stimme, der Körperhaltung oder der Bewegung (Brooks 1979). Selver verknüpfte nach der Begegnung mit dem Religionsphilosophen Alan Watts ihre Methode mit östlichen Wahrnehmungslehren und übte als Lehrerin am Esalen-Institut einen großen Einfluss auf die Entwicklung der in den USA so genannten Somatischen Psychologie und Psychotherapie aus (Weaver 2015; Abschn. 3.7). Perls übernahm von ihr für die Gestalttherapie sein Awareness-Konzept (Abschn. 3.4).

Zu den Quellen der erfahrungsorientierten Körperpsychotherapie in den USA gehört auch das **Body-Mind Centering** von Bonnie Bainbridge Cohen. Cohen war Tanzlehrerin und Ergotherapeutin und lernte u. a. bei der Physiotherapeutin Berta Bobath, die wiederum eine Schülerin von Carola Speads war (Hartley 2012, S. 25; Abb. 3.2). Insofern ist sie im Stammbaum der Lehrerinnen eine Urenkelin von Gindler. Das Body-Mind Centering stellt die Selbsterkenntnis durch unmittelbare Erfahrung des Körpers in seinen physischen Systemen in den Mittelpunkt einer Arbeit, die auf eine Bewegungserziehung und eine Neustrukturierung psychomotorischer Muster zielt. Die Methode versteht sich als ein somatisches Lernen, wurde aber von Aposhyan (2004) zu einer *Body-Mind Psychotherapy* weiterentwickelt. Gleiches gilt für die **Rosen-Methode** (Rosen und Brenner 1991; Weaver 2015, S. 44f). Rosen arbeitete in England und den USA mit psychiatrischen Patienten und lehrte Entspannung über Atmung, Massage und Körperarbeit als Tor zur Bewusstheit. Fogel (2013) hat ihre Methode in die psychotherapeutische Arbeit integriert. Zur erfahrungsorientierten Strömung rechnet D. Johnson (2006) auch das **Authentic Movement** aus der Tanztherapie und das Focusing von Eugene Gendlin. Authentic Movement lehrt, sich in freier Bewegungsassoziation körperlich zu erfahren, und versucht, durch eine „kinetische Meditation" die Achtsamkeit für die innere Welt zu fördern (Payne 2006). Die Methode kann der Tanztherapie zugeordnet werden.

**Focusing**

Gendlin (1996) entwickelte das Focusing innerhalb der Klientenzentrierten Therapie. Beim Focusing handelt es sich um eine Methode zur Exploration der emotionalen Bewertung von Kognitionen und Situationen aufgrund körperlicher Empfindungen. Der Begriff wurde ursprünglich in der kognitiven Psychologie für einen Wahrnehmungsstil benutzt, bei dem Personen verschiedene Reize gleichzeitig abscannen. Focusing bedeutet daher nicht, Details zu „fokussieren", sondern die Aufmerksamkeit auf die allgemeine körperliche Wahrnehmung im Rumpf zu richten, aus dieser einen allgemeinen Gefühlseindruck zu synthetisieren und diesen dann zu symbolisieren. In sechs festgelegten Schritten erkundet der Patient das Gefühl, das im Bauch- und Brustraum als Antwort auf eine Situation oder eine Frage entsteht. Dabei wird anhand dieses Gefühls geprüft, ob man eine Wahrnehmung oder einen Gedanken als zutreffend ansieht und ob eine körperliche Empfindung und ein dazugehöriges Wort zueinander passen. Die im Körper empfundene Bedeutung nennt Gendlin den *felt sense*.

**Pesso-Therapie**

Eine ganz eigenständige Schule ist die Pesso-Therapie, vollständig Pesso Boyden System Psychomotor genannt. Wie die Tanztherapie entstand sie aus dem Ausdruckstanz, arbeitet aber nicht mit Elementen des Tanzes (Wirth 2020). Pesso lehrte ursprünglich Tänzer, Emotionen in der Interaktion mit anderen in tänzerische Bewegung umzusetzen (Fischer-Bartelmann 2005). Daraus entwickelte er eine gruppentherapeutische Methode, die Klienten die Möglichkeit eröffnet, im Raum der Körpersprache über Rollenspiele ihre innere Wirklichkeit zu erkunden. Anhand von Hemmungen des emotionalen Ausdrucks, körperlicher Erstarrung, Fühllosigkeit oder Handlungen, die nicht zu gewünschten interaktionellen Zielen führen, identifizieren sie Defizite ihrer kindlichen Bedürfnisbefriedigung. Andere Gruppenmitglieder spielen die wesentlichen Bezugspersonen aus ihrer Geschichte, verkörpern dabei aber nicht wie im Psychodrama diese Personen selbst, sondern die internalisierten Objektvorstellungen der Klienten (Pesso 1986). Im körperlichen Dialog mit diesen Personen, zum Beispiel mit einer fantasierten Mutter, werden Übertragungsgefühle mobilisiert und alte Erfahrungen als etwas dargestellt, das wir wie auf einer Bühne als Vergangenheit betrachten können. Die Rollenspieler bieten in einem nächsten Schritt als ideale Eltern das an, was das Kind gebraucht hätte, und ermöglichen so korrigierende, heilende Erfahrungen (Pesso 2005, 2006). Heute wird Pessos Ansatz auch in der Einzeltherapie verwendet (Schrenker 2008).

**Analytische Körperpsychotherapie**
Der Psychoanalytiker Tilmann Moser hat die Arbeit von Pesso aufgegriffen (Moser und Pesso 1991), als er nach einem Ausweg aus psychoanalytischen Prozessen suchte, die durch ein Beharren auf der Methode rein verbaler Deutung stagnierten. Über szenisch-körperliche Arbeit und Berührung will Moser (1992, 2001) in der Übertragungsbeziehung die im frühen Dialog zwischen dem verletzten Kind und seinen Bezugspersonen abgespaltenen Affekte aufsuchen. Auch Günter Heisterkamp (1993) und Hans-Joachim Maaz (2001, 2008) möchten auf diese Weise in der Psychoanalyse die Übertragung sondieren und sich frühkindlichen Erfahrungen nähern.

Aus den Initiativen dieser Psychoanalytiker sowie aus Abspaltungen innerhalb der Bioenergetik ist eine Analytische Körperpsychotherapie hervorgegangen, in der die körperbezogene Arbeit eng mit der intersubjektiven Psychoanalyse verbunden wird (Geißler 2009; Geißler und Heisterkamp 2007). Geißler (2017) spricht in jüngerer Zeit von psychodynamischer Körperpsychotherapie. In ihr wird der Körper als das Medium angesehen, über das sich unbewusste Beziehungsrepräsentanzen aus früheren Objektbeziehungserfahrungen mimisch, gestisch und handelnd reinszenieren. Die psychotherapeutische Situation wird als eine Situation konzeptualisiert, in der sich vielfach auf einem nicht-sprachlichen Weg seelische Komplexe im unbewussten Verhalten der Beteiligten in Szene setzen – was als Enactment bezeichnet wird (Jacobs 2001) – und in der in inszenierter Interaktion sowie über die Deutung des verkörperten Handlungsdialogs

Prozesse der Übertragung und Gegenübertragung bearbeitet werden können. Entsprechend dieser Erweiterung des Settings um Enactments und Handlungsdialoge nennt Heisterkamp die analytische Körperpsychotherapie eine „erweiterte Form der analytischen Psychotherapie" (2010, 103); an anderer Stelle zieht er den Begriff der „körperorientierten Analyse" vor (2007, S. 301). Maaz et al. (1997) verstehen sie als eine um imaginative und körperbezogene Methoden ergänzte, multimodale analytische Therapie. Aus körperpsychotherapeutischer Sicht kann man sie allerdings auch als eine Richtung innerhalb der Körperpsychotherapie betrachten.

**Integrative Leib- und Bewegungstherapie**
In einer Verbindung zwischen der ferenczianischen Psychoanalyse, der Gindlerschen Körperarbeit sowie dem erlebenszentrierten Ansatz und dem spürenden Modus der Gestalttherapie entstand die Integrative Leib- und Bewegungstherapie als eine körperbezogene therapeutische Methode innerhalb des breiten theoretischen Ansatzes der **Integrativen Therapie** von Hilarion Petzold (2003). Im Mittelpunkt steht die eigenleibliche Wahrnehmung. Zugangswege dazu sind die Fokussierung auf den eigenen Körper, das Experimentieren mit Haltung, Mimik, Gestik, Atmung und Bewegung sowie die systematische Exploration des Körpers (Waibel et al. 2009, S. 7). Petzold hat seinen integrativen Ansatz philosophisch in der existenzialistischen Leibphilosophie gegründet, wissenschaftlich an die psychophysiologische und psychologische Forschung angebunden und als multimodale Therapie methodisch breit aufgestellt. Man kann die Methode der Integrativen Leib- und Bewegungstherapie zwar als eine Richtung innerhalb der Körperpsychotherapie ansehen, aber zugleich ist sie Teil des von Petzold begründeten Ansatzes der Integrativen Therapie, der im Unterschied zu den bisher genannten Schulen theoretisch umfassend in die moderne wissenschaftliche Forschung eingebunden ist.

Petzold (2009, S. 30) spricht für alle Schulen von „methodenbegründeten Praxeologien", in denen „ein Fundus an behandlungstechnischen Erfahrungen" vorliege. Viele von ihnen haben sich nur zögerlich der Aufgabe zugewandt, ihre erfahrungsbasierten Konzepte in die wissenschaftliche Theoriebildung einzufügen und auf wissenschaftliche Weise zur Diskussion zu stellen (vgl. Heller 2012, S. 105). Das hat sich allerdings in der Generation der Schüler geändert. Während Lowen zum Beispiel „*back to basics*" und das heißt zu einer rein körperlich-energetischen Arbeit gehen wollte (J. Miller 2010), ließen manche Schüler seine Ein-Personen-Psychologie hinter sich (Schindler 2002) und entwickelten die bioenergetische Analyse zu einer Methode weiter, die „Körper, Beziehung und Übertragung" als drei Dimension der Therapie kennt (De Clerck 2008). Eine schulenübergreifende Körperpsychotherapie sollte es anstreben, das Erfahrungswissen, das die Schulen hinterlassen haben, mit neueren klinischen Erkenntnissen und wissenschaftlichen Theorien zu verbinden.

# Das lebendige Subjekt

**5**

## Inhaltsverzeichnis

▶ In diesem Kapitel behandle ich drei grundlagentheoretische Auffassungen, die ich für die paradigmatischen Ausgangspunkte der Körperpsychotherapie halte: die ganzheitliche Sicht des Patienten als eines erlebenden Subjekts in seiner Lebenswelt, die Theorie des Enaktivismus und das Verständnis des Psychischen als Embodied Mind und als Teil des Lebensprozesses eines Menschen sowie die Bedeutung des Erlebens als Vermittler von subjektivem Sinn. Im Abschnitt über das Erleben gehe ich auf die Bedeutung der Phänomenologie für die Körperpsychotherapie ein.

Psychotherapeutische Modelle beruhen auf Menschenbildern (Bühler und Allen 1973, S. 11; Parfy und Lenz 2009; Petzold 2012). Die Körperpsychotherapie gründet in einem **holistischen Menschenbild**. Sie versteht den Menschen als ein Body-Mind-Wesen, eine körper-seelische Einheit in der Interaktion mit der Welt. Diese Einheit betrachten wir nicht von außen als eine wissenschaftlich objektivierbare Einheit, sondern als eine Einheit in der Erfahrung. Zeitlich gesehen ist diese Einheit der gesamte Lebensprozess eines Menschen.

Ähnliches mag in den Anfängen der Psychologie Wilhelm Wundt im Sinn gehabt haben, als er schrieb, dass Leib und Seele als „unmittelbare Wirklichkeit des Geschehens in der psychologischen Erfahrung enthalten" seien (Wundt 1911, S. 393). Mentale Prozesse sind Prozesse eines körperlichen Individuums. Seelisches Erleben gründet im Körpererleben, und Körpererleben wiederum ist ein mentaler Prozess.

Greenberg und Van Balen (1998, S. 28f) sehen die grundlegende Annahme aller erlebenszentrierten Psychotherapieverfahren darin, dass menschliche Wesen bewusste, erlebende Organismen sind, die ganzheitlich ihre Erfahrung in zusammenhängenden Formen organisieren. Sie sind zweckgerichtet handelnde, Bedeutung erzeugende und symbolisierende Akteure und streben nach Überleben, Wachstum und Sinn. Ihre subjektive Erfahrung ist ein wesentlicher Aspekt ihres Menschseins (ebd.; vgl. Kriz 2004). Organismen, die in ununterbrochener Selbstbewegung

© Springer-Verlag GmbH Deutschland, ein Teil von Springer Nature 2023
U. Geuter, *Körperpsychotherapie*, Psychotherapie: Praxis,
https://doi.org/10.1007/978-3-662-66153-6_5

sind, generieren eine Welt von Bedeutungen (Froese 2011, S. 211). Ähnlich meinte Jakob von Uexküll (1956) in seiner ökologischen Theorie, dass die Welt für ein lebendiges Wesen immer eine subjektive, bedeutungsvolle Umwelt ist. Bedeutungen, die Menschen Ereignissen verleihen, sind dabei eingebettet in kommunikative und kulturell vorgegebene „intersubjektive Sinnstrukturen" (Kriz 2017, S. 238).

Die erlebenszentrierte Körperpsychotherapie versteht auf diesem Hintergrund den Menschen als ein verkörpert erlebendes und handelndes Wesen, das in einem affektmotorischen Bezug zu seiner Umwelt steht und Erfahrungen in affektmotorischen Mustern organisiert. Darin trifft sie sich mit der Sicht des Menschen als einem in Interaktionen handelnden Wesen in der Theorie des Enaktivismus (Varela et al. 1992). Eine Grundlagentheorie der Körperpsychotherapie sollte daher meiner Ansicht nach auf dem Begriff des Subjekts in seiner Lebenswelt, der Theorie des Enaktivismus und einer Theorie des Erlebens fußen und sich in eine dynamisch-systemische Sicht des Lebens einfügen (vgl. Barlow 2001; Abschn. 7.3).

Die systemtheoretische Vorstellung, dass in komplexen dynamischen Systemen deren Komponenten zusammenwirken, vermag wahrscheinlich am besten unterschiedliche wissenschaftliche Zugangswege zum Menschen wie biologische und psychologische zu integrieren (Capra und Luisi 2014). Auch eignet sich die Systemtheorie als Metatheorie zur Integration der verschiedenen Psychotherapieansätze (Kriz 2010). Ich werde hier aber diese metatheoretische Einordnung nicht behandeln und mich auf eine Ebene der Theoriebildung beschränken, die wir für das therapeutische Handeln benötigen.

## 5.1　Das Subjekt und seine Beziehung zur Welt

In der Naturwissenschaft werden Lebewesen als Organismen bezeichnet (Toepfer 2005). Systemtheoretisch gesehen sind sie die elementaren Einheiten des Lebendigen (Laubichler 2005, S. 109). Der Begriff der Ganzheit wird vielfach auf Orga-

nismen bezogen. Goldstein (1934), ein später in der Humanistischen Psychologie engagierter Neurologe und Gestaltpsychologe, verstand alles, was physiologisch oder psychologisch geschieht, grundsätzlich im Gesamtzusammenhang der Ganzheit eines Organismus (Abschn. 3.4, „10. Ganzheit"). Ähnlich verstehen Maturana und Varela (2012) unter Holismus, dass alle psychischen Funktionen die eines einheitlichen Organismus sind, der sich handelnd auf die Welt bezieht.

In der Körperpsychotherapie ist nicht immer klar, ob mit **Organismus** systemtheoretisch das Lebewesen Mensch oder der physikalisch-chemische Körper gemeint ist. Heller (2012, S. 3) verwendet den Begriff des Organismus als Grundlagenbegriff und setzt ihn mit dem des „individuellen Systems" gleich (Abschn. 1.1), spricht jedoch auch von „organismischen Prozessen", wenn er physische Regulationsprozesse des Immunsystems oder des Herz-Kreislauf-System anspricht (z. B. ebd., S. 9).

---

**Körpersysteme**

Der **physische Körper** ist ein komplexes System, bei dem man verschiedene Subsysteme unterscheiden kann: Nervensystem, Herz-Kreislauf-System, Atmung, Haut, Muskeln, Skelett, gastrointestinales, endokrines, Fortpflanzungs- und Immunsystem (Kutas und Federmeier 1998). **Körpersysteme** wiederum kann man sich nicht nur als Gebilde und Strukturen vorstellen, sondern auch **als Prozesse**, weil alle Zellen und Zellverbände, Organe sowie Organverbände in einem ständigen Fluss der Veränderung sind und im ständigen Austausch miteinander stehen (vgl. Fogel 2013, S. 38). Mentale Prozesse wie auch die Hirntätigkeit hängen von den Körpersystemen ab (Kutas und Federmeier 1998). Auf komplexe Weise sind sie mit diesen verbunden. Physische und psychische Prozesse sind aber immer Erscheinungsformen von Tätigkeiten des ganzen Systems; es führen nicht die einen die anderen herbei. Zum Beispiel haben Tränen, die bei lebhaftem Weinen aufkommen, eine andere chemische Zusammensetzung als Tränen, die durch Irritationen wie Staub entstehen (Fogel 2013, S. 100). Und beide werden anders erlebt. Solche Verbindungen sind nicht kausal zu verstehen, sondern systemisch (vgl. Heller 2012, S. 256).

Eine Theorie des physischen Körpers bedarf einer Theorie der Körpersysteme, eine Theorie der Körperpsychotherapie hingegen nicht. Körperpsychotherapeuten sollten zwar über physiologisches Wissen verfügen, z. B. über den Zusammenhang zwischen Ernährung, Neurotransmittern, Stoffwechsel und Stimmung, wenn sie die Depression eines Übergewichtigen behandeln (ebd., S. 203f), aber nicht einfach klinisch-psychologische mit biologischen Modellen verbinden (ebd., S. 195; Kap. 7).

Mit den physiologischen Regulationssystemen des physischen Körpers haben wir es in der Körperpsychotherapie nur indirekt zu tun. Körperpsychotherapie wirkt notwendigerweise auf diese Systeme ein, z. B. indem lebhaftes Weinen toxische Stresshormone abbaut (Fogel 2013, S. 100), aber sie setzt mit ihrer Behandlung nicht an ihnen an. Wir haben beispielsweise nicht die Mittel, um den Blutdruck auf einen gewünschten Wert einzustellen, wie die Medizin sie hat, auch wenn die Therapie zu einer Veränderung des Blutdrucks führen mag. Unser Mittel ist die Arbeit mit der Person und ihrem subjektiv erlebten und sich verhaltenden Körper.

Psychisches Erleben ist untrennbar mit der Tätigkeit der somatischen Funktionen verbunden, aber nicht mit ihnen identisch. Wenn wir in der Körperpsychotherapie einen beschleunigten Herzschlag oder einen Schweiß auf der Stirn beschreiben, beschreiben wir diese als Teil des Stresserlebens, als ein körperliches Verhalten. Aber wir messen nicht die Pulsrate oder die psychogalvanische Hautreaktion. Naturwissenschaft

befasst sich „mit des Beobachters Erfahrung von Dingen", Psychotherapie „mit der Art, in der Dinge *uns erfahren*" (Laing 1973, S. 13), d. h. damit, wie uns etwas erreicht und bewegt. Als Subjekt ist der Mensch identisch mit seiner Erfahrung (Strawson 2014).

> In der Psychotherapie ist ‚Gegenstand' der Behandlung … nicht der ‚Organismus' mit allgemeinen Gesetzmäßigkeiten, sondern eine ‚Person' in einer einzigartigen Lebenssituation. (Richter 2019, S. 83)

Die Psychotherapie kann daher auch nicht auf Begriffen der Naturwissenschaften aufbauen (Kap. 7). Denn Naturwissenschaften liefern Begriffe für das Verständnis der Welt als objektiver Natur, z. B. der chemischen Zusammensetzung von Angstschweiß, nicht aber das Verständnis dafür, was einem Menschen in diesem Moment seines Lebens den Schweiß auf die Stirn treibt. Für ein erlebendes Subjekt stellt sich die Welt anders dar als für die Naturwissenschaft. Lebendige Subjekte verstehen wir daher mit Begriffen, die ihr Erleben und Verhalten beschreiben und die uns introspektiv und intersubjektiv aufgrund unserer Selbsterfahrung zugänglich sind (Heilinger und Jung 2009, S. 26; vgl. Gendlin 1997, S. 227).

Ich schlage daher eine Theorie der Körperpsychotherapie vor, die nicht den Begriff des Organismus, sondern den des **lebendigen Subjekts in der Beziehung zu seiner Welt** (Kriz 2017)in den Mittelpunkt stellt. In dieser Theorie bezieht sich die Idee der Ganzheit auf die **Ganzheit der Erfahrung** (vgl. Soth 2012, S. 63). Das Körpererleben wird dabei als die Grundlage des Selbsterlebens betrachtet. Diese Sichtweise scheint mir am meisten der körperpsychotherapeutischen Praxis gerecht zu werden, in der wir körperbezogen mit dem Erleben und Verhalten der Patienten arbeiten.

▶ Im Mittelpunkt der Theorie einer erlebenszentrierten Körperpsychotherapie steht der Mensch als erlebendes und handelndes Subjekt in seiner Lebenswelt.

Der Begriff Organismus hat seine Bedeutung auf einer übergeordneten Ebene der Theoriebildung. Auf der Ebene einer Theorie dynamischer

Systeme, wie Maturana und Varela (2012) sie vertreten, kann er eine Klammer für die biologische, neurowissenschaftliche und psychologische Betrachtung des Menschen bilden. Theorien aus diesen und anderen Disziplinen in übergeordneten Modellen miteinander zu verbinden, ist eine über die Absicht meines Buches weit hinausreichende Aufgabe. Mein Plädoyer bezieht sich daher nur darauf, den Begriff des Organismus nicht zum Zentrum einer **Theorie der Therapie** zu machen, um der Gefahr eines biologistischen Denkens zu entgehen und die theoretische Konzentration auf den Menschen als erlebendes Subjekt zu wahren.

Den Menschen als Subjekt zu sehen oder als **Person**, ein Begriff, den William Stern (1927, 1930) in die Psychologie eingeführt hat, kennzeichnet den humanistischen Ansatz in der Psychotherapie (Hartmann-Kottek und Kriz 2005). Ein Subjekt begegnet der Welt aus der **Perspektive der ersten Person** und erlebt diese Welt auf seine besondere Weise. Der Begriff des Subjekts hängt daher eng mit dem des Erlebens zusammen. Ein Empfindender, Fühlender ist immer eine Person. Hat jemand Beklemmungen in der Brust oder Schmerzen in der Hand, hat er sie dort, aber nur eine Person sagt, dass sie Beklemmungen oder Schmerzen hat. Und nur „dem Leidenden" sprechen wir Trost zu, nicht seinem Organismus (Wittgenstein 1967, S. 125). Nur ein lebendiges Subjekt kann Schmerzen, Bedürfnisse und ein Interesse an seinem eigenen Wohlergehen empfinden und artikulieren.

Den Begriff der Ganzheit können wir aus dieser Sicht über den Organismus hinaus auf das Organismus-Umwelt-System beziehen. Gendlin (2016) nennt „Körper-Umwelt" als **einen** Begriff, weil beide zusammen ein Prozess seien. Er bringt das Beispiel, dass beim Gehen Boden und Fuß an einem lebendigen Geschehen teilhaben. Als Teil eines Interaktionsprozesses seien sie zusammen ein Ereignis. Der Körper bestehe aus „Körper-Umwelt-Prozessereignissen" und sei nicht nur das, „was innerhalb der Hautumhüllung ist" (ebd., S. 88). Nach Gendlins Verständnis bestimmen daher Ereignisse, „was das Ganze ist" (ebd., S. 89).

Einem solchen relationalen Begriff von Ganzheit folgt Thompson (2010, S. 427ff) schon auf der Ebene des Organismus selbst, weil die Eigenschaften seiner Teile zueinander in Beziehung treten müssen, um das durch diese Beziehungen konstituierte Ganze zu erzeugen. Thompson spricht daher von einem *relational holism*.

Beim Menschen kommt etwas hinzu. Weil er sich reflexiv zu seiner Organismus-Umwelt-Beziehung verhalten kann, ist diese Beziehung zugleich eine **Person-Welt-Beziehung** (de Haan 2020). Er kann sich auf das beziehen, was er erlebt, das „Erleben des Erlebens" beschreiben und so Zeugnis von mentalen Vorgängen ablegen – für Damasio (2011) das Kennzeichen des Bewusstseins. Als Person sind wir nicht nur ein Organismus, sondern wir haben auch eine bewusste Beziehung zu uns selbst als Organismus und zu unseren biologischen Antworten auf die Welt, wir können zu uns selbst in Distanz treten, was Plessner (1975) als „exzentrische Position" bezeichnet hat. Eine **phänomenologische Psychologie** schaut daher auf den Menschen in seiner Beziehung zu sich selbst und seiner Lebenswelt, auf die „situierte Person" (Graumann 1980; Graumann und Métraux 1977).

---

**Sehnsucht nach Natur**

Seine letzte Ergänzung der Charakteranalyse beendete Reich 1948 mit dem emphatischen Aufruf, „das Menschentier in die Lage zu versetzen, die Natur in sich anzunehmen" (Reich 1933/1989, S. 654). Schroeter möchte heute in der Therapie „die Menschen mit ihrer eigenen inneren Natur in Fühlung bringen" und dabei eine „zeitlose Dimension, unbeeindruckt vom Zeitgeist, bestimmt von Elementarkräften" entfalten (Schroeter 2013, S. 194 f). Eine solche Formulierung mag Menschen begeistern, das zu leben, was in ihnen lebt, und sich nicht von Äußerlichkeiten beeindrucken zu lassen. Ich denke aber, dass man nicht davon ausgehen kann, „im innersten Erfahrungsraum" gebe es eine „organismisch geprägte Erlebniswelt" (ebd.,

S. 195), weil der Körper durch die Geschichte geformt (Abschn. 1.5) und als geschichtlich geformter Körper in der Mentalität einer Zeit erlebt wird und weil auch das, was wir jeweils als Organismus ansehen, selbst eine vom Zeitgeist geprägte metaphorische Sichtweise ist (vgl. Martin 1998). Der Glaube an eine zeitlose organische Erlebniswelt ist in meinen Augen Ausdruck einer Sehnsucht der Menschen der Neuzeit nach einer nicht entfremdeten Natur. Für sie steht Schroeters Wunsch nach einer „Rückkehr zum Leib" als Rückkehr zur „Schöpfung" (ebd.), der an Rousseaus Ruf erinnert, den Übeln der Zivilisation durch Rückkehr zur Natur zu entkommen.

Psychische Prozesse gehören zu den **Lebensprozessen**. Sie werden von biologischen Organismen hervorgebracht und hängen von einer besonderen Anordnung der Materie ab, aber sie gehen über deren Eigenschaften hinaus. Systeme oder Ganzheiten besitzen nämlich Eigenschaften, die nicht in den Teilen des Ganzen enthalten sind, sondern aus ihrem Zusammenspiel hervorgehen. Diese werden daher **emergente Eigenschaften** genannt. Die Ganzheits- und Gestaltpsychologie sprach von Übersummativität. Mentale Prozesse sind solch eine emergente Eigenschaft von Organismen. Sie sind kein Stoff, sondern ein Geschehen (Edelman 1995, S. 24).

Ein Beispiel dafür ist die Farbwahrnehmung. Reize in der Außenwelt rufen über Lichtwellen, die wir messen, aber nicht sehen können, die Erfahrung einer Farbe hervor. Aber diese Erfahrung wird nicht durch die Eigenschaften des Lichts vorgegeben (Varela et al. 1992, S. 229). Farbwahrnehmungen variieren vielmehr von Spezies zu Spezies. So sehen Menschen trichromatisch in gelb-blau-rot, andere Lebewesen nicht. Bei Menschen können Farbeindrücke auch von Träumen oder Vorstellungen erzeugt werden. Ein Patient von Sacks (1997), der durch einen Unfall keine Farben mehr sehen konnte, sah die Welt nur noch „rattenfarbig" und begann sich teilweise vor ihr zu ekeln. Wer die Welt nicht farbig sieht, erlebt sie auch anders (Sacks 1998). Die Art, wie man Farben erlebt, geht demnach über die biologische Voraussetzung des Sehens hinaus.

Solche Phänomene werden in der Philosophie Qualia genannt, z. B. die Qualität der Erfahrung eines bestimmten Rot (vgl. Damasio 2011, S. 267ff). Erfahrung wird also in der Auseinandersetzung von Organismen mit ihrer Umwelt auf ihre spezifische Art hervorgebracht. Sie ist nicht ein simpler Niederschlag sensorischer Stimulation (Hutto 2011).

Diese Theorie kommt der psychotherapeutischen Arbeit entgegen. Denn in der Psychotherapie haben wir es immer damit zu tun, wie Menschen auf ihre Art die Wirklichkeit wahrnehmen. Sie bringen aufgrund ihrer Lebensgeschichte und ihrer aktuellen Situation in der Auseinandersetzung mit der äußeren Welt ihre besondere innere Welt hervor. Depressive beispielsweise sehen die Welt manchmal, metaphorisch gesprochen, nur grau in grau und nicht in Farben.

**Drei Modelle in der Körperpsychotherapie**
Die körperpsychotherapeutische Theoriebildung kennt bislang zwei grundlegende Modelle, wie sich Lebewesen mit der Umwelt verbinden und innere Prozesse steuern:

– Das eine Modell geht von einer **Energie** dieser Prozesse aus. Ihm folgen die meisten neoreichianischen Schulen. Reich meinte, dass nicht nur psychischen und körperlichen, sondern auch organismischen und nichtorganismischen Phänomenen eine einheitliche Kraft zugrunde liege (Wehowsky 2006b, S. 153). Dieses Modell sieht den Körper als **energetischen Körper**.
– In einem anderen Modell werden körperliche Lebensäußerungen als **Zeichen** für innere Prozesse gelesen, die wiederum durch einen Austausch von Zeichen koordiniert werden (von Arnim et al. 2022, S. 39). Dieses Modell geht von einem **semiotischen Körper** als Bedeutungsträger aus. Dem folgen die nicht energetisch denkenden, psychodynamischen Körperpsychotherapien.

Das eine Modell entspricht einem Energiepara-digma, das andere einem Informationspara-digma (Abschn. 7.3). Führt das Energiemodell Psychisches und Körperliches auf eine gemein-same Lebensenergie zurück, versteht das Infor-mationsmodell den Körper als ein Netzwerk von Zeichenprozessen, zu dem man Zugang hat, wenn man die Codes der Zellen, der Hormone oder der Sprache entschlüsselt (T. von Uexküll 2001).

Die Theorie des Enaktivismus, die ich in Ab-schn. 5.2 näher erläutern werde, legt ein drittes Modell nahe. Danach verbinden sich Lebewesen mit ihrer Umgebung durch die Tätigkeit des Le-bendigen selbst (Varela et al. 1992). Sie stellen ihre Identität ständig neu her und versehen die Welt mit Bedeutung (Thompson 2010, S. 153). Aus phänomenologischer Sicht hält Gadamer in gleicher Weise fest, der „fundamentale Tatbe-stand des Lebendigseins" sei, sich „aus dem ihm Fremden" zu nähren (2010, S. 257). Aus dieser Sicht ist Leben „wesentlich Bezogenheit auf etwas" (Jonas 2011, S. 20), ein **Geschehen in Beziehung** zur Umwelt. Menschen bringen ihre innere Welt in diesem Geschehen, das heißt im Prozess des Lebens selbst hervor. Dieses Modell geht vom **phänomenalen Körper** in seiner leib-lichen Präsenz und Bezogenheit aus.

Aus der Perspektive dieses Modells sind psy-chische Störungen nicht etwas, das in einem Menschen oder in seinem „energetischen Sys-tem" existiert, sondern Störungen des In-der-Welt-Seins (Fuchs 2019), in der Beziehung eines Menschen zu sich selbst, zu anderen und zu sei-ner Lebenswelt (Bolis et al. 2017; Spremberg 2018).

Reich suchte nach dem Gemeinsamen in den körperlichen und psychischen Prozessen. Da er materialistisch dachte, suchte er dieses Ge-meinsame in der physikalischen Welt und ver-stand Energie als das, was sowohl Psychisches als auch Materielles formt (Abschn. 7.3). Ver-stehen wir aber Leben nicht als etwas Stoffli-ches, sondern prozesshaft, kommen wir zu einem anderen Schluss: Es sind die **Lebenspro-zesse**, denen psychische und körperliche Pro-zesse als Aspekte einheitlicher Prozesse zu-kommen (Kap. 2).

Geißler und Heisterkamp haben 2007 ein Buch mit dem Titel „Psychoanalyse der Lebensbewegungen" herausgegeben. Lei-der nimmt darin nur ein Beitrag von Heis-terkamp (2007) auf den Begriff der Le-bensbewegung Bezug. Poettgen-Havekost nennt zwar die Lebensbewegung im Titel ihres Beitrags, verfehlt aber die Einheit der körperlich-psychischen Lebensbewegun-gen, indem sie allein die „Bewegung ... von der Körpersymbolisierung zur Menta-lisierung" (2007, S. 256) anspricht, obwohl es um Traumatisierungen geht. Psychody-namische Autoren sehen den Körper häufig nur unter diesem Aspekt der Mentalisie-rung (z. B. Schultz-Venrath 2021) und schlagen nicht die Brücke zu Theorien, die mit den Begriffen Leben und Erleben in einem psychologischen Verständnis operie-ren.

Das jeweilige Modell hat Auswirkungen auf das Verständnis des therapeutischen Handelns:

– Nach dem **Energiemodell** fokussiert die The-rapie auf die Regulation energetischer Pro-zesse (Tonella 2008, S. 69). So könne Kör-perpsychotherapie darin bestehen, Energie-ströme eines „bioelektrischen Feldes" (Boyesen 1987, S. 166) oder eines elektroma-gnetischen Feldes körperlich zu lenken, wobei Pierrakos (1987, S. 55) den Einsatz von „Ap-paraturen" nicht ausschließt. Das Energiemo-dell geht mit der Vorstellung der frühen Psy-choanalyse einher, Symptome aus Kräften zu erklären, die dem Patienten unbewusst sind, um die aber der Therapeut weiß. Hier ist der Therapeut jemand, der am Energiefluss, an Energieblockaden oder am Energieniveau des Patienten mit Ladung und Entladung arbeitet (Pechtl und Trotz 2019, S. 37).
– Nach dem **Informationsmodell** wird der Kör-per als Bedeutungsträger gesehen. Ziel ist eine „semiotische Progression", d. h. körperliche Empfindungen in Sprache zu übersetzen (von Arnim 1998, S. 34). Das wird entweder intra-

personal gesehen, d. h. Zeichen in ihrer Bedeutung für den Patienten zu entschlüsseln, oder interpersonal, d. h. in ihrer Bedeutung für die Interaktion. Die interpersonale Sicht findet sich bei Geißler (2009, S. 209ff), der den Körper als Organ zur Mitteilung unbewusster Szenen in der therapeutischen Interaktion beachten will. Nach diesem Modell erstrecken sich körperpsychotherapeutische Mittel auf ein Verstehen des Körpers als Zeichengeber für symbolisch zu deutende Prozesse. Hier gestaltet der Therapeut einen Prozess, in dem der Patient seinen Körper und dessen Zeichen auf der intra- und interindviduellen Ebene zu spüren und zu lesen lernt.

– Aus der Philosophie des **Enaktivismus** und der **Phänomenologie** folgt ein Verständnis von Therapie als einer Arbeit mit dem Erleben von Bedeutungen in einer verkörperten Beziehung (Röhricht 2015, S. 52). Körperpsychotherapie bedeutet hier, dass sich ein Mensch im Feld dieser Beziehung in seinem ganzen Sein und seiner Lebenswelt psychisch und körperlich erlebt, sich entdeckt und seine Bedürfnisse, Emotionen und Interaktionen besser zu regulieren lernt, indem er all das spürt, was in dem situativen Moment des therapeutischen Geschehens in ihm vorgeht.

Das möchte ich an einem längeren Therapiebeispiel plastisch werden lassen.

### Therapiebeispiel

Ein Patient mit einer starken Depression ist in einer tiefen Lebenskrise. Paul sucht privat und beruflich nach einer neuen Orientierung. Er fühlt sich wertlos, schuldig, voller Scham gegenüber seiner Tochter, wacht frühmorgens mit Selbstvorwürfen auf und glaubt, er müsse aus dem Leben scheiden, weil er so versagt habe. Als christlicher Mensch aus pietistischem Elternhaus betet er viel und bittet Gott um Erbarmen. Er selbst könne sich von seiner Schuld nicht freisprechen.

Da seine Selbstvorwürfe mit einer Gottesvorstellung verbunden sind, gebe ich in einer Therapiestunde zu bedenken, ob er nicht etwas mit Gott zu erledigen habe. Er schäme sich vor Gott. Gott habe ihn mit vielen Gaben ausgestattet und schüttle den Kopf, wie er mit diesen Gaben so leben könne. Ich schlage ihm vor, im Therapiezimmer einmal mit Gott zu sprechen. Er möge sich dazu einen Ort für sich und einen für Gott suchen. Spontan legt er sich auf den Boden und sagt als erstes: „Nicht so fest schlagen bitte". Als Kind wurde er nicht geschlagen, aber jetzt empfindet er eine Angst vor Nackenschlägen. Er geht auf die Knie, beugt den Kopf, nimmt die Hände in den Nacken und sagt in dieser Haltung mit verzweifelt flehender Stimme zu Gott: „Es tut mir leid, dass ich so bin, wie ich bin. Bitte vergib mir meine Schuld, dass ich so versage. Sage mir doch, was ich machen muss, damit ich o. k. bin. Ich weiß es nicht." Nun bitte ich ihn, als Gott zu Paul zu sprechen. Als Gott setzt er sich neben Paul, hält die Hand über dessen Kopf und sagt: „Ich habe dich lieb. Alles ist in Ordnung. Das ist ein Missverständnis. Du musst nicht am Boden liegen." Wir machen einen erneuten Rollenwechsel, damit er erlebt, wie er auf diese Sätze Gottes reagiert. Er sagt: „Ich glaube dir das nicht, du bist nicht Gott, sondern ein barmherziger Samariter. Wärest du Gott, würdest du sehen, was für ein kleiner Dreck ich bin." Danach fühlt er sich leer, als wäre Gott gar nicht da, und er bleibt einsam zurück.

Er sieht in dieser Figur nicht Gott. Gott habe einen „Weichspüler" geschickt, schaue sich diesen Samariter und Paul an und sei selbst kühl, distanziert, „beinhart". Davon ist er enttäuscht. Er wird wütend auf diesen Gott, möchte aufstehen und stellt sich Gott gegenüber: „Sag' mir, was du von mir willst!" Gott sagt in seiner Fantasie: „Ich weiß die Lösung, aber du musst sie selbst herausbekommen, wenn du meiner würdig sein willst." Im Stehen zu Gott schauend wird er empört. Die „arrogante Klugscheißerei" kotze ihn an.

Diese Art von Religion lernte er als Kind. Sein erfolgreicher Vater habe sich durchweg als armer Sünder gefühlt. Dabei war der Vater in seinen kindlichen Augen ganz oben, bei Gott. Zwei Seiten melden sich in ihm: eine, die sich aufbäumt und von Gott nicht kaputt machen lassen will, und eine, die furchtsam registriert, wie er hier mit Gott redet. In der Stunde gewinnt die empörte Seite: „Genau so rede ich jetzt!" Der „Erdwurm" erfreche sich, Gott anzugreifen: „Ich gebe mein Bestes und immer nur mäkeln." In dem harten Gott erkennt er auch seinen Vater, in dem Samariter seine Mutter, die aber gesagt habe: „Da bin ich aber traurig, wenn du so bist", was er als vergiftet empfindet.

In den folgenden Sitzungen beschäftigte sich der Patient immer wieder mit dieser Stunde. Sie verschaffte ihm eine Schlüsselerfahrung. Er bekam Panik, Gott zu verlieren. Aber er erkannte auch, dass er sich wie ein „kleines Stück Sch…" fühlen würde, wenn er sein Gottesbild beibehielte. Im Angesicht der „wortlosen, schweigenden Rieseninstanz" könne er nur schuldig bleiben. Erschreckend wurde ihm klar, dass dieser Gott nicht antwortet. In diesem Nicht-Antworten erkannte er auch seine Freundin. In späteren Sitzungen sagte er, er wolle mit einem „Gottesfasten" beginnen und selbst für sich mehr Verantwortung übernehmen. Die Vorstellung, nicht von einer höheren Macht geführt zu werden, sondern selbst sein Leben zu gestalten, wäre neu für ihn. Sich zu erlauben, sich nach seinen Bedürfnissen zu richten, fiel ihm äußerst schwer. ◄

Die hier berichtete Stunde beginnt mit Gedanken und Gefühlen. Diese haben mit Beziehungserfahrungen des Patienten zu tun, mit seiner Beziehung zu Gott und den Eltern. Als er sich körperlich handelnd der Beziehung zu Gott stellt, werden neue Gefühle und Gedanken in ihm wach. Er glaubt Gott nicht und wird schließlich wütend auf ihn. Hat er sich im Liegen armselig gefühlt, fühlt er sich im Stehen stärker. Die Wut, die er im Gegenüberstehen empfindet, verändert sein Bild von Gott. Alles, was in der Stunde geschieht, ist so ein ganzheitliches Geschehen von Gedanken, Gefühlen, Bildern, körperlichen Haltungen, Empfindungen und Handlungen, das etwas in seiner Beziehung zu Gott verändert. Als Kind ist er in ein bis heute wirksames Muster dieser Beziehung hineingewachsen. Die Exploration dieser Beziehung und seiner selbst wird immer

tiefer, indem verschiedene Anteile seines Erlebens in der szenischen Arbeit lebendig werden.

Diese Darstellung ist eine vereinfachende Skizze. So trat ich als Therapeut stellvertretend für die Freundin in die Szene ein, was der Patient als erhellend erlebte. Aber ich skizziere in Beispielen Aspekte aus Therapien, um an ihnen etwas zu verdeutlichen. Hier wollte ich zeigen, dass Körperpsychotherapie nicht nur bedeutet, die Therapie um körperliche Interventionen zu erweitern, sondern das ganzheitliche, körperlich-seelische Erleben zu fördern und zu vertiefen und dessen Bedeutung für die Beziehung eines Menschen zu sich selbst und zu seinem Leben zu erhellen. Im Erleben des Patienten bildeten in dieser Stunde körperliches und psychisches Geschehen einen einheitlichen Wirkungszusammenhang.

▶ In der Körperpsychotherapie ergänzen wir nicht nur die Psychotherapie durch Körpermethoden, sondern wir behandeln den Menschen als erlebendes und handelndes Subjekt ganzheitlich in seinen Bezügen zur Mit- und Umwelt.

Die holistische Auffassung von Körper und Geist/Psyche in der Einheit des Erlebens beinhaltet diese Vorstellung eines einheitlichen Wirkgeschehens, das wir auf unterschiedlichen Ebenen beobachten können: von den beteiligten Stoffwechselprozessen bis hin zu den gedanklichen Vorstellungen. Diese lassen sich in der äußeren Beobachtung voneinander trennen, im Erleben wirken sie gemeinsam. Erleben ist immer ein ganzheitliches Erleben körperlicher und seelischer Prozesse (Abschn. 6.1). Es gibt keinen Körper und keine Psyche, die alleine erleben können; beide sind nur vom „Fluss der Organismus-Umwelt-Interaktionen" abstrahierte Aspekte, der die Erfahrung konstituiert (M. Johnson 2007, S. 12).

In der Selbstbeobachtung lässt sich die Aufmerksamkeit mehr auf die psychischen Prozesse oder auf die Körperprozesse richten. Fogel (2013, S. 39) unterscheidet dementsprechend eine „begriffliche Wahrnehmung", die sich der Sprache bedient, und eine „verkörperte Selbstwahrnehmung" dessen, was man spürt. Beide existieren aber nur in Verbindung zwischen Gehirn und

Körper und sind sowohl verkörpert wie mental. In Lebensprozessen wie z. B. in einem Affektausdruck treten sie gemeinsam in Erscheinung.

> **Körperlicher Ausdruck** wird in der Psychotherapie oft als Entäußerung des Seelischen verstanden. Schon im Wort **Ausdruck** ist das Seelische das Primäre (Kap. 14). Demnach **zeigt** beispielsweise ein Mensch, der seine Arme hochreißt, in dieser Geste seine Freude. Richtig ist zwar, dass er sie so kommuniziert. Aber er zeigt sie nicht in dem Sinne, dass er zunächst innerlich eine Freude empfindet und diese dann ausdrückt. Er freut sich und die Geste selbst ist diese Freude. Psyche und Körper interagieren nicht in der Freude, sondern sie sind eins im Geschehen der Freude. Zwar kann ich das innere Gefühl „Ich freue mich" von dem Hochreißen der Arme unterscheiden und unabhängig von der Geste darüber sprechen oder auch über die Bewegung der Geste unabhängig vom begleitenden Gefühl. Aber in der Unterscheidbarkeit sind beide doch eines und das eine geht nicht aus dem anderen hervor (vgl. Geuter 2000, S. 1349f). Goldstein (2014, S. 240) spricht in ähnlichen Überlegungen zur Angst von psychischen und physischen Erscheinungen eines einheitlichen „Lebensvorganges". C. G. Jung hat es so ausgedrückt, „dass die Seele das innerlich angeschaute Leben des Körpers und der Körper das äußerlich angeschaute Leben der Seele ist, dass beide nicht zwei, sondern eins sind" (Jung GW 10, § 195).

**Zirkuläre Kausalität**

Öfter wird von einem wechselseitigen Feedback (Aposhyan 2004, S. 28) oder einer **Bidirektionalität** „zwischen Körper und Geist" gesprochen (Goodill et al. 2013, S. 67; Tschacher und Storch 2017, S. 118). Diese Begriffe sind problematisch, weil sie nahelegen, dass physische und psychische Prozesse getrennt verlaufen und dann aufeinander einwirken können. Seelisches und körperliches Erleben artikulieren sich aber nicht dual, sondern ganzheitlich (Depraz 2008; Payne et al. 2019a).

> Weder wirkt Psychisches auf Physisches noch Physisches auf Psychisches; so sehr das auch besonders bei oberflächlicher Betrachtung der Erscheinungen der Fall zu sein scheint, handelt es sich doch immer um die Reaktion des Organismus, die wir bald in Abhängigkeit von etwas, was wir psychisch nennen, bald von etwas, was wir physisch nennen, betrachten. (Goldstein 2014, S. 251f)

Die Verbindung zwischen mentalen und physiologischen Prozessen lässt sich besser im Modell einer **zirkulären Kausalität** beschreiben (Fuchs 2020, S. 9; vgl. Tschacher und Meier 2022). Danach ist der lebendige physische Körper die organische Basis für den erlebten Körper, während der erlebte Körper zugleich Prozesse und Strukturen des objektiven Körpers formt. In der Systemtheorie gilt zirkuläre Kausalität als Merkmal von Phänomenen der Selbstorganisation, im Enaktivismus als eine Systemeigenschaft des Lebens (Thompson 2010, S. 138; vgl. Dumouchel 2019). Weder werden mentale Prozesse durch physische noch physische durch mentale Prozesse erzeugt. Beide sind in zirkulärer Kausalität verbundene, koemergierende Prozesse eines lebenden Systems (Kap. 7).

> Die für die Psychotherapie entscheidenden Kausalitäten sind die Kausalitäten des Lebens. Wenn wir eine Grippe bekommen, fangen wir uns ein Virus ein, das auf den basalen Ebenen körperlicher Regulationsprozesse Veränderungen hervorruft. Diese machen sich im Körpererleben als Hitze oder Schwäche bemerkbar. Der Grund für dieses Körpererleben ist aber nicht die körperliche Veränderung, sondern das Virus. Wenn sich mein Magen zusammenzieht, weil ich gekränkt wurde, oder ich Durchfall bekomme, weil ich Angst habe, sind nicht meine Gefühle der Grund für die körperlichen Reaktionen, sondern dass mich etwas gekränkt oder mir Angst bereitet hat. Der Begriff der Bidirektionalität verfehlt diese lebensweltlichen Gründe des jeweiligen Geschehens.

Bei somatoformen Störungen zum Beispiel hilft es nicht zu untersuchen, ob Körperliches auf Seelisches oder Seelisches auf Körperliches einwirkt. Denn sie sind immer Probleme einer Person und bei ihnen müssen wir klinisch das Gesamtgeschehen zum Ausgangspunkt der Therapie machen (Heedt 2020). In pragmatischer Hinsicht jedoch können wir von seelischen Prozessen ausgehend auf körperliche und von körperlichen ausgehend auf seelische Prozesse einwirken. Depressive Stimmungslagen können wir beispielsweise dadurch bessern, dass Menschen ein Fitnesstraining absolvieren, laufen oder hüpfen (Blumenthal et al. 2007; Koch et al. 2007; Mei et al. 1997). Wir können in der Körperpsychotherapie das Gefühl der Freude sowohl über Gedanken, Erinnerungen oder Bilder als auch über eine Ausdrucksbewegung wecken, z. B. indem jemand die Arme hochreißt. Beide Zugangswege aktivieren jeweils ganzheitlich das Gefühl der Freude. Wir erweitern die Exploration des Erlebens, wenn wir körperliche **und** seelische Aspekte ansprechen und miteinander in Beziehung setzen. Daher fragen wir die Patienten zum Beispiel:

– Was löst Ihr Gedanke im Körper aus?
– Was geschieht in Ihnen, wenn Sie sich gerade an dieses oder jenes erinnern?
– Welche Gedanken oder Bilder kommen Ihnen, wenn Sie dies oder jenes gerade empfinden?
– Was tritt Ihnen in den Sinn, wenn Sie die Hände so über dem Kopf zusammenschlagen?

Der Geist einer erlebenszentrierten Körperpsychotherapie besteht aber darin, darauf hinzuarbeiten, dass sich ein Mensch in seinen Erlebensprozessen und seinem Handeln ganzheitlich entdeckt, erfährt und zu regulieren lernt.

Wir arbeiten nicht mit der Body-Mind-Interaktion, sondern mit einem Body-Mind-Wesen Mensch, mit dessen Denken, Träumen, Sich-Erinnern, Fühlen, Innehalten, Empfinden, Sich-Bewegen, Wahrnehmen, Atmen, Spielen. Und wir sind auch als Therapeuten Body-Mind-Wesen. Psychotherapie ist daher eine Begegnung zweier lebendiger, verkörperter Subjekte.

Phänomenologisch gehen wir von den „Lebensbewegungen" (Heisterkamp 2007) erlebender Subjekte aus (vgl. Sheets-Johnstone 1999). In der Psychotherapie begegnen uns als Therapeuten Subjekte, die leiden und daran scheitern, sich in ihrem Leben wohlzufühlen. Ihr Leid ist kein objektiver Befund, sondern ein subjektiver Zustand. Dieser Zustand kann einzelne Symptome beinhalten, die eher körperlich oder eher psychisch in Erscheinung treten, aber er ist immer ein Zustand des ganzen Menschen.

Zum Beispiel beschreibt T. Fuchs (2005, S. 99ff) eine Depression als einen Zustand, in dem sich ein Mensch nicht mehr über seinen Körper mit der Umgebung verbunden fühlt, sondern dieser Körper wie ein Hindernis der Beziehung zu ihr im Wege steht und das Subjekt von der Welt abtrennt. In der Psychopathologie wird das als psychomotorische Hemmung beschrieben. Sie geht mit Leere, Gefühlen von Scham und Schuld oder negativen Gedanken über sich selbst einher (Abschn. 6.7). Eine Depression ist weder eine biologische noch eine psychische Erkrankung, sondern eine Erkrankung des Menschen, die man mit technischen Mitteln (transkranielle Magnetstimulation), biochemischen Mitteln (Psychopharmaka), sozialen Mitteln (Umzug, Arbeitsplatzwechsel, Veränderung in Beziehungen) oder mit psychischen Mitteln (Psychotherapie) oder mit körperlichen **und** psychischen Mitteln (Körperpsychotherapie) behandeln kann (Kap. 2). Welches man auch wählt, jedes wirkt auf den ganzen Menschen ein und erzeugt daher Wirkungen auf eher körperlich, eher seelisch und eher in seinen Beziehungen sichtbare Symptome. Wir behandeln dabei nicht die Störung, sondern den leidenden Menschen als bio-psycho-soziales Wesen mit seiner spezifischen Störung (Kap. 7).

> Veränderung durch (Körper-)Psychotherapie ist nur eine von vielen möglichen Wegen der Veränderung. Menschliches Erleben und Verhalten lässt sich auch mit einer Hirnoperation, Pharmaka oder körperlicher Bewegung ändern. Insbesondere wandelt es sich, wenn sich die größeren Systemkontexte des Lebens ändern: Freundschaften, Familienbeziehungen, Arbeitsbedingungen, Einkommenssituation oder Wohnverhältnisse. Das kann oft mehr bewirken als Psychotherapie.

## 5.2    Verkörperte Erfahrung – Enaktivismus und Embodied Mind

Die Körperpsychotherapie kann sich heute im Reigen der großen therapeutischen Ansätze auf eine besondere Grundlagentheorie beziehen, die Theorie des **Enaktivismus** (Di Paolo und Thompson 2014; Gallagher 2020; Hutto 2013; Kyselo 2013; Thompson 2010; Varela et al. 1992). Sie ist die heute maßgebliche Auffassung im Bereich der Theorien des **Embodied Mind** (Heiner 2008) und betont besonders das Handeln, die aktive Beziehung zur Umwelt und die soziale Interaktion (Gallagher 2019). Die Theorie besagt, dass ein Lebewesen seine Wahrnehmung und seine Kognitionen „in Aktion", d. h. im verkörperten Handeln in der Welt erzeugt und dass diese auf sensomotorischen Fähigkeiten beruhen (Stewart et al. 2010a; Velmans 2007). Bewusstsein ist demnach weder ein Produkt des Geistes noch eine Funktion des Gehirns, sondern entsteht im lebendigen Bezug eines Lebewesens zur Welt (Fuchs 2021a, S. 265; Noë 2010, S. 40).

Erkennen hat nach Auffassung des Enaktivismus immer damit zu tun, dass sich ein Lebewesen auf seine Umwelt bezieht und ihr eine Bedeutung für sich verleiht. Thompson (2010, S. 158) setzt *enaction* mit *sense-making* gleich. Da diese Sichtweise der phänomenologischen Theorie der Intentionalität entspricht, ist der Enaktivismus besonders mit der Phänomenologie verbunden (Gallagher 2008; Gallagher und Bower 2014; Sheets-Johnstone 2010). Die enaktivistische Theorie bezieht die Idee des verkörperten Sich-Beziehens aber nicht nur auf Kognitionen, sondern auch auf Affekte und soziale Interaktionen (Colombetti 2014, 2017; Gallagher 2021).

**Embodied Mind** kann man sowohl mit **verkörpertem Geist** als auch mit **verkörperter Seele** übersetzen. Der englischsprachige Begriff *mind* umfasst beides. Die Begriffe Geist und Seele lassen sich wissenschaftlich nicht unterscheiden. Für die Philosophie des Geistes gibt Newen (2013, S. 9f) eine Definition, der zufolge zum Geistigen die Phänomene Wahrnehmen, Fühlen, Denken sowie die Erinnerungen und die Absichten gehören. Das entspricht den Grundfunktionen des Psychischen aus der Allgemeinen Psychologie, wenn man die Absichten mit der Motivation gleichsetzt. Zum Geistigen zählt Newen außerdem kernaffektive psychische Zustände wie müde, nervös oder gelangweilt zu sein (Abschn. 10.1). Nach diesem Verständnis macht es keinen Unterschied, ob man von geistigen Phänomenen, mentalen Phänomenen oder psychischen Dimensionen spricht (ebd., S. 14).

Hutto (2013) sieht im Enaktivismus eine mögliche neue paradigmatische Grundlage für die gesamte Psychologie. Umstritten ist, ob die Theorie auch für höhere kognitive Prozesse wie bewusstes, distanziertes Reflektieren gilt oder ob man verkörperte Strategien der Intelligenz von abstrakteren unterscheiden muss (vgl. Clark 1999, S. 150; Froese 2011; Gallagher 2005, S. 4).Der Anspruch der Theorie besteht jedenfalls darin, ein nicht-dualistisches Konzept psychischer Tätigkeit allgemein zu entwerfen (Velmans 2007).

Embodied Mind bedeutet aber nicht nur, dass es einen Geist, ein Bewusstsein immer nur in einem Körper und in Bezug auf das Verhältnis dieses Körpers zur Welt gibt, sondern auch, dass es **einen subjektiv erlebten Körper nur in einem Geist gibt, der diesen Körper als erlebenden erlebt** und mit Bewusstsein seiner selbst ausstattet. Letzteres kann man auch als **Mindful Body** bezeichnen. Wenn ich im Weiteren von Embodied Mind spreche, ist immer beides gemeint.

▶ Die Sichtweise einer Einheit dessen, was wir als *Mind* und *Body* gleichzeitig voneinander unterscheiden können, ist der grundlegende Ausgangspunkt der Körperpsychotherapie.

Als weiterer Begriff begegnet uns im Kontext der Theorien des Embodied Mind der Begriff des **Embodiment** (Abschn. 1.3). Dieser Begriff hat Eingang in verschiedene Bereiche der Psychotherapie gefunden (Bohne 2008, 2012; Garcia et al. 2022; Hauke und Kritikos 2018; Jahn 2016, 2018; Leuzinger-Bohleber 2015; Leuzinger-Bohleber et al. 2013), wird allerdings nicht einheitlich, sondern auf drei verschiedenen Ebenen verwendet:

1. **Theoretisch** beschreibt er die genannte Vorstellung, dass der Geist „eingekörpert" ist und „immer in Bezug zum gesamten Körper steht" (Tschacher 2006, S. 15). Geist, Gehirn und Körper wiederum werden als eingebettet in die Umwelt verstanden. Thompson und Varela (2001, S. 425) bringen das auf die Formel *„embodied and embedded"*. Leuzinger-Bohleber und Pfeifer (2013, S. 16) bezeichnen in diesem Sinne Embodiment als ein grundwissenschaftliches Konzept (vgl. Glenberg 2010).
2. **Phänomenologisch** wird unter Embodiment verstanden, sich selbst über den eigenen Körper wahrzunehmen, ihn zu bewohnen und sich der Selbstwahrnehmung bewusst zu sein (Giummara et al. 2008, S. 151; Totton 2015, S. 9; Westland 2019, S. 256f), Das Unvermögen dazu wird als *lack of embodiment* oder *disembodiment* bezeichnet. Kozlowska (2005) spricht von *disembodied mind*, wenn sich die Selbstwahrnehmung infolge von Angst vom Körper trennt (vgl. T. Fuchs 2005).
3. **Klinisch** wird der Begriff des Embodiment für eine Praxis der Aufmerksamkeit benutzt, in der der Patient körperlich wach für alle inneren Vorgänge wird (Aposhyan 2004, S. 52f; Caldwell 2018; Cheney 2019) oder die sensorischen, emotionalen und geistigen Aspekte des Selbst innerhalb der Grenzen seiner körperlichen Struktur integriert (Bloom 2006, S. 5). Aposhyan benutzt ihn auch für die körperliche Präsenz des Therapeuten.

Auch der Begriff **Embodiment** ist nur schwer zu übersetzen. **Verkörperung** ist nicht ganz treffend. Denn Embodiment meint nicht, dass etwas sich ver-körpert, also zu etwas Körperlichem wird, sondern dass geistige Prozesse in einem Körper entstehen oder vielmehr Teil der Natur eines körperlichen Wesens, also **eingekörpert** sind. Koch (2011, S. 18) übersetzt Embodiment daher mit **Leiblichkeit**, um die Einheit von Körper und Geist zu unterstreichen, die mit dem Begriff Leib gemeint ist. Ich behalte der Einfachheit halber die englischen Begriffe Embodiment und Embodied Mind bei.

Unter dem Begriff des Embodiment ist zudem in Psychologie, Kognitionswissenschaften, phänomenologischer Philosophie und in der interdisziplinären empirischen Forschung über Körpererfahrungen ein Forschungsansatz entstanden, der die Gründung von Kognitionen und Emotionen in sensomotorischen Prozessen empirisch untersucht (Adams 2010, S. 619; De Preester und Tsakiris 2009). In der experimentellen Psychologie wurde in vielen Experimenten der Zusammenhang zwischen körperlichen Zuständen, vor allem Körperausdruck und Körperhaltung, einerseits und Denken und Affekten andererseits erforscht (Koch 2006). Barsalou et al. (2003, S. 43) beschreiben als Embodiment Haltungen, Armbewegungen oder Gesichtsausdrücke, die in sozialen Interaktionen entstehen und eine zentrale Rolle im Prozessieren sozialer Informationen spielen. Die entsprechende Forschung werde ich in Kap. 8 darstellen. In diesem Kapitel befasse ich mich mit dem theoretischen Konzept.

Die Theorie des Embodied Mind entstand in den Kognitionswissenschaften. Diese waren über Jahrzehnte hinweg der Vorstellung gefolgt, der menschliche Geist verarbeite symbolische Informationen wie ein Rechner und Emotionen seien amodal verfasste, reine Informationen (Heiner 2008, S. 118; Winkielman et al. 2008, S. 264). Der Geist wurde als steuernde Zentralinstanz des Denkens und das Gehirn als deren Sitz angesehen. Im Zeitalter der großen ökologischen Zerstörungen aber ist der aufklärerische Glaube an die Kraft einer denkenden Vernunft und lenkender Zentralen erschüttert. Die digitale Revolution

der Kommunikationsformen hat zudem dazu geführt, dass Menschen mehr die Verbindungen
zwischen Dingen sehen, die vorher getrennt betrachtet wurden, und dass die Empathie für andere reifte und damit die Anerkennung der Ge-
fühlswelten (Rifkin 2010). Eine gesellschaftlich
neu entstehende Vernetzung von unten regt zu
einer neuen Betrachtung der menschlichen Natur
an. Sie wird nicht mehr als ein top-down gesteuertes System betrachtet, sondern als ein Zusammenspiel verschiedener Funktionen und Erle-
bensbereiche. Das öffnet den Blick für Zusammenhänge    zwischen    Denken,    Fühlen,
körperlichen Empfindungen, Haltungen und Verhaltensweisen.

---

**Künstliche Intelligenz und lebendige Körper**
Die lange dominierenden Computermo-
delle des Geistes gerieten auch durch das
Scheitern der Forschung zur Künstlichen
Intelligenz ins Wanken. Deren Prognose
der 1960er-Jahre, in Kürze **menschenähn-
liche Maschinen** herzustellen, trat nicht
ein (Tschacher 2006). Bald erkannte man
das Problem darin, dass Maschinen keinen
eigenständigen Weltbezug haben, der bei
lebenden Systemen über ihren Körper vermittelt wird. Zum Beispiel federt beim
Laufen das Knie so schnell, dass seine Bewegung wahrscheinlich aus einem Rück-
meldesystem in den Muskeln erklärt werden muss, weil eine neuronale Schaltung
über das ZNS so schnell nicht erfolgen
kann (Pfeifer und Bongard 2007). Wer Roboter bauen will, die nicht nur einfache Tätigkeiten verrichten sollen, steht nicht nur
vor dem Problem der Hyperkomplexität
menschlicher Bewegung (Heller 2012,
S. 186), sondern auch vor dem Problem,
wie diese die Fähigkeit von lebenden
Wesen nachbilden, sich an ihre Umgebung
anpassen zu können und auf unerwartete
Schäden kreativ zu reagieren und sich
selbst wiederherzustellen (Bongard et al.
2006; Froese und Ziemke 2009; Pfeifer

et al. 2007). Um wirklich künstliche Intelligenz zu erzeugen, müssten Maschinen über
einen Körper mit der Welt verbunden sein.
Komplexe menschliche Handlungen wie
diejenige, einen fliegenden Ball zu fangen,
können über digital nachgebildete Operationen bisher nicht verbessert werden.

Roboter können zwar lernen, sich zu bewegen. Der grundlegende Unterschied zu
lebendigen Wesen besteht aber darin, dass
diese über ein eigenes Energiebudget verfügen, welches sie über einen metabolischen Austausch mit der Umwelt immer
wieder auffüllen und über das sie sich
selbst ins Gleichgewicht bringen können
(Boden 1999). Auch erzeugen sie in ihrem
körperlichen Bezug zur Umwelt aus sich
selbst heraus Sinn. Denn Bewusstsein entsteht in biologischen Systemen, die sich
selbst aufrechterhalten, indem der Organismus das, was er verkörpert, auf einer höheren Ebene zusammenfasst. Jordan und
Ghin (2006) nennen dies *embodied about-
ness*. Darüber verfügen Rechner nicht.

---

In den Kognitionswissenschaften ist daher der
Körper in die Kognition zurückgekehrt. Die Ansicht, dass Erkenntnis zu verkörperten Subjekten
gehört, die in der Welt sind, wurde zum leitenden
Paradigma (Adams 2010, S. 619). Dieses Paradigma führt theoretische Biologie, phänomenologische Philosophie und empirische Forschungen
aus der Psychologie und den Neurowissenschaften zusammen. Die Körperpsychotherapie kann
sich in dieses Paradigma einfügen.

**Innere Zweckmäßigkeit**
Im Unterschied zum Funktionalismus, der den
Körper unter dem Aspekt seiner Funktionen betrachtet, sieht der Enaktivismus ihn als ein sich
selbst individuierendes und Sinn erzeugendes
System, dem sein eigener Zweck innewohnt (Di
Paolo und Thompson 2014). Der Körper legt fest,
was ein Mensch wahrnehmen, wie er handeln
und wie die Welt auf ihn wirken kann (Gallagher
2005, S. 17). Zum Beispiel entsteht dreidimensi-

onales Sehen nur im bewegten Bezug zur Welt.
Noë (2010) vergleicht das Bewusstsein daher mit
einem Tanz, der in einer Bewegung in der Welt
erzeugt wird. Geistige Inhalte werden weder als
Projektionen einer Innenwelt gesehen wie in der
idealistischen Erkenntnistheorie noch als Repräsentationen oder Abbilder der Welt. Sie sind vielmehr Erfahrungen mit der Welt, die der Körper
ermöglicht. Varela et al. (1992) nennen dies den
„mittleren Weg der Erkenntnis" zwischen Sub-
jektivismus und Objektivismus.

---

In einem Experiment gingen Reed et al.
(2004) dem Nachweis nach, dass wir einen
Bären gemäß seinem Aussehen, ein Fahr-
rad gemäß seinen Funktionen und den Körper gemäß den Möglichkeiten, etwas zu
tun, repräsentieren. Objekte der Wahrnehmung würden nicht alle entlang desselben
Kategoriensystems oder derselben Sinnesmodalität gespeichert. Wahrscheinlich
hänge jede Objektrepräsentation davon ab,
wie wir körperlich mit einem Objekt interagieren (vgl. Gallese 2003, S. 521).

---

Lebende Systeme haben eine ihnen inhärente
Zweckmäßigkeit und eine nicht vorhersagbare
Eigentätigkeit (Heilinger und Jung 2009, S. 23).
Der Gestaltpsychologe Wolfgang Metzger bezeichnete es schon 1962 als eines ihrer Kennzeichen, dass ihre Kräfte und Antriebe in ihnen
selbst ihren Ursprung haben (Kriz 2001, S. 164).
Lebende Systeme bringen im Erkennen eine
Welt hervor, anerkennen aber zugleich die Realität der äußeren Welt. Im Rahmen ihres Konstruktivismus betonen Maturana und Varela (2012,
S. 28), dass wir ohne Zweifel in einer Welt sind,
aber zugleich uns nur das gegeben ist, was wir
erleben. Wie bedeutsam es ist, in jedem Moment
des Lebens die Welt zu erfahren, werde einem
bewusst, wenn die Verbindung einmal reiße
(ebd., S. 251f).

Dass Lebewesen ihre innere Welt in Auseinandersetzung mit der äußeren Welt als Erfahrungen
im Prozess des Lebens selbst hervorbringen, be-

zeichnen Maturana und Varela als **Autopoiese**.
Autopoietische Systeme besitzen aus biologischer Sicht aufgrund ihres Metabolismus auch
die Fähigkeit zur **Selbstregulation**, d. h. zu Re-
generation und Erhalt (Jordan und Ghin 2006).
Dieser Gedanke lässt sich aus psychologischer
Sicht übernehmen. Aus dieser Sicht wird die Fähigkeit zur psychischen Selbstregulation in interaktionellen Erfahrungen aufgebaut. Bei psychischen Schwierigkeiten bricht sie ein. Diese Fähigkeit wieder zu beleben, ist ein maßgebliches
Ziel der Therapie (vgl. Watson et al. 1998, S. 3;
Kap. 17).

---

**Lebewesen als operational geschlossene
Systeme**
Vielzellige Lebewesen sind nach der Theorie der Autopoiese operational geschlossene Systeme: „Ihre Identität ist durch ein
Netz von dynamischen Prozessen gekennzeichnet, deren Wirkungen das Netz nicht
überschreiten" (Maturana und Varela 2012,
S. 100). Auch das Nervensystem (ebd.,
S. 179) oder das Kognitionssystem gelten
als operational geschlossen, weil Prozesse
auf sich selbst zurückwirken und die beteiligten Netzwerke durch innere Mechanismen der Selbstorganisation bestimmt sind.
Die Ergebnisse von Prozessen, die von Bestandteilen des Systems ausgeführt werden, verbleiben im System (Colombetti
2017). Das bedeutet aber nicht Unabhängigkeit von der Umwelt. Lebewesen sind
mit ihrer Umwelt verbunden. Maturana
und Varela (2012) bezeichnen das als
**strukturelle Koppelung**. Kommunikation
und Bewusstsein ordnen sie dem Bereich
„sozialer Koppelung" zu. Denn der Geist
als „Phänomen des In-der-Sprache-Seins"
befinde sich nicht im Gehirn, sondern in
der Interaktion.

Der Begriff des operational geschlossenen Systems steht daher nicht im Widerspruch zum Verständnis des Menschen als
eines **offenen Systems** bei Allport (1960)

oder Bertalanffy (1950). Offenheit bedeutet hier, dass der Mensch in seinem Austausch mit der Umwelt aufgrund seiner inneren Merkmale ständig neue Ordnungszustände herstellt. Diese wirken aber immer auf das System zurück, das aufgrund seiner operationalen Geschlossenheit eine Identität über die Zeit hin bewahrt (Thompson und Varela 2001). Aus einer systemtheoretischen Sicht des Lebendigen konstituiert dessen Organisation seinen Weltbezug.

## Handlung und Erfahrung

Maturana und Varela (2012, S. 31) sprechen auch von einer Zirkularität von Handlung und Erfahrung, Varela et al. (1992, S. 238) von der Einheit von Wahrnehmung und Handlung. Ähnliches hatte 1940 von Weizsäcker (1997, S. 124) in seiner Gestaltkreislehre mit dem Prinzip der Einheit von Wahrnehmung und Bewegung formuliert oder Jacob von Uexküll (1956) mit der Verbindung zwischen der Wahrnehmung in der „Merkwelt" und der Handlung in der „Wirkwelt" in einem gemeinsamen Funktionskreis. Heute gehen Bewegungswissenschaftler von einer entsprechenden Kopplung aus (Wollny 2012, S. 67f).

Bergson (1919, S. 219f) zufolge gibt es auch zwischen der Wahrnehmung und dem Gegenstand keine grundsätzliche Trennung, weil die Wahrnehmung in einer Beziehung zum Gegenstand bestehe. Wenn ich etwas höre, erlebe ich diese Wahrnehmung so, dass sie dort ist, wo der Ton erklingt. Wenn ich einen schweren Gegenstand hebe, empfinde ich das Gewicht zwar in der Anspannung meiner Muskeln, aber diese Empfindung ist an meine Tätigkeit und an den Gegenstand, den ich hebe, gebunden (Reddy 2008, S. 121).

Wahrnehmung findet in einer meist bewegten, handelnden, körperlichen Interaktion mit der Umwelt statt. Der Mensch erschließt seine Umwelt, indem er die Augen auf den Wahrnehmungsgegenstand richtet, sich zu etwas hinwendet, einen Gegenstand in die Hand nimmt, auf einen Ton lauscht, auf etwas zugeht und es untersucht oder sich von ihm abwendet. Das gilt insbe-

sondere für Lebenserfahrungen und soziale Interaktionen, mit deren Niederschlag wir es in der Psychotherapie zu tun haben.

Für die Therapie bedeutet dies, dass ein Mensch umso mehr von der Welt mitbekommt, je mehr er sein Wahrnehmungsfeld öffnet, sich hinbewegt, hinschaut, hinhört, hinspürt, nachschnuppert oder nachschmeckt. Denn die Welt bildet sich nicht einfach ab, sondern sie stellt sich über die Art und Weise, in der wir zu ihr Bezug aufnehmen, auf besondere Weise dar. Wenn Patienten sich selbst aufmerksam wahrnehmen, kann sich verändern, wie sie die Welt erfahren. Daher sind Wahrnehmen und Gewahrsein die grundlegenden Prinzipien körperpsychotherapeutischer Praxis (Geuter 2019).

### Therapiebeispiel

Ein Patient mit Ängsten und depressiven Symptomen wurde von einer Psychiaterin geschickt. Er erzählt von einer großen Unruhe. Mir fällt auf, dass er auf der Sesselkante sitzt, als wäre er jederzeit auf dem Sprung. Ich mache ihn darauf aufmerksam. Er sei bei der Marine gewesen und sitze immer wie auf einem schwankenden Boot ohne Halt. Er sitze auch gerne so, dass er die Türe sehe, um gehen zu können. Er erzählt mir damit von einem Schema, der Welt mit dem Gefühl von Unsicherheit und Fluchttendenzen zu begegnen.

Ich schlage ihm ein Verhaltensexperiment vor: sich einmal nach hinten zu setzen und anzulehnen. Er tut dies und bemerkt eine Unruhe. Dabei beißt er seine Lippen aufeinander. Sich zurückzulehnen sei ein „bisschen komisch". Ich frage ihn, was das heiße und ob er näher beschreiben könne, was er bemerke. Sein Nacken und seine Schultern würden sich lösen. Auf die Frage, was bei diesem Lösen in ihm vorgehe, sagt er, er habe jetzt ein Gefühl von mehr Zeit, als würden Hektik und Druck schwinden. Damit tritt eine kleine Veränderung seines Schemas ein. Ich mache ihn darauf aufmerksam, dass er öfter die Lippen aufeinanderpresst. Das sei ihm nicht aufgefallen. Als nächstes Experiment schlage ich ihm daher vor, die Lippen einmal bewusst aufeinanderzupressen und dann loszulassen. Er tut dies und sagt: „Das ist irgendwie netter." Der Kiefer werde lockerer. Dann kommt er auf seine Angst zu sprechen. Bei der Angst seien die Fesseln so stark. Er müsse sich immer anspannen, um keine Fehler zu machen. Wir können jetzt über seine Angst als etwas sprechen, das er hat und zugleich betrachten kann. Indem die Spannung sinkt, kann er dem Gefühl der Angst begegnen, die sein Schema leitet. Körperliche Handlungsexperimente und eine genauere Aufmerksamkeit für die ideomotorischen Signale haben sein Selbsterleben verändert und die Möglichkeit zu einer anderen Erfahrung der Welt geöffnet. ◄

Die Theorie des Enaktivismus bildet eine Brücke zur Theorie der Erfahrung. De Jaegher und Di Paolo (2007, S. 487) ordnen dem Enaktivismus fünf Konzepte zu: Autonomie, Sinnerzeugung, Verkörperung, Emergenz und Erfahrung. Mit Autonomie ist dabei gemeint, dass lebende Systeme eine selbsterzeugte Identität als unterscheidbare Einheiten besitzen. Damit ordnet sich das enaktive Paradigma in die systemische Sicht von der Autopoiese des Lebendigen ein (Hutto 2010). Sinnerzeugung bedeutet, dass im handelnden Bezug zu den Lebewesen und Dingen Bedeutungen entstehen, geprägt durch Beziehungen und getönt durch Affekte (vgl. De Jaegher und Di Paolo 2007, S. 488). Verkörperte Wahrnehmung bildet die Außenwelt nicht einfach ab, sondern inszeniert einen Sinn (Varela et al. 1992). Der Körper konstituiert ein „inneres Universum" sinnhaften Erlebens (Donald 2008, S. 143). Als verkörperte Wesen nehmen wir die Welt in Form von Erfahrungen auf, die Muster des Organismus-Umwelt-Bezugs konstituieren (M. Johnson 2007, S. 117).

Die Tatsache, dass sich der Geist auf Objekte richtet, bezeichnete der Philosoph Franz Brentano Ende des 19. Jahrhunderts als **Intentionalität**. Wesen, die über einen Geist verfügen, können auf andere verweisen und sich beziehen (Edelman 1995, S. 22). Der Enaktivismus versteht dieses Gerichtetsein als ein Phänomen, „das im Wahrnehmen und Handeln verankert ist" (Newen 2013, S. 42). So ist einfaches Gerichtet-

sein „an das perspektivische Sehen und das Greifen von Objekten gekoppelt" (ebd., S. 47). Vorstellungen von Objekten sind nur eine höhere Stufe des Gerichtetseins, auf der sich z. B. das Verständnis der Absichten anderer abspielt. Husserl verstand auch das Erleben als intentional, da es immer ein Etwas ist, das erlebt wird und gemeint ist (Gadamer 2010, S. 72).

Was Menschen im Alltag ein Objekt nennen, ist immer etwas, zu dem sie in handelnden Bezug treten können. Wir sprechen nicht von Blutzellen als Objekten, denn wir können uns zu ihnen nicht verhalten. Zellen können aber zu Objekten von Viren werden, wenn diese sie angreifen, oder zu Objekten wissenschaftlicher Untersuchung im Labor. Auch von der Milchstraße sprechen wir nicht als einem Objekt, da wir ihr gegenüber nicht in handelnde Interaktion treten können.

Objekte besitzen also einen Aufforderungscharakter (Chemero 2011, S. 165ff; Gibson 1979; M. Johnson 2007, S. 47). Wenn wir etwas von ihnen erkennen, beziehen wir uns auf sie. Gallese und Sinigaglia (2011, S. 127) meinen sogar, dass die handlungsbezogene Wahrnehmung des Aufforderungscharakters von Dingen der primäre Bezug zur Umwelt sei. Denn auch ohne dass wir handeln, würden Dinge, die einen Aufforderungscharakter besitzen, die Motoneuronen aktivieren. Daher würden wir die Welt in körperlichen Handlungsmöglichkeiten wahrnehmen. Indem wir aber etwas als greifbar wahrnehmen, erleben wir uns zugleich als Körper, die greifen können. Das Selbst sei daher zunächst einmal ein körperliches Gefühl für die Möglichkeit von Handlungen (Gallese und Sinigaglia 2010; Abschn. 6.5).

**Die Gummihandillusion**
Streicht man Versuchspersonen mehrere Male mit einem Stäbchen einen Finger ihrer eigenen, für ihre Sicht verdeckten Hand und gleichzeitig den Finger einer vor ihnen sichtbar liegenden Gummihand, haben sie nach einiger Zeit auch dann die sichere Empfindung, ihr Finger werde ge-

streichelt, wenn nur der Gummifinger gestreichelt wird und sie das sehen (Botvinick und Cohen 1998). Der Körper hat dann eine Empfindungsillusion.

Tsakiris et al. (2006) variierten dieses Experiment. Sie bewegten Finger der körpereigenen oder der Gummihand. Bei einer Bewegung dehnt sich die Illusion von dem bewegten auf benachbarte Finger aus, ohne dass diese sich mitbewegen oder ihre Muskeln inniviert werden, während bei der Berührung die Illusion nur in dem berührten Finger entsteht. Die Forscher schlussfolgern daraus, dass der tätige Körper eher als kohärent und einheitlich wahrgenommen wird als der untätige (ebd., S. 431). Denn ein sensorischer Input hat nicht die gleiche Wirkung auf ein Körperteil wie ein Handeln.

In einem weiteren Experiment von Senna et al. (2014) legten Versuchspersonen ihre Hand auf einen Tisch und ihr Handrücken wurde vor ihrem Blick geschützt leicht mit einem Hammer beklopft. Wenn ihnen zugleich über Kopfhörer der Klang eines auf Marmor schlagenden Hammers vorgespielt wurde, empfanden sie ihre Hand nach fünf Minuten als steifer, schwerer, härter und unempfindlicher.

Geistige Prozesse erstrecken sich hin zu Objekten in die Welt (Clark und Chalmers 1998). Das gilt vor allem dann, wenn wir bei praktischen Handlungen mit dem Körper in die Welt eingreifen oder die Lösung einer Aufgabe ausprobieren, z. B. wenn wir den Punkt bestimmen, an dem wir einen fliegenden Ball fangen können (Clark 1999, S. 346). Dies wird in der Kognitionswissenschaft als *extended mind* bezeichnet. Ein von Merleau-Ponty (1966, S. 173) benutztes Beispiel dafür ist, dass ein Blinder mit seinem Stock einen Gegenstand ertastet. Der Blinde dehnt dazu sein Körperbild bis in die Spitze des Stocks aus und nimmt mit ihm Gegenstände wahr, auch wenn er fühlen kann, dass der Stock nicht zu seinem Körper gehört (De Preester und Tsakiris 2009, S. 3,

10f). Der Stock ist Teil der handelnden Exploration der Umwelt und deren Erkennens.

Die Intelligenz des Lebendigen erstreckt sich aber nicht nur in die Umwelt, sie ist auch mit ihr verbunden. Die Schwimmbewegungen eines Thunfischs lassen sich nicht von den natürlichen Strömungen des Wassers trennen, die er zur Beschleunigung nutzt. Wie Kinder laufen lernen, hängt davon ab, welche Stimulierung ihre Füße erhalten (Thelen und Smith 1994), wie ein Erwachsener läuft, davon, ob er auf einer Treppe, einem Waldboden oder mit einem Sack auf dem Rücken unterwegs ist (Koch und Fischman 2014, S. 5). Dynamische Systeme sind in einem ständigen Austausch mit einer ständig sich ändernden Welt. Dies wird als *embedded mind* bezeichnet.

Im Englischen haben wir daher für die neue Auffassung des Geistes die „**vier E's**" *embodied*, *enactive*, *extended* und *embedded*. Gallagher (2021) ergänzt sie um die „vier A's" *affect*, *agency*, *affordance* und *autonomy*.

Das menschliche Bewusstsein ist nach dieser Auffassung weder eine mentale Konstruktion (z. B. durch das Gehirn) noch eine Widerspiegelung der Wirklichkeit, sondern ein Zustand, in dem sich der ganze Mensch mit seinem Körper im wachen Austausch mit der Welt befindet (vgl. Fuchs 2008, S. 369f). Es ist „eine Art aktive Einstimmung auf die Welt" (Noë 2010, S.166; vgl. Fuchs 2021a, S. 139).

---

**Therapeutische Anwendung**

Merritt (2015) bezieht den Enaktivismus auf den Tanz: Wie Hutto und Myin (2013, S. 8) mentale Phänomene als Tätigkeiten ansehen, so würden im Tanz Denken und Bewegung verschmelzen. Bewegung drückt hier nicht etwas aus, sie ist vielmehr selbst die Bedeutung.

Wie man in der Tanzimprovisation nicht etwas Erdachtes in Bewegung umsetzt, sondern Bewegung geschehen lässt, so entwickelt sich die affektmotorische Bewegtheit in einer körperpsychotherapeutischen Sitzung oft dadurch, dass man einen inneren Prozess geschehen lässt und in dem Geschehen selbst nach dem sucht, was es offenbart. Auf diese Weise lassen wir die Patienten in ihrem ganzheitlichen Erleben Bedeutung auffinden. Wie in der Tanzimprovisation eine Geschichte entsteht, die sich der Tänzer vorher nicht ausdenkt, entsteht durch autonome Körperprozesse auch in der Therapie eine Geschichte (Kap. 2 zur Perspektivität). ◄

Die Theorie des Enaktivismus stimmt mit der Betonung der **Erfahrung** in der humanistischen und körperbezogenen Psychotherapie überein. Rogers (2016) sah in der Erfahrung die Grunddaten der Existenz und stellte die bewusste Erfahrung in den Mittelpunkt der Therapie (vgl. Greenberg 2011, S. 19; Weiss 2006, S. 423). Das hat sich die Körperpsychotherapie seit ihrer humanistischen Wende zu eigen gemacht (Abschn. 3.7). Koch und Fischman (2014, S. 4) sehen auch eine Übereinstimmung des Enaktivismus „mit Basisprinzipien der Tanz- und Bewegungstherapie".

> Für das Konzept *enaction* ist Erfahrung methodologisch und thematisch zentral. Erfahrung ist nicht nur ein Epiphänomen…, im Enaktivismus ist sie verbunden damit, lebendig zu sein und in einer bedeutungsvollen Welt zu handeln. (De Jaegher und Di Paolo 2007, S. 488)

Für Myin und Hutto sind subjektive Erfahrungen „gleichbedeutend mit ökologisch eingebetteten, zeitlich und räumlich erweiterten Handlungen und welthaften Interaktionen von Organismen" (2009, S. 28). Sie sind das, was empfindungsfähige Wesen aus ihren Wahrnehmungen machen (Hutto 2011). Frühere Erfahrungen leben darin fort, wie wir die Welt heute erfahren und uns ihr nähern:

> Das Geheimnis, um zu erklären, was die gegenwärtige mentale Aktivität eines Organismus strukturiert, liegt vollständig in der Geschichte dessen, womit er früher beschäftigt war. (Hutto und Myin 2013, S. 9)

Frühere Erfahrungen sind nach Ansicht der Körperpsychotherapie aber nicht allein in kognitiven Schemata gespeichert, sondern sie konstituieren **Lebens- und Erlebensmuster**, die wir mit Downing (1996) affektmotorische Schemata nennen. Diese lebensgeschichtlich erworbenen Muster der Organisation von Erfahrung geben die individuelle Struktur der Erfahrung vor (Kap. 12). Sie existieren in der psychischen Organisation und Körperlichkeit einer Person und zugleich in der Interaktion.

Wie körperpsychotherapeutische Theorie liest sich hierzu eine Aussage von Leuzinger-Bohleber und Pfeifer, einer Psychoanalytikerin und eines Robotik-Forschers:

> Die frühen Interaktionserfahrungen bestimmen als 'embodied memories' die weitere Entwicklung und die spontanen (nicht kognitiven) Erwartungen und unbewussten Interpretationen neuer Interaktionssituationen. (Leuzinger-Bohleber und Pfeifer 2013, S. 23)

Das heißt in einer anderen Begriffssprache: Nicht reine Kognitionen, sondern in der Lebensgeschichte erworbene affektmotorische Schemata prägen die gegenwärtige Erfahrung und das gegenwärtige Erleben von zwischenmenschlichen Beziehungen. Die Vergangenheit lebt in den Mustern fort, in denen wir die Welt erfahren, und daraus ergibt sich, wie wir über sie denken und sprechen und in ihr handeln.

## Therapeutische Anwendung

Die Körperpsychotherapie legt ein besonderes Augenmerk auf das verkörperte Handeln im Gegenwartsmoment der therapeutischen Sitzung. Der Therapeut beachtet nicht nur, was ein Patient sagt, sondern auch wie er sich verhält (Heller 2012, S.13 ff). Das entspricht der phänomenologischen Methode, auf das Wie statt auf das Was zu fokussieren (Heidegger 1967, S. 27): Wie spricht ein Patient über sich, wie stellt er sich körperlich dar, wie lebt oder erlebt er sein Symptom, wie empfindet er in seinem Körper das, was er sagt. ◄

In der Körperpsychotherapie betrachten wir den Menschen als jemanden, der aufgrund seiner Lebensgeschichte und der jeweils aktuellen Situation seine innere Welt hervorbringt. Sinnhaftes Erleben ergibt sich aus der subjektiven Art, sich der Wirklichkeit zu nähern, die aus Erfahrung resultiert und in das lebendige Erleben eingeschrieben ist. Wir verstehen die innere Welt dabei nicht als determiniert. Erfahrungen bahnen Muster, aber diese Muster werden in jedem Moment von einem Menschen aktualisiert, wenn er in ihnen die Welt erfährt und nach ihnen handelt. Dabei können sie umgeschrieben werden. In der Regel folgen wir aber ausgetretenen Pfaden. Therapie bedeutet, von diesen Pfaden hier und heute abzuweichen, neuen zu folgen und dadurch befriedigendere Erfahrungen zu machen.

**Therapie – Veränderung von Dispositionen**
In der Therapie versuchen wir **Muster** des Erlebens und Verhaltens zu verändern. Denn diese sind die **Dispositionen**, die Symptome erzeugen. Psychotherapie behandelt daher in erster Linie Dispositionen. Aufgrund einer Disposition kann man beispielsweise eine innere Erregung nur als Angst spüren, wenn Wut in ihr verborgen ist, die ein anderer von außen mitbekommen kann.

Als Dispositionen bezeichnet man Eigenschaften, die in Erscheinung treten, wenn sich etwas ereignet. Ist beispielsweise die manifeste Eigenschaft einer Glasscheibe, durchsichtig zu sein, so ist es eine dispositionelle Eigenschaft, dass sie zerspringt, wenn ein Stein gegen sie geschleudert wird (Newen 2013, S. 22f). So braucht es zu einem Symptom, dem Zerspringen, eine Disposition und ein Ereignis. In der Psychodiagnostik unterscheiden wir daher zwischen strukturellen Dispositionen und auslösenden Ereignissen (vgl. Arbeitskreis OPD 2007, S. 114).

Psychische Dispositionen sind Annahmen von Eigenschaften. Zum Beispiel ist Intelligenz keine manifeste Eigenschaft, weil sie nur das ist, was wir als Intelligenz definieren und worauf wir etwas Messbares wie das Lösen von Aufgaben zurückführen (Velden 2013). Eine manifeste Eigenschaft wäre, rote Haare zu haben, eine dispositionelle Eigenschaft, aufgrund einer Verletzbarkeit Angst zu bekommen, wenn Nähe entsteht, oder aufgrund einer Verlustangst eine Depression zu entwickeln, wenn das Ereignis, einen nahestehenden Menschen zu verlieren, eintritt. Dispositionen treten als strukturierende Ursachen also nur in einer Interaktion mit der Welt in Erscheinung (vgl. Newen 2013, S. 25). Systemtheoretisch gesehen sind sie die ordnenden Kräfte, die sog. Operatoren, die Ordnungen erzeugen (Kriz 2004a, S. 39).

## 5.3 Erleben und Bedeutung

In Interaktionen der Person mit der äußeren Welt entsteht eine phänomenale Welt des Erlebens. *Experiencing*, betonte Gendlin (1997, S. XIV) schon 1962, sei niemals nur eine innere Reaktion, sondern immer eine Interaktion von Bedeutung. Durch unser subjektives Erleben erkennen wir die Welt in ihrer Bedeutung für uns und „unseren Platz in der Welt", und zwar „unmittelbar, verkörpert, ganzheitlich und im Zusammenhang" (Bohart 1993, S. 52). Beim Erleben tut sich Subjektives kund, das nicht anhand objektivierender Maßstäbe überprüft werden kann (vgl. Gadamer 2010, S. 359). Daher gibt es in der Therapie keine „richtigen" Erfahrungen, die ein Patient aus Sicht des Therapeuten machen sollte, sondern nur vertraute oder neue, die sich bewähren oder nicht. Und die wertvollen Erfahrungen sind oft die, die Erwartungen durchkreuzen.

Der englische Begriff *experiencing* bedeutet sowohl Erleben als auch Erfahrung. Die beiden deutschen Begriffe lassen sich nur schwer voneinander unterscheiden. **Erleben** wird eher mit inneren Vorgängen und Emotionen in der Gegenwart konnotiert, **Erfahrung** mehr mit dem Bezug zu einem Etwas, das man erfährt, oder mit dessen bewusster Aneignung. Aber auch im Erleben ist immer ein „Etwas" enthalten. In der Körperpsychotherapie wird in der humanistischen Traditionslinie eher von Erleben gesprochen, in der leibpädagogischen und wahrnehmungsbezogenen Traditionslinie eher von Erfahrung. Beides in einem Wort zu denken, erleichtert das begriffliche Denken. Ich werde beide Begriffe mit den genannten Nuancen nach meinem Sprachgefühl nebeneinander verwenden.

In einem grundlegenden Aufsatz zu den Funktionen des Erlebens bezeichnen Heilinger und Jung (2009) das phänomenale Erleben als einen Bestandteil der natürlichen Welt. Es gehört zur menschlichen Natur. Erleben füllt in der Interaktion mit der Umgebung „vielfältige funktionale Rollen" aus, z. B. die Integration kognitiver und sensomotorischer Prozesse (ebd., S. 3). Erleben zeigt an, wie etwas für ein Subjekt ist und wie ein Subjekt in seinem Verhältnis zur Welt Informationen produziert und verarbeitet und davon in seinem „Wohl und Wehe" betroffen ist (ebd., S. 2). Qualitatives Erleben steuert auf vielfältige Weise menschliche Handlungen: Das Selbstgefühl stabilisiert das Handlungsgefühl, „intentionale Gefühle motivieren uns zum Handeln, Wahrnehmungsqualitäten sichern unsere Raumorientierung" (ebd., S. 8).

Für die Körperpsychotherapie definiert Weiss Erleben und Erfahrung als die „Qualitäten subjektiv spürbarer Ereignisse im Inneren… wie emotionale Tönung und Tiefe, Variationen komplexer Körperempfindungen oder die damit vernetzten mentalen Vorgänge" (2006, S. 423). Rogers (2016, S. 27) verstand unter experience alles, was in einem Organismus vor sich geht und der Aufmerksamkeit zugänglich ist. Etwas zu erfahren, bedeutet daher, sich die Wirkung sensorischer und physiologischer Vorgänge zu vergegenwärtigen (Greenberg und Van Balen 1998, S. 30). Gendlin (1997, S. 11) versteht unter Erleben denjenigen Prozess, in dem wir konkret körperlich etwas spüren, wenn wir die Aufmerksamkeit nach innen richten. An anderer Stelle definiert er Erleben als das, was dem phänomenalen Gewahrsein eines Individuums in diesem Gerichtetsein unmittelbar gegeben ist (ebd. S. 243f). Erleben hält er für derart komplex, dass Worte es immer nur näherungsweise erfassen können.

Das qualitative Erleben enthält eine Fülle von Assoziationen, die sich an einen psychischen Vorgang wie an eine Wahrnehmung oder an eine Intention heften, und gibt jedem Vorgang eine Tönung. Die Grunddeterminante der Tönungen sind emotionale Zustände (vgl. Greenberg 2011, S. 23), die von Grundverfassungen über Stimmungen bis hin zu heftigen Affekten reichen kön-

nen (Kap. 10). Emotionale Zustände entscheiden auch darüber, in welcher Weise Menschen kognitiv auf die Welt zugreifen können (Bermpohl 2009). Da Störungen der Emotionen den Kern psychischer Störungen ausmachen, wirken wir auf ein gestörtes Erleben mit körperpsychotherapeutischen Prinzipien der Modifikation von Emotionen ein (Geuter 2019).

▶ Im Erleben erhalten Wahrnehmungen aufgrund ihrer emotionalen Tönung und aufgrund ihrer Relevanz für die Bedürfnisse eines Menschen Bedeutung.

Lebewesen setzen Inputs von innen und außen nach dem Prinzip der Selbstrelevanz in Bezug zu sich selbst (Bermpohl 2009, S. 223). Durch emotionales Erleben bewerten sie deren Relevanz für ihre Bedürfnisse und für ihr Wohlergehen (Kap. 10). Subjekte verarbeiten Inputs nicht nach Regeln wie ein Computer, sondern nach ihrer Bedeutung. Diese hängt nicht nur von der Situation des Momentes ab. Denn in jedem Erleben laufen unterschiedliche Erfahrungen zusammen. Was wir erleben, ist eine biografisch geprägte Erlebnisgestalt. Wie jemand das Rot eines Sonnenuntergangs oder das Stechen eines Schmerzes erlebt, steht in einem durch sein Leben geformten Strom des Erlebens (vgl. Heilinger und Jung 2009, S. 10). Bedeutungen haben daher immer damit zu tun, wie sich etwas Aktuelles mit etwas Vergangenem verbindet und was es für gegenwärtige oder künftige Erfahrungen und Handlungen besagt (M. Johnson 2007, S. 265).

Im Erleben formt sich so auch eine Ganzheit zeitlicher Natur. Als embodied memories trägt ein Mensch die Vergangenheit in sich, aber als Fantasien, körperliche Impulse und Bedürfnisse auch Entwürfe seiner Möglichkeiten (Gendlin 1997, S. 25). All dies spüren wir in erster Linie körperlich. Das Körpererleben ist daher der wichtigste Zugang zum Erleben sowie zum Entscheiden und Handeln (Kap. 6). Der Körper ist unser „Speicher" und unser „Kompass"; er teilt mit, woher wir kommen und wohin wir gehen möchten (Köth 2013, 2014).

Körperlich Gespürtes wird aber erst dann als kongruent erlebt, wenn wir es benennen können. Daher ist eine differenzierende Sprache ein zentrales Mittel für ein differenziertes Erleben (Heilinger und Jung 2009, S. 12). Eine reichhaltige und genaue Sprache des Therapeuten unterstützt den Patienten darin, Gespürtes und Erlebtes dem Bewusstsein zu erschließen (Geuter 2019, S. 371ff).

In der Therapie haben wir die Aufgabe, dem Patienten zu helfen, dass er sein Erleben bewusst erlebt und versteht. Das hat zur Voraussetzung, dass er nicht etwas Wichtiges aus seinem Erleben ausschließt. Die Therapie fokussiert daher insbesondere die noch unbestimmten, impliziten Gefühle und das noch nicht Gewusste (M. Hendricks 1986).

> Körperpsychotherapie arbeitet wesentlich mit einem **Wechsel der Aufmerksamkeit**. Während im Alltag die Aufmerksamkeit meist auf die Umgebung oder auf die intentionalen Objekten dessen, was wir vorhaben, gerichtet ist (Gallagher 2005, S. 27), z. B. auf das Geschirr, das ich gerade decke, richten wir in der Therapie die Aufmerksamkeit nach innen auf das, was wir gerade erleben. Wir schalten vom alltäglichen handelnden Weltbezug im Modus des „Autopiloten" (Crook 1987) auf bewusste Wahrnehmung um. Indem so der im alltäglichen Handeln interaktionell mit der Welt verbundene Körper selbst zum expliziten Objekt bewusster Aufmerksamkeit wird, erscheint er als klar von der Umwelt unterschieden (Gallagher 2005, S. 29). Der Körper wird nun explizit als **mein** Körper erschlossen, der mir mein subjektives Verhältnis zur Welt mitteilt. Als Objekt innerer Aufmerksamkeit wird er als Subjekt greifbar. Gindler sprach schon früh von einem „Lauschen nach innen" (Ludwig 2002, S. 111). Ein Bewusstsein für den Körper als Objekt von außen betrachtet, etwa für seine Anatomie oder Physiologie, ist dagegen nicht ausschlaggebend für das Bewusstsein meiner selbst (Cassam 2014).

> Die bewusste aufmerksame Hinwendung zum Erleben des Körpers holt einen Menschen in die Gegenwart, in der das Erleben existiert (Metzinger 2005). Was wir nicht aufmerksam beobachten, vergessen wir schnell. Ohne aufmerksam für etwas zu sein, können wir nicht über eine Erfahrung sprechen (Lamme 2003).

**Spüren**

Man kann nur etwas erleben, wenn man etwas empfindet. Empfindungen zu haben ist ein Kennzeichen des Lebendigen (Wittgenstein 1967, S. 124). Spüren ist der Modus, in dem man aus körperlichen Empfindungen heraus seines Erlebens sinnlich gewahr wird (Gendlin 1997). Spüren heißt, aufmerksam und bewusst wahrzunehmen, was man körperlich empfindet. Menschen erleben nur dann etwas, wenn etwas in ihnen geschieht und sie dies spüren, d. h. wenn Signale oder Zustände des Körpers in das Bewusstsein treten (Kap. 7).

> Erst wenn der Mensch sich *fühlend* wahrnimmt, weiß er, *wie* es ihm *mit etwas* geht, wie ihn das, was ist, bewegt, und ob es ihn angeht. (Kolbe 2019, S. 110)

Spüren gehört daher für mich zum Grundprinzip körperpsychotherapeutischer Praxis, das ich „Wahrnehmen und Spüren" nenne (Geuter 2019, S. 83ff).

Was nicht bewusstseinsfähig ist wie biochemische Vorgänge in Körperzellen, können wir nur in seinen Auswirkungen erleben. Zum Beispiel spüren wir die Regulation des Organismus zur Abwehr eines Erregers an Auswirkungen wie Hitze oder Schwäche, aber nicht die Aktivität der Abwehrzellen selbst. Phänomenal gegenwärtig ist mir dann die Hitze oder Schwäche. Ihre mögliche Funktion kann ich zwar beobachten und beschreiben, sie ist mir aber nur in ihrer Erlebnisqualität gegeben (vgl. Heilinger und Jung 2009, S. 5). Prozesse der homöostatischen Regulation treten ins Bewusstsein, indem wir ein Wohlbefinden oder ein Unwohlsein oder einen Schmerz spüren (Damasio 2011, S. 65). Diese Wahrnehmung von Wohlsein und Unwohlsein ist eine grundlegende emotionale Dimension des Spürens (Abschn. 10.1).

Etwas zu erleben heißt also, dass sich durch körperliches Spüren subjektive Bedeutung herstellt. In der Therapie spüren wir daher zu dem hin, was gerade aktiviert ist (Weiss und Daye 2019). Erlebnisqualitäten teilen sich in emotional bedeutsamen Empfindungen mit, die einen Sinn vermitteln, nicht allein im schieren Empfinden, dass etwas drückt, kribbelt oder zieht. Spüren heißt, die körperlichen Spuren meines Erlebens zu verfolgen, indem ich meine Aufmerksamkeit auf die Empfindungen des Körpers richte, das, was in ihm vorgeht, genau wahrzunehmen versuche und mich dann reflektierend damit auseinandersetze. Ob mir zum Beispiel der Satz gefällt, den ich gerade geschrieben habe, ob ich die Formulierung passend finde, **empfinde** ich im Körper (vgl. Gendlin 1993; Kap. 8). Um es zu wissen, prüfe ich, ob ich mich wohl mit ihm fühle oder nicht. Nur bei Fakten **weiß** ich, ob sie meinem deklarativen Gedächtnis zufolge richtig sind oder nicht (Kap. 9).

Daher weist das Spüren auch in die Zukunft, etwa wenn ein Gefühl der Unzufriedenheit das Denken vorantreibt. Die körperliche Arbeit mit dem Spüren öffnet somit nicht nur für Erfahrungen, sie klärt auch die Intentionen eines Menschen. Liss (2001, S. 182) spricht von der Verbindung zwischen der Exploration und der Arbeit an Lösungen. In folgender Therapiestunde ergab sich die Lösung, indem die Patientin all das spürte, was sie im Moment erlebte:

### Therapiebeispiel

Eine Patientin ist wegen Depressionen mit Suizidalität, sie immer wieder überwältigender Angst vor Verlust, Konzentrationsproblemen und Minderwertigkeitsgefühlen in Behandlung. In der Stunde erzählt sie über einen Konflikt mit ihrem Chef. Er schreie sie an und sie schaffe es nicht, ihn um einen anderen Ton zu bitten. Manchmal komme sie von der Arbeit und weine, einmal tat sie es vor seinen Augen. Sie fühle sich ihm gegenüber ganz klein und verstehe nicht, warum dieses Gefühl so heftig ist.

Bei einem Selbstsicherheitstraining würde man daran arbeiten, wie sie ihm mit mehr Selbstbewusstsein gegenübertreten kann. In der erlebenszentrierten Vorgehensweise erkunde ich mit ihr das Gefühl, klein zu sein.

Ich bitte sie, in einer fantasierten Interaktion dem Chef gegenüberzutreten. Sie wählt sich als Symbol für ihn eine größere Teufelsfigur, die sie auf etwa 1,6 m Höhe auf ein Regal setzt. Gefragt nach ihrer Position zu ihm setzt sie sich auf einen niedrigen Hocker vor ihn. Aus einer für eine Sekunde eingesackten Position richtet sie sich sofort auf und wird starr. Ich mache sie auf diese kleine Veränderung aufmerksam. Sie sagt, sie habe das bemerkt. Ich bitte sie zu erkunden, was in diesem Wechsel der Körperhaltung enthalten ist, und dazu noch einmal kurz zwischen beiden Haltungen zu wechseln.

Kaum probiert sie es aus, beginnt sie heftig zu weinen. Sie schütze sich mit der starren Haltung vor den Tränen. Am liebsten wolle sie sich wegdrehen. Ich lade sie ein, diesem Impuls nachzugehen. Erst dreht sie sich zur Seite, dann gleitet sie vom Hocker herunter. Sie möchte in die Ecke kriechen. Ich lade sie auch dazu ein. Sie kriecht durch den Raum in eine Ecke, hockt sich auf die Knie mit dem Gesicht zum Boden und weint bitterlich. Keiner solle sie sehen, sie wäre gerne verdeckt. Ich lege eine Decke über sie. Das sei gut so. Plötzlich wird sie ruhiger. Jetzt könne sie wieder heraus aus der Ecke. Sie rutscht zurück zum Hocker. Ich bitte sie zu schauen, wie sie sich jetzt dem Chef gegenüber positionieren möchte. Erst setzt sie sich, dann will sie stehen. Zu ihrem Erstaunen stellt sich heraus, dass die Augen des Teufels im Regal nun genau auf Augenhöhe mit ihr sind Das sei gut so. Jetzt könne sie den Chef mit einer lediglich leichten Beklemmung in der Brust anschauen.

Wir besprechen diese Erfahrungssequenz. Bislang hat sie ihre Kraft nicht nur für den Konflikt benötigt, sondern auch dafür, die Seite des Kindes, das sich klein fühlt, in sich niederzukämpfen. In dem Moment, in dem sie dieser Seite hier zu leben erlaubt, muss sie das nicht mehr tun. Ohne dass in der Stunde biografisches Material zu ihrem Kind-Gefühl auftaucht, wirkt allein dessen Erleben transformativ. Da sie die schwache Seite anerkennt, kann sie nun ihre ganze Kraft nutzen, um dem Chef gegenüberzutreten. Aus dieser Erkenntnis heraus formuliert sie den Wunsch an ihn, einen angemessenen Abstand zu ihr zu wahren. Als sie nämlich das letzte Mal versucht habe, mit ihm zu sprechen, sei er auf für sie unangenehme Art dicht vor sie getreten.

In der nächsten Stunde berichtet sie, sie sei zu ihrem Chef gegangen, habe die Türe geschlossen und ihm in ruhigem Ton gesagt, sie wünsche sich, dass er freundlicher mit ihr rede. Der Chef sei innerlich aufgebracht und sie die Starke gewesen. Sie konnte das tun, ohne es eingeübt zu haben. Das veränderte Erleben in der erlebensbezogenen Konfrontation hatte ihr innere Sicherheit gegeben. Noch Stunden später kommt sie darauf zurück, dass sich seit dieser einschneidenden Erfahrung die Situation gebessert habe. ◄

Spürend kann man auch die dingliche Umwelt erfahren, wenn man zum Beispiel fein tastend wahrnimmt, wie sich eine Oberfläche anfühlt. Dann dient die Selbstwahrnehmung auf der Haut der Fremdwahrnehmung des Objekts. Auch der „Mitwelt" (Heidegger 1967, S. 118) nähert man sich spürend, wenn in der Verbindung zwischen Subjekten die Selbsterfahrung mit Fremderfahrung einhergeht. Dann tritt das körperliche Spüren in eine körperliche Resonanz mit dem anderen (Husserl 2012, S. 235; Kap. 15).

Wenn wir von Spüren sprechen, meinen wir eine genaue, feine, differenzierende Wahrnehmung. Zu spüren heißt auch, über die körperliche Wahrnehmung das Erleben anzureichern und zu vertiefen. Je mehr wir spüren, desto mehr erschließt sich, wie etwas für uns ist. Und nur was genau erlebt wird, kann auch verstanden werden. Daher hat in der Therapie das Erleben Vorrang vor dem Verstehen. Denn Verstehen folgt erst aus dem Wissen um die Erfahrung (Staunton 2002a, S. 3). In ihm verbinden sich Erfahrung und Reflexion. Wollen wir das Erfahrene bewusst machen, müssen wir uns ihm mit Worten nähern. In der Reflexion wird das Spüren des Gegenwärtigen mit Spuren der Vergangenheit und Fährten, die in die Zukunft führen, verknüpft. Auf diese Weise führt bewusstes Spüren zum Verstehen. Marlock (2006a) bezeichnet daher die Körperpsychotherapie als einen Prozess sinnlicher Selbstreflexivität.

---

**Therapiebeispiel**

Wütend erzählt eine Patientin davon, wie eine Bekannte sie behandelt habe. Wortstark kann sie sich über diese Frau aufregen. Ihre Wut findet in mir aber keinen Widerhall, und ich vermute daher, dass die Wut andere Gefühle verdeckt. Daher bitte ich sie, einmal aufmerksam in ihren Brustraum zu spüren, während sie weiter von dieser Bekannten erzählt. Schnell kippt ihre Stimmung. Denn nun bemerkt sie eine Beklemmung und eine Traurigkeit in der Brust, die auch mich erreicht. Im Grunde ist sie enttäuscht und traurig bei dem Gedanken, dass andere sie nicht so mögen, wie sie es sich wünscht. Das erinnert sie daran, wie sehr sie sich von ihrer beherrschenden Mutter allein gelassen fühlte. ◄

---

Die Verbindung von spürendem Erleben und Verstehen ist nicht nur ein Kennzeichen der Körperpsychotherapie, sondern aller erlebenszentrierten, humanistischen Therapieansätze. Watson et al. sehen deren wesentliches Anliegen darin, „mit der Aufmerksamkeit der Klienten zu arbeiten, indem man sich sowohl auf die subjektive Erfahrung ausrichtet als auch die Reflexion und das Gefühl der Handlungsfähigkeit fördert" (1998, S. 3).

Auch in der Psychoanalyse findet man eine zunehmende Rezeption erlebenszentrierten Denkens (z. B. Deneke 2001; Abschn. 1.1). Stern (2005, S. 227) plädiert dafür, im therapeutischen Prozess einen stärkeren Fokus auf die implizite Erfahrung als auf den expliziten Inhalt zu legen. Mit seiner Theorie der Vitalität bewegt er sich theoretisch sogar in körperpsychotherapeutische Bereiche hinein (Stern 2011), ohne sich jedoch mit den lebensphilosophisch inspirierten Konzepten oder den humanistischen Traditionen zu beschäftigen, denen er seine Gedanken entnimmt (Geuter 2012).

Nach Ansicht von Greenberg und Van Balen (1998, S. 45) haben die erlebensbezogenen Therapien allerdings dazu geschwiegen, wie die körperlich gefühlte Basis des Erlebens erzeugt wird. Diese Leerstelle füllt die Körperpsychotherapie. Sie geht davon aus, dass das Körpererleben die Basis des Erlebens und aller psychischen Funktionen wie Denken, Fühlen oder Erinnern bildet (Kap. 6). Ein Kennzeichen ihrer Behandlungspraxis ist es, therapeutische Prozesse „in spürender Wahrnehmung und Gewahrsein" zu gründen (Marlock 2006a, S. 397).

**Bewusst erleben**

Manche Probleme können wir in einer Psychotherapie behandeln, ohne dass sie bewusst und verstanden werden. So kann ein Patient Heilung durch eine implizite Beziehungserfahrung mit dem Therapeuten erlangen, auch wenn nicht darüber gesprochen wird, dass die stabile, tragende Beziehung der am meisten heilende Faktor war. Traumapatienten, die unter Übererregung leiden, können Linderung erfahren, wenn ihre implizite Fähigkeit, Stress zu regulieren, zunimmt (Geuter 2019, S. 208ff). Das erfordert kein Bewusstwerden der traumatisierenden Situation. Daher kann man auch von einem impliziten, nicht bewussten Erleben sprechen. In der Regel jedoch möchte erlebenszentrierte Psychotherapie das innere, implizite Erleben als einen Weg hin zum bewussten Erleben nutzen (Elliott et al. 2013, S. 495). Gerade die sensomotorischen Interaktionen mit der Umwelt, die sich in Bewegungen, Gesten oder mimischen Äußerungen mitteilen, sind meistens vorbewusst. Erfahrung stellt sich erst ein, wenn diese auch bewusst werden (vgl. Velmans 2007). In der bewussten Erfahrung wird das Implizite in den Bereich des Expliziten gehoben.

Etwas zu erleben ist nicht gleichbedeutend damit, dass etwas mit einem geschieht. Während einer Operation erleben wir nichts, auch wenn das, was währenddessen geschieht, nachher im Körper nachwirkt und in das Erleben eingeht. Ein Schmerz während einer Narkose wird aber nicht als Schmerz erlebt, weil das Schmerzempfinden ausgeschaltet ist, und ist auch nachher nicht als Schmerz präsent. Bewusstes Erleben setzt voraus, dass ich von dem, was geschieht, sagen kann, dass ich es mitbekommen habe.

Erlebenszentrierte Psychotherapie arbeitet vor allem mit der bewussten Wahrnehmung. Auf der Grundlage des Gespürten machen wir in der sprachlichen Reflexion die Wahrnehmung selbst zum Gegenstand der Wahrnehmung. Dadurch stellt sich eine Selbstbezüglichkeit des Bewusstseins her. Bewusstsein ist allerdings nicht an menschliche Sprache gebunden. Tiere können, wie Beobachtungen zeigen, aufgrund von Erinnerungen in neuen Situationen ihr Verhalten ändern, sich für die Zukunft etwas vornehmen und über Vorhaben miteinander kommunizieren (Brensing 2013). Auch das ist eine Form von Erleben und Bewusstsein.

**Therapiebeispiel**

Ein depressiver Patient mit geringem Selbstwert, der sich in seinem Beruf nicht vertreten kann, erzählt, dass seine Mutter ihr Leben lang immer hart gearbeitet habe, aber bis zur Rente als Kellnerin. Sie sei immer „Fußvolk" geblieben. „Und ich bin wie meine Mutter der fleißige, dienstbare untere Angestellte." Dieser von ihm eher beiläufig gesprochene Satz kommt mir wie ein Schlüsselsatz vor. Ich wiederhole daher diesen Satz zunächst langsam mit getragener Stimme, damit er dessen Bedeutung erlebt. Eine solche Wiederholung von etwas Bedeutsamem hat oft einen tiefenden Effekt. Der Patient atmet tiefer, als käme die Wirkung des Satzes auf einer vegetativen Ebene an.

Daher gehe ich einen Schritt weiter und bitte ihn, den Satz selbst noch einmal langsam und klar zu sagen und dabei auf seine Empfindungen, Gefühle, Bilder und Gedanken zu achten. Er sagt ihn noch einmal und gleich danach: „Meine Beine erstarren. Wenn ich das sage, werde ich wie zu einer Salzsäule, als könnte ich nichts mehr bewegen außer den

Augen." Eine neue Körperempfindung ist aufgetaucht.

Ich versuche nun, den Raum der Assoziation zu erweitern, indem ich frage, was ihm zu diesem Körpergefühl einfällt. Er sagt, es sei ein Gefühl, nicht lebendig zu sein: „Das war immer meine Überlebensstrategie." Im Zeugnis der zweiten Klasse habe gestanden, sein Verhalten sei wenig zufriedenstellend, in der vierten Klasse sei es dann „zufriedenstellend" gewesen. „Ich habe es aufgegeben, Aufsehen zu erregen." Als er ein ängstlicher Schüler geworden sei, habe er eine gute Verhaltensnote bekommen. „Diese resignative Haltung war über Jahre mein Lebensgrundgefühl."

Im weiteren Verlauf der Stunde sprechen wir darüber, welch anderer Junge einmal in ihm lebte, als er in der zweiten Klasse eine schlechtere Betragensnote erhielt. Dabei purzeln Erinnerungen an unangepasste Handlungen, die ihn sichtlich lebendig werden lassen. Einmal schoss er mit der geladenen Pistole des Stiefvaters in den Küchenschrank. Damit der Stiefvater nicht zugeben musste, die Pistole in der Küche liegen gelassen zu haben, musste er unter Androhung von Prügeln „gestehen", er habe sie aus dem Waffenschrank entwendet. Diese Geschichte ist wie ein Bild für sein Erleben im Beruf: dass er sich fügt, keinen eigenen Willen empfindet und sich bei Konflikten beugt. ◄

Ein bestimmtes affektmotorisches Schema des Patienten, sein Leben zu leben und zu erleben, wird während der Stunde in einem explorativen Prozess bewusster, indem er die Bedeutung einer sprachlichen Aussage körperlich spürt und aus dem körperlichen Gefühl heraus eine neue Bedeutung entsteht. Diese produziert weitere Assoziationen, über die ihm seine Herangehensweise an Konflikte mit anderen Menschen und seine nicht gelebten Möglichkeiten deutlicher vor Augen treten. Das Erleben wird dabei vorangetrieben durch ein bewusstes Empfinden von Zuständen im Körper.

Grawe (1995) hat ein Modell von vier Wirkfaktoren der Psychotherapie vorgeschlagen: Klärung, Bewältigung, Ressourcenaktivierung und Problemaktualisierung. Nach diesem Modell lässt sich sowohl klärungsorientiert als auch bewältigungsorientiert mit der Ressourcenaktivierung und mit der Problemaktualisierung arbeiten (Geuter 2019, S. 429f). Nicht alle Probleme von Patienten lassen sich unter der gleichen Perspektive behandeln. Zur Klärung tragen eher erlebenszentrierte Vorgehensweisen bei, zur Bewältigung eher handlungszentrierte. Die Körperpsychotherapie kennt beide Arten von Methoden. Ihrem Behandlungsverständnis ist neben dem **erlebenszentrierten** ein **handlungszentriertes** und übendes Vorgehen inhärent.

**Bedeutung**

In Form von Erlebensqualitäten wird Bedeutung bewusst. Und nur wenn einem Menschen die Bedeutung der Umwelt für sein Wohlergehen bewusst wird, kann er intentional handeln (Heilinger und Jung 2009, S. 3). Bedeutungen ermöglichen Patienten also, Schlüsse aus ihrem Erleben für ihr Leben zu ziehen. Bedeutungen versehen etwas, das man erfährt, mit einer Bewertung. In dem letzten Therapiebeispiel konnte der Patient Schlüsse ziehen, wie er sich in seinem Beruf verhalten möchte, damit er sich wohler fühlt. So etwas können wir während einer Therapiestunde in der Fantasie durchspielen und dabei gleichzeitig beobachten, wie der Patient sich fühlt, wenn er ein anderes Verhalten fantasiert und eventuell auch ausprobiert. Wenn er sich dabei besser fühlt, wird die neue Möglichkeit im Körper verankert. Wir erfahren also Bedeutung dadurch, dass wir das körperliche Gespür zu etwas abrufen und gleichzeitig die imaginativen Fähigkeiten nutzen (vgl. M. Johnson 2007, S. 12).

In einer anderen Stunde geht es bei dem Patienten darum, dass er oft vor anderen den Kopf einzieht. Ich bitte ihn daher, sich einmal bildlich vorzustellen, wie er wachsen könnte. Er hat das Bild von einem Baum, der nach unten Wurzeln schlägt. Dieses Bild versuchen wir im Körper zu verankern, indem er sich wie dieser Baum hinstellt und versucht, die Kraft des Baumes in sich zu spüren. ◄

Bedeutungen entstehen im Zusammenspiel zwischen einem körperlichen Erleben und **Symbolen**. Der Baum in dem Therapiebeispiel ist ein solches Symbol. „Spüren ohne Symbolisierung ist blind; Symbolisierung ohne Spüren ist leer" (Gendlin 1997, S. 5). Bedeutung kann man nicht einfach denken. Der reine Gedanke an einen Baum erzeugt in einem Patienten nicht das Gefühl, dass dieser eine Bedeutung für ihn hat. Bedeutung kann man nur erleben, während man von etwas spricht oder über es nachdenkt und gleichzeitig etwas dazu spürt (ebd., S. 45). Wir können nur um sie wissen, wenn wir ein Gefühl für sie haben. *Felt meaning* entsteht in einem inneren körperlichen Empfinden (ebd., S. 11f):

> Bedeutung gründet in körperlicher Erfahrung. Sie entsteht durch unser Gefühl von Qualitäten, unsere Sinnesmuster, Bewegungen, Veränderungen und emotionalen Konturen. Bedeutung beschränkt sich nicht auf diese körperlichen Anbindungen, aber sie geht immer von ihnen aus und führt zu ihnen zurück.(M. Johnson 2007, S. 70)

Gefühlte Bedeutung ist auch immer Teil einer Interaktion, in der man sich real oder imaginativ befindet. Sie ist nicht einfach im Körper vorhanden, sondern sie lebt in der **Situation** und wird im Bezug zu etwas im Körper gespürt. M. Johnson (2007, S. 83) spricht daher von *embodied situations*, in denen in einer Verbindung zwischen Organismus und Umwelt Bedeutung entsteht, Goldstein (2014, S. 252) von der „Bedeutung für das Leben des Organismus in der Situation". Bedeutung verleihen wir einer Welt, in der wir uns befinden (Noë 2010, S. 208).

Die grundlegenden Generatoren von Bedeutung sind **Emotionen** (M. Johnson 2007, S. 61). Wer keine Emotionen spürt, für den hat die Welt keine Bedeutung mehr. Das ist im Zustand der depressiven Leere der Fall. Auch alexithyme Menschen können keine Bedeutsamkeit erleben, extrem zwanghafte ordnen sie einem inneren System der Bedeutungszuschreibung unter. Der Körper teilt in emotionalen Reaktionen mit, welche Bedeutung ein Reiz oder Ereignis für uns hat (Kap. 10). Emotionen sind die inneren, meist zunächst unbewussten Antworten auf Situationen. Welche Emotionen aber ein Mensch empfindet, prägt sein gesamtes Erleben und Verhalten. Daher bildet die Arbeit mit den Emotionen und den affektmotorischen Mustern, die sie bedingen, das Zentrum der Therapie.

### Phänomenologie

Geht man davon aus, dass gefühlte Bedeutung in körperlichen Empfindungen gründet, öffnet dies die Tür zur Phänomenologie. **Phänomenale Begriffe** sind nämlich Begriffe, in denen wir Erfahrungen beschreiben und subjektive Qualitäten wiedergeben, im Unterschied zu den kategorialen Begriffen für naturwissenschaftlich bestimmbare Tatsachen. Phänomenale Tatsachen sind solche, die eine Person nicht ernsthaft bestreiten kann (Schmitz 1992, S. 31). Die Phänomenologie geht von der **Perspektive der ersten Person** aus. Ihr Verständnis von Erkennen bindet sich an das erkennende Subjekt, das Husserl (2012), der Begründer der phänomenologischen Philosophie, als ein leibliches Subjekt in der Welt verstand. Für Husserl ist die **Lebenswelt** eines Menschen immer eine subjektiv gegebene Welt. Diese Perspektive ist die notwendige Perspektive jeder Therapie. Greenberg und Van Balen (1998, S. 29) setzen daher für die Psychotherapie den erlebnisbezogenen Ansatz begrifflich einem phänomenalen Ansatz gleich.

Phänomenale Begriffe beschreiben, wie etwas für jemanden ist, z. B. wie es ist, eine rote Tomate zu schmecken oder zu sehen. Das lässt sich nicht in Begriffen der Wellenlänge roten Lichts wiedergeben. Die phänomenalen Qualitäten der Tomate sind Erlebnisqualitäten (vgl. Newen 2013, S. 78ff), die in der physikalischen Beschreibung nicht enthalten sein können, ohne jedoch zu dieser in Widerspruch zu stehen (Heilinger und Jung 2009, S. 5). Die Wellenlänge ihrer Farbe ist zwar bestimmbar, aber nicht erfahrbar (Husserl 2012, S. 137ff). In der Therapie sprechen wir über Liebe, Hass, Enttäuschung, Verzweiflung, Unsicherheit,

Zögern, Beklemmung, Hoffnung, Zuversicht, Kraft, d. h. über Qualitäten des Erlebens, deren Beschreibung phänomenale Begriffe erfordert. Prozessen der Erfahrung können wir nur in der Sprache der Erfahrung gerecht werden, nicht in der Sprache der Wissenschaft (Geuter 2004). Auch die Psychopathologie ist darauf angewiesen, anhand dessen, was ein Patient über seine subjektive Erfahrungswelt berichtet, eine Krankheitseinheit festzulegen. Diagnostik geht daher immer vom phänomenalen Erleben aus (Bermpohl 2009).

Husserl (2012, S. 290) ging es in der Phänomenologie um ein Erkennen der Subjektivität durch „Selbsterhellung", nicht darum, wie subjektive Zustände empirisch erfahren werden. Er wollte Lebensphänomene durch „innere oder Selbstwahrnehmung" rein introspektiv analysieren (ebd., S. 231), ohne sie auf die erfahrene empirische Welt zu beziehen. Varela et al. (1992, S. 34ff) meinen daher, dass ihm die pragmatische Dimension und der verkörperte Aspekt der Erfahrung entgingen. Das ist vielleicht der Grund dafür, dass die Phänomenologie in der Geschichte der Körperpsychotherapie nicht dieselbe Bedeutung gewonnen hat wie die Lebensphilosophie. Die phänomenologische Philosophie reflektierte über die Erfahrung, ohne sich damit zu befassen, wie Menschen lebendig Erfahrungen machen. Das unterscheidet Husserls Phänomenologie von dem buddhistischen Ansatz, das Erkennen zu erkennen, indem man die Tätigkeit des Geistes in der verkörperten alltäglichen Erfahrung beobachtet (ebd., S. 42).

Für Heidegger (1967, S. 27) ist die Phänomenologie eine Methode, Fragen der Philosophie auf eine Weise zu behandeln, die sich nach Husserls Maxime „zu den Sachen selbst" richtet, zu den Phänomenen. Heidegger bezeichnet als Phänomen „das Sich-an-ihm-selbst-zeigende, das Offenbare", all das, „was am Tage liegt oder ans Licht gebracht werden kann" (S. 28). Davon gehen wir in einer er-

lebenszentrierten Psychotherapie aus. Hartmann-Kottek (2008, S. 161) betont dies auch für die Gestalttherapie. Das heißt aber nicht, an der Oberfläche der Phänomene zu verweilen. Was Heidegger mit der Phänomenologie ans Licht bringen will, lässt sich auf die Psychotherapie übertragen:

> Offenbar solches, was sich zunächst und zumeist gerade *nicht* zeigt, was gegenüber dem, was sich zunächst und zumeist zeigt, *verborgen* ist, aber zugleich etwas ist, was wesenhaft zu dem, was sich zunächst und zumeist zeigt, gehört, so zwar, dass es seinen Sinn und Grund ausmacht. (Heidegger 1967, S. 35)

Das tun wir auch in der Psychotherapie: Wir schauen auf die Phänomene und zugleich auf ihren Grund. Grund ist hierbei nicht im Sinne von Kausalität gemeint, sondern im Sinne der Tiefe. In der Behandlung suchen wir nicht nach Begründung, sondern nach Tiefung. Vielfach, wenn auch nicht immer, blicken wir auf das Gegebene und verstehen das, was sich zunächst zeigt, als Erscheinung eines Verborgenen, z. B. ein distanziertes Verhalten als Ausdruck eines affektmotorischen Schemas, Nähe zu vermeiden. Phänomenologisch vorzugehen heißt also nicht, die Erscheinungen der Dinge einfach so zu nehmen, wie sie sind, sondern zu **verstehen, wie sich etwas als das zeigen kann, was es ist** (Zahavi 2007, S. 13). Die Welt eines Menschen ist diejenige, die sich in seinem Erleben und Verhalten präsentiert. Aber diese Präsentation kann flüchtig, geblendet, verzerrt oder sie kann genau, ungeschminkt, vertieft sein. Sie kann auch illusorisch sein, wie das in Abschn. 5.2 erwähnte Experiment mit der Gummihand demonstriert.

Phänomenologie will daher nicht nur Phänomene beschreiben, sondern sie erschließen: „Phänomenologie des Daseins ist *Hermeneutik* in der ursprünglichen Bedeutung des Wortes, wonach es das Geschäft der Auslegung bezeichnet" (Heidegger 1967, S. 37). Wir beschreiben, um zu verstehen. Marlock (2010, S. 49) ordnet die Körperpsychotherapie daher ein in eine Psychotherapie, die sich als **verstehende Humanwissenschaft** definiert.

Verständnis erschließt sich oft aus der körperlichen Selbstwahrnehmung im unmittelbaren Geschehen, indem Patienten bemerken: Ja, so ist es, weil sie es spüren (Kap. 16). Der vorhin geschilderte Patient, dessen Beine erstarren, versteht in dieser Erstarrung, wie er sich angepasst hat, indem er seine Lebendigkeit opferte. Verständnis erschließt sich auch für den Therapeuten in seiner verkörperten Erfahrung auf dem Weg der somatischen Resonanz (Kap. 15). De Jaegher und Di Paolo (2007) sprechen von einem „participatory sense-making". Dabei entsteht in affektmotorischer Interaktion unmittelbar Bedeutung. Schon Dilthey (1924) hatte einer kausal erklärenden eine verstehende Psychologie gegenübergestellt, die Seelisches aus erlebten, ursprünglichen Zusammenhängen erschließt. Verstehen als Methode der Geisteswissenschaften beruhte für Dilthey darauf, fremde Lebensäußerungen aufgrund eigenen Erlebens nachzuvollziehen (Habermas 1969, S. 185ff). In der Therapie ist Verstehen ein gemeinsamer Prozess:

> Das Selbstverhältnis und das Verhältnis zu anderen lassen sich nicht messen, nicht in Ursache und Wirkung oder einzelne Faktoren zerlegen, sondern nur im hermeneutischen Zirkel des gemeinsamen Umgangs verstehend erhellen. (T. Fuchs 2008, S. 314)

# Körpererleben – Basis des Selbsterlebens

## Inhaltsverzeichnis

▶ Dieses Kapitel erläutert die These, dass das Körpererleben die Basis des Selbsterlebens ist. Zunächst beschreibe ich ein Modell der Einheit des Erlebens auf den drei Ebenen vegetativer, muskulär-motorischer und kognitiver Prozesse und zeige, wie der Atem das Erleben auf allen drei Ebenen öffnen kann. Im Weiteren lege ich dar, wie sich das subjektive Erleben körperlich über die Selbstsinne der Propriozeption und Interozeption einstellt, und ordne das Körpererleben in ein Verständnis des Körperselbst im Rahmen einer Theorie des Selbst ein. Ich befasse mich mit der Bedeutung des Selbstbegriffs für die Psychotherapie und stelle ein Stufenmodell des Selbst vor. Am Ende zeige ich auf, inwiefern Störungen des Körpererlebens konstitutiv für psychische Pathologien sein können.

Die Körperpsychotherapie geht davon aus, dass das Selbsterleben auf dem Körpererleben und die Erfahrung des Selbst auf der Erfahrung eines Körperselbst beruht (von Arnim et al. 2022, S. 141). Denn der Mensch besitzt von Natur aus ein Körpergefühl, das die Basis des Gefühls seiner selbst bildet (Gallese und Sinigaglia 2010). In einem eigenen Körper zu leben ist konstitutiv für das Gefühl, „jemand zu sein" (Metzinger 2011, S. 113). Daher verliert ein Psychotiker, der das Gefühl für seinen Körper verliert, einen Teil seiner selbst. Sofern wir aber nicht unter einer schweren Störung des Körpererlebens leiden, ist der Körper der konstante Bezugspunkt der Wahrnehmung, der sich von den immerfort wechselnden Wahrnehmungen der Umwelt abhebt (Bergson 1919, S. 33). Das körperliche Selbstempfinden ist die Grundlage unseres Personseins (Schmitz 2014, S. 45).

© Springer-Verlag GmbH Deutschland, ein Teil von Springer Nature 2023
U. Geuter, *Körperpsychotherapie*, Psychotherapie: Praxis,
https://doi.org/10.1007/978-3-662-66153-6_6

Die einfache Tatsache, dass wir zum Handeln mit und zum Empfinden in unseren Körpern fähig sind, reicht aus, um unsere Beziehung zu unseren Körpern von der Beziehung zu anderen Objekten zu unterscheiden. (Eilan et al. 1998, S. 12)

Wir sind immerzu als Körper in der Welt, in ihm erleben wir die Welt und uns selbst. In verkörpertem Erleben stellt sich die Subjektivität des Weltbezugs her. Arbeit am Körperbewusstsein ist daher eine Arbeit am Bewusstsein des Selbst und damit auch an Selbstreflexivität, Selbstvertrauen, Selbstkontrolle und Selbstregulation. Da psychische Krankheiten im verkörperten Selbsterleben ausgetragen werden, ist dieses auch „Ausgangs- und Zielpunkt aller psychotherapeutischen Erfahrungen" (Fuchs 2020a, S. 58).

Der **Begriff Körpererleben** ist nach einem Vorschlag von Röhricht (2009a, S. 39) ein Oberbegriff für verschiedene Aspekte der Bezugnahme auf den Körper, zu denen Körperbild und Körperschema, Körperempfindungen, die Aufmerksamkeit für den Körper oder die Zufriedenheit mit ihm fallen. Er entspricht dem englischen Begriff *body experience*. Körpererleben schließt all das ein, was wir am Körper, über den Körper oder mit dem Körper wahrnehmen oder wahrnehmen können, wie wir dies tun und welche Bedeutung es für uns hat. Wie man beim Begriff *experience* grundsätzlich von Erleben und Erfahrung sprechen kann (Abschn. 5.3), so wird alternativ zum Begriff des Körpererlebens auch der der **Körpererfahrung** verwendet (Bielefeld 1991). Dieser Begriff ist in der Sport- und Bewegungspädagogik mehr verbreitet, wo er auch in Verbindung mit der Entwicklung des Selbst gebracht wird (Zimmermann et al. 2008, S. 92).

Die Begriffe Körperschema und Körperbild werden in Abschn. 6.7 erläutert.

Evolutionsbiologisch bildet nach Ansicht von Donald das **Körperselbst** „die erste Sprosse in der Entwicklung des spezifisch menschlichen Bewusstseins" (2008, S. 276). In der von ihm „mimetisch" genannten Phase der Evolution begannen Menschen zunächst, über körperliche Ausdrucksformen zu kommunizieren, und entwickelten die Fähigkeit, eigene Handlungen und die Wahrnehmung von Ereignissen einander zuzuordnen. Die Evolution erzeugte so eine körperliche Selbst-Bewusstheit, für die sich neuroanatomische Strukturen herausbildeten, deren Verschaltung übergreifend durch den präfrontalen Kortex reguliert wird.

Das Gefühl von sich selbst als einem körperlichen Subjekt geht einem expliziten Erkennen der Meinigkeit des Körpers und der Urheberschaft von Handlungen voraus (Gallese und Sinigaglia 2011, S. 135; Abschn. 6.5). Zwillingsembryos zeigen schon in der 14. Schwangerschaftswoche unterschiedliche Bewegungsprofile, je nachdem, ob sie sich selbst oder den Zwilling berühren (ebd., S. 136). Nach dem entwicklungspsychologischen Modell von Stern (1992, S. 73) baut sich die erste Organisation des Selbstempfindens im körperlichen Austausch des Säuglings mit der Mutter auf (Abschn. 11.2). Das Körperselbst wird so von Anfang an durch die Begegnung mit anderen körperlichen Wesen geformt. In Begegnungen werden sensomotorische Fähigkeiten eingeübt, motorische Intentionen geteilt und körperliche Interaktionen als kohärent und vorhersagbar erfahren (Gallese und Sinigaglia 2010, S. 752; Wehowsky 2006b, S. 353). Daher ist das früh entstehende Selbst ein intersubjektives körperliches Selbst (White 2004a, S. XXIV).

In der Therapie möchten wir dieses Selbst erschließen und erreichen, dass Patienten sich selbst mehr mitbekommen und wissen, wie es ihnen mit ihrem Leben ergeht, um ihre Fähigkeit zur Selbstregulation zu verbessern (vgl. Levine und Macnaughton 2004, S. 376). Damit sie sich in der Welt besser zurechtfinden, benötigen sie ein Bewusstsein dafür, wie sie sich und die Mit- und Umwelt subjektiv wahrnehmen. Dieses Bewusstsein ist gebunden an ein Empfinden seiner selbst. Therapeutisches Ziel ist meiner Ansicht nach eine Authentizität im Sinne von Heidegger

(1967), die beinhaltet, sich seines Seins – und das heißt seiner selbst – im Dasein mit den Geschehnissen des Lebens bewusst zu sein. Die Grundlage dafür ist das körperliche Selbstempfinden.

▶ Das Selbst durch vielfältige Methoden aus dem körperlichen Selbsterleben heraus zu erschließen, macht den verfahrensspezifischen Beitrag der Körperpsychotherapie zum Spektrum psychotherapeutischen Behandelns aus.

Körperempfindungen können in der Therapiestunde intra- und interpsychische Prozesse anzeigen: ob Patienten etwas anspricht, berührt oder nicht, ob sie etwas bedrängt, bedrückt, beunruhigt oder sich etwas löst, öffnet, beruhigt. Tritt in Verbindung mit einem psychischen Inhalt Erleichterung und Entspannung ein, „hat ein Schritt in Richtung Heilung stattgefunden" (Zanotta 2018, S. 31).

**Therapiebeispiel**

Mit einer Patientin spreche ich seit einiger Zeit über die innere Anspannung, die sie in ihrem Körper erlebt. Wir haben uns schon mit Spannungen in ihrer Brust und einem Gefühl, nicht richtig durch den Hals atmen zu können, beschäftigt und über den Zusammenhang dessen mit Prüfungs- und Konzentrationsproblemen gesprochen. Sie berichtete, ihr Kiefer sei oft so angespannt, dass sie Muskelschmerzen bekomme. Besonders stark war dies in der Zeit einer lebensbedrohlichen Magersucht, nach deren stationärer Behandlung sie zu mir gekommen war. In ihrer Jugend sei sie außerdem jahrelang kieferorthopädisch behandelt worden und habe eine Kopf-Kiefer-Klappe getragen, um ihre Zahnstellung zu verändern. Noch immer trägt sie gelegentlich nachts eine Schiene.

Am Beginn der Stunde fällt mir auf, dass sie in einem kurzen Moment des Schweigens ihren Kiefer leicht nach hinten in eine Spannungsstellung zieht, in der sich ihr Mund zu einem angestrengt wirkenden Lächeln formt. Ich mache sie darauf aufmerksam und frage,

was gerade in ihr passiere. Sie beginnt von einem Gefühl der Unsicherheit zu erzählen; andere Menschen hätten schon geäußert, es sei so schwer auf sie zuzugehen. Sie scheint also in der Kieferbewegung mit dem Körper einen Rückzug zu signalisieren, während sie in dem gespannten Lächeln zugleich einen Wunsch nach Verbindung mitteilt. Die kleine Bewegung des Kiefers offenbart sich als eine Bewegung, mit der sie Gefühle und Bedürfnisse im Kontakt mit anderen Menschen reguliert: eine Angst, nach etwas zu fragen, die sie seit ihrer Kindheit kennt, und ein Bedürfnis, gerne für sich alleine zu sein, ohne dafür abgelehnt zu werden.

Das körperpsychotherapeutische Vorgehen besteht hier darin, sie auf ein körperliches Symptom zu verweisen und sie zu fragen, was sie dabei erlebt. Daraus ergibt sich ein Gespräch über die Art und Weise, wie sie sich auf andere Menschen bezieht. Wir berücksichtigen dabei, dass ihre Kieferbewegung mehrfach determiniert und ebenso eine Geschichte gewaltsam erlebter kieferorthopädischer Korrekturen ist. Das spreche ich an. Wir bearbeiten dann aber vor allem die Funktion dieser Bewegung im Kontakt anhand unserer aktuellen Interaktion: wie sie die Bewegung und Spannung jetzt mit mir erlebt, wie sich diese jetzt und hier verändert, wenn wir beide schweigen, wenn ich sie etwas frage, wenn sie mir etwas mitteilt, wenn ich meinen Kiefer löse und sie das aufnimmt, oder auch, wie sich die Spannung verändert, wenn sie diese körperlich löst, in der genannten Stunde durch ein leichtes Summen. Dadurch erfährt sie anhand einer Äußerung ihres Körpers etwas über sich und ihren Weltbezug und findet zugleich Wege zur selbstregulativen Veränderung. ◀

Ein Gefühl für das Selbst entsteht vor allem durch die Innenwahrnehmung. Es hängt „wahrscheinlich zu einem großen Ausmaß davon ab, wie bewusst … man sich des Körpers ist, einschließlich der inneren Organe und deren Funktionen" (Cameron 2001, S. 708). Körperliche Bewusstheit ist die Grundlage der Selbstkenntnis (Butterworth 1998) sowie der Bewusstheit für andere und die uns umgebende Welt (Gallese und Sinigaglia 2011, S. 118, 136), körperliches Erleben die Grundlage des Erlebens der eigenen Emotionen und der Emotionen anderer. Wir fühlen uns selbst, während wir etwas oder jemand anderen fühlen (Waldenfels 2008, S. 133). Wir nehmen die Welt nicht nur über die Außensinne wahr. Innensinne teilen uns die Bedeutung einer Wahrnehmung mit. Festzustellen, was für uns bedeutsam ist und welche Bedeutung es hat, hängt „von der fortwährenden Registrierung" der eigenen körperlichen Zustände ab (M. Johnson 2007, S. 56f).

Unser Selbsterleben erstreckt sich in die Welt und kann über uns hinausgehen, wenn wir uns beispielsweise eins fühlen mit einer schönen Landschaft, die wir sehen, einer Musik, die wir hören, oder einem Menschen, den wir Haut an Haut spüren. Es ist nicht nur *embedded*, sondern auch *extended* (Abschn. 5.2).

---

**Beispiel**

Reagieren wir mit einem Druck im Magen, wenn wir einen bestimmten Menschen treffen, kann dieser Druck signalisieren, aufgrund von Erfahrungen vorsichtig zu sein. Wir nehmen den anderen und unsere Beziehung zu ihm körperlich nicht nur über unsere Außensinne, sondern auch über Innensinne wahr. ◄

---

Diese Sichtweise wird durch Damasios neurobiologische Theorie unterstützt. Im Unterschied zu LeDoux (2003, S. 50), der das Selbst als eine Konstellation von Hirnsystemen und damit als eine Zusammenfassung von Informationen versteht, sieht Damasio (2000) die Grundlage des Selbst in der körperlichen Erfahrung. Die Frage, wie das Subjekt einen Sinn für sich selbst entwickelt (ebd., S. 163), lasse sich nur beantworten, wenn man vom Körper als Bezugspunkt der Erfahrung ausgehe (S. 177).

Neuroanatomisch gibt es Belege dafür, dass das Bewusstsein mit körperlicher Selbstwahrnehmung zu tun hat. Im Koma geht erst bei Schädigungen oberhalb einer bestimmten Trennlinie in der Formatio reticularis, ab der die Körpersignale ins Zentralnervensystem eingetreten sind, das

Protoselbst (Abschn. 6.5) verloren, das heißt eine Wahrnehmung der inneren Zustände (ebd., S. 303ff), die im Gehirn in jedem Moment erfolgt (Ansermet und Magistretti 2005, S. 128). Dann fehlt dem Menschen das „Substrat des Erkennens" (Damasio 2000, S. 307), nämlich der aktuelle innere körperliche Zustand und die Wahrnehmung der Veränderungen, denen er unterliegt. An diesem Punkt gibt es Damasio zufolge kein Bewusstsein mehr.

Die sinnliche Erfahrung seiner selbst, ein „Selbst-Sinn", ist für Damasio (S. 407) das **Fundament der Subjektivität**. De Preester (2007) meint, dass die körperliche Selbstwahrnehmung des „Tiefenkörpers" („in-depth-body") die subjektive Perspektive eines Menschen herstellt. Das Interozeptive **ist** demnach das Subjektive (ebd., S. 617). Sehe man dieses nur als Material **für** ein erkennendes Subjekt an, bleibe die Subjekt-Objekt-Spaltung erhalten, weil dann die Innenwahrnehmung als Objekt gesehen werde. Für die Körperpsychotherapie bedeutet diese Theorie in klinischer Hinsicht:

► Ein Bewusstsein für körperliche Innenwahrnehmungen zu bekommen, heißt ein Bewusstsein seiner selbst zu gewinnen. Im Spüren konstituiert sich Subjektivität.

Aber es heißt noch mehr: Im inneren Empfinden teilt sich mit, was ein Geschehen in der äußeren Welt für uns bedeutet und wie wir uns darauf beziehen wollen. „Das Empfinden ist die lebendige Kommunikation mit der Welt" (Merleau-Ponty 1966, S. 76).

Ist die Innenwahrnehmung körperlich blockiert, kommt es zu verzerrten Kognitionen und Emotionen. Das zeigt ein interessantes älteres Experiment zur sensorischen und perzeptuellen Deprivation. Über 24 Stunden hinweg wurde Dozenten der Nacken mit einem Halter fixiert. Als Folge ließ ihre kognitive Leistungsfähigkeit nach; übertriebene emotionale Reaktionen und unübliche Körpersensationen nahmen zu (Zubek

**Abb. 6.1** Das Drei-
Ebenen-Modell der
Körperpsychotherapie

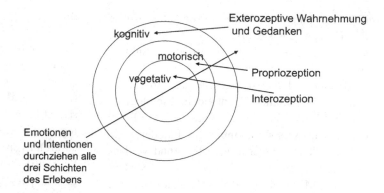

et al. 1963). Therapeutisch verweist dies
darauf, dass **eine rein funktionale Körper-
intervention zur Auflösung körperlicher
Starre das Denken und Fühlen verändern kann,** weil dadurch der Körper für
die Innenwahrnehmung geöffnet wird.

die Wahrnehmung des Patienten mit unserer
Wahrnehmung abgleichen und seine Aufmerk-
samkeit auf die Wahrnehmung des noch nicht
Gewussten richten.

Inneres Empfinden ist aber nicht notwendigerweise wahres Wissen, wie in der Körperpsychotherapie fälschlicherweise manchmal gedacht
wird, wenn es heißt, der Körper lüge nicht (Abschn. 14.1). Diese Auffassung, die auch in der
Kinesiologie vertreten wird (Diamond 1983), ist
selbst eine Illusion (Abschn. 5.2, Kasten „Die
Gummihandillusion"). Weil das Wissen über innere Zustände von einer unmittelbaren Gewissheit ist, neigen wir vielmehr dazu, es nicht in
Frage zu stellen. Dadurch bekommt es eine Art
Immunität gegenüber dem Irrtum (Eilan et al.
1998, S. 22f). Ein Patient mit einer coenästhetischen Schizophrenie besteht darauf, dass das Gefühl von tausend Ameisen auf der Haut eine Realität ist. Ihm zu sagen „Der Körper lügt nicht",
wäre absurd. Auch kann der Körper Menschen
aufgrund schädlicher Erfahrungen genauso in die
Irre führen wie ihre Gedanken, z. B. wenn eine
Tochter eines gewalttätigen Alkoholikers sich
immer wieder von Alkoholikern angezogen fühlt
oder wenn Menschen mit Gewalterfahrungen von
Gewalt erregt werden. Genauso wenig wie bei
Gedanken gibt es auch bei körperlichen Empfindungen ein absolutes richtig oder falsch. Als Therapeuten haben wir daher auch die Aufgabe, innere Gewissheiten infrage zu stellen, indem wir

## 6.1   Drei Ebenen des Erlebens

Phänomenal unterscheiden wir im Erleben, ob
wir etwas fühlen, empfinden, denken, uns etwas
bildhaft vorstellen oder uns bewegen und handeln wollen. Diese Aspekte des Erlebens (Geuter
2019, S. 74) sind nicht unabhängig voneinander.
Emotionen, Bedürfnisse und Intentionen, womit
wir es in der Psychotherapie vorrangig zu tun
haben, werden zwar ganzheitlich als etwas Eigenes erlebt, zugleich aber können wir innere Empfindungen, Bewegungen und Impulse sowie Bilder und Gedanken als Komponenten ausmachen,
die sie uns vermitteln. Dem wird das Modell der
drei Ebenen vegetativer, muskulär-motorischer
und kognitiver Prozesse gerecht, das wir in verschiedenen Schulen der Körperpsychotherapie
antreffen (Geuter und Schrauth 2001; Southwell
1990; Abb. 6.1).

Von Arnim et al. (2022, S. 156) sprechen von
der vegetativen, der animalischen und der humanen Ebene oder auch von Schichten (ebd.,
S. 184), die sie in Verbindung mit der ontogeneti-
schen Entwicklung bringen. Unter Bezug auf die
Gestaltkreislehre von Viktor von Weizsäcker
werden sie als Ebenen der „Regelkreise", der
„Funktionskreise" und der „Situationskreise" beschrieben (S. 212f), die den „Lebenskreisen" von
Heyer (1932) ähneln (Abschn. 3.4). Im Enaktivismus unterscheiden Thompson und Varela

(2001) in ähnlicher Weise drei operative Kreise des Lebens, die sie organismische Regulation, sensomotorische Verkoppelung und intersubjektive Interaktion nennen.

Boadella (1991) ordnet die drei Ebenen in einem Schichtenmodell entwicklungsbiologisch den drei Keimschichten des Fötus zu, dem Entoderm, dem Mesoderm und dem Ektoderm, da sich aus dem Entoderm das Atem- und Verdauungssystem, aus dem Mesoderm u. a. Skelett, Gewebe, Muskeln und Blutgefäße und aus dem Ektoderm Haut, Nervensystem und externe Sinnesorgane entwickeln. Boadella verbindet sie mit drei therapeutischen Modi: Zentrieren, Erden und Anschauen (Kap. 4).

Reich vertrat in seinem Spätwerk ein Verständnis von Psychotherapie, in dem er das Vegetative als das Fundament aller psychischen Prozesse ansah (Abschn. 3.6). Er wollte „nicht mehr bloß an individuellen Konflikten und speziellen Panzerungen" arbeiten, „sondern am *Lebendigen* selbst" (1948/1989, S. 473). Das sah er in der Biologie. Für ihn war die Biologie die „Tiefe" (S. 477), das Psychische demnach die Oberfläche.

---

**Schichtenmodelle**

Das Modell von drei Schichten des Seelischen geht bis auf die platonische Philosophie zurück. Platon unterschied die obere Schicht der regierenden und unsterblichen Geistseele von den darunter liegenden körperlichen Schichten der muthaften Seele, der er Herz und Willen zuordnete, und der Seele des Begehrens und der vitalen Bedürfnisse: den Wagenlenker Geist, den edlen Schimmel Mut und den bösen Rappen Gier (Kranz 1962, S. 184f; Werner 1966, S. 87f). In der Psychologie des 20. Jahrhunderts finden wir Platons Unterteilung in der Charakterkunde des lebensphilosophischen Psychologen Philipp Lersch wieder, in der Wille und Intellekt als Oberbau die Gefühle überformen (Geuter 1984, S. 172). Reich kehrte diese Wertung um und erklärte den vegetativen Grund zum Sitz einer erwünschten Lebendigkeit.

---

Ende des 19. Jahrhunderts kamen in Deutschland mit der Entwicklung eines zentralistischen Staates unter Bismarck hierarchische Modelle der Hirnlokalisation auf (Pauly 2005). In den 1920er Jahren unterschied Friedrich Kraus, auf dessen physiologische Theorien sich Reich (1942) bezog, aufgrund von Hirnuntersuchungen die zwei Schichten einer Tiefenperson und einer Kortikalperson (A. Gilbert 1951, S. 5f). Später brachte man in der vergleichenden Psychologie drei Schichten des Seelischen mit der Hirnarchitektur in Verbindung: einen „primitiven" Kern, der das physiologische Gleichgewicht herstellt, mit dem Hirnstamm, Affekte und Triebe mit dem „alten Gehirn" und kognitiv-volitionale Prozesse mit dem Neokortex (A. Gilbert 1973, S. 104). Ähnlich unterscheidet die evolutionsbiologische Theorie des *Triune Brain* zwischen einem Reptilien- und einem alten und neuen Säugetiergehirn (MacLean 1974; Panksepp 1998, S. 70ff).

Feldenkrais (1994, S. 38) ordnet in seiner Bewegungstherapie vegetative, reflektorische und bewusste Aktivitäten des Nervensystems dem vegetativen System, dem „alten" und dem „neuen" Gehirn zu.

Modelle wie das des *Triune Brain* werden gerne für vereinfachende Sichtweisen herangezogen. Reflexe werden dann dem Reptiliengehirn, Emotionen dem limbischen System und Gedanken dem Neokortex zugeordnet. Daraus leiten sich Schlagworte wie „Denke limbisch!" ab. Entsprechende Vorstellungen sind aber nur Metaphern für psychologische Prozesse. Denn die neurophysiologischen Zusammenhänge zwischen verschiedenen Hirnzentren und deren mögliche Zuordnung zu psychologischen Funktionen sind weit komplexer als vereinfachende Modelle es nahelegen (Heller 2012, S. 237).

---

Ich verstehe das Drei-Ebenen-Modell nicht als Modell einer biologischen Schichtung des menschlichen Organismus, sondern als ein Modell von **Ebenen des Erlebens**, die voneinander unterscheidbar, aber immer miteinander verbunden sind. In der Körperpsychotherapie befassen wir uns damit, was eine Person **vegetativ**, d. h. in der körperlichen Innenwahrnehmung ihrer Empfindungen, **muskulär-motorisch**, d. h. in der Wahrnehmung von Haltung, Bewegungen und Handlungsimpulsen, und **kognitiv**, d. h. in ihren Gedanken, Fantasien oder Bildern erlebt. Wir richten die Aufmerksamkeit immer auch auf die Wahrnehmung körperlicher Empfindungen und spontaner körperlicher Bewegungen und Impulse. Da der Therapeut auf diesen drei Ebenen seines Selbsterlebens zugleich den Patienten wahrnimmt, erweitern von Arnim et al. (2022, S. 211ff) das Modell auf die therapeutische Kommunikation (Kap. 14).

Emotionen, Intentionen und Bedürfnisse werden kognitiv über die Sprache, muskulär in Gestik, Mimik oder Haltung und vegetativ über Zeichen wie Bauchgrummeln, Erröten oder Schwitzen kommuniziert (Kap. 10). Auch affektmotorische Schemata teilen sich auf allen drei Ebenen mit. Die drei Ebenen artikulieren sich aber nicht eine jede für sich. Als Ebenen der bewussten Erfahrung existieren sie „simultan und miteinander verwoben" (Hutterer 1998, S. 316), wie in der Humanistischen Psychologie die Ebenen des Bewusstseins verstanden werden.

Das Modell bietet daher auch eine Alternative zu der Vorstellung, wir würden in der Körperpsychotherapie an der Hirn-Körper-Kommunikation oder einer Körper-Geist-Interaktion arbeiten (Aposhyan 2004, S. 27; Abschn. 5.1). Die Zusammenhänge zwischen den Ebenen des Erlebens sind nicht kausal zu sehen, als Einwirkung der einen Ebene auf die andere, sondern systemisch. Erleben ist ein ganzheitlicher Vorgang, der über alle Ebenen hinweg geht.

**Beispiel Gähnen**
Selbstregulatorische Prozesse umgreifen oft alle drei Ebenen. Beim Gähnen werden in einzigartiger Weise Muskeln des gesamten Atemtraktes gedehnt, der Rachen vervierfacht seinen Durchmesser (Walusinski 2006). Gähnen verbindet so Atem und Bewegung. Es aktiviert den Trapezius wie den Masseter, einen der Kaumuskeln (muskuläre Ebene). Diese Muskeln wiederum sind am Aufwachen beteiligt. Gähnen führt daher zu einer höheren körperlichen Wachheit (vegetative Ebene). Die Interozeption wird gefördert und das steigert das Körperbewusstsein (kognitive Ebene). Gähnen verbindet dadurch die körperliche Aktivierung mit der bewussten und unbewussten Innenwahrnehmung und den höheren mentalen Funktionen. Es wird auf all diesen drei Ebenen erlebt.

Aus einer **systemischen Sicht** gehe ich davon aus, dass eine Veränderung auf einer Ebene wie bei der motorischen Gähnbewegung Veränderungen auf allen drei Ebenen auslösen kann. Das gilt auch für psychotherapeutische Interventionen. Eine Übung mit dem bioenergetischen Bogen, bei der die Muskulatur der Körpervorderseite unter Spannung gesetzt wird, führt zu der messbaren Wirkung einer Abnahme der $CO_2$-Konzentration im Blut, wahrscheinlich als Folge der stärkeren Atemtätigkeit. Muskuläre Aktivität oder stimmlicher Ausdruck von Gefühlen lässt anschließend die Konzentration auf den Ausgangswert zurückgehen (Koemeda-Lutz 2012). Eine entsprechende Veränderung wird über körperliche Prozesse, z. B. über ein zunehmendes oder ablassendes Bedürfnis nach Atemluft, erlebt. Fühlt sich ein Mensch durch eine stärkere Atmung oder ein Gähnen vitalisiert, verändert sich in einem Bottom-up-Prozess das Selbsterleben.

Auch Top-down-Prozesse wirken über alle Ebenen hinweg. Über etwas zu sprechen, kann eine vegetative Unruhe dämpfen oder affektmotorische Impulse auslösen. Sich eine Kontraktion von Muskeln lediglich vorzustellen, bewirkt eine Zunahme der Muskelkraft, wenn auch nicht in gleichem Ausmaß wie körperliches Training (Ranganathan et al. 2004). Die Unterbrechung der mimisch-stimmlichen Interaktion einer Mutter mit ihrem Säugling im Still-face-Experiment (Abschn. 11.3) führt zu einer Absenkung des vagalen Tonus beim Kind (Weinberg und Tronick 1996).

Prozesse der Wahrnehmung und Regulation von Emotionen, Intentionen und Bedürfnissen können auf jeder der drei Ebenen gehemmt oder blockiert sein. Eine innere Kälte oder Stumpfheit, Spannungen in Muskeln und Faszien oder verbietende Gedanken können gleichermaßen das Erleben als Ganzes unterbrechen oder verhindern.

Die körperpsychotherapeutische Praxis setzt mit dem Wort, dem Ausdruck, der Bewegung, der Atmung oder der Körperaufmerksamkeit auf allen drei Ebenen des Erlebens an. Wir können mit der vegetativen Regulation durch Entspannung arbeiten, mit dem Erkunden von Bewegungsimpulsen oder mit einem Gespräch über das, was ein Patient mitteilt. Immer wirken wir dabei auf den ganzen Menschen ein. Bei einer Angst können wir beispielsweise

- das vegetative Erregungsniveau durch Entspannungs- oder Atemübungen oder Meditation modulieren,
- das motorische Handlungspotenzial und die Fähigkeit fördern, sich einer Angst zu stellen und angstauslösende Situationen zu bewältigen,
- den Kontext der Entstehung einer Angst klären und dabei helfen, dass ein Patient gegenüber deren Auslöser andere Gefühle als Angst entwickelt.

Wir können den Patienten in seinen Gedanken und Gefühlen, seinen Gesten und Ausdrucksbewegungen oder in seinem Zittern, seinem Beben, seiner Schwere oder Leichtigkeit abholen (Geuter 2000, S. 1350). Wir kommunizieren mit ihm auf allen drei Ebenen und verbinden sie miteinander. Van der Kolk (2010, S. 18) spricht von einer „Geist, Gehirn und Viszera" umfassenden Kommunikation in der Therapie, die er als „Königsweg zur Affektregulation" ansieht. Diese Kommunikation möchte ich aber nicht als „physiologisch" bezeichnen, wie van der Kolk, sondern als eine Kommunikation über verschiedene Ebenen des Selbsterlebens hinweg.

Die Ebenen des Erlebens lassen sich physiologisch jedoch den Sinnessystemen zuordnen, auf denen in physischer Hinsicht das Erleben beruht:

- die vegetative Ebene der viszerosensorischen Interozeption,
- die muskulär-motorische Ebene der sensomotorischen Propriozeption,
- die kognitive Ebene den sensorischen Außensinnen.

Darauf gehe ich genauer in Abschn. 6.3 ein.

Aus psychologischer Sicht machen alle drei Ebenen das Selbsterleben aus. Ich gehe dabei nicht von einem Oben und Unten zwischen ihnen aus, sondern von einem Zusammenspiel. Alles, was Menschen erleben, erleben und verarbeiten sie vegetativ, muskulär-motorisch und kognitiv. Ihre körperlichen Empfindungen, Bewegungsimpulse oder Gedanken sind Teil ihres ganzheitlichen Selbsterlebens und insofern mentale Prozesse.

In der Körperpsychotherapie fragen wir, wie sich etwas anfühlt oder was jemand spürt, wenn er die Aufmerksamkeit nach innen richtet, sein Befinden und seinen Atem wahrnimmt, sich bewegt, eine neue Handlungsweise ausprobiert, eine Emotion ausdrückt oder beobachtet, was er in der therapeutischen Interaktion empfindet. Dabei steht nicht die Funktionalität körperlicher Funktionen im Vordergrund. Arbeiten wir beispielsweise mit der Beweglichkeit der Schultern, liegt unser Fokus nicht darauf, in welchem Grad die Außenrotation muskulär gehemmt ist, um mit dem Ziel eines größeren Radius der Rotation diese Hemmung zu lösen, wie es ein Physiotherapeut versuchen würde. Wir sind vielmehr vor allem daran interessiert, ob eine Bewegung wie z. B. in die Welt zu greifen in der Schulter gehemmt ist oder wie ein Konflikt, auf Menschen zuzugehen oder sich von ihnen zurückzuziehen, in ein und derselben Ausdrucksbewegung der Schulter erkennbar ist. Vegetative Prozesse studieren wir nicht unter physiologischen Gesichtspunkten, sondern wir möchten wissen, wie jemand Kälte oder Wärme empfindet und welche Bedeutung diese Empfindung für ihn hat, ob er sich wie eingefroren fühlt oder spürt, wie ihm das Blut in die Adern schießt, und ob eine anschwellende Hitze Zeichen einer noch diffusen Unruhe oder z. B. einer Wut oder Scham ist. Wir erkunden das sensomotorische oder vegetative Erleben als Aspekte des Selbsterlebens.

### Therapeutische Anwendung

Patienten mit chronischen Schmerzen haben oft die Selbstwahrnehmung eingebüßt und erwehren sich mit dem Schmerz schwer regulierbarer Gefühle. Sie sind dabei vielfach fixiert auf den Schmerz und auf die Wahrnehmung der Außenwelt. Ihnen hilft es nachweislich mehr, ihre Schmerzen körperlich bewusst zu spüren, als sich vom Schmerz abzulenken (Mehling et al. 2009). Sich dem Schmerz achtsam zuzuwenden geht mit einer Reduktion des Schmerzempfindens einher. Hirnuntersuchungen deuten darauf hin, dass dabei die sensorische Wahrnehmung zunimmt und die kognitive Kontrolle abnimmt (Gard et al. 2012). Achtsames Erleben scheint so auch die Fixierung auf die Schmerzkontrolle zu senken.

Röhricht (2011c) schildert das Beispiel eines Patienten, der sich von einem Druck im Körper eingeschnürt fühlt. Er fragt ihn, wie stark er sich eingeschnürt fühlt und lässt ihn die Einschnürung körperlich darstellen und erleben. Dadurch kann der Patient seine Beschwerden mit einem neuen Sinn versehen. Wenn Schmerzpatienten sich selbst sensomotorisch und vegetativ wieder besser wahrnehmen, werden selbstregulatorische Vorgänge der Heilung angestoßen. Selbstwahrnehmung führt öfter dazu, dass etwas leichter wird, was sich vorher noch schmerzvoll angefühlt hat (Fogel 2013, S. 63). ◄

Erst in neuerer Zeit wird in der Psychotherapie die **vegetative** Ebene des Erlebens mehr berücksichtigt. Der Anstoß dazu kam vor allem aus der Traumaforschung, da dissoziierte Affekte häufig in vegetativen Reaktionen wie Kälte, Hitze oder Druckgefühlen aufscheinen (Schrauth 2006). Aber nicht nur sie, sondern alle emotionalen Zustände sind mit „viszeralen, taktilen und nozizeptiven Signalen" verbunden (Porges 2010, S. 284). Vegetative Körperprozesse sind vielfach auch Teil der Regulation von Emotionen (Levenson 2003; Abschn. 7.1). Konflikte können ausgeschwitzt, Spannungen ausgedünstet werden. In Gruppen habe ich es immer wieder erlebt, dass es nach einer emotional heftigen Arbeit zu Durchfall, Schwitzen oder Pickelbildung kam.

Bei Ärger und Angst steigt der Puls, bei Trauer nimmt der psychogalvanische Hautwiderstand mehr ab als bei Angst oder Ärger; bei Ärger steigt die Fingertemperatur mehr als bei Angst (Ekman et al. 1983). Auch mit der Verdauung reagieren Menschen emotional. So kann Angst mit Durchfall oder Harndrang einhergehen. Die kognitiv bemerkte Angst und die vegetativen Prozesse sind dann Teil eines Angstprozesses.

Da psychische Zustände und biologische Zustände zirkulär miteinander verkoppelt sind (Abschn. 5.1), fördern unterschiedliche vegetative Körperzustände unterschiedliche Arten des Erlebens und Verhaltens und bestimmen mit über unsere emotionale Verfassung (Critchley et al. 2001). Über vegetative Regulationsmechanismen kann es z. B. zu einer Beruhigung kommen: Man fühlt sich besser und weiß nicht warum (Koole und Rothermund 2011). Die implizite Emotionsregulation außerhalb bewusster Steuerung und expliziter Intentionen erfolgt wahrscheinlich vielfach über vegetative Prozesse, die insbesondere das kernaffektive Erleben modulieren und gewünschte emotionale Zustände herbeizuführen helfen (vgl. ebd., S. 390f; Geuter 2019, S. 194ff; Abschn. 10.2). Durch Arbeit mit der Atmung oder mit der Körperwahrnehmung können vegetative Regulationsprozesse wieder mehr ins Gleichgewicht kommen, auch ohne dass bedeutsame psychische Inhalte dabei bewusst werden. Eine ausgeglichene Rhythmisierung somatischer Prozesse wie Atmung, Herzschlag oder Verdauung geht mit einem kohärenten Körpererleben einher.

Zeigt die vegetative Ebene eher die innere Bewegtheit an, teilt sich Erleben **motorisch** in äußerer Bewegtheit mit, z. B. in Form ideomotorischer Signale (vgl. Kaiser Rekkas 2013). Weitgehend motorisch äußern Menschen auch die Intentionen ihres Handelns (vgl. Gallese und Sinigaglia 2010, S. 749). Interpersonale Intentionalität vermittelt sich motorisch in Annäherung und Abwendung. Motorisch regulieren wir oft auch Nähe und Distanz und insoweit Verbindung und Grenzen im Verhältnis zur Mitwelt.

Beim Applaus stellt sich motorisch in der Interaktion ein gemeinsames Erleben und Handeln her. Auditiv wird die motorische Handlung des Klatschens kommuniziert und es entsteht in einem selbstorganisierten Prozess aus der Vielfalt der Klatsch-Rhythmen ein gemeinsamer Rhythmus (Kriz 2004a, S. 25f). Der Prozess, der sich auf der motorischen Ebene einstellt, wird als gemeinsame Begeisterung erlebt. Einen ähnlichen Prozess bekam ich in einer Gruppe der Tanztherapeutin Anna Halprin mit. Alle Teilnehmer sollten ihren Puls fühlen und im Rhythmus ihres Herzschlags auftreten. Es dauerte nur wenige Minuten, bis 70–80 Menschen im gleichen Takt stampften. Sie hatten ihre Schritte synchronisiert und möglicherweise sogar ihren Puls.

Körperpsychotherapie kann mit ihren Mitteln die Vielfalt der Erlebensprozesse auf allen Ebenen erschließen. Oft geht es dabei darum, zu einer Integration zu kommen, vor allem wenn die Prozesse des Erlebens auf den verschiedenen Ebenen auseinanderfallen und ein Mensch beispielsweise in seinen körperlichen Impulsen etwas anderes empfindet als seine Überzeugungen ihm sagen.

### Therapiebeispiel

Ein Patient beginnt eine Therapiestunde mit dem Satz, seit Dienstag sei eine dunkle Wolke über ihn gezogen wie in den dunklen Tagen seiner Depression. Wir sprechen darüber, was dem vorausging. Er hatte eine erfolgreiche Vorprüfung und sprach mit dem Lehrer, dass er seinen Abschluss schon in zwei Monaten machen könne, um dann nach K zu gehen, wo er gerne arbeiten würde. Das möchte er seit längerem. Aber es gebe auch eine Angst wegzugehen. Es fühle sich an wie eine Angst zu sterben. Er schäme sich für diese Angst. Er ziehe so oft seinen Schwanz ein und zweifle so viel, was er mit seinem Leben anstellen solle.

Da ich weiß, dass es ihn nicht nur zu einer interessanten Arbeitsstelle in K, sondern auch zu einer in W zieht, er aber auch in B bleiben möchte, schlage ich ihm vor, die schwierige Entscheidungssituation zu sondieren. Er könne sich im Raum drei Orte für K, W und B aussuchen, diese mit Gegenständen markieren und dann sehen, wie er sich dort jeweils fühlt. Er nimmt ein dickes blaues Seil für K und legt es gut einen Meter vor den Sessel, in dem er sonst sitzt. Für W legt er ein dünnes grünes Seil als geschlossenen Kreis seitlich davon hin. Für B wählt er den Sessel. Zuerst will er zu dem Ort für K gehen. Er stellt sich an diesen Ort und fühlt sich beklemmt. Der Atem stockt. Dort sei es wie bei einer Prüfung. Am Ort für W setzt er sich in den Seilkreis. Hier sei es nett, vertraut, aber uninteressant, als säße er auf einem Altenteil. Dieser Ort wirke einschläfernd. Das Gefühl ist so stark, dass es auch mich beim Beobachten ergreift. Dann setzt er sich auf den Sessel für B. Hier sitze er gerne und werde ruhig, aber sein Blick suche etwas außerhalb dieses Ortes, das er hier nicht finde.

Er hat also auf alle drei Orte im Raum vegetativ (Veränderung des Atems, Müdigkeit), sensomotorisch (Stehen, Sitzen, umherschweifende Augen) und bildhaft (Prüfung, Altenteil) reagiert und sie emotional unterschiedlich erlebt (beklemmt, langweilig, suchend). Nun ist die Frage, was diese Reaktionen auf den verschiedenen Erlebensebenen für seine Entscheidung bedeuten. Daher bitte ich ihn, auch dies einmal ganzheitlich zu sondieren: Er möge einen Ort außerhalb der drei Orte suchen, von dem aus er sich diese drei anschauen könne, und dann sehen, wie er zu ihnen empfinde, oder sehen, ob es vielleicht einen vierten Ort gebe, der im Moment der stimmige für ihn sei. Spontan geht er zum Sessel, dem Ort von B, setzt sich mit einer Gesäßhälfte auf die Lehne und richtet sich neugierig nach vorne Richtung K. Seine Haltung ist dynamisch, sie fühlt sich gut für ihn an. Hier sei es richtig. Im Gespräch darüber wird die Bedeutung dessen klar: dass er eigentlich in B sesshaft bleiben möchte, aber geistig auf das gerichtet ist, was er in K finden würde, und dass die Lösung nicht darin liegen muss, nach K zu gehen, sondern auch darin liegen kann, den Geist der Tätigkeit in K so zu realisieren, dass er weiterhin in B bleiben kann. Diese Sichtweise hätte er rein kognitiv nicht einfach gewinnen können. Aber in der alle Ebenen des Selbsterlebens durchflutenden szenischen Arbeit wird sie unmittelbar evident. ◄

## 6.2   Der Atem als Pforte zum Selbsterleben

Zum Körpererleben führt uns eine fokussierte Aufmerksamkeit für das, was wir körperlich von uns selbst wahrnehmen. Das sind unsere inneren Empfindungen, unsere Bewegungen, Bewegungs- und Handlungsimpulse und unser Atem. Während in der Tanz- und Bewegungstherapie vor allem die Bewegung als Türöffner zum Erleben genutzt wird, haben sich Reich und nach ihm verschiedene Schulen in der Körperpsychotherapie vornehmlich auf den Atem konzentriert (Macnaughton 2015).

Der Atem durchzieht die drei Ebenen des Erlebens in einzigartiger Weise. Er ist ein Kennzeichen des Lebendigen, verbunden mit allen Lebensprozessen und beteiligt an der Regulation emotionaler und somatischer Zustände (Ekerholt und Bergland 2008). Der Vorgang des Atmens macht die leibliche Existenz erfahrbar (Böhme 2020, S. 36). Wie keine andere körperliche Funktion eignet er sich als Eintrittspforte in das Erleben.

Das hängt mit seinen Besonderheiten zusammen. Der Atem ist eine vegetativ gesteuerte Funktion, die wir zugleich willkürlich muskulärmotorisch verändern können. Er liegt an der Schnittstelle von innerer Empfindung und äußerem Ausdruck. Im Unterschied zu anderen unbewusst regulierten Körperfunktionen können wir uns seiner selbst relativ leicht bewusst werden (Depraz 2008, S. 246). Über den Atem gewahren wir unseren vegetativen Zustand, unsere myofaszialen Spannungen und unser Gefühlsleben, und über den Atem werden diese Zustände auch in der Therapie kommuniziert (Kap. 14). Insofern

ist das Atembewusstsein „in gewisser Weise das Leibbewusstsein überhaupt" (Böhme 2003, S. 69).

Der Atem hängt auch mit dem Bezug zur Um- und Mitwelt zusammen. Jedes Ein- und Ausatmen von Luft ist eine Interaktion mit der Umwelt. So wie die Atembewegung ein Öffnen und Schließen ist, so können wir mit der Art des Atmens uns der Welt gegenüber öffnen oder verschließen. Tiefere Atmung bereitet Schritte auf die Welt zu vor.

> Im Hebräischen bedeutet das Wort *rûach* Atem, Wind und Geist. Im Koran steht das arabische Wort *ruh* für den Geist. Im klassischen Griechenland bedeutete das Wort für Atem, *pneuma*, auch Hauch, Luftstrom, Leben, Seele, Geist, Mut. Als *pneuma to hagion*, das heilige Pneuma, wird im griechischen Text des Neuen Testaments der Heilige Geist bezeichnet, was man ebenso gut mit „heiliger Atem" übersetzen könnte. Gott haucht in der zweiten Schöpfungsgeschichte dem aus Lehm geformten Körper des Adam den Lebensodem ein. In der abendländischen Tradition wie in Traditionen anderer Kulturräume steht Atem für eine ätherische Geist-Seele oder für Leben.

In allen Traditionen der Körperpsychotherapie spielt der Atem eine herausgehobene Rolle:

– Gindler (1926, S. 87) stellte fest, dass in Situationen der emotionalen Anspannung der Atem reduziert wird und das mit einer vom Zwerchfell ausgehenden willkürlichen Verkrampfung einhergeht. Den Atem anzuhalten, sah sie als die zentrale, mit Starrheit verbundene Atemstörung an. In ein Übungsheft von 1912 notierte sie, dass durch die leibpädagogische Arbeit die Atmung kräftig, geschmeidig und gleichmäßig werden solle (Arps-Aubert 2012, S. 323). Bewusstes Atmen war für sie ein Weg, um sich seiner selbst bewusst zu werden, Frische zu empfinden und Verkrampfungen aufzuheben. Auch lehrte sie wie später Middendorf (1995), den Fluss des Atems zuzulassen (Arps-Aubert 2012, S. 305).

– Reich sah im Atem ein wichtiges Mittel der Körperabwehr. Im Schreck komme es zu einem unwillkürlichen Einatmen, ohne danach voll auszuatmen. Die Atmung anzuhalten und das Zwerchfell chronisch zu kontrahieren waren in seinen Augen die körperlichen Mittel, um Lustempfindungen im Bauch zu unterbinden und Angst zu ersticken (Reich 1942, S. 231f). Daher bezeichnete er die „Atembremsung" als „physiologischen Mechanismus der Affektunterdrückung und Affektverdrängung" (ebd., S. 233; Abschn. 13.1). Neurotische Menschen würden durchweg die „tiefe Ausatmung" verhindern (S. 251). Reich arbeitete mit den Patienten daran, durch eine „Haltung des Nachgebens" (S. 252) eine natürliche tiefe Ausatmung herbeizuführen. Wie Sharaf (1994, S. 375) berichtet, achtete Reich in der Behandlung auf jedes subtile Anzeichen einer blockierten Atmung.

– In der humanistischen Therapiebewegung wurde die Technik des Überatmens oder der Hyperventilation in die Körperpsychotherapie eingeführt (Kap. 4), wie sie im Kundalini und in anderen Formen des Yoga praktiziert wird, um transformative Erfahrungen zu erzeugen – ein zweiter Ansatz der Arbeit mit dem Atem in den östlichen Traditionen neben der Konzentration auf den Atem (Heller 2012, S. 41ff; Levine und Macnaughton 2004, S. 369). In der experimentellen Arbeit der Gestalttherapie wird auf den Atemvorgang geachtet, um daran z. B. den Erregungszustand eines Patienten abzulesen (Kepner 2005, S. 191ff).

Die Atemfunktion wird vom vegetativen Nervensystem reguliert (Abschn. 7.1). Der Nervus vagus ist an den Atemreflexen beteiligt. Aufgrund der parasympathischen Innervierung fördert die Ausatmung die psychophysische Entspannung. Umgekehrt fördert muskuläre Entspannung das Ausatmen; propriozeptive Afferenzen regen dann die Formatio reticularis zu stärkerer Innervation des Parasympathikus an (von Arnim et al. 2022, S. 219). Mittels des Atems können wir wiederum

auf das autonome Nervensystem einwirken. Ruhiges Atmen und Interventionen, die die Präsenz des Therapeuten vermitteln, aktivieren den Tonus des ventralen Vagus. Verstärktes Atmen mit seiner intensiven Muskelaktivität regt hingegen den Sympathikotonus, mimisch-gestische Ausdrucksbewegungen und den Kontakt zu Gefühlen an (Maurer 2001, S. 65).

Mit jedem Atemzug schwingt das Zwerchfell, der wichtigste und größte Atemmuskel, um bis zu acht Zentimeter in Richtung der inneren Organe. Dadurch werden die Organe massiert und ihre Funktionen angeregt. Über eine Arbeit mit dem körperlichen Mittel der Atmung können wir so andere Körperfunktionen im Sinne einer vegetativen Umstimmung verändern.

Indem wir tiefer atmen, aktivieren wir die Darmperistaltik oder mildern Leberstiche, die sich nach heftiger körperlicher Anstrengung einstellen (Bunkan 1991). Vertieftes Loslassen in der Atmung führt zur Veränderung von Herzrhythmus, Herzfrequenz, Hauttemperatur und Blasentätigkeit (Johnen 2010, S. 70). Im entspannenden Ausatmen bewegen sich Mund und Becken in einem kleinen Bogen aufeinander zu, einer Bewegung der Hingabe. Häufigeres und intensiveres Atmen setzt Endorphine frei und hilft so bei der Unterdrückung von Schmerz (Pert 2005, S. 254). Dies erklärt vielleicht einen Teil der Wirkung des Lachens bei Schmerzen.

### Therapiebeispiel

Von Steinaecker (2010, S. 181f) berichtet von der Behandlung einer Frau, die nach dem Tod ihres Vaters und einem schweren Autounfall an Asthma bronchiale litt. Über Streichungen und leichte Dehnungen förderte die Therapeutin die Atembewegung und die Körperaufmerksamkeit der Patientin. Diese spürte dadurch eine Entlastung im Bereich des Brustbeins, die ihre Stimmung aufhellte. Symptome wie Pfeifen und Giemen, ein krankhaftes Nebengeräusch beim Ausatmen, ließen nach. Im Laufe der Behandlung gewann die Patientin eine zunehmende Gewissheit, keine schweren Anfälle mehr zu bekommen. Die größere innere Freiheit half ihr auch, ihr Verhalten in

ängstigenden Situationen und im zwischenmenschlichen Kontakt zu ändern. Die Veränderung des psychovegetativen Tonus ging mit
einer Entängstigung einher. ◄

So, wie sich über eine Veränderung der Gefühle der vegetative Zustand und der Tonus der
Muskeln verändern, so modulieren eine Veränderung des vegetativen Tonus und eine Entkramp-
fung der Muskulatur auch die Gefühle. „Es ist
schwer, seine schlechte Stimmung lange beizubehalten, wenn man tief atmet und eine andere
Körperhaltung einnimmt" (Hendricks 1995,
S. 193).

Das gilt nicht nur intra-, sondern auch intersubjektiv. Wenn ich als Therapeut tiefer einatme,
um meinen Brustraum zu öffnen, nachdem ich in
Reaktion auf den Patienten eine Enge in mir bemerkt habe, ist das nicht nur eine Selbstregulation, sondern eine verkörperte Interaktion, die auf
den    Patienten    bewusst    oder    unbewusst
zurückwirkt. Denn ich zeige so in einem körperlichen Dialog, dass ich in mir einen Raum für
seine Gefühle öffne, deren Zurückhaltung mich
körperlich erreicht hat.

An der Atmung ist eine Fülle von Muskeln beteiligt, die immer aktiv sind, selbst wenn der Körper ruht (Fogel 2013, S. 211). Die wichtigsten
neben dem Zwerchfell sind die bei jedem Einatmen tätigen Interkostalmuskeln. Um den Atem
zu verändern, können wir viele weitere Atem-
hilfsmuskeln im Bauch-, Nacken-, Schulter- und
Brustbereich einsetzen wie die Scaleni oder den
Sternocleidomastoideus. Daher wirkt sich z. B.
eine übermäßige Nackenfestigkeit auf die Atmung aus.

Weil wir die an der Atmung beteiligten Muskeln **willkürlich** anspannen können und dies
bei emotionalen Ereignissen wie bei einer
Schreckreaktion auch **unwillkürlich** tun, ist
seelisches Erleben eng mit der Tätigkeit der
Atemfunktion verbunden. Wir können den
Atem durch Muskeltätigkeit anhalten, loslassen, pressen, vertiefen oder flach halten und
seinen Rhythmus variieren. Emotionale Reaktionen schreiben sich so in die Atemmuster ein.
Andere vegetativ gesteuerte Körperfunktionen
lassen sich nicht in gleicher Weise willkürlich
verändern. Daher ist die Einschränkung des

Atems durch ein Festhalten von Muskeln ein
entscheidendes Mittel der bewussten und unbewussten Emotionsregulation und der Körperabwehr (Abschn. 13.1).

---

**Psychische Störungen und Atem**

Werden emotionale Reaktionsmuster des
Atems häufig unbewusst wiederholt, kön-
nen sie chronisch werden und **chronifi-
zierte Atemmuster** erzeugen. Depressive
Menschen zeichnen sich oft durch eine flache, eingeschränkte Atmung im Brustraum
aus (Maurer 2001, S. 27; Abschn. 6.7).
Schizoide Menschen atmen zuweilen in
Verbindung mit einer Haltungsstarre, als
wäre der Atem in Entsetzen und kindlicher
Angst festgehalten (Schrauth 2001, S. 53).
Bei Menschen mit somatoformen Störungen kann man häufig beobachten, dass die
Bewegung des Zwerchfells begrenzt ist.
Zuweilen schwingt das Zwerchfell nur
höchstens zwei oder drei statt acht Zentimeter. Krizan (1992) bringt dies in Verbindung mit Herz-Kreislaufschwächen, Kraft-
und Lustlosigkeit und Wirbelsäulenschä-
den. Tonisches Stottern wird verstärkt,
wenn der Atem infolge von Angst in einer
laryngealen Spannung blockiert ist.

Atemmuster hängen mit **Haltungsmus-
tern** zusammen. Wer sich ständig präsentie-
ren will, streckt auf Dauer chronisch in
einer Haltung überspannten Einatmens die
Brust heraus, was zu einem verhärteten
Brustkorb und einer Hyperlordose führen
kann. Andere Menschen haben einen chronisch nahezu kollabierten Brustkorb und
eher eine Hyperkyphose. Atemmuster sind
daher ein körperlicher Bestandteil von Abwehrstrukturen (Abschn. 13.2). Sie können
auf Kernthemen der Entwicklung hinweisen, zum Beispiel wenn ein Mensch den
Atem immer zurückhält, so atmet, als wolle
er endlich einmal mehr Luft bekommen,
oder immer forciert atmet (Fischer und
Kemmann-Huber 1999, S. 66ff). So kann
sich im Atem zeigen, wie jemand als Person
ist (Lowe und Laing-Gilliatt 2007, S. 73).

Die Innervierung des autonomen Atmens erfolgt über das Rückenmark, die des willkürlichen Atmens über den motorischen Kortex (Butler 2007). Der autonome Atem ist unbewusst, kann aber bewusst werden, und zwar leichter als andere autonome Funktionen. Der willkürlich veränderte Atem ist zwangsläufig bewusstseinsnah. Der Atem bildet somit eine **Schnittstelle zwischen Bewusstem und Unbewusstem** und ist daher ein idealer Ort, um Unstimmigkeiten zwischen unserem Bewusstsein und unserem Unbewussten wahrzunehmen (Hendricks und Hendricks 1994, S. 290). Jeder Versuch, Kontrolle über sich selbst zu übernehmen, tritt im Atem in Erscheinung. Daher richten viele Schulen der Meditation ihr Augenmerk auf die Atmung (Totton 2002, S. 23). Eine bewusste Suggestion des autonomen Atems beinhaltet die Formel „Es atmet mich" aus dem Autogenen Training. Bewusst den autonom gesteuerten, unbewussten Atem zuzulassen und wahrzunehmen, bezeichnet Middendorf (1995) als den **Erfahrbaren Atem**. Indem ich mich im Atem erfahre, hilft der Atem, das körperliche Gefühl der Identität zurückzugewinnen oder zu stärken (Maurer 2001, S. 14, 46).

Wie schwierig es ist, den Atem zu erfahren, kann man in der Meditation bemerken. Als ich einmal fünfmal täglich eine Stunde über eine Woche hinweg in einem Meditationszentrum der Aufgabe nachging, zehn Atemzüge lang die Züge zählend nur den Atem zu erfahren und dabei an nichts anderes zu denken – und das hieß, immer wieder mit eins beginnend zu zählen, wenn der Geist abschweift –, scheiterte ich an dieser Aufgabe. „Der Meditierende entdeckt, dass Geist und Körper unkoordiniert sind… Selbst wenn er [der Geist, U. G.] versucht, zum Gegenstand seiner Aufmerksamkeit, dem Atmen, zurückzukehren, stellt er oft fest, dass er nur über das Atmen nachdenkt, statt es achtsam zu erleben" (Varela et al. 1992, S. 46). In der Meditation erlebt man so, wie stark man in der Regel von der Erfahrung getrennt ist. Im Buddhismus gilt

diese Dissoziation des Geistes vom Körper als schlechte Gewohnheit, die man durch Übung einer Konzentration auf den Atem in achtsames Gewahrsein verwandeln kann.

Der körperpsychotherapeutische Zugang unterscheidet sich vom atemtherapeutischen Zugang zum Atem. Die traditionelle Atemtherapie zielt auf einen eutonischen Zustand, in dem der psychisch wache Mensch körperlich durchlässig ist und über eine gute Spannung der Muskulatur und eine optimale Beweglichkeit der Gelenke verfügt (Fischer und Kemmann-Huber 1999, S. 12). Atemtherapie will die natürliche Atmung als eine körperliche Funktion wiederherstellen und bedient sich dazu vielfach der Bewegungsrhythmen des Körpers. Neben dem funktionalen Ziel, den „Eigenrhythmus" der Atmung zu finden, von dem Marianne Fuchs spricht (Moscovici 1991, S. 125), verfolgt die Körperpsychotherapie weitere Ziele:

– über den Atem das Unbewusste zum Sprechen zu bringen,
– das bewusste Erleben zu fördern und
– Affektspannungen zu regulieren.

Wir nutzen den Atem, um den Tonus zu verändern, die Selbstwahrnehmung anzuregen, emotionale Erregung zu modulieren oder den Zugang zu den Emotionen zu öffnen. Letzteres bildet einen Unterschied zum Zugang des Biofeedback, das den Atem nutzt, um Informationen über Spannungszustände zu gewinnen und diese zu regulieren (Dixhoorn 2008, S. 55), ohne das emotionale Erleben mittels des Atems erkunden und vertiefen zu wollen.

Den Atem wahrzunehmen fördert die Selbstwahrnehmung. Ihn bewusst zu spüren trägt dazu bei, von der Exterozeption auf die Interozeption umzuschalten und in einem Modus nicht wertender Aufmerksamkeit die kernaffektive Unterscheidung zwischen angenehm und unangenehm zu empfinden (Mehling 2010, S. 164f; Abschn. 10.1):

Sobald wir ein unangenehmes Gefühl bemerken, konzentrieren wir uns, so gut wir können, darauf, wie wir es im Körper erleben. Das geht sehr viel leichter, wenn wir unser Bewusstsein vom Atem in genau diesem Augenblick mit dem unangenehmen Gefühl verbinden. (Williams et al. 2009, 184)

In der Körperpsychotherapie bitten wir Patienten, in eine bestimmte Körperpartie, eine Spannung, eine Körperempfindung oder in ein Gefühl, das sich gerade im Körper lokalisieren lässt, hineinzuatmen, um die Aufmerksamkeit zu erhöhen und Bewusstheit zu schaffen.

### Therapiebeispiel

Ein Patient fühlt sich auf seiner Arbeit schuldig, wenn Frauen ihn angreifen und er ihren Wünschen nicht gerecht wird. Dann wacht er nachts auf und quält sich damit, dass er es nicht geschafft hat, das Richtige zu tun, wertet sich als Versager ab und macht sich fertig. Ich frage ihn, welcher Jan, wie ich ihn nennen will, damit verbunden ist. Er sieht einen Kleinen, der sich schuldig fühlt und ein schlechtes Gewissen hat. Das Gefühl des Kleinen ist ein Gefühl, das er seiner schwer depressiven Mutter gegenüber hatte, für deren Seelenheil er sorgen sollte und der er nie gerecht wurde.

Ich schlage ihm vor, diesen Kleinen einmal an einem Ort im Raum zu verkörpern. Er stellt sich zunächst, dann hockt er sich hin, den Blick von mir abgewandt, und beugt den Kopf nach vorne. Gefragt, was nun passiere, sagt er: ein trauriges Gefühl, etwas Beschämtes, "du bist nichts wert". Das sei die Stimme der Mutter. Dabei fühle er sich einsam, seine Atmung werde ganz flach: "Was soll ich denn machen? Irgendwas mache ich falsch."

An dieser Stelle kann man auf verschiedene Weise einen Anstoß geben, aus dem vertrauten affektmotorischen Muster herauszufinden und etwas anderes zu entdecken. Ich entscheide mich für den Atem und schlage ihm vor, einfach einmal fünf tiefere Atemzüge zu nehmen und zu schauen, was dann geschehe. Er tut dies und richtet sich danach etwas auf, noch in der Hocke. Er merke ein Gefühl von Widerstehen. Sein Arm bewegt sich nach vorne, die offene Hand auf sich selbst gerichtet, als könnte sie sich zu einer

kraftvollen Faust formen. Ihm kommt der Satz in den Sinn "Na, so machen wir das nicht". Er bemerkt eine Lust zu beißen und ist erstaunt, wie viel sich plötzlich durch fünf Atemzüge ändert.

Als er ganz aufsteht, sagt er "Ich erhebe mich". Er fühle sich kraftvoll, stolz, als würde er seine Würde zurückgewinnen. Mir fällt die Zeile von Bob Marley ein: "Get up, stand up, stand up for your right" und sage das, und er variiert Marley's "Don't give up the fight" zu "give up the fight". Denn er möchte davon wegkommen, darum zu kämpfen, immer das absolut Richtige, Erlösende für die Mutter-Frauen tun zu müssen. Er dreht sich um 90 Grad, "raus aus der Büßerecke", um sich den Dingen zuwenden zu können, denen er sich zuwenden möchte: "meinen Weg gehen".

In einer späteren Stunde meint er, es sei gut gewesen, durch den Vorschlag, die tieferen Atemzüge zu nehmen, unterbrochen und zu etwas Neuem eingeladen worden zu sein. ◄

Hier ging es nicht um ein heftiges Atmen mit dem Ziel, eine Abwehr aufzuweichen, wie Reich die Arbeit mit dem Atem verstand (Macnaughton 2015), sondern darum, aufmerksam zu beobachten, was sich verändert, wenn man einmal etwas mehr Luft zu sich nimmt.

### Atem und Gefühle

In der Atmung zeigt sich nicht nur, wie jemand als Mensch ist, sondern auch die momentane Befindlichkeit (Lowe und Laing-Gilliatt 2007, S. 73). „Wie wir atmen ist nahezu identisch damit, wie wir fühlen" (Thornquist und Bunkan 1991, S. 34). Unwillkürlich ändert sich der Atem, wenn wir erschrecken, eine bewegende Nachricht überbracht bekommen oder angestrengt nachdenken. Dann halten wir den Atem im Einatmen fest. Jemand bekommt „keine Luft", wenn er sich bedrängt fühlt, oder ihm stockt der Atem vor Schreck. Bei Panik atmen wir aufgeregt oben in die Brust mit der möglichen Folge einer Hyperventilation (vgl. Levine und Macnaughton 2004, S. 374); haben wir Angst, atmen wir kurz und schnell, sind wir aufgeregt, tief und schnell, liegen wir entspannt in der Sonne, tief und lang sam, juchzen wir vor Freude, betonen wir das Ausatmen.

Diese Verknüpfung von kategorialen Emotionen mit Atemmustern kann man in der Therapie nutzen, um über den Atem Emotionen zu triggern (Geuter 2019, S. 177f). Eine entsprechende Methode, das Alba Emoting (Kalawski 2020), beruht auf experimentellen Nachweisen von Bloch et al. (1991), dass eine willkürliche Veränderung von Atemparametern Emotionen hervorrufen kann.

Auch die emotionale Tönung der Sprache ist mit der Art des Atmens verbunden. Denn Reden besteht aus ausströmender Luft. Wenn wir neugierig nach etwas fragen, geht dies mit einer leichten Brustspannung beim Einatmen einher. Ist in einer Frage ein Ärger versteckt, stellen wir sie in Verbindung mit dem Ausatmen. Ein mitfühlendes „Was hast du denn da gemacht?" ist von einem entspannenden, gewährenden Ausatmen begleitet; wird der gleiche Satz kritisierend gesprochen, halten wir eher den Atem bei uns, weil wir in die Reaktionsbereitschaft des Angriffs gehen. Eine Antwort auf eine Frage wird in der Regel mit einem Ausatmen begonnen. Denn im Ausatmen ist man sich leichter seiner seelischen Empfindungen und damit der eigenen Sichtweise bewusst.

Mittels des Atems wird Angst reguliert und damit auch der Widerstand (Teegen 1986, S. 503). Eine flache Atmung mindert die Empfindungstiefe, dadurch wird Angst weniger erlebt. Um Angst nicht zu spüren, hält man den Atem zurück. Thornquist und Bunkan (1991, S. 25f) unterscheiden von diesem **Atmen gegen die Angst** ein **Atmen mit der Angst**, bei dem es zu einer leichten Beschleunigung der Atmung, einem ungleichen Atemrhythmus und einer vermehrten Brustatmung kommen kann. In dieser Art zu atmen ist die Angst präsent. Mit vermehrter Bauchatmung lässt sich die Erregung in der Angst regulieren (Acolin 2019, S. 41), ebenso mit dem bewussten Einlegen von Pausen zwischen den Atemzügen (Macnaughton 2015, S. 641).

Sperrt sich ein Patient durch Atemeinschränkungen gegen seine Gefühle, helfen wir ihm, die Spannungen zu spüren, die ihn am Atmen hindern, sie zu lösen und die mit ihnen verbundenen Gefühle wahrzunehmen (Lowen 1990, S. 163). Indem er zu den Gefühlen hin atmet, wird er sich ihrer mehr bewusst. Denn wie das Atmen gegen die Gefühle der Abwehr dient, weicht ein Atmen zu den Gefühlen hin die Abwehr auf. Ist ein Patient wenig mit seinen Gefühlen verbunden, können wir mithilfe von Atemtechniken die kernaffektive Erregung erhöhen. Dadurch intensivieren wir das emotionale Erleben (Geuter 2019, S. 166ff). Es kann dabei sowohl zu einer Tiefung des Erlebens als auch – im Sinne der Wirkung einer paradoxen Intervention – zu einer Auflösung von Gefühlen kommen.

▶ In der Therapie achten wir darauf, dass Menschen zu ihren Gefühlen hin atmen, nicht gegen die Gefühle, oder dass sie mit dem Atem zu starke Gefühlsspannungen beruhigen.

Wird ein Patient von Gefühlen überflutet, lässt sich über den Atem seine Erregung senken. Beruhigend wirkt zum Beispiel, auf nicht zu starke Weise auszuatmen, wenn man etwas Bewegendes mitgeteilt hat. Da die willkürmotorische Veränderung der Atmung auf die Formatio reticularis zurückwirkt, kommt es durch eine bewusste ruhigere Atmung auch zu einer Beruhigung anderer vegetativer Funktionen wie des Kreislaufs; das regt die Selbstheilungskräfte an. Wir modulieren also die Atmung auf unterschiedliche Weise, je nachdem, ob wir Emotionen eher wachrufen und vertiefen oder eher beruhigen möchten (vgl. Boadella 1991, S. 96):

– Sich auf das Ausatmen zu konzentrieren hilft eher, Spannungen und Kontrolle aufzugeben, Gefühle strömen zu lassen und zu verdauen.
– Das Einatmen zu betonen hilft eher, Gefühle zu wecken, zu halten und Kontrolle zu stärken.

Ein zu starkes Einatmen kann aber auch zu einem Kontrollverlust führen.

Die Arbeit mit dem Atem dient in der Körperpsychotherapie dem bewussten Erleben der Affekte, nicht einer Freiheit von ihnen, wie es die

Yogaatmung anstrebt (Abschn. 3.4, „5. Atem"). Es geht daher der Körperpsychotherapie nicht darum, dass der Patient lernen soll, in irgendeiner Weise „richtig" zu atmen, sondern darum, mehr Spielraum für den Atem und damit für die Affektregulation und für ein differenziertes Selbsterleben zu gewinnen (vgl. Thornquist und Bunkan 1991, S. 30f). Gewinnt ein Mensch mit eingeschränkter Atmung mehr Atemspielraum, verändert sich auch seine Art, sich und die Welt wahrzunehmen und zu reagieren. Atemübungen oder den Atem anregende Aktivitäten können dabei helfen (Heller 2012, S. 205).

### Therapiebeispiel

Eine Patientin, die in einer belastenden Prüfungssituation ist, spricht oft mit gebremster Stimme, ihr Atem geht nicht in den Bauch und bleibt im Brustkorb flach. Sie empfindet es so, als würde er am Solarplexus stoppen. Ihr momentanes Lebensgefühl ist geprägt von Angst, Anspannung und Kraftlosigkeit. Wir sprechen viel darüber, wie sie in dieser Situation handlungsfähig bleiben und ihre Aufgaben bewältigen kann. Um ihre Vitalität und Kraft zu wecken, schlage ich ihr gleichzeitig eine Übung aus der Bioenergetik, den sog. Bogen vor, bei dem man den Atemraum weitet, indem man die Fäuste hinten gegen die Beckenschale drückt und sich zurückbeugt (Lowen 1990, S. 222f; Geuter 2019, S. 240). Ferner zeige ich ihr, wie sie im Brustkorb durch Klopfen des Brustbeins das Selbstempfinden wecken und durch die Intonation eines „He" sowie durch eine Ausdehnung der Arme nach hinten und oben eine Weite befördern kann.

In den folgenden Wochen machte sie morgens zu Hause den Bogen. Das half ihr, zu ihrer Kraft zu finden, ihre Angst zu dämpfen und die schweren Prüfungen zu bestehen. ◄

### Zeichengeber

Im therapeutischen Prozess gibt der Atem des Patienten dem Therapeuten fortwährend Zeichen über dessen inneren Zustand, weil der Atem auf Vorstellungen, Gefühle, Bewegungen oder Berührungen seismographisch reagiert (vgl. von Steinaecker 2010, S. 177). Daher kann man am Atem emotionale Prozesse in der Therapie ablesen: „Je freier der Atem wird, desto tiefer wirkt die Behandlung" (Thornquist und Bunkan 1991, S. 30). Ein flatternder Atem kann auf eine Zunahme der Erregung wie auf eine Verstärkung der Abwehr verweisen. Indem der Therapeut auf den Atem achtet, erschließt er eine weitere Ebene der Wahrnehmung, auf der sich der Patient meist unbewusst mitteilt.

### Therapeutische Anwendung

Als Therapeut kann man an einem leichten Stocken des Atems bemerken, dass der Patient einem Gefühl, einer Empfindung, einem Gedanken, einem Bild oder einer Erinnerung begegnet und dies ihm unangenehm ist, auch wenn er es selbst noch nicht bemerkt. Dann kann es helfen, die Aufmerksamkeit auf diese Veränderung des Atems zu lenken und zu fragen, was in Verbindung damit im Patienten vorgeht. So wird der Atem als Indikator des Widerstands und Wegweiser zur Bewusstwerdung prozessdiagnostisch genutzt.

Wird der Atem freier und atmet der Patient tiefer aus, kann das anzeigen, dass sich ein Gefühl löst, eine Einsicht befreiend ist oder ein Bild eine neue Perspektive eröffnet. Solche lösenden Momente sind in der Therapie manchmal von einem Seufzen begleitet. ◄

An den Atemreaktionen des Patienten können wir auch die Wirkung einer Intervention mitbekommen. Ob ein Patient eine Intervention annimmt und sie in ihm nachklingt, kann sich daran zeigen, dass sich seine Atmung vertieft oder in die Balance kommt. Wird sie bei einer körperlichen Berührung flacher, signalisiert das ein Nein des Patienten (Wehowsky 1994, S. 108) oder zumindest eine Vorsicht. Der Atem ist aber nicht nur ein Zeichen, das ein Patient uns gibt, er verändert sich auch in einem respiratorischen Dialog mit dem Therapeuten, der vielfach unbewusst verläuft (Kap. 14). Mit der eigenen Art zu atmen wirken Therapeuten auf die Atmung des Patienten ein. Atmet der Therapeut weiter, wenn der Patient bei einem kritischen Thema die Luft anhält, kann das dem Patienten in der Kommunikation einen inneren Raum öffnen. Beebe gibt ein schönes Beispiel dafür, wie sie mittels einer Atemsynchronisation die Abwehr einer Patientin unterlief:

> Als sie gerade im Begriff war, über ein Detail zu sprechen, wurde sie aufgeregt, ihr Körper spannte sich an, und schließlich hörte sie auf zu atmen, als versuchte sie, alles in sich zurückzuhalten. Sie setzte lange mit dem Atem aus, war nicht fähig, damit aufzuhören, bis sie schließlich in Panik geriet. Ich versuchte sie darin zu unterstützen, sich mit meiner Atmung zu synchronisieren. Ich stieß weiche, rhythmische Klänge während meines Ein- und Ausatmens aus. Dolores nannte es das 'Atemlied'. Gemeinsam gelang es uns, das Einsetzen einer Episode von Atemanhalten vorauszusagen, und wir stimmten uns allmählich in das Atemlied ein, noch bevor sie äußerst aufgeregt wurde. Im Verlauf der nächsten zwei Jahre nahm die Atemsymptomatik schrittweise ab. (Beebe, zit. nach Heller 2009, S. 55f)

## 6.3 Selbstsinne

In dem Modell der drei Schichten des Erlebens (Abschn. 6.1) habe ich die sensomotorische und die vegetative Ebene des Selbsterlebens voneinander unterschieden. Diese beiden körperlichen Ebenen werde ich im Folgenden genauer betrachten. Sie beruhen physisch auf den beiden Innensinnen:

1. der **Propriozeption,** dem Sinn für die Lage und Bewegung des Körpers im Raum (Tiefensensibilität), auch sechster Sinn genannt, und
2. der **Interozeption**, dem Sinn für die Wahrnehmung des inneren Milieus des Körpers und der Tätigkeit der Organe und Gefäße.

   Damasio (2000, S. 182) nennt darüber hinaus als ein drittes Sytem von Körpersignalen, das der Information über die Innenwelt dient, das System des Feintastsinns, das über Sensoren in der Haut arbeitet.

Die anatomischen und physiologischen Grundlagen dieser Sinnessysteme werde ich nur streifen, da für die Psychotherapie vor allem die Phänomenologie der Selbstwahrnehmung von Bedeutung ist, das heißt eine „**subjektive Anatomie**" und eine „**subjektive Physiologie**", die das prop-

riozeptiv und interozeptiv vermittelte Erleben aus der Perspektive der ersten Person betrachten (Abschn. 7.1). Für die körperpsychotherapeutische Theorie sollten wir die Funktion dieser Sinne kennen, aber wir müssen nicht wissen, wie sie auf einer physiologischen Ebene funktionieren.

Die menschlichen Sinne lassen sich in Innensinne und Außensinne unterteilen. Dienen die Innensinne der Innenwahrnehmung, nehmen wir über die **Exterozeption** mit den fünf Sinnen des Sehens, Hörens, Riechens, Schmeckens und Tastens die Außenwelt wahr. Aus phänomenologischer Sicht ist diese Unterteilung allerdings nicht trennscharf. Zum einen kann ich Äußeres mit den Innensinnen wahrnehmen, wenn ich über ein Bauchgefühl eine Situation im Raum erfasse oder in einem Bewegungsimpuls meine Beziehung zu einer Person spüre, die gerade den Raum betritt. Zum anderen kann ich über die Außensinne meinen inneren Zustand mitbekommen, wenn ich beispielsweise die Veränderung meines Achselschweißes rieche oder sehe, wie in einer sozialen Situation meine Haut rot wird. Beim Tasten spüre ich ohnehin den Kontakt zwischen Innen und Außen an der Grenze der Haut oder auch die Auflösung dieser Grenze, wenn beim Sich-Anschmiegen das Empfinden dafür schwindet, wer gerade wen berührt.

In der Körperpsychotherapie arbeiten wir vor allem an der Innenwahrnehmung. Aber auch die Außenwahrnehmung gilt es zu schärfen, will man die Welt genauer erfassen: indem man genauer hinschaut oder hinhört, etwas sorgfältig ertastet oder bemerkt, ob man einen Menschen riechen kann (Geuter 2019, S. 85f). Meditative Methoden fördern vielfach die Achtsamkeit, indem die Außensinne geöffnet werden. Patienten, die Schwierigkeiten haben, Geschehnisse in der Umwelt überhaupt wahrzunehmen (Abschn. 10.5), kann es helfen, die Außensinne zu schärfen, z. B. den Raum wahrzunehmen, in dem sie sind. Ist ein Patient sich meiner Beziehung zu ihm unsicher, kann es ihm helfen, wenn ich frage: „Was sehen Sie, wenn Sie mich anschauen?"

Oft teilen **somatische Marker** mit, was wir fühlen oder wollen. Als somatische Marker bezeichnet Damasio körperliche Signale, die bewusst oder unbewusst verarbeitet werden und kognitive Prozesse unterstützen (Bechara et al.

2005; Damasio 1997, S. 237ff). Man kann in ihnen diejenigen Zeichen des Körpers sehen, deren Bedeutung nach der semiotischen Theorie von Uexkülls durch Gefühle dechiffriert wird (von Arnim et al. 2022).

Menschen, die aufgrund neurologischer Schäden ihre inneren Empfindungen nicht bemerken, sind unfähig, Entscheidungen zu treffen. Handlungsentscheidungen treffen wir Damasio zufolge so, dass wir Handlungen in einer Als-ob-Schleife durchspielen und dabei ihre möglichen Folgen anhand somatischer Rückmeldungen bewerten. Stehen Patienten vor einer Entscheidung, können wir wie in dem langen Therapiebeispiel in Abschn. 6.2 die unmittelbaren körperlichen Signale intuitiven Wissens nutzen, die sie zu den jeweiligen Alternativen an unterschiedlichen symbolischen Orten wahrnehmen. Körperliche Rückmeldungen differenziert zu empfinden fördert die Kongruenz des Selbst, weil über ihre Wahrnehmung explizite Intentionen mit Signalen aus dem impliziten Modus körperlicher Reaktionen in Übereinstimmung kommen (Storch 2002). Körpererleben ist daher wesentlich für die **Intentionalität**. Das Gleiche gilt für **emotionale Prozesse**. Sie werden uns kognitiv, propriozeptiv und interozeptiv gewahr (Abschn. 6.1). Die Interozeption aber beherrscht geradezu die Gefühlswahrnehmung (Damasio 2011, S. 123).

Als interozeptiven Sinn bezeichnet Damasio die Innenwahrnehmungen, die durch Signale aus den Muskeln, Gefäßen und Organen zustande kommen: Schmerzen, Körpertemperatur, Hitze, Kitzeln, Schauern, viszerale oder genitale Empfindungen, der Zustand der glatten Muskulatur in den Gefäßen, lokale ph-Werte oder der Blutzuckerspiegel (Damasio 2005, S. 129). Von der Bewusstheit für diese Innenwahrnehmungen hängen die emotionale Bewusstheit und die Bewusstheit für die eigenen Bedürfnisse ab (Craig 2008). Die Fähigkeit, mittels Emotionen die Welt mitzubekommen, ist an sie gebunden (Damasio 2000, S. 335). Damasio vermutet, dass Locked-In-Patienten daher keinen Schrecken und keine Unruhe ob ihres Zustands empfinden (ebd., S. 293). Vom Hals an abwärts Gelähmte können hingegen emotional empfinden, weil bei ihnen das Feedback der Mimik über den Trigeminusnerv noch funktioniert (ebd., S. 351).

Wie unmittelbar die metaphorische Sprache für emotionales Erleben mit realen körperlichen Vorgängen zusammenhängen kann, zeigt ein Experiment mit Paaren, denen bei emotional bewegenden Gesprächen physiologische Maße abgenommen wurden. Je mehr Blut unter größerem Druck in die Peripherie strömte und je wärmer die Hände waren, desto eher sprachen die Beteiligten von Hitze oder Druck. So ist „Viszerales und Somatisches" eins mit der subjektiven Erfahrung (Levenson 2003, S. 354).

### Interozeption

Unter Interozeption verstand Sherrington ab Beginn des 20. Jahrhunderts zunächst allein die **Viszerozeption**, die Wahrnehmung der Organtätigkeiten (Eingeweide- und Gefäßsensibilität) (Craig 2008, S. 273). Craig (2002) definiert die Interozeption allgemeiner als Sinn für die **physiologische Verfassung des Körpers**. Zur Interozeption gehört die Vielfalt der afferenten Informationen aus allen Bereichen des Körpers, seien sie neuromuskulärer, gastrointestinaler, kardiovaskulärer, taktiler, respiratorischer, endokriner, chemischer oder osmotischer Art (Cameron 2001, S. 697). Die Rezeptoren dieses Systems wie die Thermorezeptoren der Haut und der Schleimhäute, Schmerzrezeptoren, Muskel-Metabo-Rezeptoren oder Barorezeptoren in den Blutgefäßen reagieren auf Temperatur, Druck, Schmerz, Jucken, Anspannung oder Gefühle in den Eingeweiden (vgl. Fogel 2013, S. 41ff). Einzelne afferente Nervenbahnen sind ausschließlich leichter sinnlicher Berührung gegenüber sensitiv (Craig 2003, S. 501).

Das interozeptive System informiert über den Zustand der glatten Muskeln in den Viszera wie im Darm oder über die tieferen Schichten der Haut, in denen Veränderungen in den Blutgefäßen registriert werden, z. B. dass einem etwas „unter die Haut" geht. Aufsteigende Informationen aus den Viszera werden an unterster Stelle im Nucleus tractus solitarius des Hirnstamms gebündelt und von dort in andere Hirnbereiche wie die Amygdala und das Frontalhirn projiziert. Auf diesem Weg wirken sie auf Kognitionen und Emotionen ein (Berntson et al. 2003). Das interozeptive System arbeitet aber nicht allein neuronal, sondern auch hormonell. Es bedient sich für seine Informationen sowohl der Nervenbahnen als auch chemischer Signale.

Die Gesamtheit der interozeptiven Wahrnehmungen vermittelt die subjektive Tönung des Erlebens. Sie liegt den Stimmungen und emotionalen Zuständen zugrunde (Craig 2003), die in eher unspezifischen Körperwahrnehmungen zutage treten, und zeigt an, ob sich etwas gut oder schlecht anfühlt. Die in der Theorie der Emotionen wesentliche kernaffektive Bewertung von Ereignissen als angenehm oder unangenehm (Abschn. 10.1) findet hier eine körperliche Basis. Viszerale Afferenzen geben aber auch Signale für die Wahrnehmung diskreter Emotionen wie Ärger oder Angst, wenn einem etwas auf den Magen schlägt oder das Herz stehen bleiben lässt. Greenberg (2011, S. 11) will sich daher in der Emotionsfokussierten Therapie auf Emotionen „als viszerales Erleben" konzentrieren. Wer Innensignale nicht wahrnehmen kann, hat es schwer, sich emotional zu orientieren, und kennt seine Bedürfnisse nicht mehr. Interozeptive Empfindungen geben Anstöße, etwas zu verändern (Fosha 2001, S. 228f).

**Hirn oder Herz**

Depraz (2008) schlägt vor, den Körper-Geist-Dualismus in einem Herz-zentrierten Modell zu überwinden. Denn die subjektive Weltsicht werde durch die physiologische Dynamik des Herzens und der Atmung konstituiert. Im und mit dem Herzen fühle man, es ist physisch da und wird lebendig erlebt. Das Gehirn hingegen kann man niemals in der Perspektive der ersten Person erfahren, weil es dort keine Sensoren für die Interozeption des Organs selbst gibt. Alle anderen Teile des Körpers erfahren wir interozeptiv in der Perspektive der ersten Person. Ein Hirnmodell des Menschen tauge daher nicht zur Überwindung des Dualismus.

Das Herz vereine die physische und die phänomenale Dimension und vermittle so die affektiv verankerte intersubjektive Struktur der Erfahrung (ebd., S. 248). Wenn man sagt, man fühle mit dem Herzen oder habe etwas mit dem Herzen verstanden, ist das, wie schon Wittgenstein (1967, S. 213) anmerkte, nicht ein „Bild unserer Wahl", sondern „ein bildlicher Ausdruck" für etwas, das wir so empfinden. Depraz (2008, S. 243) schließt daraus, dass man am ehesten im Herzen sich selbst als verkörpertes, präsentes Subjekt fühle. In der Körperpsychotherapie sieht Young (2015, S. 645) das Herz als Zentrum, Quelle und Gefäß von starken Emotionen und des Lebensgefühls allgemein an. Ich gehe davon aus, dass sich das Gefühl zu sich selbst ganzkörperlich konstituiert, die Empfindung des Herzens aber in Bezug auf die Affekte eine herausgehobene Stellung hat.

In der Körperpsychotherapie öffnen wir die interozeptive Wahrnehmung, wenn wir Patienten bitten, die Aufmerksamkeit nach innen auf das zu richten, was sie spüren. Wenn wir die Aufmerksamkeit auf den Körper lenken, entsteht „Innerlichkeit" (Metzinger 2011, S. 154). Damit sie entstehen kann, müssen wir Prozesse **verlangsamen**:

> Geben Sie … verkörperten Empfindungen und Emotionen die Gelegenheit, sich auf ihrem Weg des 'Danke, ich nehme mir meine eigene Zeit' spontan entwickeln zu lassen. Sie werden erleben, dass Sie sich nicht befehlen können, etwas zu fühlen. Sie können sich aber bitten, zu warten, aufmerksam zu sein und weiterzumachen. (Fogel 2013, S. 45)

Ein technisches Hilfsmittel zur Interozeption ist das Biofeedback, bei dem man übt, über die Registrierung äußerer Parameter innere Vorgänge besser wahrzunehmen.

**Interozeptive Sensibilität**

In der psychophysiologischen Forschung gilt die Sensibilität gegenüber inneren Körpersignalen als Indikator dafür, wie gut Menschen emotionale Situationen erfassen können (Pollatos et al. 2007, S. 939). Das wird als interozeptive Sensibilität bezeichnet. Menschen, die sich ihrer Gefäßzustände bewusst sind, sind auch emotional expressiver (Critchley et al. 2004).

Die Sensibilität wird meist anhand der Wahrnehmung des eigenen Herzschlags bestimmt. Je genauer Personen ihren Herzschlag wahrnehmen, desto mehr erregen sie sich bei der Darbietung unangenehmer Bilder (Pollatos et al. 2007). Die Wahrnehmung des Herzschlags zeigt aber nicht eine bestimmte Emotion an, sondern nur den kernaffektiven Erregungszustand (vgl. Wiens 2005, S. 444f; Abschn. 10.1). Auf diesen Unterscheid weisen auch Bechara und Naqvi (2004) hin: Sich viszeraler Empfindungen bewusst zu werden ist nicht dasselbe wie eine kategoriale Emotion zu fühlen. Gefühle entstehen erst im Prozess einer Bewusstwerdung, in dem körperliche Empfindungen mit der Bedeutung einer Situation im Erleben verknüpft werden (Abschn. 10.6).

Wer seinen Herzschlag besser wahrnimmt, ist sich erst einmal des Ausmaßes einer emotionalen Aktivierung bewusst. Da die kernaffektive Reagibilität, der mögliche Ausschlag emotionaler Erregung, zum Temperament gehört (Abschn. 11.5), verwundert es nicht, dass Kardiosensibilität als konstanter Persönlichkeitszug gilt (Herbert und Pollatos 2008, S. 128). Allerdings lässt sich die Fähigkeit, den eigenen Herzschlag wahrzunehmen, durch kontemplative Praktiken steigern (Bornemann und Singer 2017).

Auch scheint es kulturelle Prägungen der interozeptiven Sensibilität zu geben. Asiatisch-stämmige US-Amerikaner nehmen weniger gut ihren Herzschlag wahr als europäisch-stämmige (Ma-Kellams et al. 2012).

Pollatos et al. (2007) beschreiben eine höhere Aufmerksamkeit für viszerozeptive Signale bei **Angstpatienten**. Das macht insofern Sinn, als solche Patienten häufig in einem aktiviert-unangenehmen kernaffektiven Zustand sind (Abschn. 10.2). Doch dieser Befund bedarf genauerer Interpretation. Critchley et al. (2004, S. 189) wollen zwischen der generellen Aufmerksamkeit für Signale und der Genauigkeit der Wahrnehmung unterscheiden. Ängstliche Menschen achten nämlich mehr darauf, welche Anzeichen der Befindlichkeit es in ihrem Körper gibt; ihre Aufmerksamkeit für Körperzustände ist allgemein erhöht (ebd., S. 193), sie sind aber nicht präzise in ihrer Wahrnehmung. Psychotherapeutisch geht es aber vor allem darum, genauer wahrzunehmen und somatische Botschaften zu entschlüsseln, und nicht darum, sich ihnen auf besorgte Art verstärkt zuzuwenden.

**Propriozeption**

Als Propriozeption wird der Stellungs-, Kraft- und Lagesinn bezeichnet, das ist die Empfindung des Zustands und der Zustandsänderungen des Bewegungs- und Halteapparates aufgrund von Informationen aus Muskelspindeln, Sehnenspindeln und Gelenkrezeptoren sowie aus Hautrezeptoren, Haarfollikeln und den vestibulären Rezeptorsystemen (Lemche und Loew 2009, S. 3). Rund 10 Millionen taktile Sensoren melden neben Kälte, Wärme, Druck oder Luftzug auf der Haut auch Dehnungen der Haut, Bewegungen der Gelenke oder die Dehnung und Lageveränderung von Muskeln. Sie informieren über den Bezug des Körpers zur Umwelt im Raum.

Mit dem Ausfall der Propriozeption gehen die Automatismen des Körperschemas verloren; es gibt dann kein Gefühl mehr für den eigenen Körper (T. Fuchs 2000, S. 138f). Wer den propriozeptiven Sinn verliert, kann sich nicht einmal einfach hinsetzen, weil die Selbstverständlichkeit des Bewegens fehlt (Chesler et al. 2016). Aber nur in sehr seltenen Fällen kommt es dazu. Cole (2016) schildert die Geschichte eines Mannes, dessen Propriozeptoren durch eine Virusinfektion zerstört wurden. Er konnte sich nicht mehr bewegen, fühlte sich verängstigt und entkörpert und musste langsam lernen, jede Bewegung gedanklich mit Hilfe des visuellen Sinns zu steuern.

Sacks (1989) hatte einen Unfall, bei dem ihm der Quadriceps von der Kniescheibe abgerissen war, und kannte danach sein Bein nicht mehr, weil durch den Riss eines Nervs die Eigenwahrnehmung verloren ging: „Man besitzt sich selbst, man ist man selbst, weil sich der Körper durch diesen sechsten Sinn immer und jederzeit erkennt und bestätigt" (ebd., S. 68). Eine Patientin von Sacks, die aufgrund einer Polyneuropathie die gesamte Eigenwahrnehmung verlor, verlor die „organische Verankerung" ihrer Identität (Sacks 1990, S. 80). Bei Patienten mit Rückenschmerzen lassen sich Defizite propriozeptiver Wahrnehmung messen (Mehling et al. 2009). Sie sind auch Teil eines kulturellen Mangels an Propriozeption in einer an spontaner Bewegung armen Gesellschaft (Mehling 2010, S. 172).

Die Propriozeption bezieht sich aber nicht nur auf das Körperschema (Abschn. 6.7), sondern auch auf unseren Bezug zu einer Situation. Propriozeptiv bemerken wir, ob wir uns auf etwas zu, durch etwas hindurch, in es hinein oder aus ihm heraus bewegen möchten, spüren wir Impulse, uns einem Objekt oder einem Menschen zu nähern oder es von uns entfernen oder uns von ihm entfernen zu wollen. Auf diese Weise empfinden wir eine Komponente der emotionalen Reaktion (Abschn. 10.4). Motorische Impulse teilen Intentionen gegenüber der Umwelt mit. Propriozeptive Signale informieren auch über die Umwelt selbst. Indem wir zum Beispiel die Stellung der Gelenke beim Schießen eines Balls wahrnehmen, wissen wir ohne darauf zu achten, wohin der Ball fliegt. Über die Innenwahrnehmung orientieren wir uns so in der äußeren Welt.

Im Unterschied zur Interozeption ist die Propriozeption seit längerem Gegenstand körperpsychotherapeutischer Theoriebildung, insbesondere in der Funktionellen Entspannung. Die propriozeptive Wahrnehmung wird hier als Grundlage des Körperselbst angesehen (von Arnim et al. 2022, S. 116). Über die Propriozeption die Entwicklung des Körperselbst und der Lebendigkeit zu fördern, gilt Johnen (2010) als Leitlinie der Behandlung. Auch in der Tanztherapie steht die Wahrnehmung des Körpers in Bewegung im Vordergrund. Koch (2011, S. 38) schreibt, der Mensch werde aufgrund seiner „originären kinästhetischen Spontaneität" zum Subjekt und sozialen Wesen und erkenne sich in der Eigenbewegung. In der Motologie wird das Bewegungsgefühl als zentral für die Erfahrung eines Kernselbst erachtet (Seewald 2000). Die Eigenwahrnehmung umfasst aber immer die Propriozeption **und** die Interozeption und auch die Wahrnehmung des Tastsinns.

▶ Propriozeption, Interozeption und Tastsinn tragen gleichermaßen zur körperlichen Selbstwahrnehmung und damit zur Konstitution des Körper-Selbst bei. Vor allem für die Gefühlswahrnehmung spielt die Interozeption eine bedeutende Rolle.

Wie die Interozeption machen wir uns in der Körperpsychotherapie auch die Propriozeption durch Verlangsamung bewusst (Geuter 2019, S. 41; Sollmann 2009). Das entspricht dem Prinzip der Gindler-Arbeit, sich durch aufmerksames, langsames Sich-Bewegen im Körper zu spüren. O'Shaughnessy (1998, S. 177) spricht von einer „introspektiven Propriozeption", wenn Körperteile in den Fokus der Aufmerksamkeit genommen werden. Setzen wir dagegen wie beim Fangen eines Balls den Körper intentional für Handlungen ein, liegt der Fokus nicht auf dieser inneren Wahrnehmung, sondern auf der Wahrnehmung der Außenwelt mittels des Körpers.

**Tastsinn**

Der Tastsinn dient sowohl der Innen- wie der Außenwahrnehmung, ist aber mehr für die äußeren Objekte zuständig. Tastend spüren wir z. B. in unserer Hand, ob ein Objekt rau oder glatt ist. Dies erzeugt zugleich einen Gefühlsbezug zum Objekt (Kap. 8). Der Tastsinn unterscheidet sich von den exterozeptiven Sinnen dadurch, dass ich die Aufmerksamkeit sowohl auf die Hand wie auf das Objekt lenken kann. Dann spüre ich entweder eher meine Fingerkuppen oder eher die Oberflächenbeschaffenheit des Objekts. Wir spüren das Objekt dort an uns selbst, wo zugleich die Grenze zwischen Innen und Außen ist.

Diese Doppelqualität wahrnehmender Berührung gibt es bei den anderen Sinnen nicht. Wenn man mit den Augen etwas sieht, ist es schwer, zwischen der Aufmerksamkeit für das Gesehene und der für die Augen zu wechseln. Der Grund liegt darin, dass wir die Augen oder Ohren zwar als Organe empfinden, aber mit ihnen sehen oder hören, während wir beim Tasten sowohl das tastende Organ wie das Getastete empfinden, also mit derselben Sinnesqualität erfassen.

Der Tastsinn ist evolutionär und ontogenetisch der älteste Sinn (Montagu 1980; Abschn. 11.1). Seine biologische Basis bilden

- etwa 50 Rezeptoren an jedem der rund fünf Millionen Körperhaare, das sind ca. 250 Millionen Rezeptoren,
- 300 bis 600 Millionen unterschiedliche Rezeptoren in der Haut, in besonders großer Dichte an Zonen des Feingefühls wie Zunge, Lippen und Fingern,
- $2 \times 10^{12}$ freie Nervenendigungen in der Haut (Grunwald 2012).

Allein diese Zahlen verdeutlichen, dass das Tasterleben immer nur ganzheitlich und unbewusst eine Fülle von Informationen zusammenfasst. Man kann es nicht mit der wissenschaftlichen Kenntnis der Rezeptoren in eins setzten (Abschn. 7.2).

Ohne Tastsinn kann ein Mensch nicht leben (ebd., S. 45f). Dessen Organ, die Haut, können wir nicht verlieren, ohne zu sterben. Der Tastsinn macht es möglich, sich als physische Einheit im räumlichen Verhältnis zur Umwelt zu erfahren. Patienten, die den taktilen Sinn verloren haben, können ihre Glieder nicht mehr kontrollieren, weil ihnen eine körperliche Rückmeldung fehlt. Sie spüren nicht, dass sie liegen, und sie können nicht sitzen. Wenn sie dies mühsam über den visuellen Sinn zu steuern lernen, sind sie nach wenigen Minuten vollständig erschöpft (Robles-De-La-Torre 2006).

Das kinästhetische Feedback über den Bezug der Haut zur Umwelt ist für die Interaktion mit der Umwelt im Unterschied zum visuellen oder akustischen Sinn nahezu unverzichtbar. Ohne Körpersinne kann sich kein Bewusstsein entwickeln, wohl aber, wenn Menschen taubblind geboren werden (Grunwald 2012). Das Ich-Gefühl konstituiert sich in der frühen Entwicklung über die Haut und entsteht in erster Linie dadurch, dass das Kind die hautnahe Erfahrung des Gehalten-Werdens internalisiert (Anzieu 1996, S. 131).

In der Körperpsychotherapie kann das Tasten helfen, die Selbstwahrnehmung zu fokussieren, z. B. wenn ein Patient seine Hand auf die Brust legt und in der Hand zu spüren versucht, was in der Brust gerade vor sich geht. Auch die Hand des Therapeuten kann einem Patienten helfen, eine Spannung, einen inneren Zustand oder ein Gefühl leichter ins Bewusstsein treten zu lassen und sich so seiner selbst gewahr zu werden. Berührung ist in der Therapie ein wirkmächtiges Mittel heilsamen Kontakts (Geuter 2019, S. 248ff)

**Selbstwahrnehmung und Gehirn**

Für den Zusammenhang zwischen körperlicher Innenwahrnehmung und Gefühlswahrnehmung sprechen auch Befunde der Hirnforschung. Von allen Hirnregionen ist die Insula, ein kleiner Teil der Großhirnrinde an der Grenze von Stirn-, Scheitel- und Schläfenlappen, am meisten in die Interozeption involviert (Cameron 2001, S. 703). In einem Teil der Insula enden nicht myelinisierte viszerosensorische Nervenbahnen (Critchley 2009, S. 91). Je genauer man seinen Herzschlag erkennt, desto größer ist dort die Aktivierung (Critchley et al. 2004). Zur Insula führen afferente Bahnen, die es ausschließlich bei Primaten gibt und die über den körperlichen Zustand informieren (Craig 2008). Der entsprechende Teil der Insula wird aber auch durch Schmerz, Temperatur oder Gefühle aktiviert. Ihr vorderer Teil ist bei allen Emotionen aktiv.

Eine unmittelbare Stimulation der Verdauungsorgane führt ebenfalls zu einer Aktivität in Hirnzentren, in denen interozeptive Signale ankommen (Critchley 2009). Möglicherweise besteht daher ein Wirkmechanismus biodynamischer Massagen, die auf die Tätigkeit der Eingeweide einwirken (Schaible 2006; Southwell 1990), darin, dass sie die interozeptive Aufmerksamkeit erhöhen (Geuter 2019, S. 270ff). Schwer traumatisierte Patienten mit dissoziativen Symptomen, die ihren Körper nicht mehr spüren, zeigen in Untersuchungen bei einer Traumaaktivierung eine Herabsetzung der Aktivität in der Insula und im cingulären Kortex (Levine 2011, S. 138).

Neben der Insula ist der anteriore cinguläre Kortex sowohl für die viszerozeptive Wahrnehmung als auch für die Regulation von Gefühlen bedeutsam (Herbert und Pollatos 2008, S. 130). Dort wird der funktionale Zustand des Körpers erfasst und mit affektiv und motivational bedeutsamen Informationen verschaltet (Dalgleish 2004, S. 586). Interozeptive neuronale Signale erzeugen zunächst thalamokortikale Repräsentationen, die über Projektionen in den anterioren cingulären Kortex der rechten Hemisphäre dort zu einer weiteren Repräsentation führen. Da es sich bei dieser nicht um eine unmittelbare Repräsentation der aus der Peripherie eintreffenden Signale handelt, nennt Craig sie eine Repräsentation zweiter Ordnung. Sie sei die neurophysiologische Grundlage dafür, dass die interozeptiven physiologischen Signale als emotionale Bewusstheit in Erscheinung treten – Craig (2003, S. 503) spricht von „homöostatischen Emotionen". So entstehe die subjektive Bewusstheit eines fühlenden Selbst:

> Diese Befunde bedeuten, dass die kortikale Repräsentation der Körpergefühle die wahrscheinliche Basis für das physische Selbst als einer fühlenden Einheit ist. (Craig 2002, S. 663)

Die Repräsentation zweiter Ordnung der interozeptiven Signale gibt es neuroanatomisch nur bei Primaten. Das phylogenetisch neue System macht es dem Menschen möglich, das Selbst als körperliche und getrennte Einheit auf der Grundlage dieser Signale wahrzunehmen. Der menschliche Organismus ist so auf ein Bewusstsein vom Körper angelegt.

---

**Therapeutische Anwendung**

Craig (2002, S. 664) gibt einen klinisch interessanten Hinweis. Schmerzsymptome oder Somatisierung bei Stress stünden mit einer Dysfunktion homöostatischer Körpersys-

teme in Verbindung. Daher seien sie durch eine stärkere Bewusstwerdung der entsprechenden Körpersignale in einem integrativen Therapieansatz zu behandeln. Das unterstützt den Ansatz der Körperpsychotherapie, bei entsprechenden Störungen die körperliche Achtsamkeit zu fördern. Patienten mit Schmerzsymptomen und Fibromyalgie profitieren insbesondere davon, eine intensivere Körpereigenwahrnehmung zu lernen (von Arnim und Joraschky 2009, S. 192; Küchenhoff 2009, S. 180). ◄

---

## 6.4 Das Selbst als gelebte Einheit der Erfahrung

Wenn wir in der Psychotherapie davon sprechen, dass sich Patienten ihrer selbst bewusst werden, ist nicht eine Bewusstheit von einem Selbst als Objekt gemeint, sondern die eines Subjekts, das sich der Welt und seiner persönlichen Zustände vergewissert (vgl. Eilan et al. 1998). Bisher habe ich dargelegt, dass man sich dazu selbst spürend erfahren muss. Um sich als „Ich selbst" zu sehen, bedarf es aber auch einer kognitiven Vorstellung von „mir selbst" als einer Person, die etwas erfährt (Zahavi 2016). Diese Vorstellung entsteht auf nicht bewusste Weise als ein Gefühl dafür, wer man ist (Nijenhuis 2016, S. 95). Sie beruht auf der Kontinuität des Gefühls, ein einheitlicher Organismus zu sein, und auf der Wahrnehmung eines Ichs, das sich vom Nicht-Ich unterscheidet. Die dieser Vorstellung zugrunde liegende körperliche Einheitserfahrung definiert Röhricht (2009a, S. 34) als Körperselbst.

---

**Ich und Selbst**

Freud kannte keinen Begriff des Selbst. Er sah das Ich als steuernde Instanz zwischen Es und Über-Ich an. Für Jung dagegen war der Begriff des Selbst zentral. Er bezeichnete damit die Einheit der Persönlichkeit und eine innere Ganzheit, auf die der Prozess der Individuation zusteuert. William James unterschied zwischen dem *I* als dem das Bewusstsein habenden und beobachtenden Subjekt und dem *Me* als dem Selbst, das zu Bewusstsein kommt.

In der Persönlichkeits-System-Interaktionentheorie von Kuhl (2019; Kuhl et al. 2015; Kap. 17) dient das Selbst der Integration der Vielzahl persönlich relevanter Erfahrungen und enthält auch das gefühlte Wissen, das aus Erfahrungen resultiere, während das Ich explizite Erfahrungen speichere und Regelwissen zur Verfügung stelle. Das Selbst lernt implizit durch intra- und interindividuelle Interaktion. Insofern betont der Begriff des Selbst mehr die Bezogenheit des Menschen als der Begriff des Ich (Fuchs und Vogeley 2016, S. 121).

Die Erfahrung der körperlichen Einheit gibt einem Menschen das Gefühl, dass es etwas Unwandelbares hinter dem ständig sich Wandelnden gibt. Das lässt uns über uns als „Ich selbst" denken. Wir besitzen aber nicht ein Selbst als etwas Materielles, sondern nur uns selbst. Das Selbst ist eine Erfahrung, derjenige zu sein, der Erfahrungen macht (Zahavi 2016). Man kann es nicht als ein Objekt erfassen, sondern nur phänomenologisch als ein Modell oder ein Muster verstehen, mit dessen Hilfe man sich in der Umwelt zurechtfindet und die Lebensfunktionen organisiert (Ghin 2005; Metzinger 2013; Rispoli 2006, S. 638). Als solches ist es gleichzeitig so real, wie es Erfahrungen sind:

> Was ich mein 'Selbst' nenne, ist einfach Ich-selbst als eine eigenständige verkörperte Entität. Was ich als mein Selbst erfahre, ist eine ausgewählte Teilmenge all dessen, was der Körper, einschließlich des Gehirns, tut. (Gallagher 2005a, S. 8)

Nach Auffassung des Enaktivismus formt ein autopoietisches System ein Selbst in Form eines lebendigen Körpers (Thompson 2010, S. 158). Die präreflexive Erfahrung von mir selbst wird durch meine reale Verkörperung erzeugt. Wenn ich mich als Ich-selbst erfahre, fasse ich bestimmte mir im jeweiligen Fenster der Aufmerksamkeit zur Verfügung stehende aktuelle und frühere Erfahrungen zu einem Modell von mir-selbst zu-

sammen. Metzinger (2005, S. 248) spricht von einem **phänomenalen Selbst** als demjenigen Selbstmodell, das aktuell aktiviert ist. Das Selbst ist kein Zeiten übergreifendes Ding, sondern stellt sich als relativ stabile Vorstellung jederzeit neu her (Metzinger 2011), und zwar innerhalb des Umfelds, in dem wir uns erleben (Parfy und Lenz 2009, S. 75). Die Basis des Erlebens der Kontinuität ist dabei das präreflexive Gefühl der Kontinuität des erlebten Körpers (Fuchs 2017; Snowdon 1998).

Das Konzept des Selbst ist aber nicht nur eine Vorstellung, mit der Subjekte das Gefühl körperlicher Einheit und Kontinuität ausdrücken. Wir benötigen ein solches Konzept auch in der Wissenschaft. Von Selbstorganisation oder Selbstregulation können wir nicht sprechen, ohne ein Selbst anzunehmen, das sich organisiert und reguliert (vgl. Tschacher 2004).

In der Psychologie wurde der Begriff des Selbst lange Zeit „wegvernünftelt" (Kuhl 2007, S. 63). In der Humanistischen Psychologie allerdings spielte er immer eine zentrale Rolle. Rogers setzte das Selbst mit dem **Erleben** gleich, das „von Augenblick zu Augenblick wechselt" (1981, S. 126). Das Selbst war daher schon für Rogers nichts Festes, sondern ein im Moment aktiviertes Erleben, eine fließende Gestalt, ein Prozess (ebd., S. 33f; Rogers 2016, S. 31).

In dieser Tradition wird in der erlebenszentrierten Psychotherapie das Selbst verstanden (Greenberg und Van Balen 1998, S. 42ff). Die Emotionsfokussierte Therapie sieht das Selbst als ein in jedem Moment körperlich vermitteltes Erleben, wer wir sind (Auszra et al. 2017, S. 31). In der Gestalttherapie wird es prozessual „als ein System sich ständig verändernder Kontakte" betrachtet (Wegscheider 2020, S. 120).

Während Kohut in seiner psychoanalytischen Selbstpsychologie das Selbst als eine sich in Beziehungen aufbauende psychische Struktur ansah und ihm Bedürfnisse nach Spiegelung, Idealisierung, Verschmelzung, Abgrenzung oder Wirksamkeit zuschrieb (Kohut 1976; E. Wolf 1996), versteht die intersubjektive Psychoanalyse heute das Selbst als einen Prozess und zugleich als eine Ko-Konstruktion in Beziehungen (Ermann 2017).

Als **Selbstkonzept** definierte Rogers eine dem Bewusstsein zugängliche Vorstellungsgestalt, die sich aus den Wahrnehmungen vom „Ich" und dessen Beziehungen zu anderen und zur Außenwelt zusammensetzt (Rogers 1981, S. 36, 1981a, S. 135). Rogers wollte den Menschen aber auch dahin führen, das „Selbst" zu sein, das man in Wahrheit sei, und dafür dem Klienten zu einer besseren Wahrnehmung seiner selbst verhelfen (Kriz 2001, S. 169ff). Die Verwirklichung des Selbst stand an der Spitze der Bedürfnispyramide von Maslow (1973; Abschn. 10.3).

Im Verständnis der Humanistischen Psychotherapie ist **Therapie** eine **Wiederaneignung des Selbst** im Angesicht unterdrückter, abgespaltener oder als nicht zu sich selbst gehörig erlebter Erfahrung (Kap. 18). Die Therapie will helfen, das von der Erfahrung Ausgeschlossene und in dem Sinne Nicht-Bewusste anzueignen: Therapie „ist das Aneignen und Wiederaufbereiten von Erfahrung, um diese in bestehende Bedeutungsstrukturen zu integrieren" (Greenberg und Van Balen 1998, S. 35). Das aber ist ein zutiefst mit dem Körper verbundener Prozess. Aneignung heißt, sich selbst als denjenigen erleben zu können, der traurig wegen etwas, wütend über etwas, selbstzerstörerisch mit etwas ist. Wiederangeignung heißt, verschiedene Aspekte der Erfahrung integrieren zu können (ebd., S. 43).

In der Persönlichkeitstheorie von Kuhl ist das Selbst ein **System**, „das einen Überblick über eine große Zahl von Lebenserfahrungen simultan zur Verfügung stellt" (Kuhl 2007, S. 52) und ganzheitlich-parallel mit Emotionen vernetzt arbeitet. Ein **integriertes Selbst** zeichnet sich laut Kuhl et al. (2015) durch eine Einheit von Denken, Fühlen und Handeln aus und stellt eine zeitstabile Kohärenz her, die auf einer Integration der autobiografischen Erfahrungen beruht. Diese intrasubjektive Sicht gilt es um eine intersubjektive Sicht zu ergänzen. Denn ein integriertes Selbst baut sich lebensgeschichtlich in Beziehungserfahrungen auf, in denen sich ein Mensch in den Augen anderer zu sehen lernt und mit ihnen Erfahrungen teilt (Kyselo 2014; Abschn. 11.2). Es schließt eine Kohä-

renz zwischen dem Selbstkonzept und dem, wie eine Person andere in Beziehung zu ihr erfährt, ein. Es zeigt sich in unseren verkörperten sozialen Interaktionen und ist immer im Werden (Menary 2014; Bolis und Schilbach 2018).

Man könnte das Selbst daher auch als ein dynamisches System bezeichnen, dessen Gesundheit von der Integration möglichst vieler Teile im Bewusstsein abhängt. Die Einheit der Erfahrung gründet zwar im Körpererleben, aber der Körper allein stellt sie nicht her. Sonst könnte es eine Symptomatik wie die dissoziative Identitätsstörung nicht geben, bei der verschiedene Selbstmodelle in demselben Körper existieren (vgl. Schramme 2005). Weil aber das Körpererleben konstitutiv ist, zerbricht das Gefühl eines integrierten Selbst, wenn der Körper traumatisiert wird.

Für Rispoli ist das Selbst ein System, das „Erinnerungen, Symbole, Fantasien, Vorstellungen, die Fähigkeit zu planen, Rationalität, aber auch Bewegung, Haltung, Körperform und -empfindung, muskuläre Spannung, das Atmungssystem, das neurologische System, das neurovegetative System und das Immunsystem" einschließt (Rispoli 2006, S. 638). Aber nicht die Körpersysteme als Objekte, sondern deren lebendige Erfahrung gehören zum Selbst.

Aus Sicht der Körperpsychotherapie ist das Selbst daher nicht nur eine Vorstellung oder ein kognitives Modell, sondern die verkörperte Erfahrung, im Laufe des Lebens dieselbe Person zu sein, die über alle Unterschiede hinweg Erfahrungen macht und dabei ein subjektives, lebendiges Gefühl des „Ich-selbst" gewinnt. Das Selbst ist etwas, das ein Mensch fortwährend in der Art und Weise **lebt**, wie er sich und die Welt, vor allem die der anderen, erlebt und sich zu sich und der Welt verhält. Der Mensch erzeugt ständig sein „Selbst in Aktion" (Perls et al. 2007). Das verkörperte Selbst sind wir selbst als leibliche Wesen mit einer Lebensgeschichte. Ich verstehe das Selbst als diese gelebte Einheit der Erfahrung.

▶ Das Selbst als gelebte Einheit der Erfahrung wird in kognitiv-affektiven, sinnlichen und motorischen Mustern der Auseinandersetzung mit sich selbst, mit den anderen und mit der Welt aktiviert. Es ist ein Selbst im Lebensvollzug der Gegenwart, das auf Erfahrung beruht.

Dieses Verständnis unterscheidet sich von einem in der Körperpsychotherapie manchmal anzutreffenden Begriff des Selbst als einer Essenz oder einem inneren Wesenskern, den wir von überlagernden Erfahrungen zu befreien hätten (Rosenberg et al. 1996, S. 172; Pierrakos 1987). Das Selbst ist aber nicht eine Art Substanz, die es unabhängig von der Erfahrung gibt. Bateson (2014, S. 168ff) fragt, wen ich erkenne, wenn ich der Aufforderung „Erkenne dich selbst" gerecht zu werden versuche. Die Antwort darauf finden wir nicht, indem wir etwas hervorholen, das in der Tiefe unabhängig von unserem Leben verborgen liegt, sondern im Leben selbst.

Das Selbst ist eine grundlegende subjektive Realität, die sich im Erleben herstellt, die wir in unserer Art zu leben zeigen und die wir fühlen. Den Begriff des Selbst so an das Selbsterleben zu binden, bewahrt vor der Gefahr, ihn verdinglichend zu verstehen.

Das Selbst ist auch niemals etwas Abgeschlossenes. Wir tragen es nicht herum, um es vorzeigen zu können, denn es kann je nach Interaktion und Situation anders gefärbt sein. Als gelebte Einheit der Erfahrung erwächst es als Ko-Konstruktion vor allem aus zwischenmenschlichen Erfahrungen. Die Theorie eines erfahrungsbasierten Selbst steht daher nicht im Gegensatz zu der sozialwissenschaftlichen Theorie, dass das Selbst eine soziale Konstruktion ist (Zahavi 2016). Das Selbst steht nämlich auch in Beziehung zur kulturellen Lebenswelt und kann sich mit ihr verändern (Hermans 2001, 2014). Je nach Herkunft, Gender, Ethnie oder Religion sind wir Subjekte, deren Identität von ihrer Umgebung geformt wird (Code 2014).

**Das Selbst - eine Konstruktion westlichen Denkens?**
Die **Theorie** des Selbst ist auch ein **soziales Konstrukt** moderner westlicher Gesellschaften. Gergen (2014) spricht von einer kulturellen und sozialen Praktik, sich als ein Selbst zu sehen. Denn in unserer Gesellschaft lernen wir, über uns und unsere Handlungen so zu sprechen, als würde ein einzelner Protagonist sie steuern.

In der vorhomerischen Zeit war es dagegen üblich, von der Seele als einem Zwei-Kammer-System auszugehen, wobei durch die eine Kammer die Stimmen von Göttern oder Königen zu den Menschen sprachen, die davon ihre Handlungen leiten ließen (Jaynes 1976). Ein solches Denken würde heute als paranoid klassifiziert. Des Weiteren ist es eine Konstruktion abendländischen Denkens, sein „Selbst" zu finden, indem man in sich selbst von einer Oberfläche in die Tiefe steigt (P. Fuchs 2010).

Ho (2019) sieht auch die Theorie des *self-with-others*, derzufolge sich ein Selbst mit anderen verbindet, als eine **westliche Sicht** des Menschen an. In der **östlichen Sicht** gebe es eher ein *self-in-others*, das heiße, dass zwei Menschen im Raum als durch das Qi miteinander verbunden gesehen werden. Nicht-westliche Gesellschaften betrachten das Selbst eher als *interdependent* und nicht als *independent* (Markus und Kitayama 1991).

Bei Rogers ist die Selbsttheorie mit der **Konsistenztheorie** verbunden. Nach dieser Theorie werden Bedürfnisse durch ein Verhalten befriedigt, das mit dem Selbstkonzept verbunden ist. Eine Inkongruenz von Selbstkonzept und Erfahrung führt zu Dysfunktionen. Diese Theorie von Rogers hat Grawe (2000, 2004) zur Grundlage seiner Konsistenztheorie des Seelischen gemacht. Brown (1988, S. 316) sieht Kontinuität, Einheit und Konsistenz als Qualitäten eines grundlegenden Selbstempfindens an, das er „Kernselbst" nennt. Man kann sie als Qualitäten einer psychischen Integration ansehen, die zutiefst auf einer körperlichen Erfahrung beruhen.

**Therapiebeispiel**

Eine Patientin, die wegen Ängsten und Depressionen in Behandlung ist, weint, weil ihr Freund sie so sehr verletzt habe. Alles mache sie so traurig. Dabei schiebt sie ihr Kinn kaum merklich nach vorne und zieht den Corrugator supercilii, den Stirnrunzler leicht zusammen, beides Anzeichen einer Wut. Ihre Stimme wirkt eher gepresst als nachgebend. Ich bitte sie daher, einmal auf ihren Körper zu achten, während sie spricht, das Gefühl in ihrer Brust, den Klang ihrer Stimme und die Bewegung ihres Kinns. Zunächst muss sie die Wut abwehren, weil ihr diese wohl gefährlich ist. Es drücke sie nieder, sie fühle sich wie zusammengepresst. Ich bitte sie, bei diesem Gefühl zu bleiben und zu spüren, was dieser Eindruck von Zusammenpressen ihr mitteilt und wie sie es körperlich wahrnimmt. Nun sagt sie: Da ist etwas, das platzen möchte. Auf die Frage, was das sein könnte, antwortet sie jetzt: Da ist auch eine Wut. Nun können wir daran weiterarbeiten, was diese Wut möchte und welchen Wunsch in der Beziehung zum Freund die Wut beinhaltet.

Auf diese Weise transformieren wir eine Emotion in eine andere, die Trauer in die Wut und dann die Wut in ein Bedürfnis, was Greenberg (2021) als ein wesentliches Prinzip der Emotionsfokussierten Psychotherapie bezeichnet (Abschn. 10.6). Diese Transformation erfolgt in einem inneren Prozess, in dem sich die Patientin ausgehend vom Körpererleben ihrer noch nicht gewussten Gefühle bewusst wird, ohne dass es einer Deutung von außen bedarf. Der Weg dieser Bewusstwerdung besteht darin, eine Inkongruenz zwischen mitgeteiltem Inhalt und einer im Körperausdruck mitgeteilten anderen Bedeutung aufzugreifen, bis sich ein Gefühl von Stimmigkeit hergestellt hat. Solche Inkongruenzen sind in der Psychotherapie ein Ausgangspunkt für körperbezogenes Erkunden (Geuter 2019, S. 132ff). ◄

**Stimmigkeit** In der Körperpsychotherapie arbeitet man oft mit dem Gefühl der Stimmigkeit. Stimmig fühlt sich etwas an, wenn die sprachlichen und die körperlichen Repräsentationen kongruent sind. Nach der oben genannten Unterscheidung von Kuhl gehört Stimmigkeit zum Selbst. Denn nur ich selbst kann fühlen, ob etwas für mich stimmig ist. Das Ich kann prüfen und mit anderen darüber nachdenken, ob etwas richtig ist. Therapeutisch hilfreich sind aber nur Wahrheiten „in deren Besitz ich selbst bin (Cavell 2006, S. 186). Wenn ich einen Zustand oder ein Gefühl beschreibe, können die Worte passend oder unpassend sein, aber nicht richtig oder falsch (Geuter 2019, S. 375ff).

Stimmigkeit ist eine in der erfahrungsorientierten Tradition der Körperpsychotherapie begründete Kategorie. Jacoby (Abschn. 3.1) sprach von einem „Empfinden für das Stimmende", an dem ein Mensch sich orientieren könne (Arps-Aubert 2012, S. 129). Neuerdings nutzt Plassmann (2021, S. 47) den Begriff auch in der psychodynamischen Therapie. Das Gefühl von Stimmigkeit gibt eine Orientierung in der therapeutischen Situation, ob eine passende emotionale Bedeutung gefunden wurde. Aber auch ob ein Mensch sein Dasein so annehmen kann, wie er es lebt, entscheidet sich an einem Gefühl der Stimmigkeit für dieses sein Leben.

In der Körperpsychotherapie finden wir die Vorstellung, man könne ein „**wahres Selbst**" finden, wenn man tief genug in sich hinein fühle. Es gibt aber kein wahres Selbst, das wie ein Fund wäre, den man bergen kann, sondern nur **ein Gefühl**, dass etwas für einen stimmt oder, mit Rogers gesagt, dass das Selbstkonzept für einen stimmig ist. Das wahre Selbst ist insofern eine Metapher für dieses Gefühl (Boeckh 2019, S. 7).

Der Begriff des wahren Selbst verleitet auch zu der naturromantischen Vorstellung, dieses wahre Selbst sei ein rundum guter Urzustand, zum Beispiel weil es, wie Rowan (1990, S. 23) schreibt, auf die Vereinigung von Ei- und Samenzelle zurückgehe. Ähnlich sah Reich die einfache, liebende menschliche Natur als Primärpersönlichkeit an, die hinter allen Blockaden liegt. Hier wird leicht etwas hypostasiert, dessen Existenz nicht zu belegen ist.

Solange der Begriff des wahren Selbst allerdings im Sinne eines integrierten Erlebens innerer und äußerer Erfahrungen verwendet wird (Cozolino 2002, S. 197), entspricht er dem eines **integrierten Selbst**. Winnicott (1990,

S. 193) verstand unter dem „wahren Selbst" eine grundlegende, ungebrochene Lebendigkeit, die real gefühlt und von einem **falschen Selbst** verborgen werden könne. Ein solcher Begriff des falschen Selbst für einen psychischen Zustand, in dem ein Kind angesichts übermächtiger Anforderungen ein Gebaren entwickelt, das ihm nicht entspricht, ist klinisch nützlich und kann als eine Entfremdung von ursprünglichen Lebensäußerungen (Dornes 2000, S. 197) oder als Desintegration verstanden werden, bei der Erfahrungen nicht in ein kohärentes Selbsterleben eingebaut werden können, weil sie den Bedürfnissen zu sehr widersprechen. Grawe (2004) verwendet hierfür Rogers' Begriff der Inkongruenz.

In Teilen der Körperpsychotherapie wird der spirituelle Begriff des **höheren Selbst** verwendet. In ihm lebt die christliche Vorstellung fort, dass es etwas Geistiges gebe, das oberhalb des Körperlichen in einer höheren Sphäre existiert. Ob dies so ist, können wir nicht wissen. Nahtod-Erfahrungen legen es nahe. In einer wissenschaftlich begründeten Körperpsychotherapie aber können wir nicht mit dieser Vorstellung arbeiten. Dass ein höheres Selbst das niedere Selbst des Körpers transzendiert, ist zudem Ausdruck des Dualismus (M. Johnson 2007, S. 2). Nach dem Prinzip der Body-Mind-Kontinuität von John Dewey beruht hingegen jedes Höhere auf dem Niederen und ist nicht von ihm trennbar (ebd., S. 122).

## 6.5 Kernselbst und narratives Selbst – Ein Stufenmodell

In Theorien des Selbst wird das Selbst manchmal als eine Dimension der Erfahrung, manchmal auch als eine narrative Konstruktion betrachtet (Zahavi 2008). Was nach einem Widerspruch aussieht, lässt sich in einem Stufenmodell auflösen. Dabei führt die eine Sichtweise zu den Begriffen des Kernselbst oder des minimalen Selbst, die andere zu dem des narrativen Selbst. Das macht auch entwicklungspsychologisch Sinn, weil das Selbst beim Kind in Stufen entsteht (Abschn. 11.2).

Damasio (2000) geht in seiner neurobiologisch begründeten Theorie von drei **Stufen des Selbst** aus, die er **Stufen des Bewusstseins** zuordnet und mit der Funktion einzelner Hirnstrukturen verbindet (Tab. 6.1). Die elementare Grundlage des Selbst ist nach Damasio eine Abbildung der körperlichen Zustände im Gehirn, die er **Protoselbst** nennt. Dieses wird verstanden als eine Sammlung derjenigen neuronalen Muster, die den physischen Zustand des Körpers repräsentieren (ebd., S. 187). Damasio nennt sie Repräsentationen erster Ordnung. Auf ihrer Ebene wird beispielsweise geregelt, ob mehr Schilddrüsenhormone produziert werden sollen oder mehr Schweiß. Die meisten dieser Regulationsprozesse sind nicht bewusstseinsfähig.

Aus Sicht des Enaktivismus ist das Konstrukt einer „Repräsentation" fragwürdig (Abschn. 9.1). Wir können das Protoselbst aber auch phänomenologisch als eine Stufe unbewusster Prozesse der Wahrnehmung und Regulation des Selbst verstehen.

**Tab. 6.1** Stufen des Selbst nach Damasio und Gallagher

| Stufen des Selbst | Kognitive Funktion | Bewusstseinsstufe |
|---|---|---|
| Protoselbst | Abbildung der körperlichen Zustände im Gehirn – Repräsentation erster Ordnung | Vollkommen unbewusst |
| Kernselbst (= minimales Selbst) | Stattet den Organismus mit einem Selbstsinn aus – Aufbau von Repräsentationen zweiter Ordnung | Kernbewusstsein – flüchtiges Bewusstsein im Hier und Jetzt |
| Autobiografisches (= narratives) Selbst | Stattet den Organismus aufgrund der Erinnerungen mit einer biografischen Identität aus – positioniert das Selbst in Ort und Zeit – koordiniert Aktivierung und Darbietung persönlicher Erinnerungen | Erweitertes Bewusstsein – überdauerndes Bewusstsein der Identität über die Zeit hinweg |

Oberhalb des Protoselbst siedelt Damasio auf einer zweiten Ebene das **Kernselbst** an. Auf dieser Ebene konstituiert sich über den Körper ein **Kernbewusstsein**. Der Anfang dieses Bewusstseins ist „das Fühlen dessen, was geschieht" (ebd., S. 40). Wenn Plassmann schreibt, „der innerste Kern des Selbst" sei „das Gefühl, dass ein beliebiges körperliches und mentales Ereignis zur eigenen Person gehört" (Plassmann 2021, S. 39f), bezieht sich das auf das Kernselbst.

Damasio versteht das Bewusstsein allgemein als ein Gefühl des Erkennens. Denn das Bewusstsein erzeuge immer zweierlei: sowohl eine Repräsentation eines wahrgenommenen Objekts als auch einen Sinn für das Subjekt im Akt des Erkennens. Wenn ich etwas erlebe und zugleich registriere, wie ich es erlebe, verleihe ich dem Erleben Sinn und eröffne die Möglichkeit, es explizit zu speichern. Das fördern wir in der Therapie, indem wir die Aufmerksamkeit auf das gegenwärtige Erleben richten.

Auf der Ebene des Kernselbst ist der Mensch sich dessen bewusst, was er aktuell erfährt. Das Kernselbst stellt sich nach Damasio in einer pulsartigen Bewegung von Moment zu Moment her, die auf die fortlaufenden Veränderungen im inneren Zustand des Organismus und auf seine Interaktionen mit der Umwelt reagiert. Neuronale Muster des Kernbewusstseins, die in der Beziehung zwischen dem Organismus und einem Objekt im Moment des Erkennens entstehen, bezeichnet Damasio als Repräsentationen zweiter Ordnung. Aus phänomenologischer Sicht ist das Bewusstsein des Kernselbst ein Selbstgewahrsein der subjektiven Erfahrung. Mit ihm arbeiten wir vielfach in der Psychotherapie.

Das Kernbewusstsein entspricht dem, was oft in der Laborforschung als Bewusstsein definiert wird: ein für ungefähr 15 Sekunden geöffnetes Fenster der Aufmerksamkeit, in dem man sich rund sieben Informationen gleichzeitig merken kann, z. B. eine Telefonnummer.

Das menschliche Bewusstsein aber funktioniert meist auf einer „mittleren Zeitebene" (Donald 2008, S. 52), in der es über Minuten und Stunden kontinuierlich Verhalten steuert, langfristig plant, Vorgänge überwacht und ein kogni-

tives Selbst aufbaut (ebd., S. 63). Diese Zeitebene erleben wir als Gegenwart (Geuter 2019, S. 66f). Die entsprechende Ebene des menschlichen Bewusstseins bezeichnet Damasio als **erweitertes Bewusstsein**. Das erweiterte Bewusstsein verortet räumlich und zeitlich das Selbst, stellt eine innere Einheit des Erlebens über die Zeit hinweg her (Fuchs und Vogeley 2016), verbindet aktuelle Repräsentationen mit persönlichen Erinnerungen aus dem Langzeitgedächtnis und führt so zum **autobiografischen Selbst** als der dritten Stufe der Selbstentwicklung. Erst auf der Ebene des autobiografischen Selbst entwickelt sich eine **narrative Identität**.

> Rogers Theorie vom Selbst als Erleben (Abschn. 6.4) entspricht dem, was Damasio als Kernselbst bezeichnet. Sein Begriff des Selbstkonzepts entspricht dem narrativen Selbst als einer kohärenten Vorstellung davon, wer ich bin.

Hüther (2006, S. 86) fasst Protoselbst und Kernselbst im Begriff des **Körper-Selbst** zusammen. Dessen Ansätze existieren von Geburt an (Rochat 2014). Die ihm zugrunde liegenden hirnanatomischen Strukturen reifen bei Neugeborenen als erste (Damasio 2000, S. 320). Es sind der Hirnstamm, der Hypothalamus, der somatosensorische und der cinguläre Kortex, die zu den phylogenetisch älteren Hirnteilen gehören und an der Körperregulation und Körperrepräsentation beteiligt sind (ebd., S. 325).

Wenn wir in der Therapie mit Prozessen auf der Stufe des Kernselbst arbeiten, arbeiten wir mit dem, was sich im gegenwärtigen Erleben zeigt (vgl. Zahavi 2010). Diese Arbeit verbindet die Körperpsychotherapie mit der Reflexion der Lebensgeschichte, der Ebene des narrativen Selbst. In den affektmotorischen Mustern des Erlebens und Verhaltens zeigt sich nämlich diese Geschichte in der Gegenwart (Kap. 12). Sie sind ein Bestandteil des autobiografischen Selbst, der im Erleben des Kernselbst zutage tritt.

▶ Körperpsychotherapeutische Methoden verbinden die Arbeit am Kernbewusstsein im Erleben des Moments mit der Arbeit am erweiterten Bewusstsein der biografischen Reflexion.

Therapeutisch ist die These von Damasio, dass das Bewusstsein ein über den Körper vermitteltes Gefühl ist, hochinteressant. In der Körperpsychotherapie arbeiten wir am Kernbewusstsein, wenn wir Menschen mit Derealisierungs- oder dissoziativen Symptomen helfen, sich bewusst zu werden, dass sie es sind, die etwas empfinden, oder wenn wir Menschen im Angesicht von Verleugnung oder Verdrängung helfen, sich bewusst zu werden, was im Moment innerlich geschieht. Je bewusster die Empfindung für den Moment wird, desto klarer wird die subjektive Perspektive des Erlebens. Im Grunde könnte man sagen, dass **das zentrale Prinzip der Arbeit mit dem Körper in der Psychotherapie darin besteht, das Aktualbewusstsein zu fördern, indem Patienten körperlich spüren, was geschieht** (vgl. Marlock 2006a). Das entspricht dem Prinzip des Aufmerksamkeitsstroms in der Gestalttherapie. In der sprachlichen Reflexion wird das, was aktuell bewusst wird, mit der Lebensgeschichte, mit den Erfahrungen wie mit den Wünschen und Vorhaben verknüpft und so eingewebt in das erweiterte Bewusstsein des autobiografischen Selbst.

Was Damasio als Kernselbst und autobiografisches Selbst unterscheidet, nennen Gallagher (2000) und Zahavi (2010) **minimales Selbst** und **narratives Selbst**. Gallagher geht nämlich von der Frage aus, was die minimale Basis des Selbstgefühls ist. Diese sieht er in den beiden Gefühlen, ich-selbst zu sein (*sense of ownership*) und derjenige zu sein, der handelt (*sense of agency*). Zahavi spricht von einer *personal ownership*, wenn ich mich als Besitzer meiner Erfahrungen

sehe. Das eine Gefühl ist als Gefühl des Zu-mir-Gehörens oder der Meinigkeit, das andere als „präreflexive Erfahrung, dass ich es bin, der eine Bewegung oder Handlung" erzeugt, im Körper verankert (Gallagher 2014b, S. 14).

Bei schweren psychischen Störungen kann beides verloren gehen, die Meinigkeit, wenn jemand z. B. seinen Arm als nicht zu ihm gehörig erlebt, die Selbstwirksamkeit, wenn ein Körperteil sich nicht so bewegt, wie von ihm beabsichtigt (Geuter 2019, S. 318f). Schizophrenie kann man als einen Verlust des Kernselbst-Gefühls und damit als eine Entkörperung verstehen (Fuchs und Röhricht 2017; Parnas und Sass 2010, 2014). Der Kranke weiß nicht mehr, wer er in Bezug auf die dingliche und personale Umwelt ist. Er verliert die verkörperten Bezüge des Erkennens. Wenn bei einer multiplen Persönlichkeitsstörung das Gefühl entschwindet, dass ich es bin, der Erfahrungen macht, zerfällt das Selbst in Teile.

### Therapeutische Anwendung

Das Gefühl der Meinigkeit stellt sich in der Unterscheidung von Selbst und Nicht-Selbst ein, in der Unterscheidung zwischen dem, was zu mir, und dem, was nicht zu mir gehört (Henry und Thompson 2014, S. 233). Das lässt sich körperpsychotherapeutisch durch ein Arbeiten an der Grenze zwischen Körper und Umgebung sondieren. Beim *sense of agency* können wir in der körperpsychotherapeutischen Arbeit einen intentionalen und einen motorischen Aspekt unterscheiden: den Impuls und die Bewegung (Geuter 2019, S. 74ff). Manchmal kann es therapeutisch wichtig sein, einem Impuls in die Bewegung zu folgen, manchmal, den Impuls zu kontrollieren und ihn nicht auszudrücken. ◀

Das englische *sense* ist hier eher als Gespür oder Empfindungsvermögen gemeint. Meinigkeit und Selbstwirksamkeit sind keine Sinne. Den Körper als meinen Körper zu empfinden, ist eine Form der Selbstgewissheit, die sich nicht bestimmten Wahrnehmungen zuordnen lässt. Es handelt sich vielmehr um ein globales Gefühl oder eine globale Gewissheit (Bermúdez 2014).

Meinigkeit beruht auf einer Integration verschiedener Signale der Innensinne und der Wahrnehmungen durch die Fernsinne, durch die man die Umgebung im Verhältnis zum eigenen Körper aufnimmt (Tsakiris 2014; Abschn. 6.3).

Die Empfindung, selbst der Handelnde zu sein, ist dann vorhanden, wenn ich mich als derjenige empfinde, der nach etwas greift (vgl. David et al. 2008), die der Meinigkeit, wenn ich den greifenden Arm als den meinen erlebe. Führt ein anderer meinen Arm, bleibt das Gefühl der Meinigkeit erhalten, aber nicht das der Handlungsmacht (Synofzik et al. 2008). Ein Bewusstsein von sich selbst auf dieser Ebene ist präreflexiv und unmittelbar zugänglich: Beides weiß ich, ohne darüber nachzudenken. Hier spreche ich von mir als „Ich", der einfach da ist, denkt, fühlt oder handelt. Dieses Gefühl vom eigenen Körper wurde früher in der Psychoanalyse als Körper-Ich bezeichnet (Röhricht 2000, S. 48).

Das **minimale Selbst** ist die **Perspektive der ersten Person im Moment der erlebten Gegenwart** (vgl. Blanke und Metzinger 2009). Es existiert aber nie für sich allein, es sei denn, jemand verliert sein Gedächtnis (Zahavi 2010). Denn alles Selbsterleben findet immer in einem raum-zeitlichen Horizont statt.

Das **narrative Selbst** ist uns nicht aus dem Moment heraus gegeben. Wir erwerben es durch unsere Lebensgeschichte und wir rufen es über episodische Erinnerungen auf (Kap. 9). Es ist der **Erzähler einer Lebensgeschichte** mit Vergangenheit und Zukunft. Im Unterschied zum minimalen Selbst ist es ausgedehnt in der Zeit (Gallagher 2000). Es ist eine Fiktion in dem Sinne, wie man im Englischen das Wort *fiction* verwendet: der Roman, den wir über uns selbst erzählen, die Geschichte, mit der wir uns ein Gefühl von Kontinuität verschaffen und die wir als unsere Lebensgeschichte bezeichnen: „Wir benutzen Worte, um Geschichten zu erzählen, und in diesen Geschichten erschaffen wir, was wir unser Selbst nennen" (ebd., S. 19). Diese Geschichten sind eine ständig unabgeschlossene Konstruktion, mit der wir das Gefühl einer Identität erzeugen. Einmal ersonnen, spinnen sie uns ein. Oft können wir sie nicht mehr steuern, sondern sie steuern uns.

Das narrative Selbst antwortet mit meiner Lebensgeschichte auf die Frage, wer ich bin. Das Kernselbst antwortet mit meinen Empfindungen oder Eindrücken auf die Frage, wie ich gerade die Welt erlebe und wie ich mich in ihr fühle. „Bin ich das?" kann ich fragen, wenn ich ein altes Foto sehe, aber nicht wenn ich Zahnschmerzen habe (Gallagher 2014a, S. 5). Auf der Ebene des Kernselbst bin ich nicht der Psychotherapeut, der ein Buch schreibt, sondern jemand, der sich gerade beim Schreiben dieser Zeilen freut und bei genauem Hinspüren bemerkt, wie verspannt seine Schultern sind.

Auf der Ebene des narrativen Selbst zeigen sich Störungen als Störungen der mentalen Integration von Erfahrungen. Traumatisierte Patienten hingegen zeigen auch Störungen auf der Ebene der sensorischen Integration, wenn ihre sinnlichen Wahrnehmungen in der Gegenwart auseinanderfallen. Daher ist bei ihnen eine Arbeit mit dem Körper unverzichtbar, um ein kohärentes Selbsterleben zurückzugewinnen.

> Die Modelle von Damasio und Gallagher behandeln nur intrapersonale Ebenen des Selbst. Darüber hinaus kann man weitere Ebenen eines **sozialen Selbst** bestimmen. Denn Menschen sehen und erleben sich immer im Bezug zu anderen, zum Beispiel, wenn sie sich schämen (Zahavi 2010). Patienten betrachten vielfach auf hinderliche Weise sich selbst, indem sie sich die Blicke der anderen zu eigen machen.

## 6.6   Körperselbst und Identität

Obwohl sich die Erfahrung und der Erfahrende sowie der materielle Körper ständig verändern, empfinden wir uns als derselbe. Die Grundlage dafür ist die körperliche Einheitserfahrung (Röhricht 2009a). Identität im Wandel ist ein Kennzeichen lebender Systeme (Thompson 2010, S. 150).

Identität wird heute zunehmend äußerlich über den Körper als Objekt entworfen mittels

Body Styling, Body Building oder kosmetischer Chirurgie (Abschn. 1.5). In unserem Zusammenhang geht es aber nicht um äußerliche Identitätsentwürfe, sondern um die Summe der körperlich gelebten Erfahrungen, die lebensgeschichtlich das subjektive Gefühl der Identität ausmachen. Auch zeugen die äußerlichen Entwürfe oftmals davon, dass der erlebte Körper einem Menschen fremd geworden ist.

Identität kann unter verschiedenen Aspekten gesehen werden: als Identität des sich wandelnden Organismus, als Rollenidentität unter dem Aspekt der sozialen Funktion, die ein Mensch ausfüllt, oder als narrative personale Identität unter dem Aspekt der persönlichen Geschichte, die ich von mir erzählen kann. Meist wird unter Identität diese **narrative Identität** verstanden. Sie gehört zum narrativen Selbst.

Wie das narrative Selbst entsteht das Gefühl der Identität immer in der Zeit (Campbell 2014). Dass Menschen es über die Zeit hinweg aufbauen können, beruht auf dem autobiografischen Gedächtnis und den episodischen Erinnerungen (Welzer und Markowitsch 2005, S. 63; Welzer 2002, S. 30; Abschn. 9.1). Im autobiografischen Gedächtnis verweben sich Ereignisse, die emotional und motivational bedeutsam waren, zu einer erzählbaren individuellen Geschichte. Das mit ihr verbundene Gefühl der Identität trägt die Veränderungen in sich, die jeder Mensch im Leben macht (Parfit 2014).

Das Empfinden von Identität kommt aber nicht durch eine Bilderserie biografischer Ereignisse zustande. Erinnerungen wirken vielmehr identitätsstiftend, wenn sie verknüpft sind mit den sinnlich-körperlichen Erinnerungen, die bei einem Ereignis im episodischen Gedächtnis mit abgelegt werden. Das autobiografische Gedächtnis „ist damit immer auch ein körperliches und emotionales Gedächtnis"; es ist „auf unser Körper-Selbst bezogen" (Welzer 2002, S. 130, 136). Im Körpergedächtnis ist die Lebensgeschichte auch in Form der emotional-prozeduralen Erinnerungen enthalten, die wir in der Gegenwart leben (Abschn. 9.3).

**Lebensgeschichte**

Für den Lebensphilosophen Wilhelm Dilthey (Abschn. 3.4) ist die Lebensgeschichte die elementare Einheit des Lebensprozesses. Sie ist „ein erlebbarer Zusammenhang, der die Glieder des Lebenslaufes verbindet, und zwar durch einen 'Sinn' verbindet" (Habermas 1969, S. 191). Nicht der Bezug auf ein Konzept, sondern der Bezug auf das eigene Leben konstituiert Identität über die Zeit. Identität ist eine sinngebende Betrachtung des im Laufe des Lebens Erlebten. Habermas zufolge integriert die Lebenserfahrung „die in einem Lebenslauf konvergierenden Lebensbezüge zur Einheit einer individuellen Lebensgeschichte. Diese Einheit ist verankert in der Identität eines Ich und in der Artikulation eines Sinnes oder einer Bedeutung" (ebd., S. 193).

Lebenserfahrung aber, meinte schon Dilthey, baut sich in Kommunikation mit anderen auf, und Bedeutung kann sich nur konstituieren über diese Kommunikation (ebd., S. 196). Identität ist daher ein **Erleben in Beziehungen**.

Ohne Körpererleben hätte der Mensch nicht die kognitive Vorstellung einer persönlichen Geschichte. Die Lebensgeschichte als elementare Einheit des menschlichen Lebensprozesses konstituiert sich aus Lebensbezügen und Erlebnissen, die wir sinnlich-körperlich und symbolisch zugleich speichern. Damasio (2000, S. 270) schreibt, dass die Identität in den „sensorischen Kortexfeldern" geboren werde, aus denen heraus ein Komplex in sich schlüssiger Identitätsaufzeichnungen jederzeit in den Vordergrund gerückt werden könne. In diesen Aufzeichnungen sind die Erfahrungen des über den Körper geprägten Bezugs zur Welt und der mit den Ereignissen verbundenen körperlichen Zustände enthalten. Da dieser Bezug in Bewegung hergestellt wird, ist das Bewegungsgefühl zentral für das Gefühl zu sich selbst (Seewald

2000). **Identität** ist also keine gedankliche Konstruktion. Sie **gründet** tief **in der körperlichen Erfahrung**.

Wenn ein Mensch seine Lebensgeschichte erzählt, wirkt diese Erzählung als Basis biografischer Kontinuität nur dann identitätsstiftend, wenn sie eine spürbare Gewissheit ist (Gugutzer 2002, S. 129ff). Ein umfassendes Identitätsgefühl verbindet die Selbstnarration mit dem körperlichen Empfinden. Umgekehrt bedarf etwas, das man spürt, der Worte, damit man sich dessen gewiss ist und es erzählbar wird. Personale Identität entsteht so in einem **Zusammenspiel von körperlichem Spüren und sprachlicher Reflexion**, die gemeinsam ein Gefühl der Gewissheit erzeugen, wer man ist. Gesunde Identität beruht auf einem Gefühl der Selbstkohärenz, in dem die körperlich erlebten Erfahrungen und die sprachlich reflektierten Vorstellungen kongruent sind.

Gugutzer (2002, S. 171ff) fand in einer empirischen Studie heraus, dass Balletttänzer ihren Körper eher äußerlich als einen wenig geliebten Gegenstand betrachten, als Tanzkörper, während Ordensangehörige ihren Körper als ein Geschenk Gottes begreifen, über das sie das Leben erfahren und spüren. Die Ordensleute erlebten sich im Unterschied zu den Tänzern darin als identisch mit sich selbst. „Mit sich selbst identisch zu sein, heißt in einem entscheidenden Maße also, sich als selbst-identisch zu *empfinden*" (ebd., S. 130). Das ist auch für die Psychotherapie bedeutsam. Fehlt Patienten ein Gefühl für ihre Identität, mangelt es ihnen auch an einem elementaren körperlichen Selbstbezug. Der Weg zum Gefühl der Identität führt daher immer über die körperliche Erfahrung von sich selbst.

## 6.7 Störungen des Körpererlebens und Psychopathologie

In der Körperpsychotherapie wird das Körpererleben auch in **klinischer** Hinsicht betrachtet. Störungen des Körpererlebens sind ein entscheidender Hinweis auf die Art einer psychischen Störung. Wir beobachten dazu, wie sich ein Mensch in seinem Körper erlebt, wie er ihn empfindet, sich in ihm fühlt, ihn einsetzt und bewegt, welches Bild er von ihm hat, welche Botschaften er körperlich empfängt und welche er aussendet. In dieser Analyse der Störungen des Körpererlebens besteht der **verfahrensspezifische Beitrag der Körperpsychotherapie zur Psychopathologie**.

Aus der Körperpsychotherapie kommen auch Anregungen, das Körpererleben in der Anamnese oder mithilfe besonderer diagnostischer Instrumente wie des Körperbildskulpturtests zu erheben (vgl. Aßmann et al. 2010; Röhricht 2006, 2009b; A. Schubert 2009; Seidler et al. 2004). Wir erfahren es als Therapeuten aber auch durch die verkörperte Wahrnehmung in der Interaktion (Krueger 2019), weil sich psychische Störungen immer auch in Beziehungen und im Verhältnis eines Menschen zu seinem Leben und zur Welt der Dinge und Menschen manifestieren (Gallagher 2020; Krueger und Colombetti 2018). Während diagnostische Systeme den erkrankten Menschen vielfach aus der Perspektive der dritten Person erfassen, treten wir ihm in einer relationalen Körperpsychotherapie als jemand gegenüber, der versucht, die Probleme des Patienten aus dessen Perspektive der ersten Person zu verstehen (Galbusera und Fellin 2014).

Psychische Störungen sind nicht objektivierbare Krankheiten, sondern erlebte Erkrankungen, eine sprachliche Unterscheidung, die sich an die englischsprachige Unterscheidung zwischen *illness* und *disease* anlehnt (Aho und Aho 2008). Sie sind keine Dinge, sondern **Prozesse** (vgl. Hayes und Lillis 2013, S. 13). Ihre Gründe liegen im Leben, ausgetragen aber werden sie im Selbsterleben (Fuchs und Vogeley 2016). Wie bei jeder Krankheit tritt dabei der Körper leidvoll aus dem Hintergrund des Erlebens in den Vordergrund (Fuchs 2020a). Er kann als eigen oder fremd, zu einem gehörig oder objekthaft, ganzheitlich oder zerfallen erlebt werden (Küchenhoff 2003).

Auffallende Veränderungen des Körpererlebens, die nicht durch physische Schäden des Nervensystems bedingt sind, verweisen durchweg auf eine psychische Störung, oft auf eine schwerere (Joraschky und Pöhlmann 2014; Rudolf 2006, S. 64). Zum Beispiel sind Jugendliche, die sich durch ein Gefühl der Körperentfremdung, einer geringen Überzeugung, ihren Körper kontrollieren zu können, und einer großen Unzufriedenheit mit ihrer äußeren Erscheinung auszeichnen, psychopathologisch mehr belastet als andere (M. Roth 2000).

Störungen des Körpererlebens und der Erfahrung des Körperselbst sind bei psychischen Erkrankungen geradezu prägend (Joraschky et al. 2009). Ihre Diagnose gibt daher Hinweise dazu, welche körperbezogenen Vorgehensweisen indiziert sein können (Röhricht 2000, S. 47):

- **Magersüchtige** haben ein negatives und verzerrtes Bild ihres Körpers (Götz-Kühne 2010; Joraschky und Pöhlmann 2008; Lautenbacher 2009). Sie leiden an einer unaushaltbaren Spannung zwischen der subjektiven und der physischen Dimension ihres körperlichen Selbstbewusstseins, da sie den Körper in einer Selbstobjektivierung nur noch als Physis sehen (Legrand 2010). Sie machen ihn zum Objekt, indem sie so auf sich selbst schauen, als würden andere auf sie wie auf ein Objekt schauen (Zatti und Zarbo 2015). Jugendliche Anorektikerinnen kämpfen gegen die unkontrollierbare Veränderung ihres Körpers, indem sie ihn ihrer Kontrolle unterwerfen. Anorexie ist nicht nur, wie vielfach beschrieben, eine Störung des Körperbilds, sondern eine fundamentale Entfremdung des Selbst vom Körper (Fuchs

2021), die sogar das Körperschema und damit den unbewussten Bezug zur Umwelt in der Bewegung beeinträchtigen kann (Beckmann et al. 2020).
- Auch **Bulimikerinnen** machen den Körper zum Objekt, indem sie an ihm den Widerspruch austragen zwischen dem Bedürfnis, der Gier zu folgen und die Kontrolle aufzugeben, und dem Bedürfnis, ihre Nahrungsaufnahme und ihr Gewicht zu kontrollieren.
- Patienten mit **somatoformen Störungen** zeigen eine Präsenz des Schmerzes bei Absenz des erlebten Körpers und aller wohltuenden Formen körperlicher Lebendigkeit (L. Young 1992, S. 97). **Schmerzpatienten** können ihr Körpererleben oft nur schwer in Worte fassen (Küchenhoff 2009; Luyten et al. 2012). Ihr Körper spricht eine Sprache von Botschaften der Not, die sie vielfach als körperliche Engramme traumatischer Erfahrungen plagt (Kap. 14). Chronische Schmerzen können als ohne Sinn erlebt werden, wenn sie vom Signalcharakter des Schmerzes aus einer traumatisierenden Situation entkoppelt sind (Sauer und Emmerich 2017).
- **Fibromyalgiepatienten** fehlt das Gefühl, den eigenen Körper in Besitz zu nehmen (v. Arnim und Joraschky 2009).
- Patienten mit **Artefaktkrankheiten** können den ganzen Körper oder Teile des Körpers als fremd erleben und unterziehen ihn der Selbstmanipulation (Plassmann 2016). Bei Amputationswünschen werden Gliedmaßen als Fremdkörper erlebt.
- Bei **traumatisierten Menschen** hält der Körper das Geschehene fest (van der Kolk 2014). Sie können im Körper tote Zonen verspüren, ihn als fragmentiert, entgrenzt, gespalten oder wie beherrscht von einem früheren psychophysischen Zustand erleben, ihn zum Objekt der Entwertung oder Verletzung machen, körperliche Empfindungen als beängstigend erleben oder das körperliche Identitätsgefühl verlieren (Joraschky 1997; Stupiggia 2019). Auch kann infolge des Traumas der Körper als vom Ich getrennt und nicht mehr als „mein Körper"

erlebt werden (L. Young 1992). Nach sexueller Traumatisierung kann es zu einem *sexual disembodiment* kommen, wenn sexuelle Erfahrungen aus Angst von der Wahrnehmung abgetrennt werden müssen (Malkemus und Smith 2021).

- Bei **Borderline-Patienten** kommt es zu einer Spaltung zwischen verschiedenen Selbstanteilen (Fuchs 2020a). Ihnen fehlt das Gefühl „einer sich durchhaltenden Identität" (Schmidt 2020, S. 167). Affekte und Impulse können körperlich als so andrängend erlebt werden, dass Betroffene unfähig sind, davon zurückzutreten und ihre Emotionen und Handlungen zu regulieren (Fuchs 2007). Sie identifizieren sich dann mit dem, was sie erfasst, während ihnen ein körperliches Selbsterleben mangelt, das ihnen eine stabile Orientierung gibt. Häufig tragen sie ihre Spannungen am und mit dem Körper aus. Als Folge traumatischer Erfahrungen empfinden sie vielfach ihre Körpergrenzen als bedroht. Bei **selbstverletzendem Verhalten** stellen sie ihren Körper als weniger abgegrenzt und geschützt dar (Tameling und Sachsse 1996). Das selbstverletzende Verhalten kann ein Versuch sein, sich selbst wieder zu spüren, aber auch Ausdruck einer Not, die nicht anders gezeigt werden kann (vgl. Storck und Brauner 2021, S. 61).
- **Autismus** ist nicht nur eine Unfähigkeit, die mentalen Zustände anderer zu erfassen. Vielmehr ist die Verbindung zum körperlichen Selbsterleben so zerrissen, dass auch die anderen nicht wahrgenommen werden können (Bizzari 2018; De Jaegher 2013). Leibliche Selbstwahrnehmung und zwischenleibliche Wahrnehmung sind gleichermaßen begrenzt.
- **Schizophrene** können abnorme Körpergefühle haben, die sog. coenästhetischen Empfindungen, sie nehmen den Körper verzerrt wahr, etwa indem sie die Größe der unteren Extremitäten unterschätzen, oder scheiden ihn aus dem Erleben aus (Röhricht et al. 2002; Röhricht und Priebe 1996). Der Schizophrene entkörpert sich, wenn sich seine Sinneseindrücke von der Welt der Dinge und Menschen lösen, Körperempfindungen sich nicht mehr zuordnen lassen oder das Gefühl für Körpergrenzen oder für die Selbstverständlichkeit

des Handelns verloren geht (Fuchs und Röhricht 2017; Martin et al. 2022; Abschn. 14.2).
- Bei einer **Depression** hingegen wird der Körper nicht aus dem Erleben ausgeschieden, vielmehr wird in ihm das Leid körperlich als Schwere, Leere, Lähmung, Blockierung oder Entfremdung erlebt (Lyons et al. 2021). Die leibliche Starre oder Konstriktion ist ein „Grundphänomen der Depression"; sie bedingt den „Verlust der emotionalen Schwingungsfähigkeit, die an feinere leibliche Resonanzen gebunden ist" (Fuchs 2020a, S. 52), und setzt expansiven Impulsen einen Widerstand entgegen (Fuchs und Vogeley 2016). Depressive haben eine reduzierte Schrittlänge, sie gehen langsamer mit weniger Armschwung, bleiben länger einmal stehen und haben eine schlechtere interozeptive Wahrnehmung (Michalak et al. 2019; Abschn. 14.2). Ihre negativen Gedanken scheinen mit einer gebeugten Haltung verkoppelt zu sein (Michalak et al. 2014; Kap. 8).
- Bei **Angstpatienten** ist ebenso der Körper Träger des Leids (Fuchs 2005), auch wenn der Angst Erfahrungen aus der Interaktion mit anderen zugrunde liegen (Glas 2020). In der Angst sind die körperlichen Impulse des Handelns gebremst, mit denen man sich durch Kampf oder Flucht vor einer Bedrohung schützt. Angst wird daher körperlich als ein Gefangensein in sich selbst erlebt, das sich in seiner Diffusität häufig doch als Gefühl der Enge in der Brust verdichtet oder als Druck im Bauch oder Schwere in den Beinen bemerkbar macht. Die in der Angst gebundene Erregung kann sich nicht nur in chronischer Hypervigilanz, sondern auch in chronischen Spannungen, Zittern, flatternder Atmung, Herzklopfen oder Schwitzen bemerkbar machen (Fuchs und Koch 2014; Micali 2019).
- In der **Panik** überkommt einen Menschen ein körperlich heftig erlebter Zustand mit Herzklopfen, Schwindel und Atembeklemmungen, der als nicht zu einem gehörig erlebt wird. Die Erfahrung des eigenen Selbst entkoppelt sich vom Körpererleben.
- Bei einer **Zwangsstörung** fehlt eine fühlende, Sicherheit vermittelnde Wahrnehmung der

Wirklichkeit (Herzog 2017). Die Person kann sich nicht mehr auf ihr verkörpertes Erleben verlassen. Das orientierende Feedback der körperlichen Empfindungen, wann etwas „gut so" oder ausreichend ist und abgeschlossen werden kann, bleibt aus (Bürgy 2019; Ecker et al. 2014). Durch zwanghaftes Denken oder Handeln versucht der Zwangskranke, starke Impulse oder Gefühle aus einer Außenperspektive der dritten Person zu kontrollieren (vgl. Auszra et al. 2017, S. 47). Die Zwangsstörung wird im Unterschied zur zwanghaften Persönlichkeit als ich-dyston erlebt. Man ist ihr unterworfen und kommt gegen die eigenen Gedanken und Handlungen nicht an.

Mit psychopathologischen Symptomen kann auch eine **Überbesetzung bestimmter Sinne** einhergehen: zu viel Schauen bei der Paranoia, zu viel interozeptives Spüren bei der Hypochondrie, zu viel Hören bei der Panik. Von Sinneseindrücken überrollt zu werden, ist ein Symptom bei ADHS und Autismus, während ein Mangel an sensorischer Wahrnehmung eine Folge von Vernachlässigung in der frühen Kindheit sein kann.

Nicht nur in symptomatischer, auch in struktureller Hinsicht, d. h. in Hinsicht auf die Fähigkeit zur Integration psychischer Funktionen (Rudolf 2006), kann das Körpererleben Ausgangspunkt der Exploration sein:

– Bei sehr schweren psychischen Störungen auf **desintegriertem Niveau** geht der Bezug zum Körperselbst verloren. Der Körper wird nicht mehr als „mein Körper" erlebt oder die Grenze zwischen Ich und Außen löst sich auf.
– Auf der Ebene **schwerer struktureller Störungen**, in der Operationalisierten Psychodynamischen Diagnostik als **geringes Integrationsniveau** bezeichnet (Arbeitskreis OPD 2009), geht das Erleben, die eigenen Handlungen oder Gefühle kontrollieren zu können, verloren. Auf dieser Ebene kann sich jemand von Affekten oder Zuständen getrieben oder bedroht, nicht identisch mit seinem Körper oder fragmentiert fühlen oder auch den Körper als Fremd-Körper erleben. Beim selbstverletzenden Verhalten kann das Gefühl für

die Ich- und Körper-Grenzen verloren gegangen sein (Tameling und Sachsse 1996).
– Bei einem **mittleren Strukturniveau** mit **mäßiger Integration** finden sich situative Entfremdung vom Körper oder eine ich-dystone Beschreibung des Körpererlebens, bei der „ich" und „mein Körper" getrennt werden (Henningsen 2002).
– Bei einem **höheren Strukturniveau** mit einer **guten Integration** kann es auf der körperlichen Ebene zur Vermeidung der Wahrnehmung, zur Verleugnung von Erfahrungen oder zur Hemmung von Handlungen kommen, aber der Mensch erlebt sich als er selbst in seinem Körper, der etwas empfindet oder tut.

Bei einem gesunden Körpererleben sprechen Galuska und Galuska (2006, S. 593) von einer **personalen Struktur**, bei der der ganze Körper im jeweiligen Moment für die Erfahrung offen ist und seine sinnlichen Qualitäten „als Quell der Lebensfreude und des Lebensgenusses" erlebt werden. Diese Freude an der eigenen Körperlichkeit, auch in der Interaktion mit anderen, wird im klinischen Alltag als Ressource leider noch zu wenig beachtet (Joraschky und Pöhlmann 2014, S. 28).

▶ Das körperliche Selbsterleben gibt Auskunft über Krankheitsbilder, Strukturniveau und das Erleben von Identität. Es bietet daher einen Ansatz zur Indikationsstellung.

Röhricht (2011a) nimmt das Körpererleben als Ausgangspunkt für eine Klassifikation psychischen Leids, das er als Folge einer Regulationsstörung im leiblichen Bezug zur Welt versteht. Er unterscheidet dabei drei Kategorien:

– den **flüchtigen Leib** der Psychotiker, bei denen das Ich wenig verkörpert ist;
– den **instrumentalisierten Leib**, der bei Persönlichkeitsstörungen als Mittel der Selbstdarstellung oder als Ort der Affektabfuhr eingesetzt wird; das entspricht der mittleren und der niederen Strukturebene in der Charakterpathologie von Kernberg (1992);
– den **lastenden Leib**, bei dem das Leid lastend im Körper erlebt wird wie in der Schwere der

Depression oder in der Beklemmung der Angst oder dem Schmerz der somatoformen Störung; das entspricht der Ebene des höheren Strukturniveaus.

Bei Persönlichkeitsstörungen kann der Leib aber nicht nur instrumentalisiert werden; es kann auch sein, dass Patienten wie Sklaven ihrer körperlichen Impulse handeln. In beiden Fällen geht die kongruente Verbindung zum Körper verloren.

**Körperschema und Körperbild**

Vielfach gehen psychische Störungen mit Störungen des Körperbildes oder des Körperschemas einher wie bei der Magersucht oder bei hirnorganisch bedingten psychischen Ausfällen. Die Begriffe Körperschema und Körperbild sind zentral sowohl für theoretische als auch für klinische Konzeptionen des Körpererlebens, werden allerdings nicht einheitlich benutzt (Gallagher 2003, 2005, S. 19; Röhricht et al. 2005) und teilweise durch andere Einteilungen ersetzt (z. B. Vignemont 2010).

Der Begriff des Körperschemas tauchte in der Neurologie zu Beginn des 20. Jahrhunderts auf und wurde für Muster sensibler und kinästhetischer Repräsentationen des realen Körpers verwendet (Joraschky 1995). Den eher psychologischen Begriff des Körperbildes führte Paul Schilder für die subjektive Erfahrung des Körpers ein. Für ihn ist das Körperbild ein Ergebnis von Vorstellungen und nicht von kinästhetischen und somatosensorischen Wahrnehmungen (Starobinski 1987, S. 26).

Als **Körperschema** wird eine plastische und dynamische Repräsentation der räumlichen und biomechanischen Merkmale des Körpers verstanden, die sich aus verschiedenen Sinnesinformationen speist und zentralnervös verankert ist. Medina und Coslett (2010) unterscheiden drei Komponenten:

1. eine primäre somatosensorische Repräsentation des Körpers über die Hautoberfläche,
2. eine Repräsentation von Körperform und -größe,
3. eine Repräsentation der Körperhaltung, über die der Körper, die Position seiner Glieder im Raum und die Lokalisation von Reizen im

räumlichen Bezug zum Subjekt abgebildet wird. Die Empfindung der Körperposition wird über taktile, propriozeptive, visuelle, vestibuläre, auditorische und interozeptive Wahrnehmungen vermittelt.

Das Körperschema arbeitet automatisch und performativ (Gallese und Sinigaglia 2010, S. 747; Giummarra et al. 2008). Seine Funktion ist es, Haltung und Bewegung im Raum unterhalb einer Ebene des intentionalen Umgangs mit dem Körper zu gewährleisten. Die Prozesse, die das gewährleisten, müssen nicht bewusst werden (De Preester 2007, S. 605; Gallagher 2003; Röhricht et al. 2005, S. 187).

Das Körperschema enthält sowohl Langzeitinformationen, z. B. über die Länge der Gliedmaßen, als auch Kurzzeitinformationen über die aktuelle Lage des Körpers im Raum. Es sagt daher etwas über den habituellen und über den aktuellen Körper im Sinne einer Unterscheidung von Merleau-Ponty aus. In Zeiten des raschen Körperwandels wie in der Pubertät kann man beobachten, dass Menschen Zeit brauchen, ihr Schema anzupassen; sie „wissen" dann in ihren Bewegungen nicht, wie groß sie sind. Bewegung ist ein wesentliches Mittel, um das Körperschema zu differenzieren (Lausberg 2009, S. 128).

Das **Körperbild** ist hingegen subjektiv, persönlich und in der Regel bewusst (De Preester 2007; Röhricht 2009a, S. 25). Gallagher (2003, S. 5) definiert *body image* als ein System von körperbezogenen Wahrnehmungen, Einstellungen und Überzeugungen mit drei Elementen:

1. wie man den Körper wahrnimmt (*body perception*),
2. wie man ihn versteht (*body concept*),
3. wie man ihn emotional erlebt (*body affect*).

Das Konsensuspapier einer deutschen Forschergruppe fasst den Begriff des Körperbildes enger im Sinne des Begriffs *body concept* bei Gallagher, um die „den Körper betreffenden mehrdimensionalen Erfahrungs- und Bewertungsaspekte" zu bezeichnen (Röhricht et al. 2005, S. 187). Entsprechend unterscheidet Röhricht (2009a, S. 33) analog zu Gallagher zwischen

**Tab. 6.2** Körperschema und Körperbild

| Begriff | Inhalt/Funktion | Störungen |
|---|---|---|
| Körperschema | Sensomotorische Repräsentation des Körpers<br>Funktion: Steuerung von Handlungen<br>Komponenten:<br>– Somatosensorische Repräsentation<br>– Repräsentation von Körperform und Körpergröße<br>– Repräsentation der Haltung und der Position des Körpers im Raum | Autotopagnosie (Störung der Lokalisation von Körperteilen im Verhältnis zum Körper)<br>Asomatognosia (Ausfall der Bewusstheit von Körperteilen)<br>Apraxie (Störung willkürlicher Ausdrucksbewegungen)<br>Ataxie (Störung der Bewegungssteuerung)<br>Anosognosie (Nicht-Erkennen körperlicher Ausfälle) |
| Körperbild (im weiteren Sinne) | Körperbild im engeren Sinne:<br>inneres Bild vom Körper, Metaphern, Fantasien, Konzepte, Wissen um den Körper | Körperdysmorphe Störung<br>Body Integrity Identity Disorder<br>verzerrtes Bild z. B. bei Magersucht |
| | Körperempfinden/<br>Körperwahrnehmung:<br>sensomotorisch-visuell –<br>Beschreibung der Beziehung von Körperteilen zueinander, Einschätzung der Größenverhältnisse | Unfähigkeit, die Beziehung der Körperteile zueinander richtig zu beschreiben; Neglect-Syndrom; verzerrte Wahrnehmung von Körperumfang und Körperausdehnung bei Magersucht |
| | Körperzufriedenheit/<br>Körperkathexis:<br>inneres Erleben des Körpers, Besetzung des Körpers mit psychischer Energie, affektive Körperbewertung | Ablehnung des eigenen Körpers, narzisstische Aufwertung des Körpers; hypochondrische Beschäftigung mit dem Körper, hysterische Störungen des Körpererlebens; mangelndes Erleben von Körpergrenzen bei selbstverletzendem Verhalten |

1. dem **Körperempfinden** als dem perzeptiven Bezug,
2. dem **Körperbild** als dem kognitiven Bezug mit Körperfantasien, Körperkonzepten und Körperwissen,
3. der **Körperkathexis** als dem emotionalen Bezug zum Körper, manchmal auch Körperzufriedenheit genannt.

In der klinischen Literatur wird der Begriff Körperbild oft im Sinne der weiter gefassten Definition für alle drei von Gallagher und Röhricht aufgeführten Aspekte benutzt, nicht allein für den kognitiven. Das Körperbild in diesem Sinne ist wie das Körperschema ein Ergebnis von Lernprozessen, die allerdings im Unterschied zu jenem durch Konzepte, Vorstellungen und Fantasien gegenüber dem Körper vermittelt sind. Es ist das **Bild**, das sich ein Mensch von seinem Körper macht, und nicht ein Schema, das dessen Haltung und Bewegung organisiert. **Beim Körperbild geht es um eine Einstellung, beim Körperschema um eine Fähigkeit.** Man könnte auch sagen, dass das Körperbild aus einem Top-down-Prozess gespeist wird, während es sich beim Körperschema um Bottom-up-Prozesse handelt (Giummarra et al. 2008, S. 146) (Tab. 6.2).

Ein Körperschema kann ein psychisches Erleben prägen, wie folgendes Beispiel einer Patientin zeigt, die sich in der Stunde mit einem durch eine Körperbehinderung erworbenen Schema auseinandersetzt:

**Therapiebeispiel**

Die Patientin steht aufgrund einer frühkindlichen Behinderung am Fuß habituell so, dass sie die linke Hüfte und das schwächere, linke Bein entlastet und ihr Körpergewicht auf das rechte Bein verlagert. Als Folge davon hat sie Beschwerden im Bereich der Brustwirbelsäule. In ihrem Körperschema ist diese Fehlhaltung als Normalhaltung verankert. Dadurch spürt sie eine Dysbalance als Mitte und eine Seitenverlagerung als Achse.

Das kann man dadurch korrigieren, dass die Patientin vor einem Spiegel oder in der Spiegelung des Therapeuten in die senkrechte Achse zu kommen lernt und dementsprechend die Stellung ihrer Hüfte, ihres Rumpfes und ihres Kopfes korrigiert. Wenn sie optisch die Mittelachse findet, entspricht das zunächst nicht ihrem Körpergefühl. Daher muss eine solche Neuausrichtung in die Mitte eingeübt werden, indem sie zum Beispiel regelmäßig zu Hause vor dem Spiegel ihre Mittelachse sucht. Auf diese Weise werden die propriozeptiven Rückmeldungen korrigiert, die ein pathologisches Körperschema als Normalzustand melden.

Nachdem ich es mit der Patientin zum ersten Mal ausprobiert hatte, kam sie in die nächste Sitzung mit den Worten, diese Arbeit habe gute Laune gemacht, vor allem, weil sie etwas entdeckt hatte, womit sie selbst aktiv am Ausgleich ihrer Behinderung arbeiten konnte, der sie bislang unbewusst nachgegeben hatte. Auch sagte sie, sie habe in der Woche häufig bemerkt, wie sie aus der Mitte gekippt sei. Die Ausrichtung habe jedes Mal ihr rechtes Iliosakralgelenk entlastet und zu einer Entspannung im BWS-Bereich geführt. ◄

Wenn jemand wie diese Patientin nicht in der Mitte ist, auf solche Weise in die Mitte kommt und ihre Mitte spürt, empfindet sie sich in der Regel als klarer, gerichteter oder kräftiger. Durch entsprechende Übungen werden Patienten aufmerksamer für ihre körperliche Realität. In die Mitte zu kommen und sich aufzurichten kann sowohl auf der Ebene des Körperschemas als auch

auf einer symbolischen Ebene von Bedeutung sein (Geuter 2019, S. 234ff).

Störungen des Körperschemas oder des Körperbildes sind von unterschiedlicher Art (Tab. 6.2). Wenn bei einer Neuropathie die Funktionen des Körperschemas ausfallen, können Bewegungen nur noch bewusst gesteuert werden, nicht mehr automatisch. Beim Neglect-Syndrom hingegen fällt aufgrund einer halbseitigen Schädigung des Gehirns die Hälfte des Körperbildes aus. Neuropsychologische Störungen betreffen aber meist Körperschema und Körperbild zugleich (Vignemont 2010, S. 678).

Während das Körperschema vor allem in neurologischer und neuropsychologischer Hinsicht interessant ist, sind wir in der Körperpsychotherapie mehr am Körperbild interessiert. Das Körperbild ist immer mit psychischen Prozessen, Fantasien oder Vorstellungen verbunden. Reine Körperbildstörungen sind daher eher psychischer Art. Bei der Anorexie und der Bulimie hat die Körperbildstörung eine herausgehobene Bedeutung für Genese und Verlauf der Erkrankung. Daher bietet sich hier „eine verstärkte Einbeziehung körperbezogener Therapieformen" an (Konzag et al. 2006, S. 35). Auch die Verarbeitung traumatischer Lebensereignisse im Körper, die nicht nur der PTBS, sondern oft auch somatoformen Störungen zugrunde liegt, lässt es als sinnvoll erscheinen, körperbezogene Methoden zu nutzen.

Generell sind Störungen des Körpererlebens und des Körperbildes ein besonderer Grund für eine Indikation zu einer Körperpsychotherapie. Ein intaktes, positives Körperbild und ein ungestörtes Körpererleben zeigen hingegen psychische Gesundheit an.

# Der erlebte Körper und der Körper der Naturwissenschaft

**7**

## Inhaltsverzeichnis

▶ In diesem Kapitel widme ich mich einigen Aspekten der Frage, wie sich das Erleben des Körpers und seine naturwissenschaftlich erforschten Eigenschaften aufeinander beziehen lassen. Ich begründe, dass Krankheitstheorien zirkuläre Kausalitäten zwischen dem erlebten und dem physischen Körper berücksichtigen sollten, eine Behandlungslehre der Körperpsychotherapie hingegen nicht aus einem Verständnis von Prozessen auf der Ebene des Körpers als Objekt gewonnen werden kann, da Psychotherapie ein kommunikatives Handeln von Subjekten ist. Anhand physiologischer Modelle des Autonomen Nervensystems zeige ich, dass für das Verständnis von psychosomatischen Krankheiten und Traumafolgen und für eine störungsadaptierte Therapie ein Abgleich mit naturwissenschaftlichen Modellen sinnvoll ist. Anschließend erläutere ich, warum ich Versuche, die Körperpsychotherapie auf eine neurowissenschaftliche oder energetische Theorie zu gründen, nicht für sinnvoll halte.

Von der Phänomenologie wurde die physische Natur des menschlichen Körpers vielfach ausgeblendet (Böhme 2020). Wir sind aber auch der physische Körper, der uns im Erleben spürend gegeben ist, und haben ihn nicht nur (Kap. 2). Im vorigen Kapitel habe ich erläutert, dass das Selbsterleben physisch auf den Selbstsinnen beruht (Abschn. 6.3). Etwas erleben kann nur ein lebendiges körperliches Wesen im Austausch mit der Welt. Wie aber die Einheit von erlebtem und materiellem Körper verstanden werden soll, wird in der Körperpsychotherapie unterschiedlich gesehen.

Die Fülle neuerer physiologischer und neurobiologischer Erkenntnisse hat manche dazu verleitet, in ihnen eine Fundierung unseres Feldes zu suchen. Diese Erkenntnisse haben vor allem das Verständnis von Traumafolgen und psychosomatischen Krankheiten vertieft (Egle et al. 2020; van der Kolk 2014). Auch werden Zusammenhänge zwischen Prozessen des Erlebens und Verhaltens, psychischen Störungen und messbaren neuronalen, endokrinen oder immunologischen Parametern immer genauer erforscht (Knop und

© Springer-Verlag GmbH Deutschland, ein Teil von Springer Nature 2023
U. Geuter, *Körperpsychotherapie*, Psychotherapie: Praxis,
https://doi.org/10.1007/978-3-662-66153-6_7

Heim 2020; Schubert 2020; Walther et al. 2022). Aus den naturwissenschaftlichen Erkenntnissen können sich Gesichtspunkte ergeben, in der Körperpsychotherapie physische Körperprozesse zu berücksichtigen und auf sie einzuwirken, aber die Mittel, mit denen wir das tun, lassen sich nicht aus ihnen ableiten. Denn es sind Mittel einer Praxis der zwischenmenschlichen Kommunikation in einer verkörperten Begegnung. Aus naturwissenschaftlichen Erkenntnissen lassen sich nur einzelne medizinische Formen der Hilfe ableiten. Eine naturalistische Begründung der Praxis einer jeden Form der Psychotherapie kann es nicht geben (Richter 2019).

Dennoch ist für die psychotherapeutische Praxis ein Wissen über den physischen Körper als Objekt hilfreich. Das gilt nicht nur für das Verständnis von psychischen Krankheiten, bei denen körperliche Symptome im Vordergrund stehen. Denn der Körper, mit dem wir es in der Therapie zu tun haben, ist immer auch ein physischer Körper, dessen physische Gegebenheiten mögliche Entwicklungen vorgeben, z. B. dass er der Schwerkraft unterliegt (Trautmann-Voigt und Voigt 2009, S. 153). Eine körpertherapeutische Methode wie die Feldenkrais-Arbeit schult die Auseinandersetzung mit der Schwerkraft und betrachtet den Körper als eine ganzheitliche, biomechanische Einheit (Heller 1997). In der Gindler-Arbeit wird erkundet, wie der Körper einen Bezug zu dem ihn tragenden Grund herstellt oder das Skelett als inneres Gerüst ihn hält. Bei dieser Arbeit wird der Körper in seinen physischen Funktionen und in seinem Bezug zur dinglichen Welt aufmerksam erfahren. Das ist bei Techniken der Erdung bedeutsam (Geuter 2019, S. 230ff).

Versucht man als Körperpsychotherapeut Kontraktionen auf der Ebene von Muskulatur und Bindegewebe zu lösen, mit denen Menschen Gefühle festhalten oder affektmotorische Muster chronisch fixieren, hilft es, Struktur und Funktion der Muskulatur zu kennen (Marcher und Fich 2010; Röhricht 2000, S. 191ff; Kap. 13). Auch sollten wir die Wirkung unseres Handelns auf der Ebene des physischen Körpers einschätzen können, etwa wenn durch kathartische Techniken ebenso wie bei einer Reizkonfrontation heftige vegetative Reaktionen ausgelöst werden (Schrauth 2006),

Allerdings ist das Wissen über den erlebten und das über den objektiven Körper von unterschiedlicher Natur. Wenn ich einen Menschen frage „Haben Sie Schmerzen?", kann er das nur als Subjekt wissen. Frage ich „Ist Ihr Zeh gebrochen", kann diese Frage objektiv anhand eines Röntgenbilds beantwortet werden. Wenn jemand sagt „Ich glaube, mein Zeh ist gebrochen", kann er sich täuschen. Berichtet er von Schmerzen, täuscht er sich nicht. Denn es ist eine Aussage **der** Person. Naturwissenschaftliche Aussagen sind hingegen Aussagen **über die** Person. Subjektive Zustände, die eine Person äußert, anzuerkennen, bedarf keiner naturwissenschaftlichen Verifizierung (vgl. Frank 1994, S. 31). Man kann sie auch niemandem mit Verweis auf ein Röntgenbild oder Scan ausreden. Denn die subjektive Perspektive des Erlebens kann nicht aus dem Physischen erklärt werden (Kap. 2). Ob wir uns benommen, frisch, freudig oder traurig fühlen, erfahren wir nicht so, wie man ein Phänomen physikalisch oder biologisch beschreibt, sondern in unserem Befinden (Schmitz 2014, S. 71).

Naturwissenschaftliche Methoden erfassen den Körper als Objekt, nicht das verkörperte Erleben des Subjekts. Da die Subjektivität aber auf vielfache Weise mit dem physischen Körper in zirkulärer Kausalität verbunden ist (Abschn. 5.1), können naturwissenschaftliche Erkenntnisse dazu beitragen, manche psychischen Prozesse und Erkrankungen besser zu verstehen, z. B. eine Kenntnis der Traumaphysiologie die posttraumatische Belastungsreaktion. Das gilt insbesondere dann, wenn Veränderungen des Körpers als Objekt so gravierend sind, dass sie das Erleben und Verhalten geradezu beherrschen, wie bei Ausfall einer Sinnesfunktion, einer schweren Krankheit oder schwerer körperlicher Traumatisierung (T. Fuchs 2021a). Im Sinne des Modells der zirkulären Kausalität von Fuchs haben wir es dann mit einer aufwärts gerichteten Kausalität einer unteren Ebene zu tun.

Eine Theorie psychischer Krankheiten ist aber genauso wenig Gegenstand meines Buches wie eine Darstellung der objektiven Anatomie oder

Physiologie des Körpers. Ich werde mich daher in diesem Kapitel auf die Frage beschränken, inwieweit bestimmte naturwissenschaftliche Modellvorstellungen mit bestimmten Modellen der Praxis der Körperpsychotherapie kompatibel sind.

Mentale Prozesse sind notwendigerweise mit biologischen Prozessen verbunden. Alle Erfahrungen schreiben sich auch in die Biologie eines Menschen ein, z. B. wenn bei Frauen, die als Kind einen Missbrauch erlebt haben, die Hirnrinde in denjenigen Feldern dünner ist, die die Genitalien repräsentieren (Heim et al. 2013), oder wenn bei früher Misshandelten das Volumen grauer Substanz in emotionsverarbeitenden Hirnzentren geringer ist (Edmiston et al. 2011). Auch gehen therapeutische Veränderungen des Erlebens mit organismischen Veränderungen einher. Untersuchungen deuten auf nachweisbare Veränderungen im Gehirn und im Immunsystem hin (O'Toole et al. 2018; Schakel et al. 2019). Solche Zusammenhänge sind aber nicht kausaler Natur. Es handelt sich vielmehr um Korrelationen, Kovariationen und strukturelle Koppelungen zwischen verschiedenen Systemebenen als Teil von Lebensprozessen (T. Fuchs 2021a, S. 273f). In materiellen Prozessen lassen sich nicht die Gründe für Lebensprozesse finden (ebd., S. 261).

So erklärt die Polyvagale Theorie von Porges (Abschn. 7.1) nicht die Schädlichkeit traumatischer Erfahrungen, sondern bietet ein Modell, um deren Wirkungen auf einer physiologischen Ebene zu beschreiben, das wir auf plausible Weise mit psychologischen Beschreibungen in Verbindung bringen können. Eine PTBS resultiert aber nicht aus der Physiologie, sondern aus dem, was einem Menschen im Leben widerfahren ist.

▶ Nicht der Körper ist die Ursache psychischer Prozesse oder die Psyche die Ursache körperlicher Prozesse, sondern beide sind Teil von Lebensprozessen.

**Biologische Ebenen und Erleben**

Auf der Ebene des materiellen Körpers finden Prozesse auf unterschiedlichen biologischen Ebenen statt, die nicht identisch mit den Ebenen des Erlebens sind (Abschn. 6.1). So gibt es die Ebene der Moleküle und Zellen, die auch in Interaktion mit der Umwelt stehen, Erfahrungen speichern und Kategorien aufbauen, Immunzellen z. B. die kategoriale Unterscheidung zwischen dem, was zum Körper gehört, und dem, was nicht zum Körper gehört. Solche Prozesse aber erschließen sich nicht dem bewussten Erleben. Körperprozesse auf der Ebene der Zellen erleben wir allenfalls indirekt in Form propriozeptiver oder interozeptiver Signale, z. B. dass uns aufgrund der Aktivität von Immunzellen bei der Abwehr von Erregern heiß wird, oder auch in Form kognitiver Veränderungen, wenn z. B. infolge von Sauerstoffmangel Wahnvorstellungen entstehen. Biologisch erscheint es mir nicht möglich, „zelluläre Bewusstheit" zu wecken und „mit der zellulären Ebene des Körpers in Kontakt" zu kommen, wie es Hartley (2012, S. 42, 47) behauptet. Auch die Wirkung von medizinischen Mitteln auf der Zellebene wie die eines Antidepressivums vom Typus der SSRI auf die Wiederaufnahme von Serotonin im synaptischen Spalt, erleben wir nur indirekt. Zelluläre Vorgänge sind der bewussten Wahrnehmung nicht zugänglich.

In einer Therapie befassen wir uns mit dem, was jemand erlebt und erlebt hat und wie er sich fühlt, aber nicht mit dem, was in seinen Zellen vorgeht, mit dem erlebten Körper aus der Perspektive der ersten Person und nicht mit dem materiellen Körper aus der Perspektive der dritten Person (Kap. 2).

Aus der Traumaphysiologie können wir therapeutische Aufgaben ableiten wie diejenige, emotionale Erregung zu beruhigen. Die körperpsychotherapeutischen Mittel, mit denen wir das tun, lassen sich aber nicht aus naturwissenschaftlichen Erkenntnissen gewinnen. Denn diese Mittel liegen nicht auf den Ebenen einer biologischen, chemischen oder physikalischen Regulation organismischer Prozesse, sondern auf den Ebenen des Erlebens, Verstehens und Handelns.

Hilfreiche Veränderungen auf diesen Ebenen der Subjektivität verändern aber immer auch physische Zustände. Damit es Patienten besser geht, müssen sogar auch dem bewussten Erleben nicht zugängliche Prozesse vegetativer und sensomotorischer Regulation wieder in ein besseres Gleichgewicht kommen. Mit einem aufgeregten Puls lässt sich nicht ruhig reagieren. Eine gesündere Selbstregulation erfordert eine gesündere Stressregulation. Erfolgreiche therapeutische Arbeit wirkt in die physiologische Ebene hinein. Daher bezeichnet Liss (2001, S. 176) die Körperpsychotherapie als eine im Organischen wurzelnde Therapie. Doch selbst wenn wir die physiologische Ebene erreichen, arbeiten wir in der Körperpsychotherapie nicht mit physikalischen oder biologischen Mitteln. Als Folge unserer Tätigkeit mögen sich die Pulsrate oder die Darmtätigkeit verändern, aber wir setzen dafür keinen Herzschrittmacher ein und verabreichen keine probiotischen Stoffe.

Körperpsychotherapeutische Praxis ist eine Arbeit am subjektiv erfahrenen Leid in der Beziehung mit einem verkörperten Subjekt. Für eine allgemeine Theorie ihrer Praxis benötigen wir daher Theorien über subjektive Prozesse. Theorien des physischen Körpers kommen allerdings dann ins Spiel, wenn wir Krankheiten umfassender verstehen und das therapeutische Vorgehen störungsspezifisch auf sie ausrichten wollen. Denn Krankheiten lassen sich in ihrer Multidimensionalität nur in einem **biopsychosozialen Krankheitsmodell** beschreiben (von Uexküll und Wesiack 1996).

Dieses Modell hat durch Erkenntnisse aus Psychoimmunologie, Psychoendokrinologie, Psychophysiologie und Hirnforschung das Verständnis von Krankheiten in einem Ausmaß vertieft, dass Egle et al. (2020a) von einem Paradigmenwechsel

in der Psychosomatischen Medizin sprechen. In ihrem als „neurobiologisch fundiert" bezeichneten Lehrbuch der Psychosomatik diskutieren sie diese Fundierung aber allein in Bezug darauf, welche Faktoren der Entstehung von Krankheiten bei der Behandlung berücksichtigt werden sollen. In Bezug auf die Psychotherapie erwähnen sie nur, dass diese auf andere Funktionsebenen als nur die psychische wirken könne, ohne eine psychotherapeutische Behandlungslehre neurobiologisch zu fundieren. In therapeutischer Hinsicht erweitern neurobiologische Erkenntnisse allenfalls das Spektrum medizinisch-technischer Behandlungsmethoden, z. B. um eine zielgenauere Behandlung mit Psychopharmaka.

▶ Neurobiologische oder physiologische Erkenntnisse können helfen, Krankheitsprozesse besser zu verstehen. Sie können aber nicht die Methoden der Psychotherapie begründen, weil Psychotherapie ein kommunikatives und nicht ein technisches Handeln ist.

Das biopsychosoziale Modell wurde zunächst von dem Kardiologen Engel (1977) für die Entstehung von Herzkrankheiten formuliert. Dem Modell zufolge sind biologische, psychische, soziale und ökologische Faktoren von Krankheiten miteinander verbunden und bedingen sich wechselseitig. Krankheiten sind ein Geschehen im Raum dieser Faktoren. Eine PTBS zum Beispiel ist eine somatopsychische Störung, die sich in der Beziehungsgestaltung und in der Stressphysiologie manifestiert (Reddemann und Sachsse 2000, S. 560), in Intrusionen und in endokrinologischen oder immunologischen Reaktionen (Barratt 2010, S. 122). Denn Lebensereignisse wirken immer auf das gesamte System eines Menschen ein, niemals auf eine interpersonale, psychische, physiologische, neuronale oder zelluläre Ebene allein.

Gleiches gilt für therapeutische Maßnahmen (Koemeda-Lutz 2012). Aus dem biopsychosozialen Modell folgt, dass wir auf der biologischen, psychischen, sozialen und ökologischen Ebene auf Krankheiten einwirken können, auf eine PTBS z. B. auch durch Psychopharmaka oder durch eine Veränderung des zwischenmenschlichen Umfelds. Eine Intervention auf einer Ebene kann potenziell Wirkungen auf allen anderen Ebenen entfalten. In einem helfenden Beruf müssen wir uns immer fragen, auf welcher Ebene ein Problem am besten behandelt werden kann (vgl. Ollars 2005). Auf alle Ebenen des Erlebens können wir auch mit nicht-psychotherapeutischen Mitteln einwirken (Abschn. 5.1). Der Einsatz eines Virostatikums kann das gesamte Selbsterleben eines HIV-Patienten verändern, die Bewilligung einer Frührente das eines Depressiven. Versteht man das biopsychosoziale Modell nicht nur als ein Krankheitsmodell, sondern als ein **Gesundungsmodell**, dann zeigt es auf, dass Gesundheit über all die Ebenen hinweg gefördert werden kann, die auch an der Entstehung von Krankheiten beteiligt sind. Die Körperpsychotherapie wirkt dabei mit körperlichen und psychischen Mitteln auf der Ebene der Person und ihrem im Körpererleben gegründeten Selbsterleben ein, auch wenn sie über diese Arbeit eine Veränderung auf anderen Ebenen wie Organen oder Geweben, Partnerschaften oder Familien erreicht.

Eine **Krankheitslehre** psychischer Störungen sollte dem biopsychosozialen Modell gerecht werden. Sie kann aber nicht aus einer **Behandlungstheorie** abgeleitet werden, sondern nur aus einem Verständnis der Krankheiten selbst. Eine Behandlungstheorie schärft allenfalls den Blick für bestimmte Faktoren in der Genese einer Krankheit, wie die Verhaltenstherapie für die Lerngeschichte, die Psychoanalyse für unbewusste Konflikte oder die Körperpsychotherapie für Körperbildstörungen, pathogene affektmotorische Schemata oder körperliche Abwehrstrukturen (Abschn. 6.7, Kap. 12 und 13). Ich halte es daher für einen wissenschaftslogischen Irrtum, wenn von psychotherapeutischen Verfahren verlangt wird, eine eigene Krankheitslehre vorzulegen, wie es in Deutschland der Wissenschaftliche Beirat Psychotherapie tut. Ich werde in diesem Buch keinen Versuch dazu unternehmen. Ein Verständnis der Genese von Krebs

hängt auch nicht davon ab, ob ich einen Tumor chirurgisch, radiologisch oder internistisch behandle. Umgekehrt aber kann sich die Wahl des Behandlungsverfahrens aus dem Verständnis der Krankheit und vor allem ihres individuellen Verlaufs ergeben.

Im Folgenden werde ich mich mit einigen Aspekten der Psychophysiologie von psychosomatischen Krankheiten und Traumafolgen beschäftigen und dabei auf Theorien des vegetativen Nervensystems eingehen, die in diesem Kontext in der Körperpsychotherapie vielfach diskutiert werden. In den späteren Abschnitten werde ich genauer begründen, dass wir eine allgemeine Theorie der Körperpsychotherapie nicht auf naturwissenschaftliche Modelle der Neurobiologie oder einer Energietheorie gründen können.

## 7.1 Vegetatives Nervensystem und menschliches Erleben und Handeln

In der Körperpsychotherapie spielt die Verknüpfung psychologischer Modelle mit Modellen des vegetativen Nervensystems seit ihren Anfängen eine besondere Rolle (Bhat und Carleton 2015). Reich sah in der Neurose auch eine chronische „Störung des vegetativen Gleichgewichts und der natürlichen Beweglichkeit" (1942, S. 227). Boyesen (1987, S. 36) argumentierte im Rahmen des psychoanalytischen Konfliktmodells, dass verdrängte, konflikthafte Gefühle in vegetativen Symptomen persistieren können und psychische Probleme daher nur dann zu einem Abschluss kommen, wenn „emotional-vegetative Zyklen" abgeschlossen werden (Abschn. 10.5). M. Fuchs (1989) ging von der Notwendigkeit aus, das „vegetative Unbewusste" therapeutisch zu erreichen und eine Selbstregulation über den unbewussten Atem und die Rückgewinnung eines vegetativen Eigenrhythmus herbeizuführen (von Arnim 1994, 2009; Abschn. 3.4, „3. Rhythmus"). Carroll (2005, S. 17, 29) ist sogar der Ansicht, dass die

Selbstregulation des Autonomen Nervensystems (ANS) bis heute das Herz der Körperpsychotherapie bilde (Kap. 17).

> **Biologische Rhythmen**
>
> Das vegetative Leben durchzieht eine Vielzahl biologischer Rhythmen wie Herzschlag, Atemrhythmus, Rhythmus des cerebrospinalen Liquors oder rhythmische Kontraktionen der Hirnventrikel (Maier et al. 1994). Durch Schrittmacherzellen gesteuert kontrahiert sich der Magen etwa dreimal pro Minute, der Zwölffingerdarm etwa 12-mal und das Ileum, der letzte Abschnitt des Dünndarms, etwa achtmal (Schaible 2006).
>
> Gesunde Rhythmen sind dabei nicht unbedingt gleichmäßige Rhythmen. Bei gesunden Menschen variiert die Länge der Intervalle zwischen den Atemzügen oder den Herzschlägen. Menschen mit einer höheren sog. Herzfrequenzvariabilität können leichter Erinnerungen unterdrücken und sich so vor Intrusionen schützen (Gillie et al. 2014). Eine geringere Herzratenvariabilität gilt als Stressindikator.

Theorien des vegetativen Nervensystems bringen bestimmte subjektiv erlebte Zustände von Spannung, Entspannung und Immobilisierung, die in Auseinandersetzung mit Umweltreizen entstehen, in Verbindung mit bestimmten physiologischen Zuständen, die über das ANS vermittelt werden. Daher ist der Vergleich psychologischer Modellvorstellungen mit diesen Theorien auch für eine erlebenszentrierte Körperpsychotherapie von Interesse. Der Ausgangspunkt klinischer Theorien ist dabei aber die Beobachtung des Erlebens und Verhaltens, das zu den physiologischen Vorgängen in Bezug gesetzt wird, nicht umgekehrt.

In der therapeutischen Praxis gehen wir immer von der **subjektiven Physiologie** aus, d. h. davon, wie ein Mensch vegetative Vorgänge erlebt. Wir können diese aber in Bezug zum Körper als Objekt und damit zu einer naturwissenschaftlich fassbaren **objektiven Physiologie** setzen (vgl. Geuter 2019, S. 72). Das werde ich im Folgenden tun.

> **Intersubjektive Physiologie**
>
> Erleben und Physiologie sind nicht nur auf der Ebene des Subjekts miteinander verknüpft. Auch interaktive Prozesse finden meist unbewusst auf physiologischer Ebene statt. In Beziehungen synchronisieren Menschen ihre physiologischen Rhythmen (Field 2012; Abschn. 11.3 zur Mutter-Kind-Beziehung). Bei Frauen, die in Gruppen leben, pendeln sich die Menstruationszyklen aufeinander ein (Weller et al. 1999). Beim gemeinsamen Singen kommt es zu einer gleichzeitigen Beschleunigung und Entschleunigung des Herzschlags (Vickhoff et al. 2013), beim Bauen mit Legosteinen zu dessen Synchronisierung (Fusaroli et al. 2016).
>
> Tschacher und Meier (2020) dokumentieren Synchronisierungen von Atmung, Herzschlag und Herzschlagvariabilität zwischen Patient und Therapeut während der Sitzung. In Paartherapien nimmt die elektrodermale Aktivität der Haut zu, wenn Gewalt in der Partnerschaft zur Sprache kommt (Paananen et al. 2018). Arbeiten zwei Paartherapeuten mit einem Paar, reagieren vor allem die Kotherapeuten mit einer hohen Synchronie ihrer elektrodermalen Aktivität (Tourunen et al. 2016). Auch zwischen Patienten und Therapeuten kommt es zu synchronen Veränderungen elektrodermaler Aktivität (Wiltshire et al. 2020). Kleinbub (2017) und Palumbo et al. (2016) sprechen wie schon Di Mascio et al. (1957) von einer interpersonalen Physiologie, Dana (2021) vom ANS als einem relationalen System.

**Abb. 7.1** Das
Nervensystem

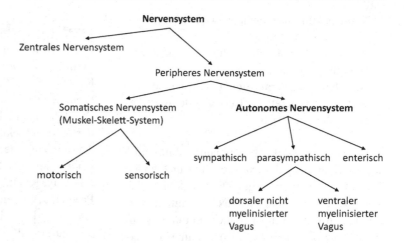

Das vegetative Nervensystem ist für die Steuerung aller auf die inneren Organe und die Drüsen bezogenen Körperprozesse zuständig. Da seine Aktivitäten im Unterschied zu denen des somatischen Nervensystems der Willkürkontrolle weitgehend entzogen sind, wird es auch **Autonomes Nervensystem** genannt (Jänig 1980). Es sorgt für Aktivierung und Deaktivierung, steuert Reaktionsprogramme des Überlebens, grundlegende Körperzustände und den Stoffwechsel und ist an der Regulation von Funktionen wie Herzrhythmus, Atmung, Verdauung, Speichel- oder Tränenfluss beteiligt (Fogel 2013, S. 134f).

Anatomisch und funktionell lässt sich das ANS in das

– sympathische,
– parasympathische und
– enterische Nervensystem
  unterteilen (Schächinger und Finke 2020).

In der Peripherie des Körpers ist das ANS neuroanatomisch vom somatischen Nervensystem getrennt (Abb. 7.1). Öfter wird daher allein der periphere Teil genannt, wenn vom ANS gesprochen wird. Aber auch auf der Ebene des Zentralen Nervensystems (ZNS) werden vegetative Funktionen gelenkt, vor allem vom Hypothalamus und von limbischen Strukturen. Zwischen den peripheren und den zentralen Strukturen bestehen dabei bidirektionale Verbindungen (Porges 2010, S. 44f).

Weil das ANS im ZNS mit dem somatischen Nervensystem verknüpft ist, lassen sich autonome Prozesse willentlich über Atemübungen, Meditation oder Yoga beeinflussen (vgl. Heller 2012, S. 208). Das ANS ist daher **nicht** wirklich **autonom, sondern vernetzt**. Es ist auch nicht in dem Sinne autonom, dass es unabhängig von der Außenwelt agiert. Vielmehr greift es regelnd in den Austausch mit der Umwelt ein und wird in der Art seines Eingreifens selbst durch zwischenmenschliche Interaktionen reguliert (Carroll 2005, S. 14). Es ist nur insofern autonom, als es **außerhalb der bewussten Kontrolle** arbeitet.

Bei der Entstehung von Traumafolgen und psychosomatischen Krankheiten spielt das vegetative Nervensystem eine besondere Rolle. Zu den Kennzeichen dieser Störungen gehören vegetative Dysregulationen, die mit dysfunktionalen Mustern emotionaler Belastungsreaktionen einhergehen. Patienten mit posttraumatischen Belastungsstörungen sind oft mehr in Zuständen als in Erlebnissen gefangen. Ihre Erinnerungen können überwiegend vegetativ kodiert sein. Die psychophysiologische Reaktion auf eine extreme Bedrohung persistiert, obwohl die Bedrohung vorüber ist. Daher ist es in der Behandlung hilfreich und manchmal zwingend notwendig, diese Patienten auf einer vegetativen Ebene zu erreichen und mit ihnen „in einen physiologischen Zustand zu wechseln, der mit Sicherheit und sozialem Engagement assoziiert ist" (Porges 2010, S. 253).

Von Uexküll unterscheidet zwischen

- **Ausdruckskrankheiten**, die das somatische Nervensystem nutzen, und
- **Bereitstellungskrankheiten**, die sich der Aktivität des vegetativen Nervensystems bedienen (Johnen 2010, S. 71).

Bei ersteren werden Emotionen mithilfe muskulärer Spannungen zurückgehalten und finden dann in diesen Spannungen ihren Ausdruck. Bei Krankheiten, die über das ANS vermittelt werden, haben wir es hingegen nicht mit einer symbolischen Körpersprache, sondern mit Stressverarbeitung zu tun. Dem entspricht die Unterscheidung von Ermann (2004, S. 235) zwischen Konversion und Somatisierung.

Vegetative Symptome wie Schweißausbrüche, Herzrasen, Schlafstörungen oder Durchfall treten oft als affektive Körperreaktionen „bei abgespaltener Gefühlswahrnehmung" auf (Schrauth 2006, S. 659). Können belastende Emotionen nicht verarbeitet und reguliert werden, nimmt der Körper in der Somatisierung wie auch bei Traumafolgestörungen gleichsam die Erregung in Form vegetativer Stressreaktionen auf (Plassmann 2021, S. 103).

---

**Konversion**

Die **Psychosomatik** wurde über Jahrzehnte vom psychoanalytischen Konversionsmodell der Neurosen bestimmt. Alexander (1951) betrachtete Magengeschwüre, Asthma, rheumatoide Arthritis, Neurodermitis, Hypertonie, Hyperthyreose und chronisch-entzündliche Darmerkrankungen als Folge von Abwehrprozessen. Nach diesem Modell äußern sich Konflikte symbolisch in bestimmten Symptomen, indem sich abgewehrte psychische Erregung in Körpersprache übersetzt. Das Modell beschrieb allerdings häufig Symptome mit hysterischem Hintergrund, etwa den sog. *Globus hystericus*, einen Kloß im Hals, der zu Schluckbeschwerden führen kann (E. Stern

1952, S. 149). Es glitt ins Spekulative, wenn etwa Obstipation als Ausdruck einer Verdrängung der Sexualität und infantiler Regression galt (ebd., S. 163). Auf die Spitze getrieben wurde dieses Denken von Dethlefsen und Dahlke (1983), die nicht nur jeder Krankheit eine symbolische Bedeutung zuordnen, sondern mit dem einleitenden Satz, ihr Buch entziehe dem Menschen die Krankheit als Alibi für ungelöste Probleme, zugleich Krankheit als individuelle Schuld definieren.

Heute stellt Plassmann (2021, S. 103) für die Psychoanalyse fest, dass der „ganze Bereich psychosomatischer Erkrankungen … nicht als Konversion" entsteht und das Konfliktmodell daher hier nicht anwendbar ist. Schächinger und Finke (2020, S. 103) sehen „nur Bruchstücke" der alten Theorie als wissenschaftlich haltbar an.

---

In der neoreichianischen Körperpsychotherapie finden wir das Konversionsmodell der Psychosomatik wieder. So beschreibt Ehrensperger (2010, S. 114ff) Herz-Kreislauf-Erkrankungen und Asthma allein auf einer Ebene der mit diesen Krankheiten verbundenen möglichen muskulären Blockierungen, die er als eine psychodynamisch zu verstehende Ausdruckssprache ansieht, z. B. Asthma als Ausdruck von Trennungsangst und einer gestörten Mutterbeziehung. Navarro (1986/1988) deutet Kopfschmerzen als Ausdruck von Feindseligkeit. Diese und andere Ansichten wie diejenige, dass Ohrkrankheiten etwas mit dem Zuhören oder Verdauungsbeschwerden mit dem Schlucken von Wut zu tun haben, mögen eingängig klingen, lassen sich aber nicht wissenschaftlich begründen.

Beachtet man die vegetative Ebene, wird deutlich, dass ein Asthmaanfall nicht einen symbolischen Sinn über den Körper mitteilt, sondern die Unfähigkeit anzeigt, seelische Erregungsprozesse anders als körperlich zu verarbeiten. Bei diesen Patienten wird also das

Erleben aus Schutz entemotionalisiert (Küchenhoff 2008, S. 120). Die am meisten verbreiteten psychosomatischen Krankheiten wie Bluthochdruck und Bronchialspasmen gehen mit Fehlsteuerungen des ANS einher (Velden 2007). Beim Asthmaanfall erfolgt eine parasympathische Überinnervation der Bronchien. Werden die Funktionen des ANS in großem Ausmaß und anhaltend dysreguliert, können sich körperliche Funktionen so weit verändern, dass es zu krankhaften Veränderungen auf der Gewebeebene und damit zu körperlich diagnostizierbaren Symptomen kommt. Diese sind dann Folge einer **unspezifischen** Reaktion des ANS, weil das ANS nicht zwischen einer realen und einer symbolischen Bedrohung unterscheiden und in seinen Reaktionen auch nicht Konflikte symbolisieren kann (ebd.).

Die Stressforschung zeigt zum Beispiel, dass es als Folge von Stress zu einer unspezifischen Entzündungsaktivität kommt, die sich in Organschädigungen manifestieren kann (Schubert 2020). Allerdings hängt die Stressphysiologie wiederum mit dem Umgang mit Emotionen zusammen, weshalb Schubert (2019, S. 187) es für sinnvoll erachtet, Autoimmunerkrankungen in Verbindung mit unterdrückter Aggression zu bringen. Mit parasympathischer Innervierung einhergehende Beruhigung wiederum baut chronischen Entzündungsprozessen vor.

Die veraltete Vorstellung, dass psychosomatische Symptome einer Umwandlung seelischer Konflikte in Körperliches entspringen, korrespondiert mit dem dualistischen Konzept einer Wechselwirkung von Psyche und Körper (Abschn. 5.1). Sehen wir sie hingegen im Rahmen des Stressmodells, lassen sie sich als körperliche Komponenten ganzheitlicher Reaktionen im Lebensprozess verstehen. Sie kommunizieren die Erfahrung, dass ein Mensch eine Belastung nicht verkraften konnte. Mit ihnen schützt er sich vor weiterer Überflutung (Storck und Brauner 2021, S. 71ff). Ihr Sinn ist daher nicht in innerpsychischen Vorgängen zu suchen, wie die Abwehrtheorie annimmt, sondern in dem, was einem Patienten oder was mit ihm geschehen ist.

**Klinisches Beispiel**

Eine Patientin mit einer Fibromyalgie hatte fast ihr ganzes zweites Lebensjahr als gesundes Kind in einem Kinderkrankenhaus verbracht, oft angebunden ans Gitterbett, weil ihre Mutter in einem Sanatorium war und ihr Vater in einer anderen Stadt studierte. Als Kind fühlte sie sich innerlich einsam und hegte heftige, unerklärlich wirkende Aggressionen gegenüber ihren Eltern, die sie in Form von Suizidgedanken gegen sich selbst wandte. Die Schmerzsymptome flammten auf, als ein Sohn vorübergehend den Kontakt zu ihr abbrach und ein anderer für zwei Jahre nach Australien ging. Diese Trennungen konnte sie emotional nicht verkraften. ◄

Da psychosomatische Erkrankungen fast immer mit einer veränderten Wahrnehmung autonom regulierter Körperprozesse zusammenhängen, ist nicht der Ausdruck von Emotionen der Königsweg ihrer Behandlung, wie es aus dem Konversionsmodell folgt, sondern die Förderung von Körperwahrnehmung und Selbstregulation. Therapeutisch besteht die Aufgabe darin, die vegetativen Signale zu erfassen und die Wahrnehmung des eigenen Körpers und seiner vom ANS gesteuerten Funktionen zu vertiefen (Geuter 2019, S. 224ff). Schon dadurch können sich diese verändern (Johnen 2010, S. 62; Joraschky et al. 2002, S. 91). Darüber hinaus gilt es, die Spuren der emotionalen Belastungen zu erforschen und die dysfunktionalen Muster zu verändern, mit denen Patienten diese zu regulieren versuchen (Plassmann 2021).

**Sympathikus und Parasympathikus**

Lange wurde in der Körperpsychotherapie einem Modell des ANS gefolgt, das von einer antagonistischen Aktivität des Sympathikus und des Parasympathikus ausgeht. Beide fungieren demnach als Gegenspieler und regeln im Wesentlichen die grundlegenden Funktionen der **Aktivierung und Vitalisierung** einerseits, der **Entspannung und Beruhigung** andererseits (Tab. 7.1).

Der Sympathikus stellt Energie zum Verbrauch bereit, der Parasympathikus baut Energiereserven auf. Das wird auch als ergotrope und

**Tab. 7.1**  Sympathikus und Parasympathikus

|  | Sympathikus | Parasympathikus |
|---|---|---|
| Grundlegende Funktionen | Bereitstellung für Kampf- und Fluchtverhalten, Mobilisierung von Energie, Erregungsaufbau | Bereitstellung für Rückzug, Aufbau von Energiereserven, Erholung und Entspannung |
| Atmung | Weitet die Bronchien, beschleunigt den Atemrhythmus, vermehrt die Ausatmung | Verengt die Atemwege, verlangsamt den Atemrhythmus, beruhigt den Atem |
| Herz und Kreislauf | Beschleunigt den Herzschlag, erhöht den Blutdruck, verengt die Blutgefäße | Verlangsamt den Herzschlag, senkt den Blutdruck, weitet die Blutgefäße |
| Verdauung | Vermindert die Speichelsekretion, hemmt Verdauungsenzyme und Darmperistaltik, schließt die Blase und den Sphinkter | Vermehrt den Speichelfluss, aktiviert Darmperistaltik und Verdauung, entspannt die Blase und den Sphinkter |
| Augen | Weitet die Pupillen | Verengt die Pupillen, fördert den Tränenfluss |
| Haut | Vermehrt die Schweißabgabe, erhöht die elektrische Leitfähigkeit der Haut, zieht die glatten Muskeln der Haarbälge zusammen (Gänsehaut) | |
| Ressource | Handeln, bewältigen, etwas von sich fernhalten, fliehen | Sich beruhigen, etwas zu sich nehmen, sich zurückziehen |
| Körperpsychotherapeutische Entsprechung | Aktivierung emotionaler Erregung, Auftrieb von Gefühlen | Deaktivierung, Ausklingen von Gefühlen, Entspannung, Erholung |

Quellen: Carroll 2005, S. 16; Fogel 2013, S. 136; Jänig 1980; Rüegg 2006, S. 56f

trophotrope Reaktionslage bezeichnet. Die beiden Äste lassen sich neuroanatomisch voneinander unterscheiden. Die Nerven des Sympathikus treten aus den Brust- und Lendenwirbeln aus, die Nerven des Parasympathikus aus der Medulla oblongata und dem Kreuzbein und führen jeweils von dort in die Zielorgane (Rüegg 2006, S. 58f).

Bei der vom **Sympathikus** gesteuerten Kampf-Flucht-Reaktion werden Skelettmuskulatur, Herzmuskulatur und Gehirn vorrangig mit Blut versorgt und durch Vasokonstriktion das Blutvolumen erhöht. Der Blutdruck steigt und das Herz schlägt schneller. Gleichzeitig werden die sekretorischen und motorischen Funktionen des gastrointestinalen Systems unterdrückt. Auch der Stoffwechsel reagiert. Leber und Muskeln setzen Glukose frei. Aus dem Gewebe fließen freie Fettsäuren und Glyzerin ins Blut. So werden Nährstoffdepots für körperliche Aktionen mobilisiert. Auf der Ebene des Gehirns wird durch Ausschüttung von Neurohormonen und Neuropeptiden neuronal ein Zustand erhöhter Aufmerksamkeit und einer Aktivierung von Angst-, Flucht- und Aggressionsbereitschaft unterstützt (Uvnäs-Moberg 1998, S. 821f).

Bei positiven sozialen Interaktionen hingegen kommt es zu einer Umstimmung vom sympathischen zu einem erhöhten parasympathischen Tonus. Auch bei psychomotorischer Entspannung wie beim Autogenen Training dominiert die parasympathische Nerventätigkeit und es kommt zu einer Phasensynchronisation zwischen Atmung und Hautdurchblutung (Perlitz et al. 2004).

Der **Parasympathikus** wird im Wesentlichen über den Nervus vagus, den zehnten Hirnnerv gesteuert, der im Kopf Rachen und Gaumen versorgt und in den weiter abwärts gelegenen Körperregionen die parasympathischen Funktionen steuert. Er bildet die Verbindung zwischen den Nervenzellen im Kopf und im Bauchraum. Das parasympathische System wird daher auch als **vagales System** bezeichnet. Da der Vagus auch das Immunsystem innerviert, kann das autonome Nervensystem „entzündliche Überreaktionen der Immunzellen verhindern" (Rüegg 2006, S. 154, 193). Dies erklärt, dass eine Umstimmung vom Sympathikotonus zum Vagotonus das Immunsystem stärkt. In dieser Umstimmung wird traditionell ein Ziel der Körperpsychotherapie auf der Ebene der vegetativen Funktionen gesehen.

**Sympathikotonie**

Reich (1942, S. 217ff) sah in der Aktivität des Vagus die **Expansion** des Organismus in die Welt, die Lust und Freude repräsentiert, in der Aktivität des Sympathikus hingegen die **Kontraktion**, die Bewegung weg von der Welt und die Unlust. Die chronische Sympathikotonie, eine erhöhte Aktivität des sympathischen Nervensystems, galt ihm als physiologische Entsprechung der Angst. Boyesen (1987) hält die sympathikotone Restenergie für eine physiologische Komponente der Neurose (Abschn. 13.1 zum Schreckreflex). Das Ziel der Therapie bestand auf physiologischer Ebene darin, die sympathikotone Spannung abzubauen und ein gesundes freies Wechselspiel zwischen sympathischer und parasympathischer Aktivität zu ermöglichen (Schrauth 2006, S. 659).

Heute sehen wir auf Grundlage der Stresstheorie, dass sehr starke oder traumatisierende Belastungen zu einer Dauerstimulierung sympathikotoner Erregung führen können, weil sie das System der Stressverarbeitung überfordern: „Es entstehen kreisende emotionale Erregungszustände, abgekoppelt von reflexiven und steuernden Einflüssen der kortikalen Zentren" (Rudolf 2006, S. 20). Ein Mensch ist dann in einem Zustand **chronifizierter Alarmbereitschaft**. Gündel et al. (2002) fanden bei hoch-alexithymen Versuchspersonen eine erhöhte Grundaktivität des Sympathikus. Das legt nahe, Alexithymie als eine anhaltende Stressreaktivität zu verstehen, bei der „die Unfähigkeit, individuelle Gefühle adäquat wahrzunehmen und auszudrücken, zu einer permanent gesteigerten sympathischen Aktivierung führt" (ebd., S. 462).

Wenn sich der Organismus auf Kampf und Flucht einstellt, reagiert er allostatisch. Er erzeugt Veränderung anstelle von Stabilität wie bei der Homöostase (Kap. 17). Kurzfristig ist das hilfreich. Werden aber anhaltend Bedürfnisse frustriert, weil zum Beispiel die Möglichkeit zu handeln unterbunden ist, kommt es langfristig zu einer Destabilisierung (Hüther et al. 1999). Als kumulative negative Folge gehäufter, zu starker oder zu lange andauernder Stressreaktionen entsteht ein sog. *allostatic load* (McEwen 2007; Abschn. 11.4). Dieser Begriff der Stressforschung ähnelt dem der Sympathikotonie. **Allostatische Last** bringt Veränderungen im endokrinen System mit sich, die das sympathikoadrenerge System stimulieren. Mit dieser Stimulierung steigt das Risiko, dass Menschen in einen Zustand von chronischem hohem Stress geraten, der sich über psychobiologische Feedback-Mechanismen schädlich auswirkt und Depressionen herbeiführen kann (Gilbert et al. 2004, S. 150).

Die Körperpsychotherapie kennt traditionell zwei Strategien zur vegetativen Umstimmung:

– ursprüngliche affektive Erregung muskulär abzuführen, wie es Lowen in der Bioenergetik mit Ausdrucksübungen praktiziert,
– parasympathische Aktivität zu stimulieren, die eine körperliche Beruhigung erzeugt, wie es Boyesen mit Massagen und Fuchs mit der Funktionellen Entspannung praktizieren.

Vielfach wird auch erst die affektive Erregung dosiert erhöht, um anschließend das dabei Ausgelöste zu verarbeiten und zu verdauen (Abschn. 10.5 „affektiver Zyklus").

Das Lowensche Modell der Spannungsabfuhr steht in der Tradition der Annahme von Fechner und Freud, dass der „psychische Apparat" und das Nervensystem auf eine Abfuhr überschüssiger Energie drängen. Daher wollte Freud therapeutisch anfangs in einer emotionalen Katharsis die affektive Erregung aus der ursprünglichen Situation, in der ein Vorstellungsinhalt verdrängt wurde, entladen.

Lust sah Freud als einen Zustand an, in dem das Erregungsniveau abgesunken ist. Reich hingegen stellte die sexuelle Lust als eine Erregungskurve dar, die die Stadien von Spannung-Ladung-Entladung-Entspannung durchläuft (Abschn. 3.4, Punkt 3). So wurde die Modellvorstellung vom ANS mit dem Modell eines Zyklus von Aktivierung und Deaktivierung verbunden (Fischer 2008).

**Die polyvagale Theorie**

Die Theorie einer durchweg antagonistischen Innervierung der beiden Äste des ANS wird heute in der Neurophysiologie nicht mehr vertreten. Vielmehr geht man von drei möglichen

Arten der autonomen Kontrolle aus (Hopper et al. 2006 S. 84; Schächinger und Finke 2020, S. 96):

– reziprok: Das wäre das alte Modell.
– gemeinsam: Die Aktivität von Sympathikus und Parasympathikus wird gleichgerichtet verändert.
– entkoppelt: Veränderungen im Tonus des einen Asts erfolgen ohne Veränderungen im Tonus des anderen.

Eine gemeinsame, gleichgerichtete Aktivität hat man beispielsweise beim Sex. In der **Schockreaktion** wird inmitten einer sympathisch innervierten Erregung die parasympathische Hemmung von Muskelaktivität, Herzschlag und Atemvolumen so hochgefahren, dass es zu einem **Totstellreflex** kommt. Der Anstieg des Blutdrucks geht dann mit einer Verlangsamung des Herzschlags einher, zumindest vorübergehend auch mit einem Rückgang der muskulären und gastrointestinalen Blutversorgung. Gleichzeitig wird der Muskeltonus so erhöht, dass es zu einer eingefrorenen Körperhaltung kommt (Uvnäs-Moberg 1998, S. 820). Diese *freeze-reaction* ist eine biologisch vorgegebene Reaktion, die man bei Beutetieren sehen kann.

Man kann zwischen einer *freeze-reaction* im mehr sympathikotonen Zustand und einer im mehr parasympathikotonen Zustand unterscheiden. Letzterer ist ein Zustand der Kapitulation ohne Gegenwehr (Aposhyan 2004, S. 41ff; Sachsse und Roth 2008, S. 71) und wird im Folgenden als **Immobilisierung** beschrieben. Auch bei Patienten mit einer Major Depression finden sich sowohl erhöhte Cortisolwerte, Zeichen einer Aktivierung des Sympathikus, als auch ein parasympathisches Hyperarousal, möglicherweise eine Folge davon, dass angesichts von Angst Flucht- oder Kampfreaktionen zwar ausgelöst, aber blockiert wurden (Gilbert et al. 2004). Die Verbindung von muskulärer Erstarrung und hoher vegetativer Erregung entspricht auch dem Erleben von Menschen bei Panikattacken (Hüther und Sachsse 2007, S. 168). Schon 1973 beschrieb Schmitz aus phänomenologischer Sicht Immobilisierung als eine „Technik, sich durch Abschalten aller expansiven Impulse Angst und Schmerz zu ersparen" (Schmitz 1992, S. 143).

Nach einer Vergewaltigung berichten 70 % der Frauen von einer tonischen Immobilisierung während des Übergriffs (Möller et al. 2017). Eine solche Reaktion tritt ein, wenn die Gefahr nicht aktiv beseitigt werden kann. Bei Frauen, die Missbrauch erlebt haben, ist die Regulation des vagalen Tonus nachweislich verringert (Porges 2010, S. 251).

Porges (2010, S. 24, 85) hat es als **vagales Paradox** bezeichnet, dass ein **zu** hoher vagaler Tonus bei Säuglingen eine Bradykardie herbeiführen und dadurch tödlich wirken kann, während der hohe Tonus allgemein ein Index für Resilienz und Gesundheit ist. In seiner polyvagalen Theorie löst Porges dieses Paradox durch den Nachweis auf, dass es neuroanatomisch **zwei Vaguszweige** gibt, die unterschiedliche Funktionen haben: einen dorsalen nicht myelinisierten und einen ventral gelegenen myelinisierten Zweig (Abb. 7.1). Beide Zweige verfügen über unterschiedliche Quellkerne, die unabhängig voneinander aktiv sein können. Da es sich beim Vagus nicht nur um einen Nerv handelt, sondern um eine Familie von Nervenbahnen mit den genannten Hauptzweigen, nennt Porges seine Theorie polyvagal. Neben den genannten efferenten Zweigen des Vagus sind 80 % seiner Fasern afferenter Natur und informieren so das Gehirn über Körperzustände.

– Der **dorsale Zweig** des Vagus regelt physiologisch vor allem die Aktivität der unterhalb des Zwerchfells gelegenen Organe und damit Prozesse der Nährstoffaufnahme und Verdauung. Er ist für die gastrische und intestinale Motilität verantwortlich. Ein zu starker Tonus dieses Vaguskomplexes kann Magengeschwüre und Kolitis befördern (Heitkemper et al. 1998).
– Der **ventrale Zweig** des Vagus ist Porges zufolge neuroanatomisch nur bei Säugetieren

vorhanden. Das ist allerdings umstritten, weil schon beim Lungenfisch myelinisierte Nerven gefunden wurden, die Hirn und Herz verbinden (Monteiro et al. 2018). In der Evolution entstand er laut Porges, als sich die Muskeln des Gesichts und des Kopfes zu einem System des Stillens und der sozialen Verbundenheit entwickelten. Dieser Zweig versorgt Kehlkopf, Rachen, Speiseröhre, Bronchien und Herz und funktioniert bereits beim Säugling, wenn er sich einer vertrauten Person zuwendet. Zum ventralen Vagus gehören auch die motorischen Kranialnerven. Dadurch ist er am Emotionsausdruck in der Mimik beteiligt. Ferner innerviert der ventrale Vagus Muskeln, die mit Saugen, Schlucken, Atmen und stimmlichen Äußerungen zusammenhängen. Er beruhigt Atmung und Herzschlag, hemmt defensive Strategien und fördert Verhaltenszustände, in denen Wachstum und Erholung möglich ist.

- Da dieser Zweig von einer Myelinschicht umgeben ist, kann er schneller reagieren als der dorsale Zweig. Physiologisch stellt er die Fähigkeit von Säugetieren bereit, auf Gefahren willkürlich mit einer anhaltenden Aufmerksamkeit und mit mimischer emotionaler Kommunikation zu reagieren. Reptilien sind dazu nicht in der Lage. Sie können ihren Gesichtsausdruck nicht verändern. Säugetierbabies haben hingegen „ein Repertoire an Hilferufen" (Schrauth 2006, S. 662), die sog. *distress vocalizations* (Panksepp 1998, S. 266f). Über emotionale Kommunikation können Menschen „mit minimalem Energieaufwand" Zuwendung erzielen (Porges 2010, S. 164).

Porges bringt die beiden Zweige in Verbindung mit **drei Subsystemen der Reaktion auf Bedrohung**:

Auf einer **untersten Stufe** reagiert der Organismus mit einer **Immobilisierung** , die vom dorsalen Teil des Vagus gesteuert wird und mit dessen Überaktivität einhergeht. Eine solche Reaktion erfolgt bei lebensbedrohlichen Ereignissen, wenn Menschen die Möglichkeit verloren haben, auf die Bedrohung zu reagieren, und das Handeln aufgeben. Auf einer **zweiten Stufe** erfolgt bei gefährlichen Ereignissen eine **Mobili-**

**sierung**, die vom sympathischen Nervensystem gesteuert wird. Auf einer **dritten**, höheren **Stufe** beantwortet der Organismus Herausforderungen im Rahmen einer grundsätzlich sicheren Situation mit Aktivitäten des myelinisierten ventralen Vaguszweigs, der ruhige Verhaltenszustände fördert und den Einfluss des Sympathikus auf das Herz und die HNA-Achse hemmt. Diese Reaktion nennt Porges **System soziales Engagement**. Man könnte das englische *engagement* hier auch als Bindung übersetzen.

Alle drei Reaktionen werden auf allen Systemebenen erlebt (Abschn. 6.1):

- eine Immobilisierung in Form verminderter Atmung, Kälte, Lähmung und gedanklicher Leere,
- eine Mobilisierung in Form verstärkter Atmung, hitziger Stimmung, Handlungsbereitschaft und gedanklicher Wachheit,
- ein Bindungsbegehren in Form ruhiger oder leicht beschleunigter Atmung, adaptiver Bewegungen und intentionaler Gedanken.

Die drei Reaktionsweisen kann man in der Theorie der psychobiologischen Emotionssysteme von Panksepp (1998; Abschn. 10.3) dem **Furcht-Angst-System** zuordnen, das auf Gefährdungen der körperlichen Unversehrtheit antwortet. Alle regulieren auf unterschiedliche Weise Angst (vgl. Heller 2012, S. 199f). Menschen können aber auch von attraktiven Reizen überfordert sein und angesichts von Begehren oder Verlieben in Dissoziation und Immobilisierung verfallen, wenn sie diese als bedrohlich empfinden (M. Fischer 2008). Das Panik-System, das Panksepp (1998, S. 261ff) vom Furcht-Angst-System unterscheidet, reagiert demgegenüber auf die Angst, das Bindungsobjekt zu verlieren. Sachsse und Roth (2008, S. 71) bezeichnen es daher als Bindungssystem. Ist das Bindungsobjekt selbst die Quelle der Bedrohung wie bei körperlicher und sexueller Gewalt in der Familie, werden beide Systeme aktiv und es erlahmt die Fähigkeit, noch reagieren zu können (Carroll 2006).

Unter günstigen Bedingungen nutzen Menschen das Reaktionssystem der dritten Stufe. Porges (2010, S. 33f) spricht hier von einer Immobilisierung ohne Furcht, die neurochemisch über

Oxytocin vermittelt wird (Abschn. 11.4). **Je nach Ausmaß des Stresses** greifen Menschen auf die **nächst niedere Stufe** zurück. Bentzen (2006, S. 307) illustriert das an einem Baby, das seine Wünsche äußert.

– Bei Stress fängt das Kind an zu weinen, der Schreck- und der Greifreflex werden stärker. Mit diesem Verhalten versucht es, eine Sicherheit in der Bindung herzustellen (**Stufe 3**).
– Ist es damit nicht erfolgreich, greift es auf die **Stufe 2** des Kampf-Flucht-Systems zurück. Das Weinen geht in wütendes Weinen oder Schreien über.
– Sind deren Möglichkeiten erschöpft, tritt als unterste **Stufe 1** die dissoziative parasympathische Bewältigungsstrategie in den Vordergrund: Das Kind zieht sich ganz aus dem Kontakt mit der Außenwelt zurück.

Eine entsprechende Folge kann man in Stillface-Experimenten beobachten (Abschn. 11.3). Während auf Stufe 3 und 2 Kontakt gesucht wird, wird er auf Stufe 1 vermieden. Bleibt die Immobilisierung der Stufe 1 chronisch, werden Handlungsmuster dauerhaft eingefroren (Jarlnaes und van Luytelaar 2004, S. 250). Ein solcher Coping-Stil der Vermeidung hängt nach einer Längsschnittstudie von Seiffge-Krenke (2000) mit späterer Depression zusammen.

Die Hyper- oder Hypo-Reaktivität von Muskeln lässt sich mit den beiden Coping-Stilen von Annäherung und Vermeidung in Verbindung setzen. In der kindlichen Entwicklung nehmen Muskeln in bestimmten Stadien ihre Funktion auf (Marcher und Fich 2010). Nach der Theorie von Marcher reagieren die Muskeln eines Kindes dann hyperresponsiv, das heißt mit einer zu starken Reaktion in einem Muskeltest, wenn ein Trauma oder Konflikt auftrat, nachdem eine mit den entsprechenden Muskeln verbundene Handlung bereits gelebt werden konnte. Hyporesponsiv reagieren Muskeln hingegen, wenn in dem entsprechenden Entwick-

lungsabschnitt eine sehr frühe oder sehr intensive traumatische Erfahrung gemacht wurde (Bernhardt 2004a, S. 115). Hypertonische Muskeln werden in der Therapie so bearbeitet, dass sie ihre Spannung freigeben sollen, hypotonische Muskeln hingegen sanft berührt, um die durch Resignation abgeschalteten Impulse wiederzubeleben (Bernhardt 2004, S. 102).

---

**Zwei Typen traumatischer Reaktionen**
Den Stufen 1 und 2 der Immobilisierung und Mobilisierung entsprechend unterscheidet Levine (2011, S. 137) zwei Typen traumatischer Reaktionen, die den vorhin genannten beiden Typen der parasympathikotonen und sympathikotonen *freeze-reaction* entsprechen:

– Bei chronisch vernachlässigten oder missbrauchten Menschen dominiere in der Regel das System der Immobilisierung, das Menschen „im grauen Niemandsland der Nichtexistenz" stecken lässt (Levine 2011, S. 141); bei ihnen spricht Schore (2007, S. 175) in Anlehnung an Kohut von einem **entleerten Selbst** im Zustand einer **parasympathischen Übererregung**, der als Implosion erlebt wird und durch Dissoziation und Rücknahme von Energie nach innen gekennzeichnet ist.
– Ist bei traumatisierten Patienten hingegen das Kampf-Flucht-System weiterhin aktiv, bestehen die Symptome in Flashbacks oder Herzrasen. Schore spricht hier von einem **fragmentierten Selbst**, das nach traumatischen Erfahrungen im Zustand einer **sympathischen Übererregung** ist, die als Panik erlebt wird.

---

Die Theorie von Porges lässt Schlüsse zu, wie in der Regulation gestörter Emotionalität die zugrunde liegenden Probleme stressphysiologischer Regulationen berücksichtigt werden können. Ihr lassen sich **drei therapeutische Aufgaben der Erregungsmodulation** zuordnen:

1. In der Arbeit mit Zuständen der Dissoziation und Entleerung, die sich aus Immobilisierungsreaktionen ergeben wie nach heftigen Traumata, ist es notwendig, Menschen zu beruhigen, eine mögliche Immobilisierung als sinnvolle Reaktion anzuerkennen, heftige negative Emotionen von ihr zu trennen, die Lähmung aufzulösen und die Sicherheit einer Bindung herzustellen, die den Übergang zu den evolutionär höheren Verhaltensprogrammen des Umgangs mit Belastung ermöglichen. Eine parasympathische Immobilisierung erfordert zudem, die Ressource einer sympathisch innervierten Fähigkeit zu Kampf und Flucht zurückzugewinnen.
2. In der Arbeit mit sympathikotoner Übererregung infolge persistierender oder blockierter Angst oder Wut muss die Spannung befreit und ein stressphysiologischer Ausgleich durch Förderung parasympathischer Zustände herbeigeführt werden, bei Traumapatienten allerdings in sehr dosierter Form (Levine 1998, 2011).
3. Ist die ventrale vagale parasympathische Aktivität eingeschränkt, verfügen Menschen nicht über die Fähigkeit, in sicherer Bindung Herausforderungen in dem Bewusstsein zu begegnen, dass andere sie dabei tragen. In diesem Fall besteht die therapeutische Aufgabe vor allem darin, das Gefühl sicherer Bindung aufzubauen. Dadurch werden die Ressourcen gefördert, die das vegetative Nervensystem bereitstellt.

Die Arbeit mit Traumapatienten erfordert daher eine Anwendung des körperpsychotherapeutischen Behandlungsprinzips „Regulieren und Modulieren", ein „Zentrieren und Erden" sowie einen sicheren Halt in der therapeutischen Beziehung (Geuter 2019).

**Harmonisierung durch Körperprozesse**

Die Überlegungen zum ANS können erklären, dass reine Körperarbeit wie Atemtherapie, Yoga, Tai Chi oder bestimmte Massagen psychisch harmonisierend wirken kann, ohne psychotherapeutisch auf Einsichten oder Verhaltensänderungen zu zielen. Durch diese und andere Methoden kann es zu einer parasympathischen Beruhigung kommen, der eine emotionale Beruhigung folgt. Dies wiederum kann das Denken verändern. Über das ANS findet dann eine autonome Regulation statt, die auf psychische Prozesse zurückwirkt. Massagen führen zur Freisetzung von Oxytocin (Uvnäs-Moberg 1998, S. 831), senken den Blutdruck und setzen gastrointestinale Hormone frei, deren Produktion vom Vagusnerv reguliert wird. Dies zeigt an, dass sie das ANS von einer sympathischen zu einer parasympathischen Dominanz umstimmen können (ebd., S. 829; Geuter 2019, S. 273). Sehr wahrscheinlich beruht die Wirkung von Meditation, die oft kognitiv im Gewinn einer gelasseneren Einstellung gesehen wird, auch auf einer Beruhigung autonomer Nerventätigkeit und der damit verbundenen impliziten Emotionsregulation .

Tiefe Entspannung und Beruhigung kann allerdings in einem paradoxen Effekt auch dazu führen, dass hohe affektive Erregungszustände ausgelöst werden, wie eine heftige Trauer. Dann sprechen wir von einer dynamischen Entspannung.

Fogel (2013, S. 135, 160f) bringt die biobehavioralen Antworten auf Situationen von Bedrohung und Sicherheit in Verbindung mit dem vegetativen Nervensystem und verknüpft sie mit Bindungsmustern (Tab. 7.2). Die zweite Reaktion auf Bedrohung in seinem Modell, die er einem

**Tab. 7.2** Biobehaviorale Antworten auf Sicherheit und Bedrohung nach Fogel (2013, S. 135)

|  | Situationen der Bedrohung | Situationen der Sicherheit |
|---|---|---|
| Primär parasympathische Aktivität | **Immobilisierung**; desorganisierte Bindung | **Erholung** |
| Gleichgewicht von parasympathischer und sympathischer Aktivität | Normale **Beschäftigung mit der Herausforderung** im Zustand des Flow | Emotionale **Präsenz**, Aufmerksamkeit , Engagement; sichere Bindung |
| Primär sympathische Aktivität | **Mobilisierung** von Kampf- und Fluchtreaktionen; unsicher-vermeidende Bindung | **Wachsamkeit** (Vigilanz), erregte Aufmerksamkeit; unsicher-ambivalente Bindung |

Gleichgewicht von Sympathikus und Parasympathikus zuordnet, entspricht bei Porges einer Dominanz der ventralen vagalen Aktivität.

Bindungserfahrungen sind danach psychobiologisch entscheidend für Schutzmechanismen oder Vulnerabilität (Blunk 2006, S. 45; Abschn. 11.6). Die für den Organismus günstigen Zustände, die wir in der Therapie fördern, sind Erholung, Präsenz und Auseinandersetzung im Zustand des Flow, in dem man ganz in der gegenwärtigen Aktivität aufgeht (Csikszentmihalyi 2010).

### Therapeutische Anwendung

In der Körperpsychotherapie laden wir z. B. Patienten ein, sich im Hier und Jetzt bewusst autonomen Prozessen zu überlassen („lassen Sie es geschehen", „lassen Sie es kommen"), in denen der Körper die Führung übernimmt und die willentliche Kontrolle abnimmt. Das ähnelt anderen autonomen Vorgängen wie dem Einschlafen. Man kann nicht willentlich einschlafen, sondern sich nur dem Schlaf überlassen. Reich wies darauf hin, dass man sich auch der sexuellen Lust und dem Orgasmus nur überlassen kann. Er nannte dies die Hingabe an den Fluss der vegetativen Energie (vgl. die „autonome Perspektive" von Schatz in Kap. 2). Wenn in manchen Formen der reichianischen Therapie versucht wird, einen Orgasmusreflex auszulösen, wird wahrscheinlich das Gefühl eines Flow im Körper ausgelöst. ◄

### Darmhirn

Die Tatsache, dass der Darm auf vegetative Umstimmungen des Organismus reagiert, hat Boyesen (1987, S. 73ff) dazu geführt, von einer intesti-

nalen emotionalen Verdauung zu sprechen. Ähnlich hatte schon nach dem Ersten Weltkrieg der Psychoanalytiker Ernst Simmel von einer „intestinalen Libido" gesprochen (Schultz-Venrath und Hermanns 2019; Abschn. 3.1.1). In der Biodynamik werden Darmgeräusche als Indikatoren für psychische Prozesse gewertet, insbesondere als Anzeichen für einen Übergang zu einem parasympathischen Zustand, der eine Autoregulation unterstützt (Heller 2012, S. 209). Unwillkürliche Entspannungsgeräusche aus dem Bauch bezeichnet auch Fogel (2013, S. 101) als Psychoperistaltik. Boyesen geht darüber hinaus und sieht in der **Psychoperistaltik** einen „Kanal der instinktiven, emotionalen Energie" des „Es" (1987, S. 78).

Diese Theorie sehen manche Körperpsychotherapeuten durch Forschungen von Gershon (2001) zum enterischen Nervensystem als bestätigt an. Gershon hat gezeigt, dass nur im Darm Reflexe ohne Impulse von Hirn und Rückenmark weitervermittelt werden können, und spricht daher von einem „zweiten Gehirn" im Darm, das aus der Funktionshierarchie zwischen zentralem und peripherem Nervensystem aussteige (ebd., S. 40), selbständig die wellenförmigen Bewegungen der Peristaltik steuere und „seine eigenen Psychoneurosen" haben könne (S. 16). Das organeigene Nervengeflecht im Dünndarm verfügt über mehr als 100 Millionen Nervenzellen. Diese Zahl muss man jedoch in Relation zu anderen sehen. Sie entspricht in etwa der Zahl der Nervenzellen im Rückenmark (Schächinger und Finke 2020). Die Anzahl der Nervenzellen im Gehirn wird auf über 100 Milliarden geschätzt und übersteigt damit die der organeigenen Nervenzellen im Dünndarm um den Faktor 1000.

Das enterische Nervensystem kann zwar unabhängig vom Gehirn arbeiten, ist aber über verschiedene Neurotransmitter und das Immunsystem mit dem Gehirn verbunden und unterliegt einer zentralnervösen Kontrolle (Jänig 2006; Schmidtner und Neumann 2020). Die Innervation des Darms ist komplex. Der gesamte Verdauungstrakt wird vom Nervus vagus versorgt, der Darm auch von parasympathischen Kreuzbeinnerven. Parasympathische Fasern haben hier die Funktion, die Peristaltik anzuregen (Schaible 2006). Die glatte Muskulatur des Darms, die die Peristaltik befördert, wird zwar durch innere Nervenschaltkreise des Darms gesteuert, erhält aber über den Parasympathikus auch Informationen vom ZNS (Schächinger und Finke 2020). Eine elektrische Stimulation des Gyrus cinguli im limbischen System regt die Peristaltik des Darms an und beschleunigt die Passage des Darminhalts. Ist der Tonus der glatten Muskulatur des Darms dagegen so hoch, dass der Bewegungsfluss reduziert ist, können wir von einem viszeralen Panzer sprechen.

Nicht bezweifelt wird in der Wissenschaft die Annahme, dass eine gestörte Motilität des Darms mit negativen Emotionen, akutem Stress oder dauerhaften Belastungen zusammenhängt (Musial et al. 2008). Daher scheint das **Reizdarmsyndrom** mit Ungleichgewichten der autonomen Nerventätigkeit assoziiert zu sein (Aggarwal et al. 1994). Erkrankte Frauen zeigten in einer Studie einen niedrigeren parasympathischen Tonus (Heitkemper et al. 1998). Das mag eine Erklärung dafür sein, dass eine tonisierende Massage des Bindegewebes zu signifikanten Reduktionen des Reizdarmsyndroms führt (Uhlemann 2006). Allerdings lässt sich das Reizdarmsyndrom nicht auf eine Ursache zurückführen, sondern ist in zirkulärer Kausalität mit ökologischen, sozialen, psychischen, Ernährungs- und genetischen Faktoren verknüpft (vgl. Wahida et al. 2021).

Der Darm ist über weitere Körpersysteme mit den Emotionen verbunden. Neben den verschiedenen neuronalen Verbindungen gibt es im Darm eine Vielzahl von Hormonen und alle Neurotransmitter des Gehirns. Zum Beispiel wird hier über 90 % des Serotonins im Körper produziert, ein Grund, warum Antidepressiva auch auf die Verdauung einwirken. Zudem ist der Verdauungstrakt mit Zellen ausgekleidet, die zahlreiche Rezeptoren enthalten, so dass Pert allein die Rezeptorendichte als einen Grund dafür ansieht, „dass wir unsere Gefühle in diesem Teil unserer Anatomie spüren" (Pert 2005, S. 287).

Oft sprechen wir von **Bauchgefühlen** oder viszeralen Wahrnehmungen, über die Menschen Stimmungen wahrnehmen oder intuitiv Bedeutungen erfassen. Diese Wahrnehmungen zeigen zum Beispiel an, ob sich ein Mensch sozial sicher fühlt oder nicht. Informationen, die von den Viszera über Nerven, Hormone und Immunbotenstoffe zum ZNS aufsteigen, sind wichtige somatische Marker (Gottwald 2005, S. 120). Im Bauch werden Stimmungen erlebt und der Darm teilt den Gesamtzustand eines Menschen mit. Bauchgefühle beruhen aber weniger auf dem für den Darm selbst bedeutsamen organeigenen Nervensystem als vielmehr auf der Tatsache, dass die zahlreichen Signale aus dem Darm auf einer höheren Ebene neurobehaviorale Prozesse beeinflussen (Berntson et al. 2003). Mehr als 80 % der Nervenzellen des Darms sind nämlich efferent. Nur etwa 20 % der mit dem Darm verbundenen Vagusfasern senden Informationen an den Darm (Schaible 2006). Die anderen schicken Informationen aus dem Darm an das Gehirn, wo die inneren Zustände verarbeitet werden.

Da Silva (1990) deutet **Darmgeräusche** symbolisch, wenn er sie als Mitteilungen in der Übertragung liest. Boyesen (1987, S. 152) interpretiert spezifische Geräusche als Ausdruck spezifischer emotionaler Prozesse, die man eins-zu-eins aus diesen ablesen könne. Beide Sichtweisen widersprechen den neurobiologischen Erkenntnissen zur Innervation des Darms (vgl. Heller 2012, S. 211). Das enterische Nervensystem verfügt nämlich selbst nicht über Kartierungen, die andere Körperzustände repräsentieren könnten. Auch ist die Darmperistaltik nicht mit dem Ausdrucksverhalten des somatischen Nervensystems verbunden. Bauchgeräusche liefern daher Informationen über den allgemeinen vegetativen Zustand, z. B. den Grad der Entspannung, aber weder enthalten sie symbolische Mitteilungen noch sind sie ein unmittelbarer Ausdruck kategorialer Emotionen wie Wut oder Angst.

Die **Darmwand** hat noch eine weitere Bedeutung. Oft wird die Haut als die größte Kontaktfläche mit der Außenwelt bezeichnet. Doch ist die Darmwand mit 300–400 m$^2$ eine weit größere Fläche, die den Kontakt mit Stoffen regelt, die wir in uns aufnehmen, von denen aber manche nicht in uns eindringen sollen. Die Darmwand ist daher wie die Haut ein **Ort der Grenzregulation**. Nicht umsonst sitzen im Darm mehr als 70 % aller Abwehrzellen, um den Körper vor schädlichen Mikroorganismen zu schützen. Forschungen an Mäusedärmen zeigen, dass Immunzellen im Gewebe um den Darm vielfach mit Nervenfasern verknüpft sind (Ma et al. 2007). Da wiederum sowohl Kortisol als auch der Vagus die Immunabwehr in der Darmschleimhaut hemmen können, hält Rüegg es für vorstellbar, dass Entzündungserscheinungen des Darms wie Colitis ulcerosa „über das vegetative Nervensystem durch Gehirn und Psyche beeinflusst werden" (Rüegg 2006, S. 25).

Experimente mit Mäusen weisen darauf hin, dass Informationen zum Mikrobiom des Darms über den Nervus vagus an das Gehirn geleitet werden (Bravo et al. 2011). Bercik et al. (2011) konnten zeigen, dass Mäuse waghalsiger werden, wenn man durch Antibiotika bestimmte Darmbakterien abtötet. Diskutiert wird daher, ob Ähnlichkeiten zwischen der Wirkung von Antibiotika und Antidepressiva bestehen (Hiergeist et al. 2020). Jedenfalls scheint emotional gesteuertes Verhalten unmittelbar mit dem Zustand des Mikrobioms im Darm zusammenzuhängen. Mäuse, die mit einem bestimmten probiotischen Bakterium gefüttert werden, entwickeln eine höhere Stressresistenz (Bravo et al. 2011).

## 7.2   Die Grenzen einer neurowissenschaftlichen Fundierung der Körperpsychotherapie

Nach Physik, Biologie und Computer Science ist seit Ende des 20. Jahrhunderts die Neurowissenschaft zu einer Leitwissenschaft für andere Disziplinen geworden. Ihre Rezeption hat auch in der Körperpsychotherapie einen neuen Optimismus geweckt, ihr eine naturwissenschaftliche Basis geben zu können. Denn Befunde und Modelle aus der Neurobiologie erweisen sich zunehmend als kompatibel mit psychotherapeutischem Denken. Das hat in allen Therapieverfahren dazu geführt, dass man sich einen Zuwachs an Legitimation in einer vom Ansehen der Naturwissenschaften dominierten Wissenschaftskultur verspricht. Selbst die den Patienten angebotenen Modelle zur Erklärung der Wirkweise von Therapie werden zuweilen dem neurowissenschaftlichen Zeitgeist angepasst.

In einem Experiment zeigten Fernandez-Duque et al. (2017), dass die Erklärung psychologischer Phänomene eher für plausibel gehalten wird, wenn man neurowissenschaftliche Informationen hinzufügt, die für diese Erklärung völlig irrelevant sind.

Viele Körperpsychotherapeuten fühlen sich durch die Neurowissenschaften in ihrem Menschenbild und ihren Theorien bestätigt (Aposhyan 2004; Carroll 2006; Fogel 2013; Gottwald 2006, 2007; Koemeda-Lutz und Steinmann 2004; Künzler 2010; Maurer-Groeli 2004; Stauffer 2009; Westland 2015). Aus Sicht der Hirnforschung schreibt Hüther (2010, S. 119), dass körperorientierte Verfahren der neurowissenschaftlichen Erkenntnis einer Einheit von Denken, Fühlen und Handeln gerecht werden, und Roth (2004, S. 68), dass der Zugang zum Unbewussten „niemals ausschließlich sprachlich geschehen" könne, weil die limbischen Zentren Sprache nicht verstünden.

Gottwald (2005, S. 127) greift dies mit dem Hinweis auf, dass körperassoziierte emotionale Zugangsweisen die subkortikalen Strukturen eher erreichen würden. Ausdrücklich merkt er an, dass die von Körperpsychotherapeuten „schon immer betonte Körper-Seele-Geist-Einheit … inzwischen neurobiologisch sehr gut fundiert" sei (ebd., S. 121f). Klopstech erkennt „eine biologische Fundierung, empirische Bestätigungen oder parallele Fragestellungen" für „wesentliche Annahmen unserer Theorie und unserer klinischen Vorgehensweisen" (2005, S. 72). Manche Autoren hegen sogar die Hoffnung, in den Neurowissenschaften eine vereinheitlichende wissenschaftliche Grundlage der Körperpsychotherapie oder gar aller Therapieverfahren zu finden:

– „Die heutige neurobiologische Forschung ist auf eine erstaunliche Weise exakt die wissenschaftliche Basis der Körpertherapie geworden" (Sulz 2005, S. 21f).
– „Neurowissenschaftliche Forschung hat das Potential, als integrierende Basis zwischen den zerstrittenen psychotherapeutischen Schulen zu fungieren" (Storch 2002, S. 281).

Die Attraktivität der Neurowissenschaft liegt wohl darin, dass deren Theorien den Grundgedanken einer Einheit von körperlichen und mentalen Prozessen unterstützen (Abschn. 5.2). Wahrscheinlich ist die Körperpsychotherapie in dieser Hinsicht mehr mit der Neurowissenschaft kompatibel als andere Therapieverfahren. Das sollte sie aber nicht dazu verleiten, mentale und relationale Prozesse in Metaphern von Hirnmechanismen zu beschreiben (Rolef Ben-Shahar 2014, S. 106) oder zu glauben, man könne aus einem Wissen über das Gehirn ableiten, wie man psychotherapeutisch mit einem Menschen umgeht (Totton 2015, S. XXII).

Entgegen dem Trend bin ich nicht davon überzeugt, dass die neurowissenschaftliche Forschung eine Theorie der körperpsychotherapeutischen Praxis begründen kann. Gegenstand dieser Forschung ist die Frage, wie das Nervensystem aufgebaut ist und wie es funktioniert. Die Körperpsychotherapie ließe sich daher nur dann auf die Neurowissenschaft gründen, wenn man davon ausgeht, dass das Erleben und Verhalten des menschlichen

Subjekts aus neuronalen Prozessen zu erklären ist. Diese Erklärung aber können naturalistische Beschreibungen nicht leisten (Stauffer 2009, S. 143; vgl. Heilinger und Jung 2009, S. 34). Selbst wenn sich neurowissenschaftlich zeigen lässt, dass sich Erfahrungen in Biologie übersetzen und die Genexpression verändern, kann man Erfahrungen doch niemals aus der Biologie heraus verstehen. Zwar gibt es Versuche, das Erleben, die Perspektive der ersten Person, mit objektiven neurobiologischen Daten aus der Perspektive der dritten Person zu verknüpfen; aber daraus lässt sich nicht das Erleben rekonstruieren (Northoff et al. 2006). Neurobiologie kann nur die biologischen Bedingungen von Erfahrungen aufzeigen. Annahmen zum Erleben selbst kann sie nicht belegen.

Die Körperpsychotherapie sollte gleichwohl ihre Theorien mit den Theorien der Neurowissenschaften in Beziehung setzen, um sie wechselseitig auf Kompatibilität zu prüfen, und einen „Austausch von Modellen" suchen (Leuzinger-Bohleber 2001, S. 101), der hier ebenso fruchtbar sein kann wie bei den Theorien zum ANS (Abschn. 7.1). Spannend an der Begegnung zwischen Psychotherapie und Neurobiologie ist nämlich nicht der Versuch, erstere durch Theorien der letzteren zu begründen, sondern die Verbindung von Denkmodellen, Theorien und Vorstellungen, die sich zwischen beiden Gebieten knüpfen lässt (Hüther 2005, S. 22).

Diese Verbindung hat seit den 1990er-Jahren die Theoriediskussion in der Psychotherapie angeregt:

– Gegenüber einer wissenschaftlichen Psychologie, die jahrzehntelang die Existenz von Gefühlen negierte, hat die Neurowissenschaft die zentrale Bedeutung der Affektwelt rehabilitiert (Panksepp 2006). Bis auf die Ebene der Zellen wurde die Wirkung von Emotionen und Stress demonstriert (Carroll 2006; Oliveira et al. 2016; Schubert 2020).
– Die neurobiologisch nachweisbaren Auswirkungen von Traumatisierungen, z. B. die Abnahme des Hippocampus-Volumens nach schwerer früher Vernachlässigung oder Kriegstraumata (Mehta et al. 2009; Smith 2005), haben die psychotherapeutische Traumadebatte angeregt. Wir haben heute ein grö-

ßeres Verständnis dafür gewonnen, welche Vorgänge im Gehirn daran beteiligt sind, dass manchmal der Schrecken einer Situation, aber nicht ihr Kontext gespeichert wird und emotionale Schlüsselreize aus traumatisierenden Situationen durch Trigger unbewusst aktiviert werden (van der Kolk 2014). Dadurch wurde die von Janet eingeführte Vorstellung einer am Körper vollzogenen Dissoziation rehabilitiert (Nijenhuis 2006, S. 26ff).

- Befunde der Hirnforschung stützen die psychoanalytische Traumtheorie, die lange Zeit vonseiten dieser Forschung angegriffen wurde (Kaplan-Solms und Solms 2003).
- Untersuchungen zeigen, dass Psychotherapie Muster der Hirnaktivierung verändert und psychologisch erhobene Symptomverbesserungen mit einer Verminderung bestimmter neuronaler Aktivierung korrelieren (Barsaglini et al. 2014; Buchheim et al. 2012; Cao et al. 2021; Freyer et al. 2011; Karch et al. 2012; Linden 2006).

Die Parallelität von Befunden besagt aber nicht, dass neuronale Veränderungen psychotherapeutisch induzierte Veränderungen erklären oder gar psychotherapeutische Methoden begründen könnten. Denn die Befunde der Hirnforschung lassen sich nicht in psychotherapeutische Vorgehensweisen umsetzen (Gottwald 2006, S. 119; Hüther 2005, S. 25). Ihre unmittelbare Anwendung bleibt spekulativ (Gottwald 2005, S. 106). Außerdem hat sich die neurowissenschaftliche Forschung bislang fast nur mit Prozessen innerhalb eines Organismus befasst. Erst in jüngerer Zeit gibt es Bestrebungen, auch interaktionelle Prozesse, wie sie in jeder Psychotherapie stattfinden, in einer *second-person neuroscience* zu erfassen (Redcay und Schildbach 2019).

Eine Überschätzung neurowissenschaftlicher Forschungsergebnisse verleitet zu einer schnellen Übernahme biologischer Modelle. Dabei ist die genaue Zuordnung psychischer Prozesse zu neuronalen Prozessen noch rudimentär, auch wenn ihr Zusammenspiel wie ihre Verknüpfung mit endokrinologischen und immunologischen Prozessen immer mehr verstanden wird. Weiterhin aber gilt die Aussage von Beckermann (1996, S. 7), dass niemand auch nur einen einzigen mentalen Zustand genau einem neurophysiologischen Zustand zuordnen kann. Für die Lösung der Qualia-Frage, der für jede Therapie zentralen Frage danach, wie sich Empfindungen anfühlen, gibt es nicht den Ansatz einer Antwort.

Wie Nagel (1974) in einem legendären Aufsatz feststellte, kann auch nur das auf naturwissenschaftlich erklärbare Mechanismen zurückgeführt werden, was vorher verstanden wurde. Das hermeneutische Verständnis des Erlebens und Verhaltens geht den naturwissenschaftlichen Befunden voraus, nicht umgekehrt. Neurodeterministen behaupten, das Gehirn würde unser Erleben erzeugen. Es ist aber so, dass Menschen etwas erleben und das mit Gehirnprozessen einhergeht. Wenn Neurowissenschaftler diese beobachten, beobachten sie auf einer Ebene des physischen Körpers aus der Perspektive der dritten Person Prozesse, deren Bedeutung sie nur aufgrund der Mitteilung von Subjekten aus deren Perspektive der ersten Person kennen. Ohne die phänomenologische Erhellung der untersuchten Prozesse macht das Studium aktivierter Hirnbereiche keinen Sinn (Gallagher 2014c).

Keine neurowissenschaftliche Forschung kann das Erleben sehen. Keine Untersuchung eines Hirnzustands zeigt „die gelebte Erfahrung der Angst" (Frazetto 2016, S. 129), keine die Intentionalität des Erlebens (Richter 2019, S. 42f). Wenn ich die Liebe zu meiner Frau und meinen Kindern spüre, kann mein Gehirnzustand aufgezeichnet werden, aber ein Scan wird niemals diese Liebe **zu ihnen** aufzeigen.

In der Psychotherapie werden dagegen öfter mentale und physische Phänomene in eins gesetzt, etwa wenn wir lesen, eine Erinnerung sei „eine Reihe von elektrischen Impulsen, die von einer bestimmten Abfolge von Nervenzellen erzeugt werden" (Pollani 2016, S. 158). Bei einer naturwissenschaftlichen Beobachtung dieser Impulse wird man aber niemals eine Erinnerung finden. Aussagen wie diejenige, „Ego-States sind Gehirnmuster" (ebd., S. 166) oder „neuronale Netzwerke" seien das „neurophysiologische Substrat von Schemata" (Stauss und Fritzsche 2006, S. 214), beruhen auf einem Kategorienfehler und sind auch empirisch nicht zu belegen. Der Fehler besteht darin, neurobiologische Daten mit psychologischen Daten in eins zu setzen. Dahinter steckt die Vorstellung, das Gehirn sei das Substrat des Geistes.

Nach der Theorie des Enaktivismus ist der Geist aber eine über die vorübergehenden dynamischen Muster der Hirnaktivität hinausgehende Äußerung des Lebendigen (Thompson und Varela 2001; Noë 2010; Abschn. 5.2). Der Geist sitzt nicht im Gehirn, denn er ist „mit der ganzen Umwelt, mit dem ganzen Leben" und mit dem ganzen Organismus verbunden (Emrich 2007, S. 208). Wir **fühlen** uns beispielsweise fiebrig, während das Immunsystem Myriaden von Reaktionen gegen einen Erreger auslöst. Erleben und Verhalten entstehen nicht im Gehirn, sondern in einer komplexen Interaktion des verkörperten Subjekts mit seiner Umwelt (Chiel et al. 2009). Das Gehirn ist Teil dieser Interaktion. Nach einer Metapher von Chiel und Beer (1997, S. 555) ist das Nervensystem nicht der Dirigent eines Orchesters, sondern ein Mitspieler in einer Gruppe improvisierender Musiker.

Niemand kann einen Ort im Gehirn benennen, von dem man sagen kann, dort finde statt, was jemand als Ich gerade erlebt. Für das Bewusstsein seiner selbst gibt es keine Hirnstrukturen (Vogeley und Gallagher 2014). Wir erleben verkörperte Erfahrungen dort, wo sie sind. So erleben wir einen Fußschmerz im Fuß. Velmans (2007) meint, dass Erfahrungen deswegen auch dort sind, wo wir sie erleben. Prozesse im Gehirn zeigen an, dass der Schmerz im Fuß ist. Deswegen ist er aber nicht im Gehirn. Das Gehirn kann zwar im Phantomschmerz eine Wahrnehmung projizieren, das bedeutet aber nicht, dass der im Fuß erlebte Schmerz nicht im Fuß ist. Aus der Perspektive der ersten Person ist der Schmerz dort, wo er ist: Da tut es weh. Dort wird er erlebt und lässt er sich beobachten. Aus der Perspektive der dritten Person kann man untersuchen, welche neuronalen Prozesse an diesem Erleben beteiligt sind. Wie aber ein Mensch sich in seinem Körper erlebt, kann man im Gehirn nicht beobachten (ebd., S. 561).

**Gehirn und Person**

Die Erkenntnis, dass Erfahrungen in der Interaktion neuronale Verbindungen programmieren, hat manche Autoren dazu geführt, die Ziele der Psychotherapie neurobiologisch zu formulieren: dysfunktionale neuronale Verknüpfungen oder Erregungsmuster zu schwächen und neue zu bahnen und zu festigen (Grawe 2004, S. 420; Künzler 2010, S. 128; Storch 2002, S. 290). Solche Aussagen sind allerdings nur metaphorischer Natur, weil niemand die Muster des Erlebens und Verhaltens auf einer neuronalen Ebene beschreiben kann. Versuche von Cozolino (2002) und Grawe (2004), eine „Neuropsychotherapie" zu begründen, zeichnen sich denn auch dadurch aus, psychologische Konzepte auf metaphorische Weise in eine neurowissenschaftliche Sprache zu übersetzen. Die damit verbundenen epistemischen Probleme werden von den Autoren nicht erörtert.

Cozolino (2002, S. 25) behauptet, psychische Symptome könnten *brain based* erklärt werden und seien eine Widerspiegelung der suboptimalen Integration und Koordination neuronaler Netzwerke. Bis heute lässt sich aber keine einzige psychische Störung mit Mitteln der Neurowissenschaft diagnostizieren (Tschuschke 2020, S. 135). Er reflektiert nicht, wie das Verhältnis zwischen dem Begründenden und dem Begründeten zu verstehen sein soll. So deutet er parallele Befunde zur Lateralität von Hirnprozessen und zur Dysregulation von Affekten um in Ursache-Wirkungs-Bezüge, indem er die festgestellte Dysregulation zwischen Prozessen der linken und rechten Gehirnhälfte zur Ursache dysregulierter Affekte erklärt (Cozolino 2002, S. 118). Dabei schleicht sich eine materialistische Konzeption von Ursachen psychischer Störungen ein, die letztlich in hypostasierten Hirnprozessen gesehen werden.

Das Problem dieser Konzeption liegt darin, dass Geist und Gehirn zunächst als Entitäten getrennt werden und dann versucht wird, sie miteinander zu verbinden (T. Fuchs 2008). Dieser Ausgangspunkt ist jedoch eine Konstruktion, die die Frage, wie das eine das andere verursacht, erst erzeugt. Nur wenn man das Gehirn philosophisch von der Person löst, zu der es gehört, kann man nämlich behaupten, Ursachen des Erlebens und Verhaltens lägen im Gehirn (vgl. Pauen 2007). Gehen wir aber vom Lebewesen Mensch aus, sind psychische Prozesse und Gehirnprozesse nur Teile seiner Lebensvollzüge, zwei Aspekte eines verkörperten Subjekts (T. Fuchs 2008, S. 357). Wenn sich bei Musikern, die im Duett spielen, ihre Hirnwellen synchronisieren, entsteht diese Synchronie durch ihre zwischenmenschlichen Abstimmungsprozesse, nicht umgekehrt (Gugnowska et al. 2022). Psychische und interaktionelle Phänomene auf neuronale Phänomene zurückzuführen gleicht dem Versuch, ihr Zusammenspiel aus den Hirnwellen zu erklären.

> In der Psychotherapie finden wir Behauptungen wie diejenige, ADHS sei die Folge einer verspäteten Verdickung in der Entwicklung des Kortex (P. Shaw et al. 2007). Eine solche Aussage ist nichts anderes als die Aussage, eine dünnere Muskulatur sei die Ursache von Muskelschwäche. Bei Patienten, deren Hippocampus-Volumen als Folge eines Entwicklungs- oder Kriegstraumas geschrumpft ist, ist nicht der geschrumpfte Hippocampus die Ursache ihrer Probleme, sondern die Vernachlässigung oder der Krieg. Heim et al. (2020) stellen die Folgen früher Belastungen hingegen so dar, dass durch diese die Hirnentwicklung - und nicht die Entwicklung eines Menschen - gestört werde und das Risiko für Erkrankungen in der gestörten Hirnentwicklung liege. Diese ist aber ebenso eine Folge der Belastung wie die psychische Erkrankung selbst.

Die neuronale Erklärung psychischer Symptome folgt einem naturwissenschaftlichen Begriff der Kausalität. Wie Rank (1929, S. 312f) schon früh gegenüber Freud kritisierte, ist die seelische Kausalität aber verschieden von der naturwissenschaftlichen. Die **Kausalitäten menschlichen Leidens**, die wir psychotherapeutisch behandeln, **sind Kausalitäten des Lebens**, nicht „naturwissenschaftliche Kausalitäten" (Marlock 2006, S. 141; Kap. 5).

Das Gleiche gilt für das Verständnis der psychotherapeutischen Wirkmechanismen. Eine „Reorganisation von Hirnrindenarealen" ist nicht ein „zentraler Mechanismus von körperorientierten Mind-Body-Therapien" und damit eine Ursache für die Linderung von Leid, wie Mehling (2010, S. 170) meint, sondern beschreibt allenfalls hypothetisch die Wirkung von Therapie auf hirnphysiologischer Ebene. In Anlehnung an eine Bemerkung von T. Fuchs (2008a, S. 126) möchte ich daher formulieren:

> ▶ Zwischen neurophysiologischen, subjektiven und sozialen Prozessen gibt es nur eine zirkuläre Kausalität, keine Gründung eines Prozesses in einem anderen.

Cozolino (2002, S. 3, 157) benennt eine bisher nicht in Ansätzen lösbare und zugleich falsche Frage als Ausgangspunkt einer Psychotherapie als klinischer Neurowissenschaft, nämlich die Frage, wie das Gehirn den Geist hervorrufe oder das Selbst konstruiere, ohne die philosophische Dimension dieser Frage zu bedenken. Was nur ein Modell ist, nämlich die Vorstellung neuronaler Netze, wird substantiiert und als das „neuronale Substrat" des Ich bezeichnet (ebd., S. 29). Damit folgt Cozolino einer unausgesprochenen Vorstellung vom Hirn als Subjekt: Das Gehirn lerne (S. 16) und nicht der Mensch, Psychotherapie lehre „eine Methode, um das Gehirn besser zu verstehen und zu nutzen" (S. 291) und neuronales Wachstum und Integration zu fördern (S. 27).

In diesem „Eigenschaftsmaterialismus" (Beckermann 1996) ist auch Grawe (2004, S. 18) gefangen, wenn er meint, Psychotherapie könne nur darüber wirken, „dass sie das Gehirn verändert". Die Vorstellung einer Autopoiese von Gehirnen und nicht von Lebewesen zeigt sich in seiner Formulierung, Seelisches sei „sowohl in seiner Existenz als auch in seiner Beschaffenheit **vollständig** eine **Hervorbringung** neuronaler Schaltkreise" (2004, S. 17, meine Hvhbg.; ebenso Deneke 2001, S. IX). Da Grawes Verständnis des Menschen ohne den Körper auskommt (Abschn. 1.2), lässt er selbst die enge Beziehung zwischen dem Gehirn und anderen Körpersystemen außer Acht. In der Reduktion psychischer Prozesse auf Hirnvorgänge wird nämlich leicht übersehen, dass diese vielfältig mit hormonellen, metabolischen, immunologischen und Kreislauf-Prozessen und nicht allein mit neuronalen vernetzt sind (Fogel 2013, S. 38).

Die Befunde der Hirnforschung haben in jüngerer Zeit die Wissenschaft in einer Weise beeindruckt, dass die alte Frage nach dem Verhältnis von Leib und Seele fast ausschließlich als Frage nach dem Verhältnis von **Gehirn** und **Geist** gestellt wird (Tretter und Grünhut 2010, S. 231). Dabei wird der **Dualismus** auf die Art fortgeschrieben, dass die *res extensa*, die materielle Substanz des Körpers bei Descartes, nunmehr das Gehirn ist. In der Psychotherapie findet man Aussagen wie diejenige, dass das Gehirn als „Organ der Erfahrung" und die Psyche eine Einheit seien (Slavin und Rahmani 2016, S. 154), dass Emotionen im Gehirn „erzeugt" würden oder entstehen (Sulz 2021) oder dass das Gehirn Gefühle regulieren und die Amygdala etwas „meinen" könne (Berking 2017, S. 49). Ist so das Gehirn zu einem „Hirnsubjekt" geworden (Vidal und Ortega 2017), können ihm menschliche Eigenschaften zugeschrieben werden wie in der Rede von einem glücklichen Gehirn (Amen 2010) oder einem ängstlichen Gehirn (Cozolino 2002, S. 235). Emotionen entstehen aber nicht im Gehirn, sondern im Leben, in lebendiger Interaktion eines Subjekts mit der inneren und äußeren Welt.

Im Unterschied zu einem solchen Hirnzentrismus betrachte ich mit der Theorie des Enaktivismus das Gehirn als Organ eines Lebewesens, das mit seiner Umwelt interagiert (Chemero 2011, S. 178). Als dessen Teil trifft es nicht als Organ eigenständig Entscheidungen (Gallagher 2018; Gallagher et al. 2013; McGann et al. 2013). Personen überprüfen ihre Entscheidungen, nicht der orbitofrontale Cortex, wie Sulz (2021, S. 25) schreibt. Als „Beziehungsorgan" gehört es einem dynamischen System an, das den Körper und die

Umgebung einschließt (Di Paolo und De Jaegher 2012; T. Fuchs 2021a; Noë 2010). Der Mensch **hat** kein „social brain" (Cozolino 2002), er **ist** ein soziales Wesen. Wer nur auf das Gehirn und dessen Interaktion mit psychischen Prozessen schaut, wird niemals die Menschen finden, denen wir in einer Psychotherapie begegnen.

### Neurokörperpsychotherapie?

In Anlehnung an Grawe (2004) hat Künzler (2010) den Begriff einer Neurokörperpsychotherapie mit einem Fragezeichen versehen. Daraus sollte kein Punkt werden, weil schon Grawes Begriff der Neuropsychotherapie wissenschaftlich keinen Sinn ergibt. Folgen wir einer Definition von Psychotherapie, die anzeigt, **was** wir behandeln (Kap. 2), würde er bedeuten, dass wir sowohl die Neuronen wie die Psyche behandeln; aber kein Psychotherapeut behandelt Nervenzellen. Wollen wir ausdrücken, **wie** wir behandeln, würde dieser Begriff nahelegen, wir würden auch mit den Mitteln der Neuronen oder des Hirns behandeln, was ebenfalls eine irrige Vorstellung ist. Er trifft vielleicht auf Methoden zu, bei denen man durch Anlegen von Elektroden im Gehirn das Belohnungssystem aktiviert (Heller 2012, S. 239f), oder auf die transkranielle Magnetstimulation, nicht aber auf die Psychotherapie. Dennoch werden unreflektiert Begriffe wie der einer „hirnbasierten Psychotherapie" (Cappas et al. 2005) verwendet.

Patienten zu vermitteln, sie könnten ihr Gehirn verändern (ebd.), ist im Grunde eine hypnotherapeutische Technik, die sich ihres Glaubens an das Reich der Objektivität bedient (vgl. T. Fuchs 2008, S. 310). Hypnotherapeuten, die Erfolge bei Herpes Simplex erzielen, indem sie ihre Patienten sich vorstellen lassen, heilende Delfine würden durch die Blutbahn schwimmen (Gruzelier 2002), behaupten nicht, diese Delfine würden dort wirklich schwimmen. Badenoch (2008) hingegen tut so, als würde sie wirklich Synapsen verändern, wenn sie Patienten eine Veränderung von Synapsen visualisieren lässt, in denen z. B. die Erinnerung an einen bedrohenden Vater sitze. Ihre *brain-wise therapy* ist lediglich eine kognitive, suggestive Technik. Stauffer (2009) versteht daher die Verwendung neurowissenschaftlicher Informationen bei Patienten, die nicht unter organischen Hirnschädigungen lei-

den, zurecht nur als Einführung eines Deutungs-
modells, das Stress zu begrenzen und Ich-Stärke
aufzubauen hilft. Patienten, die am Puls der wissenschaftlichen Zeit sein wollen, mögen sie als
Suggestionen helfen.

> Das Wissen über neurophysiologische Pro-
> zesse im Gehirn ist für die neuropsycholo-
> gische Behandlung der Störungen von
> Hirnfunktionen relevant, aber nicht unbe-
> dingt für psychotherapeutische Verände-
> rungsprozesse. So interessant es sein mag
> zu wissen, was neurophysiologisch ge-
> schieht, wenn jemand nachdenkt, einem
> Gefühl nachgeht oder sich bewegt, so er-
> folgt die therapeutische Veränderung doch
> im Denken, Fühlen und Bewegen. Wir kön-
> nen nicht spüren, wie Gedanken gedacht,
> Gefühle empfunden oder Muskelbewegun-
> gen im Muskel erzeugt werden, sondern
> nur diese selbst erleben. Auf dieser Ebene
> von Spüren und Erleben und Bewegen ar-
> beitet die Körperpsychotherapie.

Es gibt also keinen schlüssigen Grund, von
der Neurobiologie ausgehend eine neue paradigmatische Grundlage für die Körperpsychotherapie zu formulieren.

Naturwissenschaftliche Forschung kann nur
eine technische Praxis begründen, in der der
Mensch als Organismus in seinen physischen
Funktionszusammenhängen behandelt wird. Eine
neurowissenschaftliche Fundierung wäre daher
nur für eine Körperpsychotherapie möglich, die
den Patienten zum Objekt einer Therapietechno-
logie macht. Grawe (2004) ist diesem Verständnis nahe, wenn bei ihm nicht mehr der Patient,
sondern der Neuropsychotherapeut die Therapie-
ziele festlegen soll.

▶ Naturwissenschaft kann tief in die Geheim-
nisse biologischer, chemischer und physikalischer Prozesse eindringen, die am Leben
beteiligt sind. Aber sie kann niemanden lehren,
was es heißt, sich lebendig oder unlebendig,
glücklich oder unglücklich, gesund oder krank

zu fühlen. Sie hat keine Antwort darauf, was
ein gelingendes Leben ist.

Als Psychotherapeuten begegnen wir Menschen als Subjekten und betrachten sie vor allem
als Personen in der Einmaligkeit ihres Lebens
und Leidens und weniger im Hinblick auf Gesetze, die für den physischen menschlichen Organismus allgemein gelten. Darin zeigt sich der Unterschied zwischen einer hermeneutischen und
einer naturwissenschaftlichen Betrachtungsweise
(Abschn. 5.3).

Neurowissenschaftliche Erkenntnisse und
Denkmodelle können gleichwohl die Theoriebildung der Körperpsychotherapie anregen (Carroll
2005, S. 13f) und als Perspektiven in die Erörterung von Fragen des Körpererlebens, des
Gedächtnisses, der Emotionen oder der kindlichen Entwicklung eingehen. Daher beziehe ich
mich in den Kapiteln zu diesen Themen auch auf
neurowissenschaftliche Erkenntnisse und Theorien. In der Praxis der Körperpsychotherapie aber
arbeiten wir nicht mit Hirnprozessen und auch
nicht mit physikalischen oder biologischen Energien, sondern mit dem Leben, Erleben und Verhalten von Subjekten. Diese verstehen wir mithilfe von Theorien, die sich auf die Ebene subjektiver Prozesse beziehen, nicht mit Theorien der
Naturwissenschaften.

## 7.3  Die Schwächen des Energiemodells

Ein expliziter Versuch, die Körperpsychotherapie naturwissenschaftlich zu fundieren, ist das
reichianische Energiemodell. Dieses Modell
geht davon aus, dass psychischen und physischen Prozessen eine universelle Energie als ei-
nigendes Moment zugrunde liege (Ferri und Cimini 2012, S. 19; Abschn. 5.1). Vielfach wird
diese Energie physikalisch und/oder biologisch
verstanden (Koemeda-Lutz und Gutzat 2022).
Das Energiemodell gründet die Körperpsychotherapie damit auf eine Theorie des physischen
Körpers der Naturwissenschaften und nicht auf
eine des erlebten Körpers und der Kommunikation verkörperter Subjekte.

Rolef Ben-Shahar (2014, S. 164) hält die Annahme, dass eine Bodymind-Energie gefühlt und in Wechselwirkung mit anderen treten könne, für eine grundlegende Basis der Körperpsychotherapie. Für ihn ist Energie eine Art Beobachtung körperlicher Rhythmen wie Vibration oder Pulsation. Oft wird der Energiebegriff in der Körperpsychotherapie in einer solchen Weise vage verwendet, ohne zu definieren, was genau mit dem Konzept der Energie gemeint ist (Totton 2002a, S. 205). Lowen vertritt in seinem gesamten Werk das Konzept einer Bioenergie, ohne irgendwo eine Theorie dieser Energie zu formulieren (Carle 2002, S. 161). Trotz (2019, S. 138) spricht vage von „energetischen Funktionen" des Selbst und zählt dazu körperliche Funktionen wie Atmung und Herzschlag, Passivität und Aktivität oder ein nicht näher definiertes „Pulsieren".

Vielfach wurde in der Körperpsychotherapie der Energiebegriff dazu benutzt, **intensive Erfahrungen** zu beschreiben, die schwer in Worte zu fassen sind. Wie Marlock feststellt, half er „die bewegende Intensität von Emotionen, Gefühlen und Leidenschaft, die vitalen und kraftvollen Selbstexpressionen…, fließend-lustvolle Strömungsempfindungen oder die Ichtranszendierende … ozeanische Dimension orgastischer Erfahrung" festzuhalten (Marlock 2006, S. 139). Der Energiebegriff wurde daher seit den 1970er-Jahren im Zuge von Praktiken beliebt, die innere Befreiung durch Anheben des Energieniveaus zu erreichen suchten (vgl. Caldwell 2018, S. 82). Für Barratt (2010, S. 77) stehen die Begriffe *élan vital* oder Libido für ein lebendiges, verkörpertes Sein in der Welt und eine „Erogenität" des ganzen Körpers. Dieser emanzipatorische Aspekt des Begriffs Lebensenergie, der auf sinnliche Lebendigkeit und Sexualität verweist, macht ihn sympathisch. Wir sollten aber für etwas, das wir nur schwer benennen können, kein naturwissenschaftliches Konstrukt bemühen. Der Energiebegriff jedoch wurde damit überfrachtet, die quantitative Seite emotionaler Prozesse, vegetative Erregungsprozesse oder gar das Leben überhaupt zu erklären (Marlock 2006, S. 139).

Das neoreichianische Energiemodell ist sowohl ein triebtheoretisches als auch ein vitalistisches Erbe der Körperpsychotherapie (Abschn. 3.4 und 3.6). Es ist der Versuch, alle Lebensvorgänge auf eine letzte Kraft zurückzuführen, die im physischen Körper zirkuliert. Das unterscheidet den reichianischen Begriff vom Begriff der psychischen Energie bei C. G. Jung, die Jung gerade nicht in einem Äquivalenzverhältnis zu einer physischen Energie als Lebenskraft verstand (Jung 1928).

- Lowen (1981, S. 33) geht von einer „fundamentalen Energie" aus, die er für eine messbare „physikalische Erscheinung" hält und als Quelle von Psyche und Soma ansieht (Lowen 1979, S. 122). Diagnostik heißt für ihn, die Persönlichkeit „unter dem Blickwinkel der energetischen Prozesse des Körpers" zu studieren (ebd., S. 33). Helfaer (2011, S. 79) bezeichnet den energetischen Gesichtspunkt als den Schlüssel zur Theorie und Praxis der bioenergetischen Analyse.
- Keleman (1992) verwendet das Bild einer Pumpe, die Energie im Körper verteilt, und knüpft damit an die hydraulische Metaphorik der Triebtheorie an..
- Boadella (1991, S. 82) versteht den Charakter nicht nur als ein Muster bevorzugter Verhaltensweisen, sondern auch als eine Organisation energetischer Ladung.
- Pierrakos (1987) spricht von Energie als einer Grundsubstanz der Persönlichkeit und meint, dass Krankheit gleich Blockade und Gesundheit gleich Fluss der Lebensenergie ist. Auch für Rosenberg et al. ist ein gesunder Mensch eine „Ansammlung frei strömender Energie" (1996, S. 26).
- Boyesen et al. (1995, S. 83) meinen, Reich habe in seiner Orgontheorie die Libido-Energie „biophysikalisch" nachgewiesen. Boyesen spricht von „Entdeckungen" und versteht damit diese Energie als eine nicht anzweifelbare Naturtatsache und nicht als eine Hypothese. Auch geht sie von „energetischen Krankheiten" aus (ebd., S. 96).
- Fuckert (2002, S. 93ff) meint, dass Erregung und Emotionen auf einer „biophysikalischen Energie", einer „primären, massefreien Bioenergie" oder Lebensenergie beruhen würden.

Wie sich eine massefreie Energie im Körper bewegen soll und warum es das eine Mal eine Bioenergie, das andere Mal eine biophysikalische Energie ist, wird nicht erklärt. Dieses Nebeneinander eines biologischen und eines physikalischen Begriffs der Energie findet sich schon bei Reich (Abschn. 3.6).

Das grundlegende Problem des Energiemodells besteht in dem von Pechtl und Trotz (2019, S. 37) formulierten Anspruch, „menschliche Prozesse als Teil der Natur mit physikalischen Gesetzen" beschreiben zu wollen. Daraus leitet sich eine therapeutische Praxis ab, in der die Arbeit an muskulären Spannungen als „Energiearbeit" in einem „physikalisch definierten Sinn" verstanden wird (ebd.). Greene (2013) sieht sogar jede Form von Psychotherapie als Energiearbeit an, weil Energie omnipräsent sei.

Wenn die Autorinnen dabei die physikalischen Gesetze nicht nennen und Energie nicht definieren, entziehen sich diese Aussagen einem rationalen Diskurs. Das Gleiche gilt für den Gedanken, Leben sei Ausdruck einer Lebensenergie. Dieser Gedanke ist zirkulärer Natur, weil man auch vom Leben selbst sprechen kann, wenn man die das Leben erzeugende Energie nicht bestimmt. Zwar kann man Lebensprozesse in einer energetischen Dynamik beschreiben, aber sie lassen sich nicht aus physikalischen Gesetzen ableiten. Energie ist nicht die Ursache des Lebens. Vielmehr setzen Lebewesen Energie ein, die sie selbst gewinnen, um Ziele zu realisieren. Deren Ursachen liegen in ihnen selbst und in ihrer Lerngeschichte (T. Fuchs 2021a, S. 271). Der Unterschied zwischen dem hier vertretenen Ansatz des Enaktivismus und dem Energiemodell hängt also auch damit zusammen, ob man im Sinne einer systemischen Theorie des Lebens (Capra und Luisi 2014; Kap. 5) das Leben als Interaktion oder ob man es als Ausdruck einer „primären schöpferischen Kraft im Universum" (Davis 2020, S. 47) ansieht, wie es spirituelle Schulen der Körperpsychotherapie tun (Heller 2012, S. 277).

Hinzu kommt das Problem, dass der Begriff der Energie in der Körperpsychotherapie meist diffus auf einer Ebene der Abstraktion verwendet wird, für die es keine allgemein akzeptierte wissenschaftliche Theorie gibt. Auf dieser Abstraktionsebene wird Energie wie eine Substanz gedacht, die man in ihren Wirkungen zu erkennen glaubt, ohne ihre Existenz nachweisen zu können (Downing 1996, S. 366ff; Heller 2012, 638f). Auf einer allgemeinen Abstraktionsebene kann man den Begriff Energie allenfalls wie Capra (1985) als systemischen Begriff zur Beschreibung dynamischer Strukturen der Selbstorganisation verwenden.

Die Vorstellung einer Energie des Psychischen ist im naturwissenschaftlichen Weltbild des 19. Jahrhunderts beheimatet. Der Physiker und Physiologe Hermann von Helmholtz stellte 1847 den Satz von der Erhaltung der Kraft auf. Demnach kann ein System Energie nur umwandeln, z. B. ein Motor chemische in kinetische Energie, die Energie selbst aber bleibt erhalten (Osietzki 1998, S. 322f). Die Ideen der Helmholtz-Schule wurden für Freuds psychoenergetisches Denken prägend (Nitzschke 1989). Freud und Reich erschufen eine metaphorische Welt von Stauung, Druck, Ladung und Entladung, passend zu einer Zeit, die erst von der Dampfmaschine (Osietzki 1998; Russelman 1988, S. 28) und später von der Elektrizität und der Radioaktivität fasziniert war (Absch. 3.6). Auch passt zum Begriff der Energie die Faszination, die am Anfang des 20. Jahrhunderts die Sexualität umgab und die Freud und Reich die zentrale körperliche Energie in der sexuellen Triebenergie sehen ließ (Abschn. 3.5). Beide gaben nie die Zuordnung mentalistischer Begriffe wie Trieb, Erregung, Lust und Unlust zum Energieverteilungsmodell und zu „physikalischen Vorgängen" auf. Darin sieht Habermas (1969, S. 300ff) das szientistische Selbstmissverständnis der psychoanalytischen Metapsychologie, dem das körperpsychotherapeutische Energiemodell erliegt.

Mit dem Energiemodell verband sich von Anbeginn die Vorstellung, dass man seelische Krankheiten im Grunde physikalisch, biologisch oder chemisch heilen könne, wenn man nur über ausreichende Kenntnisse verfüge. Freud dachte, so lange mit psychologischen Mitteln zu arbeiten, wie man keine anderen habe, mit denen man die Verteilung von Energiemengen „im seelischen Apparat direkt … beeinflussen" könne (1940, S. 421). Auch Boyesen oder Pierrakos denken an eine unmittelbare Arbeit mit Energiequanten (Abschn. 5.1).

Ein neurowissenschaftliches Plädoyer, in der Psychoanalyse das Energiekonzept zu aktualisieren, kommt von Schore (2007, S. 302). Nach seiner Ansicht sind „affektiv besetzte psychobiologische Zustände ein Produkt des Ausgleichs zwischen Energie verbrauchenden und Energie bewahrenden Komponenten des ANS" (ebd.). Problematisch an dieser Formulierung ist, diese Zustände als „Produkt" von Prozessen des ANS zu bezeichnen. Denn sie sind ein Produkt der Lebensbewegungen eines Organismus, zu denen das Erleben und die biologischen Vorgänge im ANS gleichermaßen gehören. Eine Beobachtung paralleler Prozesse bedeutet nicht, dass Erlebensprozesse mit organischen Prozessen identisch sind oder aus ihnen hervorgehen. Schore schreibt auch, dass „Energieschwankungen die grundlegendsten Kennzeichen der Emotionen" seien (ebd.), definiert diese Energie aber nicht. Die Beobachtung von Erregungszuständen bei emotionalen Prozessen ist jedenfalls kein Beleg dafür, dass wir es mit einer Lebensenergie zu tun haben, die sowohl die psychischen als auch die organischen Prozesse speist, sondern beschreibt eine mit dem Erleben nicht identische Äußerungsform eines Lebensprozesses auf einer anderen wissenschaftlichen Beschreibungsebene.

In asiatischen Denktraditionen steht der Begriff des **Qi** für eine Energie und eine stoffliche Realität (Carle 2002, S. 157). Was an Akupressurpunkten zu spüren ist, wird als Manifestation dieser Energie angesehen. Darauf stützt sich die **Energetische Psychologie** von Fred Gallo. Gallo (2004, S. 26) geht von der „Existenz einer feinstofflichen Bioenergie" aus, deren Ströme und Störungen er mit dem Muskel-

test aus der Kinesiologie diagnostiziert. Subtile Energien dienen nach seiner Theorie im Körper als ein Kontrollsystem für Gefühle (Wehowsky 2006b, S. 156). Negative Affekte werden durch Klopfen von Meridianpunkten gelöst. Der Therapeut legt dabei auf der Grundlage einer Theorie unbekannter Energien des physischen Körpers fest, was bei einem Patienten zu tun ist. Damit folgt die Klopfakupressur einem medizinischen Modell. Manche Therapeuten verzichten heute jedoch auf die energetische Erklärung von Klopftechniken und gehen von Erfahrungswerten therapeutischer Transformation und anderen möglichen Wirkmechanismen aus (Bohne 2019; Geuter 2019, S. 211; Pfeiffer 2022).

**Phänomenale Ebene**

Heller (2012, S. 277) verweist auf die wichtige **Unterscheidung** zwischen dem **Konzept der Energie** und dem **Erfahren von Energie im Körper**. Sie entspricht der Unterscheidung zwischen kausal-erklärenden und phänomenalen Begriffen. Auf einer phänomenalen Ebene bezeichnen Körperpsychotherapeuten unterschiedliche Empfindungen wie Prickeln, Spannung, Druck, Zittern, Erregung, Fließen, Strömen, Stocken oder eine wohlige Tatkraft zuweilen als Ausdruck von Energie. Auch beschreiben Patienten körperbezogene Therapieerfahrungen als Energetisierung (Teegen 1986, S. 530). Auf einer phänomenalen Ebene können wir also bei Erregungsprozessen von deren Energie sprechen. Therapeuten können sich mit Patienten darüber verständigen, dass eine Energie irgendwo hingeht oder feststeckt, ohne zu definieren, wovon man spricht. Es leuchtet unmittelbar ein, wenn eine Patientin sagt, sie spüre, wie „die Energie" von der Brust hoch zum Kopf steige, aber nicht hinunter zum Becken. Patienten können auch etwas damit anfangen, wenn man ihnen sagt, sie sollten den Ärger in die Arme kommen lassen, wenn sie eine Erregung in anderen Körperteilen spüren, aber nicht dort. Auf dieser Ebene ist der

Begriff der Energie eine Abstraktion für unterschiedliche Erlebensweisen. Wenn man ihn so auf Vitalität, Kraft oder Handlungsfähigkeit bezieht, kann man den Begriff der Energie entmystifizieren (Yontef 1999, S. 170).

▶ Der Begriff der Energie kann auf einer phänomenalen Ebene bestimmte körperlich empfundene Erlebensweisen beschreiben. Als Begriff für eine vermeintlich physikalisch bestimmbare Lebenskraft hingegen ist er für eine Theorie körperpsychotherapeutischen Handelns ohne Erklärungswert.

Auf der Ebene der Körpererfahrung beschreibt der Begriff der Energie **Phänomene der Erregung und Vitalität**. Aposhyan (2004) operiert durchweg mit dem Begriff Energie, wenn sie von emotionaler Erregung spricht, die körperlich zu spüren ist. Caldwell spricht vom Fluss der Energie, wenn man unter Stress das Gefühl hat, zu schrumpfen oder sich aufzublasen; das Gefühl eines Flatterns im Magen bezeichnet sie als „das energetische Ereignis der Beschämung" (Caldwell 1997, S. 8). Harms erweitert den Energiebegriff in den interpersonalen Bereich, wenn er Abstimmungs- und Koordinationsprozesse zwischen Eltern und Kind als „Ausdruck eines tieferen Energieprozesses" ansieht und meint, dass „der energetische Faktor" über die Qualität eines Kontaktes entscheide (Harms 2008, S. 64f).

Entsprechende Beobachtungen scheinen vor allem dann als energetisch klassifiziert zu werden, wenn man sie mit dem gegenwärtigen wissenschaftlichen Wissen nicht erklären kann (vgl. Heller 2012, S. 638). Klinisch sollte man allerdings vermeiden, unterschiedliche Phänomene des Körpererlebens, des Affekterlebens oder des affektiven Austauschs mit dem einen Begriff der Energie zu versehen (vgl. Downing 1996, S. 375). Das engt die Wahrnehmung ein. In klinischer Hinsicht benötigen wir eine differenzierende, an den Phänomenen orientierte Sprache (Abschn. 5.3; Geuter 2019, S. 371ff).

Wir müssen **beobachtbare Tatsachen von wissenschaftlichen Konstrukten unterscheiden**. Zum Beispiel kann man objektivierbar eine Härte in den Muskeln feststellen. Diese ist eine Tatsache. Spricht man aber vom Muskelpanzer, ist das ein metaphorischer Begriff, mit dessen Hilfe wir Phänomene beschreiben, ein Konstrukt der Beobachtung (Abschn. 13.2). In der Körperpsychotherapie aber werden Konstrukte wie der Muskelpanzer zuweilen behandelt, als wären sie Dinge, die man dingfest machen könnte. Hat man aus Beobachtungen ein Konstrukt gebildet, glaubt man anschließend, das Konstrukt selbst beobachten zu können. Das Gleiche gilt für psychologische Begriffe wie für den der Intelligenz. Auch er ist ein Konstrukt, in dem wir verschiedene Beobachtungen zusammenfassen. Wenn man nach den biologischen Grundlagen der Intelligenz sucht, sucht man nach der Substanz eines Konstrukts (Velden 2013). Reduziert man metaphorische Begriffe auf Materielles, werden sie verdinglicht. Auch der Begriff der Energie ist ein Konstrukt für die Beschreibung beobachtbarer Prozesse. Man verwechselt die Bezeichnung mit dem Bezeichneten, wenn man meint, der Begriff existiere auch in der Realität, wie in der verdinglichenden Vorstellung, es fließe eine Substanz durch den Körper (Heller 2012, S. 278, 639).

### Ebene des physischen Körpers

Auch auf der Ebene des physischen Körpers lassen sich mit dem Begriff der Energie Beobachtungen beschreiben: Phänomene wie elektrische und chemische Prozesse der Nervenleitung, die damit verbundenen Erregungszustände des Nervensystems, Wärmestrahlung, Lichtstrahlung, Magnetismus, Stoffwechselprozesse oder bioelektrische Prozesse in der Muskulatur. Organismen verbinden sich mit der Umwelt über Energien elektromechanischer, mechanischer oder chemischer Natur (M. Johnson 2007, S. 158). Lebendige Wesen verfügen über Energiebudgets, die sie über den metabolischen Austausch mit der Umwelt immer wieder auffüllen und über die sie sich ins Gleichgewicht bringen (Boden 1999). Beschreibt man solche Prozesse, sollte man die **spezifische** Energie benennen, von der man spricht (Wehowsky 2006b, S. 163), z. B. die Veränderung der Temperatur oder des elektrischen Hautwiderstands, Körperprozesse, die auch in Therapien stattfinden. Die metabolisch erzeugte Energie, die „durch Motivationen mobilisiert und durch Abwehrprozesse dysreguliert" werden kann, bezeichnet Eberwein (2009, S. 92) als Körperenergie. Der Begriff der Körperenergie kann subjektive Erfahrungen „psychosomatischer Erregung" mit biologischen Prozessen verknüpfen. Er sollte aber nicht im Sinne einer allgemeinen Lebensenergie verstanden werden (Wehowsky 2006, S. 197).

Aus der Inneren Medizin ist schon lange bekannt, dass krankhafte Körperprozesse die Wärmestrahlung lokal verändern. So lässt sich eine Niereninsuffizienz bei 75 % der erkrankten Patienten allein anhand spektraler Befunde treffsicher erkennen (Folberth et al. 1987). Der Grund dafür ist wahrscheinlich eine segmentale Innervation der Haut, die einen Bezug zwischen inneren Organen und bestimmten Hautpartien herstellt, wie es die Theorie der Headschen Zonen annimmt (Duus 1983, S. 301). Mittels Infrarotthermographie lassen sich auch Stimmungen, die in Haltungen umgesetzt werden, abbilden (Cantieni 2006). In diesen Fällen ist es sinnvoll, von einer thermischen Energie zu sprechen, aber nicht von einer allgemeinen Bioenergie.

**Energie und Information**

In der Psychoanalyse wurde schon vor Jahrzehnten diskutiert, das Energiemodell durch ein **Informationsmodell** zu ersetzen. W. König (1981, S. 90) kritisierte, dass das metaphorische Konzept der psychischen Energie „mit dem wissenschaftlichen Konzept der Energie in der Physik" verwechselt werde und dies eine wesentliche Quelle für Widersprüche in der Metapsychologie sei. Allgemein gebe es eine Tendenz, „für unverstandene Ereignisse … bevorzugt den Kraftbegriff als 'Erklärung' heranzuziehen" (ebd., S. 97). In der Körperpsychotherapie plädierte Kurtz (1985, S. 21f) damals für den gleichen Modellwechsel. Damit ging in seiner Schule des Hakomi ein Wechsel in der Arbeitsweise von einer Blockaden lösenden Körperarbeit zu einer achtsamen Selbstbeobachtung einher. Beide Modellwechsel markierten eine Hinwendung zu kognitiven Theorien, in denen nach Fodor (1975, S. 198) physische Veränderungen als Veränderungen von Information angesehen werden.

Petzold (2006, S. 102) schlägt ebenfalls vor, den Energiebegriff durch den der Information zu ersetzen. Ich sehe darin keine Lösung, weil der Begriff der Information sich auf die Zeichen bezieht, die ausgetauscht werden, ohne die damit verbundenen lebendigen Prozesse selbst zu beinhalten (Abschn. 5.1). Petzold vereinigt allerdings beide Aspekte im Begriff des „informierten Leibes". Wehowsky (2006b) möchte den Energiebegriff durch den der Information ergänzen. Ein Nebeneinander beider Begriffe belässt die Körperpsychotherapie aber in einem Oszillieren zwischen Triebtheorie oder vitalistischer Lebenstheorie einerseits und einer kognitiven Theorie andererseits, statt ihr ein eigenes Fundament in einer interaktionellen Theorie von Lebensprozessen zu geben (Abschn. 5.1).

**Zeitgebundene Metaphern**

Wissenschaftliche Theorien bedienen sich zeitgebundener Vorstellungen, die aus der Lebenspraxis stammen. Wie das **Energiemodell** Dampfmaschine, Pumpwerke und Stromtrassen beerbt und zur **zweiten industriellen Revolution** der elektrotechnischen Hochindustrialisierung passt, so passt das **Informationsmodell** zur **dritten industriellen Revolution** der Automatisierung, Steuerungstechnik und Kommunikationstechnologie und beerbt die Kybernetik (vgl. N. Wiener 1968, S. 63). Das Energiemodell folgt der Erregung der Elektrizität, das Informationsmodell der Möglichkeit, sich mittels Fernsehen, Tonband und Computer mit der Wirklichkeit in Form von Zeichen zu befassen. Das Energiemodell spiegelt das Bemühen wider, Kräfte zu entschlüsseln und zu beherrschen, das Informationsmodell das Bemühen, Zeichencodes zu lesen und zu nutzen. Von Uexküll (2001) bringt einen Paradigmenwechsel in der Medizin vom Maschinenmodell zu einem semiotischen Verständnis von Symptomen ausdrücklich in Verbindung mit dem Übergang von der Industrie- zur Informationsgesellschaft.

Heute orientieren sich Vorstellungen vom Organismus als einem **Netzwerk**, in dem eine Vielzahl miteinander verbundener, steuernder Einheiten existieren und in das man von jedem Punkt aus eingreifen kann, am technologischen Vorbild der **Internet-Kommunikation**. Varela et al. (2001) bezogen sich explizit auf die Analogie zum World Wide Web, als sie den Gedanken eines *brainweb* lancierten. Wie im WWW Information nicht in einem einzelnen Computer, sondern im vernetzten Austausch erzeugt werde, so sei es auch im Gehirn. Nach dieser Metapher soll die Phasensynchronisation analog der gleichzeitigen elektrischen Aktivität im Netz Hirnprozesse miteinander verbinden. Die Netzmetapher trifft man auch in biochemischen Informationsmodellen wie dem von Pert (2005, S. 283) an, das auf Botenmolekülen und der Rezeptor-Liganden-Kommunikation beruht und Informationen als die Brücke zwischen Geist und Stoff ansieht (ebd., S. 261, 399, 472). Vielleicht ist auch das systemische Modell des Embodied Mind mit seiner Idee der ganzheitlichen Vernetzung aller lebendigen Vorgänge und des ständigen Austauschs in Bewegung ein metaphorischer Ausdruck unserer heutigen Technologie (Abschn. 5.2). Das werden spätere Generationen beurteilen, wenn sie dieses Modell hinter sich lassen.

**Lebendiges System**

Ich bevorzuge gegenüber dem Energiemodell wie gegenüber dem Informationsmodell die Vorstellung einer **systemischen Theorie des Lebendigen** (Capra und Luisi 2014). Diese wird einem erlebens- und subjektzentrierten sowie einem relationalen Verständnis der Körperpsychotherapie eher gerecht als das zu einem körpertechnologischen Verständnis neigende Energiemodell und das zu einem kognitivistischen Verständnis neigende Informationsmodell. Hatte Reich die Grundlage alles Lebendigen in einer neuen Form von Energie gesucht, die der Materie innewohnt, sieht die systemische Theorie des Lebendigen diese in seiner inneren Organisation (Maturana und Varela 2012). Lebendiges zeichnet sich nach dieser Theorie dadurch aus, dass es sich aufgrund seiner Struktur andauernd in Interaktion mit der Umwelt selbst erzeugt, d. h. erhält und wiederherstellt, und seine eigenen Grenzen bestimmt. Lebewesen besitzen eine **autopoietische Organisation** und bilden als **autonome Einheiten** Grenzen zu dem sie umgebenden Milieu (Abschn. 5.2), an das sie sich anpassen und mit dem sie sich austauschen. Sie sind sich selbst aufrechterhaltende Stoffwechselsysteme (Ghin 2005).

Weil Lebewesen sich selbst erzeugen, sind bei ihnen Sein und Tun eine Einheit. Schon Zellen teilen und vermehren sich, ohne dass es äußerer Ursachen bedarf. Ihr Sein besteht damit in der **Selbstbewegung** ihres Tuns. Aber ihre Existenz ist wie die Existenz alles Lebendigen in rekursiven Interaktionen an ein Milieu gebunden, das für das Lebewesen einen subjektiven Lebensraum bildet (J. von Uexküll 1956). Zur Organisation kommt daher bei lebendigen Wesen als zweites Kennzeichen die Regulation von Beziehungen zur Umwelt hinzu, als drittes schließlich, dass sie sich von einfachen zu komplexen Formen entwickeln und sich fortpflanzen (Toepfer 2005).

Aus diesem Begriff des lebendigen Systems folgt ein anderer Begriff von Heilung als aus dem Energiemodell. Reich wollte in seiner Spätphase das Leben lenken wie ein „Ingenieur" eine Maschine (Abschn. 3.6). Er setzte daher Patienten in den Orgonakkumulator. Ein ähnliches Bild vom Therapeuten als einem Experten, der Blockaden und Staus des Energieflusses im Körper des Patienten erkennt und diese löst, haben wir bei Lowen. Hier schaut der Therapeut von außen auf den Energiefluss des Patienten und weiß, wie er ihn heilt. Heilung besteht dann darin, Energie zum Fließen zu bringen, nach Downing (1996, S. 372) ein mechanistisches Verständnis des therapeutischen Heilungsprozesses.

Aus der autopoietischen Theorie des Lebendigen folgt hingegen, dass **das Lebendige sich selbst heilt**. Demnach kann der Psychotherapeut nur helfen, Hindernisse der Selbstheilung zu beseitigen (vgl. Kuhl 1998, S. 71), wie es schon Groddeck vertrat (Kap. 3). Er kann Anstöße geben, dass Heilung geschieht, er kann ein heilendes Milieu bereitstellen, aber die Heilung kann nur die Person selbst vollziehen. Nicht anders ist es im Grunde bei einer ärztlichen Tätigkeit. Auch ein Chirurg kann einen Knochen nur richten, zusammenwachsen muss der Knochen selbst. Das Heilungsverständnis einer erle-benszentrierten relationalen Körperpsychotherapie fügt sich damit in die systemische Theorie des Lebendigen ein. Im systemischen Verständnis ist Therapie ebenfalls ein Anstoß zur Selbstregulation, bei dem das Ergebnis eines Prozesses jederzeit auf den Prozess selbst zurückwirkt (Kap. 17). Nach diesem Verständnis verändert sich das biopsychosoziale System eines Patienten in Prozessen, die nicht vorhersagbar sind (vgl. Schiepek 2004, S. 258; von Schlippe und Kriz 2004a, S. 10). Auch in einer Körperpsychotherapie sind somatopsychische Prozesse wie emotionale Erregung, Gefühlsausdruck oder Veränderungen der Atmung selbstregulative Lern- und Entwicklungsprozesse von Subjekten, nicht Prozesse „energetischer Transformation" (Marlock 2006, S. 141; vgl. Köth 2008).

Aus der dynamisch-systemischen Sicht des Lebendigen folgt auch ein anderes Verständnis des Begriffs der **Blockierung**. Das Energiemodell versteht darunter die Blockierung eines Energieflusses. Diese wird zuweilen mit einer Wassermetapher verdeutlicht. Nach dieser Metapher räumt der Therapeut die Steine aus dem Flussbett, die den Lauf des Wassers aufhalten. Nach dem Modell der lebenden Systeme bedeutet Blockierung eine Blockierung der Selbstregulation dynamischer Prozesse, die es dem System erschwert, sich seinen eigenen Bedürfnissen entsprechend selbst zu erhalten, wiederherzustellen und auszutauschen. Der Therapeut gibt nach dieser Metapher Anregungen, die Steine selbst zu räumen, sie wegschwimmen zu lassen oder einen eigenen Weg an ihnen vorbei oder über sie hinweg zu finden, um die Freiheit selbstregulativer Prozesse wiederherzustellen.

# Embodimentforschung – Die Sensomotorik des Denkens und Fühlens

▶ Die experimentelle Embodiment-Forschung zeigt, wie sehr Denken und Fühlen mit Körperhaltungen und Körperbewegungen verknüpft sind. In diesem Kapitel referiere ich einige Ergebnisse dieser Forschung und setze sie in Beziehung zu klinischen Erfahrungen und Vorgehensweisen der Körperpsychotherapie.

In Psychologie und Psychotherapie kennt man eine längere Tradition der Theorie, dass Seelisches sich im körperlichen Ausdruck, in Mimik, Gestik und Haltung kundtut (Abschn. 3.1.1). Der Körper wird dabei als beseelt angesehen, als **Mindful Body**. Das ist die Sichtweise der alten Ausdruckspsychologie. Die neuere empirische Embodiment-Forschung wendet sich hingegen der Wirkung körperlicher auf mentale Prozesse zu, dem **Embodied Mind** (Payne et al. 2019a). Wie zu Beginn von Abschn. 5.2 gesagt, befasst sich diese Forschung damit, wie Körperhaltungen und Verhalten auf Gedanken und Affekte einwirken und wie diese durch sensomotorische Prozesse geprägt sind.

Wenn ich im Folgenden einige Forschungsergebnisse vorstelle, werden Sie beim Lesen manches erkennen, das Ihnen aus der klinischen Erfahrung oder aus der Alltagserfahrung vertraut ist. Das Erstaunliche an dieser Forschung sind nämlich weniger deren Ergebnisse als vielmehr die Tatsache, dass bereits Vertrautes nun auch experimentell bestätigt wird (vgl. Hüther 2006,

S. 75). Die Körperpsychotherapie ist schon immer davon ausgegangen, dass der Mensch die Wirklichkeit „durch seinen Körper" erfährt und die Qualität und Intensität der Erfahrung von der Lebendigkeit des Körpers abhängt (Lowen 1990, S. 14). Die Embodiment-Forschung bildet nun eine Brücke zwischen diesem Denken und der experimentellen Psychologie (Michalak et al. 2019).

Lakoff und Johnson (1999) haben in ihrem Buch „*Philosophy in the Flesh*" gezeigt, dass das Denken von dem über den Körper vermittelten Input an das Gehirn abhängt. Abstraktes Denken leitet sich metaphorisch aus konkreten, sinnlichen körperlichen Erfahrungen ab. Zum Beispiel strukturieren wir geistige Tätigkeit metaphorisch entlang unserer körperlichen Anwesenheit im Raum. Wir sprechen davon, dass etwas vor uns oder hinter uns liegt, wir es beiseitelassen, es auf uns lastet oder uns erleichtert. Die Erfahrung, dass etwas in unseren Körper hinein und aus ihm heraus geht, schafft den metaphorischen Raum für Ausdrücke wie „in sich gehen" oder „aus sich heraus gehen". Die Vorstellung, in einer Tätigkeit aufzugehen oder in einer Beziehung aufgehoben zu sein, entspricht der Erfahrung, körperlich in einem Raum zu sein – Lakoff und Johnson bezeichnen das als Container-Schema. Die Natur des Körpers und sein lebendiger Bezug zur Welt formen so die Möglichkeiten der kognitiven Begriffsbildung.

Nah und fern, plötzlich und anhaltend, gerade und gekrümmt, intensiv und schwach: all diese Konzepte sind grundsätzlich nichtsprachliche Konzepte, die aus unseren Bewegungserfahrungen stammen. Sie sind die Basis unserer grundlegenden Fähigkeit, in Bewegung zu denken, ein Denken, das in nichtsprachlichen, körperlichen Konzepten wurzelt. (Sheets-Johnstone 2010, S. 115)

Kognitive Vorgänge sind eng mit körperlicher Bewegung verkoppelt. Zum Beispiel ist die Fähigkeit zur visuellen Rotation eines Gegenstandes in der Vorstellung mit der Fähigkeit verkoppelt, motorische Prozesse zu antizipieren (Gibbs 2006, S. 7). Die Dauer der kognitiven Operation, eine um die eigene Achse rotierende Hand als solche zu erkennen, entspricht der Zeit für die dafür notwendige Bewegung (Parsons et al. 1998). Denn der Mensch nimmt die Welt und sich selbst zunächst einmal über die Sinne wahr (Abschn. 6.3). Die Struktur seines Bewusstseins ist durch die subjektive und verkörperte Erfahrung der Welt vorgegeben (Legrand 2007). Die Embodiment-Forschung zeigt nun, dass nicht nur diese Struktur, sondern auch das **phänomenale Feld des Bewusstseins** und somit die jeweilige Erfahrung des Moments durch den gesamten **aktuellen körperlichen Zustand** eines Menschen vorgeformt werden (Gallagher 2005; Gibbs 2006).

Handlungen strukturieren das Feld unserer Wahrnehmung. Dadurch ist der Erwerb von Wissen zutiefst mit sensomotorischen Prozessen verbunden (Coello und Fischer 2016). Ermutigt man Kinder zu Gesten, fördert dies das Erlernen der Sprache (Goldin-Meadow 2015). Auch das Denken bezieht den Körper mit ein. Beim inneren Zählen bewegen wir uns häufig, und wenn wir über irgendeine Situation nachdenken, bedienen wir uns zur inneren Klärung zuweilen einer sensomotorischen Simulation (Wilson 2002). Wer im wörtlichen Sinne einen Schritt zurück geht, empfindet mehr kognitive Kontrolle (Koch et al. 2009).

Gendlin (1993) weist in einer phänomenologischen Analyse des Denkens und der Sprache darauf hin, dass der Körper mitteilt, ob wir einen Gedanken für richtig erachten oder in unserem Denken weitergehen wollen. Die innere Entscheidung darüber wird in einem Prozess der Überprüfung und Rückversicherung anhand körperlicher Empfindungen getroffen (Abschn. 5.3). In meinem Bauch spüre ich, ob ich einen Gedanken für richtig erachte oder nicht. Wenn mir diese Empfindung ein „Ja" signalisiert, kann ich den Gedanken stehen lassen, bei einem „Nein" wird mein Denken zu einem neuen Durchdenken oder einer neuen Formulierung weitergetrieben, bis ein Gefühl mir sagt: „Ja, so ist es". Fortbestehende Zweifel spüren wir im Körper. Bedeutung wird so in viszeralen Vorgängen generiert (M. Johnson 2007, S. 53). Der Körper treibt das Denken voran.

Viszerale Rückmeldungen sind allerdings unspezifischer und nicht symbolischer Natur (Abschn. 7.1). Sie teilen uns mit, ob uns ein Gedanke gefällt oder nicht. Ihre Rückmeldung erfolgt auf der Wahrnehmungsachse angenehmunangenehm. Aus dieser Wahrnehmung ergibt sich aber kein Hinweis auf den Inhalt des Gedankens selbst.

Vertreter des Enaktivismus (Abschn. 5.2) verweisen häufiger auf die kinästhetische Metaphorik des Denkens und Sprechens (z. B. Merritt 2015), weniger auf die vegetative und affektive. Die metaphorische Sprache über das Denken ist aber motorisch, vegetativ und affektiv. Gedanken gehen vorwärts oder bleiben stecken, sie treffen uns oder lassen uns kalt, sie machen uns neugierig, erregen uns, sind uns gleichgültig, entzücken uns; sie liegen uns im Magen oder küssen uns wach; wir werfen Ideen in den Raum, wir stellen sie vor, lassen andere Ideen abperlen oder fallen, weisen sie zurück oder nehmen sie an und greifen sie auf.

**Denken**

In vielen Experimenten wurde gezeigt, wie Körperhaltungen, Bewegungen und Körperschemata kognitive Prozesse beeinflussen. Reed und Farah (1995, S. 337) ließen Versuchspersonen menschliche Figuren auf Fotos miteinander vergleichen. Bewegten die Teilnehmenden ihren eigenen Arm, konnten sie Unterschiede in der Armposition der Figuren besser erkennen; das gleiche Ergebnis zeigte sich bei Beinbewegungen und Unterschieden in der Beinposition. In einem Experiment von Tucker und Ellis (1998) konnten Versuchspersonen Fragen zu einer abgebildeten Tasse schneller beantworten, wenn der Henkel auf der Seite derjenigen Hand abgebildet war, mit der sie ihre Antworten gaben. Lesen Versuchspersonen einen Text, können sie nachher humorvolle Passagen eher erinnern, wenn sie lächeln, Ärger erzeugende Textpassagen hingegen eher, wenn sie die Stirn runzeln (Barsalou et al. 2003, S. 57f).

### Therapeutische Anwendung

Diese Experimente unterstützen die Methode der Körperpsychotherapie, gedankliche Prozesse über Körperhaltungen und -bewegungen anzustoßen. Auch Erinnerungen werden leichter ausgelöst, wenn man körperlich den in der früheren Situation dominierenden Affekt wachruft. Eine entsprechende Technik wäre zum Beispiel, willentlich eine Haltung einzunehmen oder eine Bewegung auszuüben, die mit der angesprochenen Lebenssituation oder einem angenommenen Affekt verknüpft sind. ◄

Wer den Ausdruck eines gesehenen Gesichts nachahmt, erkennt dieses Gesicht später besser als andere Menschen (ebd., S. 58); wer das eigene Gesicht nicht bewegen kann, erkennt es schlechter (Abschn. 14.4). Dies geht mit dem Befund einher, dass Verletzungen des somatosensorischen und nicht des visuellen Kortex die Bewertung von Gesichtsausdrücken erschweren. Gleiches gilt für Körperhaltungen: Indem man Haltungen anderer nachmacht, bekommt man ihre Gefühle und Absichten besser mit (Reed und McIntosh 2008, S. 94).

### Therapeutische Anwendung

Für Patienten bedeutet dies, dass sie die Gefühle anderer manchmal besser nachempfinden können, indem sie diese zum Beispiel in einem szenischen Dialog körperlich in ihrem Erleben präsent werden lassen; für Therapeuten, dass sie ihre Patienten besser erfassen, wenn sie sich auch mimisch und gestisch in sie hineinversetzen (Kap. 15). ◄

Man kann den Körper aber auch einsetzen, um sich vor Reizen abzuschirmen. Versuchspersonen, die Gesichter anschauen und dabei Kaugummi kauen, erkennen diese später schlechter wieder, wahrscheinlich, weil sie den Ausdruck der Gesichter aufgrund des Kauens im eigenen Gesicht schlechter nachempfinden können.

### Therapeutische Anwendung

In der therapeutischen Arbeit können stereotype Handlungen helfen, weniger zu empfinden, wenn als bedrohlich erlebte Erinnerungen aufgerufen werden. Behandlungstechnisch kann man das zum Beispiel bei einer dosierten Konfrontation mit traumatischen Erfahrungen nutzen. Dies ist möglicherweise ein Wirkmechanismus der bilateralen Stimulation (Geuter 2019, S. 211). ◄

Bei entsprechenden Experimenten werden die Gedanken oder Gefühle der Versuchspersonen oft durch eine Tarngeschichte moduliert. Riskind und Gotay (1982) ließen Probanden an einem Experiment teilnehmen, in dem es angeblich um den Zusammenhang zwischen elektrischem Hautwiderstand und Muskelreaktionen ging. Dabei wurden sie in eine aufrechte oder gebeugte Haltung gebracht. Anschließend sollten sie an einem „separaten" Experiment teilnehmen, in dem das Durchhaltevermögen bei Puzzle-Aufgaben getestet wurde. Wer im ersten Experiment aufrecht saß, konnte im zweiten besser durchhalten. Wer seine Arme über der Brust verschränkt hält und in dieser Haltung Aufgaben löst, arbeitet länger und beharrlicher als jemand, der die Arme an die Hüften anlegt (Friedman und Elliot 2008).

Menschen, die während eines Experimentes aufrecht sitzen, haben mehr Zuversicht in ihre Gedanken als Menschen, die in gebeugter Haltung sitzen (Briñol et al. 2009). Eine gebückte Haltung führt leichter zu negativen Gedanken und negativer Stimmung, und sie lässt Menschen sich auch schlechter von negativer Stimmung erholen (Veenstra et al. 2017). Werden depressive Patienten in einem Experiment dazu angehalten, sich aufrechter hinzusetzen, führt dies dazu, dass sie weniger von sich in der ersten Person reden, aber mehr Worte der Trauer benutzen (Wilkes et al. 2017). Sie scheinen weniger um sich zu kreisen, sich weniger leer und mehr emotional zu erleben.

Schubert und Koole (2009) fanden heraus, dass die mithilfe einer Geschichte getarnte Geste, eine Faust zu bilden, bei Männern die Selbstachtung steigen lässt, bei Frauen allerdings nicht. Die Autoren schlussfolgern, dass das Selbstkonzept nicht nur auf symbolischen Vorstellungen von sich selbst beruht, sondern auch auf den sensomotorischen Zuständen des Körpers und dessen Interaktionen mit der Umwelt. Das beziehen sie auf die Wirkweise von Psychotherapie:

> Es ist möglich, dass erfolgreiche Interventionen, die man traditionell als 'kognitiv' ansieht, teilweise dadurch das Selbstbild von Menschen verändern, dass sie Körperliches (i. Orig.: *embodied components*) verändern... Haltungen und Bewegungen von Menschen zu ändern, kann ein wirksames Mittel sein, um ihr Selbstbild zu verändern. (Schubert und Koole 2009, S. 833)

Körperprozesse führen nicht nur Gedanken herbei, sie können sie auch erschweren. So interferieren Körperbewegungen, die der Bedeutung einer sprachlichen Aussage widersprechen, mit dem Verständnis des Gehörten. Sie erzeugen eine Inkongruenz im Erleben. Der Satz „Du hast Liz die Geschichte erzählt" wird langsamer verstanden, wenn eine Versuchsperson dabei die Hand zu einem Knopf, den sie betätigen soll, in Richtung Körper bewegt, schneller hingegen, wenn sie die Hand zu einem Knopf vom Körper wegbewegt – als ginge sie von ihr in Richtung Liz (Glenberg und Kaschak 2002). Sind Bewegungsrichtung und Richtung des kommunizierten Geschehens in dem gehörten Satz kongruent, erleichtert das also das Verständnis. Hört man den Satz „Liz hat dir die Geschichte erzählt", beschleunigt oder verzögert jeweils die umgekehrte Bewegung das Verständnis. **Kognitive Prozesse** laufen demzufolge dann **optimal** ab, **wenn** sie **mit Körperzuständen abgeglichen** sind (Barsa-

lou et al. 2003a, S. 87). Das habe ich in Abschn. 6.4 mit dem Begriff der Stimmigkeit beschrieben. Ist das Bewusstsein mit dem körperlichen Handeln eins und verschmilzt ein Mensch geistig mit dem, was er gerade tut, kommt er in einen Zustand, den Csikszentmihalyi (2010) als Flow -Erleben bezeichnet.

### Therapeutische Anwendung

Einen Abgleich zwischen Kognitionen und Körperzuständen herzustellen, ist ein Prinzip der körperpsychotherapeutischen Arbeit. Als *rooted talking*, verwurzeltes Sprechen, bezeichnet man in der Biodynamik einen Stil des therapeutischen Dialogs, in dem sprachliche Äußerungen auf das Körpererleben bezogen werden (Geuter 2019, S. 379). An der Kongruenz oder Inkongruenz zwischen Sprache und Körperausdruck eines Patienten können wir als Therapeuten beobachten, ob er mit dem übereinstimmt, was er sagt. ◄

Gendlin hat mit dem Focusing eine körperbezogene Technik entwickelt, um zu einem *felt sense* zu kommen, einer im Körper gespürten Bedeutung, in der sich das Körpergefühl und ein Wort zu einem stimmigen Gesamteindruck davon verbinden, was ich zu einer Frage oder einem Problem empfinde (Kap. 4). Wenn in der Therapiestunde die Sprache mit dem körperlich gegründeten Erleben verschmilzt, kann es zu einem therapeutischen Flow und einem Erleben von Kongruenz kommen.

Der *felt sense* ist nämlich nicht etwas, das man hat, sondern etwas, das in einem fließenden Prozess geschieht und das man bemerkt und benennt. Mit dem *felt sense* zu arbeiten ist eine Praxis, sich auf eine innere Wahrnehmung einzulassen, aus der Sinn und Bedeutung entstehen kann.

In folgendem Beispiel zeigen die Worte und die Geste eine Inkongruenz im Erleben:

### Therapiebeispiel

Eine Frau sagt, sie wünsche sich so sehr, dass sich ihr Mann ihr mehr zuwende. Dabei macht sie unwillkürlich eine Geste des

Wegstoßens mit ihrer rechten Hand. Die Aufmerksamkeit darauf zu richten, führt in eine Exploration der ihr bislang nicht bewussten Ambivalenz. ◀

## Fühlen

Nicht nur das Denken beschreiben wir in einer metaphorischen Sprache körperlicher Erfahrungen, auch die Gefühle. Wenn wir glücklich sind, sind wir high oder obenauf, unglücklich dagegen down, niedergeschlagen oder gedrückt. Aufgebracht sind wir im Ärger, niedergedrückt in der Trübsal, abgestoßen im Ekel. Stolz verbinden wir mit Aufrichten, Scham mit Einknicken, Hass mit Kälte und Zuneigung mit Wärme. Das Gefühl, sozial ausgeschlossen zu sein, hängt unmittelbar mit einem Bedürfnis nach physischer Wärme zusammen (Bargh und Shalev 2012).

Wie sehr **Haltung** und **Körperausdruck** mit Gefühlen und Stimmungen zusammenhängen, ist mittlerweile durch eine große Zahl von Experimenten belegt. Die psychologische Forschung befasst sich hier seit einiger Zeit mit etwas, das zum Kerngebiet der klinischen Körperpsychotherapie gehört.

In einem oft zitierten Experiment zeigten Strack et al. (1988), dass die Aktivierung oder Hemmung der Lachmuskulatur durch einen auf zwei verschiedene Arten mit dem Mund gehaltenen Stift – quer mit den Lippen oder nach vorne mit den Zähnen – einen Einfluss darauf hatte, wie lustig Versuchspersonen gleichzeitig gezeigte Cartoons fanden. In mehreren Wiederholungen dieses Experimentes konnte der Effekt nicht bestätigt werden (Wagenmakers et al. 2016). Allerdings wurden im Unterschied zu der ersten Untersuchung in allen Replikationsstudien die Probanden gefilmt. Andere Studien zeigen aber, dass das Gefühl, beobachtet zu werden, das Vertrauen in die Wahrnehmung innerer Signale bei der Urteilsbildung mindert (Noah et al. 2018). Martin et al. (1992) wiesen nach, dass neben dem Feedback der Gesichtsmuskeln auch das allgemeine Erregungsniveau die Bewertung mehrdeutiger Situationen mitbestimmt. Dazu ließen sie Versuchspersonen beim Lesen eines Textes einen ärgerlichen oder einen freudigen Gesichtsausdruck aufsetzen; ferner ließen sie einen Teil von ihnen

vor dem Experiment zwei Minuten dynamische Körperübungen absolvieren. Die emotionalen Reaktionen auf die gelesenen Geschichten hingen von beiden Bedingungen ab. Aktivierte Versuchspersonen berichteten eher von den ärgerlichen Inhalten als nicht-aktivierte.

Stepper und Strack (1993) manipulierten die Körperhaltung von Versuchspersonen unter dem Vorwand, Arbeitsmöbel ergonomisch zu testen. Personen, die ein fiktives Lob in aufrechter Haltung empfingen, waren später stolzer auf ein gutes Abschneiden bei einem Test als Personen, die dasselbe Lob in einer gekrümmten Haltung erhielten. In einem ähnlichen Experiment erzählten Menschen je nach Körperhaltung unterschiedliche Geschichten zu einem mehrdeutigen Bild (Döring-Seipel 1996). Wer in einem Experiment, dessen Absicht verdeckt ist, eine Haltung der Angst einnimmt, verspürt nachher mehr Angst (Barsalou et al. 2003, S. 53).

Körperhaltungen können also nachweislich Gefühle induzieren und verstärken, aber sie sind nicht mit den Gefühlen identisch. Die Haltung steht für den in einer Emotion enthaltenen Handlungsimpuls (Sheets-Johnstone 1999, S. 264f), bei der aufrechten Haltung z. B. für den Impuls, sich zu zeigen oder zu stellen, sie macht alleine aber nicht die Emotion aus (Kap. 10). Körperliche Aktivität kann auch nicht bestimmte Gedanken herbeiführen (Adams 2010, S. 626). Denn Handeln ist nicht identisch mit dem Denken, aber es kann das Denken in eine bestimmte Richtung lenken.

Die Experimente unterstützen die körperpsychotherapeutische Vorgehensweise, über eine Veränderung der körperlichen Haltung und des verkörperten Ausdrucks auf Gefühlszustände oder auch auf das Selbstwertgefühl von Patienten einzuwirken. Zum Beispiel wird die Arbeit an der Aufrichtung der vertikalen Körperachse entlang der Wirbelsäule dazu eingesetzt, Gefühle von Würde, Stolz, Zentrierung und Präsenz zu induzieren (Geuter 2019, S. 234ff).

**Therapiebeispiel**

Eine Patientin spricht in einem Rollenspiel ihren Vater auf dessen Demütigungen an. Dabei nimmt sie spontan eine gebeugte Körperhaltung ein. Ich schlage ihr vor, den Dialog einmal zu führen, während sie die Schultern leicht nach hinten rotiert und die Wirbelsäule nach oben streckt, d. h. in einer aufrechten Haltung, und dann die Unterschiede in ihrem Erleben gegenüber der anderen Haltung zu beobachten. ◄

Auch depressive Stimmungen hängen mit Körperhaltungen zusammen. „Der Kopf ist gesenkt, der Rücken gebeugt und der ganze Körper nach dem Gesetze der Schwere in sich zusammengesunken", beschrieb Kraepelin depressive Patienten (Bader et al. 1999, S. 613). Untersuchungen bestätigen, dass depressive Menschen ihre Aufmerksamkeit in der vertikalen Ebene eher nach unten richten (Meier und Robinson 2006).

Diese Einsicht nutzten Sugamura et al. (2007, 2008) in einem Experiment. Versuchspersonen, die eine Zeitlang unter einem Vorwand eine gebeugte Körperhaltung einnehmen mussten, gerieten im Unterschied zu Menschen, die in dem gleichen Experiment eine aufrechte Körperhaltung einnahmen, in eine gedrückte Stimmung. In einem weiteren Experiment kamen Personen allein dadurch in eine mehr depressive Stimmung, dass sie nur den Blick nach unten richteten, ohne ihre Haltung zu verändern (Sugamura et al. 2009). Die aufrechte Körperhaltung ging mit einer Zunahme von Gefühlen des Stolzes und der Stärke einher.

Charlie Brown erklärt in einem Peanuts-Cartoon, man müsse den Kopf hängen lassen, wenn man etwas von seiner Depression haben wolle; das Verkehrteste sei, aufrecht mit erhobenem Kopf dazustehen, weil man sich dann sofort besser fühle. Der Zeichner Charles Schulz scheint gewusst zu haben, dass körperpsychotherapeutische Übungen zur Vitalisierung oder zur Aufrichtung über das Körperfeedback auf Stimmungslagen einwirken.

Die Effekte solcher Experimente werden so erklärt, dass propriozeptives Feedback Gefühle erzeugt, ohne dass es eines kognitiven Verständnisses bedarf (Stepper und Strack 1993). Mit dieser These wird in der experimentellen Psychologie im Grunde die Auffassung von Dilthey (Abschn. 3.4) rehabilitiert, dass das Erleben eine eigene Quelle der Verarbeitung von Wirklichkeit ist (Abschn. 5.3), und mit ihr wird das Körpererleben als maßgeblich für die Art des Erlebens herausgestellt. Die Embodiment-Forschung hat sich aber bisher weitgehend mit propriozeptiven Rückmeldungen aus dem sensomotorischen System befasst und interozeptive Informationen des Vegetativums kaum behandelt (Abschn. 6.3).

Nicht nur Haltung, Ausdruck oder Aktivierung, auch **Empfindungen**, die man bei Berührungen hat, oder **Bewegungen** wirken sich auf Gefühlsurteile aus. Wer einen rauen Gegenstand in der Hand hält, wertet eine soziale Interaktion als schwieriger als derjenige, der einen glatten Gegenstand berührt (Ackerman et al. 2010). In einem Experiment sollten Versuchspersonen ihnen unbekannte, neutrale chinesische Schriftzeichen betrachten, während sie ihren Arm entweder von unten aufwärts, einer Annäherungsbewegung entsprechend, oder von oben abwärts, einer Abstoßungsbewegung entsprechend, gegen eine Tischplatte drückten. Unter der ersten Bedingung wurde der vermutete Inhalt der Schriftzeichen positiver bewertet (Barsalou et al. 2003, S. 53). Versuchspersonen, deren Arm in der Annäherungsbewegung aktiv ist, griffen in einem anderen Experiment auch eher zu beiläufig hingestellten Keksen (Förster 2003). Ähnliche Effekte zeigten sich, wenn Versuchspersonen bejahend oder verneinend ihren Kopf bewegten (Storch 2006, S. 50f).

Weitere Befunde aus der Embodiment-Forschung lassen unmittelbar klinische Schlüsse zu:

– Versuchspersonen, die in glücklicher Stimmung sind, erkennen in einem Film früher als andere, wann ein glücklicher Gesichtsausdruck in einen traurigen umschlägt; in trauriger Stimmung erkennt man eher einen Wandel von Trauer zu Freude (Niedenthal et al. 2001). Klinisch lässt sich das nutzen, indem Patienten über körperlich induzierte Stimmungslagen erfahren, wie ihre Wahrnehmung vom eigenen inneren Zustand abhängt.

- Empirische Forschungen zeigen, dass der Stimmausdruck von Gefühlen das zugehörige Gefühl verstärkt (Niedenthal et al. 2005, S. 29). Klinisch bedeutet dies, dass bei Patienten ein Gefühl verstärkt werden kann, indem man diesem einen stimmlichen Ausdruck verleiht, eine in der Körperpsychotherapie geläufige Technik (Abschn. 14.5).
- Werden Versuchspersonen angehalten, ein Ärger auslösendes Thema langsam und mit weicher Stimme zu besprechen, fühlen sie sich weniger ärgerlich und ihr Herzschlag wird langsamer. Wer laut und schnell spricht, wird hingegen ärgerlicher und erregter (ebd., S. 30). Auf die Psychotherapie übertragen: Ist ein Patient übererregt oder ist die Empfindung eines Gefühls zu schwach, lässt sich über den stimmlichen Ausdruck – oder auch über andere Ausdruckskanäle – die Intensität der emotionalen Erregung regulieren.

Winkielman et al. (2008, S. 265f) schlagen vor, zur Induktion von Ärger diejenigen Muskeln zu aktivieren, mit denen man eine Faust ballt, oder einen finsteren Gesichtsausdruck aufzusetzen. Sie nennen das *embodied simulation* von Gefühlen. Was der experimentellen Psychologie neu vorkommen mag, ist eine klassische Methode der Affektinduktion aus der Körperpsychotherapie, die ich unter das Prinzip „Aktivieren und Ausdrücken" fasse (Geuter 2019).

> **Experiment: Wissenschaftlicher und therapeutischer Begriff**
> Die experimentellen Ergebnisse der Embodiment-Forschung eins-zu-eins auf die klinische Praxis anzuwenden, bringt die Gefahr eines technischen Verständnisses von Psychotherapie mit sich: die Faust zu ballen, um seinen Ärger besser zu spüren, oder zu hüpfen, um in eine freudigere

Stimmung zu kommen. Eine solche Logik entspricht der Wenn-dann-Logik der experimentellen Forschung, welche die Wirkung von Bedingungen auf Variablen untersucht.

In der klinischen Arbeit kommen wir mit einem Wenn-dann-Verständnis allerdings nicht weiter: diese oder jene Haltung einzunehmen, um diesen oder jenen Effekt zu erzeugen. Denn es gibt keine eindeutigen und linearen Beziehungen zwischen körperlicher Haltung oder Tätigkeit und Erleben. Wissenschaftliche Experimente manipulieren Bedingungen, um Wirkungen zu testen. Körperpsychotherapie hingegen versteht Experimente mit Haltung, Bewegung, Verhalten so, dass diese **Angebote für den einzelnen Patienten** sind, auf seine einzigartige Weise eine Erfahrung zu machen. Dabei interessiert uns immer die Frage, **was der konkrete Patient subjektiv bei einem Experiment erlebt**. In einer prozessbezogenen Körperpsychotherapie intendieren wir mit Experimenten eine Wirkung im Prozess, aber nicht einen vom Therapeuten vorgedachten Effekt (Geuter 2019, S. 42ff).

### Sinnesmodalitäten

Auch Forschungsergebnisse zur modalitätsspezifischen Verarbeitung von Wahrnehmungen aus dem Kontext der Embodiment-Forschung lassen klinische Schlüsse zu. Reize werden schneller verarbeitet, wenn man innerhalb einer Sinnesmodalität, z. B. dem Hören oder Sehen bleibt, als wenn man die Modalität wechselt (Barsalou et al. 2003a, S. 87). Reize aus derselben Modalität, in der ein Objekt früher einmal wahrgenommen wurde, lösen später leichter die Vorstellung des Objekts aus. Auf diese Weise werden auch traumatische Erfahrungen getriggert. Ist nämlich etwas in einer bestimmten Modalität gespeichert, sind bei einer erneuten Begegnung mit einem ähnlichen Reiz Eigenschaften dieser Modalität schneller verfügbar (Pecher et al. 2004).

**Therapeutische Anwendung**

Es ist sinnvoll, ein Ereignis erst einmal in derjenigen Sinnesmodalität zu verfolgen, in der es der Patient präsentiert. Erinnert er sich an einen Geruch, sollte man zunächst diesen Geruch konkretisieren. Benennt er den Ton, in dem jemand etwas zu ihm gesagt hat, fragen wir erst danach, wie er diesen Ton empfunden hat, beispielsweise als schrill, schneidend, ätzend, verachtend.

Wenn man frühere Erlebnisse reaktivieren will, ist es günstig, Patienten in der Modalität anzusprechen, in der das Erlebte aufgenommen wurde. Wenn es zum Beispiel darum geht, wie die Eltern geschimpft haben, nutzt man das Hören: Wie und von wo hört man heute ihre Stimme, wenn man sich erinnert? Im weiteren Verlauf können dann andere Modalitäten hinzugenommen werden. Ist hingegen die Erinnerung blockiert, hilft es, mehrere Modalitäten anzubieten, um die Erinnerung zu öffnen. ◄

Körperpsychotherapie arbeitet grundsätzlich **multimodal**, das heißt sie bedient sich der verschiedenen Modalitäten sinnlicher Erfahrung (Abschn. 9.1). Es entspricht der Theorie der Forschergruppe um Barsalou und Niedenthal, dass dieses Vorgehen Erfahrungen, Erinnerungen und Ressourcen weit eher wachrufen kann als ein rein kognitives Herangehen. Da das Selbstbewusstsein zerfällt, wenn es Konflikte zwischen den verschiedenen Sinnesmodalitäten gibt (Metzinger 2011 S. 150), arbeiten wir so in der Therapie zugleich daran, die Einheit der Erfahrung herzustellen.

**Simulation**

In der Körperpsychotherapie sondieren wir emotionales Erleben oft so, dass wir die aktuell mit ihm verbundenen körperlichen Zustände explorieren. Dieses Vorgehen stimmt mit Theorien der Embodiment-Forschung überein. Niedenthal et al. (2005, S. 22) erklären nämlich die Befunde zum Zusammenhang von Körper und Affekten so, dass der Erwerb emotionalen Wissens eine Verkörperung emotionaler Zustände beinhalte.

Daher ist emotionales Wissen mit den körperlichen Zuständen verkoppelt, in denen man sich in der Situation seines Erlernens befand. Man mache von ihm Gebrauch, indem man diese Zustände wieder aufrufe. Experimentell wurde zum Beispiel gezeigt, dass Menschen auch dann, wenn sie sehr abstrakt über emotionale Konzepte sprechen, auf feine Weise die zugehörigen Ausdrucksbewegungen im Gesicht zeigen (Winkielman et al. 2008, S. 279). Das heißt: Wir erzeugen unwillkürlich körperlich Gefühle, wenn wir an sie **denken**.

Therapeutisch nutzen wir das, indem wir willkürlich emotionales Erleben über Ausdrucksbewegungen aktivieren oder wenn wir Intentionen über Handlungsimpulse erkunden. Denn auch Handlungen scheinen innerlich simuliert zu werden, wenn wir an sie denken. Hören Versuchspersonen den Satz „Er schlug einen Nagel in die Wand", können sie nachher rascher einen horizontal liegenden Gegenstand zeichnen als diejenigen, die den Satz „Er schlug einen Nagel in den Boden" hörten; bei letzteren ist das Perzept eines senkrechten Gegenstandes angesprochen (Zwaan et al. 2002). Hirnuntersuchungen zeigen, dass der motorische Kortex aktiv wird, wenn eine Person nur das Wort Hammer hört (Just et al. 2010). Das für die Sprache zuständige Broca-Areal des Gehirns enthält Repräsentationen von Hand und Mund (Gallese 2007, S. 663). Das spricht für die enge Verbindung zwischen Gestik/Mimik und Sprache. Gallese (2003a, S. 174) zufolge simulieren wir innerlich eine Handlung, wenn wir sie wahrnehmen. Diesen Schluss zieht er aus der Spiegelneuronenforschung. Körperliche Simulation hält Gallese (2003, S. 521) für einen grundlegenden funktionellen Mechanismus des Gehirns. Ob dieser Mechanismus, wie Gallese meint, auch die Grundlage für die Einfühlung in andere bildet, ist allerdings strittig (Kap. 15).

Wenn ein Mensch etwas erfährt und speichert, werden immer sensorische, motorische und introspektive Zustände aus der Situation mit abgespeichert (Barsalou et al. 2003, S. 44). Kognitionen sind Barsalou zufolge grundsätzlich multimodal verankert und situativ verortet. Erinnerungen sind daher niemals rein kognitiv, da wir in jeder Vorstellung, die wir aufrufen, zugleich die sensorischen, motorischen und introspektiven Zustände körperlich mit aufrufen, die wir in der Situation hatten, in der sich die Erinnerung gebildet hat (Kap. 9). Diese Zustände selbst wieder wachzurufen, ist daher der zentrale Mechanismus zum Abruf gespeicherten Wissens (ebd., S. 63). Dafür benutzen Barsalou et al. den Begriff des *re-enactments*. Indem Menschen mit spezifischen Zuständen der Sinne und des Körpers verbundene emotionale Zustände in sich wiedererkennen, interpretieren sie zugleich soziale Situationen (Niedenthal et al. 2005, S. 40).

### Therapeutische Bedeutung

Diese Theorie unterstützt das Konzept des Enactments aus der klinischen Praxis, demzufolge sich frühe Erfahrungen szenisch mitteilen können (Heisterkamp 2004), sowie das szenische Arbeiten in der Körperpsychotherapie, bei dem wir aktiv Erfahrungen über deren Inszenierung in ihrer emotionalen Tragweite

wachrufen (Geuter 2019, S. 285ff). Außerdem spricht die Theorie dafür, dass die multisensorische Speicherung eines Erlebens innerhalb einer Therapiestunde eine Erfahrung weit mehr verankert als das reine Sprechen. Führt eine Einsicht zu einer *embodied experience*, wird sie „eingekörpert" und prägt sich stärker in das Bewusstsein des Patienten ein. ◄

Aus der Embodiment-Forschung ergeben sich für die Körperpsychotherapie keine neuen Handlungsprinzipien, aber die Prinzipien, denen sie folgt, werden durch diese Forschung validiert. Sie liefert eine experimentelle Evidenz für die Auffassung, dass Kognitionen, Emotionen, körperliche Empfindungen, Haltungen, Bewegungen und motorische Impulse untrennbar miteinander verbunden sind. Dadurch unterstützt sie auch die holistische Vorstellung, das menschliche Subjekt als Ganzes in all seinen Erlebens- und Lebensbereichen und lebendigen Äußerungsformen zu sehen (Abschn. 5.1).

# Gedächtnis – Verkörperte Erinnerung

## Inhaltsverzeichnis

▶ Dieses Kapitel zeigt auf, dass die für die Psychotherapie bedeutsamen Erinnerungen verkörperte Erinnerungen sind. Ich erläutere zunächst die verschiedenen Gedächtnissysteme und stelle dann das emotional-prozedurale Gedächtnis als dasjenige heraus, das die unbewussten Reaktionsbereitschaften des Erlebens und Verhaltens enthält. Körperpsychotherapeutische Methoden adressieren vor allem dieses Gedächtnis.

Wie das Denken und Fühlen ist auch das Erinnern mit dem Körper verbunden. Nach der Theorie des Embodied Mind werden Erfahrungen eingekörpert und bestimmen als *embodied memories* späteres Erleben und Verhalten (Abschn. 5.2). Das Gedächtnis ist demnach nicht eine Funktion des Geistes oder des Gehirns. Es ist eine **Funktion und Fähigkeit lebender Systeme**, über die schon sehr einfache Organismen verfügen (Kramar und Alim 2021). Erinnerungen entstehen in den Lebensbezügen eines Menschen und werden als Niederschlag von System-Umwelt-Interaktionen in das lebendige System selbst eingebaut. Sie beruhen auf „sensomotorisch-affektiven Erfahrungen" und manifestieren sich im Verhalten (Leuzinger-Bohleber 2001, S. 119). Im Hier und Jetzt von Interaktionen werden Analogien zu früheren Situationen nicht nur kognitiv, sondern auch körperlich erkannt (Leuzinger-Bohleber und Pfeifer 2013). Das Gehirn ist dabei das zentrale Organ, aber als Teil des ganzen Lebewesens (Abschn. 7.2). Frühere Erfahrungen äußern sich als verkörperte Erinnerungen in „spontanen (nicht kognitiven) Erwartungen und unbewussten Interpretationen neuer Interaktionssituationen" (ebd., S. 23). In der Therapie scheinen Erinnerungen daher nicht nur in Gedanken auf, sondern auch in körperlichen Empfindungen, Reaktionsweisen, Gesten, Bewegungen und in der Interaktion mit dem Therapeuten.

© Springer-Verlag GmbH Deutschland, ein Teil von Springer Nature 2023
U. Geuter, *Körperpsychotherapie*, Psychotherapie: Praxis,
https://doi.org/10.1007/978-3-662-66153-6_9

**Klinisches Beispiel**

Eine Patientin sagt mir, in dem Haus, in dem meine Praxis ist, rieche es wie bei ihrer Großmutter. Jedesmal, wenn sie herkomme, fühle sie sich durch diesen Geruch geborgen.

Hier erzeugt ein Sinneseindruck eine positive Erinnerung und mit ihr eine Übertragung, die aus einer rein kognitiv-emotionalen, unkörperlichen Konzeption des Gedächtnisses nicht erklärt werden kann. ◄

Nicht nur das, was wir zwischenmenschlich erlebt haben, sondern auch das, was wir erlernt haben und können, macht das Selbsterleben und die Identität eines Menschen aus. Wer über sich selbst sagt „Ich bin ein Häuflein Elend und habe mich mein Leben lang weggeduckt", definiert sich über autobiografische Erfahrungen in einer körpersprachlichen Metapher. Wer dagegen sagt „Ich bin mit Fleisch und Blut ein Rennfahrer", definiert sich über eine performative Fähigkeit. In beiden Fällen sind der Körper und das Gedächtnis am Selbstbild beteiligt. Im ersten Fall kann die Erinnerung in einer inneren Zeitreise aus dem abgerufen werden, wie jemand sein Leben erlebt hat, im zweiten Fall ruht die Erinnerung wie zeitlos in dem, was jemand tut.

Wir haben es hier mit zwei verschiedenen Gedächtnissystemen zu tun (Roediger 1990). In der Gedächtnisforschung werden sie als **deklaratives** oder **explizites** Gedächtnis einerseits und **nicht-deklaratives** oder **implizites** Gedächtnis andererseits bezeichnet. Schon Bergson hatte zwei Systeme als Erinnerungsbilder und Gewohnheiten unterschieden und bei letzteren von einem „Gedächtnis des Körpers" gesprochen (1919, S. 147).

Dem **autobiografischen Gedächtnis** gehören beide an, nicht nur die Inhalte, die wir symbolisch „deklarieren" können, sondern auch die Art, wie wir atmen, sprechen, gehen oder jemandem die Hand geben.

Das Gedächtnis wird vielfach metaphorisch wie die Festplatte eines Computers gesehen. Aber in der Gedächtnistheorie ist die Computermetaphorik nicht hilfreich (Leuzinger-Bohleber und Pfeiffer 2013a, S. 45ff; Abschn. 5.2). Sie kann z. B. nicht erklären, dass wir im Alltag ständig aufgrund von Erfahrungen handeln, ohne explizites Wissen abzurufen. Die notwendigen Gedächtnisinhalte stehen uns als inneres Handlungswissen zur Verfügung. Die Metapher erklärt auch nicht, wie man sich laufend an einen sich verändernden Kontext anzupassen vermag. Edelman (1995, S. 151) unterscheidet daher ein „replikatives" Gedächtnis für kodierte Informationen – hierzu gehört das semantische Gedächtnis – und ein dynamisches Gedächtnis, bei dem aufgrund eines ähnlichen Inputs wie in einer früheren Situation ein ähnlicher Output erzeugt wird. Dieses Gedächtnis sei eine Eigenschaft des ganzen Systems. Erinnern, Behalten, Vergessen sind wie Bewegen, Denken oder Fühlen **Fähigkeiten**. Wenn wir mit einem Substantiv von „dem Gedächtnis" sprechen, verleitet das dazu, eine spezielle Hardware für eine Fähigkeit des ganzen lebenden Systems finden zu wollen.

Es gibt keine allgemein akzeptierte, trennscharfe Einteilung der Gedächtnissysteme (Welzer und Markowitsch 2005), da es sich beim Gedächtnis um einen äußerst komplexen Gegenstand handelt. Tab. 9.1 enthält eine Einteilung, die sich an Markowitsch (2005, S. 89) anlehnt. Welzer (2002, S. 130) schlägt vor, die verschiedenen Gedächtnissysteme als Funktionssysteme zu betrachten, die in Wechselwirkung zueinander stehen und durch das autobiografische Gedächtnis organisiert werden. Denn alles, was wir erinnern, auf welche Weise auch immer, entstammt

**Tab. 9.1** Das Gedächtnis Implizites Gedächtnis

| Deklaratives/explizites Gedächtnis | | Nicht-deklaratives/implizites Gedächtnis | | |
| --- | --- | --- | --- | --- |
| Semantisches Gedächtnis | Episodisches Gedächtnis | Priming | Konditionierung | Prozedurales Gedächtnis |
| Fakten, Wissensinhalte, eher linkshemisphärisch Beispiel: Rom wurde 753 gegründet. | Ereignisse, erzählbare Erinnerungen, eher rechtshemisphärisch Beispiel: Mit Oma in Rom war es schön. | Verarbeitung wiederholt dargebotener Reize ohne bewusste Speicherung Beispiel: Fahrräder nähern sich schneller als Fußgänger. | Verkopplung von Reizen und Reaktionen durch wiederholte Darbietung Beispiel: Wenn ein Radfahrer klingelt, schrecke ich auf. | Erwerb von motorischen Fertigkeiten und von Verhaltensweisen Beispiel: Ich kann Fahrrad fahren. |
| Erworben durch kognitives Lernen | Erworben durch bedeutsame Erfahrungen | Erworben durch wiederholte Wahrnehmung | Erworben durch Verbindung von Reiz und Reaktion | Erworben durch Handeln und Üben |
| Psychotherapeutisch kaum von Bedeutung | Enthält das dynamische Unbewusste der Psychoanalyse | Erlerntes Unbewusstes der Verhaltenstherapie | | |

der biografischen Erfahrung. Und „nahezu alles, was man in der Psychotherapie tut", ist vom Gedächtnis des Patienten abhängig (Cozolino 2002, S. 84). Das für die Psychotherapie relevante Gedächtnis ist dabei zum einen das, was sich in unseren impliziten Mustern des Erlebens und Verhaltens zeigt, und zum anderen das, was wir können oder nicht können.

Das explizite Gedächtnis wird unterteilt in

1. das **semantische Wissensgedächtnis**, in dem wir das kognitiv gelernte Wissen speichern; dieser Teil des expliziten Gedächtnis ist für die Psychotherapie nicht besonders von Bedeutung;
2. das **episodische Gedächtnis**, das die Erinnerungen an Ereignisse unseres erlebten Lebens enthält, die wir aus den unzähligen Erlebnissen herausgefiltert haben, um sie zu behalten; dieser Teil ist für die psychotherapeutische Arbeit zentral.

Auch das Wissensgedächtnis ist nicht unabhängig vom Körper. Manchmal benutzen wir Körperbewegungen, um seine Inhalte wachzurufen (s. Kap. 8).

Beim impliziten Gedächtnis unterscheiden wir zwischen

1. dem **Priming** – das ist ein nicht-semantisches Gedächtnis für wahrgenommene Objekte, dessen Inhalte wir bei wiederholter Darbietung speichern,
2. der **Konditionierung**, bei der wir durch Erfahrung einen Reiz mit einem anderen verknüpfen,
3. dem **prozeduralen Gedächtnis**, das die erlernten, durch Übung erworbenen Fertigkeiten, Fähigkeiten und Verhaltensweisen enthält.

Welzer und Markowitsch (2005) sprechen auch von einem **Wahrnehmungsgedächtnis**, das uns wiedererkennen lässt, was uns schon einmal begegnet ist. Alle genannten funktionalen Unterteilungen beschreiben unterschiedliche Fähigkeiten des Behaltens und Erinnerns.

Psychoanalyse und Verhaltenstherapie haben in ihren Anfängen jeweils bestimmte Teile des Gedächtnisses in den Mittelpunkt gestellt: die Psychoanalyse die verdrängten Inhalte des Erlebten, die Verhaltenstherapie die gelernten Verhaltensbereitschaften. Entsprechend besitzen beide Verfahren **zwei verschiedene Begriffe des Unbewussten** (Sonntag 1988):

– Freud ging von einem Unbewussten aus, das verdrängtes seelisches Material enthält (Kohrs und Boll-Klatt 2018). Gedächtnispsychologisch gesehen ist dies das Unbewusste des episodischen Gedächtnisses, da es aus Erlebnisinhalten besteht, z. B. Wünschen, die aufgrund dynamischer Vorgänge ins Unbewusste verschoben wurden. Das **dynamische Unbewusste** ist also kein Gedächtnissystem (Ansermet und Magistretti 2005, S. 238), sondern ein **unbewusster Teil von Erlebnisinhalten**. Wenn ich psychodynamisch vom Unbewussten spreche, meine ich dies und nicht Freuds (1915) Theorie, dass der Kern des Unbewussten in Triebrepräsentationen bestehe.

– Die lerntheoretische Verhaltenstherapie hingegen ging vom Unbewussten erlernter Handlungen, den konditionierten Gewohnheiten und den durch Verstärkung erworbenen Verhaltensweisen aus. Gedächtnispsychologisch gesehen ist dies das **Unbewusste des impliziten Gedächtnisses**, das in der Verhaltenstherapie nur nicht so genannt wird. Dieses Unbewusste funktioniert auch dann, wenn aufgrund von Hirnverletzungen das explizite Prozessieren von Informationen vollkommen ausfällt (Kandel 1998).

Die kognitive Verhaltenstherapie wiederum nimmt an, dass dysfunktionales Verhalten Ausdruck dysfunktionaler Wahrnehmungen ist, die selbst Ausdruck dysfunktionaler Überzeugungen sind. Man könnte sagen, dass diese als automatische Gedanken oder Schemata ein vorreflexives kognitives Unbewusstes bilden.

Das dynamische Unbewusste wird aus seinen Manifestationen erschlossen (Träume, Assoziationen, Fantasien), das erlernte Unbewusste zeigt sich im Verhalten.

Die Körperpsychotherapie nutzt beide Gedächtnissysteme und knüpft daher an beide Begriffe des Unbewussten an. Reich ging es um das Unbewusste der Psychoanalyse, um die verdrängte Sexualität, die zu befreien sei. Sein Paradigma befreiter Bewegung waren die orgastische Bewegung und das vibrierende Zittern. Die wahrnehmungsorientierte Körperpsychotherapie

wandte sich wie der Behaviorismus dem konditionierten und prozeduralen Unbewussten zu, den körperlich erlernten und zu lernenden Bewegungen. Ihr Paradigma befreiter Bewegung war die nicht beabsichtigte, „natürliche" Bewegung, die zu neuen Erfahrungen öffnen sollte (D. Johnson 2006, S. 95; Abschn. 3.5). Die Hypnose wiederum nutzt das Priming, wenn sie präkognitiv neue Botschaften an Situationen und Erfahrungen knüpft. C. G. Jung und Milton Erickson erweiterten den Begriff des Unbewussten auf einen Raum der Kreativität, in dem eine innere Welt der Bilder und Potenziale produziert und genutzt werden kann. Dieses Unbewusste verweist nicht auf die Vergangenheit, sondern auf die Zukunft, wie der Begriff des „Noch-nicht-Bewussten" bei Ernst Bloch (Blohm 2015).

Das dynamische Unbewusste und das prozedurale Unbewusste können sich beide auf unterschiedliche Weise körperlich mitteilen. In den körperpsychotherapeutischen Theorien der affektmotorischen Schemata und der Charakterstrukturen sind beide Begriffe des Unbewussten aufgehoben (Kap. 12 und 13). Denn wir gehen in der Körperpsychotherapie davon aus, dass unbewusste Haltungen und Bereitschaften des Erlebens und Verhaltens entstehen, indem Beziehungserfahrungen weitgehend unbewusst internalisiert werden. Die Vorstellung von Reich, dass Muskelspannungen die Geschichte und Bedeutung ihrer Entstehung enthalten, ist im Grunde eine Theorie des körperlichen Gedächtnisses, derzufolge sich Lebenserfahrungen umwandeln in emotional-prozedurale Bereitschaften des Erlebens und Verhaltens. Daher schlage ich vor, von einem **emotional-prozeduralen Gedächtnis** zu sprechen, das emotional bedeutsame implizite Erfahrungen aus der Kindheit enthält und mit dem zu arbeiten ein Kennzeichen der Körperpsychotherapie ist (vgl. Erskine 2014; Abb. 9.1).

In der Gedächtnistheorie wird nicht von einem solchen Gedächtnis gesprochen. Doch gibt es Begriffe wie den der „emotionalen Reaktionsbereitschaften, die im impliziten emotionalen Gedächtnis gespeichert sind" (Grawe 2000, S. 288). Ein

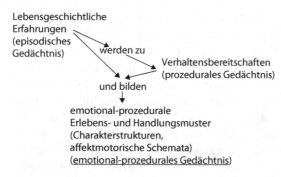

**Abb. 9.1** Das Gedächtnis in der Körperpsychotherapie

solcher Begriff macht deutlich, dass wir für die Psychotherapie eine erweiterte Gedächtniskonzeption benötigen. So kann man die nach der Multiple-Code-Theorie von Bucci (2001) im subsymbolischen und im nonverbal-symbolischen Modus unterhalb des symbolischen verbalen Modus gespeicherten Erfahrungen gedächtnispsychologisch einem Unbewussten zuordnen, das Teil eines emotional-prozeduralen Gedächtnisses ist. Bevor ich das Konzept des emotional-prozeduralen Gedächtnisses näher darstelle, werde ich aber zunächst den Begriff des Körpergedächtnisses und die Unterschiede zwischen dem episodischen und dem prozeduralen Gedächtnis erläutern.

**Körpergedächtnis**

In den letzten Jahren ist vermehrt von einem Gedächtnis des Körpers die Rede (Koch et al. 2012). Darunter lässt sich zunächst einmal verstehen, dass der Körper über ein genetisches, ein immunologisches und ein hormonelles Gedächtnis verfügt, während es sich bei den hier dargestellten Gedächtnissystemen im Wesentlichen um zentralnervöse Speicherungen handelt. In den Genen liegt sozusagen das Gedächtnis der Evolution. In der Art ihrer Aktivierung aber übersetzt sich infolge epigenetischer Programmierung die psychosoziale, biografische Erfahrung in Biologie (Binder 2020; Abschn. 11.4). Experimente an Mäusen zeigen, dass traumatische Erfahrungen über epigenetische Programmierungen des Insu-

lin- und Blutzuckerspiegels auch vererbt werden (Gapp et al. 2014).

Das **immunologische** Gedächtnis kann konditioniert werden (Rüegg 2006, S. 94ff) und ist insofern autobiografisch, als es die lebensgeschichtliche Erfahrung mit der Abwehr von Erregern enthält. Diese Abwehr ist eine Interaktion des Organismus mit der Umwelt, durch die sich der Organismus verändert. Sie ist durch psychosoziale Erfahrungen vermittelt. Jugendliche, die als Kinder körperlich misshandelt wurden und noch in ihrer Familie leben oder die ihre Kindheit in einem Waisenhaus verbrachten und dann adoptiert wurden, zeigen im Vergleich zu einer Kontrollgruppe einen dauerhaft erhöhten Spiegel der Antikörper gegen Herpes Simplex. Die frühen Erfahrungen bestimmen diesen Spiegel mehr als die aktuelle Gesundheit oder aktueller Stress. Das Immunsystem der Frühtraumatisierten hat mithin auf Dauer größere Schwierigkeiten mit der Abwehr der Erreger (Shirtcliff et al. 2009). Seine Funktion aber lässt sich auch durch Psychotherapie verbessern (Schubert 2015).

Menschen, die als Kinder Misshandlungen erlebt haben, zeigen einen erhöhten Spiegel des Stresshormons Cortisol (Schubert 2020). Dies ist die Folge einer dauerhaften epigenetischen Veränderung der Aktivität eines Gens, das die Produktion der Stresshormone reguliert (McGowan et al. 2009). Kommt es durch ein Trauma zu einer genetischen Veränderung, erhöht sich das Risiko, an einer Posttraumatischen Belastungsstörung zu erkranken (Klengel et al. 2013). Frauen, die als Kinder missbraucht oder geschlagen wurden, zeigen einen sechsfach erhöhten Spiegel des adrenokortikotropen Hormons (Blunk 2006, S. 48). Kinder depressiver Mütter entwickeln einen höheren Ausgangswert der Produktion von Noradrenalin, der stärkere oder unmodulierte Schreckreaktionen begünstigt (Cozolino 2002, S. 261). Lebenserfahrungen werden daher nicht nur auf der Ebene des episodischen, sondern auch auf der des immunologischen und des **hormonellen** Gedächtnisses aktiviert, weil sie auf allen Ebenen nachwirken. Das wird insbesondere in der Traumaforschung diskutiert. Personen mit einer PTBS leiden nicht nur an psychischen Phänomenen wie Intrusionen, sondern auch an Schwächen des Immunsystems oder dauerhaft erhöhten Spiegeln der Stresshormone. Mit Pert (2005) können wir davon ausgehen, dass emotionale Erfahrungen selbst in den peripheren Körperzellen gespeichert werden, so dass wir auch über ein **Zellgedächtnis** verfügen. Biologische Forschungen zeigen, dass Gelerntes nicht nur zentralnervös, sondern auch als epigenetische Veränderung im Zellkern gespeichert werden kann (Bédécarrats et al. 2018). Das gilt allerdings nur für sehr basales Lernen; assoziatives Lernen bedarf eines Neuronenverbunds.

Für die Körperpsychotherapie sind aber diese physiologischen Aspekte des Körpergedächtnisses nicht ausschlaggebend, sondern die körperlich abrufbaren Inhalte des expliziten und impliziten und insbesondere des emotionalprozeduralen Gedächtnisses. Öfter werden auch die impliziten Gedächtnisinhalte als „Körpergedächtnis" bezeichnet, weil sie sich körperlich und nicht in der verbalisierten Erinnerung mitteilen (Abschn. 9.2).

> T. Fuchs (2009, 2016, 2019) benutzt den Begriff Körpergedächtnis für alle körperlich im Alltagshandeln vermittelten Formen des impliziten Gedächtnisses, von denen er fünf nennt: das prozedurale oder sensomotorische, das situative, zwischenleibliche, inkorporative und traumatische Gedächtnis. Als situatives Gedächtnis bezeichnet er, wie wir uns körperlich aufgrund von Erfahrungen im Raum zurechtfinden, als zwischenleiblich, welche Haltungen und Verhaltensbereitschaften wir im Umgang mit Menschen erlernt haben, die implizite Beziehungsstile erzeugen, als inkorporativ, was wir an Haltungen oder Rollen kulturell übernommen haben, und als traumatisch die impliziten Erinnerungen an traumatisierende Lebenssituationen.

Vollständig ist die Aufzählung unterschiedlicher Formen des Gedächtnisses ohnehin nicht. So könnte man zum Beispiel das **Schmerzgedächtnis** als ein Körpergedächtnis ansehen, das nicht unbedingt mit episodischen Erinnerungen verknüpft sein muss und präkognitiv funktionieren kann. Säuglinge, die zur Blutentnahme häufig an der Ferse gestochen wurden, reagieren später bei einer Berührung der Ferse mit Stresssymptomen (Gaensbauer 2002, S. 262). Möglicherweise handelt es sich bei solchen Körpererinnerungen nicht nur um ein neuronales, sondern auch um ein molekulares Gedächtnis (Rüegg 2006, S. 43).

> **Das lebendige Gedächtnis des Subjekts**
> In der Psychotherapie beschäftigen wir uns mit jenen Aspekten des Gedächtnisses, die an das lebendige Subjekt gebunden sind. Denn weite Teile des menschlichen Gedächtnisses lassen sich in andere Speichermedien auslagern. Daher sprechen wir von einem kulturellen Gedächtnis der Menschheit, das in ihren Schöpfungen gespeichert ist, in Büchern, Kunstwerken, Bauwerken, Partituren oder elektronischen Speichermedien.
>
> Zwei Arten von Gedächtnis aber lassen sich nicht in andere Medien auslagern. Das ist zum einen all das, **was prozedural erworben wurde**. Im Internet kann ich nicht nachsehen, wie **ich** gelernt habe, den Löffel zum Mund zu führen, auf einen Baum zu klettern oder eine Höhenangst zu entwickeln, und wie dies in mir weiterlebt. Zum anderen ist es das, **wie es sich anfühlt**, was **ich** erlebt habe. Ich kann zwar beschreiben, wie mich mein Vater geschlagen hat und wie ich mich gedemütigt fühlte genauso wie ich meine Höhenangst in Worte fassen kann. Aber mein Erleben existiert allein in mir als lebendige Erfahrung. Und das Gefühl der Demütigung oder der Höhenangst kann in bestimmten Situationen in Form von vegetativen Empfindungen, motorischen Impulsen, Gedanken oder Phanta-

sien in mir wach werden, so dass ich mich dann im Hier und Jetzt gedemütigt fühle oder Angst bekomme.

Mit diesen Aspekten des Gedächtnisses haben wir es in der Psychotherapie zu tun. Sie werden weitgehend im Körper erlebt und gelebt, aber nicht ausschließlich. Daher möchte ich hier nicht von einem Gedächtnis des Körpers sprechen. Es handelt sich vielmehr um das prozedurale Gedächtnis und um die Erinnerungen des Erlebens eines lebendigen Menschen. In der Psychotherapie arbeiten wir insofern mit dem **Gedächtnis der gelebten Erfahrung einer Person**.

## 9.1 Episodisches Gedächtnis

Das episodische Gedächtnis ist das Gedächtnis der Lebenserfahrungen. Es beinhaltet auch diejenigen Ereignisse, die aufgrund von Abwehrvorgängen dem Bewusstsein nicht zugänglich sind. Diese sind nicht in dem Sinne unbewusst, dass sie nicht bewusst werden können, sondern in dem Sinne, dass sie dem Vergessen anheimgefallen sind. Sie werden in der Psychoanalyse über die sprachliche, freie Assoziation zu Gedanken, Gefühlen, Bildern, Träumen oder anderen Erinnerungen aktiviert. Das episodische Gedächtnis aber ist nicht körperlos, da seine Inhalte in sinnliche Erfahrungen und bewegte Interaktionen eingebettet sind. Wenn es mit Oma in Rom so schön war, mag damit die Erinnerung an den Geschmack eines Essens, den Gang über das Forum Romanum oder eine Stimmung in einer Kirche verbunden sein. Denn im Gedächtnis speichern wir nicht nur physische Aspekte eines Objektes, sondern auch die sinnlichen Bezüge zu ihm, unsere emotionalen Reaktionen, unsere motorische Beteiligung und „unsere allgemeine körperliche und geistige Verfassung zu dem Zeitpunkt, als wir das Objekt erfassten" (Damasio 2000, S. 222). Das Langzeitgedächtnis enthält die Erfahrungen unseres Körpers mit der Welt (Wilson 2002, S. 633).

Zu jeder Erinnerung gehört eine räumliche Zuordnung unseres Körpers zu der erinnerten Szene, gehört ein spezifischer Körperzustand, der proprio- und interozeptiv wahrgenommen wurde, gehört ein Körper, der in Bewegung war und handelte. Diese Körpererinnerung birgt unser damaliges Fühlen und Denken und die ganze Bedeutung jener Situation. Sie ist damit der Schlüssel zur Vergangenheit. (Sulz 2005, S. 15)

Manchmal sind Gedächtnisinhalte ausschließlich an einer körperlichen Reaktion abzulesen. Patienten mit einer Gesichtserkennungsstörung zum Beispiel erkennen Gesichter vertrauter Personen auf Fotos nicht wieder, reagieren allerdings auf die Fotos mit einer deutlichen vegetativen Erregung: „Ihr implizites, leibliches Gedächtnis erkennt das Vertraute wieder, ohne dass es ihnen explizit bewusst wäre… Das leibliche Erinnern ist also dauerhafter als das explizite" (T. Fuchs 2000, S. 317). Diese Erinnerung des Körpers auf der vegetativen Ebene wird in der Forschung noch wenig beachtet.

Gedächtnisinhalte, die mit dem Körper verbunden sind, werden besser behalten. In einem Experiment konnten Menschen, die einen Theatermonolog spielerisch improvisierend wiedergaben, den Kern der Geschichte besser erinnern als diejenigen, die ihn mit Worten wiedergaben oder etwas davon niederschrieben (Scott et al. 2001).

Ansermet und Magistretti (2005, S. 125ff) nehmen an, dass der Zustand des Organismus, in dem etwas wahrgenommen wurde, bei allen Assoziationen, die später zu einem Erinnerungsinhalt hinzutreten, mit weitergereicht wird. Dabei kann sich dieser Zustand mit späteren Fantasien und assoziativ hinzugetretenen Wahrnehmungen verbinden. Mit dieser These ließe sich ein Mechanismus erklären, über den frühkindliche Lebenserfahrungen, selbst aus vorsprachlicher Zeit, in das heutige Leben einbrechen. Dieser besteht darin, dass sich ein somatischer Zustand aus einem alten Erleben mit einem aktuellen Erleben verbindet und aus dem Drang, die nun empfundene Spannung abzubauen, eine Handlung entsteht, die nicht dazu dient, das aktuelle Erleben zu bewältigen, sondern den alten unerträglichen Zustand zu beenden. Dann wird das aktuelle Handeln von der alten Affektspannung geleitet. Auf diese Weise aktualisieren sich szenisch unbewusste Erinnerungen.

> Eine Fülle von Untersuchungen belegt, dass das Gedächtnis nicht zuverlässig Ereignisse abspeichert. In einer experimentellen Studie von Oeberst et al. (2021) erzeugten Versuchspersonen in Interviews durch mehrfaches Nachfragen falsche Erinnerungen an autobiografische Ereignisse, für deren Plausibilität ihre Eltern Informationen bereitgestellt hatten. Ihre Überzeugung, sich an ein Ereignis zu erinnern, ließ aber deutlich nach, wenn sie anschließend gebeten wurden, nochmal zu prüfen, ob sie sich wirklich an das Ereignis erinnern, und ihnen zudem ein anderer Interviewer Informationen über "falsche Erinnerungen" gab.

Erinnern funktioniert nicht wie das Ablesen der Festplatte eines Computers oder der Wachstafel Platons. Im Moment des Aufrufs können Erinnerungen unter den besonderen Bedingungen des Momentes labilisiert und verändert werden (Beutel 2009, S. 386). Dann werden sie neu abgespeichert und dabei vielfach umgeschrieben (Roediger und Abel 2022), und zwar häufig so, dass man sie den „gegenwärtigen Auffassungen und Bedürfnissen" angleicht (Schacter 2007, S. 220). Daher enthält das episodische Gedächtnis niemals genau das „wirklich" Geschehene. Aktuelle Vorstellungen und Wahrnehmungen sowie der gesamte Zustand aus dem Moment des Erinnerns gehen in das „Reframing" des Gedächtnisses ein.

Das ist zugleich ein Weg, auf dem Psychotherapie wirken kann: Erinnerungen werden an neue Zustände, an ein neues Erleben gekoppelt, wenn sie in einer anderen körperlich-emotional-motivationalen Verfassung aufgerufen, besprochen und erneut durchlebt werden (Maurer-Groeli 2004, S. 102). Regression ist daher in der Therapie niemals ein einfacher Weg zurück in die Vergangenheit. Vielmehr kommt in regressiven Prozessen Vergangenes unter dem Blickwinkel der gegenwärtigen Bedürfnisse und Motive des Subjekts „zur Wiedervorlage", um in der Gegenwart neue Wege der Selbstregulation zu finden. Therapeutisch hilfreich ist daher nicht so sehr, Verdrängungen aufzuheben und Ursachen für Probleme in der Vergangenheit aufzusuchen, als vielmehr zu einem Reframing zu kommen.

## Therapeutische Anwendung

Sich der Wahrnehmung des körperlichen Zustands zuzuwenden, ist in der Körperpsychotherapie ein zentrales Mittel, um autobiografische Erinnerungen aufzurufen und zu transformieren. Daher nutzt die Körperpsychotherapie nicht nur gedankliche Assoziationen, sondern auch die **Assoziationen des Körpers**: Empfindungen, körperliche Impulse, sinnliche Erlebnisqualitäten, die in einer therapeutischen Situation hinzutreten und zur erlebten Vergangenheit führen oder als Qualitäten des Moments ein Geschehen kommentieren. Beschränkt sich Psychotherapie auf Gedanken und Gefühle, werden die entsprechenden Gedächtnisinhalte nicht genutzt. ◄

## Therapiebeispiel

Ein Patient berichtet von starker nächtlicher Unruhe. Frühmorgens reiße es ihn regelmäßig aus dem Schlaf. Dann ratterten seine Gedanken darüber los, wo er anderen Menschen etwas schuldig geblieben sei. Er nennt es sein "Schreckprogramm". Um die Hintergründe zu verstehen, bitte ich ihn, in seiner Vorstellung zu dem Moment zu gehen, in dem das "Schreckprogramm" beginnt, und zu beobachten, was dann in ihm passiert. Er bemerkt ein Rattern im Kopf, einen Atemstillstand, eine Härte in der Brust. Es sei, als würde er erstarren und die Muskeln würden fest bis in die Unterschenkel. Er fühle sich dabei wie tot. Diese Beschreibung, dass er körperlich er-

**Abb. 9.2** Multimodale Aktivierung des
Gedächtnisses

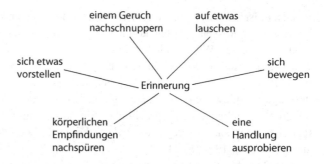

starrt, während die Gedanken rattern, verweist
auf eine Traumaphysiologie, in der das parasympathische und das sympathische Nervensystem gleichermaßen hochgefahren sind und
Erstarrung mit hoher Erregung einhergeht
(Abschn. 7.1).

Ich frage ihn, welches Bild er zu dem Gefühl hat. Er liege wie erstarrt auf dem Rücken
im Bett und habe Angst: „Was ist los?". Er
fängt an zu weinen: „Ich will nicht sterben",
„Ich habe Angst", „Ich habe so eine Angst,
weil ich nicht weiß, was ich falsch gemacht
habe". Es schnüre ihm den Hals zu. Er sei mut-
terseelenallein und verstehe nicht, was passiere. Durch die Konzentration auf seinen körperlichen Zustand und die damit verbundenen
Bilder tauchte eine frühe Kindheitserinnerung
auf: Mit einem Pseudokruppanfall wird er hek-
tisch durch einen Krankenhausflur geschoben,
immer weiter von seinen Eltern weg, und er
fragt sich als Kind, warum er alleingelassen
werde und was er falsch gemacht habe. ◀

Ereignisse werden leichter eingespeichert und
später leichter erinnert, wenn verschiedene Sin-
neskanäle beteiligt sind. In der Körperpsychotherapie werden daher alle Kanäle multimodal als
Zugang zur Erinnerung genutzt. Maurer (1999,
S. 93) hat dafür das Akronym VAKO gebildet: für
die visuelle, akustische, kinästhetisch-taktile und
olfaktorische Wahrnehmung. Die Kognitionspsy-
chologen Engelkamp und Zimmer (2006, S. 290)
bezeichnen „motorische Prozesse der Hand-
lungsausführung" als relevant für das Erinnern
verbaler Reize. Aus der gedächtnispsychologi-

schen Forschung weiß man auch, dass man Bilder eher erinnert als Bezeichnungen (ebd.,
S. 295) – das unterstreicht den Wert einer Arbeit
mit Bildern in der Psychotherapie. Handlungen,
die man selbst ausgeführt hat und bei denen daher
die Propriozeption zur visuellen Wahrnehmung
hinzutritt, werden besser erinnert als gesehene
Handlungen (ebd., S. 309) – das unterstreicht den
Wert einer Arbeit mit sensomotorischen Erfahrungen. Transmodale Speicherung erleichtert das
Behalten. Gedächtnismeister legen nüchterne Informationen räumlich und bildhaft ab (Foer
2011). Der Gedächtniskünstler Šereševskij verknüpfte Zahlen mit Bildern oder Gehörtes mit
Gerüchen oder Geschmacksempfindungen
(Mecacci 2013). Durch eine multimodale Arbeit,
die Körpererfahrungen einschließt, erweitern wir
also den Raum der Assoziation zur Erschließung
der noch nicht erinnerten Inhalte des episodischen Gedächtnisses (Geuter 2019, S. 77ff;
Abb. 9.2).

**Repräsentation**

Ausgehend von den hier genannten gedächtnis-
theoretischen Überlegungen ergibt sich für die
Körperpsychotherapie ein **anderer Begriff der
Repräsentation**. In der Psychotherapie bezeichnet man als Repräsentationen sprachlich kodierte
Bilder von signifikanten anderen Menschen, Ereignissen oder Interaktionserfahrungen. Menschen speichern von interaktiven Erfahrungen
aber nicht nur kognitive Vorstellungen, sondern
Erinnerungen in allen Modalitäten des Erlebens,
zu denen die das Erleben begleitenden Körperzustände gehören. Es gibt daher keine rein kogniti-

ven Repräsentationen, die allein im Raum der Sprache erschlossen werden können (vgl. Petzold 2009, S. 32). Wir erschließen Interaktionserfahrungen genauso aus Gefühlen, Empfindungen, Haltungen oder Handlungen. Denn sie bilden „ganze Gewebe aus Überzeugungen von anderen Menschen", die in sprachlicher oder motorischer oder auch in vegetativer Form kodiert sind (Downing 1996, S. 118).

Der Begriff der Repräsentation ist ein Begriff aus Computermodellen des Psychischen und bezieht sich auf die symbolische Repräsentation nicht symbolischer Inputs (Thompson 2010, S. 5). In der Theorie des Embodied Mind wird er kritisiert oder sogar als überflüssig angesehen (Chemero 2011; Hutto und Myin 2013). Varela et al. (1992, S. 265) argumentieren, dieser Begriff gehe davon aus, dass man die Welt so wiedergeben könne, wie sie ist. Dies setze aber eine Welt mit speziellen Eigenschaften voraus, die ein von ihr separiertes Ich intern repräsentiere (ebd., S. 26). Die kognitivistische Theorie trenne damit Ich und Welt, wenn sie Repräsentationen als symbolische Codes verstehe (ebd., S. 66). Die Theorie des Embodied Mind sieht diese als **Muster** an, in denen ein Lebewesen die Welt erfährt (M. Johnson, 2007, S. 132f). Erfahrungen persistieren in den ganzheitlichen, gelebten Bezügen einer Person zur Welt und nicht in rein mentalen Vorstellungen im Kopf (ebd., S. 114ff). Wenn ich den Begriff der Repräsentation verwende, dann meine ich damit diese **gelebten Erfahrungen**, die kognitiv und körperlich in Erscheinung treten können.

Aus der kognitivistischen Theorie der Repräsentation folgt **klinisch**, dass therapeutische Veränderungen kognitiv erfolgen. In der Behandlung geht es nach diesem Verständnis darum, inadäquate Repräsentationen durch adäquate zu ersetzen, z. B. ein unangemessenes Bild von der Mutter durch ein angemessenes oder eine unangemessene Überzeugung durch eine angemessene. Psychotherapie ist dann eine mentale Arbeit an einer Optimierung der Vorstellungen von der Realität, wobei aber deren Adäquatheit nur an anderen Vorstellungen gemessen werden kann.

Der rein kognitive Begriff der Repräsentation macht nämlich nur Sinn, wenn man zwischen einer korrekten und einer Fehlrepräsentation unterscheidet (Newen 2013, S. 48). In der psychotherapeutischen Praxis verleitet er daher dazu, mit Patienten zu disputieren, ob eine Sichtweise richtig oder falsch ist. Es sollte aber in der Therapie nie um richtig oder falsch gehen, sondern immer nur darum, ob eine Vorstellung subjektiv bedeutungsvoll und hilfreich ist oder nicht.

In der Körperpsychotherapie geht es uns nicht darum, „richtige" Vorstellungen zu erzeugen, sondern wir helfen den Patienten zu entdecken und auszuprobieren, auf welche möglichen Weisen sie sich lebendig mit der Wirklichkeit in Beziehung setzen können, um weniger in leidvollen und mehr in für sie stimmigen und befriedigenden Mustern des Erlebens und Verhaltens leben zu können. Hierfür ist der Begriff des Schemas passender als der der Repräsentation. Diesen Begriff werde ich in Kapitel 12 näher erläutern.

## 9.2  Prozedurales Gedächtnis

Das prozedurale Gedächtnis ist eine verkörperte Form des Wissens. Es ist zunächst einmal das Gedächtnis der motorischen Fertigkeiten. Dieses Gedächtnis ist auf eine vollkommen andere Weise vergesslich als das episodische Gedächtnis (Tab. 9.2). Beim episodischen Gedächtnis können uns die Inhalte entfallen. Wir erschließen sie wieder, indem wir uns fragen: Wie war das? Über Assoziationen kann Vergessenes auftauchen. Aber wir können nicht gewollt aktualisieren, was uns entfallen ist. Das prozedurale Gedächtnis hingegen kennt keine Zeit. Vielleicht verlieren wir einige Fertigkeiten. Aber in der Regel behalten wir zeitlos die Inhalte des prozeduralen Gedächtnisses in unseren Handlungen, zum Beispiel wenn wir uns nach Jahren Pause wieder ans Klavier setzen und spielen. Hier ist das Gedächt-

**Tab. 9.2** Gedächtnis – Vergessen und Vergegenwärtigung

| Episodisches Gedächtnis | Prozedurales Gedächtnis |
|---|---|
| Vergessen der Inhalte | Vergessen der Lerngeschichte |
| Was war? Was fällt einem ein? | Was ist? Wie erfährt man es jetzt? |

nis das, was wir tun (Caldwell 2012). Was wir vergessen, sind die Mühen, derer es bedurfte, um das Gekonnte zu erlernen (Welzer 2002, S. 50). Weil das prozedurale Unbewusste in alltäglichen Handlungen erworben wurde und weiterlebt, liegt es nicht verdrängt in der Tiefe, sondern an der sichtbaren Oberfläche unseres Verhaltens. Dieses Gedächtnis teilt sich nicht auf Nachfragen mit. Wir erschließen es nicht, indem wir uns assoziierend erinnern. Denn es ist einfach da. Wir erfahren seine Existenz in der gelebten Gegenwart. Das gesamte implizite Gedächtnis „vergegenwärtigt nicht die Vergangenheit, sondern enthält sie als gegenwärtig wirksame in sich" (T. Fuchs 2000, S. 316). Fuchs nennt es daher ein „Gedächtnis des Leibes".

Das Vergessen ist bei beiden Gedächtnissystemen so unterschiedlich wie das Erwerben. Inhalte des episodischen Gedächtnisses werden nicht gelernt. Wir behalten sie einfach, weil sie von Bedeutung für uns sind; denn das meiste, was wir erleben, vergessen wir. Was wir lernen, ist die Art, wie wir das Behaltene erzählen, die Form der Narration. Anders ist es beim impliziten Gedächtnis. Alle Inhalte des Priming, der Konditionierung oder des prozeduralen Wissens werden durch Lernen erworben und beruhen daher auf Wiederholungen (Tab. 9.1). Neurobiologisch geht man davon aus, dass die Wiederholung einer Folge von Spannungsimpulsen neuronale Verschaltungsmuster stabilisiert. Als gelernte stabile Verknüpfungen sind die körperlichen Erinnerungen, die sich als Gewohnheiten und Verhaltensmuster zeigen, weniger störanfällig als die Inhalte des sprachlich verfassten expliziten Gedächtnisses.

## 9.3 Das emotional-prozedurale Gedächtnis in der Körperpsychotherapie

Ständiges Wiederholen kann aber auch Inhalte des deklarativen Gedächtnisses in prozedurale umwandeln (Kandel 1999, S. 508), zum Beispiel wenn wir aufgrund genauer Erklärungen Auto fahren lernen. Das gilt gleichermaßen für das emotional-prozedurale Gedächtnis. In ihm werden Lernprozesse aus zwischenmenschlichen Interaktionen gespeichert. Diese Lernprozesse erzeugen ein „sprach- und phantasiefreies Interaktionswissen" (Dornes 1997, S. 313). Dessen Inhalte sind Erfahrungen, die prinzipiell im episodischen Gedächtnis verarbeitet werden könnten, deren Wirkungen aber prozedural sind: Wir lernen, uns auf bestimmte Weise in Beziehungen zu verhalten, und tun es dann später einfach. Wir erlernen unbewusste „Prozeduren" (Beutel 2009, S. 386) und dabei auch einen sozialen Habitus (Bourdieu 1982).

▶ Im emotional-prozeduralen Gedächtnis werden bedeutsame Erfahrungen zu impliziten, unbewussten Reaktionsbereitschaften.

Viele Inhalte dieses impliziten Gedächtnisses stammen aus einer Zeit, in der das episodische Gedächtnis noch nicht funktioniert. Episodische Erinnerungen sind nämlich erst möglich, wenn ein Kind Erinnerungen sprachlich als „meine" einordnen kann, d. h. wenn es über die Sprache und ein Ich-Bewusstsein verfügt (Draaisma 2007, S. 42). Das hängt mit einem Sprung in der Reifung des präfrontalen Cortex zusammen (Roth 2001, S. 336) und ist in der Regel erst ab dem dritten Lebensjahr möglich. Frühe Lebenserfahrungen werden daher zwangsläufig in Handlungsbereitschaften nicht-sprachlich gespeichert. Die dem Bewusstsein nicht zugänglichen Inhalte dieser Erfahrungen beeinflussen zugleich die bewusst zugänglichen Inhalte und formen Grundüberzeugungen, für die es auf der kognitiven Ebene keine Erklärungen gibt (vgl. Roediger 1990).

Nicht nur die frühen Erfahrungen, auch „alle späteren affektiven, sensorischen und motorischen Eindrücke werden im Gehirn zunächst noch ohne Verbindung zum Sprachzentrum oder zu kognitiven Strukturen abgespeichert" (Hüther 2006, S. 89). Fogel (2003) schlägt dementsprechend vor, von einem „partizipatorischen Gedächtnis" zu sprechen, das ein **implizites Beziehungswissen** enthält. Weil dieses Wissen die Art und Weise reguliert, wie wir Beziehungen gestalten, spricht er auch von regulatorischen impliziten Erinnerungen. Schore (2001, S. 43) drückt dasselbe so aus, dass unbewusste regulatorische Mechanismen in ein implizit-prozedurales Gedächtnis eingebettet seien. Kinder depressiver Mütter lernen zum Beispiel schon in den ersten Lebensjahren, je nach Situation die Mutter mehr oder weniger anzulächeln, wenn sie sich von ihr ein bestimmtes Verhalten wünschen (Kap. 11, Kasten „Depressive Mütter").

Fogels Überlegungen zum partizipatorischen Gedächtnis gehen in die gleiche Richtung wie Überlegungen von Gaensbauer (2002) und wie das hier vorgeschlagene Konzept eines emotional-prozeduralen Gedächtnisses. So argumentiert Gaensbauer, dass sich frühkindliche Erinnerungen schlecht in die Zweiteilung von expliziten und impliziten Erinnerungen einordnen lassen, weil bei kleinen Kindern das Gedächtnis noch ganzheitlich arbeite und sich bei ihnen keine scharfe Grenze zwischen den beiden Systemen ziehen lasse. Er stellt darüber hinaus die Ansicht in Frage, dass in der Entwicklung das prozedurale Gedächtnis dem expliziten vorausgehe:

> Soweit Gewohnheiten, erlernte Fähigkeiten und unbewusste Skripte das Produkt individuell erfahrener Ereignisse sind, die zusammengefasst über die Zeit mehr und mehr automatisch ablaufende neuronale Schaltkreise bilden, könnte man sagen, dass in vielen Fällen das explizite, episodische Gedächtnis dem impliziten, prozeduralen Gedächtnis vorausgeht, das heißt, dass Erinnerungen als deklarative beginnen und als prozedurale enden. (Gaensbauer 2002, S. 271)

Diese Formulierung allerdings unterstellt, dass explizites Erinnern bereits möglich ist wie bei Erwachsenen. Beim „impliziten Beziehungswissen" (Lyons-Ruth 1998) handelt es sich zwar um Erfahrungen, die vom Typ her episodische Erinnerungen erzeugen können, aber nicht bei einem sehr kleinen Kind, weil ihm das episodische Gedächtnis noch fehlt. Hier werden in Interaktionen körperlich Muster des Erlebens und Verhaltens enkodiert (Abschn. 11.3). Im Gehirn werden dafür Strukturen genutzt, die von Geburt an funktionsfähig sind: die Amygdala und andere limbische Regionen für Emotionen, die perzeptuellen Kortizes für Wahrnehmungen, die Basalganglien und der motorische Kortex für Verhaltensweisen (Siegel 2006, S. 44).

Fogel (2003, S. 210) zufolge treten partizipatorische Erinnerungen als Inszenierungen persönlich signifikanter Erfahrungen in Erscheinung, die noch nicht in ein Narrativ eingebaut sind; sie sind behavioral und emotional, aber bewusstseinsfähig in dem Sinne, dass man sich ihrer bewusst werden kann, auch wenn man ihre Genese nicht kennt. In ihnen erinnern wir nicht die Vergangenheit, sondern leben die Vergangenheit im Heute. Daher werden sie als ein Leben in oder mit alten Erfahrungen erlebt. Sie tauchen auf, wenn die Gegenwart an die Vergangenheit erinnert und manifestieren sich in Beziehungen, in der therapeutischen Regression und in der Übertragung. Ähnlich sprechen Stern et al. (1998, S. 302) davon, dass Patienten in der Psychotherapie ein implizites prozedurales Wissen davon offenbaren, was man denkt, tut und fühlt. Menschen handeln, fühlen und stellen sich Dinge vor, ohne den Einfluss früherer Erlebnisse auf die aktuelle Realität zu erkennen (Siegel 2006, S. 43). Das ist das Kennzeichen emotional-prozeduraler Erinnerungen, auf denen die affektmotorischen Schemata beruhen (Kap. 12). Da diese Erinnerungen sich im Verhalten zeigen, sind sie auch mehr als das, was Roth (2004) als „emotionales Erfahrungsgedächtnis" bezeichnet; denn damit meint Roth ein Gedächtnis, das anhand von Erfahrungen eine Situation daraufhin bewertet, ob sie bekannt ist oder nicht.

Werden emotional-prozedural gespeicherte Erfahrungen in der Therapie wach, lässt sich das, was jemand heute erlebt, in Beziehung zu dem setzen, was er früher aus bestimmten Gründen heraus gelernt hat. Ein solches Wachwerden fördert ein Unterschiedslernen: zu erfahren, dass sich ein vertrautes Muster, mit Menschen in Beziehung zu treten, wie automatisch einstellt, auch wenn es in der heutigen Welt nicht hilfreich und funktional ist.

**Therapiebeispiel**

Eine Patientin, die wegen starker depressiver Zustände in Therapie ist, sich selbst ständig abwertet und an sich zweifelt, kommt in die Stunde mit dem Satz, sie würde sich gerne jemandem heulend in die Arme werfen. Aber man möge sie ja nur, wenn sie tue, was man von ihr erwarte. Letztes Mal habe sie mein Gesicht bei der Begrüßung so gesehen, als hätte ich über sie gelacht. Heute habe sie mich als wohlwollender sehen können. Aber sie denke oft, es habe keine Bedeutung für mich, ob sie da sei oder nicht. So empfindet sie generell gegenüber der Welt.

Ich versuche zu fantasieren, ob ich sie in den Arm nehmen könnte, was ich noch nie getan habe, und merke, dass mir diese Fantasie nicht möglich ist. Als ich mich frage, warum das so ist, fällt mir ihre Art mich zu begrüßen ein, die mir immer wie eine Geste der Distanzierung vorkommt. Nachdem wir über ihre Bilder von mir bei der Begrüßung gesprochen haben, schlage ich ihr vor, einmal miteinander anzuschauen, welche Botschaft sie beim Begrüßen übermittelt, und dabei zu schauen, ob sie das Bedürfnis, in den Arm genommen zu werden, mitteilen kann.

Beim Begrüßen hebt sie fast immer leicht die rechte Schulter und winkelt den Ellenbogen rechtwinklig nach oben aus, dann streckt sie aus dieser Haltung die Hand so nach vorne, dass diese vom angehobenen Ellenbogen etwa in einem Winkel von 45 Grad zum Körper vor der Brust nach vorne kommt. Dabei wirft sie leicht den Kopf nach hinten. In unserem Experiment in der Stunde kann sie diese Geste nicht spontan reproduzieren. Ich sage ihr daher, was mir körperlich an ihrer Begrüßung auffällt, und bitte sie, das einmal langsam und bewusst so zu tun wie sonst. Ihr kommt diese Bewegung und Haltung sofort vertraut vor, ja, so mache sie das, und sie hat gleich eine Assoziation: „Das ist ja, als würde ich einen Schutzschild vor mich halten." In der Tat passt ihre Bewegung genau zu der Bewegung von jemandem, der den Unterarm durch den Griff eines Schildes führt und diesen Schild leicht seitlich vor sich hält. Sie selbst sieht in dieser Bewegung sogleich eine Botschaft: „Komm' mir nicht zu nahe". Die körperlich vertraute Geste hat sie bislang nie in dieser Bedeutung wahrgenommen. Wir nehmen in unsere Erkundung hinzu, dass sie den Kopf in einer mi-

nimalen seitlichen Drehbewegung leicht nach hinten wirft, und verstehen das so, dass sie damit in ihrer Verteidigungshaltung zugleich aus der offenen Begegnung von Vorderseite zu Vorderseite gegenüber einem Menschen herausgeht und sich zurückzieht, während ihr Schild nach vorne weist.

Die Patientin zeigt so in ihrer Begrüßungsgeste ein Schema, wie sie selbst die Nähe vermeidet, nach der sie sich sehnt, und wie sie anderen signalisiert, ihr das nicht zu geben, wonach sie zugleich verlangt. Diese Ambivalenz hatte ich angesichts ihres Wunsches zu Beginn der Stunde in meiner Resonanz bemerkt. Ihr Schema war eine Verkörperung dessen, was sie in der Beziehung zu ihrer Mutter gelernt hatte. Sie bezeichnete ihre Mutter als „hochglanzpolierte Marmorsäule", die immer perfekt und ihr gegenüber abweisend und vorwurfsvoll war. Die Erfahrung der Ablehnung projizierte sie auf mich, sie schämte sich, mir wie der Mutter nicht zu genügen, und dachte, ich müsse sie langweilig, nervig, anstrengend und unzulänglich finden. Mit ihrem affektmotorischen Schema schützte sie sich vor der Wiederholung einer Zurückweisung, die sie erfahren hatte. ◀

Überlegungen von Dornes treffen sich mit der Vorstellung eines sich affektmotorisch äußernden emotional-prozeduralen Unbewussten. Dornes schreibt, dass es schon beim Säugling unbewusste Überzeugungen gebe, die als „prozedurale Regeln" existieren und ein „prozedurales Unbewusstes" bilden (1997, S. 306, 311). Denn die Art und Weise, wie man sich in emotional bedeutsamen Situationen verhalte, werde zunächst einmal in Form solcher Regeln gelernt. Diese konstituierten **Gefühlsgewohnheiten**, „die der Niederschlag entsprechender Erfahrungen sind, ohne dass diese Erfahrungen je expliziten Status erhalten können" (ebd., S. 309). So entstehen von Anfang an **unbewusste Emotionsregeln**, die später, wenn sie teilweise versprachlicht werden, auch bewusst werden können. Im Abschnitt über Entwicklungspsychologie (Kap. 11) finden sich weitere Therapiebeispiele, die die Nachwirkung früher emotional-prozeduraler Erinnerungen verdeutlichen.

Dornes verdeutlicht die Entstehung von Gefühlsgewohnheiten am Beispiel eines Kindes, „das im Laufe des ersten Lebensjahres in unzähligen Interaktionsepisoden lernt, dass es seinen Ärger unterdrücken muss, wenn seine Mutter sich von ihm trennt, weil es bei Äußerungen von Ärger verstärkt zurückgewiesen wird" (1997, S. 312). Dieses Kind lernt die implizite Gefühlsregel, dass es zurechtgewiesen wird, wenn es den Ärger nicht unterdrückt. Eine solche Regel kann später unbewusst das Verhalten und Erleben im Sinne einer emotional-prozeduralen Erinnerung bestimmen, ist aber bewusstseinsfähig. Verändert werden kann sie nach Ansicht von Dornes nicht durch Einsicht, sondern nur durch „immer wieder gemachte Erfahrung des Gegenteils" (ebd., S. 323).

Auch traumatische Erfahrungen im Erwachsenenalter werden oft nur implizit gespeichert, vor allem dann, wenn ein Traumaopfer aufgrund der Überwältigung in der traumatisierenden Situation die explizite von der impliziten Verarbeitung des Geschehens dissoziiert. Das ist zugleich ein Prädiktor für eine spätere Posttraumatische Belastungsstörung (Siegel 2006, S. 67). Die Erinnerungen wirken dann wie zeitlos im Erleben und Verhalten nach, ohne Teil einer Narration des Lebens zu werden. In ihnen wird das Heute erlebt, als wäre es damals (Fogel 2003). Hochauf (2008) spricht von einem „**Eindrucksgedächtnis**", in dem nicht verbalisierbare Erfahrungen im Körper gespeichert werden, die aufgrund der Dissoziation nach dem Abschaltpunkt in der traumatisierenden Situation nicht mehr im Ereignisgedächtnis festgehalten werden können. Das Geschehene bricht daher in Form von Bildern, Empfindungen oder Gefühlen in die Gegenwart des Erlebens und Verhaltens ein. Intrusion tritt an die Stelle von expliziter Erinnerung. Die kinästhetischen oder sensorischen Gedächtnisspeicher öffnen sich bei traumatischen Flashbacks von selbst. Hier kann eine Erfahrung, die der bewuss-

ten Erinnerung aufgrund der traumatischen Dissoziation völlig unzugänglich sein kann, einen Strom des Wiedererlebens auslösen.

Das für die Psychotherapie entscheidende Gedächtnis ist weder ein Gedächtnis, mit dem wir kodierte Informationen abrufen, noch ein Gedächtnis der konditionierten Bereitschaften. In der Psychotherapie haben wir es in erster Linie mit einem Gedächtnis zu tun, das Menschen aufgrund einer verkörperten Bereitschaft nach einem ähnlichen Input zu einem ähnlichen Output in ihrem Erleben und Verhalten kommen lässt wie bei ihren prägenden früheren Erfahrungen. Dieses Gedächtnis lässt sich weder mit einem Repräsentations- noch mit einem Konditionierungsmodell erfassen. Es ist vielmehr ein dynamisches Gedächtnis, das eine Eigenschaft des ganzen Systems und nicht von der Interaktion mit der Umwelt zu trennen ist (Leuzinger-Bohleber und Pfeifer 2013a, S. 48). Die emotional-prozedural verfassten Bereitschaften des Erlebens, die aufgrund früherer Erfahrungen affektiv, kognitiv, sensorisch, motorisch und vegetativ eingespeichert sind und aktuell die Wahrnehmung und das Handeln bestimmen, sind *embodied memories*. Auch in ihrem Gedächtnismodell stimmt die Körperpsychotherapie also sehr mit der Theorie des Embodied Mind überein.

Das emotional-prozedurale Gedächtnis ist auf gleiche Weise präsent und vergesslich wie die anderen Inhalte des prozeduralen Gedächtnisses. Seine Entstehung ist uns oft unbekannt oder wir haben sie vergessen, dennoch ist es gegenwärtig. Es zeigt sich an der Oberfläche des Erlebens und Verhaltens eines Menschen, körperlich manchmal in kleinen gestischen, mimischen oder respiratorischen Zeichen. Wir erschließen daher das emotional-prozedurale Unbewusste eines Menschen, indem wir beachten, was er in seinem Erleben und Verhalten zeigt, und nicht allein das, was er sagt. Darin suchen wir alte Prägungen auf und erkunden den Weg zu neuen Bahnungen. In der Therapie adressieren wir dieses Gedächtnis sprachlich mit anderen Fragen als Fragen nach dem Dort und Damals der lebensgeschichtlichen Erfahrungen. Es sind Fragen im Präsens (vgl. T. Fuchs 2000, S. 322; Geuter 2019, S. 380ff):

- Was zeigt sich?
- Wie erleben Sie das jetzt?
- Wie ist das?
- Was spüren Sie?
- Wonach ist Ihnen gerade?

Mit diesen Fragen suchen wir aktuelle unbewusste Muster auf. Da es sich beim emotional-prozeduralen Unbewussten nicht um ein dynamisches Unbewusstes handelt, sondern um erworbene Muster des Erlebens und Verhaltens, geht es hier nicht um ein Aufdecken von Abgewehrtem oder Verdrängtem, sondern um einen Prozess des „Erkundens und Entdeckens" habituierter affektmotorischer Schemata oder, wie die Transaktionsanalyse sagen würde, von Lebensskripten (Geuter 2019, S. 131ff).

► Das emotional-prozedurale Unbewusste der affektmotorischen Schemata, charakterlichen Muster oder traumatischen Erfahrungen enthält die Vergangenheit in der Gegenwart. Man spricht es an mit der Frage, wie etwas ist, und nicht mit der, was jemandem einfällt. Das ist eine zentrale Frage körperbezogener Exploration.

Grawe (2000, S. 240f) meint, Inhalte des impliziten Gedächtnisses ließen sich nur dann therapeutisch bearbeiten, wenn wir sie prozessual bottom-up aktivieren. Das bedeute, eine ähnliche Reizsituation herzustellen wie die, unter der die Inhalte erworben wurden. Reden allein helfe nicht. Die Situation muss aber nicht von außen hergestellt werden wie bei einer Reizkonfrontationstherapie. Sie kann auch über Empfindungen, Gefühle oder Bilder oder über die Dynamik in der Übertragung aktiviert sein. Da das emotional-prozedurale Unbewusste nur in der Gegenwart abgerufen werden kann, wird es auch nur über „sensomotorische und affektive Zustände und Erfahrungen" lebendig (Beutel 2002, S. 8).

In der Therapie kann beispielsweise eine körperliche Bewegung den Fortgang einer nicht mehr bewussten Geschichte in ähnlicher Weise anstoßen, wie der Musiker manchmal den Fortgang eines Stücks, dessen Melodie ihm entfallen ist, aus den Fingern reaktivieren kann. Der Körper schafft so einen Zugang zu der lebensgeschichtlichen Erfahrung. Er „erinnert sich allzu oft untrüglicher", als es mittels des Nachdenkens möglich ist (Caysa 2008, S. 79).

Das emotional-prozedurale Gedächtnis ist die entscheidende frühe Basis des Selbst (Abschn. 6.4). Auf ihm beruht das basale Selbsterleben, während das autobiografische Selbst wiedergibt, wie wir über uns erzählen. Man könnte daher zum einen von einem zeitlosen Selbst sprechen, zum anderen von einem Selbst, das wir in einer mentalen Zeitreise konstruieren.

In der Sprache teilt sich nur der Teil der Erinnerungen mit, die Menschen als ihre Lebensgeschichte erzählen (Siegel 2006, S. 58f). Emotional-prozedurale Erinnerungen hingegen werden in Form von Körpersprache, Spannungen, Bewegungen, Stimmungen, Anmutungen, diffusen Empfindungen oder Bildern kommuniziert, sie zeigen sich im Verhalten, aber auch in Überzeugungen, die nicht aus Erfahrungen begründet werden können. Körperbezogene Arbeitsweisen sind geradezu ein Königsweg, um diese Form von Erinnerungen zu erschließen und zu bearbeiten.

# Emotionen – Modelle der Emotionalität als Grundlage körperpsychotherapeutischer Praxis

## Inhaltsverzeichnis

▶ Dieses Kapitel handelt von der zentralen Bedeutung der Emotionen für die psychotherapeutische Arbeit. Nach einleitenden Anmerkungen zur Emotionstheorie stelle ich ein Modell vor, das Emotionen als verkörperte Bewertungen eines Geschehens versteht und die Aufmerksamkeit für Ereignisse, die kernaffektive Reaktion von aktiviert-deaktiviert und angenehm-unangenehm sowie die konkreten Emotionen wie Wut oder Trauer als drei Aspekte emotionalen Erlebens vorstellt. Diesen Aspekten und ihren Störungen werden drei körperpsychotherapeutische Aufgaben zugeordnet. Danach erläutere ich ein Modell zur Arbeit mit dem zyklischen Verlauf emotionaler Prozesse und dessen Störungen, zum Schluss die Reorganisation von Emotionen in Verbindung mit ihrer Reflexion im bewusst erlebten Gefühl.

Emotionen sind ein zentrales Thema für die Psychotherapie. Denn seelische Störungen haben immer mit der intra- und intersubjektiven Regulation von Emotionen zu tun (Lincoln et al. 2022; Panksepp 2006). Alle psychischen und Verhaltensstörungen der ICD 11 beinhalten eine Störung der Emotionalität. Plassmann (2019, S. 135) bezeichnet es als Hauptaufgabe der Psychotherapie, „unregulierbares negatives emotionales Material regulierbar zu machen" und transformative Prozesse dort zu ermöglichen, wo sie blockiert sind. Auch in jedem körperpsychotherapeutischen Handeln geht es „um die Wahrnehmung, Klärung, Differenzierung, Feinabstimmung, Regulation, Deutung, Versprachlichung, Veränderung von Gefühlen" (Petzold 2003, S. 609). Emotionalität ist der „Kern unserer Lebendigkeit" (Boadella 1996, S. 8). Emotionen sind die wichtigsten Generatoren der Bedeutung dessen, was wir erleben (M. Johnson 2007, S. 61). Wenn Pati-

© Springer-Verlag GmbH Deutschland, ein Teil von Springer Nature 2023
U. Geuter, *Körperpsychotherapie*, Psychotherapie: Praxis,
https://doi.org/10.1007/978-3-662-66153-6_10

enten Emotionen nicht mehr fürchten, unterdrücken, verleugnen oder abspalten, verbinden Emotionen sie mit sich selbst, den anderen Menschen und der Welt. Das ist eine Grundlage psychischer Gesundheit (Barnow 2012, S. 117).

Für die Emotionsregulation reichen kognitive Zugänge in der Psychotherapie nicht aus (Fuchs 2020b). Können Gefühle nicht gespürt oder negative Gefühlslagen nicht reguliert werden, sind Patienten kaum zu einer klärenden und reflektierenden Auseinandersetzung fähig. Dann bedarf es anderer Arbeitsweisen. Der reichianische Zweig der Körperpsychotherapie und die Gestalttherapie haben seit ihren Anfängen die Verarbeitung affektiver Erfahrungen ins Zentrum ihrer Arbeit gerückt (vgl. Revenstorf 2000). Mittlerweile geschieht dies auch in anderen psychotherapeutischen Richtungen, insbesondere in der Emotionsfokussierten Psychotherapie von Greenberg (2005, 2011). Eines ihrer Ziele ist, dass Patienten tiefe und mitunter schmerzhafte Gefühle wahrnehmen, sie akzeptieren, symbolisieren, regulieren, ausdrücken und bei Bedarf transformieren können (Auszra et al. 2017, S. 20).

**Emotionale Störungen**
In den Anfängen der Psychotherapie wurde vielfach die Verdrängung emotional bedeutsamer Erfahrungen oder die Hemmung des emotionalen Ausdrucks thematisiert. Zeitgleich dominierte am Anfang des 20. Jahrhunderts in Theorien der Neurologie zur Nerventätigkeit ein Modell des Konfliktes zwischen Erregung und Hemmung (Traue 1998, S. 19ff). Damit einhergehend werteten Breuer und Freud (1895) hysterische Symptome als Ausdruck davon, dass affektive Erregung nicht abgeführt wird und sich einen Weg ins Symptom sucht. Reich sah später den ökonomischen Kern der Neurose in einer Hemmung des orgastischen Erlebens, Schultz-Hencke (1940) stellte die Hemmung jeden Antriebserlebens in den Mittelpunkt seiner neoanalytischen Theorie. Schon 1925 aber wies Reich darauf hin, dass manche Patienten, die man später als Borderliner bezeichnete, aufgrund einer schwachen

Ich-Struktur ihre Haltungen oder Aggressionen unmittelbar in die analytische Situation hineintrugen. Diese Patienten litten nicht unter einer Hemmung; es handelte sich vielmehr um „ungehemmte Triebmenschen" mit einer „mangelhaften Abwehr" (Reich 1925, S. 251, 253).

Die Emotionalität kann also auf vielfältige Weise gestört sein. Manche Menschen nehmen ihre Gefühle erst gar nicht wahr, andere haben Schwierigkeiten, sie zum Ausdruck zu bringen. Die einen unterdrücken eine emotional bedeutsame Erfahrung, die anderen ihr Verhalten; manche sind in der Ambivalenz gefangen, ob sie eine Emotion ausdrücken oder unterdrücken sollen (Greenberg und Bischkopf 2007). Einige Patienten ordnen falsch zu, was sie spüren, oder sie ersetzen oder verdecken ihre primäre Emotion durch eine andere, sekundäre Emotion, wenn sie z. B. weinen, statt wütend zu sein, wütend sind, wenn sie sich schämen, mit Stolz ihre Scham in Schach halten, mit Lachen ihre Trauer maskieren (Greenberg und Safran 1989). Wieder andere neigen dazu, dass Emotionen ohne ein Objekt persistieren – dann haben wir es mit einer Persönlichkeitsstörung zu tun, etwa dem pathologischen Ausdruck von Ärger und Traurigkeit, der weitere gesundheitliche Probleme erzeugen kann (Greenberg und Bischkopf 2007, S. 167). Vielfach fehlt Patienten auch die grundlegende Fähigkeit, ihre Emotionen selbst zu regulieren (Siegel 2006, S. 269). Bei schweren psychischen Störungen ist das immer der Fall, weil es den reparativen Mechanismen an Erholung fehlt (Schore 2007).

Traumatisierte Menschen zeigen übermäßige emotionale Reaktionen von Erstarrung bis hin zu Übererregung. Bei Borderline-Patienten sind die affektive Erregung und die Objekte, auf die sich diese bezieht, voneinander entkoppelt. So kann die emotionale Erregung hoch sein, ohne dass ein emotionserzeugendes Ereignis eingetreten ist. Sie werden zuweilen von Affektstürmen erfasst. Auch kann es zur Fehlattribuierung von Emotionen kommen, wenn beispielsweise Gefahren als erregend oder neutrale Situationen als bedrohend erlebt werden (Russell 2003, S. 151). Einige

Menschen regeln auf pathologische Weise ihre Erregungsspannung, wenn sie Schmerzen erzeugen, um Spannungen abzuführen, oder sie lagern die Erregungsspannung aus und bringen diese durch Verschiebung in den Körper zum Schweigen. Das bezeichnete Reich (1989) als Affektsperre. Bei diesen Patienten ist die Abwehr archaisch und verhindert jeden Zugang dazu, Bedeutung zu erfassen (Küchenhoff 2008).

Der Umgang mit den Emotionen muss sich also danach richten, welche Probleme Patienten haben und welche Art von Hilfe sie benötigen. Seelische Störungen entstehen nicht auf **einem** Weg, der von einem Modell erklärt werden kann, sondern auf vielen verschiedenen Wegen (Greenberg und Van Balen 1998, S. 50). Daher kann es nicht **eine** Art des Umgangs mit emotionalen Problemen geben, die immer richtig ist. Wenn Roth aus Sicht der Hirnforschung schreibt, dass der Zugang zum Unbewussten des Patienten „*nur* in Verbindung mit der *Erzeugung* eines ‚emotionalen Aufruhrs'" (Roth 2004, S. 68, Hvhbg. U. G.) erfolgen könne, dann kann das auf Patienten zutreffen, denen der Zugang zu ihrer Emotionalität versperrt ist. Aber manchmal überborden Gefühle, und oft sind Menschen durch das, was sie erlebt haben, ohnehin in einem „emotionalen Aufruhr" und müssen nicht erst durch Therapie in diesen gebracht werden. Oft ist es auch notwendig, die Erregung anzunehmen und auszuhalten (vgl. Greenberg 2000, S. 98).

▶ Therapeuten müssen klinisch entscheiden, wann emotionale Erregung erzeugt, wann sie gebremst und wann sie beachtet und akzeptiert werden soll.

Die klinische Entscheidung richtet sich danach, ob eine Emotion für die Bedürfnisse des Patienten und der ihm wichtigen Menschen förderlich ist oder nicht (Abschn. 10.3). In den Begriffen der Emotionsfokussierten Therapie geht es darum, primär maladaptive Emotionen zu transformieren, damit adaptive Emotionen an ihre Stelle treten können.

Je nach therapeutischer Richtung bewerten Therapeuten emotionale Prozesse unterschiedlich. Interpersonale Therapeuten schätzen Untersuchungen zufolge Sitzungen als hilfreich ein, wenn das emotionale Erleben der Patienten im Laufe der Stunde stärker wird, kognitive Therapeuten, wenn es schwächer wird. Vermutlich sehen es die einen als wichtiger an, Emotionen zu durchleben, die anderen, sie zu kontrollieren (Bischkopf 2009). In der Körperpsychotherapie will Lowen (1979, S. 32) Blockaden lösen, damit ein Mensch zu einer „Hingabe an den Fluss der Gefühle" findet, während M. Fuchs (1989, S. 46f) nicht Gefühle reaktivieren, sondern über Empfinden und Entspannen zu „Verhaltenskontrolle, … Verhaltenshilfe oder Verhaltensänderung" kommen möchte. Beide Standpunkte haben ihre Berechtigung.

### Verkörperte Bewertung

In der Forschung gibt es keine einheitliche Definition der Emotionen, auch **keine einheitlichen Begriffe**. Wir finden Begriffe wie Affekte, Vitalitätsaffekte, Kernaffekte, Interrupt-Affekte, Basisemotionen, primäre Emotionen, Prä-Emotionen oder selbstreflexive Emotionen. Zudem werden Emotionen sehr unterschiedlich klassifiziert, z. B. nach Valenz (ob die Emotion eine eher positive oder eher negative Richtung hat), Aktivierung (ob sie eher ruhig oder erregt entsteht) und Dominanz (ob sie eher stark oder schwach ausgeprägt ist). Andere Systeme teilen Emotionen nach ihren Ausdrucksmustern ein.

Damasio (2005) unterscheidet zwischen Emotionen und Gefühlen. Emotionen sind für ihn das, was sich auf der Bühne des Körpers zeige, Gefühle das, was auf der Bühne des Geistes geschehe. Ähnlich sprach schon 1959 Rogers (2016, S. 28) von Gefühl, wenn sowohl die Emotion als auch ihr kognitiver Inhalt erfasst werden.

Emotionen können kommen und gehen. In Gefühlen wird ihr Sinn bewahrt.

Ich verstehe im Folgenden unter **Emotionen** die ganzheitlichen, verkörperten Antworten eines Subjekts auf ein inneres oder äußeres Ereignis von Bedeutung, die in Form einer emotionalen Reaktion z. B. als Erregung, Erstarrung, Trauer, Angst oder Wut in Erscheinung treten. Die Begriffe Emotion und Affekt verwende ich weitgehend synonym. Ich benutze das Wort **Affekt** aber im Sinne einer Unterscheidung von Russell (2003) eher in Verbindung mit der Erregungsdynamik einer Emotion, die dadurch ausgelöst wird, dass wir von etwas „affiziert" werden. Darauf gehe ich in Abschn. 10.1 näher ein. Als **Gefühl** bezeichne ich dagegen die bewusste Integration dessen, wie wir emotional eine Situation oder ein Geschehen auffassen, zu der wir in einem Akt der Wahrnehmung unserer Körpersensationen und unserer Gedanken und deren Verarbeitung gelangen.

Scherer (2009) versteht Emotionen allgemein als ein **System zur Bewertung der Relevanz von Ereignissen und zur Vorbereitung von Reaktionen**. Emotionen existieren nicht einfach in einem Menschen, sie ereignen sich in der Beziehung einer Person zu anderen, zur Welt oder zu sich selbst, letzteres etwa in Reaktion auf eine eigene Handlung, die dann das Objekt der Emotion ist, wie oft bei Schuld oder Scham. Aus Sicht der Theorie des Embodied Mind sind sie **verkörperte Antworten** eines Lebewesens auf innere oder äußere Ereignisse und Situationen, die den geordneten Fluss der Beziehung zu sich und der Welt unterbrechen (Thompson 2010, S. 365) und einem Geschehen eine Bedeutung für das Subjekt zuweisen. Diese Sichtweise wird auch als *embodied appraisal theory* bezeichnet (J. Prinz 2004). Im Unterschied zu kognitiven Appraisal-Theorien, die eine nur kognitive Veränderung von Emotionen als therapeutische Strategie zur Folge haben, geht diese Theorie davon aus, dass emotionale Bewertungen gedanklich und körperlich zugleich erfolgen und dass die Wahrnehmung körperlicher Veränderungen ein zentrales Merkmal emotionaler Wahrnehmungen und Reaktionen ist. Emotionen verändern in der Interaktion mit einem Ereignis das Erleben auf dynamische Weise auf der kognitiven, der sensomotorischen und der vegetativen Ebene (Abschn. 6.1). Sie sind nach dieser Sichtweise **Prozesse** und keine Repräsentationen: "Wenn ich sage, dass ich traurig über den Tod [von jemandem, U. G.] bin, heißt das nicht, dass meine Trauer den Tod repräsentiert; es heißt vielmehr, dass der Tod dazu geführt hat, traurig zu werden" (J. Prinz 2004, S. 62; Abschn. 9.1).

Für emotionale Antworten gibt es Ekman (2004) zufolge universelle Affektprogramme, die durch bestimmte Ereignisse ausgelöst werden. Die unwillkürlich generierten emotionalen Antwortmuster, die auf prototypische Situationen hin erzeugt werden, wie Trauer bei Verlust, nennt Levenson (1999) das Kernsystem der Emotionalität (nicht zu verwechseln mit dem später erläuterten Begriff der Kernaffekte). Dieses System affektiver Antwortmuster hat den Zweck, in Situationen von großer Bedeutung schnell und umfassend zu reagieren (Levenson 2003). Das gilt zumindest für intensiv erlebte Trauer, Angst, Ekel, Wut, Neugier oder Freude, während andere Gefühle wie Ehrfurcht, Demut oder Kummer eher still erlebt werden (Johnstone 2012; Abschn. 10.4). Es hat außerdem den Zweck, anderen mitzuteilen, wie eine Person eine Situation bewertet. Affekte affizieren andere Menschen und bewirken etwas in ihnen. Das ist ihr kommunikativer Aspekt.

**Angst** zum Beispiel wird körperlich erlebt und auch körperlich nach außen gezeigt. So können die Hände kalt werden, das Herz jagen, Schweiß auf die Stirn treten, die Pupillen weiter, die Brust enger werden, und wir bekommen vielleicht Atemnot oder das Gefühl, der Boden breche unter den Füßen weg. Bei starker Angst werden die Lippen horizontal gespannt, der Mund geöffnet, der Blick geht starr nach vorne, Augenbrauen und obere Augenlider werden angehoben, die unteren Lider angespannt. Das ist das Muster der Angst, das ein Gegenüber erkennen kann.

Das Muster drückt dabei wie alle Emotionen ein Kernthema der Beziehung von Menschen zu ihrer Umwelt aus (J. Prinz 2004). Aber in ihrem spezifischen Thema kann die Angst variieren und sich als Verlustangst, Gespensterangst, Schulangst, Existenzangst, Krankheitsangst oder Angst vor dem Tod zeigen. Diese Themen sieht man der Angstreaktion nicht an. Sie müssen wir in der Psychotherapie explorieren.

Vermutlich sind evolutionär auch auf biologischer Ebene emotionale Systeme entstanden, die bei Menschen, und nicht nur bei ihnen, auf bestimmte Situationen hin bestimmte Reaktionen wie Annäherung, Rückzug, Flucht, Kampf oder Bindung auslösen. Panksepp (1998, S. 52ff) unterscheidet folgende:

– das Suchsystem,
– das Furchtsystem,
– das Wutsystem,
– das Paniksystem (Abschn. 7.1 und 10.3).

Er ergänzt diese „primitiven Systeme" um die Systeme der Lust, der Fürsorge und des Spiels. Die Systeme beruhen nach seiner Ansicht auf jeweils beteiligten Hirnsystemen. Noch immer gilt aber die Feststellung von Dalgleish (2004), dass keine harten Daten vorliegen, in welcher genauen Weise welche Hirnregionen an emotionalen Prozessen beteiligt sind.

Wie eine Person auf eine Situation emotional antwortet, ist nicht festgelegt, nur die Affektprogramme, mit denen sie es tun kann. So kann ich auf eine ängstigende Situation mit Angst antworten, aber weder reagiert jeder Mensch in gleicher Weise auf diese Situation, noch muss ich auf ein und dieselbe Situation immer mit Angst reagieren. Eine Emotion ist daher ein **subjektiver Prozess in der Interaktion**. Löst sich die Angst von der Situation, haben wir es in der Regel mit einem ungesunden Prozess zu tun, der bei Chronifizierung zum Störungsmuster einer ängstlichen Persönlichkeit führen kann. Dieses Muster ist dann als ein chronifiziertes *embodied appraisal* im Subjekt eingeschrieben: in Fantasien, Überzeugungen, Haltungen, Bewegungen oder Empfindungen.

### Kulturelle Gefühlsbegriffe

Nach konstruktivistischen Theorien sind Emotionskategorien nicht evolutionär, sondern konventionell sprachlich festgelegt. So betrachtet Russell (2003) spezifische Emotionen als eine spezifische Art des körperlichen Fühlens, das man mit Begriffen wie Ärger, Trauer oder Ekel belege. Kulturen und Subkulturen legen die Einteilung solcher Begriffe und Gefühlsregeln fest (Hochschild 1996). Unterschiedliche Sprachen kennen unterschiedliche Inventare emotionaler Begriffe (Russell 1994). Bei den Ifaluk in Mikronesien gibt es für Trauer, Liebe und Mitleid nur ein Wort. Auch bezeichnen bei ihnen Emotionsbegriffe nicht innere Zustände von Menschen, sondern ihre Beziehung zu Ereignissen, vor allem zu solchen, die sie mit anderen Menschen teilen (Lutz 1982).

Die genannten Theorien müssen sich aber nicht widersprechen. Emotionale Reaktionsweisen können evolutionär vorgegeben sein und werden dennoch in kulturell vorgegebenen Kategorien verstanden. Interkulturelle Untersuchungen zeigen Unterschiede in der Eindeutigkeit der Zuordnung zwischen Gesichtsausdrücken und emotionalen Bezeichnungen (Russell 1994). Der Gesichtsausdruck grundlegender Emotionen kann universal sein, wie Ekman (2004) meint, aber Ausmaß und Interpretation werden kulturell geregelt.

Dass bei Emotionen die ganze Person engagiert ist und „somatoviszerale und motorische Systeme" beteiligt sind (Scherer 2009, S. 3459), wird heute in der Wissenschaft allgemein anerkannt. Emotionen durchfluten den ganzen Organismus (Johnstone 2012). Körperliche Reaktionen sind keine Begleiterscheinungen von

Emotionen, sie gehören ihnen an (Fuchs 2020b).

Mit dieser Einsicht hinkt die Forschung der frühen Einsicht von William James (1994) von 1894 und den klinischen Erfahrungen der körper- und erlebenszentrierten Psychotherapieverfahren um einige Jahrzehnte hinterher (vgl. Geuter 2006, S. 258). Fenichel und Reich beschrieben bereits den Zusammenhang zwischen Motorik und Emotionen (Abschn. 3.1.1). Für Reich war daher die Förderung der emotionalen Expressivität der Königsweg der Vegetotherapie (Traue 1998, S. 339). Lowen (1979, S. 40, 1991, S. 85) bezeichnete Emotionen als die Wahrnehmung innerer Bewegungen des relativ flüssigen Körpers oder allgemeiner eines körperlichen Geschehens. Perls griff die Vorstellung auf, dass Muskelkontraktionen den Zyklus des Erlebens unterbrechen (Kepner 2005, S. 145).

Emotionen ohne Körpergefühle gibt es nicht (Downing 2003, 2004). Emotionen werden im Austausch mit der Umwelt oder auch mit inneren Erfahrungen im Körper erlebt (Garvey und Fogel 2008, S. 64). Welzer (2002, S. 75) bezeichnet Emotionen daher zu Recht als „körperbasierte Evaluationen, die die Repräsentationen von Erlebnissen und Erfahrungen mit positiven oder negativen Werten versehen" und dadurch „die eigentlichen Generatoren von Bedeutung und Sinn, später von Bewusstsein" sind (ebd., S. 83).

> Kernberg (1997, S. 16) definiert Affekte als psychophysiologische Verhaltensmuster, die durch eine kognitive Bewertung, ein mimisches Muster, ein subjektives Erleben angenehmer oder unangenehmer Qualität und ein „muskuläres und neurovegetatives Abfuhrmuster" gekennzeichnet sind. Körperlichkeit ist hier – wie in der ersten Theorie von Breuer und Freud – nur als Muster der „Abfuhr" vorgesehen, nicht als Grundlage des Erlebens.

**Komponenten**

Emotionen schließen als Erlebenseinheiten nicht nur die körperliche Wahrnehmung emotionaler

**Tab. 10.1** Komponenten des Affektsystems nach Krause

| *Occuring Emotion* | *Experienced Emotion* |
|---|---|
| 1. Motorisch-expressive Komponente | 4. Wahrnehmung der körperlichen Korrelate |
| 2. Physiologische Komponente | 5. Benennung und Erklärung der Wahrnehmungen |
| 3. Motivationale Komponente (Handlungsbereitschaft in der Willkürmotorik) | 6. Wahrnehmung der situativen Bedeutung |

Reaktionen ein. Krause (1997, S. 61) nennt sechs verschiedene Komponenten, von denen drei diejenigen Teile wiedergeben, die sichtbar werden und körperlich in Erscheinung treten, und drei diejenigen, die eher innerlich erlebt werden (Tab. 10.1).

Sofern eine Emotion auftritt, werden alle Komponenten aktiv. Wir reagieren auf ein emotionsauslösendes Ereignis mit einem körperlichen Ausdruck, mit proprio- und interozeptiven Signalen und mit einer Aufnahme oder Abnahme von Handlungsbereitschaft. Über diese körperlichen Signale und deren Wahrnehmung sowie über unsere Fantasien und Gedanken werden uns Emotionen bewusst. Das gilt für alles, was im Folgenden noch gesagt wird. In der Psychotherapie kann daher über jede einzelne Komponente auf affektive Prozesse eingewirkt werden. Wir können über die Gestik und Mimik (1), die vegetativen Anzeichen (2), die Bewegungen und spontanen Gesten (3), die Wahrnehmung der körperlichen Empfindungen (4) sowie über die Sprache und die inneren Bilder (5 & 6) Patienten bei ihrem affektiven Erleben abholen (Tab. 10.1).

Die jeweiligen Komponenten lassen sich nicht dinglich unterscheiden. Sie sind vielmehr Aspekte oder Bestandteile eines einheitlichen Prozesses. Sie stehen auch nicht in einer Hierarchie oder in einem Verhältnis wechselseitigen Sich-Bedingens zueinander. Zum Beispiel sind die Bewertung einer Situation und die Reaktion auf diese nicht hintereinander geschaltet. In der Reaktion erfolgt eine Bewertung und durch die Bewertung erfolgt eine Reaktion. Die emotionale Gesamtantwort geschieht meist unbewusst und in der Einheit der unterschiedlichen Komponenten. Sie schließt immer kognitive, muskuläre und vegetative Prozesse ein (Abschn. 6.1).

## 10.1   Drei Schritte der Bewertung in einem emotionalen Prozess

Im Folgenden stelle ich ein Modell für die Entstehung und den Verlauf emotionaler Prozesse vor, an dem sich unterschiedliche Aufgaben körperpsychotherapeutischer Arbeit erläutern lassen. Nach diesem Modell entstehen Emotionen in einem Prozess, der verschiedene Schritte der Wahrnehmung und Bewertung enthält. Diese sind modellhaft zu unterscheiden, aber in der Realität nicht als konsekutive Schritte zu beobachten, da sie im Millisekundenbereich ablaufen.

1. Am Anfang eines emotionalen Prozesses steht ein Auslöser (Abb. 10.1), ein Ereignis in der Außenwelt oder in der psychischen und körperlichen Innenwelt wie bei heftigen emotionalen Reaktionen auf Träume und auf somatische Erkrankungen, in der behavioristischen Terminologie ein Reiz. Nach dem Komponenten-Prozess-Modell von Brosch und Scherer (2009; vgl. Sander et al. 2005) wird ein Ereignis zunächst hinsichtlich seiner **Relevanz** bewertet. Dabei ist die erste Frage, ob es neu, auffallend oder bedeutsam für uns ist. Diese Frage wird mithilfe des emotionalen Erfahrungsgedächtnisses beantwortet. In der

Wahrnehmung bilden wir nämlich nicht einfach die Wirklichkeit ab, sondern vergleichen sie mit früheren Erfahrungen.

Werden das Ereignis oder eine Situation für wichtig erachtet, steigt die Aufmerksamkeit. Neurobiologisch bedeutet dies, dass „bestimmte kortikale Verarbeitungsprozesse in einen besonders aktiven Zustand der Informationsverarbeitung gebracht werden" (Roth 2004, S. 63). Das entspricht einem Teil dessen, was Siegel (2006) als Phase der **Orientierungsreaktion** bezeichnet (Tab. 10.2). Eine Orientierungsreaktion ist die erste Voraussetzung einer emotionalen Wahrnehmung. Wer keine Signale wahrnimmt, kann nichts erleben.

Die Aufmerksamkeit wird vor allem durch die Erfahrung einer Diskrepanz zwischen möglichen Erwartungen oder Einstellungen und den Ereignissen erregt. Sie wird „auf das gerichtet, was anders als erwartet ist" (Ritz-Schulte et al. 2008, S. 37). Daher steigt die Aufmerksamkeit, wenn plötzlich etwas Unübliches oder gar Bedrohliches geschieht.

Dieser Prozess muss nicht bewusst sein. Ein Ereignis kann unbewusst die Wahrnehmungsschwelle passieren, als relevant bewertet werden, und dennoch erfolgt keine emotionale Reaktion, weil der Auslöser dissoziiert wird. Denn es hängt von der gesamten emoti-

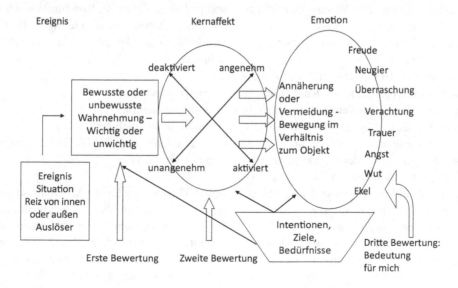

**Abb. 10.1**   Struktur emotionaler Prozesse - ein Embodied-appraisal-Modell

onalen und körperlichen Verfassung eines Menschen ab, ob er seine Aufmerksamkeit richten kann. Diese Verfassung bestimmt darüber mehr als der Verstand (Greenberg und Van Balen 1998, S. 49). Darauf komme ich zurück, wenn ich das Modell des affektiven Zyklus erläutere (Abschn. 10.5). Die meisten Wahrnehmungen werden ohnehin als nicht relevant aussortiert, nur wenige emotional weiter prozessiert. Das hängt damit zusammen, dass die Bedürfnisse und Intentionen eines Menschen festlegen, was er aus der Flut der Wahrnehmungen herausgreift.

2. Die zweite Frage der Bewertung zielt Brosch und Scherer (2009) zufolge darauf, wie **angenehm oder unangenehm** ein Ereignis ist. Diese Bewertung erfolgt unbewusst innerhalb von 200 Millisekunden. Panksepp (2006, S. 45) bezeichnet die Fähigkeit dazu als eine „angeborene, ganz und gar leibliche, neuronal angetriebene Fähigkeit, die Welt als gut oder schlecht zu empfinden". Roth (2001, S. 319f) meint, dass auf einer mittleren Ebene des limbischen Systems alles, was der Körper tue, auf positive und negative Konsequenzen bewertet werde. Eine Aktivierung des limbischen Systems aber geht mit komplexen körperlichen Reaktionen einher (Hüther 2005). Wir spüren, ob etwas angenehm oder unangenehm für uns ist. Die entsprechende Bewertung wird in der Emotionsforschung als **Valenz** bezeichnet. Angenehm bedeutet, dass etwas mit den Bedürfnissen übereinstimmt, unangenehm bedeutet das Gegenteil.

3. In einer dritten Bewertung erleben wir die **Qualität einer emotionalen Reaktion**, die einem Ereignis eine **Bedeutung** in Hinsicht auf unseren Bezug zu ihm verleiht. Diese Bedeutung entscheidet darüber, ob und wie wir uns dem Ereignis oder Objekt gegenüber positionieren möchten, ob wir beispielsweise Angst vor ihm empfinden und uns zurückziehen möchten, neugierig werden und uns angezogen fühlen, traurig werden und Beistand suchen, eifersüchtig werden und jemandem schaden möchten oder uns ärgern und eine Konfrontation suchen. Nun wird

eine diskrete oder kategoriale Qualität der Reaktion erlebt, die über das Verhältnis zum Objekt der Emotion entscheidet. Daher spricht man hier von diskreten oder kategorialen Emotionen.

Die zweite und die dritte Bewertung werden im Unterschied zur ersten als emotional erlebt. Im Folgenden werde ich mich mit der zweiten auseinandersetzen. Mit der dritten Bewertung durch die kategorialen Emotionen befasse ich mich in Abschn. 10.4.

**Kernaffekt**

Eine Theorie von Feldman Barrett und Russell (1998, 1999) differenziert die Stufe der zweiten Bewertung. Nach dieser Theorie trifft ein Ereignis, wenn es im ersten Schritt als wichtig erachtet wurde und daher weiterhin verarbeitet wird, auf einen **bereits vorhandenen kernaffektiven Zustand**, der sich in zwei voneinander unabhängigen, polaren Dimensionen abbilden lässt (Abb. 10.2). Entlang der Dimension **aktiviert-deaktiviert** fühlt man einen Grad der Mobilisierung von Energie: von schlafend über schläfrig zu entspannt und weiter über wach zu hyperaktiv oder frenetisch erregt. Entlang der Dimension **angenehm-unangenehm** gibt es verschiedene Abstufungen, sich gut oder schlecht zu fühlen. Man kann auch von einem Grundgefühl der Lust und Unlust sprechen. In Kombination der beiden Dimensionen ergeben sich **vier affektive Grundzustände** mit jeweils vier verschiedenen Schattierungen:

– passiv-angenehm,
– aktiv-angenehm,
– passiv-unangenehm,
– aktiv-unangenehm (Feldman Barrett und Russell 1999, S. 11).

In der Theorie von Kuhl (Abschn. 6.4; Kap. 17) gibt es eine diesem Vierfelder-Schema ähnliche Unterscheidung, wenn von gebahnten oder gehemmten positiven Affekten und von aktivierten oder herabregulierten negativen Affekten gesprochen wird (Ritz-Schulte et al. 2008, S. 32).

**Abb. 10.2** Die
zweidimensionale
Struktur des
Kernaffektes (nach
Feldman Barrett und
Russell 1999)

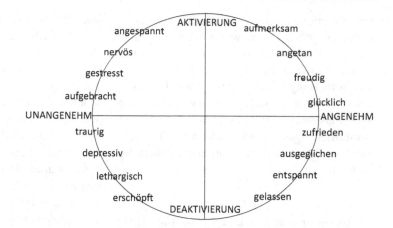

In irgendeiner Ausprägung ist eine Person immer aktiviert oder deaktiviert, fühlt sie sich wohl oder nicht. Diese **Verbindung von Aktivierungszustand und Valenz** bezeichnen Feldman Barrett und Russell als **Kernaffekt**. Mit dem Begriff Kernaffekt ist also nicht etwas wie der „eigentliche" Affekt gemeint, der Kern. So benutzt ihn Fosha (2001, S. 228), die damit Emotionen bezeichnet, die in der Therapie nach vorne treten, wenn Widerstände aufgegeben werden. Es ist auch nicht ein zentrales Daseinsthema gemeint, wofür Kolbe (2019) in der Existenzanalyse den Begriff Kernaffekt benutzt. Ich folge hier dem Begriff von Feldman Barrett und Russell.

Der Begründer der experimentellen Psychologie, Wilhelm Wundt (1911, S. 36, 94f), ging davon aus, dass jedes Gefühl durch eine bestimmte Beschaffenheit und Intensität gekennzeichnet ist. Er unterschied dabei drei „Hauptrichtungen" von Gegensätzen:

– Lust und Unlust,
– Erregung und Beruhigung,
– Spannung und Lösung (ebd., S. 99f).

Hier finden wir bereits das Modell der Kernaffekte verbunden mit einer für die psychotherapeutische Arbeit wichtigen Dimension der zeitlichen Aktivierungskontur.

Der **kernaffektive Grundzustand** ist an keinen Auslöser gebunden. Er stellt den **kontinuierlichen Fluss des Fühlens** her, während kategoriale Emotionen ihn unterbrechen. Wir können beispielsweise in einem angenehm aktivierten Zustand sein, dann sind wir aufmerksam, angetan, freudig oder gar glücklich, oder in einem unangenehm deaktivierten Zustand, dann sind wir traurig, depressiv, lethargisch oder erschöpft, je nachdem, wie weit weg der Zustand von einem der Pole ist. Den adjektivischen Begriff „traurig" muss man hier als eine **Stimmungslage** verstehen, während Trauer als Gefühl zu den kategorialen Emotionen gehört. Ähnlich kann man auf kernaffektiver Ebene in einer Grundstimmung ängstlicher Besorgnis sein, die empfänglicher für akute Angst macht.

Die kernaffektive Ausgangslage einer Person färbt grundsätzlich die Art und Weise, wie sie eine Emotion erlebt. Und sie gibt manchmal vor, welche kategoriale Emotion man erleben kann. Unter hoher unangenehmer Spannung kann man kaum Freude erleben, in beschwingtem Gelöstsein kaum Wut. In diese Ausgangslage geht die gesamte momentane geistig-seelische und körperliche Verfassung eines Menschen ein, die sich u. a. in den physiologischen Zuständen des autonomen Nervensystems manifestiert (Porges 2010, S. 286). Damasio (2005) bezeichnet diese Ausgangslage als „Hintergrundemotionen", die für das allgemeine Wohlbefinden ausschlaggebend sind. Kernaffektive Stimmungslagen sind im Unterschied zu kategorialen Emotionen nicht spezifisch auf etwas gerichtet, prägen aber, wie wir uns allgemein auf die Umwelt beziehen. Wir können jedoch unsere Aufmerksamkeit auf sie richten und unsere Verfassung fühlen und bewerten. Dann spüren wir, wie es uns selbst gerade geht. Dafür benutzt Plassmann (2021) den Begriff der **Selbstemotionen**. Das tun wir auch in der Therapie, wenn wir Menschen nach ihrem momenten Befinden fragen.

> Emotionen lassen sich nach einem Modell von Lewis (2000) auch nach ihrer **zeitlichen Dauer** unterscheiden: Emotionale **Episoden** dauern zwischen Sekunden und Minuten, eine mittlere Entwicklung von **Stimmungen** Stunden oder Tage und eine lange, fest mit der Persönlichkeit verbundene **emotionale Haltung** Monate oder Jahre. Wenn wir im Alltag von Emotionen sprechen, meinen wir in der Regel kurze Episoden.

Zum emotionalen Erleben auf der Ebene des Kernaffekts zählt auch das, was Craig (2008) **homöostatische Emotionen** nennt. Darunter versteht er Emotionen, die auf Bedürfnisse des Körpers nach Wärme, Luft oder Ruhe antworten, zum Beispiel, dass einem unwohl ist, wenn man friert. Dieses Unwohlsein motiviert aus sich heraus dazu, die Situation zu ändern. Möglicherweise wird eine Störung homöostatischer Bedürfnisse wie zu frieren oder einen Drang nach Luft zu haben nur von Primaten subjektiv als emotional empfunden, weil nur sie über die dazu notwendigen afferenten Nervenbahnen verfügen (ebd.; Abschn. 7.1). Menschen fühlen dann ein Unwohlsein und können das emotional kommunizieren. Vielfach bekommen Menschen mit psychischen Problemen ihre inneren Zustände nur auf der kernaffektiven Ebene von Wohlbefinden oder Unwohlsein mit, ohne kategoriale Emotionen empfinden zu können (Kap. 14 „Körperbotschaften").

Ein emotionsauslösendes Ereignis, das im ersten Schritt als relevant bewertet wurde, erzeugt nach der Theorie von Feldman Barrett und Russell also nicht einen hedonischen Tonus oder eine Aktivierung, sondern es **verändert den vorhandenen kernaffektiven Zustand**. In dieser Veränderung besteht demnach der zweite Schritt der emotionalen Bewertung. Wir sind dann beispielsweise von etwas angetan oder genervt, auch wenn wir nicht wissen, welche kategoriale Emotion wir dazu empfinden (Abb. 10.1). Wir bewerten es kernaffektiv. Der Auslöser macht die Person zunehmend aktiviert oder deaktiviert, zunehmend lust- oder unlustvoll. Dies kann man als zwei gleichzeitig erfolgende Bewertungen ansehen, in die ebenfalls die Intentionen und Bedürfnisse eines Menschen eingehen, beispielsweise ob jemand Hunger hat, zu einer anderen Person hin möchte oder sich im Moment von nichts ablenken lässt.

**Drei Phasen**

Man kann die kernaffektive Reaktion den ersten beiden Phasen eines dreiphasigen Modells emotionaler Prozesse von Siegel (2006) zuordnen (Tab. 10.2). Im Unterschied zu Brosch und Scherer (2009) führt Siegel die Bewertung der Relevanz eines Ereignisses und eine erste kernaffektive Bewertung im Begriff der Orientierungsreaktion zusammen. Dass wir die Veränderung der Kernaffektivität auch wahrnehmen, ordnet er einer zweiten Phase zu.

Bei der **Orientierungsreaktion** wird der Organismus in einen Zustand erhöhter Wachsamkeit versetzt und es kommt zu einer ersten Einschätzung eines Ereignisses als gut oder schlecht und zu einer Erregung: Man wird energetisiert oder aufmerksam. Bewertet man ein Ereignis als irrelevant, kann die Deaktivierung zunehmen; man fühlt sich beispielsweise gelangweilt oder müde (Feldman Barrett et al. 2004, S. 684). Das entspricht dem psychophysiologischen Arousal-Konzept. Neurobiologisch gesehen werden kortikale und limbische Hirnstrukturen unspezifisch aktiviert, die das zentrale und periphere noradrenerge System stimulieren (Hüther 2009, S. 98). Erregung meint nicht nur eine Erhöhung des sympathischen Tonus; es kann auch der vagale Tonus erhöht sein wie bei bindungsbezogenen Auslö-

**Tab. 10.2** Die drei Phasen des Emotionsprozesses nach Siegel und ihre klinische Bedeutung für die Körperpsychotherapie (modifiziert nach Geuter 2009, S. 82)

| Phase | Bedeutung | Therapeutische Aufgabe |
|---|---|---|
| 1. Orientierungsreaktion | – Zustand erhöhter Wachsamkeit: Achtung, hier geschieht etwas Wichtiges!<br>– Erste Einschätzung als gut oder schlecht<br>– Erregung | – Gewahrwerden<br>– Achtsamkeit erzeugen<br>– Arbeit an der Erregungsmodulation<br>– Zulassen, Abschwächen oder Verstärken der Erregung |
| 2. Elaborierende Einschätzung (Gefühl des Zuwachses von Energie und Wachsamkeit) | – Empfinden einer Veränderung von Wachsamkeit und Energie<br>– Gefühl für die Valenz<br>– Sich dem Reiz annähern oder ihn vermeiden<br>= primäre Emotion | – Klären, ob sich etwas angenehm oder unangenehm anfühlt<br>– Klären, ob man sich eher zuwenden oder abwenden möchte |
| 3. Differenzierung kategorialer Emotionen | – Was bedeutet das für mich?<br>– Was melden dazu meine somatischen Marker?<br>= kategoriale Emotion | – Bewusstwerden der diskreten Emotionen und ihrer Bedeutung durch Körperempfindungen, Gedanken und Bilder<br>– Klären des Bezugs zwischen Subjekt und Objekt oder Ereignis |

sern (Abschn. 7.1). Die autonome Erregung reagiert auf verschiedene Emotionsauslöser in ähnlicher Weise und macht alleine noch nicht das kategoriale emotionale Erleben aus. Sie erklärt daher auch keine zielorientierten Reaktionen. So steigt der Herzrhythmus an, wenn Probanden traurige oder ärgerliche Gesichter betrachten; glückliche oder Ekel ausdrückende Gesichter anzusehen, senkt ihn (Critchley 2009). Die Polarität der Reaktion ist hier: aktiviert oder nicht aktiviert, erregt oder ruhig. Kommt es zu einer Veränderung in der als Valenz bezeichneten Dimension des Kernaffektes, der Dimension Lust-Unlust, und wird diese hedonische Tönung empfunden, haben wir es in Siegels Modell mit der zweiten Phase einer Reaktion auf ein emotionsauslösendes Ereignis zu tun. Der Organismus **empfindet** etwas als angenehm oder unangenehm **und reagiert** mit ersten Impulsen von Annäherung oder Vermeidung. Da erst auf dieser Ebene ein Ereignis als emotional erlebt wird, spricht Siegel von einer „primären Emotion". Zinck und Newen (2008) nennen dies eine Stufe unspezifischer emotionaler Reaktion, einer sog. „Prä-Emotion". Entwicklungsbiologisch entspreche sie der Reaktion des Reptiliengehirns, das über Systeme von Aktivierung/Deaktivierung und Lust/Unlust verfügt. Wird allein eine Verände-

rung des Kernaffektes ohne weitere emotionale Bedeutung wahrgenommen, erlebt man das als Veränderung der **Stimmung**.

> Psychische Probleme können die Orientierungsreaktion beeinträchtigen. Eine Studie von Kaletsch et al. (2014) zeigt, dass Borderline-Patienten weniger Vertrauen in ihre Wahrnehmung von Emotionen haben, die körperlich in einer Interaktion ausgedrückt werden.

In einem dritten Schritt kommt es Siegel zufolge zur Differenzierung der **kategorialen Emotionen**. In diesem Schritt wirken zunächst die evolutionär entstandenen Affektprogramme des limbischen Systems der Säugetiergehirne, die schnelle Reaktionen als prototypische Antwortmuster hervorrufen, und es entstehen die Emotionen, die wir als Furcht, Wut oder Ekel benennen, indem somatische Marker (Abschn. 6.3) melden, was ein Ereignis für das Subjekt bedeutet. Nun erfolgt eine – nicht unbedingt bewusste – Zuordnung einer spezifischen emotionalen Reaktion zu einem Ereignis oder Objekt. Daher spricht Russell (2003) hier vom **zugeordneten Affekt** (*attributed affect*).

Die Qualität dieser Reaktion wird aber nur dann als emotional erlebt, wenn sie mit einer Veränderung in den Dimensionen des Kernaffektes zusammenkommt. Dann wird zum Beispiel etwas, das Furcht erzeugt, erst als furchterregend empfunden, weil es mit einer Erregung und einer Valenz verbunden ist. **Um spürbar zu sein, bedarf die kategoriale Emotion des kernaffektiven Erlebens.** Das entspricht der Feststellung von Stern (1992, S. 85), dass jeder diskrete Affekt wie Wut, Angst oder Freude zumindest in den beiden Dimensionen der „Aktivierung" und des „hedonischen Tonus" erlebt wird. In dem hier vorgestellten Modell bedeutet es, dass jedem emotionalen Erleben ein Erleben von Veränderungen in den beiden kernaffektiven Dimensionen zugrunde liegt.

▶ Jedes emotionale Erleben geht mit Veränderungen in den beiden Dimensionen des Kernaffekts einher: dem Aktivierungszustand und dem hedonischen Tonus.

### Therapeutische Relevanz

Ohne kernaffektive Veränderungen kann man therapeutisch nicht die Bedeutung von Emotionen klären. Spricht ein Patient von einer Trauer, kann er die Trauer und seine damit verbundenen Bedürfnisse, z. B. nach Trost, nur erleben, wenn ihn die Trauer ergreift (= Aktivierung) und bedrückt (= hedonischer Tonus). Diese kernaffektiven Veränderungen werden körperlich erfahren. ◀

Wenn in der Kontroverse über den Primat von Kognition oder Emotion Lazarus (1982) argumentiert, dass jedem emotionalen Geschehen eine Bewertung vorgeordnet sei, gehört dies zur Wahrnehmung der kategorialen affektiven Qualität. Wenn Zajonc (1984) dem den Primat der emotionalen Erregung gegenüberstellt, gehört dies zum Kernaffekt. Eine Bewertung nur kognitiv wahrzunehmen, lässt einen Menschen kühl oder ruhig bleiben. Erst in Verbindung mit einer Veränderung der Kernaffekte wird sie als emotional erlebt.

Auch wenn das Erleben einer kategorialen Emotion der Wahrnehmung kernaffektiver Veränderungen bedarf, so teilen die kernaffektiven Veränderungen alleine nicht mit, welche Emotion wir empfinden. Zum Beispiel kann eine hohe Erregung in Verbindung mit einer negativen Valenz auf Furcht, Wut oder Ekel deuten. Welche Bedeutung eine Veränderung der Kernaffekte in Bezug auf ein Objekt hat, wird also erst an der spezifischen emotionalen Reaktion erkennbar: dass wir wütend werden, uns fürchten oder ekeln. Andererseits hängt die Wahrnehmung der spezifischen emotionalen Bedeutung vom kernaffektiven Erleben ab; experimentell konnte zum Beispiel die Alltagserfahrung bestätigt werden, dass Ärger unterschiedlich erlebt wird, je nachdem, ob wir ihn mit schneller und lauter oder mit langsamer und leiser Stimme ausdrücken (Siegman et al. 1990). In die kategoriale Emotion gehen also sowohl die Wahrnehmung der Bedeutung eines Ereignisses als auch die Veränderungen des Kernaffektes ein.

Die *pleasure-arousal*-Theorie stellt Emotionen in einem Koordinatensystem mit den beiden orthogonalen Achsen *pleasure* und *arousal* dar (Larsen und Diener 1992). Die Gefühle, aufgebracht oder ängstlich zu sein, werden z. B. beide dem Quadranten unangenehm/aktiviert mit negativem *pleasure* und positivem *arousal* zugeordnet (Lang 1995, S. 374). Da die Theorie nicht zwischen Kernaffekt und kategorialen Emotionen unterscheidet, ist die Zuordnung von Emotionen nicht eindeutig. In dem entsprechenden Quadranten werden auch Eifersucht, Angst, Schuld, Ekel, Hass, Schmerz, Demütigung und allgemein schlechte Stimmung verzeichnet (Reisenzein 1994). Mit dem Modell lassen sich daher nur quantitativ Valenz und Intensität emotionaler Erfahrung beschreiben, nicht das spezifische emotionale Erleben. So offenbart *arousal* allein nicht die Qualität dessen, was ein Patient in einer Therapie erlebt. Erregung kann hier bei Stress auftreten, aber auch dann, wenn der Patient aktiv etwas ihm Unangenehmes bewusst durcharbeitet (Elliott et al. 2013, S. 517).

Ist das kernaffektive Erleben eines Menschen blockiert, führt ein emotionsauslösendes Ereignis nicht zu einer Veränderung von Erregung und Valenz. Klinisch sprechen wir in diesem Fall von einer Affektsperre. Wenn die Erregung gehemmt ist, kann ein Mensch nur schwer etwas fühlen. Dem kann man den Begriff der Alexithymie zuordnen. Alexithymie kann aber auch heißen, dass jemand die bereits vorhandene Erregung nicht wahrnimmt. Bleibt emotionale Erregung als Folge einer Dissoziation aus, fühlt sich ein Mensch emotional taub. Ist dagegen die Erregungsspannung zu hoch, versperrt das ein bewusstes, reflektierbares emotionales Erleben. Insbesondere Borderline-Patienten haben Probleme, mit kernaffektiven Spannungen umzugehen (Garcia und Arandia 2022, S. 12). Kommt ein Mensch infolge eines Traumas bei einem Reiz in einen Zustand der Übererregung, tritt häufig auch Dissoziation ein, um die nicht aushaltbare Erregung zu dämpfen. Dadurch schützt er sich vor dem Wiedererleben des alten Schmerzes. Psychische Probleme sind vielfach Probleme mit der Dysregulation emotionaler Erregung.

> Bei zu niedriger Erregung bleibt emotionales Erleben aus. Bei zu hoher wird eine Person von einer Emotion beherrscht. Auf beides müssen wir therapeutisch mit unterschiedlichen Arbeitsweisen reagieren. Nur im sogenannten **Toleranzfenster** mittlerer emotionaler Erregung kann ein Ereignis emotional verarbeitet werden (Geuter 2019, S. 159).

Fehlt einem Menschen das Gefühl dafür, was ihm angenehm ist und was nicht, kann er keine Ziele verfolgen. Er leidet dann an einer „Volitionshemmung" (vgl. Storch 2003, S. 17). Ist die Empfindung für die Valenz und damit die für Angenehmes gebremst, tötet dies das vitale Empfinden jeder Emotion ab (vgl. Lowen 1990, S. 42). Dann wirkt ein Mensch leblos. Oft werden dabei die Erregung oder der hedonische Tonus ins Somatische verschoben.

## 10.2 Drei therapeutische Aufgaben

Bevor ich auf die kategorialen Emotionen näher eingehe, werde ich im Folgenden erläutern, welche Bedeutung die Unterscheidung zwischen der Wahrnehmung eines Ereignisses, den Kernaffekten und den Emotionen für die Körperpsychotherapie hat. Aus dem Modell von Abb. 10.1 lassen sich nämlich drei verschiedene therapeutische Aufgaben im Zusammenhang mit der Klärung und Regulation emotionaler Prozesse ableiten:

1. Wir können an der **Aufmerksamkeit für die Wahrnehmung** dessen arbeiten, was einem Menschen widerfährt oder begegnet, indem wir zum Beispiel die Achtsamkeit fördern und die Aufmerksamkeit darauf richten, was jemand mitbekommt und was wichtig für ihn ist. Das ist eine Arbeit an der ersten Bewertung im emotionalen Prozess. Dieser Aufgabe werden vor allem diejenigen körperpsychotherapeutischen Methoden gerecht, die die Arbeit an der Achtsamkeit oder an der spürenden Selbstwahrnehmung in den Vordergrund stellen.
2. Wir können an einer **Wahrnehmung der kernaffektiven Veränderungen** und an einer **Modifikation des kernaffektiven Zustands** arbeiten. Das ist eine Arbeit an der zweiten Bewertung. Damit arbeiten sowohl die affektorientierten als auch die traumaadaptierten Methoden der Körperpsychotherapie.
3. Wir können an der **Wahrnehmung, Klärung und Transformation der Emotionen** selbst arbeiten. Das ist eine Arbeit an der dritten Bewertung, bei der es um die Bedeutung eines Ereignisses oder einer Situation für die Person in Bezug zum Objekt geht. Für diese Aufgabe können wir eher szenisch orientierte und aus der Gestalttherapie übernommene Methoden einsetzen.

Diese drei Aufgaben entsprechen den drei aus der empirischen Forschung destillierten Prinzipien der Emotionsarbeit von Greenberg (2004): *emotion awareness*, *emotion regulation* und *emotion transformation*.

Die zweite von Greenberg genannte Aufgabe schließt neben der Regulation auch eine Wahrnehmung der kernaffektiven Veränderungen ein. Im Folgenden befasse ich mich mit dem Unterschied zwischen der zweiten und der dritten Aufgabe. Ich werde dabei kurz einige Prinzipien körperpsychotherapeutischen Handelns ansprechen, die ich ausführlich in meinem Buch über die Praxis der Körperpsychotherapie dargestellt habe (Geuter 2019).

---

**Schulenspezifische Schwerpunkte**

Einige körperpsychotherapeutische Schulen haben jeweils die Arbeit mit einem Aspekt des emotionalen Prozesses herausgearbeitet:

- mit der Achtsamkeit im Hakomi,
- mit der Körperbewusstheit als Grundlage von Aufmerksamkeit und Wohlbefinden im Body-Mind Centering,
- mit der körpersprachlichen Gefühlswahrnehmung in der Konzentrativen Bewegungstherapie,
- mit einer Atemregulation, die das kernaffektive Wohlbefinden fördert, in der Funktionellen Entspannung,
- mit dem blockierten Ausdruck der Emotionen in der Bioenergetik,
- mit dem Schmelzen der Widerstände und dem Verdauen von Affekten in der Biodynamik,
- mit der Klärung des Objektbezugs von Emotionen in der Analytischen Körperpsychotherapie.

Das hier vorgestellte emotionstheoretische Modell ermöglicht eine integrative Sicht, die diese verschiedenen Schwerpunkte einer umfassenden körperpsychotherapeutischen Arbeit zuzuordnen hilft.

---

Russell (2003) unterscheidet zwischen einer Regulation, mit der man den Kernaffekt erhält oder verändert, und einer Regulation, mit der man die Art der Emotion verändert, die etwas mit der Beziehung zu einem Objekt zu tun hat. Er nennt sie Affekt- und Emotionsregulation. Auf Kernaffekte und Emotionen wirkt man auf unterschiedliche Weise ein:

- Den Kernaffekt, die Erregung und den hedonischen Tonus wie auch die Aufmerksamkeit kann man nicht auf gleiche Weise wie kategoriale Emotionen verändern, man kann aber darauf einwirken, dass sich der Grundzustand verbessert (Abschn. 11.5). Auf dieser Ebene wirken Psychopharmaka. Wenn Erregung medikamentös gedämpft wird, werden Ereignisse als weniger wichtig interpretiert (Siegel 2006, S. 274). Über eine Veränderung des Atems können wir das allgemeine emotionale Empfinden steigern oder mindern (Keleman 1992, S. 65). Auch über Verhalten lässt sich das kernaffektive Erleben steuern. Im Alltag lenken wir uns ab, wenn wir Erregung dämpfen wollen, oder wir gehen laufen, wenn wir wieder vitaler werden möchten. In der Therapie kann ich mit einem Patienten Energetisierungsübungen machen, um ihn zu vitalisieren, Grounding oder Körperwahrnehmung fördern, um ihn zu zentrieren, zu erden und zu beruhigen. Der Kernaffekt kann also ohne Bezug zur Quelle einer Emotion modifiziert werden (Russell 2003, S. 149).
- Um eine kategoriale Emotion zu verändern, muss ein Bezug zum Objekt der Emotion hergestellt und eine Bewertung verändert werden. Die Muster eines Objektbezugs lassen sich mit Psychopharmaka nicht verändern (T. Fuchs 2008a). Emotionen verändert man nur mit anderen Emotionen (Greenberg 2011). Darauf gehe ich in Abschn. 10.6 weiter ein.

Zwischen diesen beiden Aufgaben der Regulation von Emotionen zu unterscheiden ist für die Körperpsychotherapie zentral. So wird die aktivierende **Arbeit an der Erregung des Kernaffektes** oft als Arbeit mit Ladung und Entladung bezeichnet (*charge-discharge*, Totton 2003, S. 67), ein auf die Triebtheorie zurückgehendes Begriffspaar (Geuter 2019, S. 161f). Diese Arbeit kann sich auf jede affektive Qualität beziehen, ebenso wie eine die emotionale Erregung begrenzende und beruhigende Arbeit. Andere **erlebensbezogene Arbeitsweisen** hingegen bringen eine emotionale Qualität in Verbindung mit einem Gegenüber oder einer Situation. In einer Abstimmung zwischen den dabei auftretenden Gedanken und dem Spüren wird die emotionale Bewertung exploriert. Es ist ein Kennzeichen der Körperpsychotherapie, dass sie zur Klärung und Regulation von Emotionen sowohl mit der Erregungsmodulation wie mit klärenden oder szenischen Arbeitsweisen arbeitet und beides miteinander in einem therapeutischen Prozess verbindet.

► Die Körperpsychotherapie führt die Arbeit an der Modifikation des Kernaffekts mit der Arbeit an der Exploration, Regulation, Klärung und Transformation der objektbezogenen Emotionen in einem therapeutischen Prozess zusammen.

### Therapiebeispiel

Ein Patient gibt mir immer mit kantiger Wucht die Hand und spricht meist mit großer Wucht. Er ist ein mittelgroßer, äußerst schlanker, schmaler, aber muskulöser Mann. Kurz vor unserem Gespräch war er in einer Therapiegruppe öfter mit dem Kopf in unbändiger Wut gegen einen Schaumstoffblock gerannt, was ihm sehr gut getan hatte. Er hatte sich dabei mit seiner kindlichen Wut auf seine Mutter auseinandergesetzt, die den Sohn nach dem Tod des Vaters umklammert hatte. So kam die Frage auf, ob seine Wucht die unterdrückte Wut ist, die er massiv in sich spürt. Die Wucht als unterdrückte Wut anzusehen hieße, sie auf der Ebene der kategorialen Emotionen anzusiedeln. Man kann in ihr aber auch eine kernaffektive Qualität eines insgesamt erhöhten Erregungsniveaus sehen, das sein gesamtes Erleben durchzieht. Das eine schließt das andere nicht aus. Arbeite ich mit der Wut, die aus der Beziehung zu seiner Mutter stammt, dann fokussiere ich eine Emotion. Ich kann aber auch damit arbeiten, dass er versucht, statt wuchtig einmal sanft zu sein, statt kantig rund, statt beim Händeschütteln kräftig-drückend einmal

feinfühlig-verbindend. Dann arbeite ich mit der allgemeinen Intensität seiner Reaktionen. Als wir damit arbeiteten, kam er darauf, dass er sich in seiner Feinfühligkeit nicht gesehen sah und daher als Jugendlicher versuchte, den kantigen Kerl zu spielen. Für ihn war also sowohl die Arbeit mit der Emotion als auch die mit der Kernaffektivität wichtig und richtig; beides führte zu unterschiedlichen Bedeutungen. ◄

Die verbale Psychotherapie hat sich traditionell allein denjenigen Bewertungsprozessen zugewandt, die sich in den kategorialen Emotionen äußern. Mit ihnen arbeitet auch die Emotionsfokussierte Psychotherapie. Carryer und Greenberg (2010) äußern aber nach Jahren der Erfahrung mit diesem Ansatz, dass hier noch zu wenig auf die emotionale Erregung geachtet werde. In der stationären Behandlung werden demgegenüber oft Methoden herangezogen, die wie das Lauftraining bei Depressiven der Erhöhung des Aktivierungsniveaus dienen, weil der depressive Mensch aufgrund fehlender kernaffektiver Schwingungsfähigkeit keine diskreten Emotionen mehr erleben kann, oder Methoden zur Milderung der Erregung bei Traumatisierten oder Borderline-Patienten (Geuter 2019, S. 208ff). Mit der Erhöhung der Erregung arbeitet die Reizkonfrontationstherapie, wenn sie die Ängstigung durch eine bewusst herbeigeführte Situation so erhöht, dass es zum Erregungsanstieg kommt. Der Patient wird dann dazu angehalten, diesen Anstieg und den anschließenden Abfall der Erregung wahrzunehmen. Die Methode reguliert die Kernaffektivität. Um eine Erregung zu mildern, sind Entspannungsübungen, achtsame Körperwahrnehmung, Meditation oder in der Körperpsychotherapie auch der körperliche Halt durch den Therapeuten hilfreich.

► Die Kernaffektivität lässt sich mit körperlichen Mitteln besser verändern als mit Worten.

Wird die Kernaffektivität verändert, verändert sich das gesamte emotionale Erleben. Die buddhistische Lehre zielt im Grunde darauf, dass man in wacher Aufmerksamkeit auf allen Ebenen des Seins, vom Geistigen bis ins Vegetative, in einem angenehm-deaktivierten kernaffektiven Zustand verweilt und dadurch die an das Ich gebundenen Reaktionen diskreter Emotionen abmildert. In dem Schema von Feldman Barrett und Russell (Abb. 10.2) ist dies der Quadrant, in dem die Person wunschlos-entspannt ist. Das nennt man allgemein Gelassenheit. Boyesen (1982, S. 10) spricht von **unabhängigem Wohlbefinden**. In einem solchen Zustand affizieren uns die Dinge emotional nicht so sehr. Wir können den Geist einsetzen, um körperlich so zu werden, oder den Körper, um geistig so zu werden. Das wird in der Meditation, der Schulung der Achtsamkeit oder im Yoga erstrebt. Ich gehe davon aus, dass die psychische Wirkung rein körpertherapeutischer Methoden und der meisten Meditationsformen auf das emotionale Gleichgewicht von Menschen über eine solche Modifizierung der Kernaffektivität erzielt wird (Geuter 2019, S. 205ff). Sie gehen darüber hinaus, wenn das, was man beobachtet, auf seine Bedeutung hin reflektiert wird.

Die Arbeit an den eigentlichen Emotionen kommt hingegen ohne psychische Mittel nicht aus, weil die differenzierte Emotion nur in einem inneren oder äußeren Bezug zu einem Objekt verändert werden kann. Dann gilt es zum Beispiel zu klären, was einen wütend macht, worauf die Wut zielt und was man mit der Wut verändern möchte (Abschn. 10.6).

Wir sehen an dieser Stelle, wie nützlich eine gemeinsame Nutzung sowohl psychischer wie körperlicher Mittel in einem therapeutischen Prozess ist, weil dadurch bei einer Dysregulation der Emotionalität gezielter auf die unterschiedlichen Anteile des emotionalen Erlebens eingewirkt werden kann.

**Regulation der Erregung**

Über den Körper können wir insbesondere auf der Achse der Intensität emotionale Prozesse verändern, während wir gleichzeitig – und das ist der Unterschied beispielsweise zum sportlichen Lauftraining – die objektbezogenen Emotionen erkunden, durchleben, sie ausdrücken oder aushalten und zu neuen emotionalen Bewertungen kommen. Beides geht auch die Dialektisch-behaviorale Therapie in voneinander getrennten

Behandlungsmodulen an. Will man aber mit der ganzen Intensität und Qualität emotionaler Prozesse arbeiten, ist es sinnvoll, beides in einem therapeutischen Prozess zu verbinden.

Die Arbeit mit der Erhöhung der Erregungsspannung macht auch aus einer systemischen Sicht therapeutischer Veränderung Sinn. Danach ist Veränderung eine Veränderung von Ordnungszuständen eines dynamischen Systems, in dessen Zwangsläufigkeit sich der Patient befindet. Therapie bedeutet dann, den alten Zustand zu destabilisieren, indem man zunächst einen energiereichen instabilen Zustand erzeugt, damit an Stelle des alten ein neuer stabiler Zustand treten kann (vgl. Geyer et al. 2008; Kap. 17).

**Therapiebeispiele**

Ein Patient wird gebeten, sich im schulterbreiten Stand in den Knien etwas auf und ab zu bewegen. Diese Übung führt zu einer Aktivierung. Seine Beine beginnen zu zittern und unwillkürlich ballt er die Hände zu Fäusten. Die Aktivierung (= Kernaffekt) zieht nun das Empfinden einer kategorialen Emotion (= Wut) nach sich. Dem Patienten kommen Sätze in den Sinn wie „Lasst mich in Ruhe" oder „Ich will das nicht". Die Energetisierung erlaubt ihm, eine Wut auf seinen Bruder und auf frühere Klassenkameraden nun wirklich zu erleben und die in dieser Wut sich äußernde Kraft zu spüren (ausführlich: Geuter 2009, S. 85ff).

In einem anderen Fall ist eine Patientin chronisch derart erschöpft und voller Lebensunlust (= Kernaffekt: deaktiviert und höchst unangenehm) und gleichzeitig höchst verzweifelt (= Emotion), dass sie gar nicht sprechen kann. Sie fühlt sich als hilfloses Kleinkind. Nur wenn sie im Arm des Therapeuten liegt, legt sich die innere Spannung so weit, dass sie die notwendige Ruhe findet, um über sich sprechen zu können. ◄

Wir arbeiten in der Körperpsychotherapie also zum einen damit, die **Erregungsspannung** zu **erhöhen**, um so die „Emotionsaufmerksamkeit" zu steigern – das erste Prinzip der Emotionsverarbeitung in Greenbergs (2005) Emotionsfokussierter Psychotherapie. Dadurch fördern wir eine prozessuale Aktivierung problematischer Schemata, ohne die korrigierende emotionale Erfahrungen nicht möglich sind (Grawe 2000, S. 95). Zum anderen helfen wir Patienten, die in unangemessene oder unangenehme Erregungszustände kommen, ihre **Erregungsspannung herunterzuregulieren**, unabhängig von der Bedeutung, welche die jeweils damit verbundene Emotion hat. Das geschieht, indem die körperliche Reaktion auf äußere oder innere Reize bewusst und gelenkt verändert wird (Siegel 2006, S. 297). Helfen können hier Techniken zur Modulierung des Atems, zur motorischen Spannungsregulation, basale Körperübungen, die Ruhe vermitteln, und supportive Berührungen sowie ein Ruhe und Halt vermittelnder therapeutischer Kontakt (Geuter 2019, S. 199ff). Manchmal kann man aber auch eine Spannung dadurch mildern, dass man sie zunächst erhöht. Denn aufgrund der zeitlich-zyklischen Dynamik der Affekte (Abschn. 10.5) flacht die Erregungskurve von selbst ab, wenn sie einen Höhepunkt überschritten hat.

Wir müssen dabei zwischen einer dauerhaften und einer situativen Aktivierung und Deaktivierung unterscheiden:

– Auf Dauer sollte das Erregungsniveau weder zu sehr angehoben noch zu sehr gedämpft sein, weil ein Übermaß an Erregung wie ein Mangel gleichermaßen ungünstig für das emotionale Erleben sind.
– Situativ aber kann es hilfreich sein, mit einer sehr hohen Spannung zu arbeiten oder einen sehr tiefen Entspannungszustand herbeizuführen, der die Abwehr über die Grenze ihrer normalen Funktion hinaus in einem Ausmaß lockert, dass unbewusste, verdrängte Inhalte aufsteigen können (Boyesen und Boyesen 1987, S. 7). Das kann man im Unterschied zu einer Alltagsentspannung als dynamische Entspannung bezeichnen (Geuter 2019, S. 228; Schrauth 2001, S. 43). Ebenso lässt sich eine alltägliche körperliche Aktivierung von einer dynamischen Aktivierung unterscheiden, die mit einer Mobilisierung von Affekten und von Inhalten des dynamischen Unbewussten verbunden ist (Geuter und Schrauth 2001, S. 17).

Im einen wie im anderen Fall muss die Erregung in dem erwähnten Toleranzfenster bleiben, weil außerhalb dieses Fensters keine hilfreiche Veränderung möglich ist.

Am Anfang der Arbeit mit der Aktivierung oder Deaktivierung des affektiven Erlebens steht also die Frage, ob wir es mit einer **Überregulation** von Affekten zu tun haben, die schmerzliche emotionale Erfahrungen vermeiden lassen, oder mit einer **Unterregulation** intensiver negativer Affekte (Greenberg 2000, S. 97) oder auch mit einer Über- oder Unterregulation lustvoller, freudiger Affekte, die Greenberg nicht erwähnt und mit denen sich die Psychotherapie schwer tut (Heisterkamp 1999).

Auf der Ebene kultureller Gefühlsregeln spricht Scheff (1983) in ähnlicher Weise von überdistanzierten und unterdistanzierten Gefühlen. Das kann sowohl auf die aktuelle Situation wie auch auf die Persönlichkeit eines Menschen bezogen sein, weil viele Patienten grundsätzlich zu starke oder zu schwache Grenzen gegenüber ihren Affekten haben (Boadella 1991, S. 140ff; Keleman 1992, S. 125; Abschn. 13.1). Einer prozessualen Indikation folgend arbeiten wir dann mit dem Prinzip „Aktivieren und Ausdrücken" oder mit dem Prinzip „Regulieren und Modulieren" (Geuter 2019). Langfristiges Ziel therapeutischer Arbeit ist weder die Erhöhung noch die Beruhigung von Erregungsspannung, sondern die Fähigkeit zu einer freien Pulsation, einem situationsgerechten Schwingen zwischen den Polen, die es möglich macht, Affektzustände zu integrieren und zu einer Selbstregulation zu kommen (Monsen und Monsen 1999).

**Wahrnehmung der Valenz**
Der Körper kann auch als Quelle der Orientierung dafür dienen, ob etwas als angenehm, unangenehm oder neutral wahrgenommen wird, also für eine Arbeit mit der Valenz. Wenn ein Patient in dieser Dimension des Kernaffektes unsicher ist, lautet die erste Frage, was er in seinem Körper empfindet. Die Methode des Focusing richtet sich auf diese Ebene der inneren Wahrnehmung. Gendlin und Hendricks-Gendlin (2006, S. 265) sprechen von einem „inneren Empfinden", das

weniger intensiv ist als die Emotionen, das aber auch etwas anderes ist als reine Körperempfindungen. Der *felt sense*, ein ganzheitliches inneres Empfinden, dient im Focusing als Signal dafür, ob ein Mensch sich mit etwas wohl fühlt oder Unbehagen verspürt. Das Empfinden der Valenz tritt vor allem über interozeptive Signale aus Brust, Bauch und Geschlecht in Erscheinung. Johnstone (2012) spricht dementsprechend vom Brust- und Bauchraum als einem hedonischen Zentrum. Es manifestiert sich mehr in der Körpermitte, aber auch in vegetativen Vorgängen in der Peripherie, wie etwa in einem Gefühl auf der Haut. Es äußert sich anders als die Regungen kategorialer Emotionen, die mit Handlungsimpulsen verknüpft und daher auch muskulär in der Peripherie des Körpers zu spüren sind.

Zahlreiche Beispiele für die Herangehensweise, anhand körperlicher Empfindungen zwischen angenehm, unangenehm und neutral zu unterscheiden, finden sich bei Williams et al. (2009) in der achtsamkeitsbasierten kognitiven Therapie der Depression. Die Autoren möchten die Patienten dahin führen, sich der Empfindungsqualität bewusst zu werden, um nicht automatisch Erfahrungen zu vermeiden, nur weil sie unangenehm sind. Sie nutzen dabei eine Vielzahl von Techniken zur Körper-Aufmerksamkeit, die in der Körperpsychotherapie geläufig sind.

Achtsamkeit schult auch die Fähigkeit, Erregungsspannungen und unangenehme Gefühle auszuhalten und zu modulieren. Eine achtsame Haltung gegenüber körperlichen Empfindungen, die mit einem problematischen Gefühl einhergehen, macht eine Selbst-Distanzierung möglich. Sie hilft, die Abwehr des emotionalen Erlebens zu vermeiden und ein Bewusstsein für das unangenehme Gefühl und seine Bedeutung zu schaffen.

## 10.3    Emotion und Bedürfnis

In die Wahrnehmung und Bewertung eines emotionsauslösenden Ereignisses (Abb. 10.1) gehen wie in Abschn. 10.1 gesagt die Intentionen und Wünsche eines Menschen ein. Das gilt auch für die Emotionen selbst, weil diese von Bedürfnissen künden (Bischkopf 2009): nach Sicherheit,

Zuspruch und Beruhigung bei Angst, nach Trost und Zuspruch bei Trauer, nach Sicherheit und Unversehrtheit oder auch Bindung bei Wut oder nach Teilhabe bei Freude. Auch können Wünsche und Bedürfnisse selbst affektiv erlebt werden. Sie können uns zu etwas treiben, kernaffektive Zustände verändern und Emotionen auslösen. Colombetti (2017) zählt sie daher zum Bereich des Affektlebens. Insbesondere das Erleben einer Inkongruenz zwischen Bedürfnissen und ihrer Befriedigung löst psychische Aktivität aus (Grawe 2000, 2004)

Emotionen regulieren das Gleichgewicht des Bedürfnishaushalts eines Menschen (Damasio et al. 2000). Wenn Menschen psychisch krank sind, stehen meist hinderliche Emotionen der Erfüllung ihrer Bedürfnisse im Weg; oft mangelt es ihnen dazu auch an Fähigkeiten. Sie nehmen sich und die Welt anders wahr, als es ihren Bedürfnissen entspricht (Trösken und Grawe 2004). Bedürfnisse nicht mehr erfüllen zu können, ist nach der Konsistenztheorie von Grawe (2000) der Grund für eine Erkrankung.

Psychische Probleme entstehen, wenn bedeutende Bedürfnisse unerfüllt bleiben oder verletzt werden und Menschen darauf mit maladaptiven Emotionen reagieren oder nicht anders reagieren können. In der Psychotherapie setzen wir uns daher mit schwierigen Emotionen auseinander, damit Menschen wieder ein ihren Bedürfnissen mehr entsprechendes Leben führen können. Die Arbeit an den Emotionen dient dazu, spüren zu können, was man „zum Leben braucht" (Plassmann 2019, S. 79). Haben sie ihre Bedürfnisse „zurück ins Bewusstsein" geholt (Auszra et al. 2017, S. 55), können wir daran arbeiten, wie sie diese im Einklang mit den Bedürfnissen der anderen leben können. Wir gehen insofern von den Emotionen zu den Bedürfnissen und von dort zum Handeln. In der Psychotherapie benötigen wir daher nicht nur eine Theorie emotionaler Prozesse, sondern auch eine Vorstellung von den für ein zufriedenstellendes Leben wichtigen Bedürfnissen.

▶ Bei psychischen Störungen stehen meist hinderliche, dysfunktionale Emotionen oder ein Mangel an Fähigkeiten der Erfüllung der Bedürfnisse im Weg.

In der Theorie der Psychotherapie kamen die Bedürfnisse vielfach zu kurz. Die Psychoanalyse verstand Bedürfnisse zunächst als Triebbedürfnisse. Erst die Humanistische Psychologie stellte heraus, dass menschliche Motive mehr umfassen als Triebregungen und mehr als die lerntheoretisch angenommene Vermeidung von Schmerz und Suche nach Belohnung. Maslow (1973) entwarf ein Modell einer Hierarchie von Bedürfnissen, an deren Spitze das Bedürfnis nach Wachstum und Selbstverwirklichung steht. In der Körperpsychotherapie wurden die Impulse der Humanistischen Psychotherapie aufgegriffen, als Menschen in Selbsterfahrungs- und Encountergruppen nach einer Erweiterung ihrer inneren Möglichkeiten suchten und die Quellen dazu in ihren körperlich erlebten Bedürfnissen zu entdecken glaubten (Abschn. 3.7).

Lowen (1981) gründete die Charakterstrukturtheorie von Reich auf eine Bedürfniskonzeption, wenn er Charakterstrukturen als Reaktionsmuster beschrieb, die sich in der Kindheit als Antwort auf charakteristische Konflikte zwischen Bedürfnissen und deren Frustrierung herausbilden (Abschn. 13.2). Heute wird in der Körperpsychotherapie vielfach auf die Theorie der Motivationssysteme von Lichtenberg zurückgegriffen (von Arnim et al. 2022, S. 164ff; Thielen 2009b; Trautmann-Voigt und Voigt 1998). Lichtenberg (1989) unterscheidet fünf Motivationssysteme. Diese beruhen auf **fünf Bedürfnissen** und den mit ihnen verbundenen Antwortmustern (Lichtenberg et al. 2000):

1. nach psychischer Regulierung physiologischer Bedürfnisse wie Nahrung, Schlaf, taktile Stimulierung und Wärme,
2. nach Bindung, Zugehörigkeit und Verbundenheit,
3. nach Exploration und Behauptung,
4. nach aversiven Reaktionen von Widerstreit oder Rückzug,
5. nach sinnlichem Vergnügen und sexueller Erregung.

Es gibt allerdings keine einheitliche Auffassung über Bedürfnissysteme. In seiner Theorie der vier Grundbedürfnisse kennt Grawe (2000, S. 383ff) das Bedürfnis nach Bindung und das Bedürfnis, Lust zu gewinnen und Unlust zu vermeiden, aber nicht die anderen drei von Lichtenberg genannten Bedürfnisse. Dafür fügt Grawe das Bedürfnis nach Kontrolle und das Bedürfnis nach Selbstwerterhöhung hinzu, das Maslow an die Spitze seiner fünfstufigen Bedürfnispyramide stellte. Ryan und Deci (2000) sehen im Rahmen einer Theorie der Selbststeuerung Kompetenz, Autonomie und Bezogenheit als drei menschliche Grundbedürfnisse an. Pesso (1997) nennt fünf Grundbedürfnisse nach Platz, Versorgung/Ernährung, Unterstützung, Schutz und Grenzen. In der Schematherapie finden wir ein Modell von fünf „emotionalen Kernbedürfnissen": sichere Bindung, Autonomie, Kompetenz, Identität, freier Ausdruck von Bedürfnissen und Gefühlen, Spontaneität und Spiel, Grenzen und Selbstkontrolle (Young et al. 2006). Für die Existenzanalyse nennt Kolbe (2019) auch die Bedürfnisse, in der eigenen Individualität und Leistung anerkannt und gesehen zu werden und ein von persönlichem Sinn getragenes Leben zu führen.

Alle Modelle gehen von einer phänomenologischen Beschreibung der Bedürfnisse aus, in die die Blickwinkel der Autoren eingehen. Das gilt auch für psychobiologische Theorien wie die der Motivations- und Emotionssysteme von Panksepp (1998). Hier sind es Bedürfnisse, die die von ihm genannten Systeme aktivieren:

- Körperliche Bedürfnisse nach Nahrung oder Wärme, das erste System von Lichtenberg, aktivieren beispielsweise das **Suchsystem** mit der Hauptemotion des Interesses;
- das Bedürfnis nach Bindung kann das **Fürsorgesystem** aktivieren, bei Trennungsschmerz aber auch das **Paniksystem** mit den Gefühlen der Panik und der Trauer;
- das Bedürfnis nach Exploration aktiviert ein **System von Spiel und Freude**,
- das Bedürfnis, Gefahren zu vermeiden, das **System der Furcht**,
- das Bedürfnis, dass Erwartungen erfüllt werden, das **System der Wut** und
- das Bedürfnis nach sinnlichem und sexuellem Vergnügen das **System der Liebe und Lust.**

Die Klassifizierung zeigt, dass es nicht immer leicht ist, zwischen Bedürfnissen und Emotionen zu unterscheiden. So würde ich Lust nicht als eine Emotion, sondern als ein Bedürfnis bezeichnen, das mit dem Gefühl der Freude verbunden sein kann. Bedürfnisse lassen sich gezielt und willentlich befriedigen, wie das Empfinden von Lust. Gefühle wie Freude oder Liebe hingegen lassen sich nicht willentlich herbeiführen. Wir können uns für sie empfänglich halten, aber sie werden uns nur zuteil.

> **Sexualität** ist kein Affekt, sondern ein Bedürfnis. Sie wird allerdings emotional reguliert und im guten Fall kernaffektiv als angenehm und mit der Basisemotion der Freude erlebt, im schlechten als unangenehm und verbunden mit Angst, Ekel, Wut oder postkoitaler Tristesse. Als Bedürfnis aktiviert Sexualität Emotionen, und sie kann durch Emotionen wachgerufen werden. Aufgrund ihrer triebtheoretischen Tradition wird diese Unterscheidung in der reichianischen Körperpsychotherapie nicht immer klar gesehen. Denn in der ersten Freudschen Triebtheorie, die Reich beerbte, wurden Affekte als Abkömmlinge des Triebs verstanden. Kernberg (1997, S. 19ff) sieht bis heute Libido und Aggression als Triebe an, die die positiven, lustvollen und die negativen, unlustvollen Affekte integrieren. Das führt dazu, nicht klar zwischen Bedürfnissen und Emotionen zu unterscheiden. Sexualität gehört zu den Bedürfnissen, aggressive Wut hingegen zu den Affekten (vgl. Geuter 2019, S. 179ff).

Bedürfnisse zu verfolgen, ist mit körperlichem Handeln verbunden. Trautmann-Voigt und Voigt (2009, S. 123) ordnen den fünf Motivationssystemen von Lichtenberg daher bestimmte Bewegungsthemen zu wie Tragen oder Halten als Themen des Bindungssystems, Greifen, Tasten oder Krabbeln als Themen des Explorationssystems, Abstemmen, Schreien oder Wegdrehen als Themen des aversiven Systems oder sinnlich anregendes Berühren als Thema des sensuell-sexuellen Systems.

Jedes Bedürfnis-Motivations-System führt zu bestimmten affektiven Erfahrungen der Befriedigung oder des Stresses. Psychotherapie ist auch ein Versuch, Menschen zu helfen, ihre berechtigten Bedürfnisse zu stillen und Frustration und Stress zu vermeiden. Eine psychotherapeutische Arbeit an den Emotionen muss daher immer mit der Frage nach den Bedürfnissen verknüpft werden. Auszra et al. (2017, S. 115) bezeichnen es als „Königsweg" zur Bahnung neuer, hilfreicher Gefühle, wenn ein Patient ein schmerzhaftes Gefühl erleben und gleichzeitig spüren kann, was er braucht. So kann man bei Ärger fragen, was jemand möchte oder tun will, bei Traurigkeit, was ihm fehlt oder was er vermisst, bei Ekel, was ihm nicht gut tut oder was er gerne loswerden möchte, bei Angst, wovor er sich schützen oder was er sich ersparen möchte. Diese Fragen lassen sich auch innerhalb der therapeutischen Beziehung konkretisieren, indem man fragt "Was brauchen Sie von mir?" oder "Was könnte ich Ihnen geben, das Ihnen helfen würde?" (vgl. ebd., S. 103). Körperpsychotherapie kann insbesondere über ein aufmerksames Erkunden somatischer Signale dazu beitragen, Bedürfnisse zu erkunden, wenn Patienten deren Wahrnehmung verschlossen ist.

## 10.4    Die kategorialen Emotionen

Ich wende mich nun ausführlicher der dritten Bewertung in meinem Emotionsmodell zu, in der wir die emotionale Bedeutung eines Ereignisses über eine kategoriale Emotion bemerken (Abb. 10.1). Als spontane, situative emotionale Reaktion erleben wir meist als erstes eine der Basisemotionen Freude, Neugier, Überraschung, Wut, Trauer, Angst, Ekel oder Verachtung. Aber auch andere Emotionen wie Stolz, Scham, Schuld, Verlegenheit oder Eifersucht können uns die Bedeutung eines Ereignisses für uns vermitteln.

Diese Emotionen stellen einen spezifischen Bezug zu etwas her, der in Fantasien und motorischen Impulsen zum Ausdruck kommt. Häufig sind Emotionen Handlungsbereitschaften eigen (Frijda 1986), sofern sie nicht still erlebt werden. Das wird in dem Modell als **Annäherung** oder

**Vermeidung** aufgeführt. An anderer Stelle habe ich das Annäherungs- und Vermeidungssystem der kernaffektiven Dimension von angenehm-unangenehm zugeordnet (Geuter 2009). Das sehe ich mittlerweile anders. Auf der kernaffektiven Ebene gibt es Attraktion und Aversion als Vorkontaktgefühle, wie es in der Gestalttherapie heißt (Dreitzel 2007, S. 108). Annäherung und Vermeidung aber gehören mehr zu den Emotionen, da ihre Form durch die konkrete Emotion bestimmt wird.

Allerdings lässt sich die Bewegung zwischen Subjekt und Objekt nicht eindeutig der Valenz des Kernaffektes oder den kategorialen Emotionen zuordnen. In ihr ist nämlich auch die Polarität von angenehm-lustvoll und unangenehm-unlustvoll enthalten, die mit über Zuwendung und Abwendung bestimmt. Aber erst durch das Erleben kategorialer Emotionen entsteht eine konkrete **lokomotorische Tendenz** des Subjekts, sich einem Objekt anzunähern, sich von ihm zu entfernen oder das Objekt von sich zu entfernen. Daher ist die Bewegung von Annäherung und Vermeidung im Modell von Abb. 10.1 im Übergang zu den Emotionen, aber schon als zu ihnen gehörig dargestellt.

Karen Horney spricht von drei emotionalen Vektoren:

- auf jemanden zugehen
- von jemandem weggehen
- gegen jemanden angehen (Boadella 1996).

Gustav Kafka benennt vier „Uraffekte":

- „Her mit dir zu mir" – „Her mit mir zu dir"
- „Weg mit dir von mir" – „Weg mit mir von dir",

die Tendenzen einer Bewegung zwischen einem Subjekt und einem Objekt markieren (Koch 2011, S. 65). Reich vertritt ein bipolares Modell des affektiven Flusses auf die Welt zu – gleich Lust – und von der Welt weg – gleich Angst (Boadella 1996).

Grawe (2004, S. 267ff) schreibt, dass Annäherung dem Ziel der Befriedigung und Vermeidung dem Ziel des Schutzes diene und dass man auf-

grund dieser unterschiedlichen Ziele nicht von zwei Polen auf einer Dimension ausgehen sollte. Hinsichtlich Annäherung und Vermeidung kann es psychisches Leiden geben, wenn sich ein Mensch dem für seine Bedürfnisse Schlechten zuwendet und das für seine Bedürfnisse Gute vermeidet. Psychische Prozesse laufen leichter ab, wenn die Bewertung gut-schlecht mit der Tendenz zur Annäherung oder Vermeidung kompatibel ist.

Emotionen haben immer eine Bedeutung für die gewünschte Interaktion zwischen Subjekt und Objekt und beinhalten daher einen Lokomotionswunsch. Dieser Wunsch muss nicht bedeuten, mit einem Objekt etwas anstellen zu wollen, er kann auch heißen, sich aus der Welt der Objekte zurückzuziehen, wenn diese als gefährlich wahrgenommen werden, wie z. B. beim Totstellverhalten (Abschn. 7.1). Neugier bahnt beispielsweise eine Bewegung auf das Objekt zu. Kommt der Wunsch hinzu, das Objekt auf sich zuzubewegen, deutet das auf Freude, will man das Objekt wegstoßen, auf Wut. Bei Ekel soll ein Objekt aus der Nähe entfernt oder aus dem Körper ausgeschieden werden, bei Angst soll sich der Abstand zwischen Subjekt und Objekt durch eine Bewegung eines der beiden vergrößern.

---

**Therapeutische Anwendung**

Diese Tendenzen kann man in der Körperpsychotherapie lokomotorisch sondieren, beispielsweise über den Bewegungsimpuls, den ein Patient empfindet: Ist es ein Impuls, sich zuzuwenden, sich abzuwenden oder gegen etwas anzugehen? Auf diese Weise wird der „Vektor" des Bezugs zum Objekt geklärt. Beispielsweise kann ich eine Patientin, die sich mit ihrem Vater auseinandersetzt, bitten, den Vater in der Vorstellung in den Raum zu holen und ihn durch einen Gegenstand zu symbolisieren. Dann bitte ich sie zu spüren, in welchem Winkel und Abstand sie zu ihm stehen möchte und ob ein Bewegungsimpuls im Verhältnis zum Vater entsteht. Solche Fragen sind ein wesentliches Element szenischen Arbeitens (Geuter 2019, S. 296). ◄

**Basisemotionen**

Das hier Gesagte gilt vor allem für eine bestimmte Klasse von Emotionen, die Basisemotionen, die Krause (1996, S. 252) **Interrupt-Affekte** nennt. Diese Emotionen unterbrechen das psychische Geschehen. Sie sind eher situativ, von hoher Intensität und kurzer Dauer wie Angst, Ekel, Wut, Trauer, die in klinischer Hinsicht wichtigsten. Basisemotionen sind, wie zu Beginn des Kapitels gesagt, evolutionär entstandene Affektprogramme, mit denen wir auf Ereignisse reagieren. Trauer ist meist eine Reaktion auf Trennung oder Verlust, Angst auf Bedrohung und Gefahr. Ärger stellt sich ein, wenn andere einem Menschen seelische oder körperliche Schmerzen zufügen, wenn seine Möglichkeiten beschnitten werden oder er in seinen Erwartungen enttäuscht wird. Erfahrungen von Selbstwirksamkeit, Bindung, sozialer Akzeptanz und Lust erzeugen Freude. Die Erfahrung, dass etwas schädlich oder äußerst unangenehm ist, zieht Ekel nach sich und schafft dadurch Abstand. Die Erfahrung, etwas Nützliches, Anregendes oder Angenehmes anzutreffen, löst Neugier aus.

Aus phänomenologischer Sicht sind Basisemotionen übergeordnete Kategorien für emotionale Reaktionen, die sich weiter differenzieren lassen. Evolutionär vorgegeben sind ihre grundlegenden Themen. Aber wie wir sie erleben, hat mit unserem Leben zu tun (Feldman Barrett 2017). So kann man in der Trauer bestürzt, bedrückt, niedergeschlagen oder aufgelöst sein, in der Wut aufgebracht, rasend, zornig oder hilflos angespannt. In der Psychotherapie kann es sowohl darum gehen, Emotionen in ihrer besonderen Tönung zu erfassen, als auch darum, das Basale, die Basisemotion zu benennen und zu erleben.

Andere Emotionen wie Neid, Eifersucht, Hochmut, Gleichmut oder Demut bezeichnet man als **selbstreflexive Emotionen** (Tab. 10.3). Zinck (2008) führt Stolz, Scham, Verlegenheit, Anmaßung und Schuld als typische Vertreter an. Damasio (2011, S. 138) nennt sie soziale Emotionen, Krause *me-emotions*, weil sie auf den Produzenten des Gefühls gerichtet sind und in einem

Prozess der inneren Auseinandersetzung mit Wertmaßstäben und den Gedanken anderer über einen selbst entstehen. Zum Beispiel kann Stolz authentisch oder überheblich sein (Wubben et al. 2012). Das eine Mal sieht sich jemand in den Augen anderer als gut, das andere Mal die anderen mit den eigenen Augen als schlecht an. Selbstreflexive Emotionen beinhalten einen **inneren Vergleich** in Bezug auf einen Standard des Empfindens und Verhaltens. Sie können durch Auslöser verstärkt werden, sind aber oft nicht an Auslöser gebunden. Meist bauen sie sich allmählich auf und sie neigen eher dazu, zu persistieren oder gar zur emotionalen Grundtönung der Persönlichkeit eines Menschen zu werden. In der Entwicklung des Kindes entstehen sie erst später, auch wenn Vorformen ihres Ausdrucks wie der bange Rückzug aus Scheu schon früher zu beobachten sind, der beim Baby aber eher Ausdruck einer Angst ist (Reddy 2008, S. 129). Scham entsteht erst im zweiten Lebensjahr, wenn sich das Kind mit den Augen eines Beobachters sehen kann (Dornes 1997, S. 267). Das Gleiche gilt für Stolz. Der mimische Ausdruck der Basisemotionen ist hingegen schon in den ersten Lebensmonaten zu beobachten (Dornes 1993, S. 116ff).

Lowen (1991) unterscheidet Gefühle wie Demütigung oder Stolz als „Gefühlszustände" von den Emotionen, die in der Regel mit intensiveren Körpersensationen auch vegetativer Art verbunden sind (Tab. 10.3). Letztere schießen oft förmlich in unsere Wahrnehmung ein, oft aber auch sind sie aufgrund von psychischer Abwehr der Wahrnehmung verschlossen und führen ein untergründiges nagendes Dasein.

Die Klasse der Basisemotionen ist diejenige, für die Ekman (2004) bei transkulturellen mimischen Untersuchungen universelle **Ausdrucksmuster** der **Mimik** gefunden hat, welche schon Darwin an Menschen und Tieren studierte, Trotz kultureller Unterschiede in der Präsentation von Emotionen (Abschn. 10.5) lassen sie sich anhand von in den Gesichtsmuskeln identifizierbaren Mustern erkennen. Ekman unterscheidet folgende:

**Tab. 10.3** Klassifikation von Emotionen

| Basisemotionen (Ekman & Friesen) Interrupt-Affekte (Krause) *attributed affect* (Russell) Affekte (Kernberg) Körperlich wahrgenommene Emotionen (Lowen) | Selbstreflexive Emotionen (Zinck) *me-emotions* (Krause) soziale Emotionen (Damasio) Emotionen/Gefühle (Kernberg) Gefühlszustände (Lowen) |
|---|---|
| – Freude/Glück | – Stolz |
| – Interesse/Neugier | – Scham |
| – Überraschung/Schreck | – Schuld |
| – Trauer/Schmerz | – Demütigung |
| – Furcht/Angst | – Hochmut |
| – Wut/Ärger | – Neid |
| – Ekel | – Eifersucht |
| – Verachtung (umstritten) | |
| Vollständige Liste | Offene Liste |

Zuweilen wird die Verachtung dem Ekel zugeordnet und die Scham oder der Stolz den Basisemotionen hinzugefügt (z. B. Tracy und Robins 2004). Scham allerdings lässt sich an der Mimik nicht eindeutig erkennen und erfordert eine innere Auseinandersetzung mit Werten. Dafür ist Scham diejenige Emotion, die deutlicher als alle anderen anhand des Körperausdrucks identifiziert werden kann (Wallbott 1998, S. 889). Bei Stolz lächeln Menschen häufig ein wenig, legen den Kopf leicht zurück, dehnen sich etwas aus; manchmal legen sie noch die Arme auf die Hüfte oder halten sie über den Kopf (Tracy und Robins 2004; Abschn. 14.1).

Der mimische Ausdruck von Basisemotionen lässt sich mithilfe des *Facial Action Coding System* (FACS) identifizieren. Dabei werden die beobachtbaren Bewegungen der Gesichtsmuskulatur erfasst und den Emotionen zugeordnet. Klinisch findet man, dass beispielsweise Borderline-Patienten in ihrer Mimik sehr viel Ekel, Verachtung und Ärger zeigen und wenig Angst, Trauer und Überraschung, bei allerdings starker Heterogenität (Benecke und Dammann 2004). Der Umkehrschluss, dass ein Mensch, der die Mimik einer Basisemotion zeigt, auch die dazu passende Emotion empfindet, ist aber nicht möglich (Krause 2006, S. 24). Fragt man Versuchspersonen nach ihren subjektiv empfundenen Gefühlen beim Betrachten eines Films und vergleicht ihre Berichte mit dem videographierten Ausdruck ihrer Emotionen im Gesicht, finden sich weniger Übereinstimmungen zwischen mimischem Ausdruck und Gefühl, als es die Ausdruckstheorie besagt (Fernández-Dols et al. 1997). Wenn Versuchspersonen allerdings willentlich einen emotionalen Gesichtsausdruck herstellen, zieht dies das entsprechende Erleben nach sich; das Autonome Nervensystem reagiert dabei genauso, als würde die Person eine Lebenssituation mit dieser Emotion erinnern (Levenson 2003, S. 353).

> **Therapeutische Anwendung**
>
> In der Therapie kann man sich das zunutze machen, indem Patienten über das bewusste Herstellen eines mimischen Ausdrucks ein Gefühl aktivieren, z. B. dass sie die Augenbrauen zusammenziehen, um Wut zu aktivieren, oder die Lider und Mundwinkel hängen lassen, um Trauer mehr zu spüren. Auch über willentlich ausgeführte Körperbewegungen können Basisemotionen stärker erlebt werden (Geuter 2019, S. 170ff). ◄

Die eindeutige Bestimmung der emotionalen Bedeutung von Gesichtsausdrücken in der Forschung bezieht sich in der Regel auf statische Eindrücke und erfolgt anhand von Fotografien. Ein subtiler Ausdruck einer Emotion kann aber anhand eines solchen statischen Eindrucks weniger gut bestimmt werden. Experimentellen Untersuchungen zufolge ist ein subtiler Ausdruck eher in einer – wenn auch kurzen – dynamischen Bewegung des Gesichts erkennbar (Ambadar et al. 2005). Das entspricht eher dem Alltagsgeschehen, in dem wir Verläufe und nicht Momentaufnahmen des Emotionsausdrucks beobachten.

Auch Haltung und Bewegung sind eine Quelle zum Erkennen von Emotionen (Bachmann et al. 2020). Trauer und Freude erkennt man Untersuchungen zufolge anhand des Körpers besser als anhand des Gesichts (Wallbott 1998). Aber die Zuordnung spezifischer Körperbewegungen zu den Basisemotionen ist schwierig. Bei heißem Ärger und bei Euphorie werden die Schultern angehoben, bei Ekel, Verzweiflung und Furcht werden sie nach vorne gezogen und bei Abscheu nach hinten (ebd.). Zudem können Gefühle auf sehr unterschiedliche Art und Weise ausgedrückt werden (Dael et al. 2012).

Körpersignale zeigen bei intensiven Emotionen eher die positive oder negative Bedeutung eines Erlebens an als der Gesichtsausdruck. Legt man Versuchspersonen Fotos von Tennisspielern nach einem Match vor, können sie am Körperausdruck ablesen, ob der Spieler gewonnen oder verloren hat, nicht aber am Gesichtsausdruck (Aviezer et al. 2012). Dem entspricht in der Körperpsychotherapie, dass man intensive Emotionen eher über den Körperausdruck und kaum über den Gesichtsausdruck weckt.

Wallin beschreibt den **Körperausdruck** von fünf Basisemotionen und der Scham folgendermaßen:

Freude: Der Atem ist tief; Seufzer; Lächeln; Lachen; strahlende Augen.
Trauer: Gefühl der Sprachlosigkeit, Kloß im Hals; Lippen heruntergezogen; feuchte, gerötete Augen, verlangsamte Körperbewegung, Weinen.
Furcht: Herzrasen, trockener Mund; schnelle flache Atmung; Zittern; offene Augen mit angehobenen Augenbrauen; Impuls zu fliehen.
Ärger: Muskelspannung, vor allem in Kiefer und Schultern; geschürzte Lippen, gespannter Kiefer (oft vorgeschoben), nach unten zusammengezogene Augenbrauen, blitzende Augen, obere Augenlider angehoben; geröteter Nacken; Schreien; Impuls zu kämpfen.
Ekel: Übelkeit; gerümpfte Nase; obere Lippe angehoben; sich abwendend.
Scham: Aufkommende Hitze im Gesicht, Erröten; abgewandter Blick; Impuls, sich zu verstecken.
(Wallin 2007, S. 295)

Wallbott (1998) hat untersucht, inwieweit sich aus Haltung und Bewegung Emotionen erkennen lassen. Bei einer Diskriminanzanalyse schälten sich zwei generelle Faktoren heraus: als wichtigster der Faktor Aktivität/Passivität und als zweiter der Faktor Annäherung/Vermeidung. Der erste dieser Faktoren ist eine Dimension des Kernaffekts, der zweite der allgemeine lokomotorische Bezug zum Objekt, der nicht eindeutig einer bestimmten Emotion zugeordnet werden kann. Beide lassen sich offensichtlich insbesondere anhand der Körpersprache bestimmen. Atkinson et al. (2004) ließen Schauspieler Ärger, Ekel, Angst, Freude und Trauer auf verschiedenen Niveaus der Intensität

darstellen. Probanden erkannten die Gefühle, auch wenn das Gesicht der Schauspieler verdeckt war und sie deren Ausdrucksbewegungen nur in Form von Lichtpunkten sahen. Neuere Untersuchungen weisen aber darauf hin, dass Menschen gefilmte Bewegungen selbst dann Emotionen zuordnen, wenn die Gefilmten nur instruiert worden waren, eine zu einer Emotion zugehörige Bewegung auszuführen, nicht aber eine Emotion auszudrücken (Melzer et al. 2019).

**Therapeutische Anwendung**

Oft können Patienten Emotionen nur in den Qualitäten von Aktivierung-Deaktivierung, angenehm-unangenehm und Annäherung-Vermeidung kommunizieren, wenn diese aus psychodynamischen Gründen vom Erleben ferngehalten werden. In der Körperpsychotherapie können wir diese Qualitäten auf der körperlichen Ebene aufgreifen und daher mit Affekten auch dann arbeiten, wenn sie symbolisch nicht kommuniziert werden können (Kap. 14 „Körperbotschaften"). ◀

Zu den Muskeln, mit denen wir auf emotionsauslösende Situationen reagieren, gehören nicht nur die Muskeln der Mimik und des Bewegungsapparates, sondern auch der Herzmuskel, die glatte Muskulatur der Darmwand oder die kleinen Aufstellmuskeln der etwa fünf Millionen Körperhaare (Grunwald 2012). Über sie können sich auch selbstreflexive Emotionen wie Scham oder Schuld mitteilen. Emotionen werden auch über die Haut geäußert. Wir bekommen eine Gänsehaut, wenn es uns schaudert oder etwas uns erregt. Die Haut reagiert auch vegetativ (Abschn. 6.3). Wir erröten, schwitzen oder werden kalt. Bei Angst oder Trauer sinkt die Hauttemperatur (Ekman et al. 1983). Emotionen lassen sich daher auch über körperliche Berührung erkennen (Hertenstein et al. 2006). Basisemotionen gehen ferner mit spezifischen Atemmustern (Bloch et al. 1991) und mit Charakteristika der Stimme einher. Sie haben einen Rhythmus, weswegen wir eine Musik als traurig, fröhlich oder manchmal auch als wütend empfinden können.

Aus der Stimmqualität kann allerdings nicht mit Sicherheit auf den emotionalen Zustand eines

Menschen geschlossen werden (Abschn. 14.5). Es kommt auch zu Fehlattribuierungen des Ausdrucksgeschehens durch Beobachter. Dabei werden meist benachbarte Emotionen miteinander verwechselt wie heiße Wut mit kalter Wut oder Verachtung mit Stolz und Interesse mit Freude (Banse und Scherer 1996, S. 632). Solche Forschungsergebnisse sollen aber die Psychotherapie nicht entmutigen. Denn zum einen gewinnen wir den Eindruck von der Emotionalität eines Patienten über verschiedene Kanäle, zum anderen sondieren wir seinen Ausdruck in der therapeutischen Kommunikation immer gemeinsam mit ihm, sodass wir uns in einem dialektischen Prozess von Hypothesenbildung und deren Überprüfung der Subjektivität eines Menschen nähern.

In der Körperpsychotherapie beachtet man zur Emotionserkundung nicht nur Mimik, Haltung und Bewegung, sondern auch die **Körperräume**. Emotionen ergreifen uns, indem sie sich im Körper Platz verschaffen. Sie werden eher in denjenigen Körperräumen erlebt, in denen wir sie ausdrücken, weil sie mit Muskeln und deren Funktion für die Ausdrucksbewegung verbunden sind (Jarlnaes und van Luytelaar 2004, S. 263; Röhricht 2000, S. 194ff). Auch hemmen wir sie eher dort, Schluchzen oder Schreien zum Beispiel in der Kehle (Boadella 1991, S. 19). Bindungsbezogene Gefühle wie Liebe, Sehnsucht, Verlangen, Trauer, Angst und teilweise auch Wut spüren wir mehr in der Körpervorderseite, die abgrenzende Wut im Rücken, im Nacken und in den Schultern. Aufregung wird eher im Unterbauch erlebt, Angst in der Magengegend und Panik im Kopf als quälende, hämmernde Gedanken. Es ist, als würde bei Angst mit dem Grad der Intensität die Erregung weiter nach oben wandern und im Gedankenrasen schließlich die Verbindung des Kopfs mit dem Rest des Körpers verloren gehen.

Allerdings lassen sich Emotionen nicht eindeutig spezifischen Körperteilen zuordnen. Sie werden an unterschiedlichen Orten erfahren, Aufregung, Angst und Panik zum Beispiel auch in den Beinen, wenn diese weich und zittrig werden. Genauso wenig können wir aus einer Empfindung in einem Körperteil auf eine Emotion schließen. Denn auch Trauer oder freudige Erwartung können die Beine schwer oder weich werden lassen, Wut oder offene Freude sie unter Spannung setzen. Im Bauch können wir sowohl das schmelzende Gefühl der Lust wie das fallende Gefühl einer Angst verspüren, bei der uns das Herz in die Hose rutscht (Keleman 1992, S. 82; Lowen 1979, S. 39). Überraschung oder Schreck durchfahren wie der Schreckreflex den ganzen Körper (Abschn. 13.1). Künstler erfassen diese Zusammenhänge oft treffend, z. B. Feuchtwanger, wenn er über eine Frau schreibt: „Sie spürt selber wieder vom Herzen heraufkriechen, ihren Hals, ihre Schulter packen jenes pressende Gefühl der Vernichtung" (1998, S. 721). Therapeutisch fördert man die emotionale Wahrnehmung unter anderem dadurch, dass der Patient „genau nachfühlt, wo die Emotion subjektiv körperlich angesiedelt ist – Traurigkeit oder Ärger, die er im Hals, in den Armen, im Unterleib und so weiter bemerkt" (Downing 1996, S. 92).

Nummenmaa et al. (2014) erstellten aufgrund von Befragungen **Körperkarten von Emotionen**. Unterschiedliche Emotionen ordneten die Befragten Empfindungen in unterschiedlichen Körperzonen zu. Dabei gab es keine Unterschiede zwischen Probanden in Finnland und Taiwan. Die emotionsspezifischen Karten der Aktivierung von Körperempfindungen erwiesen sich in statistischer Hinsicht als unabhängig voneinander. Veränderungen werden vielfach im Brustraum erfahren und scheinen daher mit der Atmung und dem Herzen verbunden zu sein; daneben spüren Menschen sie auch in mimischen Empfindungen im Gesicht (ebd., S. 648). Ärger oder Freude werden mehr in den Armen gespürt und auch mehr an Armbewegungen erkannt (Bachmann et al. 2020), da sie Bedürfnisse nach Annäherung und Abstoßung gegenüber anderen zum Ausdruck bringen. Trauer führt zu einem Gefühl geringerer Aktivierung in den Armen und Beinen. Bei Ekel kommt es vor allem zu Empfindungen im Hals und im Verdauungssystem. Freude ist die einzige Emotion, die Empfindungen in allen Körperpartien anregt.

Auch Kinder unterscheiden schon Muster körperlicher Erregung in Verbindung mit Freude, Angst und Überraschung (Hietanen et al. 2016).

## 10.5 Emotionsregulation und der affektive Zyklus

In diesem Abschnitt werde ich ein Modell der Arbeit an der Regulation von Emotionen in ihrem Verlauf vorstellen, im Folgenden einige Gedanken zur Neuorganisation. Bezog sich das Modell in Abb. 10.1 auf drei Aspekte der Bewertung in einem emotionalen Prozess, so bezieht sich dieses Modell auf die Basisemotionen, die den Fluss des Erlebens unterbrechen und eine Bewertung eines Ereignisses mitteilen. In diesem Modell wird die kernaffektive Dimension der Erregung einer kategorialen Emotion nicht nur hinsichtlich ihrer Intensität, sondern auch in ihrer zeitlichen Dynamik betrachtet, mit einem Fokus auf therapeutisch relevante Blockaden.

Basisemotionen haben im Unterschied zu anderen Emotionen eine meist eher kurzlebige dynamische Aktivierungskontur (Geuter und Schrauth 2001, S. 9). Sie schwellen an, überschreiten einen Höhepunkt und nehmen dann wieder ab. Dieser Ablauf kann schneller oder langsamer, kürzer oder anhaltender sein, je nach Auslöser und je nachdem, wie rasch sich die Situation für einen Menschen verändert. Eine Überraschung kann plötzlich sein und sofort abklingen, ein Ärger sich langsam aufbauen und länger anhalten (Krause 1996), ein Weinen in der Therapiestunde wie eine Welle durch den Patienten gehen (Meyer 2009). Affekte werden grundsätzlich in einer zeitlichen Dimension erlebt (Stern 1998, S. 107f). Basisemotionen können kommen wie ein Nieselregen oder wie ein Starkregen, aber sie fangen an und hören wieder auf.

Diese zeitlich-zyklische Struktur gilt für Basisemotionen, die als primäre Emotionen auftreten und nicht als sekundäre wie eine Wut, die eine Trauer überlagert, oder eine Angst, die eine Scham verdeckt.

> Einen ähnlichen dynamischen Verlauf wie Emotionen können auch Impulse und Handlungen haben. Gallagher und Hutto (2019) nennen für sie vier Phasen: vom Aufforderungscharakter über das, wozu sich ein Handelnder in der Lage sieht, zur aktuellen Handlung und schließlich zu einer Auflösung oder Bekräftigung, die eine Bewertung des Geschehens beinhaltet. Sie sehen das wie eine Erregungskurve mit dem Höhepunkt im Handeln.

Den Umgang mit Basisemotionen unterscheiden Eltern intuitiv vom Umgang mit anderen Emotionen. Ist ein Kind traurig oder wütend, beruhigt man es körperlich oder lässt es toben, bis es sich wieder beruhigt hat. Will man eine Basisemotion regulieren, wirkt man so auf sie zunächst auf der Ebene der Kernaffekte ein, um anschließend zu klären, worum es bei ihr ging. Selbstreflexive Emotionen wie Neid, Eifersucht oder Scham versucht man hingegen von vornherein klärend mit Worten zu modulieren. Ähnlich ist es in der Körperpsychotherapie. Die Arbeit mit der emotionalen Erregung ist in der Regel eine Arbeit mit den Basisemotionen (Geuter 2019, S. 171). „Zur Arbeit mit komplexeren Gefühlen dienen dagegen eher szenische Mittel oder die kognitiv-emotionale Klärung. Schuld oder Eifersucht kann man nicht herausweinen oder herausschlagen" (Geuter und Schrauth 2001, S. 10). Allerdings kann man auch bei diesen Gefühlen expressive Techniken einsetzen, sofern man den in ihnen enthaltenen Anteil an Basisemotionen herausarbeitet wie die Wut in der Eifersucht oder die im Hochmut versteckte Angst.

Das **Modell des zeitlich-zyklischen Verlaufs affektiver Prozesse** von Geuter und Schrauth (2001, S. 14f, 2006, S. 560f), dessen Grundlagen Southwell (1990, S. 205) unter dem Begriff des vasomotorischen Kreises vorgelegt hat, stellt den Ablauf der Erregung einer Emotion abstrahiert als eine Kurve dar. Hierin ähnelt es der Erregungskurve der Sexualität von Reich (1927) und der Erregungskurve des Kontaktzyklus in der Gestalttherapie (Gremmler-Fuhr 1999, S. 362).

Das Modell (Abb. 10.3) geht davon aus, dass von einem Ruhepunkt aus durch einen Auslöser eine Erregungssteigerung eintritt, die zu einem

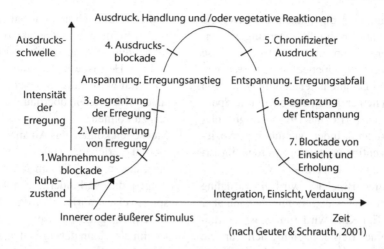

**Abb. 10.3** Das Modell des affektiven Zyklus und seiner Blockaden

Ausdruck des Gefühls oder einer Entladung der affektiven Energie und zu einem anschließenden Abfall der Erregung führt, gefolgt von einer Phase der Erholung und der Integration der Erfahrung. Die entsprechenden Prozesse laufen auf der Schicht der vegetativen autonomen Körperprozesse, der willkürlichen und unwillkürlichen Muskelaktionen und Handlungen und der kognitiv bewusst erlebten Gefühle ab (Abschn. 6.1). In der Regel findet im Erregungsanstieg eine Bewegung im Verhältnis zum Objekt statt, während es im Erregungsabfall zu einer Bewegung nach innen und einer Autoregulation des emotionalen Geschehens kommt. Das Modell geht von dem Gedanken der Homöostase aus, dass lebende Systeme immer wieder versuchen, zu einem Ruhezustand zurückzukehren, auch wenn sie einen Stimulus als Herausforderung annehmen. Das Modell sollte allerdings nicht so verstanden werden, dass das System die Ruhe eines Nullpunkts anstrebt, sondern dass es sich dynamisch zwischen Reaktion und Ruhe bewegt (Kap. 17).

In dem Modell lassen sich idealtypische Blockadepunkte unterscheiden, an denen der Zyklus eines emotionalen Erlebens gestört sein kann und aus denen sich unterschiedliche therapeutische Aufgaben zur Emotionsregulation ergeben:

1. Die erste mögliche Blockade ist die, dass ein Mensch ein emotionsauslösendes Ereignis oder die durch ihn ausgelösten ersten Anzeichen einer Emotion **nicht wahrnimmt**. Es kommt zu einer **Dissoziation des Ereignisses**. Ein Ereignis, das wichtig ist, wird nicht als wichtig wahrgenommen. Diese Begrenzung aufzuheben, ist maßgeblich für Therapiefortschritte (Storch 2003, S. 17).

   Die therapeutische Aufgabe an dieser Stelle ist es, dem Patienten bei der Wahrnehmung einer Situation und deren Relevanz für ihn zu helfen. Dazu dient eine Schärfung der Aufmerksamkeit. Über die körperliche Selbstwahrnehmung lassen sich Anzeichen dafür wahrnehmen, ob ein Ereignis wichtig ist.

2. Eine zweite Blockade wäre, dass ein Ereignis oder Objekt bewusst oder nicht bewusst wahrgenommen, aber die emotionale **Erregung verhindert** wird. Eine völlige Verhinderung erfolgt auf dem Weg der **Dissoziation des Erlebens**: Die emotionale Relevanz des soeben Erlebten wird aus dem Bewusstsein ferngehalten. Körperlich dient dazu beispielsweise eine plötzliche Starre verbunden mit einem Anhalten des Atems. So kann es sein, dass nur die vegetativen Zeichen eines Affekts sichtbar werden wie eine Rötung der Haut oder ein Druck auf der Brust, oder der Affekt wird in motorischen Zeichen kommuniziert wie dem Anspannen einer Faust, ohne dass dies dem Patienten bewusst wird. Dann kommuniziert der Patient seinen emotionalen Zustand, ohne ihn wahrzunehmen (Griffith und Griffith 1994, S. 46).

   Therapeutisch hilft es hier, auf die Anzeichen von Affekten aufmerksam zu machen oder den Patienten einzuladen, die Erregung zuzulassen, die er durch Erstarrung verhindert. Letzteres kann auf verschiedene Weise erfolgen, bei Traumapatienten zum Beispiel, indem sie das Erlebte unter Zuhilfenahme von Ressourcen neu erzählen und dabei ihre Spannungen abzittern (Levine 1998), bei gut integrierten Patienten, indem sie durch provozierende Interventionen angeregt werden, ihr Erregungsniveau zu steigern.

3. Bei der dritten Blockade wird die Erregung der Emotion zwar wahrgenommen, dann aber verhindert. Ein Kind wird zum Beispiel traurig und seine Kehle beginnt sich für ein Schluchzen zu öffnen. In dem Moment zieht es die Kehle zusammen und bremst so sein Schluchzen; das bezeichnet Downing (1996, S. 193) als Gegenmobilisierung (Abschn. 13.1). Ein Mann spürt seine Sehnsucht, aber dann versagt ihm die Stimme oder er übergeht die Sehnsucht mit einer Übersprunghandlung, indem er beispielsweise einen unpassenden Scherz macht. Hier handelt es sich nicht um eine Dissoziation des Erlebens, sondern um eine **Dissoziation des Impulses**, nicht um eine Verdrängung einer emotionalen Erfahrung, sondern um die **Unterdrückung einer erlebten Reaktion** bei bekanntem Gefühl (Greenberg und Bischkopf 2007, S. 171). Bei Traumapatienten kann es sein, dass sie eine Übererregung erleben, aber aufgrund der beim Trauma erlebten Ausweglosigkeit ihren Handlungsimpuls unterdrücken müssen. Die Intensität der emotionalen Erregung kann auch chronisch gedämpft sein, zum Beispiel bei Kindern depressiver Mütter, die ihre Freude zähmen (Kap. 11).

Therapeutisch ist hier die Aufgabe, dem Patienten zu helfen, bei einem Gefühl und dessen erlebter Intensität zu bleiben und es auszuhalten, während man es in seiner Dynamik wahrnimmt, zum Beispiel, indem der Therapeut die Aufmerksamkeit des Patienten darauf richtet, seine Erregung zu empfinden und die körperlichen Zeichen des Gefühls ins Bewusstsein treten zu lassen. Traumapatienten müssen lernen, die Erregung an dieser Stelle wahrzunehmen, zu halten und zu kontrollieren, damit sie Kontakt zu starken Empfindungen aufnehmen können (Levine 2011, S. 177). Hier ist eine Regulierung der Kernaffektivität notwendig, um sich mit den kategorialen Emotionen überhaupt auseinandersetzen zu können.

4. Menschen können das Ausmaß, in dem sie ein Gefühl erleben, spüren, aber es nicht ausdrücken, weil Scham oder Angst vor den Folgen das verhindern. Ein Patient ist beispielsweise traurig, will das aber vor seiner Frau nicht zugeben, weil er befürchtet, dass sie ihn als Mann darin nicht annimmt. Ein anderer ist wütend, hat aber Angst, dass seine Wut die Beziehung zerstört, und äußert sie daher nicht. Menschen mit dieser Blockade **unterdrücken** ihre emotionalen **Ausdrucksbewegungen und Handlungsimpulse**.

Therapeutisch ist hier die Aufgabe, die emotionale Expressivität zu fördern (vgl. Traue 1998, S. 376) und den Affekt gegenüber dem vorgestellten Objekt zum Ausdruck zu bringen, sei es mit Worten oder auch mit Handlungen, zum Beispiel die Verzweiflung zu äußern, indem man sich anklammert, oder die Wut, indem man auftritt oder gegen etwas schlägt.

5. Weiter gibt es Menschen, bei denen die Erregung so stark in ihr emotionales Erleben einschießt, dass sie mit einer Übererregung, die andere als unpassend empfinden, ihre Emotionen zum Ausdruck bringen und deren Ausdruck nur schwer stoppen können. Sie **halten** ihre **Erregung aufrecht**, ohne dass sie abklingt. Der zu intensive Ausdruck geht „in der Regel mit einer Überidentifikation mit dem Gefühlszustand" einher (Reddemann 2004, S. 83). Diese Menschen sehen vielfach ihre Emotionalität nicht als Problem an, bekommen aber Probleme mit den Folgen ihres Verhaltens. Das ist häufig bei Borderline-Patienten der Fall.

Wenn bei Patienten ihre Erregung nicht abschwillt, kommt jeder neue Reiz in ihrem hohen Erregungszustand an und wird dann dramatisch verarbeitet. Manche verweilen in einem chronischen pseudokathartischen Ausdruck. Wenn Emotionen über lange Zeiträume andauern ohne abzuklingen, haben wir es mit einer Persönlichkeitsstörung zu tun: der chronischen Trauer, der chronischen Wut oder der chronischen Angst. Hier ist die therapeutische Aufgabe, die Erregung zu begrenzen, die Abwehrfunktion des dysfunktionalen Ausdrucks zu erkennen oder die durch den übermäßigen Affektausdruck verdeckten Affekte zu finden.

6. Als eine nächste Blockade kann man beschreiben, dass Menschen zwar von einem heftigen Ausbruch oder Ausdruck ihrer Emotionen ablassen, sich dann aber **nicht** vollständig **beruhigen können**. Das muss nicht nur bei problematischen Emotionen wie Angst oder Wut so sein. Manchmal kann man sich auch bei Freude nicht beruhigen und bleibt nach eigenem Dafürhalten zu lange aufgeregt oder gar in einem hypomanischen Zustand. In solchen Fällen benötigen wir Mittel, um das Niveau der emotionalen Erregung abklingen zu lassen, zu entspannen und Ruhe zu finden. Das sind im Wesentlichen Mittel, mit denen wir auf den Kernaffekt einwirken (Geuter 2019, S. 208ff).

7. Eine letzte Blockade in einer emotionalen Episode liegt vor, wenn es trotz Erregungsabfall nicht zu einer kognitiv-emotionalen Integration des Erlebten und daher nicht zu einer Wiederherstellung des inneren Gleichgewichts kommt. Hier könnte man von einer **Einsichtsblockade** sprechen. An dieser Stelle ist es wichtig, dass ein Patient das Erlebte durcharbeiten, verstehen, integrieren und stimmige Schlussfolgerungen ziehen kann. Wird das kognitiv Verstandene auch im Körper gespürt und kommt es so zu einer Kongruenz zwischen den Worten und dem Empfinden, gewinnt das Verstehen an Tiefe.

Emotionale Prozesse können allerdings auch anders beginnen als in diesem Modell dargestellt, z. B. mit einer parasympathischen Erstarrung, die zum Ausgleich einer Erholung und Aktivierung bedarf (Abschn. 7.1). Patienten können auch unter einer übersteigerten Wahrnehmung oder einem zu raschen Spannungsaufbau leiden (Kern 2014, S. 62). Dann wäre die Kurve der Erregung von Anbeginn zu hoch. Diese Patienten benötigen stärkere Grenzen gegenüber Reizen oder ein Abmildern ihrer Spannungen. Das bildet das Modell nicht ab.

> **Affektintegration**
> Solbakken et al. (2012) bezeichnen die Fähigkeit, den Zugang zu den adaptiven Merkmalen von Affekten zu gewinnen und diese für die persönliche Anpassung zu nutzen, als Affektintegration. Ihre Definition von Affektintegration schließt die Fähigkeiten ein, affektive Erregung bewusst wahrzunehmen, zuzulassen, zu reflektieren und die damit verbundenen Erfahrungen auszudrücken, also den Zugang zu den Affekten und den Umgang mit ihnen. In diesem breiten Verständnis des Begriffs könnte man den affektiven Zyklus als einen Zyklus der Affektintegration verstehen.
>
> Die Auswertung der Daten einer norwegischen Multicenter-Studie zu den Ergebnissen psychotherapeutischer Behandlungen zeigt, dass Patienten, die Schwierigkeiten mit der Affektintegration haben, mehr von nicht begrenzten, offenen und länger dauernden Therapien profitieren.

Das Modell von Geuter und Schrauth hat eine Ähnlichkeit zum Modell des zyklischen Ablaufs der Therapie von Mergenthaler (1996). Laut Mergenthaler ist die Abfolge von Entspannung – Erregung – Erfahrung und Reflexion – reine Reflexion – Entspannung günstig für den Verlauf einer therapeutischen Sitzung. Auch das Modell von Geuter und Schrauth kann man auf die einzelne Therapiestunde beziehen, wenn hier körperpsychotherapeutisch mit einem starken emotionalen Prozess gearbeitet und ein emotionaler Zyklus durchlebt wird (vgl. das letzte Therapiebeispiel dieses Kapitels weiter unten). Ähnlichkeiten bestehen auch zum Modell der „Affekt-

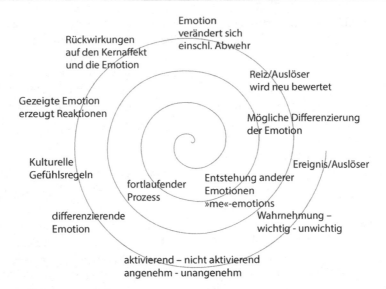

**Abb. 10.4**   Der Fortgang eines emotionalen Prozesses

kaskade" von Rudolf (2006, S. 38ff). Er bezieht sein Prozessmodell affektiven Erlebens allerdings nicht auf die Erregung des Kernaffekts. Daher unterscheidet er nur zwei Stufen: den erlebten Affekt und dessen Ausdruck und Mitteilung.

Ohnehin ist es nicht so, dass Emotionen, wie man dem Modell entnehmen könnte, einmal aufschießen und dann abklingen und dabei schematisch bestimmte Phasen durchlaufen. Sie werden vielmehr weiter prozessiert (Abb. 10.4). Denn Emotionen teilen nicht nur dem Subjekt etwas mit, sondern auch seiner Umgebung. Sie dienen auch der **Kommunikation**. Zudem äußern wir Emotionen selten in der rohen, prototypischen Form der biologisch vorgegebenen Affektprogramme. Die tatsächlichen emotionalen Antworten auf eine Situation, die ein Mensch gibt, werden in einem komplexen inneren Prozess erst erzeugt, der die ursprüngliche Reaktion eigenen **Gefühlsregeln** (z. B. „Trag dein Herz nicht vor dir her!") und eigenen Regeln zur Präsentation von Gefühlen, sog. *display rules* (z. B. „Lass' niemanden deine Aufregung sehen!") unterwirft (Levenson 1999, S. 499). In ihrer Präsentation folgen Menschen auch **kulturellen Regeln**, die mit darüber bestimmen, ob und wie wir welche Emotion in welchem Ausmaß kundtun, z. B. in

einem Kontext besonders cool zu sein, in einem anderen Gefühle histrionisch zu inszenieren, in einem dritten Tränen wenig zu zeigen (Kitayama et al. 2006). Kulturell wird auch definiert, wann eine Emotion abklingen soll, z. B. die Regel des Trauerjahrs, um den Verlust eines geliebten Menschen zu verdauen. Wenn heute das DSM eine Trauer von mehr als zwei Wochen Dauer bereits als pathologisch definiert, hat das allerdings weniger mit kulturellen Gefühlsregeln zu tun und mehr mit einer künstlichen Pathologisierung zum Wohl der Hersteller von Antidepressiva (Kleinman 2012).

Emotionen rufen oft andere Menschen auf, sich in einer bestimmten Weise zu einem zu verhalten, z. B. bei Ärger vorsichtig zu werden oder bei Trauer sich zuzuwenden. Sie erzeugen dadurch Resonanz. Das wirkt zurück auf die Emotion, sie wird vielleicht milder oder verstärkt sich, sie wird abgewehrt oder unangemessen festgehalten oder sie bekommt eine andere Färbung. Aus Basisemotionen können selbstreflexive Emotionen werden, aus Wut vielleicht Neid oder Eifersucht, aus Freude Stolz oder aus Überraschung Scham. Emotionen verändern sich also in Auseinandersetzung mit einer Situation oder einem Gegenüber. Der Prozess der Bewertung einer Situation fängt mit der Unterbrechung durch eine Basisemotion erst an und hört nicht mit ihr auf, zumal wenn es darum geht, welche Folgerungen ein Mensch in seinem Denken oder Handeln aus einem emotionalen Erleben zieht und was er damit in seiner Mitwelt bewirkt (Brosch und Scherer 2009). Als Teil einer Welt der Intersubjektivität sind Gefühle Atmosphären, in die Menschen gemeinsam eintauchen und die sie gemeinsam gestalten (Schmitz 1992, S. 135ff; Wildt 2001). Gefühle verbinden Menschen mit der Welt. Im Sein-mit-den-Anderen entfalten sie oft eine Weite und Macht, die vielfach die Faszination körper- und erlebensbezogener Therapiegruppen ausmacht.

**Vitalitätsaffekte**

Stern (1992, S. 87f) hat die zeitlichen Veränderungen der Ablaufmuster von Affekten als Vitalitätsaffekte bezeichnet. Damit meint er, dass Affekte beispielsweise explodieren, anstürmen oder verblassen. Entsprechende Qualitäten können sich im Verhalten eines Menschen schon zeigen, ohne dass er eine bestimmte kategoriale Emotion erlebt. Darin ähnelt Sterns Konzept dem des Kernaffekts, im Unterschied zu diesem betrachtet es aber die Dynamik des Verlaufs. Vitalitätsaffekte sind **Aktivierungs- und Verlaufskonturen**, wie sie Erwachsene im Tanz oder in der Musik zum Ausdruck bringen. Im affektiven Austausch zwischen Menschen zeigen sie sich als „dynamische, kinetische Gefühlsqualitäten" (ebd., S. 223), die ein essenzieller Teil affektiver Abstimmung sind. Bei der psychotherapeutischen Emotionsregulation können wir gezielt auf diese Verlaufskonturen einwirken (Geuter 2019, S. 203ff).

> Menschen können in der Hälfte der Fälle aus der Musik der Wiegen- und Tanzlieder anderer Kulturen deren inhaltliche Aussagen heraushören (Mehr et al. 2019). Maßgeblich dafür scheinen ähnliche Merkmale wie bei den Verlaufskonturen zu sein: Tempo. Rhythmus, Akzentuierungen, Länge von Intervallen oder Tönen.

Als drei Merkmale der Vitalitätsaffekte nennt Stern Intensität, Zeitmuster und Gestalt. Sie entsprechen den drei Begriffen Kraft, Zeit und Raum, mit denen von Laban Bewegungen beschrieb (Abschn. 14.2). So kann die Intensität eines Affektes hoch oder niedrig sein („Intensitätsniveau") und sich über die Zeit verändern („Intensitätskontur"). Im Sinne der Gestalt eines Bewegungsablaufes kann ein Affekt abrupt auftauchen oder langsam ansteigen; er kann eher einer expansiven oder eher einer kontrahierenden Bewegung entsprechen. Die Aktivierungskontur eines Affektausdrucks lässt oft erst dessen besondere Qualität erkennen. Zum Beispiel haben emotionale Tränen neben unterschiedlichen Auslösern wie Machtlosigkeit, Einsamkeit, Überforderung, Anteilnahme (Barthelmäs et al. 2022) auch unterschiedliche Verlaufskonturen. Je nach Form können wir ein hilfreiches Weinen, ein Protestweinen, ein dramatisches Weinen oder ein anhaltendes Weinen, das sich von seinem Anlass entkoppelt hat, unterscheiden (Fogel 2013, S. 101f).

**Therapeutische Anwendung**

Eine Mutter stimmt sich mit ihrem Kind vor allem dadurch ab, dass sie sich in Intensität, Zeitmuster und Gestalt des affektiven Erlebens auf es einstimmt (Nicely et al. 1999). Ähnlich gilt für die Psychotherapie, dass der Therapeut sich auf die Vitalitätskonturen des Patienten einschwingen muss, wenn er ihm helfen will, sein emotionales Erleben zu erkunden und zu verändern (Geuter und Schrauth 2001, S. 17). Dabei kann er die jeweiligen Konturen aufnehmen und variieren, die Intensität ansteigen oder absinken lassen, die Zeit beschleunigen oder verlangsamen oder die Gestalt verstärken, z. B. bei einer Expansion diese ausdehnen oder die spiegelbildliche Kontraktion erkunden, sie verändern oder in eine andere Modalität transponieren (Trautmann-Voigt und Voigt 2009, S. 119). ◄

Der Austausch der Affekte zwischen Menschen folgt Stern (1992, S. 209) zufolge aber nicht nur den drei genannten Merkmalen, sondern auch einem Takt, einem Rhythmus und einer Intensitätskontur. Emotionen lassen sich auch hinsichtlich solcher zeitlich-räumlicher Bewegungskonturen in ihrem Ablauf beschreiben. In ihnen kommen affektmotorische Schemata in der Beziehung zum Ausdruck (Kap. 12).

## 10.6  Die Neuorganisation der Emotionen

Für die Arbeit mit Affekten in der Psychotherapie hat Downing (1996, S. 92f) drei technische Schritte benannt:

1. den Affekt deutlich wahrnehmen und ihn körperlich wirken lassen,
2. den Affekt benennen,
3. den Bezug auf das intentionale Objekt herstellen, auf das sich der Affekt bezieht.

Downing behandelt an dieser Stelle nicht die Regulation der Erregung von Emotionen, sondern ihre Klärung und Neuorganisation. Eine Klärung ist immer eine subjektive Angelegenheit. Denn das emotionale Erleben und sein Bezug zum intentionalen Objekt sind höchst subjektiv, auch wenn emotionale Reaktionen bestimmten Ablaufmustern folgen (Frijda 1996). Zur Klärung gehört, die motivationale und intentionale Bedeutung eines Affektes zu verstehen, z. B. warum ich Angst vor jemandem oder vor einer Situation habe und was geschehen sollte, damit ich diese Angst nicht mehr haben muss. „Das Wovor der Furcht, das Fürchten und das Worum der Furcht" sind nach Heidegger (1967, S. 140) drei Fragen an die Furcht. Eine Emotion gewinnt nur persönliche Bedeutung, wenn der Klient weiß, was er wem gegenüber und in Bezug auf welches Bedürfnis oder welche Angelegenheit fühlt (Boritz et al. 2011, S. 17). Affekt-Bewusstheit entsteht nur in der Gemeinsamkeit von Aktivierung, Wahrnehmung, Ausdruck und Reflexion (Monsen und Monsen 1999). Klärung und Neuorganisation bedürfen daher der Reflexion.

**Therapeutische Anwendung**

Therapeutisch ist zu klären: Welches Gefühl ist es genau? Was ist die Situation, in der es auftaucht? Wie ist das Verhältnis zwischen mir und dem Gegenüber in der Situation? Welche Bedürfnisse habe ich und über welche Fähigkeit verfüge ich, diese Bedürfnisse einzulösen? Und welche Schlüsse ziehe ich (vgl. Rudolf 2006, S. 41)? Die Verbindung mit den Bedürfnissen, der Intention einer Emotion ist hier essenziell (Abschn. 10.3). Zum Beispiel: Bin ich traurig? Was macht mich traurig? Was wünsche ich mir in meiner Trauer? Von wem erwarte ich das? Was kann ich selbst tun? Und was sagt mir das? Diese verbale psychotherapeutische Arbeit lässt sich, falls erforderlich, körperpsychotherapeutisch unterstützen, indem diese Fragen auch anhand sensorischer Empfindungen und motorischer Impulse sondiert werden. ◀

Für Downing (1996, S. 98) bedeutet Neuorganisation, dass der Patient auf körperlich differenzierte Weise ein neues affektmotorisches Schema findet, das ihm hilft, den Affekt auf eine neue Weise zum Ausdruck zu bringen, und dass er mit diesem neuen Schema vertraut wird (Kap. 12). Das lässt sich mit dem Patienten durchspielen, z. B. indem er ausprobiert, wie er mit seinem Affekt etwas bei einem imaginierten Gegenüber erreicht. Affekte sind mit Mustern und Schemata, Szenen oder Skripten verbunden, um die sie sich organisieren (Monsen und Monsen 1999). Über Affektbewusstheit lassen sie sich erschließen und verändern. Neuorganisation bedeutet auch, dass die Funktion eines Affektes verstanden und, falls erforderlich, ein maladaptiver Affekt durch einen adaptiven Affekt ersetzt wird, zum Beispiel dadurch, dass eine beziehungsverändernde, konstruktive Wut an die Stelle einer nagenden, destruktiven Eifersucht tritt.

Das entspricht dem erwähnten Grundsatz von Greenberg (2011), dass sich Emotionen nur durch Emotionen verändern lassen. Wer einen in der Trauer verleugneten Zorn, von einem geliebten Menschen verlassen worden zu sein, spüren kann, kann die Trauer leichter durchleben. Ein Beispiel dafür habe ich an anderer Stelle geschildert (Geuter 2019, S. 287). Wer eine in seiner Wut verborgene Trauer spürt, lernt die Wut loszulassen. Wer trotz einer Angst seiner Neugier folgen kann, lernt die Angst zu überwinden. Wer in der Trauer die tröstende Freude der Bindung erfährt, kann seine Trauer mildern.

Nach einem Modell der Emotionsfokussierten Psychotherapie bewegen sich Patienten aus einem Zustand von diffusem Stress über Angst, Scham und aggressiven Ärger hin zur Artikulation von Bedürfnissen und negativen Selbstbewertungen. Danach gehen sie über zu behauptendem Ärger, Selbstberuhigung, Verletzung und Trauer als Zuständen, die ein fortgeschrittenes Prozessieren unabgeschlossener Emotionen anzeigen (Elliott et al. 2013, S. 517).

In der Emotionsfokussierten Therapie nennen Auszra et al. (2017, S. 87) sieben Kriterien, an denen sich festmachen lässt, ob ein Patient auf hilfreiche Weise eine Emotion erlebt:

- Wendet sich der Patient ihr zu?
- Symbolisiert er sie?
- Sind Emotionsausdruck und sprachliche Symbolisierung kongruent?
- Akzeptiert der Patient sich und die Emotion?
- Übernimmt er Verantwortung für sie und ist bereit, an ihr zu arbeiten?
- Ist die Emotion hinreichend reguliert?
- Ist sie ausreichend differenziert oder differenziert sie sich über die Zeit hinweg weiter aus?

Affektive Prozesse zu durchleben verändert schließlich die Erinnerung, insbesondere wenn vermiedene Emotionen ins Bewusstsein treten. Denn affektive Prozesse werden als Episoden mit dem erlebenden Subjekt, einem mit ihm verbundenen Objekt und einer spezifischen Interaktion zwischen beiden abgebildet (Krause 2006, S. 23). Diese Episoden bilden die Bausteine des episodischen Gedächtnisses, das umgebaut werden kann, wenn seine Inhalte unter starker emotionaler Beteiligung aufgerufen und neu abgespeichert werden (Kap. 9).

**Therapiebeispiel**

Ein depressiver Patient, der sich momentan beruflich und privat ohne klare Orientierung fühlt, erzählt von einem Mann in einer Männergruppe, den er so erlebt, als würde der ihm sagen, er sei kein richtiger Mann. Er bringt das in Verbindung mit seinem übermächtigen Vater, der immer Leistung verlangt, ihm als Kind aber nicht den Rücken gestärkt habe. Wir stellen im Therapiezimmer eine fiktive Szene her, in der er dem Mann aus der Gruppe und seinem Vater begegnet. Er sagt beiden Sätze wie die, sie sollten nicht über ihn bestimmen, sie seien nicht der Chef und er wolle Respekt von ihnen. Anfangs steht er dabei zusammengesackt in S-Form vor ihnen, den Kopf gesenkt, die Brust eingesackt, das Becken eingeknickt. Ich schlage ihm vor, ein wenig seine Haltung zu verändern und sich mehr aufzurichten. Durch die Veränderung der Haltung soll ein selbstwertstärkendes Gefühl gefördert werden.

Die kleine Veränderung setzt unmittelbar einen Wutsturm frei. Er möchte mit den Fäusten auf einen Schaumstoffblock trommeln. Ich sage ihm, ich würde mich als Vater ihm gegenüber auf die andere Seite des Blocks stellen. Der Grund dafür ist, dass er so in einer inszenierten Übertragung seine körperlich massiv gespürte Wut auf das intentionale Objekt richten kann. Er faucht mich als Vater an, ich solle „meinen Scheiß alleine machen" und zu meiner neuen Frau gehen; er wolle nichts mehr mit mir zu tun haben. Darüber wird er sehr traurig; denn der Grund seiner Wut sei, dass der Vater ihn nie gesehen und sich nie an ihm gefreut habe. Der habe ihn nur anerkannt, wenn er schon früh das griechische Alphabet aufsagen konnte. Einer Technik von Pesso folgend biete ich mich ihm nun als idealer Vater an und sage ihm, dass ich ihn sehe und mich an ihm freue. Er weint sehr. Ich strecke ihm als Kontaktangebot meine Hände entgegen und er greift sie über den Block hinweg. Dann möchte er mich umarmen. ◄

In diesem Beispiel wandelt sich das Gefühl der Ohnmacht gegenüber dem Mann in der Gruppe zunächst in eine Wut, die sich durch die Haltungsveränderung massiv verstärkt und auf den Vater richtet. Indem er diese Wut im Sinne der drei Schritte von Downing deutlich wahrnimmt, sie körperlich wirken lässt, benennt und im Bezug zu ihrem intentionalen Objekt, dem Vater, zum Ausdruck bringt, spürt der Patient die Enttäuschung und die Trauer, die er angesichts der Beziehung des Vaters zu ihm in sich trägt. Die Wut auf diese Weise intensiv zu durchleben, erzeugt ein autonomes Umschlagen einer Emotion in eine andere. Als er das in der Inszenierung mit mir durchlebt, kann er das Bedürfnis, beachtet zu werden, artikulieren und eine korrigierende Erfahrung erleben. Dadurch findet eine affektive Neuorganisation statt und der Vater wird in der Erinnerung etwas anders gesehen. In der Umarmung erlebt er Zuwendung und Sicherheit in der Bindung. Kommt es wie hier nach der Erregung durch eine negative Emotion zu einem positiven Gefühl, kann eine Stille entstehen, in der eine autonome Selbstregulation erfolgt (Fredrickson 1998, S. 313f).

Damit eine Emotion neu organisiert werden kann, muss sie im Bewusstsein mit dem Objekt und mit dessen Bedeutung in der Beziehung des Subjekts zu ihm verknüpft werden. Was ich eingangs als Gefühl definiert habe, ist im Grunde die relativ bewusste Wahrnehmung dieser Aspekte im Fortgang eines emotionalen Prozesses und aller weiteren Aspekte, die in Abb. 10.4 aufgeführt sind. Im Gefühl werden unterschiedliche Informationen zusammengeführt. Damasio (2000, S. 339) zufolge entsteht ein Gefühl, wenn die „Veränderung im Zustand des Organismus" repräsentiert wird. Im Gefühl verknüpfen sich spezifische Körpersensationen mit bewussten Informationen (Stepper und Strack 1993, S. 219). So nehmen wir im Gefühl die situative Bedeutung einer Emotion bewusst wahr und symbolisieren die emotionale Erfahrung. Im Gefühl kommt der körperlich gespürte Affekt mit der Vorstellung zusammen, der, wie Freud festgestellt hat, in der Affektverdrängung von ihr getrennt wird. Wie alle Vorstellungen sind bewusste Gefühle nach außen verborgen und nur ihrem Besitzer zugänglich (Damasio 2005, S. 38).

Zeitlich gesehen kommt bei einem emotionalen Prozess das bewusst wahrgenommene Gefühl nach der körperlichen Reaktion, weil die Prozesse der kognitiven Informationsverarbeitung, die über den Kortex laufen, längere Zeit benötigen als die vom limbischen System gesteuerten emotionalen Reaktionen (Greenberg 2000, S. 77). Insofern hatte James 1894 Recht, wenn er sagte, eine Emotion folge der körperlichen Reaktion, nicht aber darin, dass sie eine Folge der Wahrnehmung einer Ausdruckshandlung ist – in dem Sinne, dass man deswegen Angst empfindet, weil man vor dem Bär davonläuft. Eine Emotion ist ein einheitlicher Prozess, in dem äußere wie innere körperliche emotionale Reaktionen als Komponenten des emotionalen Erlebens zwar schneller erfolgen als die kognitiven, aber im bewussten Gefühl mit ihnen zusammenkommen. In diesem einheitlichen Prozess geht weder das Gefühl aus den Körpersensationen noch die emotionale Empfindung aus der kognitiven Bewertung hervor, sondern beides aus der Interaktion mit dem emotionsauslösenden Ereignis. Im Gefühl aber kann die emotionale Reaktion in ihrem Kontext sprachlich reflektiert werden. Gefühle stützen so die menschliche Fähigkeit zu flexiblen und komplexen Handlungen.

LeDoux (2001) bestätigt neurobiologisch für die Angst, dass die körperliche Reaktion schneller erfolgt als die kognitive. Angst wird im Gehirn auf zwei Wegen verarbeitet: einem schnelleren, der vom Neokortex unabhängig ist, und einem langsameren über den Neokortex. Aufgrund des schnelleren Weges zucke ich zuerst zusammen, und dann erst sehe ich auf dem langsameren Weg, was geraschelt hat. Die Beobachtung, dass der Körper schneller reagiert als der Verstand, wird damit anders erklärt als in der Theorie von William James und Karl Lange vom Ende des 19. Jahrhunderts, die Emotionen als bewusste Wahrnehmungen von Körperreaktionen verstanden.

Eine Arbeit an der Neuorganisation der Emotionalität erfordert einen dialektischen Prozess zwischen dem impliziten Erleben und der bewussten Reflexion (Bischkopf 2009). Nur dann können Patienten Gefühle realisieren und auf sie einwirken. Diese Arbeit wird dem dritten und einem von Greenberg (2005, S. 331) noch hinzugefügten vierten Prinzip der Emotionsverarbeitung gerecht: die Emotion zu transformieren und über sie nachzudenken. Die ersten beiden von Greenberg genannten Prinzipien, die Aufmerksamkeit für die Emotion zu steigern und die Emotionsregulation zu verbessern, gehören zu den klassischen Feldern für den Einsatz körperpsychotherapeutischer Techniken. Therapeutische Arbeit an der Emotionalität schließt alle diese Prinzipien ein.

# Kindliche Entwicklung – Prägungen des Erlebens im frühen affektmotorischen Dialog

## Inhaltsverzeichnis

> ▶ In diesem Kapitel lege ich dar, wie sich in den allerersten Lebensjahren – ausgehend von der körperlichen Erfahrung des Säuglings mit sich selbst und den anderen – die Grundlagen des Selbst herausbilden. Zuerst erläutere ich, wie das bereits während der Schwangerschaft beginnt. In der weiteren Darstellung liegt der Schwerpunkt darauf, wie in der interaktiven Bedürfnis- und Affektregulation zwischen Kind und frühen Bezugspersonen das Selbsterleben sowie die basalen Muster des Erlebens und Verhaltens, der Stressreaktivität und der Bindung geformt werden.

Grundlegende Muster des Körper- und Selbsterlebens, des emotionalen Erlebens, der Affektregulation und unseres interaktionellen Ausdrucksrepertoires werden in frühen Erfahrungen als Kind erworben, die in den ersten Lebensjahren zutiefst im Körper gegründet sind (Frank und La Barre 2011; Marmeleira und Duarte Santos 2019). Um Patienten und ihr Leid zu verstehen und manche Phänomene, die in einer Sitzung auftauchen, zuordnen zu können, ist es notwendig, diejenigen Erfahrungen ihrer Lebensgeschichte zu erschließen, die ihr heutiges Erleben und Verhalten prägen. Dabei hilft eine Kenntnis entwicklungspsychologischer Zusammenhänge. Diese benötigt man auch, wenn man Patienten dazu einlädt, frühe Erfahrungen in der Therapie in präverbalen sensomotorischen Bewegungsmustern wie einem kindlichen Klammern, Schluchzen oder Wüten auszudrücken und zu erkunden (Heisterkamp 1993, S. 50).

Ich kann und werde hier aber nicht all das darstellen, was für ein Verständnis der kindlichen Entwicklung notwendig ist. Ziel dieses Kapitels ist es vielmehr, einige Aspekte zu erläutern, die mir für

© Springer-Verlag GmbH Deutschland, ein Teil von Springer Nature 2023
U. Geuter, *Körperpsychotherapie*, Psychotherapie: Praxis,
https://doi.org/10.1007/978-3-662-66153-6_11

die Spezifik der Theorie und Praxis der Körperpsychotherapie bedeutsam scheinen. Dazu zähle ich, wie präverbal in der frühen Entwicklung – unter Einschluss vorgeburtlicher und geburtlicher Prägungen – in körperlich-affektiven Dialogen ein frühes Selbst entsteht und sich lebenslang wirksame Muster der Bedürfnis-, Stress- und Affektregulation und der Bindung herausbilden, mit denen wir es in der Behandlung zu tun haben.

Entwicklungstheoretisch hat sich die Körperpsychotherapie bisher auf die ersten Lebensjahre konzentriert (Downing 1996; Geißler 2007). Bentzen (2006 S. 327) bemängelt, dass Forschungen über die Bedeutung von Vorpubertät und Pubertät für die Charakterentwicklung fehlen. Auch ich werde mich auf die ersten Jahre beschränken. Denn in dieser Zeit formen sich die Grundmuster regulatorischer und affektmotorisch-interaktiver Strategien. Sie werden im emotional-prozeduralen Gedächtnis gespeichert, das dem kleinen Kind als Speicher seiner affektiven Erfahrungen allein zur Verfügung steht (Kandel 1999, S. 513; Abschn. 11.3). Episodische Erinnerungen setzen erst gegen Mitte/Ende des zweiten Lebensjahres ein (Knopf et al. 2011). Zudem ist die „allerfrüheste Kindheit" für die Entstehung psychischer Störungen entscheidend; daran lässt Grawe (2004, S. 356) zufolge die empirische Forschung „keine Zweifel".

Psychoanalyse und Behaviorismus betrachteten beide in ihren Anfängen den Säugling als passiv und beziehungslos, durch Triebimpulse gesteuert oder durch Konditionierung geformt. Die Humanistische Psychologie hingegen verstand Säuglinge immer als aktive und interessierte Wesen (Bühler 1979, S. 12). Die moderne Entwicklungspsychologie bestätigt diese Ansicht: Das Kind ist von Geburt an beziehungsfähig und kompetent (Dornes 1993, S. 16):

– Neugeborene erkennen die Stimme ihrer Mutter, bevorzugen ihren Geruch und verbinden schon in den ersten Monaten Reize aus verschiedenen Sinnesgebieten miteinander.
– Drei Tage alte Säuglinge steuern über Saugbewegungen an einem Schnuller mit freudiger Erregung den Gesang einer weiblichen Stimme (ebd., S. 237).
– Hören Neugeborene vom Tonband das Weinen eines anderen Babys, weinen sie mehr mit als wenn sie ihr eigenes Weinen hören. Sie scheinen sich also in Beziehung zu erleben (Reddy 2008, S. 124).
– Spielt man ihnen Filme von einer eigenen Bewegung vor, stimmen sie ihre aktuelle Bewegung auf die, die sie sehen, ab. Nach Reddy (ebd., S. 125) zeigt sich darin ein Bewusstsein für den eigenen Körper.
– Neugeborene bevorzugen die Zeichnung eines menschlichen Gesichts gegenüber einer, in der das Gesicht auf dem Kopf steht.
– Sechs Wochen nach der Geburt ahmen sie ein Verhalten nach, das sie 24 Stunden zuvor gesehen haben, und zwar die Zunge herauszustrecken oder den Mund zu öffnen (Meltzoff und Moore 1994). Schon dann besitzen sie also ein motorisches Gedächtnis, da sie etwas Gesehenes in Bewegung umsetzen. Die Verknüpfung von visueller Wahrnehmung und Motorik ist ein Indiz dafür, dass Säuglinge über ein wahrscheinlich intrauterin erworbenes Körperschema verfügen (Gallagher 2003, S. 19; Reed und McIntosh 2008, S. 86).

Babys zeigen körpersprachlich ihre Absichten und Bedürfnisse und rufen nach einer Antwort (Trevarthen und Aitken 2001). Die relationale Psychoanalyse versteht Babys daher heute als Beziehungswesen. Doch unterschätzt sie die Bedeutung des Körpers für die Erfahrung der äußeren und den Aufbau der inneren Welt (White 2004a). Babys eignen sich die Welt greifend, beißend oder robbend an. Sensomotorische Erfahrungen formen die Entwicklung ihres Körperselbst. Ihre kognitiven Lernprozesse sind zunächst sensomotorisch organisiert (Piaget und Inhelder 1977). Wenn Eltern ein Baby wiegen, den strampelnden Füßen Widerstand geben, es hochheben oder absetzen, interagieren sie nicht nur zwischenmenschlich, sie lehren es auch Raumbezug, Druck und Schwerkraft (Cheney 2019).

Oft wird die frühe Phase der Entwicklung als vorsprachlich bezeichnet. Dieser Begriff markiert die Sprache als Referenzpunkt der Entwicklung. Man könnte stattdessen auch sagen, dass die Sprache postkinetisch ist (Sheets-Johnstone 2017), da die Kommunikation zunächst einmal über Bewegung und körperlichen Ausdruck erfolgt. Primäre Intersubjektivität stellt sich körperkommunikativ her.

Nach einem Begriff von Adolf Portmann (1951) ist der Mensch eine physiologische Frühgeburt. Auf die Welt gekommen hängt er für längere Zeit von der Versorgung durch andere ab. Das Kind tut daher seine Bedürfnisse kund, damit sie von anderen gestillt werden. Es lernt seine Bedürfnisse und die Strategien, sie zu befriedigen, in der Interaktion mit anderen kennen. Auf diesem Weg wächst es hinein in die Kultur.

Im Affektausdruck zeigt der Säugling, ob er seine Ziele erreicht oder nicht (Tronick 1989). Spannungen zwischen Bedürfnissen und deren Befriedigung vermittelt er in affektmotorischer Kommunikation. Die Art und Weise, wie ein Kind seine Bedürfnisse kommuniziert und wie die Umwelt darauf antwortet, formt seine psychische Struktur. Läuft die Bedürfnisregulation fehl, werden körperliche Erinnerungsspuren gelegt und Erfahrungsmuster gefestigt, die Pathologien bahnen können (Dornes 2000, S. 29; Abschn. 13.2).

Psychopathologische Symptome entstehen vielfach durch eine lange Kette schwieriger Erfahrungen, die Kinder mit dem Erfolg oder Misserfolg ihrer Bemühungen, ihre Wünsche zu stillen, machen (Tronick 1989, S. 117). Frühe Störungen der Interaktion, die solche Erfahrungen vermitteln, können nachhaltig die Verletzbarkeit eines Menschen prägen (von Arnim et al. 2022, S. 64ff). Sie machen im Sinne des Diathese-Stress-Modells der Psychopathologie für spätere Störungen anfällig. Grawe (2000, S. 138) hält daher „zwischenmenschliche Beziehungen und ihre Spuren im Gedächtnis" für den „wichtigsten Nährboden für psychische Störungen". In den Anfängen der Psychoanalyse vertraten Ferenczi, Rank oder Reich die Ansicht, dass Neurosen vor allem auf realen Erfahrungen des Kindes beruhen und nicht so sehr auf seinen Fantasien, wie Freud oder Klein annahmen. In dieser Tradition steht auch das körperpsychotherapeutische Denken (Marlock 2006b, S. 67f).

### Depressive Mütter

Untersuchungen zur Interaktion zwischen Kindern und depressiven Müttern zeigen, wie früh affektmotorische Strategien entstehen. Mehr als die Hälfte von wenige Monate alten Babys depressiver Mütter lächeln nicht, um die Mutter auf sich aufmerksam zu machen (Moore et al. 2001). Ist eine Mutter über längere Zeit manifest depressiv, kann es sein, dass ein Säugling ihren „verlangsamten affektmotorischen Interaktionsstil" übernimmt und so die Depression „auf der Verhaltens- und Körperebene" introjiziert (Dornes 1997, S. 68). Als Erwachsener könnte er diesen Interaktionsstil auf nicht depressive Menschen übertragen und so wiederum bei ihnen Niedergeschlagenheit induzieren. Die Kommunikation der Gefühlszustände findet hier „im Medium nicht-sprachlicher Affektsignale (Körperhaltung, Vokalisierung, Bewegungstempo, Gesichtsausdruck) statt" (ebd., S. 69). Dabei erwirbt das Kind unbewusst ein affektmotorisches Schema (Kap. 12).

Bei Still-face-Experimenten, in denen man die Reaktion des Babys auf eine willkürliche, abrupte Versteinerung der Mimik und Gestik von Müttern untersucht (Abschn. 11.3), finden Babys depressiver Mütter weniger leicht zu einer Autoregulation der bei ihnen ausgelösten Spannungen zurück als Kinder gesunder Mütter. Sie zeigen zwar ein selbstberuhigendes, aber mehr erregtes Verhalten und können ihre Aufmerksamkeit schlechter auf andere Dinge richten (Manian und Bornstein 2009). Auch versuchen sie weit weniger, die Mutter mit Stimmlauten auf sich aufmerksam zu machen. In der Wiedervereinigung mit der Mutter dagegen sind sie aktiver als andere Kinder (Field et al. 2007, S. 321).

Man könnte das so interpretieren, dass diese Babys ein Schema zeigen, welches von Sorge um das Wohl der Mutter geprägt ist: Sie bleiben mit ihrer Aufmerksamkeit eher bei der Mutter, als sich anderen Dingen zuzuwenden, und belohnen sie durch intensivere Zuwendung, wenn sie sich ihnen wieder zuwendet. Das kann zur Abwehr der eigenen Bedürfnisse und zu einer oralen Charakterstruktur führen (Abschn. 13.2), die von unerfülltem Verlangen und einem resignativen Interaktionsverhalten geprägt ist. Ein entsprechendes Schema des Erlebens und Verhaltens kann also lange vor der Sprachentwicklung entstehen.

## 11.1 Prä- und perinatale Prägungen

Die allerersten Erfahrungen des Kindes sind Erfahrungen mit dem eigenen Körper im Mutterleib. Während der Schwangerschaft bildet der Fötus schon früh alle Sinne aus:

- Zuerst entsteht der Tastsinn. Die früheste Sensitivitätsreaktion des Fötus ist die für Druckreize auf der Lippe (Grunwald 2012, S. 42). In der vierten Woche beginnt die Hautinnervation der Extremitäten (von Arnim et al. 2022, S. 183). Nun spürt er seine Haut an der Wand der Gebärmutter oder an der Plazenta. Ab der achten Woche löst Berührung motorische Reaktionen aus. Ab der zehnten Woche geht die Hand erkennbar zum Gesicht (Piontelli 1996, S. 323). Ab der 12./13. Schwangerschaftswoche umgreift der Fötus zielgerichtet die Nabelschnur.
- Ab der 16. Woche hört er Herzschlag und Stimme der Mutter und bemerkt Licht (Chamberlain 1997).
- Propriozeptiv bekommt er mit, wie er im Fruchtwasser schwimmt. Schon ab der siebten Schwangerschaftswoche bewegt er sich spontan ohne äußere Reize. In dieser Zeit reift das limbische System (Roth 2001, S. 335, 456).

Der Fötus lernt, indem er Körperfunktionen nutzt und einübt. Dabei beginnt er sensomotorisch ein Körperschema aufzubauen, wenn er zum Beispiel seinen Daumen in den Mund steckt und sich dann selbst sowohl am Daumen als auch am Mund spürt. Auch lernt er körperlich die Unterscheidung zwischen sich und dem anderen. Bei Zwillingen nehmen zwischen der 14. und 18. Woche die auf den Partner gerichteten Bewegungen gegenüber den Selbstbewegungen zu (Castiello et al. 2010). Nach der Geburt können Kinder unterscheiden, ob sie sich selbst berühren oder ob ein anderer sie berührt (Rochat 2003, S. 262f). Das dafür notwendige implizite Wissen haben sie intrauterin gelernt.

Allerdings können Menschen, denen von Geburt an Gliedmaßen fehlen, Phantomempfindungen haben. Gallagher (2003, S. 22) wertet das als Hinweis auf ein angeborenes Körperschema. Die Phantomempfindungen könnten aber auch Folge eines Mitempfindens der Gliedmaßen anderer Menschen sein und insofern das Ergebnis eines späteren Lernprozesses.

Die Bedeutung prä- und perinataler Erfahrungen für das psychische Leben wird in Lehrbüchern der Psychotherapie kaum thematisiert. In der Körperpsychotherapie ist das anders, weil hier verbal schwer artikulierbare, körpernahe Erfahrungen öfter Gegenstand der Behandlung sind (Boadella 1998). Dabei stützt man sich weitgehend auf klinische Beobachtungen. Denn die empirische Forschung hat sich nur wenig mit Zusammenhängen zwischen prä- und perinatalen Erlebnissen und der Psyche Erwachsener befasst, abgesehen von Forschungsarbeiten zur Nachwirkung von Stress und Belastung (Abschn. 11.4). Eine solche Forschung ist von der Natur der Sache her auch außerordentlich schwierig. Daher sind Aussagen in diesem Bereich oft hypothetisch. Verhaltensbeobachtungen und neurobiologische Forschungen unterstützen aber die grundlegende Annahme, dass auch das psychische und soziale Leben schon vor der Geburt beginnt und Erfahrungen aus dieser Zeit körperlich abgespeichert werden (Janus 2006, S. 55). Das Wissen um die Langzeitwirkung dieser Erfahrungen hat zugenommen (Harms 2000). So wissen wir, dass im Mutterleib eine erste Prägung für die Fähigkeit zur Stressbewältigung stattfindet. Außerdem kann es schon in der Schwangerschaft zu Bindungsstörungen und Traumatisierungen kommen, z. B. bei Gewalt gegen die Mutter (Hochauf 2006). Das spielt vor allem in der Körperpsychotherapie mit Kindern und Jugendlichen eine große Rolle (Schmitter-Boeckelmann 2013; Unfried 2006).

In den Theorien zur Entwicklung des Selbst (Abschn. 11.2) wird die geteilte Aufmerksamkeit als wesentliche Grundlage für Intersubjektivität hervorgehoben. Aber schon **im Mutterleib** beginnt ein **geteiltes Erleben**. Der Fötus nimmt körperlich unmittelbar an den Intentionen, Emotionen und Verhaltensweisen eines anderen Menschen teil, sei es der Mutter oder eines Zwillings, und dieses geteilte Erleben geht jeder kognitiven Teilhabe voraus (Ciaunica 2019). Vor der Begegnung über den Blick kommt die Begegnung über die Haut. Piontelli (1996) beobachtete Einlinge und Zwillinge mittels Ultraschall im Mutterleib und nach der Geburt. Dabei zeigten sich ähnliche affektmotorische Muster:

- Ein Mädchen, das im Uterus ständig an seinen Händen oder an der Plazenta gelutscht hatte, leckte auch als Baby wild an der Hand und der Haut der Mutter.
- Ein Zwillingspärchen liebte im Alter von einem Jahr über alles ein Spiel, bei dem die Geschwister die Köpfe durch einen Vorhang hindurch aneinander rieben. Im Mutterleib hatten diese Kinder das Gleiche mit der sie trennenden Membran getan (ebd., S. 201).
- Bei einem anderen Zwillingspaar bemerkte Piontelli, dass sich das lebhafte Mädchen bereits in der 18. Schwangerschaftswoche auf den ruhigeren Bruder zubewegte und ihn berührte, während sich dieser zurückzog. Ein Muster von Angriff und Rückzug bestimmte auch im Kindesalter die Beziehung der beiden zueinander (S. 159ff).

Der Uterus, folgert Piontelli (1996 S. 61), ist kein dunkler, stiller Raum, sondern eine individuelle physische Umwelt und ein Raum der Interaktion. In diesem Raum interagieren Mutter und Kind. Lebensweise und Gefühle der Mutter wirken sich auf das Ungeborene aus. Kinder von Müttern, die sich vor Schwangerschaft und Geburt fürchten, sind später in ihrer geistigen und motorischen Entwicklung langsamer als Kinder weniger ängstlicher Mütter. Das Gleiche gilt für Kinder von Müttern, die Belastungen und Stress im Alltag ausgesetzt sind (Huizink 2000). Kinder sehr ängstlicher Mütter bewegen sich im Mutterleib mehr und zeigen später mehr Aufmerksamkeitsprobleme (Van den Bergh 1990).

Neugeborene depressiver Mütter haben einen geringeren motorischen Tonus und zeigen weniger Expressivität. Depressive Mütter reichen während der Schwangerschaft ihre veränderten Hormonspiegel an sie weiter (Lundy et al. 1999). Die Kinder haben später erhöhte Cortisol- und Noradrenalinwerte und niedrigere Dopaminwerte; sie kommen bereits mit einem zu hohen sympathischen Erregungsniveau auf die Welt. Auf einer biologisch programmierten Ebene der Stressregulation sind sie in ihrer Fähigkeit zur Affektregulation basal gestört. Das ist für die Psychotherapie wichtig zu bedenken. Denn oft kann eine gestörte Affektregulation nur in Verbindung mit dieser Störung der Stressregulation behandelt werden (Abschn. 11.4).

---

Intrauterin können auch auf einer physiologischen Ebene Dispositionen für Krankheiten gelegt werden. Nathanielsz (1999) wertete epidemiologisch die Langzeitfolgen des holländischen Hungerwinters 1944/45 aus. Menschen, deren Mütter im ersten Drittel der Schwangerschaft Hunger litten, waren später eher adipös als Menschen, deren Mütter im letzten Drittel hungerten. Denn am Anfang der Schwangerschaft wird bei Mangel die Plazenta angeregt, mehr zu wachsen. Ein Ernährungsmangel am Ende der Schwangerschaft hingegen führt zu einer geringeren Zahl an Fettzellen beim Fötus. Die Dispositionen werden transgenerational weitergereicht. Frauen, deren Geburtsgewicht aufgrund des Hungerwinters sehr gering war, gebaren selbst später im Durchschnitt kleinere Babys.

Erfahrungen aus der vorgeburtlichen Zeit können sich demnach in Symptomen zeigen. Ein Kind, das sich nach einer drohenden Fehlgeburt beobachtbar unbeweglich in den Mutterleib zurückzog, litt später unter Klaustrophobie (Piontelli 1996, S. 133). Nach einer epidemiologischen Studie in Finnland waren Kinder, deren Vater vor ihrer Geburt gestorben war, später vermehrt schizophren (Huttunen und Niskanen 1978). Laut Reinert (2004, S. 114ff) berichten Borderline-Patienten gehäuft von Unerwünschtheit und Abtreibungsversuchen. Dass allerdings Symptome auf Erfahrungen aus der Vereinigung von Ei und Samenzelle zurückgehen, Patienten die Empfängnis kognitiv erinnert können und man diese als Körperpsychotherapeut zu spüren vermag, wie Abel (2018) meint, ist nur eine Spekulation.

**Pränatale Traumatisierungen**
Traumatische Erfahrungen in der Schwangerschaft können die Wahrnehmung und Regulation körpernaher Bedürfnisse und das Empfinden für Kälte und Wärme, Hunger und Sattheit oder Schmerz stören. Später äußern sie sich mehr in „Eindrucksqualitäten sensomotorischer Art" denn in Bildern (Hochauf 2006, S. 129). Oft bilden sie „Matrizen" für weitere traumatische Erfahrungen. Hochauf illustriert dies an einer Patientin, die Nahtod-Erfahrungen so verarbeitete, dass sie schwebte, die Körperwahrnehmung verlor und den Tod herbeisehnte (ebd., S. 131f). Die Schwangerschaft ihrer Mutter war von heftigen medizinischen Komplikationen überschattet gewesen.

Wird das Kind während der Schwangerschaft abgelehnt, kann das später in Form von Träumen, Fantasien, Ängsten oder Beschwerden präsent werden (Levend 2000, S. 20ff). In der Übertragung mag ein Abtreibungsversuch als anhaltendes, unerklärliches Gefühl wiederkehren, der Therapeut wolle einen loswerden (Sonne 1996).

**Therapiebeispiel**

Huber (2000) berichtet von einer Patientin, die glaubte, keinen Platz auf dieser Erde zu haben, alles abtötete, was sie fühlte, und unter Bauchkrämpfen, Durchfällen und Migräne litt. In Träumen war sie ständig Gefahren ausgesetzt. Als sie in einer Therapiestunde tief in ihren Bauch hineinatmet, sieht sie sich selbst darin, spürt Todesangst und meint etwas Helles, Spitzes auf sich eindringen zu sehen. Von ihrer Mutter weiß sie, dass diese nach ihr andere Kinder abgetrieben hat. Bild und Empfindung lassen ihr zur Gewissheit werden, dass sie es auch bei ihr versucht hat und ihre Zustände damit zusammenhängen.

Einen ähnlichen Fall schildert Reinert (1997). ◄

Beobachtungen mit Ultraschall zeigen, dass manche Föten sich während einer Amniozentese vor der Nadel zurückziehen, erstarren oder ihre Atembewegung vermindern (Chamberlain 1997, S. 29). Reflexhafter Rückzug auf Berührung lässt sich ab der fünften Schwangerschaftswoche beobachten. Mit dem Moro-Reflex gibt es eine frühe Form der Schreckreaktion, bei der sich verbunden mit einem plötzlichen Einatmen die Arme des Embryos schnell nach oben bewegen und die Beine öffnen, um sich anschließend wieder zu schließen (Trautmann-Voigt und Voigt 2009, S. 60). Nach der Geburt wird der Reflex ausgelöst, wenn der Kopf des Babys nicht gehalten wird und es die Unterstützung verliert (Frank 2001, S. 83f). Im Alter von zwei bis vier Monaten wird er wie auch andere frühe Reflexe kortikal gehemmt (Cozolino 2002, S. 76ff). Bei schweren Traumatisierungen Erwachsener kann die Hemmung entfallen und der Reflex wieder auftreten. Dann regrediert der Körper auf diese früheste Form des Schreckreflexes (Abschn. 13.1).

**Therapeutische Anwendung**

Das Halten des Kopfes wird in emotional sehr schwierigen therapeutischen Situationen von Patienten meist als sehr beruhigend erlebt und kann regressive Schrecken begrenzen. ◄

**Verlorener Zwilling**
Piontelli (1996) berichtet von einem 18 Monate alten Jungen, der unter Rastlosigkeit litt. Nach der Deutung der Therapeutin, er wirke, als suche

er ständig etwas, das er verloren habe und nicht finde, erzählen die Eltern, er habe einen Zwillingsbruder gehabt, der zwei Wochen vor der Geburt starb und mit dem er diese zwei Wochen noch zusammen im Uterus verbrachte.

Bis zu 30 % aller Zeugungen sollen Zwillings- oder Mehrlingsbefruchtungen sein (Steinemann, 2006, S. 13), Hochauf (2008 S. 185) spricht sogar von Zwillingsanlagen im Bereich von 20 bis 80 %. Vielfach gehen Embryonen durch Schmierblutungen ab, Föten werden von der Plazenta resorbiert.

### Therapiebeispiel

Bei einer Patientin deuten mehrere Symptome darauf hin, dass ein Zwilling von ihr im Mutterleib starb. Sie ist über Wochen unter Schmerzen damit beschäftigt, dass sie den Zwilling, mit dem zusammen sie ihre ganze Kindheit hinweg in der Fantasie gelebt hat, nicht gehen lassen kann. Zudem kann sie nicht unterscheiden, wer sie und wer der andere ist, und sie kann nicht wahrhaben, dass sie lebt, während er doch gestorben ist. Sie kann sich nicht als einer von zweien denken, da ihr die Erfahrung fehlt, die echte Zwillinge über Erlebnisse des Sich-Unterscheidens gewinnen. Es handelt sich bei ihr nicht um eine paranoide Vorstellung, da sie geistig vollkommen klar ist. Über längere Zeit hat sie – als Symbol für den verlorenen Zwilling – ein kleines Herz in einem Beutel mit sich getragen und diesen Beutel nun abgelegt. Aber sie könne sich von ihm nicht trennen, weil sie nicht wisse, welches ihr Herz und welches seines ist. In einer Imagination sieht sie ein kleines Wesen, das zwar außerhalb von ihr, aber zugleich wie die Hälfte ihres Kopfes ist. Als ich sie frage, was dieses kleine Wesen möchte, sagt sie: Das will spielen.

In der Körperpsychotherapie lässt sich diese Fantasie auf der Ebene der vorsprachlichen, kindlichen Erfahrung bearbeiten. Ich lade sie ein, Zwillinge zu spielen, was sie freudig annimmt. Wir legen uns nebeneinander auf den Boden und rollen uns, jeder für sich. Sie stupst mich vorsichtig mit den Fingern an.

Ich beantworte dies durch Stupsen. Dieses Spiel geht eine Zeitlang hin und her. Sie berührt sich und mich, als sei es schwer zu merken, wer eigentlich wer ist. Ich setze daher meine Berührungen so, dass sie spüren kann: Wir sind zwei. Ich antworte auf ihre Berührungen markierend mit ein wenig Druck, damit sie fühlt: Jetzt handelt ein anderer Körper. Auch lenke ich die Berührungen allmählich dahin, dass sich unsere Finger berühren und ihre gegen meine Druck machen und umgekehrt.

Unser Spiel mag von außen nur wie ein lustiges Spiel aussehen, verfolgt aber ein therapeutisches Ziel: ihr auf einer sensomotorischen Ebene ein Gefühl dafür zu geben, dass ihr Körper von dem des anderen getrennt ist. Ihr das mit Worten zu sagen, ist fruchtlos. Denn sie weiß es, kann es aber nicht empfinden. Ihr Körper arbeitet aufgrund der frühen Erfahrung gegen die Kognition an. Daher sagt sie: „Ich weiß, dass ich ein einzelner Mensch bin, aber es ist nicht so." Denn es fühlt sich nicht so an, die Erkenntnis **lebt** nicht in ihr. Der Körper bestimmt eine Überzeugung, die sich gegen rationale Einsicht durchsetzt. Das kann nur über eine korrigierende körperliche und letztlich auch tiefe emotionale Erfahrung verändert werden, im Leben oder in einer Therapie. ◄

### Geburtserfahrungen

Otto Rank, der 1924 „Das Trauma der Geburt" schrieb, war der Überzeugung, dass der Mensch durch das Erlebnis seiner Geburt geprägt sei und man in einer Psychoanalyse Geburtsgefühle wiedererleben würde (Janus 2006, S. 58). Rank glaubte, dass sich eine bei der Geburt empfundene Angst in Trennungsängsten wiederhole. Gemeinsam mit Ferenczi ging er nämlich davon aus, dass psychische Symptome in Form eines Wiederholungszwangs von nicht erinnertem Material auftreten. Nun kann man in Zeiten, in denen die sanfte Geburt propagiert wird, nicht von einem unvermeidbaren Trauma der Geburt ausgehen, sofern man nicht an den von Rank angenommenen Verlust des Paradieses denkt. Klinische Erfahrungen legen aber nahe, dass es traumatische

Geburtserfahrungen gibt. Prä- und perinatale Traumatisierungen können ein frühes und oft todesnahes Extremereignis sein, das die Beziehung zur Welt prägen kann (Hochauf 1999, S. 514). Ich habe an anderer Stelle über meine eigene Erfahrung berichtet, dass unter seelischen Belastungen Gefühle von Einschnürung in der Brust auftraten, die sich in einer körperpsychotherapeutischen Gruppe bei einem Wiedererleben der eigenen Geburt als anhaltende Erstickungsanfälle äußerten, Wiederholungen realer Erstickungsgefahr bei der Geburt (Geuter 2002b). Eine Patientin, die im Geburtskanal stecken geblieben war, hatte als größte Angst, Foltern erleiden zu müssen, als häufiges Gefühl, ausgeliefert sein und nicht durch etwas hindurchzukommen, sowie ständig wiederkehrende Alpträume, in denen sie gewürgt wurde, möglicherweise Folge einer Nabelschnurumwicklung.

Werden traumatische Geburtserfahrungen lebendig, wiederholen sie sich konkretistisch „mit ähnlichen psychosomatischen und affektiven Reaktivierungen wie im Ursprungsereignis" (Hochauf 2001, S. 49). Denn das frühe Trauma ist in einem „situativ konkreten Handlungsschema" fixiert (ebd., S. 50). Weil es ohne Kontext gespeichert wird, ist es zeitlos (Abschn. 9.3). In den ersten beiden Lebensjahren ist die Verschaltung zwischen Hippocampus und Kortex nicht so weit, dass Wahrnehmungen mit Raum und Zeit in die Langzeitspeicher übergehen können. Der Körper wächst, und der traumatisierte Körper lebt zeitlos in ihm fort. Wird eine traumatische Erfahrung in der Therapie wach, kennt sie keinen Bezug zu Raum, Zeit und Beziehung und wird in dem dissoziierten Ausgangszustand erlebt.

---

**Therapiebeispiel**

Eine Patientin war bei ihrer Geburt fast gestorben. Nach der Geburt ihrer Zwillingsschwester hatten die Ärzte mit keinem zweiten Kind mehr gerechnet. Sie war nicht ertastet worden, Ultraschalluntersuchungen gab es noch nicht. Als sie doch noch kam, wurde sie durch einen Scheidenkrampf der Mutter gequetscht. Die Mutter erhielt eine Narkose und sie wurde mit der Saugglocke geholt. Als Frühgeburten kamen sie und ihre Schwester in den Inkubator. Zu ihrer Zeit bedeutete dies, dass sie in den ersten Wochen keinen Körperkontakt mit den Eltern hatte. Als Erwachsene litt sie unter heftigen Gefühlen von Lähmung. Schockartig verfiel sie oft in der Therapiestunde in körperliche Starre. Sie hatte häufig Augenschwellungen, Knochenhautentzündungen um die Nase herum, vielfach Kopfschmerzen, ständige Angst, dass etwas Bedrohliches passiert, und Gefühle von Ekel und Schmutz sich selbst gegenüber. Sie präsentierte sich nicht in Gefühlen, sondern in Zuständen: Sie fühlte sich bei mir leer, wie ohne Sauerstoff, kalt, hatte Empfindungen von Schlägen im Kopf, Schmerzen im Hals, ein Gefühl, der Kopf werde vom Körper abgerissen. Ein eigenartiges Symptom war die körperliche Empfindung, sie würde schräg nach oben links gezogen, wenn sie mir gegenüber saß. Sie fürchtete, ich würde die Therapie abbrechen, weil es sich bei ihr nicht lohne. In diesen Symptomen zeigten sich das Erleben des Brutkastens mit den Geräuschen der Maschinen und eine Art Geburtsübertragung. Es wurde oft neblig im Therapiezimmer, und für mich war es auffallend schwierig, klar in meinen Gedanken zu bleiben. Sie spürte ein babyhaftes Bedürfnis, gehalten zu werden. Sie sehnte sich nach dem Tod, als wäre sie bis heute noch nicht mit ihrer Seele im Körper angekommen. Nur über Körperarbeit im Kontakt fand sie in unseren Stunden aus ihrem dissoziativen Stupor und ihrer dissoziativen Trance heraus.

Einzelne Aspekte meines Vorgehens habe ich andernorts dargestellt (Geuter 2019, S. 124, 264f). ◄

---

Auch neurotische Hemmungen können ihre Quelle in einem Geburtstrauma haben, zum Beispiel wenn jemand fast erstickt ist oder einen Narkoseschock durchlebt hat. Um die körperlich gehaltenen Spannungen entsprechender Erfahrungen zu lösen, gibt es in der Körperpsychotherapie Techniken, mit deren Hilfe Geburtserfahrungen wachgerufen werden. Diese Arbeit zeitigt oft tiefe psychische Wirkungen.

> **Grofs Theorie der Geburtsmatrizen**
> Grof (1985) geht davon aus, dass sich im Prozess der Geburt vier verschiedene „perinatale Matrizen" unterscheiden lassen:
>
> – Die Matrix der ursprünglichen symbiotischen Einheit steht für ein Erleben idealer störungsfreier Bedingungen im Mutterleib vor Beginn der Geburt. Zu dieser Matrix können Gefühle der Einheit mit dem Kosmos, der „ozeanischen Ekstase" gehören, sofern diese Einheit bedroht wurde auch Gefühle eines „kosmischen Verschlungenwerdens" oder als Introjektion einer Ablehnung eine häufige Empfindung von Kälte.
> – Die zweite Matrix der Geburtseröffnung hängt mit dem Druck auf das Kind vor dem Eintreten in den Geburtskanal zusammen. Zu ihr gehören Bilder der Gefahr für Leib und Leben oder Gefühle der Ausweglosigkeit.
> – Als dritte Matrix der Austreibung bezeichnet Grof die Erfahrung, dass sich der Fötus durch den Geburtskanal hindurchbewegt. Ihr ordnet er ein gleichzeitiges Empfinden von Lust und Schmerz oder Gefühle von Druckschmerz und drohendem Ersticken oder ein Urerleben von Kampf zu.
> – Die vierte Matrix steht für das Erleben des Austretens aus dem Geburtskanal, in dem die Steigerung von Schmerz und Spannung in Entspannung und Erleichterung umschlägt.
>
> Dass Erlebnisse aus den Geburtsphasen in Form von Bildern und Empfindungen auftauchen können, zeigt sich, wenn Menschen bei experimentellen LSD-Sitzungen oder nach einer gelenkten starken Vertiefung und Beschleunigung des Atmens, dem holotropen Atmen, in veränderten Bewusstseinszuständen Geburtserfahrungen begegnen. Grof bringt diese Erfahrungen aber auf spekulative Weise mit Krankheitsbildern wie Paranoia, Schizophrenie, schweren Depressionen, Sadomasochismus oder Manie in Verbindung. Für diese Verbindung gibt es keine Belege.

## 11.2  Die Entstehung des Selbst

Die Annahme, dass das Selbst seine Basis im körperlichen Erleben hat (Kap. 6), lässt sich auch entwicklungspsychologisch begründen. Schon bei der Geburt hat das Kind ein körperliches Empfinden des Selbst, da es den Unterschied zwischen Fremdberührung und Selbstberührung kennt (Abschn. 11.1). Seine Erfahrung, dass „ich" derjenige bin, der sich bewegt und berührt, verweist auf eine erste Unterscheidung zwischen Selbst und Nicht-Selbst (Gallagher 2003, S. 27f; vgl. Butterworth 1998). Motorische Aktionen und Interaktionen sind der Ausgangspunkt für die Entwicklung des körperlichen Selbst (Gallese 2003). Trevarthen (2003) berichtet von einem Experiment mit einem 20 Minuten alten Kind, das bereits mit seinem Körper die Bewegung eines Balls verfolgt. Dieses Neugeborene verhält sich körperlich kohärent in Raum und Zeit, für Trevarthen ein Grund, von einem kindlichen Selbst zu sprechen.

Für die Körperpsychotherapie ist die Theorie der Entwicklung des Selbst von Stern (1992) von großem Wert (Geuter 2018). Stern zeigt, dass das Selbst in Körpererfahrungen gründet und sich in einem kognitiv-affektiv-motorischen Austausch zwischen Subjekt und Objekt gestaltet. Das trifft sich sowohl mit der Auffassung der Körperpsychotherapie, dass frühe Beziehungserfahrungen in körperliche Strukturen und psychosomatische Muster des Erlebens und Verhaltens dynamisch eingeschrieben werden, als auch mit derjenigen der Gestalttherapie, dass das Selbst in interaktiven Sequenzen kreativer Abstimmung zwischen Individuum und Umwelt erzeugt wird (Frank 2005, S. 117). Im Unterschied zu weiten Teilen der Entwicklungspsychologie sucht Stern zudem nach wissenschaftlichen Aussagen über das **innere Erleben** des Säuglings. Das führt sein Werk nahe an die klinische Praxis heran. Kern (2014) hat Sterns Theorie der Stufen des Selbstempfindens mit klinisch bedeutsamen Brüchen in der Selbstentwicklung und darauf bezogenen körperpsychotherapeuischen Aufgaben verbunden.

Stern (1992, S. 54) unterscheidet **vier Selbstempfindungen**, die sich stufenweise entwickeln und als Formen des Selbsterlebens erhalten bleiben. In der Therapie kann man die früheren Stufen aufsuchen. Das sollte man aber nicht als Regression im Sinne von Freud verstehen, der in diesem Begriff die Überwindung einer Stufe durch die nächste unterstellt. Alle Stufen des Selbstempfindens bleiben vielmehr „während des gesamten weiteren Lebens aktiv" (ebd., S. 61). Jeder entspricht eine andere Form der Bezogenheit:

1. Die erste Stufe nennt Stern das Empfinden des **auftauchenden Selbst**. Es ist das Selbstempfinden der ersten zwei Lebensmonate. Auf dieser Stufe lernt der Säugling die **Beziehungen zwischen den sensorischen Erlebnissen** kennen. Sein Selbstempfinden ist ganz auf die Kohärenz, die Handlungen und Gefühlszustände des Körpers gerichtet (S. 73). Stern meint, dass in dieser Zeit eine supramodale Form der Wahrnehmung existiere (S. 79), in der Informationen aus den verschiedenen Sinneskanälen noch ganzheitlich aufgefasst werden. Kognitionswissenschaftlich kann man eine erste Stufe des Selbst darin sehen, dass die Integration parallel verlaufender Wahrnehmungen eine grundlegende Einheit des Bewusstseins erzeugt (Schramme 2005, S. 399).
2. Ungefähr zwischen dem zweiten und siebten Lebensmonat bildet sich aus dem auftauchenden Selbstempfinden ein **Kernselbst** als getrennte, kohärente und **abgegrenzte körperli-**

**che Einheit** heraus (Stern, 1992, S. 24f). Die Organisation dieses Selbstempfindens gründet Stern zufolge im Körper und beinhaltet Erfahrungen

– der Urheberschaft von Handlungen,
– der Selbst-Kohärenz, d. h. einer Zuordnung von Orten, Bewegungen und zeitlichen Abläufen,
– der Selbst-Affektivität, d. h. eines zusammenhängenden affektiven Erlebens in Form motorischer Muster, innerer Empfindungen und bestimmter Gefühlsqualitäten,
– der Selbst-Geschichtlichkeit, d. h. eines motorischen Gedächtnisses (ebd., S. 134).

Aus diesen vier Erfahrungen gehe die Empfindung des Kernselbst hervor. Stern hält es für die Grundlage aller späteren differenzierten Selbstempfindungen:

> Das Kern-Selbst-Empfinden ist also ein erfahrungsgeleitetes Empfinden von Vorgängen, das wir normalerweise als völlig selbstverständlich voraussetzen und uns nicht bewusst machen. Entscheidend ist hier der Begriff 'Empfinden' (sense). (ebd., S. 106)

Defizite im Bereich dieses Empfindens treffen wir bei Psychosen an, wenn Menschen kein Gefühl für die Urheberschaft ihrer Handlungen oder kein affektives Empfinden mehr haben, wenn ihnen das Gefühl der Kohärenz in Zuständen der Depersonalisation oder das der Geschichtlichkeit in Zuständen der Dissoziation verloren geht (ebd., S. 107).

3. Zwischen dem siebten und neunten Monat entsteht das **Empfinden eines subjektiven Selbst**. Der Säugling erfährt, dass er subjektive **Erfahrungen mit anderen teilen** kann. Er kann jetzt innere Zustände anderer Menschen ablesen und sich mit ihnen gemeinsam auf etwas Drittes beziehen (S. 48). Er folgt beispielsweise einer Hand, die auf etwas zeigt. Und er kann mit Gesten zeigen, was er möchte. So beginnt eine neue Form intentionaler Kommunikation (S. 187f). Das Kind lernt sich nun am Gesichtsausdruck der Mutter zu orientieren. Stern spricht von einem Quantensprung in die intersubjektive Bezogenheit (S. 191).

In einem Experiment konnten Kanagoki et al. (2022) zeigen, dass schon acht Monate alte Kinder, denen aggressive Interaktionen auf einem Monitor gezeigt werden, ihre Blicke gegen den Aggressor richten. Sie interpretieren das als Ausdruck einer frühen „Bestrafung" antisozialen Verhaltens.

4. Mit der Sprache beginnt im zweiten Lebensjahr das **Empfinden eines verbalen Selbst**. Mehr und mehr kann das Kind sein **eigenes Leben narrativ konstruieren** und sich sprachlich auf andere beziehen. Die Kommunikation kann sich jetzt auf Dinge und Personen erstrecken, die nicht anwesend sind (S. 232). Auch treten Kinder nun sich selbst objektivierend gegenüber, indem sie von sich sprechen (S. 236).

Stern betrachtet die **Sprache** als ein „zweischneidiges Schwert". Denn sie ermögliche es, zwischen der Art, wie Interpersonalität gelebt werde, und der Art, wie sie dargestellt werde, zu trennen (S. 231). Mit der Entwicklung der Sprache würden manche Erlebnisweisen beim Kind fortan eine „Doppelexistenz" in einem nonverbalen Erleben und in einer verbalisierten Version des Erlebens führen (S. 247). Stern betont einseitig, dass dadurch die „Kraft und Ganzheit" des frühen Erlebens verloren gehe (S. 251) und „Kinder dem eigenen persönlichen Erleben gegenüber entfremdet" würden (S. 258). Sprache kann aber auch helfen, das Erleben differenziert zu erschließen. Nach Schramme besteht das volle Selbstbewusstsein darin, dass sich der Mensch „sein Selbst selbst" schafft, „indem er eine Geschichte gestaltet", in der er sich selbst als Figur entwirft (2005, S. 401).

Interessant an Sterns Überlegungen ist, dass hier entwicklungspsychologisch das körperliche Empfinden den kognitiven Operationen vorgeordnet wird. Denn das gilt nach meiner Ansicht nicht nur für die Entwicklung, sondern auch für das Selbsterleben in der Gegenwart allgemein

(Abschn. 6.3). Wir können daher die sich laut Stern in der Entwicklung entfaltenden Ebenen des Selbsterlebens so verstehen, dass sie als Schichten innerhalb der Persönlichkeit fortleben. Damit kommt Sterns Modell dem nahe, was die Körperpsychotherapie anstrebt: Bereiche des Erlebens, die der Sprache weniger zugänglich sind, aber eine „höchst reale Existenz" haben (Stern 1992, S. 248), zu erschließen, zu einer Kongruenz zwischen körperlichem Erleben und sprachlicher Reflexion zu kommen, zwischen „Weltkenntnis" und „Wortkenntnis" (S. 249), und der Entfremdung vom Erleben entgegenzuwirken, das die Sprache möglich macht.

Nur auf dem Boden der Sprache kann aber das autobiografische Selbst entstehen, das mental die Zeiten überbrückt und mithilfe des autobiografischen Gedächtnisses verschiedene Lebenserfahrungen zu einer Lebensgeschichte zusammenführt (Abschn. 6.5 und Kap. 9). Dazu sind Kinder erst ab einem Alter von etwa vier, fünf Jahren in der Lage, wenn es ihnen gelingt, eigene Erfahrungen „zu einer kohärenten, kausal-temporalen Organisation, deren Kern ein zeitlich erweitertes Selbstkonzept bildet, zu integrieren" (Fonagy et al. 2004, S. 252).

Wesentlich für die Herausbildung des Selbstempfindens und der Selbstregulation ist körperliche **Berührung, sowohl Selbstberührung als auch Berührung in der Interaktion**. Das gilt über die ersten Lebensjahre hinaus. S. Weiss (1990) konnte nachweisen, dass die Spezifik der elterlichen Berührung das Körperbild von Kindern differenziert. Bei acht- bis zehnjährigen Kindern zeigte sich, dass ihr Körperkonzept und ihr Körpergefühl umso genauer waren, je mehr die Eltern die verschiedenen Körperteile berührten. Vor allem dynamische Berührungen fördern nach dieser Studie das Körperkonzept. Auch die Zeit spielte eine Rolle. Berührungen durch die Mutter durften nicht zu lange dauern, sonst schlug der Effekt um.

**Geteilte Aufmerksamkeit**

Die Theorie von Fonagy et al. (2004) zur Mentalisierung deckt sich in Grundzügen mit den Vorstellungen Sterns. Allerdings beschreiben diese Autoren die kindliche Entwicklung, ohne die affektmotorischen Elemente der Interaktion darzustellen. **Mentalisierung** bedeutet hier, dass das Kind kognitiv Annahmen über die Absichten anderer bildet. Diese Fähigkeit wird auch als bedeutsam für die Psychotherapie angesehen. Der dritten Stufe von Stern entsprechend konstatieren Fonagy et al. eine Neunmonatsrevolution beim Säugling. In dieser Zeit beginnen Babys damit, ein Hindernis zu beseitigen, um an ein Ziel zu gelangen. In der gleichen Zeit beginnen sie, Aktionen anderer Personen als zielorientiert zu begreifen. Das ermöglicht die miteinander geteilte Aufmerksamkeit als neue Form der Kommunikation, die in psychologischer Hinsicht die besondere Kooperation menschlicher Kultur ermöglicht (Tomasello et al. 2005). Das Kind reagiert auf Zeigegesten und zeigt selbst auf etwas. Ab dem Ende des ersten Lebensjahres schaut es in die Richtung, in die ein anderer schaut.

Geteilte Aufmerksamkeit ist aber nicht nur ein kognitives Geschehen. Sie hat vielmehr die Form einer **motorischen Prozedur** (Messer 2003) und entwickelt sich als körperliche Fähigkeit in der frühen Kindheit (Gallagher 2014b, S. 16). Sie setzt voraus, dass das Kind intentional zu handeln beginnt und zwischen Zweck und Mittel einer Handlung unterscheidet. In der geteilten Aufmerksamkeit wird das „Sein-mit-dem-anderen" sensomotorisch-kognitiv-affektiv aufgebaut. Die Kinder tun jetzt etwas dafür, geteilte Aufmerksamkeit herbeizuführen. Indem sie den Unterschied zwischen ihren Zuständen und denen anderer zu erkennen beginnen, gewinnen sie eine subjektive Sicht auf die Welt. Sie suchen im Blick der anderen auch Informationen darüber, ob etwas gefährlich ist oder nicht. Daher entsteht in diesem Alter die Trennungsangst (Rochat 2003). Kinder haben nun auch das Bedürfnis, emotionale Zustände zu teilen (Dornes 1997, S. 143).

Mit 15 Monaten können sie erfolgreich ein Zielobjekt fixieren. Das ist ein Wendepunkt der Entwicklung. In seinen Blickbewegungen zeigt das Kind, dass es die Absicht eines anderen versteht. In einem nächsten Entwicklungsschritt ab etwa zwei Jahren kann es dem anderen und sich selbst Intentionen zuschreiben, die Handlungen vorausgehen (Fonagy et al. 2004, S. 244). Nun erkennt das Kind auch Gefühlszustände anderer Personen (ebd., S. 227f). Im Alter von vier Jahren können Kinder Freude, Trauer, Ärger und Angst vom eigenen Erleben so weit abstrahieren, dass sie diese Gefühle mit einem Teddybär in Form einer Bewegung darstellen können (Boone und Cunningham 2001).

**Theory of Mind**

Die kognitive Fähigkeit, sich selbst innere Zustände zuzuschreiben und auf innere Zustände anderer zu schließen, wird als Theory of Mind bezeichnet (Povinelli und Preuss 1995). Annahmen über innere Zustände werden als „Theorie" bezeichnet, weil diese Zustände selbst nicht unmittelbar zugänglich sind. Das Konzept der Theory of Mind geht davon aus, dass ein interpersonales Selbst entsteht, wenn das Kind fähig ist, die Perspektive eines anderen einzunehmen.

Intersubjekvitität entsteht aber nicht, indem man induktiv zum Seelischen des Anderen vordringt (Fuchs 2016). Das interpersonale Selbst ist nicht nur das Ergebnis reflexiver Interaktionen. Das Kind **lebt** den interpersonalen Bezug auch ohne ein Bewusstsein dessen, dass es selbst und der andere unterschiedliche Perspektiven auf die Welt einnehmen können. Man kann ein Beziehungswesen sein, ohne sich dessen bewusst zu sein, dass man ein Beziehungswesen ist (de Haan 2010, S. 13). Kinder könnten so einen unmittelbaren Zugang zur lebendigen Erfahrung anderer haben. In der kognitiven Psychologie wird jüngst auch die These diskutiert, dass sie über eine angeborene Fähigkeit verfügen könnten, mentale Zustände anderer zu erfassen (Vincini und Gallagher 2021).

Eine phänomenologische und enaktive Theorie betont im Gegensatz zur Theory of Mind die Prozesse der lebendigen verkörperten Interaktion. Wir nehmen andere nur dann aus der Perspektive der dritten Person wahr, wenn wir aus dieser Interaktion heraustreten (Gallagher 2018).

**Hirnentwicklung**

Die Phasen nach Stern haben interessante Parallelen zur Reifung des Gehirns. Beim Neugeborenen stehen auf der Stufe des „auftauchenden Selbst" die Funktionen der Amygdala und des sensomotorischen Kortex zur Verfügung. Daher erkennen Neugeborene am Geruch, ob ein Nachthemd ihrer Mutter oder einer anderen Frau gehört (Schore 2001, S. 31f). Die Fähigkeit zur Face-to-face-Interaktion ab dem Alter von zwei bis drei Monaten geht mit einer zunehmenden Myelinisierung der visuellen Areale des okzipitalen Kortex einher (ebd., S. 32), der Beginn der geteilten Aufmerksamkeit damit, dass die entsprechenden Funktionen mit 10–12 Monaten vom orbitofrontalen Kortex bereitgestellt werden (S. 30). Ungefähr in dieser Zeit reift nach den Begriffen von Stern das „subjektive Selbst". Jetzt können visuelle und auditive Informationen mit emotional expressiven Gesten und Stimmen verknüpft werden. In dieser Zeit, in der das Kind auch laufen lernt, wird der orbitofrontale Kortex enger mit dem sympathischen Nervensystem verknüpft (Carroll 2005, S. 20). Das verbale Selbst schließlich entsteht während der Reifung des orbitofrontalen Kortex in der Mitte des zweiten Lebensjahres. In dieser Zeit aber verfügt das Kind erst über weniger als 70 Wörter. Daher meint Schore (2001, S. 42; 2007, S. 73), dass das Kernselbst nonverbal und unbewusst erworben wird und in den Mustern der Affektregulation gegründet ist. Der gesamte präfrontale Kortex, von dem der orbitofrontale Kortex nur ein kleiner, weiter innen gelegener Teil ist, der manchmal auch dem limbischen System zugerechnet wird, reift hingegen als letzter Hirnteil aus. Daher ist komplexere Handlungssteuerung erst nach der Pubertät möglich. Mit der Fähigkeit, Langzeitfolgen von Handlungen vorauszudenken, entsteht Autonomie (van der Kolk 2006, S. 279).

**Stufen des Bewusstseins**

Wie Stern Stufen der Entwicklung des Selbst unterscheidet Dornes (2000, S. 183) verschiedene Stufen des entstehenden Bewusstseins beim Kind (Tab. 11.1), die Parallelen zu den Bewusstseinsstufen von Damasio haben (Abschn. 6.5 und Tab. 6.1):

– Auf einer ersten Stufe leben Kinder in der Unmittelbarkeit ihrer Empfindungen und Wahrnehmungen. Dazu gehören eine vage Empfindung, hungrig, traurig oder fröhlich zu sein, aber auch, anders auszusehen als ein anderes Baby. Dieses Bewusstsein ist laut Dornes das einer **Selbstwahrnehmung**. In der Theorie

**Tab. 11.1** Stufen des Bewusstseins nach Dornes und Damasio

| Stufe der Bewusstseinsentwicklung nach Dornes | Bewusstseinsstufe nach Damasio | Stufe des Selbst nach Damasio |
|---|---|---|
| Unmittelbare Selbstwahrnehmung – vages Bemerken (bis ca. 18 Monate) | Vollkommen unbewusst | Protoselbst |
| Selbstbewusstheit – „Das bin ich" – (ab ca. 18 Monaten) | Kernbewusstsein – Flüchtiges Bewusstsein im Hier und Jetzt | Kernselbst |
| Selbstreflexion – Bewusstsein von der eigenen mentalen Welt – Beginn des inneren Dialogs (ab 4–5 Jahren) | Erweitertes Bewusstsein – Überdauerndes Bewusstsein über die Zeit hinweg | Autobiografisches Selbst |

von Damasio entspricht das dem Protoselbst und reicht in den Bereich des Kernbewusstseins hinein (Pfeil in Tab. 11.1).

– Auf einer zweiten Stufe werden sich Kinder Dornes zufolge ihrer Person als eines Selbst bewusst. Wenn sie sich mit einem aufgeklebten Punkt auf der Stirn im Spiegel sehen, wissen sie: „Das bin ich". Das ist ungefähr am Ende des zweiten Lebensjahres der Fall, wenn mit dem verbalen Selbst eine Selbstobjektivierung möglich wird. Nun besitzen Kinder **Selbstbewusstheit**. Allerdings ist das nicht unbedingt an Sprache gebunden. Auch Schimpansen erkennen sich im Spiegel (Gallup et al. 2014). Und Gorillas fassen vor dem Spiegel an einen Punkt, den man auf ihrer Stirn angebracht hat, Makaken hingegen nicht. Wahrscheinlich kann also auch ein Gorilla einen elementaren Bereich des Selbst erzeugen (Maturana und Varela 2012, S. 242).

– Auf einer dritten Stufe der **Selbstreflexion** können Kinder die eigenen Denk- und Gefühlsprozesse zum Gegenstand des Nachdenkens machen. Nun sind sie fähig zu inneren Dialogen, in denen sie eine Geschichte ihrer selbst erzeugen. Diese Stufe des Bewusstseins lässt sich der Stufe des autobiografischen Selbst bei Damasio zuordnen.

## 11.3   Der Körper in der Interaktion der ersten Jahre

Die wichtigsten Interaktionserfahrungen des Säuglings sind in der Regel Erfahrungen mit seiner Mutter, die seine noch weitgehend körperlich gesteuerten Bedürfnisse nach Essen, Schlaf, Beruhigung von Spannungen, aber auch nach Nähe, Sicherheit und Bindung in einem psychophysischen Dialog reguliert. In diesem Dialog werden Muster der Aufmerksamkeits-, Bedürfnis-, Spannungs- und Stressregulation eingeübt, die als Folien für spätere Muster des Erlebens und Verhaltens dienen. Dies wird oft als frühe Affektregulation bezeichnet.

Ich spreche hier meist von der **Mutter**, weil sie das Kind austrägt, zur Welt bringt und stillt und dadurch für die frühe, körperinnige Interaktion die wichtigste Bezugsperson ist. Säuglings- und Bindungsforschung haben sich auch hauptsächlich mit der Mutter-Kind-Interaktion befasst. Für die weitere Entwicklung aber können der **Vater** oder **andere Bezugspersonen** wie auch die **Geschwister** genauso bedeutsam sein. Auch stellen Kinder zu unterschiedlichen Bezugspersonen unterschiedliche Muster der Interaktion und Formen der Bindung her.

Die frühe Kindheit ist aus zwei Gründen für die Entwicklung der Affektregulation besonders bedeutsam. Zum ersten erfahren Säuglinge Intersubjektivität als eine Gemeinsamkeit von Zuständen, die in einer Dyade reguliert werden (Tronick 1998). Sie erleben die Handlungen anderer in unmittelbarer Teilhabe auf dem Weg körperlicher Resonanz (Dornes 2002). So nehmen sie viel von dem in ihre affektive Textur auf, wie andere Personen empfinden und fühlen und wie diese mit ihnen umgehen. Zum zweiten durchläuft das Gehirn von der späten Schwangerschaft bis hin in das zweite Lebensjahr eine Phase beschleunigten Wachstums wie sonst nie im Leben und entwickelt sich in dieser Zeit so schnell wie kein anderes System des Organismus (Schore 2001, S. 11, 27). Da in der frühen Kindheit Erfahrungen weit mehr subkortikal als kortikal verarbeitet werden, haben frühe emotionale Erfahrungen lebenslange Folgen für die affektive Struktur eines Menschen (Panksepp 2001, S. 138f). Erst mit der Ausreifung und Beteiligung kortikaler Strukturen können über Hemmungen komplexere Verhaltensstrategien eingesetzt werden (Cozolino 2002, S. 75ff).

Was Babys von anderen aufnehmen, wird zunächst ohne Sprache affektmotorisch gespeichert. Denn in den ersten drei Lebensjahren reift die rechte Gehirnhälfte mehr als die linke, in der sprachlich verfasste Erinnerungen verarbeitet werden (ebd., S. 80). Auch reift das Corpus callosum erst nach dem zehnten Lebensjahr aus (ebd., S. 107), sodass erst dann beide Hemisphären voll miteinander kommunizieren und damit Erfahrungen durch Sprache integriert werden können. Vollkommen unbewusst lernen Babys zum Beispiel, ob die Welt sicher ist oder nicht oder wie man sich mit anderen Menschen verbinden kann. Aufgrund der erst später einsetzenden Reifung des präfrontalen Kortex ist eine gedanklich durch Erfahrungen bestimmte Steuerung emotionaler Prozesse in der frühen Kindheit noch nicht möglich (Schore 2007).

▶ Frühe Erfahrungen werden unabhängig von reflexiven Prozessen körperlich eingespeichert und bilden ein unbewusstes Gerüst der Persönlichkeit.

### Therapeutische Anwendung

Patienten nach einem inneren Bild zu fragen, wie sie als Kind wohl gehalten und getragen wurden, kann unmittelbare Reaktionen auslösen, auch wenn sie die Frage nicht aus einem sprachlich kodierten Wissen heraus beantworten können. ◀

Dem Säugling steht als Mittel der Kommunikation nur der körperliche Ausdruck zur Verfügung. Indem er sich über Berührung, Stimme und Ausdrucksbewegungen mit anderen austauscht, entsteht dialogisch sein inneres Leben. Einem Begriff von Braten (1988) folgend spricht Trevarthen (2004, S. 8) von **Protokonversationen**, wenn Erwachsener und Kleinkind dabei rhythmische Muster von Bewegung aufeinander abstimmen und diese ändern. Ihr Dialog ist wechselseitig. Wenn Mütter ihre Kinder beruhigen, kommt es zu Abstimmungen in den atemsynchronen Schwankungen der Herzfrequenz und die Mütter werden selbst ruhiger (Ham und Tronick 2009). Man könnte daher von einer **affektmotorischen und vegetativen Kommunikation** sprechen. Schon acht Wochen alte Babys bemerken, ob Äußerungen der Mutter, die sie auf einer Leinwand sehen,

auf ihre momentanen Äußerungen abgestimmt sind oder nicht (Trevarthen 2003). Nach wenigen Wochen verfügen sie über die Fähigkeit, einzelne mimische Äußerungen nachzuahmen. Je älter sie werden, desto mehr nehmen sie über mimische und gestische Nachahmung Kontakt auf. So entstehen spielerisch affektmotorische Dialoge einer interaktiven Regulation von Moment zu Moment (Beebe 2000, S. 422). Die Säuglingsforschung geht davon aus, dass anhaltende Fehlabstimmungen in diesem Dialog die Basis für psychische Störungen legen können (Dornes 2000, S. 25ff). Köhler schildert folgendes Beispiel:

### Interaktionsbeispiel

Ein Kind wendet den Blick und den Kopf von der Mutter ab, sobald diese es zu viel stimuliert. Darauf reagiert die Mutter so, dass sie ihm gleichsam mit ihrem Blick nachjagt. Sie kitzelt das Kind und hebt es hoch. Das Kind weicht aus, wendet sich ab, duckt seinen Kopf und zieht seine Hand aus ihrem Griff zurück. „Die Abwehr des Kindes dient der Mutter nicht als Hinweis darauf zu warten, sondern als Stimulus, den Kontakt weiter und mit anderen Mitteln zu suchen. Schließlich schaut das Kind nur noch durch sie hindurch, wird lahm, stellt sich völlig uninteressiert und reagiert überhaupt nicht …, solange die Mutter hinter ihm her ist" (Köhler 1990, S. 44). Erst als sich das Gesicht der Mutter ernüchtert und sie den Kopf abwendet, richtet das Kind seinen Kopf auf. ◀

Köhler kommentiert diese Passage so: „Während aversives Verhalten normalerweise bei der Mutter eine Verlangsamung bewirkt, regt es hier die Mutter zu verstärkten Annäherungen an" (ebd.). Das Kind will offenkundig durch das Abwenden das Erregungsniveau regulieren. Ein solcher Rückzug ist keine Aggression (Beebe 2000). Denn es geht hier um die Modulation der Aufmerksamkeit und der Kernaffektivität (Abschn. 10.1). In dem Beispiel macht das Kind die Erfahrung, dass es nicht beruhigt wird, sondern die Mutter ihre Aktivität steigert. Folglich muss es „stärkere Manöver vollführen, um Ruhe zu bekommen" (Köhler 1990, S. 44). Geschieht das immer wieder, könnte ein solches Kind die Strategie erlernen, starke Erregungszustände zu beruhigen, indem es lahm wird. In der Körperpsychotherapie sprächen wir von einem affektmotorischen Schema, zu heftige affektive Erregung sicherheitshalber mit innerem Rückzug oder Lähmung zu beantworten. Dieses Muster kernaffektiver Regulation wäre das Ergebnis vieler fehlabgestimmter Interaktionen, die auf einer unbewussten Ebene des emotional-prozeduralen Gedächtnisses Spuren hinterlassen.

Timing, Bezug zum Raum und das Ausmaß der affektiven Stimulierung sowie der propriozeptiven Erregung sind nach Kiersky und Beebe (1994, S. 393) die bedeutenden Dimensionen der frühen Interaktion. Diese Dimensionen entsprechen in etwa den drei Kategorien Zeit, Raum und Kraft aus der Labanschen Bewegungsanalyse (Abschn. 14.2). Jeder Säugling hat nach Ansicht von Stern (1992, S. 111f) ein optimales Erregungsniveau, das mit einem optimalen Niveau der Stimulierung beantwortet werden muss und das auch der Säugling selbst reguliert. In der Erfahrung mit der wechselseitigen Regulierung lernt er die Mechanismen, mit denen sich Erregungsspannungen bewältigen lassen.

► Beim Säugling bedeutet Affektregulation zunächst einmal, die Kernaffektivität des Erregungsniveaus und der Lust-Unlust-Empfindungen zu regulieren, dann erst die kategorialen Emotionen. Die Körperpsychotherapie sieht darin eine grundlegende Ebene der Persönlichkeitsentwicklung, die entscheidend für die Regulation von Bedürfnis- und Affektspannungen und damit auch für die therapeutische Arbeit ist.

**Interaktive Regulation kernaffektiver Zustände**

Ein optimales Erregungsniveau halten zu können, Unlust zu bewältigen und Lust zu genießen, kann der Säugling früh in der Interaktion erlernen. Beruhigen und Stimulieren sind die wesentlichen Aufgaben, die Eltern in der Affektregulation des Säuglings im ersten Lebensjahr haben

(von Salisch und Kunzmann 2005). Dies ist weitgehend eine Zustandsregulation. Säuglinge erwerben dabei die Fähigkeit, sich aus eigener Kraft oder mithilfe anderer von Unstimmigkeitszuständen zu erholen. Durch eigenes Handeln eine Bedrohung oder eine Störung des Gleichgewichts unter Kontrolle bringen zu können sowie Schutz und Geborgenheit zu finden, bezeichnet Hüther (2009, S. 100) als die beiden wichtigsten Erfahrungen, die ein Mensch während der frühen Kindheit machen kann.

Gelungene Interaktionen lassen die emotionale Erregungstoleranz wachsen (Miller et al. 2002, S. 405f). Eltern fördern diese z. B. in Kitzelspielen, wenn sie die Erregbarkeit des Kindes langsam steigern und im richtigen Moment aufhören. Mängel auf dieser Ebene erfordern therapeutische Interventionen, mit deren Hilfe die Patienten dazu geführt werden, eine höhere Erregung zu tolerieren oder eine zu hohe Erregung zu dämpfen und appetitive und aversive Tendenzen wahrzunehmen (Abschn. 10.2; Geuter 2019, S. 158ff).

Da früh gebahnte Regulationsschwierigkeiten nicht ausreichend symbolisch enkodiert sind, bieten sich zu ihrer Behandlung körperbezogene Methoden an. Allerdings reichen Therapie**techniken** alleine nicht aus. Denn eine Mutter führt die Regulation der Kernaffektivität nicht nur dadurch zum Erfolg, dass sie sich auf das Verhalten des Kindes einstellt, sondern dadurch, dass sie sich auf einer tieferen Ebene auf die Rhythmen seines inneren Zustands einschwingt (Schore 2001, S. 20), die Stern (1992) als Vitalitätsaffekte bezeichnet hat (Abschn. 10.5).

### Therapeutische Anwendung

Übertragen auf die Psychotherapie bedeutet das: Es gibt eine verbindende und damit heilsame Ebene in der Beziehung zum Patienten, die sich nicht als therapeutisches Verhalten beschreiben lässt, sondern nur als eine Qualität, mit dem anderen zu sein, und die darauf beruht, sich auf seinen inneren Zustand einzuschwingen. Diese Qualität ist in sich beruhigend und reguliert als Beziehungserfahrung kernaffektive Prozesse (Geuter 2019, S. 199ff). ◄

## Still-face-Experimente

Die Still-face-Experimente von Tronick und seinen Mitarbeitern demonstrierten 1975 erstmals, wie Kinder reagieren, wenn sie von der Mutter keine Antwort erfahren (Adamson und Frick 2003). In den Experimenten werden Mütter aufgefordert, sich zunächst ganz normal zu ihrem Kind zu verhalten und dann plötzlich in ihrer Bewegung und Mimik für zwei Minuten zu erstarren. Die übliche Reaktion der Säuglinge ist, sich zuerst kurz abzuwenden, dann zu lächeln, sich in Richtung der Mutter zu recken und Töne von sich zu geben, um die Aufmerksamkeit der Mutter zurückzugewinnen. Kommt von ihr keine Reaktion, weinen sie, wenden sich ab, versuchen sich selbst zu beruhigen, indem sie z. B. am Daumen lutschen, oder sie werden apathisch. Ansätze dieser Reaktionen zeigen sich bereits im Alter von zwei Monaten (Moore et al. 2001). Die Form der Reaktion hängt aber davon ab, ob die Mütter normalerweise gut abgestimmt auf die Kinder reagieren. Kinder, deren Mütter ihre Signale nicht aufnehmen oder über sie hinweggehen, sind weniger aktiv, um der Mutter wieder eine Reaktion zu entlocken (Downing 1996, S. 140).

Durch die erfolglosen Bemühungen der Kinder geraten auch die Mütter im Experiment unter Stress. Das zeigen Werte zu ihrem elektrischen Hautwiderstand an. Wenn bei der Wiedervereinigung die Mütter die Kinder beruhigen und sich in ihrem Verhalten mit dem Kind synchronisieren, nehmen bei ihnen parasympathische Reaktionen zu. Ham und Tronick (2009) sprechen daher von einer **Beziehungspsychophysiologie** und geben in Anwendung auf die Therapie zu bedenken, ob nicht wie in der Mutter-Kind-Beziehung gerade eine besonders hohe Empathie des Therapeuten dem Patienten erlaubt, etwas Neues, therapeutisch Wirksames hervorzubringen.

Die Still-face-Experimente sind im Grunde auch **Still-body**-Experimente. Denn die Mütter frieren dabei alle körperlichen Bewegungen ein, nicht nur ihr Gesicht. Stack und Muir (1992) untersuchten, inwieweit der Blick und inwieweit Berührungen zu den berichteten Effekten beitragen. Setzt die Mutter ein regungsloses Gesicht auf, bewegt aber die Hände, ohne den Säugling zu berühren, erregt das die Aufmerksamkeit des Kindes, ohne dass es lächelt. Berührt sie den Säugling bei regungslosem Gesicht, schaut der Säugling und lächelt, selbst dann, wenn die Hände durch eine Decke seinem Blick entzogen sind. Interessant ist auch, dass in einem normalen Still-face-Experiment die Blicke des Kindes zu 50 % auf das Gesicht und zu 30 % auf die Hände der Mutter gerichtet sind (Muir 2002). Diese Bedeutung der Hände für die affektive Kommunikation wird gerne übersehen. Die frühe Kommunikation ist aber *face-to-face* und *skin-to-skin*. Auch in der Therapie können die Hände sehr bedeutsam sein.

## RIGs

Die vielfache Wiederholung interaktiver Erfahrungen führt zu präsymbolischen Schemata des Selbst, der anderen und der Interaktionen (Kiersky und Beebe 1994). Stern (1992, S. 143f) nennt sie generalisierte Repräsentationen, sog. RIGs (*Representations of Interactions that have been Generalized*), die unterschiedliche „Handlungs-, Wahrnehmungs- und Affektattribute" integrieren. RIGs basieren auf den Episoden der Erfahrung und zeigen die daraus gebildeten Erwartungen an, wie sich die Dinge entwickeln werden (ebd., S. 140). Stern will sie nicht als Erinnerungen verstehen. Später hat er sie *schemas-of-being-with* genannt, die sich aus sensomotorischen Empfindungen, visuellen Wahrnehmungen, konzeptuellen Schemata, Schemata der zeitlichen Abfolge, Gefühlsgestalten und sog. „protonarrativen Hüllen" zusammensetzen (Stern

1998). Mit letzterem Begriff meint er Episoden, in die ein Säugling ein Geschehen aufteilt, bevor er es erzählen kann (ebd., S. 113ff), zum Beispiel: Die Mutter kommt herein; ich hebe die Arme, dann nimmt mich die Mutter hoch; wir lächeln uns an. RIGs entstehen bereits beim Stillen, da das Stillen immer eingebettet ist in einen spezifischen affektiven Dialog der Mutter mit dem Kind. Das Konzept der RIGs hat Ähnlichkeiten mit dem Konzept des emotionalprozeduralen Gedächtnisses (Abschn. 9.3), da dieses Gedächtnis sich in gegenwärtigen Handlungserwartungen zeigt, aber nicht in expliziten Erinnerungen abrufbar ist.

### Interaktionsbeispiel

Stern (1992, S. 277) schildert die Geschichte eines Mädchens, dessen Mutter nach einer Scheidung nie die Begeisterung des Kindes aufgreifen konnte, sodass sie „niemals die Aufwärts-Regulierung der Erregung übernahm". Das Kind wurde dadurch gehemmt und konnte in einer Phase, in der sich das Kern-Selbst bildet, „nur ein schmales Spektrum lustvoller Erregung erleben" (ebd.). Wenn das Kind jedoch ausdauernd war, fing die Mutter Feuer.

Diese Erfahrungen mit der Person, die die „Selbsterregung" reguliert, lassen ein RIG entstehen: sich aktiv bemühen, etwas leisten, um die Mutter in Bewegung zu bringen, damit es zu einer Erfahrung des Zusammenseins kommt. Schon früh wird das Mädchen zu einer kleinen „Frau Schlaumeier mit altklugem Charme" (ebd., S. 278). All das wird auf nicht-verbalem Weg in körperlicher Kommunikation hergestellt und tritt später körpersprachlich beim Erwachsenen in Erscheinung. ◄

In einer guten Mutter-Kind-Beziehung kommt es zu etwa 30.000 Zirkeln freudiger Interaktionen allein während der ersten sechs Lebensmonate (Krause 2006, S. 38). Das ist eine beeindruckende Zahl an Interaktionen, die zu einem affektmotorisch und kognitiv verankerten Grundgefühl führt, ein liebenswertes Wesen zu sein.

Nach einem Ausdruck von Malatesta entstehen auf diesem Weg „emotionale Lebensdrehbücher" (ebd., S. 39).

### Körper-Mikropraktiken

Sterns Begriff der RIGs bezieht sich auf die innere Welt des Säuglings. Um den Handlungscharakter des in den Interaktionen gelernten impliziten Wissens stärker zu betonen, spricht Downing von Körper-Mikropraktiken. Darunter versteht er Strategien, den Körper in der Interaktion einzusetzen (Downing 2007, S. 563). Mikropraktiken gründen als verkörperte affektive Fähigkeiten in einem impliziten Wissen und sind Handlungsweisen, in denen in einem „Zwei-Körper-Feld" – ab dem Alter von drei Monaten auch in der Triade – Nähe und Distanz reguliert werden.

Körper-Mikropraktiken werden sehr früh gelernt, „und zwar durch kleinste Besonderheiten wiederholter Interaktionen während der ersten zwei Lebensjahre" (Downing 2003, S. 75). Tronick (1998) spricht von Mikro-Regulationen sozialer und emotionaler Prozesse. Zum Beispiel lernt der Säugling, sich zu dämpfen, wenn die Intensität der emotionalen Antwort der Bezugsperson regelmäßig zu hoch ist (Downing 2006, S. 341). Er erwirbt so eine Körperstrategie zur Regulation der Kernaffekte. Eine entsprechende Strategie kann auto- oder koregulatorischer Natur sein (Kap. 17). In der frühkindlichen Interaktion erfolgen Mikropraktiken in einem Miteinander von „Körper mit Körper" (ebd., S. 335). Denn Kind und Erwachsener kommunizieren mit dem ganzen Körper. Erwachsene bewegen sich, wenn sie sich Säuglingen zuwenden und mit ihnen sprechen (Downing 1996, S. 142). Mikropraktiken sind als prozedurale Techniken im motorischen, interaktiven Verhalten erkennbar. Was in dem Interaktionsbeispiel von Köhler vorhin als „Abwehr" bezeichnet wurde, ist die Regulation eines Zustands mithilfe einer motorischen Mikropraktik im Verhältnis zur Mutter. Zu den Körper-Mikropraktiken rechnet Downing (2003, S. 74) auch die Fähigkeit, Emotionen körperlich zu spüren, zu erlauben, zu betrachten und den durch sie herbeigeführten Veränderungen im Körper zu folgen.

## Therapeutische Anwendung

Thielen (2013b) schildert eine Übung, mit der er kindliche Mikropraktiken in einem körpersprachlichen Übertragungsdialog erkundet. Dabei wird die Patientin im Liegen über eine emotionalisierende Atemtechnik zunächst in einen regressiven Zustand geführt. In diesem Zustand lässt Thielen sie sich vorstellen, seine Hand symbolisiere die Hand ihrer Mutter oder ihres Vaters. Er sagt ihr dann, diese Hand nähere sich nun im Zeitlupentempo ihrem neben dem Körper liegenden Unterarm. Dabei komme es „in der Regel zu spontanen Bewegungen des Unterarms und der Hand der Patientin. Es können hinwendende, abwendende oder neutrale Bewegungen folgen. Manchmal kommt es aber auch zur körperlichen Erstarrung" (ebd., S. 314). Thielen versteht diese körpersprachlichen Äußerungen als Wiederholungen von Mikropraktiken der frühen Interaktion. Man könnte sie auch als eine Darstellung interaktiver affektmotorischer Muster bezeichnen, die einen diagnostischen Hinweis auf frühe Beziehungserfahrungen geben. ◄

In **Mikrokoordinationen** stimmen Mutter und Säugling im Abstand von drei bis fünf Sekunden ihr Verhalten aufeinander ab (Tronick 1989). Dabei kommt es zu einer Abfolge von Aufnahme, Zurücknehmen und Wiederbeginn eines Dialogs in einem ständigen Rhythmus (Schore 2007, S. 32f). Schore sieht den wesentlichen Weg dieser „Mikroregulationen" in der wechselseitigen Affektübertragung (ebd., S. 28), die in einem rhythmischen Spiegeln von Ausdrucksbewegungen erfolgt (vgl. Trevarthen 2001). Eine Abstimmung zwischen Mutter und Kind im rhythmisch-affektiven Dialog ist eine Grundlage kindlichen Wohlbefindens. Säuglinge lernen dabei basale regulatorische Strategien, die als emotional-prozedurales Wissen den weiteren Umgang sowohl mit belastenden als auch mit freudvollen Situationen prägen. Allerdings gibt es auch eine den Emotionen vorgelagerte Regulation, in der der Säugling sein körperliches Verhältnis zu sich selbst in der Interaktion organi-

siert. Dieses ist davon geprägt, wie sich die Mutter selbst körperlich hält, wie sie ihr Kind hält, wie sie atmet und in welchem Rhythmus sie sich bewegt (Downing 2006, S. 336).

## Therapeutische Anwendung

In einem Lehrfilm zeigt Moser (1994), wie er im therapeutischen Dialog feine Signale der körpersprachlichen Kommunikation aufgreift, in denen sich teilweise Regungen der kindlichen Seele des Patienten mitteilen, die dieser nicht ohne Weiteres sprachlich vermitteln kann. Zum Beispiel spürt der Patient eine Regung im Finger, als wolle er Verbindung bekommen. Im Sinne einer Mikroregulation klärt Moser mit ihm auf der Ebene eines Körperdialogs der Finger, wie diese Annäherung wechselseitig erfolgen kann. Was körperlich geschieht, wird gleichzeitig verbalisiert, damit das erwachsene Ich des Patienten den Prozess bewusst wahrnimmt.

In einer anderen Szene zeigt Moser, wie der Patient seine Freude hemmt. In einer wechselseitigen Affektübertragung, in der der Patient sich seiner Freude nähert und der Therapeut ihn zum Freuen, sich mitfreuend, ermuntert, erschließt der Patient eine kindliche Freude, indem er hopst. ◄

Moser schreibt über sein Vorgehen:

Der Zugang über den Körper, über Inszenierung, Berührung und handelnde Regression ist der Versuch, mit dem realen Kind im Patienten in Kontakt zu kommen, mit dem Kind, das einen großen Teil seiner ihn prägenden Erfahrung außerhalb der Sprache aufbewahrt und sie auch erst außerhalb der Sprache wiederfindet. (1993, S. 134)

Die Erfahrungen und Muster, die damals entstanden, lassen sich nur in der Gegenwart heute verstehen und verändern (Frank 2005). Dafür ist es notwendig, die aus der Vergangenheit resultierende Erregungsspannung aufzusuchen.

### Traumatisierungen

Nicht nur akkumulierte interaktive Erfahrungen, auch traumatische Erfahrungen können psychopathologisch bedeutsam werden. Wie Traumata aus der prä- und perinatalen Zeit werden auch Traumata aus den ersten zwei Lebensjahren emotional-prozedural gespeichert. Da kleine Kinder sich weniger schützen können, sind sie Traumatisierungen weit mehr ausgeliefert.

Psychobiologisch reagiert ein Säugling auf eine traumatisierende Situation auf zweierlei Weise: mit Hypererregung und Dissoziation (Schore 2007, S. 99). Die Hypererregung erfolgt aufgrund einer Alarmreaktion durch das sympathische Nervensystem; die Dissoziation besteht in einer anschließenden parasympathischen Reaktion des autonomen Nervensystems, bei der sich das Kind von der äußeren Welt löst und in einer inneren Welt sichert (Abschn. 7.1). Schore bezeichnet das als einen primären regulatorischen Prozess des „Erhaltungs-Rückzugs". Der Säugling zieht sich auf eine autoregulatorische Strategie zurück, „um das überwältigende Verzweiflungsniveau zu modulieren" (ebd., S. 101).

Wenn ein Kind in dieser Zeit missbraucht oder misshandelt wird, kann es seine Erfahrungen nicht in Worten mitteilen, aber sie zeigen sich in seinem Verhalten. Ein als Säugling missbrauchtes Kind lässt später etwa im Spiel mit Puppen sexuelle Handlungen erkennen, die es erlebt hat; entsprechende Erinnerungen sind ab der zweiten Hälfte des ersten Lebensjahres möglich (Gaensbauer 2002; Abschn. 9.3). Die Erinnerungen werden multisensorisch gespeichert und bleiben in Form von Bildern, Empfindungen, Gefühlszuständen und sensomotorischen Prozeduren erhalten, auch wenn sie nicht bewusst reproduziert werden können. Allerdings kann der Erwachsene sensorische Erinnerungen in Worten ausdrücken, auch wenn er ihnen keine Bedeutung aus dem episodischen Gedächtnis zuweisen kann (ebd.). Die Arbeit mit sehr früh Traumatisierten muss die Bedeutung der präverbalen Äußerungen erschließen und verstehen.

## Motorik

Das Kind tritt körperlich nicht nur in Beziehung zu anderen Menschen, sondern auch zu sich selbst und zur Welt der Dinge. Die Welt begreift es in erster Linie über seinen Muskelsinn. Seine Exploration ist im Wesentlichen haptisch. Indem das Kind im Handeln erfährt, wie sich die Welt den Intentionen widersetzt, erfährt es den Unter-

schied zwischen Selbst und Welt. In tätiger Auseinandersetzung mit der materiellen Umgebung bildet es verkörperte Fähigkeiten aus und wird sich dabei seiner Wirkungsmacht bewusst. „Im Tun und Machen erfährt sich das Kind selbst als Ich-kann, das präreflexiv dem Ich-weiss vorausgeht" (Graumann 1975, S. 27). Aus seinen sensomotorischen Aktivitäten geht seine kognitive Aneignung der dinglichen Welt hervor. In den ersten anderthalb Lebensjahren denkt der Säugling noch vorwiegend sensomotorisch (Dornes 1997, S. 48). Die psychomotorische Theorie sieht daher die Körperlichkeit des Kindes als „Dreh- und Angelpunkt seiner Existenz" (Fischer 2000, S. 25).

Mentale Aktivität gründet darin, dass wir die Welt wahrnehmen und in ihr handeln (Abschn. 5.2). Ein Kind lernt, was ein Hammer ist, indem es mit einem Holzhammer kleine Pfropfen in eine Leiste mit Löchern schlägt; es lernt, was ein Raum ist, indem es ihn tastend und krabbelnd durchmisst; es lernt, etwas zu wollen, indem es sich darauf zubewegt. Sprache und Begriffe, Vorstellungen und Wünsche werden in Verbindung mit körperlicher Bewegung gelernt. Ziel der Entwicklung des Kindes ist Thelen (2000) zufolge nicht, mit der Kognition über die sensomotorischen Operationen hinauszuwachsen, wie Piagets Forschungen nahelegen, sondern mit der Kognition im Körper zu Hause zu sein. Das trifft sich mit dem Ziel der Körperpsychotherapie, die sprachliche Reflexion über sich selbst mit dem körperlichen Empfinden seiner selbst zu einer Einheit zusammenzuführen.

---

### Therapeutische Anwendung

In der Körperpsychotherapie können wir motorisch in Bewegung Annahmen über die Beziehung zu anderen Menschen erkunden. Mit einer Patientin, die keine Menschen an sich heranlassen kann, kann ich erkunden, was sie empfindet, wenn wir uns gegenüberstehen und ich einen Schritt näher auf sie zugehe. Zum Beispiel bemerkt eine Patientin bei diesem Experiment, dass sie sich mit einem Atemzug kurz aufpumpt und dabei innerlich verschließt, um das Gefühl von Bedrohung nicht spüren zu müssen. Patienten können so in einem Handlungsdialog erfahren, wie sie Nähe erleben. ◄

Die Entwicklung eines Kindes zeigt sich in seinen **Bewegungen** (Trautmann-Voigt und Voigt 2009, S. 16). Die Tanztherapie bearbeitet daher Bewegungsthemen der frühen Entwicklung wie Heben und Senken, Oben und Unten, sich mit der Schwerkraft oder ohne sie zu bewegen (ebd., S. 80ff). Dem biogenetischen Grundgesetz von Haeckel entsprechend durchläuft ein Kind in seiner Entwicklung die Bewegungsformen der Evolution. Die Grundbewegung der einfachsten Lebensformen ist die **Pulsation** der Einzeller. Einfache Vielzeller mit einer radialen Körperstruktur bewegen sich von einem Zentrum nach außen und von außen nach innen. Den Stufen der Evolution folgend finden sich bei Lebewesen mit bilateraler Körperstruktur **schlängelnde Bewegungen** entlang einer Achse wie bei Fischen oder Schlangen, **homologe Bewegungen**, bei denen die unteren oder oberen Glieder gemeinsam bewegt werden, wie beim Hüpfen der Frösche, **homolaterale Bewegungen** wie bei Eidechsen, die jeweils auf einer Seite die vorderen wie die hinteren Extremitäten anziehen oder ausstrecken, und schließlich **kontralaterale Bewegungen** bei den Säugetieren.

Babys bewegen sich zunächst entlang der Wirbelsäule, dann richten sie sich mit homologen Bewegungen auf, robben mit homolateralen und krabbeln mit kontralateralen Bewegungen, bis sie zu laufen lernen (Aposhyan 2004, S. 205ff). In der Körperpsychotherapie können wir den Körper unter funktionalen Gesichtspunkten unter der Frage betrachten, ob die jeweiligen Bewegungsformen ausgebildet sind oder ob aufgrund von Entwicklungsstörungen oder Krankheiten phasenspezifische Defizite vorliegen, die dann durch entsprechende körperliche Aktivitäten ausgeglichen werden können. Ich habe zum Beispiel durch eine schwere Krankheit als Baby die Phase des Robbens ausgelassen. Das zeigte sich im Erwachsenenalter motorisch als eine Einschränkung der Motilität im Bereich von Schulter-Arm-Bewegungen. Meine Körpertherapeutin, die das erkannte, gab mir die Hausaufgabe, mit Babys gemeinsam zu robben.

Beziehungsstörungen können zur Einschränkung der Motilität führen. Drängen beispielsweise Eltern ein Kind, vorzeitig laufen zu lernen, weil sie von ihrem Kind besondere Leistungen erwarten, kann sich das Kind körperlich überfordern, um den Wünschen der Eltern Genüge zu tun. Das kann zur Folge haben, dass es seine Knie- und Hüftgelenke versteift, um vorzeitig die ihm noch fehlende Stabilität zu erreichen. Das wiederum kann einen Hypertonus in der Bein- und Beckenmuskulatur zur Folge haben.

Motorische Fähigkeiten werden auto- und koregulativ erworben. Wenn ein Erwachsener einem Baby, das sich noch nicht von selbst aufsetzen kann, hilft, versucht er sich am besten auf dessen Spannung und Bewegung einzustimmen (Fogel 2013 S. 14). In den eigenen Händen kann er spüren, ob sich das Baby schon an seinen Händen hochzieht und selbst Kraft einsetzen will, ob es das noch gar nicht kann oder wie das Verhältnis von seinem Zug und dem des Babys ist. Auch das Baby bekommt den Zug des anderen und den eigenen Zug mit und reguliert entsprechend den Einsatz seiner Kräfte. Das Hochziehen ist also eine in winzigen Einheiten stattfindende interaktive Regulation von Spannungen. „Die im zeitlichen Verlauf als sanfte Funktion ausgeführte Gesamtkraft kann nur durch die wechselseitige Wahrnehmung des mehr oder weniger Ziehens, abgestimmt auf den Partner, erreicht werden" (ebd.).

Reifungsstörungen zu behandeln, ist ein klassisches Gebiet der Psychomotorik (Köckenberger und Hammer 2004). Die verstehende Motologie (Seewald 2007) und die Körperpsychotherapie hingegen sind mehr an der Bedeutung von Bewegungen interessiert. Psychische Störungen haben immer damit zu tun, wie sich Menschen affektmotorisch auf sich selbst, die Welt und andere Menschen beziehen. Daher interessiert uns in Bezug auf die kindliche Entwicklung vor allem die Motorik im interpersonalen Raum, d. h. wie zwischen Erwachsenem und Kind Muster des affektiven Austauschs mit dem Körper kommuniziert werden. Entwicklungsmuster der Bewegung entstehen in einem Beziehungsraum und geben die Bedürfnisse wieder, die zur Zeit ihrer Entstehung von Bedeutung sind. Das Kind erfährt die Reifung seiner psychischen Funktionen durch Bewegungen und drückt sie in ihnen aus (Frank 2005, S. 118).

Bentzen et al. (2004, S. 62) schlagen vor, die psychomotorische Entwicklung in Stadien einzuteilen, die sich um spezifische Bedürfnisse oder „Rechte" des Kindes gruppieren:

1. zu existieren, was mit dem Sich-Ausstrecken und den Vermeidungsreaktionen des Fötus verbunden ist,
2. Bedürfnisse beantwortet zu bekommen, was durch Saugen, Greifen oder Beißen erfahren wird,
3. autonom zu sein, was durch Krabbeln, Laufen und Handeln bekundet wird,
4. intentional, gerichtet und mit eigenem Willen zu handeln, was in kräftigen, kontrollierten motorischen Bewegungen erfahren wird,
5. Gefühle der Liebe und des sexuellen Begehrens auszudrücken, wobei Kinder geschlechtsspezifische Haltungen und Bewegungen entdecken,
6. persönliche Meinungen zu haben, während sie Kontrolle und motorische Aktivität lernen,
7. als Mitglied einer Peergroup akzeptiert und respektiert zu werden, während man als einzelner und in der Gruppe seine motorischen Fähigkeiten genauer abzustimmen lernt.

Nach der diesem Modell zugrunde liegenden Theorie von Marcher erfordert jeder Entwicklungsabschnitt die Bewältigung neuer Bewegungen, die mit spezifischen Muskeln verbunden sind (Marcher und Fich 2010). Kommen Bewegungsmuster unter bewusste Kontrolle, können sie aktiv eingesetzt werden, z. B. Krabbeln für die Exploration (Bernhardt et al. 2004, S. 135). Um intentionale Akte auszuführen wie z. B. sich aufmerksam einem Gegenstand zuzuwenden, bedarf es nicht nur kognitiver Voraussetzungen, sondern auch der Fähigkeit, die Muskeln, die die Kopfbewegung steuern, einzusetzen (ebd., S. 145).

Da hier die psychomotorische Entwicklung mit psychodynamisch relevanten Entwicklungsthemen verknüpft wird, lässt sich diese Sicht auf die Charakterstrukturtheorie beziehen (Bernhardt et al. 2004a). Das psychomotorische Thema des Sich-Ausstreckens bezieht sich auf die schizoide Struktur mit ihrem Konflikt um die Existenz und deren Bedrohung, das Saugen oder Greifen auf die orale Struktur mit ihrem Konflikt um Bedürfnisse und deren mangelnde Beantwortung, die Bewegungen der Autonomie auf die orale, aber auch die narzisstische Struktur, die Willenshandlungen auf den Konflikt zwischen Selbstständigkeit und Unterwerfung der masochistischen Struktur, die Bewegungen der Liebe und des Begehrens auf die Konflikte des rigiden Charakters (Abschn. 13.2).

## 11.4    Widrige Erfahrungen und Stressreaktivität

Auf zwei Aspekte der frühen Entwicklung, die für die Körperpsychotherapie bedeutsam sind, gehe ich im Folgenden noch näher ein: die Ausbildung der Stressreaktivität und die Art und Weise, wie die Emotionsregulation in frühen Beziehungserfahrungen eingeübt wird (Abschn. 11.5). Wie ein Mensch als Erwachsener mit Belastungen umgeht, die sog. Stressreaktivität, wird grundlegend in den ersten Lebensjahren gelernt. Diese Ebene der frühkindlichen Prägung wird in psychodynamischen Theorien und Therapien, die sich auf die Folgen interaktiver Erfahrungen für die psychische Entwicklung konzentrieren, zu wenig beachtet. Dagegen ist die Arbeit mit der Stressregulation in einigen Strömungen der Körperpsychotherapie wie in der Funktionellen Entspannung, der Biodynamik oder der Atemtherapie ein traditionelles Feld der Behandlung.

Forschungen an Tieren belegen, dass die lebenslange Stressreaktivität biologisch durch frühe Erfahrungen geprägt und auf epigenetischem Weg weitergereicht wird (Fries 2008; Gapp et al. 2014). Wenn Rattenmütter ihre Jungen ausgiebig lecken und putzen, verändert das die epigenetischen Mechanismen der Genexpression an den hippocampalen Rezeptoren der Glu-cocorticoide, zu denen das Stresshormon Cortisol gehört. Tun die Mütter das nicht, fehlt später die Genexpression. Die Effekte treten bereits in der ersten Lebenswoche auf und halten bis ins Erwachsenenalter an (Weaver et al. 2004). Nachweislich gehen sie auf das Verhalten der Rattenmütter und nicht auf Erbfaktoren zurück. Das zeigen Cross-fostering-Experimente, bei denen Forscher unmittelbar nach der Befruchtung im Uterus die Embryonen vertauschen. Die Nachkommen verhalten sich später so wie die Ratte, die sie ausgetragen und aufgezogen hat, nicht wie die Tiere des Stammes, von dem sie abstammen (Francis et al. 1999). Das Verhalten der Muttertiere wirkt sich bei den Jungtieren auf Furchtreaktionen, Aufmerksamkeit, Lernen und Gedächtnis unter Stress aus (Zhang et al. 2006, S. 83). Haushuhnküken, denen die Möglichkeit genommen wird, nach der Geburt mit einem Muttertier oder einer Mutterattrappe Kontakt aufzunehmen, reduzieren überschüssige sog. Spinesynapsen in limbischen Hirnregionen nicht, was das Lernen erschwert; bei Strauchratten kommt es nach einer Trennung von Eltern und Geschwistern zu einer Reduktion des Hirnstoffwechsels (Bock et al. 2003). Aufgrund der Ähnlichkeit stressphysiologischer Reaktionen haben diese Forschungsergebnisse zu Säugetieren auch eine Aussagekraft für den Menschen (Hüther et al. 1999, S. 90). Allerdings dürfte die kulturelle und soziale Weitergabe traumatischer Erfahrungen beim Menschen weitaus bedeutsamer sein als die epigenetische (Horsthemke 2018).

**Fürsorge**

Ausschlaggebend für die Langzeitwirkungen stressender Ereignisse ist das Verhalten der Muttertiere. Werden Rattenjunge in den ersten beiden Lebenswochen täglich drei bis sechs Stunden von der Mutter getrennt, erhöht sich die Stressreaktivität auf Dauer, weil die Mütter sie dann ignorieren (Kandel 1999). Dauert die Trennung jedoch nur zwischen drei und fünfzehn Minuten, werden die Jungtiere später besser mit Stress fertig als Junge, die keine Trennung erlebt haben. Das liegt offensichtlich daran, dass diese Jungen nach der Trennung bei der Wiedervereinigung von ihren

Müttern ausführlich geleckt und geputzt werden (Panksepp 2001, S. 151f). Auch Experimente an Primaten zeigen, dass das Verhalten der Mutter emotionalen Problemen entgegensteuern kann (ebd., S. 135f).

Die traditionell als genetisch angesehene Vulnerabilität ist diesen Forschungen zufolge Ausdruck einer Interaktion zwischen dem Genotyp und frühen Umwelterfahrungen. Neurobiologische Studien unterstützen insofern Erkenntnisse, die aus Beobachtungen wie denen von Harlow an Affenbabys oder von Spitz zur emotionalen Deprivation von Heimkindern gewonnen wurden. Wenn zum Beispiel in entwicklungspsychologischen Studien die Faktoren elterlicher Fürsorge statistisch kontrolliert werden, verbleiben keine nachweislichen Effekte von Armut auf die kindliche Entwicklung (Zhang et al. 2006). Die Qualität der elterlichen Fürsorge scheint der entscheidende Faktor zu sein. Die Wirkung von traumatisierenden Beziehungserfahrungen ist umso größer, je schlechter das Bindungsmuster eines Kindes ist (Spinazzola et al. 2018).

McEwen (2007) hat die Ergebnisse der Tierforschung auf die Humanpsychologie übertragen. Die Anhäufung von belastenden Faktoren, die häufige allostatische Reaktionen auslösen, d. h. Anpassungen ohne Gleichgewicht (Abschn. 7.1 zum *allostatic load*), führt zu körperlichen Kosten der Dysregulation von Neurotransmittern wie Serotonin und CRF (*corticotropin releasing factor*). Missbrauch und Vernachlässigung in der Kindheit bestimmen dadurch lebenslang die Aktivitäten der die Stressreaktion bestimmenden HPA-Achse (Hypothalamus-Hypophysen-Nebennierenrinden-Achse). Auf Dauer werden Ausgangsniveaus erhöht und zirkadiane Rhythmen moduliert (McEwen 2003, S. 152; Kap. 9 „Körpergedächtnis"). Auch mangelnde mütterliche Pflege in der Kindheit hat eine erhöhte Ausschüttung von Cortisol bei Erwachsenen und damit eine erhöhte Stressreaktivität zur Folge (Fries 2008, S. 476). In der Kindheit missbrauchte oder misshandelte Frauen zeigen zudem Veränderungen im Energiestoffwechsel der Immunzellen, die aber nicht an ihre Kinder weitergereicht werden (Gumpp et al. 2020). Diese Befunde unterstützen auf einer biologischen Ebene der Forschung, was zahlreiche Langzeitstudien zu den psychischen Folgen von Misshandlung, Missbrauch und Vernachlässigung gezeigt haben (Egle et al. 2016). Ich hebe sie hier hervor, weil sie verdeutlichen, dass zu einer psychotherapeutischen Behandlung daraus resultierender seelischer Beeinträchtigungen eine Regulation der Stressreaktivität hinzugehört. Hierzu sind körperbezogene Methoden besonders geeignet (Geuter 2019, S. 224ff).

Nach den Ergebnissen der Felitti-Studie (Felitti et al. 1998) verringern mehr als sechs widrige Kindheitserfahrungen die Lebenszeit um 20 Jahre. Heute kennt man biologische Mechanismen, über die solche Erfahrungen Krankheiten wie koronare Herzerkrankungen oder Autoimmunerkrankungen bedingen. Wer frühkindliches Elend wie Vernachlässigung oder Misshandlung erlebte, hat als Jugendlicher höhere Werte in Entzündungsparametern (Ehrlich et al. 2016). Infolge von dauerhaft hohem Stress in der Kindheit kommt es zu einem Hypercortisolismus, der für Entzündungen anfällig macht (Schubert 2020). Auch chronische Depression kann eine Folge von emotionalem Missbrauch und Vernachlässigung sein (Nelson et al., 2017).

Auf die Stressreaktivität des Kindes wirken sich auch traumatische Erfahrungen seiner Bezugspersonen aus. Mütter mit einer PTBS können Stress mit ihrem Kind als Auslöser für posttraumatischen Stress erleben, z. B. eine Trennungsangst oder Hilflosigkeit des Kindes als Bedrohung. Triggert so das Kind die Symptome der Mutter, kann die Mutter die Affekte des Kindes nicht regulieren. Sie missdeutet dessen Signale und setzt dann das Kind ihrem eigenen traumatischen Stress aus (Schechter und Serpa 2013). Auf diesem Weg vermittelt sie ihre traumatisierende Vergangenheit an das Kind weiter und prägt dessen Art der Regulation basaler Affekte.

Stress ist allerdings nicht nur eine Noxe, sondern auch ein Motor der Entwicklung. Kann ein Individuum neue herausfordernde Situationen meistern, werden dadurch erfolgreiche Verhaltensweisen gefestigt. Unkontrollierbarer Stress jedoch hat zur Folge, dass die Erregung anhält. Aber auch das kann zu einer grundlegenden Neuorganisation führen. Ob es zu einer Neuorganisation oder zu einer Schädigung im Organismus kommt, hängt davon ab, in welcher Qualität und Intensität, in welchem Kontext und in welchem Alter Stressbelastungen auftreten (Hüther et al. 1999).

Stressregulatorische Folgen der frühen Interaktion lassen sich auch auf der Ebene des Autonomen Nervensystems beobachten (Abschn. 7.1). Wenn Kinder in einer tragenden, sicheren Beziehung gestillt werden, nimmt der sympathische Tonus ab und der vagale Tonus zu. Es kommt zu einer Umstimmung des Tonus im ANS, die ein Kennzeichen gelingenden Stressabbaus ist (Uvnäs-Moberg 1998, S. 821). Dieser Effekt stellt sich nicht nur bei den Kindern, sondern auch bei den Müttern ein. Mütter, die stillen, reagieren auf Stress mit einem geringeren Anstieg der Cortisol-Ausschüttung als Mütter, die ihre Kinder mit der Flasche ernähren. Die Aktivitäten der HPA-Achse und des sympathiko-adrenergen Systems nehmen auch auf lange Sicht hin ab.

Ein wesentliches Mittel der Stressprävention ist **Berührung**. „Streicheln und Anfassen" moduliert die Aktivität der HPA-Achse; „Ratten, die als Junge angefasst und liebkost wurden", erholen sich leichter von einem Elektroschock als Kontrolltiere (Montagu 1980, S. 143). Vermittelt wird dieser Prozess über die Produktion des Hormons Oxytocin, das ein Säugetierjunges bei Berührung ausschüttet (Insel und Young 2001). Dessen Antistress-Effekt wächst mit der wiederholten Aussetzung gegenüber Situationen an, in denen die Ausschüttung erfolgt (Uvnäs-Moberg

1998). Da die Wirkungszeit von Oxytocin nur Minuten beträgt, werden Langzeiteffekte möglicherweise dadurch erzielt, dass es die Aktivität körpereigener Opioide erhöht. So werden „positive soziale Erfahrungen als Erinnerungen gespeichert, die wiederum physiologische Prozesse reaktivieren können, welche denen von der ursprünglichen sensorischen Erfahrung herbeigeführten Prozessen gleichen" (ebd., S. 830). Auf diesem Weg können Uvnäs-Moberg zufolge mentale Repräsentanzen positiver Erfahrungen dauerhaft die Physiologie verändern.

Es sind aber nicht nur mentale Repräsentanzen, die das bewirken. Vielmehr ist es die in den impliziten Gedächtnisspeichern abgelegte Erfahrung selbst, die in einem Geflecht körpereigener Kommunikation emotionale, hormonelle und immunologische Prozesse vernetzt. Verinnerlichte Regulatoren verbinden auf lange Sicht die biologischen Systeme mit den Objektbeziehungen (Paar et al. 1999, S. 303). Wer daher psychotherapeutisch auf die Stressreaktivität und das Gleichgewicht von Menschen einwirkt, erreicht auch diese Ebene der Regulation.

## 11.5 Elternverhalten und Emotionsregulation der Kinder

In Abschnitt 11.3 habe ich dargestellt, dass die Regulation der Kernaffekte des Kindes eine wesentliche elterliche Aufgabe im ersten Lebensjahr ist. In der weiteren Entwicklung lernen Kinder in unzähligen Interaktionen die **Regulation der kategorialen Emotionen** (Abschn. 10.4). Aufgabe der Eltern ist es dabei, die Signale der Kinder wahrzunehmen, ihre inneren Zustände zu lesen und zu benennen. Dadurch lernt das Kind, seine Emotionen selbst wahrzunehmen und zu identifizieren. Zum Beispiel sagen die Eltern „Jetzt bist du aber traurig". Durch diese Benennung seines Empfindens erfährt das Kind zugleich, dass man emotionale Zustände teilen kann. Kinder, die „eine Form von Emotionsregulation internalisieren, die ihnen in der Kindheit einmal gut getan hat, haben später wahrscheinlich wirksame regulatorische Fähigkeiten" (Miller et al. 2002,

S. 428f). Fehlt einem Patienten diese Fähigkeit, ist es Aufgabe des Therapeuten, seine Emotionen zu benennen und darüber ins Bewusstsein zu heben.

**Affektspiegelung**

Kleine Kinder lernen Emotionen kennen, indem ihre inneren Zustände von anderen gespiegelt werden. Aufgrund der Reifung des visuellen Kortex können Babys im Alter von zwei Monaten mit der Face-to-face-Interaktion beginnen. Nun erkennen sie Emotionen im Gesicht des anderen (Schore 2001, S. 17f). In dieser Zeit beginnen sie auch zu lächeln (Rochat 2003). Mit drei Monaten fangen sie an, mit dem Blick zu spielen (Schore 2001, S. 33). Kinder und ihre Betreuungspersonen stellen jetzt immer wieder eine Synchronie des affektiven Erlebens her.

Nach der Theorie von Fonagy et al. (2004) lernt das Kind durch mütterliche Affektspiegelung, in welchem Gefühlszustand es ist. Durch die Spiegelung registriert das Kind, wie es sich selbst fühlt und was es körperlich von sich selbst wahrnimmt, und gleichzeitig, was die Mutter ihm zeigt. Das Kind gleicht ab, ob das, was die Mutter spiegelt, zu dem passt, was es selbst empfindet. Damit die Affektspiegelung gelingt, muss die Reaktion der Mutter kongruent sein. Das heißt, die Mutter darf nicht zu stark, zu schwach oder mit einem anderen Gefühl als dem des Kindes reagieren und die vom Kind gezeigte Äußerung uminterpretieren. In der Therapie treffen wir es an, dass Patienten ihre emotionalen Empfindungen missdeuten, weil sie sich eine Uminterpretation zu eigen gemacht haben, z. B. einer Wut in Trauer. Dann gilt es mit dem Patienten den verdeckten Affekt zu erschließen.

Beim sozialen Feedback werden Gefühle referentiell verankert, indem sie markiert werden. Das geschieht zum Beispiel durch eine leichte Übertreibung wie in der Ammensprache, die sich einer überzogenen Intonation bedient und dem Kind damit klar macht, dass jetzt nicht das Gefühl des Erwachsenen, sondern **sein** Gefühl gemeint ist. Eltern akzentuieren die Erfahrungen des Kindes. Sie sagen: „Ja, da freust du dich aber" und erweitern die Freude ein wenig. Oder sie sagen: „Das tut dir weh" und drücken und wiegen dabei das Kind. Durch kleine Übertreibungen und durch Gesten werden **emotionale Markierungen** gesetzt. Wenn ein kleines Kind den leicht übertriebenen emotionalen Ausdruck nachahmt, kommt es zugleich auf körperlichem Wege deutlicher in den entsprechenden Affektzustand hinein. Es wird von dem gespiegelten Affekt angesteckt und lernt ihn dadurch besser kennen. Bei einer guten Affektspiegelung ist die Bezugsperson eingestimmt auf das Kind, aber zugleich innerlich von seinem Gefühl getrennt – ein Vorbild für eine gute Beziehung des Therapeuten zum Patienten.

### Therapeutische Anwendung

Das nutzt man in der Körperpsychotherapie, wenn man zum Beispiel mit einer nicht gespielten „tragischen Stimme" einem Patienten sagt: Das ist sehr, sehr traurig (Abschn. 14.5; Geuter 2019, S. 392). Dann wird das entsprechende Gefühl referentiell verankert. Die Stimmlage vermittelt, dass sich der Therapeut auf einer tieferen Ebene mit dem Gefühl des Patienten verbindet, ohne dass es auch sein Gefühl ist. Und es hilft dem Patienten, dieses Gefühl zu fühlen, wenn er es bis dahin noch nicht fühlen konnte.

Eine emotionale Markierung kann aber auch wie beim kleinen Kind auf spielerischem Weg erfolgen, indem der Therapeut z. B. über Singen, Tanzen oder Hüpfen die kindliche Freude zu wecken hilft. Der Therapeut greift mit dem Spiegeln gleichzeitig auf die Erfahrung des kleinen Kindes zurück, dass man seine Gefühlszustände über eine andere Person regulieren kann. ◄

Ein weiterer Weg der Markierung besteht darin, dass die Bezugsperson in einem anderen Modus antwortet, zum Beispiel indem sie eine körperlich sichtbare Freude eines Kindes mit Lautäußerungen begleitet. Durch die transmodale Antwort wird dem Kind der Gefühlszustand mitgeteilt, der hinter seinem Verhalten steht; das fördert die Entwicklung (Milch und Berliner 2005, S. 146f).

### Therapeutische Anwendung

Das macht sich die Körperpsychotherapie zunutze, indem man z. B. auf eine verbale Mitteilung mit einer Atemreaktion, einer Modulation der Stimme, einer Geste oder einer Bewegung antwortet oder auf entsprechende körperliche Äußerungen mit einer Reaktion in einem anderen Modus. Dadurch wird die Aktivierungskontur eines emotionalen Erlebens unterstrichen. ◄

Beim Spiegeln erlebt sich ein Kind nicht wie vor einem Spiegel. Denn dem Kind wird etwas über sich selbst gezeigt, aber in einer kleinen Differenz (Dornes 2000, S. 207). Die Mutter oder der Vater sagt beispielsweise einem Kind, das gerade seinen Schlitten ziehend am Hang in den Schnee fällt: „Du bist stark und schaffst es, den Schlitten hochziehen." So nähren sie ein existierendes Selbstgefühl, während sie gleichzeitig den wahrscheinlichen Ansatz der Frustration transformieren. In der Spiegelung wird das Kind „also nicht nur über etwas informiert", das es hat, sondern es wird auch „angeregt, Neues zu entwickeln oder schon Vorhandenes weiterzuentwickeln" (ebd. S. 208).

### Therapeutische Anwendung

Spricht man den traurigen Patienten wie vorhin genannt an, wird untergründig die Botschaft weitergereicht: Du kannst dieses Gefühl fühlen, du kannst es aushalten, ich bin bei dir, und wenn du es tiefer erlebst, wird dir nichts geschehen. Dadurch macht er die Erfahrung, ein Gefühl bewältigen zu können, ohne etwas tun zu müssen, und stärkt im aktiven Nicht-Handeln seine Selbstwirksamkeit. ◄

Die Affektspiegelung hat damit mehrere Funktionen:

- den Affekt wahrzunehmen,
- ihn zu regulieren
- und psychische Struktur zu bilden.

Das Mittel der leichten Übertreibung hilft dem Kind auch zu lernen, dass andere Menschen emotional reagieren. Wenn der Vater sagt „Da ist Papa aber traurig", verbunden mit einem traurigen Gesicht, aber ohne wirklich traurig zu sein, gibt er dem Kind zu verstehen, dass es Trauer auslösen kann, sich aber um die Auswirkung seines Handelns keine Sorgen machen muss. Indem der Vater den Affekt körpersprachlich zeigt und mit Worten benennt, lernt das Kind zugleich eine Kongruenz von Empfindung und Benennung.

### Therapiebeispiel

Eine Patientin erinnert sich an einen frühen Missbrauch. Sie spricht erregt davon und verzieht ihren Mund mit einem Ausdruck des Ekels, ohne dies bewusst wahrzunehmen. Nun könnte der Therapeut einfach feststellen: „Und das ist eklig". Damit würde er den Affekt benennen, den sie selbst noch nicht empfindet. Er könnte das Gefühl des Ekels aber auch ohne Worte durch eine lautsprachliche Äußerung markieren, die das, was die Patientin latent empfindet, leicht übertrieben zum Ausdruck bringt. Dadurch würde der Affekt markiert und ihr als ihr eigener gespiegelt.

Ziel einer solchen Sequenz wäre nicht, den einstmals empfundenen Ekel nur erneut zu durchleben. Vielmehr dient die Rückkehr zu der ursprünglichen Erregung dazu, ein neues Reaktionsschema zu erkunden, das aus der Erschütterung des bestehenden Systems erwachsen kann, in dem Fall zum Beispiel einen Ekel ausdrücken zu können, ohne zu dissoziieren. ◀

### Internalisierung

Das Kind lernt also im Austausch mit anderen, Empfindungen, die es verspürt, als Emotionen zu identifizieren und mehr und mehr auch mit Situa-

tionen zu verknüpfen. Ab dem siebten Monat ist das zum Beispiel für Ärger möglich. In den ersten Monaten äußern Babys zunächst Stress, Ekel, Schreck, Interesse und Freude oder Lust als noch diffuse innere Zustände, nicht zuletzt deswegen, damit eine andere Person ihnen hilft, sie zu regulieren. Mit zunehmendem Alter kommt es aber zu einem Prozess der Internalisierung der Koregulation in Richtung einer Autoregulation (Holodynski 2004, 2009). Das Kind wird mehr und mehr fähig, in einem inneren Sprechen mit sich selbst und durch eigene Handlungen seine Gefühle zu handhaben.

Kinder nehmen nach der Theorie von Holodynski im Laufe der Entwicklung ihren Ausdruck der Emotionen nach innen. Beobachtungen zeigen, dass sie noch über längere Zeit Emotionen auch dann mimisch und gestisch sichtbar machen, wenn sie alleine sind und sich alleine mit ihnen auseinander setzen. Ab dem Alter von sechs Jahren aber koppelt das Kind den körpersprachlichen Emotionsausdruck vom erlebten Gefühl ab. Es beginnt jetzt, Emotionen innerlich zu erleben und zu regulieren, ohne sie offen auszudrücken. Nach einem Begriff von Wygotski für den Übergang vom Sprechen zum inneren Sprechen bezeichnet Holodynski diesen Prozess als Internalisierung.

Die Abkopplung des Ausdrucks vom Gefühl ist allerdings auch ein kulturelles Gebot unserer Zivilisation. Kinder erlernen, was sich die Gesellschaft zu eigen gemacht hat (Elias 1980). Heute tritt das erwünschte Ideal hinzu, emotionale Ausdrücke zu spielen, auch wenn sie dem inneren Gefühl widersprechen (Winterhoff-Spurk 2005). So lernen Kinder nicht nur, sich zu freuen, ohne sich zu regen, sondern auch zu lächeln, ohne sich zu freuen.

Die erworbene Abkopplung des Ausdrucks vom Gefühl wird bei Störungen der Emotionsregulation zum Problem. Denn andere können nur helfen, mit einer schwierigen Emotion zurecht zu kommen, wenn diese gezeigt wird, und eine Regulation kann nur erfolgen, wenn der Ausdruck mit dem inneren Gefühl in Übereinstimmung kommt. Auch das ist ein Sinn des körperpsychotherapeutischen Ansatzes, emotionales Erleben über den körpersprachlichen Ausdruck zu öffnen (Geuter 2019, S. 170ff).

**Temperament**

Zu welchem Maß des emotionalen Ausdrucks Kinder fähig sind, lässt sich anhand der Responsivität der Mütter voraussagen. Der wesentliche Faktor ist nach Studien von Nicely et al. (1999), wie sich die Mutter auf das Kind einschwingen kann. Die Autoren meinen aber, dass es ein Ausmaß an Expressivität der Kinder gibt, das unabhängig vom Verhalten der Mutter ist. Jedoch wird die Form ihres Ausdrucks moduliert.

Die Art, in der Kinder ihre kategorialen Emotionen ausdrücken, haben Goldsmith und Campos (1982) als Temperament bezeichnet. Rothbart und Hwang (2005) nennen als grundlegende Eigenschaften des Temperaments

- die Intensität, mit der ein Mensch auf Ereignisse reagiert,
- die Schwelle, ab der ein Kind reagiert,
- das Ausmaß seines inneren psychophysiologischen Erregungsniveaus und
- das Ausmaß, in dem es dieses Niveau regulieren kann.

Ähnlich definiert Kernberg als Temperament eine konstitutionelle „Disposition zu Reaktionsweisen auf Umweltreize, insbesondere Intensität, Rhythmus und Schwelle affektiver Reaktionen" (2000, S. 46). Nach diesem Verständnis beziehen sich die Kennzeichen des Temperaments insbesondere auf die Erregungsdimension des Kernaffekts (Abschn. 10.5 und 10.1). Demnach ist dieser Aspekt der Emotionalität über das Leben hinweg relativ stabil. Auch Fox (1998) setzt das Temperament parallel zu den unterschiedlichen Niveaus der Aktivität, mit denen Kinder auf alltägliche Dinge reagieren und die Kinder einzigartig machen. Interindividuelle Unterschiede zeigen sich schon bei Neugeborenen in ihrer Irritabilität gegenüber Reizen (von Salisch und Kunzmann 2005) und in der Intensität ihrer Bewegungen (Frank und La Barre 2011).

Die Kernaffektivität lässt sich daher nur in gewissen Ausmaßen verändern, am ehesten durch einschneidende Lebensereignisse oder Erfahrungen, die das Fundament einer Person erschüttern. In der Behandlung von Borderline-Patienten, die sich meist durch eine große Heftigkeit jeglichen emotionalen Erlebens, also eine hohe kernaffektive Erregung auszeichnen, wird daher sowohl mit der Erregungsregulation als auch mit einer Akzeptanz der grundlegenden Eigenarten der Person gearbeitet (Linehan 1996). Die psychotherapeutische Arbeit mit der Emotionsregulation muss die Arbeit an einer sehr vom Temperament bestimmten Kernaffektivität von einer Arbeit am Erleben der diskreten Emotionen unterscheiden, weil sich letztere leichter verändern lassen und anders zu behandeln sind als Regulationsstörungen auf der Ebene der Kernaffektivität (Abschn. 10.1).

**Therapeutische Bedeutung**

Bei Borderline-Patienten sollte daher nicht die Aggressivität als angeboren verstanden werden, sondern die Impulsivität. Aggression als ein Verhalten, das aus Wut resultiert, ist eher eine Reaktion auf schmerzliche oder frustrierende Erfahrungen (Geuter 2019, S. 184ff). ◄

## 11.6  Bindung

Auch die Bindungsforschung stützt die Auffassung, dass interaktionelle Schemata tief in affektmotorisch kodierten Mustern des Erlebens und Verhaltens verankert sind. Bowlbys Theorie der Bindung war immer sehr körperlich (Orbach 2004, S. 22). Allerdings sei in der Bindungstheorie, meint White (2004a), nicht darüber geschrieben worden, dass das Kind nach dem Körper der Mutter verlange, weil man respektabel sein wollte. In der Körperpsychotherapie aber sehen wir Bindungsmuster als affektmotorische Muster an.

Die Bindungstheorie geht von einem primären Bedürfnis nach Nähe aus (Strauß und Schwark 2007). In der interaktiven Regulation dieses Bedürfnisses entstehen die Muster der Bindung zu den frühen Bezugspersonen. Säugetiere stellen die Bindung zu ihrem Nachwuchs zuallererst über Berührung her. Berührung ist in der menschlichen Entwicklung die „Grundlage der Erfahrung" (Barnard und Brazelton 1990). Das Forschungsergebnis von Beebe, dass negative Qualitäten der mütterlichen Berührung im Alter von vier Monaten mit einer unsicheren Bindung im Alter von zwölf Monaten einhergehen, verwundert daher nicht (Downing 2004, S. 446). Für kleine Kinder ist nämlich Nähe Körpernähe. Dennoch wird in der Rezeption der Bindungstheorie die Körperlichkeit der Bindung wenig beachtet. Grawe (2004) beschreibt Bindungsschemata als motivationale Schemata, ohne die in ihnen enthaltene körperliche Kommunikation auch nur zu erwähnen. Das liegt auch an der Bindungsforschung selbst, die zwar die Muster der Bindung herausgearbeitet hat, nicht aber, wie diese im körpersprachlichen Dialog aufgebaut werden (Downing 1996, S. 404, Fußnote 11). Ohnehin gibt es kaum empirische Untersuchungen über die Rolle des Körperkontaktes in der frühen Entwicklung (Downing 2006, S. 345).

Fonagy und Target (2007, S. 432) stellen immerhin fest, in der Bindungsforschung sei die körperliche Erfahrung, die den internen Arbeitsmodellen der Bindung zugrunde liege, unterschätzt worden. Ohne Gründe anzugeben schreiben sie, dies spreche aber nicht für eine körperorientierte Psychotherapie. Klinisch nutzen sie lediglich Gesten, Prosodie und emotionale Färbung der Syntax als Träger metaphorischer Bedeutungen.

Dornes (1997, S. 308) spricht von Bindungsmustern als „Gefühlsgewohnheiten" und will damit klarmachen, dass ein sicher gebundenes Kind zum Beispiel die abwesende Mutter nicht als Bild kognitiv evoziert, sondern sie aufgrund von Erfahrungen mit Situationen von Trennung, Beruhigung und Trost in sich trägt (Kap. 12, „Grundlegendes Konzept"). Diese Erfahrungen werden in einem emotional-körperlichen Dialog erworben und sind daher Bestandteil des emotional-prozeduralen Gedächtnisses.

Die frühe Entwicklung der Bindung steht im Zusammenhang mit der Regulation der Kernaffektivität:

> Indem die Mutter synchronisiert und mit Resonanz auf die Rhythmen der dynamischen inneren Zustände des Säuglings reagiert und die Erregungshöhe dieser negativen und positiven Zustände reguliert, stellt sie eine Bindungsbeziehung durch eine somatisch ausgedrückte emotionale Kommunikation her. (Schore 2007, S. 65)

Schore stellt die Bindungstheorie auf den Boden einer Theorie der Regulation. Denn Bindung entstehe dadurch, dass die Mutter die wechselnden Erregungszustände des Babys **und** seine emotionalen Zustände reguliere (ebd., S. 33). Er bezeichnet daher die „psychobiologische Abstimmung" als den wesentlichem „Mechanismus, der eine Bindungsbeziehung herbeiführt" (S. 35). Bindungen seien „synchronisierte dyadische bioenergetische Transmissionen" (S. 161), die Fürsorgeperson moduliere Veränderungen auf der Ebene der Erregung (S. 301). Zu dieser Sichtweise von Schore passt der Befund, dass Säuglinge, die eine geringe Fähigkeit zur Orientierung und gleichzeitig eine hohe Erregbarkeit mitbringen, größere Schwierigkeiten haben, eine sichere Bindung einzugehen (Spangler und Grossmann 1995, S. 57). Hier könnte man von einem kernaffektiven Trait-Faktor aufseiten des Säuglings sprechen, der in die Ausprägung des Bindungsstils eingeht.

Schore kommt einer körperbezogenen Sicht der Bindung nahe, die das frühe körperlich hergestellte Miteinander zum Ausgangspunkt der seelischen Strukturbildung und auch der Entstehung von Bindungsmustern nimmt. Allerdings bleibt er in seinen therapeutischen Schlussfolgerungen eigenartig blass und beschränkt auf eine verbale Psychotherapie. Orbach (2004) gibt eine andere Schlussfolgerung aus der Bindungsforschung zu bedenken. Sie nimmt an, dass Patienten den Körper des Therapeuten nutzen wie Kinder den Körper ihrer Fürsorgeperson, wenn sie körperliche Empfindungen im Therapeuten erzeugen, während sie mit eigenen problematischen Körpererfahrungen Hilfe suchen.

▶ Bindungsmuster sind affektmotorische Muster zur Regulation von Bedürfnissen und Gefühlen in Beziehungen.

Alle von den Bindungsforschern bei kleinen Kindern in der sog. „fremden Situation" erhobenen Befunde beruhen auf der Auswertung affektmotorischer Interaktionen zwischen dem Kind und der Mutter, in denen die körperliche Berührung, ihre Ausgestaltung oder ihr Ausbleiben eine zentrale Rolle spielen. Die vier empirisch bestimmten Bindungsstile, die Kinder bei Trennungen und Wiedervereinigungen mit der Mutter zeigen (Spangler und Zimmermann 1995), sind Muster der affektmotorischen Regulation von Verbindung und Trennung und der damit verbundenen kernaffektiven Lust-Unlust-Gefühle und Erregungsniveaus (s. Kap. 12):

- **Sicher gebundene Kinder** wenden sich der Mutter zu, wenn sie wieder in den Raum kommt. Sie begrüßen sie, lassen sich trösten und halten, wenn die Trennung ihnen zugesetzt hat, und wenden sich nach einer Beruhigung wieder ihrem Spiel zu. Die Mutter ist dem Kind zugewandt und geht auf es ein.
- **Unsicher-vermeidend gebundene Kinder** weichen der Mutter aus. Sie vermeiden den Körperkontakt, entgehen damit einer Zurückweisung und unterdrücken die Äußerung negativer Affekte. Ihre Mütter weisen den Wunsch des Kindes nach Trost zurück, sie wenden sich von ihm ab oder drängen sich ihm auf, indem sie es in seinem Spiel unterbrechen.
- **Unsicher-ambivalent gebundene Kinder** zeigen starke Spannungszustände und starke Affekte wie Angst oder Wut, sie laufen auf die Mutter zu, klammern sich an und laufen gleich wieder weg. Manche hängen an der Mutter und finden dabei keine Ruhe. Ihre Mütter wollen das Kind mal bei sich haben, mal schicken sie es weg, ohne eine für das Kind erkennbare Struktur.
- Kinder mit einem **desorganisierten Bindungsstil** verhalten sich unerwartet und bizarr. Weder ihr Verhalten noch das Verhalten ihrer Mütter lässt sich zusammenfassend beschreiben. Sie schreien, wenn die Mutter nach der Trennung zurückkommt, oder rennen von ihr weg, wenn sie Angst haben. Sie sagen „Ich will zu dir" und bewegen sich gleichzeitig fort. Manchmal sieht man sie plötzlich in einer Bewegung erstarren, sich steif auf den Boden legen oder unverhofft anklammern. Es kann

zu einer Fragmentierung oder zu einem plötzlichen Einfrieren der Bewegung kommen. Solchen Kindern fehlt jede Fähigkeit, Emotionen zu verarbeiten und zu regulieren (Brisch 1999). Dieser Bindungsstil spielt im Zusammenhang mit Traumafolgestörungen eine besondere Rolle (Brisch und Hellbrügge 2009).

Längsschnittforschungen zeigen, dass Bindungsstile bis ins Erwachsenenalter hinein relativ stabil sind (Grossmann et al. 2002). Bei Erwachsenen lassen sie sich mittels eines Bindungsinterviews als Niederschlag von Erfahrungen erfragen:

- **Sicher gebundene** junge Menschen sehen eine enge Beziehung als verlässliche Quelle des Wohlbehagens an und haben von ihrem Denken und Fühlen her einen Zugang zu ihrem Partner.
- Menschen mit einem **distanzierten Bindungsstil** sprechen zwar positiv von ihrem Partner, füllen das Gesagte aber nicht mit lebendigen Gefühlen und Erinnerungen; ihre Erzählungen wirken inkohärent.
- Menschen mit **verwickelten Partnerschaften** reden viel über emotionale Themen, wissen aber nicht, wie sie ihre Partnerschaften bewerten sollen.

Bindungsstile sind auf diese Weise bei Erwachsenen kognitiv repräsentiert, sie äußern sich aber im Erleben und Verhalten als psychophysische Muster im Umgang mit anderen Menschen.

> Sicher gebundene Personen sind besser in der Lage, körpersprachliche Signale zu verstehen, als unsicher gebundene. Menschen mit einem vermeidenden Bindungsstil übersehen eher Signale von Bedürfnissen oder Stress, während ängstliche dazu tendieren, zu stark zu antworten (Wallin 2007, S. 262f).

Welchen Bindungsstil ein Kind entwickelt, hängt in erster Linie davon ab, wie **feinfühlig** die Mutter in den ersten Lebensjahren mit ihm umgeht. Auch ob Väter einfühlsam und ermutigend mit dem Kind spielen, sagt die spätere Bindungssicherheit voraus. Kinder können aber auch zu beiden Elternteilen unterschiedliche Bindungsstile entwickeln. Mütter, die von Beobachtern als kompetent im Körperkontakt zum Kind eingestuft werden, haben eher sicher gebundene Kinder. Die Qualität der Beziehung besteht dabei in den zwei Fähigkeiten, auf das Kind einzugehen und sich zeitlich mit ihm abzustimmen (Downing 1996, S. 153). Nach einer Auswertung videographierter Mutter-Kind-Interaktionen von Trautmann-Voigt und Zander (2007) zeigt sich diese Qualität in den Bewegungen der Mütter. Mütter von sicher gebundenen Kindern reagieren auf ihre Kinder mit einer mittleren Intensität und ausgeglichenem Körpereinsatz, Mütter von unsicher-vermeidend gebundenen Kinder eher passiv; Mütter von Kindern des unsicher-ambivalenten Typs eskalieren die Beziehung oder steigen aus deren Wechselseitigkeit aus, indem sie jeweils das gleiche Bewegungsverhalten zeigen wie das Kind. Kinder mit desorganisierter Bindung kamen in dieser Studie nicht vor. Das Verhalten ihrer Mütter ist oft unvorhersehbar und von heftigen Affektwechseln geprägt. Vielfach haben die Mütter eigene traumatische Erfahrungen nicht verarbeitet. So haben sie selbst als Kind vor ihrem siebten Lebensjahr im Vergleich zu Müttern anderer Kinder zehnmal so häufig eine Bindungsperson verloren (Grossmann 2000).

Indem eine feinfühlige Bezugsperson die Befindlichkeit des Kindes erkundet, hilft sie dem Kind zugleich, ein Bild seiner selbst zu gewinnen, eigene Gefühle und Intentionen zu identifizieren und eine Vorstellung über die Gefühle und Intentionen anderer zu gewinnen. Eine sichere Bindung fördert so die Mentalisierung (Strauß 2006). Auch an dieser Stelle sehen wir, dass eine affektmotorisch geschaffene Gemeinsamkeit zwischen Mutter und Kind der kognitiven Erfassung mentaler Zustände vorausgeht (vgl. Fonagy et al. 2004, S. 226).

## 11.7 Lebenslange Entwicklung

Die Grundlagen der basalen Schemata des Erlebens und Verhaltens werden in den ersten Lebensjahren gelegt. Sie schreiben sich tief in das emotional-prozedurale Gedächtnis ein und treten in den körperlichen Strategien in Erscheinung, mit denen ein Mensch seiner Um- und Mitwelt gegenübertritt. Das bedeutet aber nicht, dass ein Mensch mit seiner Kindheit festgelegt ist oder dass Entwicklung nach der Kindheit aufhört. Menschen verändern sich, vor allem durch einschneidende Erfahrungen, während der gesamten Lebensspanne – und damit auch die emotionale Struktur des Körpers. Der Körper selbst wandelt sich im Lebenszyklus „und verschiedene somatisch-emotionale Übergänge müssen vollzogen werden" (Löliger 2002, S. 141). Insbesondere die Adoleszenz ist eine Zeit heftigen Wandels, in der es zu starken Veränderungen in den kognitiven und emotionalen Fähigkeiten verbunden mit einem Schub des Hirnwachstums kommt (Fogel 2013, S. 163). Durch die Erfahrung von Sexualität und Partnerschaft werden Körperbilder neu geformt, Bindungsmuster können sich verändern. Daher entstehen manche seelischen Krankheiten, die mit dem Körper verbunden sind, wie die Magersucht oder die körperdysmorphe Störung, vielfach in dieser Zeit. Außerdem sind Jugendliche stärker als Kinder mit gesellschaftlichen Erwartungen an Körperideale konfrontiert, weshalb Krankheiten wie die Hysterie oder die Bulimie jeweils zu ihrer Zeit gerade bei jungen Menschen auftreten.

In der Psychotherapie arbeiten wir immer mit der ganzen Lebensgeschichte eines Menschen. Der Zugang zum Menschen über den Körper aber hilft, auch jene Schichten von Prägungen aus der frühen Lebenszeit zu erschließen, die im Bereich der Sprache oft nur schwer zu erreichen sind.

# Affektmotorische Schemata als körperliche Narrative

▶ In diesem Kapitel erläutere ich das Konzept der affektmotorischen Schemata von George Downing, das ich für ein grundlegendes Konzept der Körperpsychotherapie halte. Diese Schemata beschreibe ich als körperliche Narrative, die sich in frühkindlichen interaktiven Erfahrungen aufbauen. Sie beinhalten motorische, kognitive und affektive Überzeugungen und bestimmen die Organisation der Erfahrung.

Agathe Israel berichtet folgende Beobachtung:

### Klinisches Beispiel

Ein Frühchen liegt auf einer Frühgeborenenstation. Die alleinerziehende Mutter, die noch zwei schulpflichtige Kinder hat, ist kaum bei ihm, und die Schwestern schieben es weg. Das Mädchen schreit starr, ohne dass seine Tränen laufen. Die Kindertherapeutin vermutet, es suche Kontakt und schreie um ein gutes Ohr, das sein Leid hört. Sie hat den Eindruck, als würde das Kind schon jetzt seine Gefühle abschotten und „nur noch das Unerträgliche aus sich heraus" werfen (Israel und Reißmann 2008, S. 110). Israel folgert: „Wenn nichts und niemand da ist, panzert sich Gitte gegen die Leere mit ihrer Starrheit" (ebd.). ◀

So kann man eine frühe Panzerung und ein frühes affektmotorisches Muster beschreiben, in dem das Baby eine Erfahrung verarbeitet. Da niemand kommt und ihm beisteht, muss es seine unerträglichen Gefühle allein bewältigen. Dazu macht es sich starr und verschafft sich durch Muskelverhärtung einen inneren Halt. Es lernt affektmotorisch, sich so zu verhalten, weil die Versuche, Halt in einer Bindung zu finden und Hilfe zu bekommen, scheitern.

Wir können ein solches Geschehen auf zwei Ebenen beschreiben:

- auf der Ebene einer **Ein-Personen-Psychologie** als eine Starre oder Panzerung, aus der später eine Charakterhaltung entstehen kann, eine „emotionale Anatomie" (Keleman 1992);
- auf der Ebene der **Beziehung** als ein affektmotorisches Schema, das aus einer Interaktionserfahrung – bzw. in dem Fall aus deren Ausbleiben – entstanden ist und die Gestaltung von Beziehungen bestimmen kann, zum Beispiel, indem sich dieses Kind später im Angesicht eigener Bedürfnisse starr macht, weil es nicht damit rechnet, sie befriedigt zu bekommen.

Wir können mit der Charakterstrukturtheorie prototypische Abwehrhaltungen benennen, die diese in ein Typensystem einordnet (Abschn. 13.2). Mit dem Begriff der affektmotorischen Schemata lassen sich hingegen **individuelle Muster der Interaktion** beschreiben, die im

© Springer-Verlag GmbH Deutschland, ein Teil von Springer Nature 2023
U. Geuter, *Körperpsychotherapie*, Psychotherapie: Praxis,
https://doi.org/10.1007/978-3-662-66153-6_12

Erleben und Verhalten in Erscheinung treten. Totton (2019, S. 286) spricht von verkörperten Engrammen des Sich-Beziehens, die das Verhalten organisieren und habituelle Gedanken und Einstellungen aufrufen.

Je nach Kontext können unterschiedliche Schemata aktiviert werden. Manche, wie das Suchen nach menschlicher Nähe durch Blicke, Laute und Bewegungen, stehen von Geburt an zur Verfügung (Abschn. 7.1, *„distress vocalizations"*). Die meisten aber werden durch Erfahrungen in der Kindheit erworben. Sie künden wie die Charakterstrukturen von Geschichten, die im Körper leben und die wir in unseren Interaktionen erzählen.

▶ In Charakterstrukturen wie in affektmotorischen Mustern erzählt ein Mensch die Geschichte seiner Beziehungs- und Lebenserfahrungen in Form eines körperlichen Narrativs. Menschen drücken in ihrer Haltung und ihrer Bewegung aus, wie sie sich gegenüber anderen Menschen und Situationen fühlen.

Während die Charakterstrukturtheorie dieses „körperliche Narrativ" (Aalberse 2001; Petzold 2000) vorrangig auf einer triebtheoretischen Basis erklärt (Abschn. 13.2), hat Downing die **Objektbeziehungstheorie** und die empirische Säuglingsforschung für die Körperpsychotherapie fruchtbar gemacht. Sein Fokus liegt auf der Qualität der Beziehung, die das Kind interaktiv erfährt. Downing (1996, S. 130) prägte den schon vielfach erwähnten Begriff der affektmotorischen Schemata, den ich gleichbedeutend mit dem der „affektmotorischen Muster" verwende. Darunter versteht er Konstellationen von motorischen Verhaltensmustern, kognitiven Einschätzungen und affektiven Färbungen, zu denen auch Atemmuster gehören. Diese Konstellationen sind generalisierte **Muster der Organisation von Erfahrung**, durch die wir wiederum die Welt erfahren und die selbst aus Erfahrungen entstanden sind (M. Johnson 2007, S. 131f). Sie sind insofern Vergangenheit, Gegenwart und Zukunft eines Menschen. Man könnte sie mit einem Begriff der Transaktionsanalyse auch als **verkörperte Skripte** bezeichnen, die die Art der zwischen-

menschlichen „Transaktionen" bestimmen (vgl. Berne 1967, S. 36; Monsen und Monsen 1999, S. 292), mit einem Begriff der Existenzanalyse als eine charakteristische Weise des In-der-Welt-Seins einer Person.

**Schema-Begriff**

Der Begriff des Schemas wurde in der Gestaltpsychologie 1932 von Bartlett geprägt und ging zunächst in die Humanistische Psychotherapie ein (Längle und Kriz 2012, S. 433). Heute wird er in Psychologie und Psychotherapie weithin für „Ordnungen in den Prozessen unseres Wahrnehmens, Denkens, Handelns, Interagierens" verwendet (Kriz 2017, S. 83), aber nicht einheitlich (Grawe 2000, S. 342). Lammers definiert ein Schema allgemein als „eine vorgeformte emotional-kognitiv-behaviorale Reaktionsweise auf bestimmte Stimuli, die durch wichtige Lernerfahrungen in der Kindheit und Jugend Bedeutung erhalten haben" (2007, S. 74). Ein Schema diene damit der **Komplexitätsreduktion**, „da ein Mensch bedürfnisrelevante Situationen sofort in deren Bedeutung für sein individuelles Leben vor dem Hintergrund seiner Erfahrungen einordnen kann" (ebd.).

Wissenschaftslogisch kann man Schemata als **hypothetische Konstrukte** definieren. Ein kognitiv-emotionales Schema wird beispielsweise als eine das Verhalten steuernde innere Struktur postuliert, die selbst wiederum nur von außen anhand der verbalen und nonverbalen Äußerungen eines Menschen erfasst werden kann. Schemata werden so aus sichtbaren Tendenzen der Wahrnehmung, der emotionalen Bewertung, der gespürten Empfindungen und des gezeigten motorischen Verhaltens erschlossen. Wehowsky bezeichnet sie daher im Unterschied zu sprachlichen Repräsentationen von Wissen als „nonverbale Muster", die eine „verkörperte Organisation des Wissens" darstellen (2006a, S. 352).

Die Theorie der affektmotorischen Schemata beerbt von der Soziologie her Bourdieus (1982) Theorie, dass sich im **Habitus** des praktischen Handelns Notwendigkeiten in motorische Schemata und automatische Körperreaktionen umwandeln. Affektmotorische Schemata werden daher auch durch soziokulturelle Regeln des Verhaltens und durch die äußeren Zwänge bestimmt, denen Menschen unterliegen. Eine klinische Theorie der Körperpsychotherapie darf nicht vergessen, dass sich im Körper immer auch Entfremdung oder Unterdrückung manifestieren. Schemata sind oft auch ein Ergebnis erwünschter oder erzwungener Anpassung an widrige Verhältnisse.

Aus der Psychologie beerbt die Theorie den Begriff der **sensomotorischen Schemata** von Piaget. Ein sensomotorisches Schema beinhaltet Muster der sensorischen Information über einen Gegenstand und der mit ihm verbundenen motorischen Aktion und bezieht sich damit auf „handlungsbezogene Aspekte des Denkens und der Intelligenz" (Wehowsky 2006a, S. 351). Über einen Prozess der **Assimilation** werden Piaget zufolge neue Erfahrungen in bestehende Schemata eingebaut, über **Akkomodation** die Schemata an neue Erfahrungen angepasst (Piaget und Inhelder 1977). Affektmotorische Schemata schließen im Unterschied zu den sensomotorischen Schemata Emotionen ein. Sie regeln nicht nur die Beziehung zwischen dem Individuum und der Welt der Dinge, sondern vor allem auch das Verhältnis zwischen dem Ich und dem Anderen in zwischenmenschlichen Beziehungen (Downing 1996, S. 131).

Der Begriff kommt damit dem Begriff des **Beziehungsschemas** von Grawe (2000, S. 352f) nahe. Grawe versteht Beziehungs- oder Motivationsschemata so, dass sie die psychische Aktivität auf Ziele ausrichten und dadurch Bedürfnisse regulieren. Neben ihnen nennt Grawe noch Konflikt- und intentionale Schemata. In der Konsistenztheorie von Große Holtforth und Grawe (2004, S. 10) werden **motivationale Schemata** als Möglichkeiten eines Menschen angesehen, seine Grundbedürfnisse zu befriedigen. Diese werden in die zwei Gruppen der „**Annäherungsschemata** zur Herbeiführung von bedürfnisbefriedigenden Erfahrungen" und der „**Vermeidungsschemata** zum Schutz vor bedürfnisverletzenden Erfahrungen"

unterteilt (ebd.). Da Grawe allerdings in seiner Theorie den Menschen ohne erlebten Körper konzeptioniert (Abschn. 1.2), gibt es bei ihm keine motorischen Strategien und kein motorisches Wissen, das Interaktionserfahrungen zum Ausdruck bringt und motivationale Schemata realisiert.

Ähnlich ist auch der Begriff der **emotionalen Schemata** von Greenberg. Er versteht darunter „kognitiv-affektive Einheiten", die für das „integrierte Funktionieren" eines Menschen von Bedeutung sind (2000, S. 78). Greenberg hält zwar die handlungserzeugenden, „vorbegrifflichen, erlebnisorientierten Elemente" dieser Schemata für zentral (ebd., S. 80), macht aber ihre körperlichen Anteile nicht zum Gegenstand seiner Theorie. Bucci (2011, S. 49) sieht emotionale Schemata als Formen von Gedächtnisstrukturen und thematisiert ebenfalls nicht ihren motorischen Anteil.

Stern (1998, S. 105f) geht hingegen davon aus, dass sich ein **Schema-des-Zusammenseins** aus Wahrnehmungsschemata, konzeptuellen Schemata, sensomotorischen Schemata und der Repräsentation von Ereignissequenzen zusammensetzt. Was Stern als RIGs bezeichnet, sind hingegen eher Repräsentationen einzelner Interaktionssequenzen (Abschn. 11.3). Der Begriff des Schemas bezieht sich auf eine höhere Ebene der Generalisierung.

---

### Schematherapie

Vielfach wird der Begriff des Schemas heute mit der Schematherapie verknüpft (Young et al. 2006). Die Schematherapie ist aus der kognitiven Therapie hervorgegangen und hat Konzepte anderer Therapieansätze integriert, darunter das Modell der Ich-Zustände aus der Transaktionsanalyse (Kind-Ich-, Eltern-Ich- und Erwachsenen-Ich-Zustand) sowie den psychodynamischen Gedanken, dass Arten des Umgangs mit Erfahrungen und anderen Menschen aus der Frustration von Grundbedürfnissen entstehen (Jacob und Arntz 2011), von dem auch die Charakterstrukturtheorie ausgeht (Abschn. 13.2). Im Unterschied zu ihr folgt Young allerdings in seinen Schemakategorien keiner Entwicklungstheorie.

In der Schematherapie bezieht sich der Schemabegriff vor allem auf hinderliche, **dysfunktionale Schemata** (Berbalk und Young 2009). Diese entstehen durch schädigende Erfahrungen im Umgang mit den Grundbedürfnissen, Schemata der Abhängigkeit, der Verletzbarkeit oder des Versagens beispielsweise in Verbindung mit dem Bedürfnis nach Autonomie (Abschn. 10.3). In fünf sogenannten Schemadomänen werden 18 dysfunktionale Schemata unterschieden.

Schemata zeigen sich der Schematherapie zufolge in einem Zustand, der **Schemamodus** genannt wird. Dabei werden Kindmodi (verletzbar, wütend, impulsiv), dysfunktionale Elternmodi (fordernd, strafend), maladaptive Bewältigungsmodi (z. B. distanziertes Selbstberuhigen und Vermeiden, narzisstisches Überkompensieren, Sich-Ergeben, zwanghaftes Kontrollieren) und funktionaler Modus des gesunden Erwachsenen unterschieden.

Anders als in diesem kategorialen Modell beschreibt die Theorie der affektmotorischen Schemata individuelle Muster des Denkens, Fühlens und Handelns, die hinderlich wie förderlich sein können. Sie unterscheidet sich von der Schematherapie auch darin, dass sie die motorischen Muster mehr in den Vordergrund rückt. Körperwahrnehmungen werden in der Schematherapie zwar als Bestandteil von Mustern benannt, aber nicht systematisch in das Konzept der therapeutischen Arbeit eingeschlossen.

## Körperwissen

Bergson hatte bereits die Vorstellung, dass es so etwas wie **motorische Schemata** gibt:

> Was die Erinnerung betrifft, so steht es damit so, dass der Körper motorische Gewohnheiten konserviert, kraft deren die Vergangenheit von neuem gespielt werden kann; er vermag Haltungen wieder anzunehmen, denen sich die Vergangenheit einfügt. (Bergson 1919, S. 224)

Das gilt schon auf der Ebene des Erlernens körperlicher Praktiken. Dieses Erlernen führt zu einem körperlich kodierten Wissen, das dessen Träger oft nicht in Worten wiederzugeben vermag. Zum Beispiel laufen Fußballspieler genau auf den Punkt zu, an dem ein in hohem Bogen heranfliegender Ball herunterkommt. Intuitiv kennen Spieler diesen Punkt. Er lässt sich ungefähr bestimmen, indem der Spieler so läuft, dass der Winkel des Blicks zum Ball während des Laufens konstant bleibt (Gigerenzer 2007, S. 17ff). Wahrscheinlich geht kaum ein Spieler in einem bewussten Wissen um diese Regel vor. Aber er folgt ihr in seinem körperlichen Handeln. Er kennt sie motorisch.

Ein solches motorisches Wissen ist nach einem Begriff des Psychologen Karl Bühler (1934) **empraktisch**, das heißt, dass es an den körperlichen Vollzug gebunden ist und somit implizit bleibt. Es wird nicht expliziert und kann kaum expliziert werden, weil es präreflexiv erworben wurde und eingesetzt wird. Man weiß aus den motorischen Erfahrungen heraus, was man zu tun hat. Man folgt einem motorischen Schema, das die Wahrnehmung mit der Bewegung verknüpft. Diese **sensomotorische Intelligenz** ist für Piaget (1967) die Grundlage der Intelligenz überhaupt. Körperliche Intelligenz ist hyperkomplex und kann daher bislang durch Maschinen nicht abgebildet werden (Abschn. 5.2, Kasten „Künstliche Intelligenz").

Körperwissen entsteht durch Wiederholung oder Übung (Abschn. 9.2). Das gilt auch für affektmotorische Muster. Sie bilden sich nicht in „Spitzenaffektmomenten" heraus, sondern durch wiederholte Erfahrung (Beebe und Lachmann 1994). Einmal gelernt, werden sie zu Bestandteilen unserer Persönlichkeit. „Denn im impliziten empraktischen Wissen wirkt das durch Wiederholung erlernte Gewohnte wie eine erste Natur" (Caysa 2008, S. 74). Es erscheint uns nicht als erworbenes Wissen, sondern als etwas, das einfach zu uns gehört. Weil die empraktische Erinnerung an den Körper gebunden ist, hat sie uns und haben nicht wir sie. Caysa kommt von der Sportphilosophie her dem Begriff der affektmotorischen Schemata nahe, wenn er schreibt, dass die Erinnerung als empraktisches Wissen ein

„affektiv-mental verfestigtes Körperwissen" ist, das die Lebensphasen durchzieht und von einer Generation an die andere weitergereicht werden kann (ebd., S. 80; Abschn. 9.3).

### Therapeutisches Beispiel

Barratt (2010, S. 43) schildert die Geschichte einer Patientin, die während des Sprechens in keiner erkennbaren Beziehung zu den wechselnden Inhalten immer wieder ihre Schultern fast unmerklich versteifte und hochzog, während ihr Kopf leicht herabhing, mit dem Kiefer in Richtung Brust. Im Laufe eines längeren Prozesses kam über Bilder und Alpträume die Erinnerung zurück, dass ihre Mutter ihr als Kind oft ohne erkennbaren Grund und ohne Vorwarnung Kopfnüsse gegeben hatte. ◄

## Motorische Überzeugung

Im Umgang mit der dinglichen Welt bilden sich nach einem Begriff von Downing (1996, S. 115) in einer Verknüpfung von motorischen und kognitiven Prozessen motorische Überzeugungen aus. Sie zeigen sich beispielsweise darin, dass ein Kind eine für das Halten angemessene Bereitschaftsspannung aufbaut, wenn es einen Gegenstand in Empfang nimmt, den es kennt. Seine Körperstrategie beinhaltet eine motorische Überzeugung, die nicht unbedingt expliziert werden kann. Downing illustriert das an einem Experiment von Bower, bei dem Kinder dabei zusehen, wie ein Experimentator einen Klumpen Ton zunächst zu einem langen, dünnen Zylinder und dann zu einer Kugel formt. Das Kind nimmt beide jeweils in die Hand. Fragt man die Kinder, welcher Körper schwerer ist, antworten sie meistens, die Kugel sei schwerer. Bietet man ihnen aber die beiden unterschiedlich geformten Körper nacheinander an, damit sie diese in die Hand nehmen, bewegt sich ihr Arm beide Male in absolut gleicher Weise darauf zu. Arm, Hand und Schulter scheinen also dasselbe Gewicht zu erwarten. Die Überzeugung, die sich in ihrem körperlichen Handeln als empraktisches Wissen zeigt, wird der Realität mehr gerecht als das, was sie sprachlich als Überzeugung äußern.

In ihrer Motorik teilen Patienten zuweilen Symptome mit. Ein Beispiel ist das des kleinen Jungen bei Piontelli (Abschn. 11.1 „Verlorener Zwilling"), der sich verhält, als suche er etwas. Insbesondere schwerer gestörte Patienten drücken nach Ansicht von Downing (1996, S. 125) in motorischen Überzeugungen Entwicklungsdefizite aus. Ihre lebensgeschichtlichen Erfahrungen entziehen sich häufig ihrer Selbstwahrnehmung (Rudolf 2018, S. 70). Wahrgenommen werden können aber die Muster, die sich als Folge der Erfahrungen affektmotorisch zeigen.

### Therapeutische Anwendung

Im Therapiezimmer lässt sich beobachten, wie ein Patient motorisch den Raum strukturiert. Wie viel Platz nimmt er ein? Zieht er sich auf einen engen Platz zurück und verharrt dort? Nimmt er sich nur eine Kante vom Sessel, um sich zu setzen? Geht damit vielleicht die Überzeugung einher, dass ihm nichts zuteilwerden kann? Oder greift er geradezu grenzenlos in den Raum hinein? Findet er keinen Ort im Raum, an dem er sich wirklich niederlässt, und drückt er auf diese Weise vielleicht die Überzeugung aus, ohnehin im Leben keinen Ort für sich zu finden? ◄

Durch frühe Erfahrungen entwickeln sich Formen der motorischen Beziehung zu den Dingen wie zu den Menschen. Wenn ein Säugling immer wieder gewickelt und angezogen wird, streckt er irgendwann die Arme vor oder nimmt die Beine hoch, weil er weiß, welche Handlung als nächste folgt. So bildet sich aus der Erfahrung ein sensomotorisches Schema. Der Säugling lernt eine Gewohnheit, in der es „noch keine Unterscheidung zwischen den Mitteln und den Zwecken" gibt, weil „der erstrebte Zweck nur durch eine notwendige Abfolge von Bewegungen erreicht wird" (Piaget und Inhelder 1977, S. 15). In einer Gewohnheit gehen sensomotorische Tätigkeiten durch ständiges Wiederholen in Fleisch und Blut über (T. Fuchs 2008, S. 38). Das Kind kennt nun Spannung, Rhythmus und Fluss einer Handlung. Es lernt, wie sie beginnt, wie sie abläuft und wann sie zu Ende ist. Eine solche Sequenz nennt

Downing eine körperliche Mikropraktik (2006, S. 335; Abschn. 11.3).

### Affektive Erfahrung

In der zwischenmenschlichen Interaktion treten zu den motorischen und kognitiven Mustern affektive Färbungen hinzu. Da Handlungen des Kindes in einer Beziehung erfolgen, werden sie mit emotionalen Bedeutungen verknüpft. So entstehen Schemata, die sensorisch, motorisch, kognitiv **und** emotional sind.

---

**Interaktionsbeispiel**

Wenn ein Baby mit den Händen gegen den Körper der Mutter stößt, mag die eine Mutter es absetzen, weil sie die Bewegung so deutet, dass das Kind mehr Raum haben möchte. Eine andere mag in ein Spiel übergehen, sich gegenseitig zu stoßen und zu knuffen. Eine dritte mag die Bewegung als Aggression deuten und das Kind mit den Worten „Du bist aber ein böses Kind" zurückweisen. Jeder Interaktionsstil hinterlässt beim Kind affektmotorisch gespeicherte Erfahrungen, welche Wirkung seine Geste, sich mit den Händen auf einen anderen kräftig zuzubewegen, zeitigt. ◄

Affektmotorische Schemata sind das Ergebnis häufiger interaktiver Erfahrungen, maßgeblich früher, im Körperkontakt erlebter Beziehungen und bilden ein implizites Handlungs- und Beziehungswissen, das im Körper gleichsam eingeschrieben wird (Lyons-Ruth 1998; Streeck 2013). Totton und Priestman (2012, S. 39f) sprechen in ähnlicher Weise von *embodied-relational* oder *procedural memory engrams*. Dieses Wissen kommt in den körperlichen Mitteln zum Ausdruck, mit denen wir soziale Interaktionen regulieren (Streeck 2018, S. 29f).

Wenn sich das in dem Beispiel geschilderte Verhalten oder ein ähnliches vielfach wiederholt, lernt der erste Säugling, dass seine Bewegung – warum auch immer er sie macht – zu einer körperlichen Trennung führt, der zweite erwartet künftig ein freudiges Spiel, der dritte eine Zurückweisung. Für die spätere Art und Weise des emotionalen und relationalen Erlebens sind also

nicht so sehr kognitiv gespeicherte Inhalte der Erfahrung ausschlaggebend, z. B. dass meine Mutter mich nach meiner Erinnerung so und so behandelt hat, sondern diese sich wiederholenden „Prozeduren vergangener wechselseitiger Regulation" (Tronick 1998, S. 299). Affektmotorische Schemata schaffen „zukünftige Bereitschaften des Erlebens und Handelns" (Wehowsky 2006a, S. 356), die sich in Körperhaltungen, Bewegungen, dem Ausdruck der Stimme, dem Gebrauch der Sinne, aber auch in kognitiven Überzeugungen zeigen. In den affektmotorischen Schemata sind Bewegungen mit Kognitionen und Affekten verknüpft.

---

**Interaktionsbeispiel**

Ich erinnere noch einmal an das zu Beginn von Abschn. 11.3 geschilderte Beispiel, bei dem eine Mutter ihr Kind so überstimuliert, dass das Kind förmlich abschaltet. Die offensichtlich dadurch beunruhigte Mutter beginnt sofort mit dem nächsten Zyklus der Stimulierung, sobald das Kind aus seinem Abschalten zurückgefunden hat, weil sie sich dann darüber freut. Sie folgt also einer Strategie des „mehr desselben", um ein Problem in der Interaktion zu lösen, das sie durch ihr Verhalten immer wieder selbst erzeugt. Das könnte der Anfang eines affektmotorischen Musters beim Kind sein, bei starken Reizen in einen Zustand der emotionalen Betäubung zu gehen. Dieses Muster dient dann der Regulation seiner Affektspannungen und kann sich bis ins Erwachsenenleben hinein halten, ohne dass die Ursprünge bewusst sein müssen. ◄

In sich wiederholenden Interaktionen eignen sich Kinder Bewegungsmuster an, mit deren Hilfe sie Spannungen regulieren. In bewegten Dialogen werden Bewegungsfolgen szenisch erlernt (Gebauer 2008, S. 50). Die Muster schreiben sich als Körpererinnerungen ein (Downing 1996, S. 129). Caldwell (2012) spricht von *motor maps*. An seinen Bewegungen und dem dazugehörigen Körpergefühl lässt sich später erkennen, wie ein Mensch seine Erfahrungen organisiert (Frank 2005, S. 120). Beide offenbaren in der

Gegenwart seine verkörperte Geschichte (Frank und La Barre 2011, S. 79).

## Einstimmung

Der affektmotorische Austausch zwischen Eltern und Kind ist dann gut, wenn sich der Erwachsene in Rhythmus, Intensität und Gestalt auf die Äußerungen des Kindes einschwingen kann. Diese Einstimmung erfolgt auf der Ebene der Verlaufskontur einer affektbestimmten Handlungsepisode, der von Stern so genannten Vitalitätsaffekte (Abschn. 10.5). Dabei scheint es eine musikalisch notierbare Grundrhythmik vokalisch-gestischer Äußerungen zu geben, die sich auch in Kinderreimen oder -liedern wiederfindet (Trevarthen 2003). Ist beispielsweise der Rhythmus zu schnell, zeigen zwölf Monate alte Kinder ein unsicheres Klammerverhalten (Downing 2006, S. 340). Äußert ein Kind Ärger, Trauer oder Freude, neigen manche Eltern dazu, ihren Rhythmus zu dämpfen, und führen das Kind dahin, seinen Ausdruck zu drosseln. Andere steigern ihre Bewegungen und regen so das Kind zu einem intensiveren Ausdruck an:

> Wieder andere stimmen sich ein, weder zu wenig, noch zu viel, und erlauben dem Kind, den in ihm entstehenden Rhythmus herauszufinden und zu erkunden, was – darauf muss man nicht eigens hinweisen – das Beste ist. (Downing 2003, S. 76)

Einstimmung erfolgt weitgehend unbewusst und in kurzen Zeiträumen. Nach Studien von Papoušek (1994) erwarten Säuglinge kontingente Reaktionen ohne Zeitverzögerung. Wenn sich Kind und Erwachsener oft verfehlen, ist das nicht beunruhigend. Entscheidend ist, dass sie sich immer wieder finden.

## Verbindung und Trennung

Die ersten grundlegenden Themen affektmotorischer Schemata sind nach der Theorie von Downing Verbindung und Trennung. In der Psychoanalyse beschrieb Mahler die Differenzierung zwischen Selbst und Objekt ab einem Alter von etwa vier, fünf Monaten und betonte die damit einhergehende Autonomie als primäres Ziel der Entwicklung. Downing hält die Bindungsfähigkeit für ein gleichrangiges Entwicklungsziel.

Während Trennungsschemata zeigen, wie man sich vom anderen absetzt, zeigen Verbindungsschemata, wie man den anderen erreicht (Downing 1996, S. 138). Downing legt nachvollziehbar dar, dass sich beide Arten von Schemata von Geburt an entwickeln und nicht in nacheinander geschalteten Phasen, wie Mahler annahm. In ähnlicher Weise unterscheiden Trautmann-Voigt und Voigt (2009, S. 155ff) zwei „affektmotorische Prototypen" der Körperbewegung; den einen nennen sie den Typ der runden, sich anschmiegenden, introvertierten Bewegung des Babys, mit dem es sich der elterlichen Umhüllung anvertraut, den anderen den Typ der expansiven Bewegung, der dem Einsatz autonomer Kraft beim Weg in die Welt hinaus entspricht. Man erkennt hierin das Bindungs- und Explorationsverhalten aus der Bindungstheorie von Bowlby (Abschn. 11.6).

Kinder lernen zum Beispiel ein Verbindungsschema über die Art und Weise, wie sie mit der Mutter Kontakt über die Augen aufnehmen und ihre Mutter zu einer Reaktion bewegen können (Downing 1996, S. 172f). Das Schema entwickelt sich im Austausch mit den Reaktionen der Mutter. Wechselseitiges Schauen vertieft die Verbindung. So weiten sich die Pupillen von Erwachsenen, wenn sie ein Baby sehen, und das wiederum lässt die Pupillen des Kindes weiter werden (Schore 2007, S. 32). Kinder protestieren, wenn die Mutter aus dem Kontakt mit ihnen geht, und sie wenden sich ab, wenn sich die Mutter eindringend verhält (Tronick 1989, S. 116). Ein früh erworbenes Schema bestimmt im weiteren Leben die Art der Wünsche nach Nähe oder der Vermeidung von Nähe. Die von der Bindungsforschung beschriebenen Bindungstypen kann man so verstehen, dass diese aus der Vielfalt affektmotorischer Schemata der Verbindung prototypische Muster hervorheben.

Wenn ein Baby sich hingibt oder loslässt, erlaubt ihm das, sich miteinander zu verbinden, wenn es drückt, sich vom anderen abzusetzen (Frank und La Barre 2011, S. 27). In der Körperpsychotherapie lassen sich diese affektmotorischen Schemata von Verbindung und Abgrenzung gezielt ansprechen.

### Therapeutische Anwendung

Beim sogenannten *reaching out* streckt man im Stehen oder Liegen die Arme mit offenen Händen nach vorne, die Handflächen einander zugewandt, und sagt dabei „Komm her", „Mama", „Papa" oder „Mama/Papa, komm bitte". Das aktiviert den Wunsch nach Verbindung. Trennungs- und Abgrenzungswünsche lassen sich beispielsweise dadurch aktivieren, dass der Patient im Stehen gegen die Hände des Therapeuten drückt und ihn wegzuschieben versucht. Er kann dabei auch „geh weg", „lass mich" oder ähnliches sagen. Dabei kann es nicht nur um Abgrenzung gehen, sondern auch darum, dass die eigene Kraft vom anderen validiert und beantwortet wird. ◄

### Grundlegendes Konzept

Die Theorie der affektmotorischen Schemata verknüpft sich als ein grundlegendes körperpsychotherapeutisches Konzept mit den Theorien zum emotional-prozeduralen Gedächtnis und zur Affekt- und Emotionsregulation (Abschn. 9.3 und Kap. 10). In Form der Schemata entsteht aus Interaktionserfahrungen ein implizites Handlungswissen davon, wie zwischenmenschliche Beziehungen gestaltet werden, das meistens unbewusst gelebt wird, aber bewusst gemacht werden kann. In affektmotorischen Mustern, die Menschen in Beziehungen an den Tag legen, tritt daher nicht ein verdrängtes Unbewusstes in Erscheinung, sondern äußern sich Erfahrungen, die implizit erworben wurden, im emotional-prozeduralen Gedächtnis gespeichert sind und sich als unbewusste affektiv-kognitiv-motorische Gewohnheiten reinszenieren (Abb. 9.1, Kap. 9).

Affektmotorische Muster beinhalten Strategien, wie ein Mensch seine Kernaffekte und seine Emotionen im Verhältnis zu anderen Menschen reguliert. Sie werden nicht top-down abgerufen, sondern bottom-up aktiviert. Sie sind keine „Glaubenssätze", wie Handlungsregeln in der kognitiven Therapie öfter genannt werden, weil sie keine reinen Kognitionen sind und jede Symbolisierung nur nachträglich erfolgen kann. Sie sind auch keine unbewussten Fantasien, die die Psy-

choanalyse als handlungsleitend ansieht. Menschen, die in affektmotorischen Mustern gefangen sind, mögen handeln, **als ob** sie eine Fantasie haben, wie Dornes (1997, S. 320) schreibt, zum Beispiel, dass sie Angst haben, vergessen zu werden, wenn sie sich nicht wütend bemerkbar machen; aber dann leben sie die Angst, weil diese als emotionale Prozedur in ihrem Gedächtnis eingeschrieben ist. Die gelebte Angst kann sich aber gleichzeitig in einer Fantasie oder einem Glaubenssatz äußern. Daher sind affektmotorische Muster auch keine durch „kognitives Lernen" erworbenen Repräsentationen, wie in der Objektbeziehungstheorie Internalisierungen betrachtet werden (Kernberg 2006, S. 5ff). Denn sie sind ein prozeduraler Niederschlag wechselseitig erzeugter regulativer Muster (vgl. Lyons-Ruth 1998, S. 285). Sie sind auch nicht allein „interaktionelle Vorstellungsbilder" (von Arnim et al. 2022, S. 66), denn sie wurzeln tief in der frühen körperlichen Interaktionserfahrung. Wie Dornes (1997, S. 48) schreibt, ist eine Mutter kein Bild, das der Säugling im Geist katalogisieren und bei Bedarf hervorholen kann, sondern die Summe von Empfindungen, die ihre Anwesenheit auslöst. Die Erfahrungen mit ihr sind nicht nur „verinnerlichte Beziehungserfahrungen", wie es in der Bindungstheorie heißt (Strauß und Schwark 2007, S. 405). Sie sind präsent, indem sie gelebt werden. Affektmotorische Schemata zeigen sich im zwischenmenschlichen Verhalten oder in Körperstrategien, aber auch in Empfindungen, Gefühlen und Gedanken. Über das in den affektmotorischen Mustern enthaltene Wissen kann daher oft nur gesprochen werden, wenn es „in der Erfahrung aktiv auftaucht, sich zeigt und erlebt wird" (Wehowsky 2006a, S. 357). Darin liegt ein Sinn erlebenszentrierter Therapie.

► Affektmotorische Schemata sind gelebte Erfahrungen, die emotional-prozedural gespeichert sind und sich in der Beziehung eines Menschen zu sich selbst und zur Mit- und Umwelt als affektiv-kognitiv-motorische Gewohnheiten oder Lebensstile zeigen.

Fuchs und De Jaegher (2010) machen anhand der Interaktion eines Kindes mit einer Borderline-

Mutter deutlich, dass Schemata keine Repräsentationen und keine kognitiven Arbeitsmodelle sind, ohne selbst den Begriff der affektmotorischen Schemata zu benutzen. Sie kritisieren die Sicht der Mentalisierungstheorie (Abschn. 11.2), derzufolge das Kind seine Fähigkeit, sich den affektiven Zustand einer Borderline-Mutter vorzustellen, hemmen müsse, weil die Repräsentation ihrer aggressiven Affekte unerträglich sei:

> Die alternative Sicht besteht darin, dass der Hass der Mutter durch die Qualität und Dynamik der verkörperten Interaktion ausgedrückt wird, z. B. indem sie wiederholt die Annäherung des Kindes zurückweist oder seine Initiative übergeht. Das führt dazu, dass das Kind den Prozess der Interaktionssequenzen in sein implizites Gedächtnis übernimmt, nicht den Inhalt, z. B. als körperliche Spannung oder Widerstand, den das Kind gegen seine eigenen Impulse, sich der Mutter anzunähern, aufbaut. (Fuchs und De Jaegher 2010, S. 211)

Dazu muss das Kind keine Repräsentation des inneren Zustands der Mutter bilden. Es stellt vielmehr sein implizites Wissen in Form eines vermeidenden Bewältigungsstils dar (ebd.).

**Pathogene Schemata**

In der Therapie versuchen wir, diejenigen Schemata, die Leiden erzeugen, zu ändern und diejenigen, die ein zufriedenes Leben ermöglichen, zu stärken. Fehlentwicklungen beim Aufbau der affektmotorischen Schemata können die Grundlage für psychische Störungen bilden (Downing 1996, S. 149). Neurotische Schemata bringen Menschen dazu, die bekannten Muster der Vergangenheit anzuwenden (Hüther et al. 1999, S. 91), auch wenn die alten, das Erleben und Verhalten leitenden Erfahrungen den Erfordernissen der Gegenwart gegenüber inadäquat sind. Freud nannte das den Wiederholungszwang. Wenn Menschen aufgrund früher Prägungen an affektmotorischen Schemata festhalten, machen sie häufig dieselbe Erfahrung wieder und wieder. Sie nähern sich dann in immer gleicher Weise den Gegenständen ihrer Erfahrung an und organisieren diese innerhalb des bestehenden Musters (vgl. Greenberg und Van Balen 1998, S. 50).

Die Defizite, die Rudolf (2006) in seiner Theorie der sog. strukturellen Störungen benennt und die für ihn die Grundlage von Regulationsstörungen bilden, lassen sich als pathogene Schemata beschreiben. Nach dieser Theorie ist bei strukturell gestörten Patienten u. a. die Verbindung zwischen sich und dem anderen gestört – das entspricht den Verbindungsschemata – sowie die Fähigkeit, sich von anderen zu unterscheiden – das sind die Schemata der Differenzierung.

Pathogene Überzeugungen, die nach kognitiven Theorien wie der Control-Master-Theorie von Weiss psychischen Störungen zu Grunde liegen (Albani et al. 1999), sind in affektmotorischen Mustern sozusagen eingefleischt. Solche Überzeugungen lauten zum Beispiel:

- „Wenn ich Nähe zulasse, werde ich missbraucht".
- „Wenn ich mich binde, verliere ich mich selbst".
- „Wenn ich auf eine Frau/einen Mann zugehe, kann ich vor Angst nichts empfinden".
- „Wenn ich meine Wünsche ins Leben trage, werde ich klein gemacht".
- „Wenn ich mich unabhängig mache, verliere ich meinen Halt".

Diese Überzeugungen artikulieren Patienten nicht nur, sie leben sie auch in ihren Mustern. Zum Problem werden sie, wenn ein Mensch sich nicht anders als ihnen gemäß verhalten und die Welt nur ihnen gemäß erleben kann. Störungen sind repetitive Muster (Benecke und Krause 2004, S. 249). Problematisch ist also nicht, ein Muster zu haben, sondern dass einen das Muster hat.

**Therapeutisches Beispiel**

Meyer (2001) schildert einen Patienten, der sich auf sexuelle Annäherungsversuche von Frauen hin zurückzieht, sich aber gezwungen fühlt, eine Frau zu erobern, wenn sie ihn reizt. Das Spiel von Werbung und Ablehnung ging zurück auf ein kindliches affektmotorisches Muster. Er hatte eine ihm gegenüber initiierte Nähe als unangenehm zu empfinden gelernt. Wie von seiner Mutter, die immer an ihm herumnestelte, fühlte er sich von Menschen bedrängt, die auf ihn zugingen, während er sich gleichzeitig Nähe wünschte. Das Muster trat auch in der Beziehung zum Therapeuten auf. ◄

Therapeutische Arbeit ist eine Arbeit an solchen Mustern. Sie kann tiefer gehen, wenn wir uns nicht nur mit den kognitiven Überzeugungen befassen, sondern auch mit den Narrativen des Körpers:

> Selbstnarrationen scheinen einen Menschen nur zu bestimmen, wenn der Körper in einem bestimmten Daseinszustand ist… Ein bindendes Selbstnarrativ ist für den Körper nur so lange zerstörerisch, als es seine Kraft aus einer bestimmten emotionalen Haltung zieht, die in einem bestimmten physiologischen Körperzustand eingekörpert ist… Die wichtigen Geschichten unseres Lebens sind die, die von unseren Körpern aufgeführt werden. (Griffith und Griffith 1994, S. 132, 135)

In der Körperpsychotherapie versuchen wir, die hinderlichen Schemata zu erkunden, damit der Patient zu einer neuen emotionalen Haltung, einer neuen „verkörperten Selbstnarration" und einem befriedigenden inneren Zustand kommt (ebd., S. 198). Schmidt-Zimmermann und Marlock (2011a) schildern, wie sie bei einer depressiven Patientin affektmotorische Schemata von Kollabiertheit und Hilflosigkeit auf einer kognitiven Ebene und auf der Ebene der somatisch erkennbaren Muster erkunden, das „Geworden-Sein" dieser Muster verstehen und durch einen „Wiedergewinn an vitalen Gefühlsbewegungen" neue „selbsttragende und haltgebende Strukturanteile" erarbeiten (ebd., S. 103, 105).

Dysfunktionale affektmotorische Schemata ähneln dem, was in anderen Theorien als maladaptive Beziehungsmuster bezeichnet wird. Diese versteht man als Introjekte früherer Beziehungen zu geliebten Menschen, die in Therapien als hervorstechende Interaktionsmuster sichtbar werden (Tress et al. 1996). Sie zeigen sich in Inszenierungen, die aus dem emotional-prozeduralen Gedächtnis als „reproduzierende Handlung" entstehen (Wehowsky 2006a, S. 357).

Unter Psychotherapeuten werden Inszenierungen zuweilen als Widerstand angesehen. Das kann bei hysterischen Patienten der Fall sein, wie Freud sie in den Anfängen der Psychoanalyse behandelte. In einer Inszenierung muss aber nicht etwas verhindert werden. Oft setzt sich etwas „in Szene", weil es einfach da ist. Gerade Patienten mit Persönlichkeits- und Somatisierungsstörungen werden von „unbewältigten sensorischen Affekten" dazu getrieben, auf diese Weise ihr Leid zu zeigen. Vor allem präverbale Erfahrungen „drängen zu Wiederholungshandlungen, weil sie anders nicht erinnert werden können" (Dornes 1993, S. 192). Der Begriff Widerstand ist daher für sie vollkommen ungeeignet, weil in ihnen „implizite regulatorische Erinnerungen und Repräsentationen" aufscheinen, aus denen „ein Großteil unserer gelebten Vergangenheit und aktuellen Symptomatik" besteht (Stern 2005, S. 152).

In der Körperpsychotherapie werden maladaptive affektmotorische Schemata nicht nur anhand dessen studiert, was Patienten über ihre bedeutsamen Beziehungen erzählen, sondern auch anhand dessen, was sie in der Interaktion zeigen. Beides können wir sprachlich reflektieren, aber wir können die Muster auch in szenischer Arbeit körperlich-handelnd bewusst machen und allmählich verändern (Geuter 2019, S. 286ff). Da den Schemata affektmotorische Lernerfahrungen zugrunde liegen, verändern sie sich auch nur, wenn die neuen Erfahrungen ebenfalls affektmotorischer Natur sind.

---

**Therapiebeispiel**

Schmidt-Zimmermann (2010) berichtet von einer Patientin, die von ihrer Ohnmacht gegenüber ihrem Chef spricht und sich dabei an ihren zwei Jahre älteren Bruder erinnert, der sie als Kind körperlich und verbal heftig attackierte. Sie zeigt in der Sitzung ein defensives affektmotorisches Schema: mit gesenktem Kopf dastehen und blind und hilflos umherfuchteln, um den Bruder von sich fernzuhalten. Mit dieser Körperhaltung verbunden ist die Überzeugung, sie sei klein und unterlegen und könne sich nicht wehren. Schmidt-Zimmermann lässt die Patientin ihr Verhältnis zum Bruder körperlich erzählen. Die Patientin zeigt, wie sie Kontakt aufnimmt, eine Haltung der Obacht entwickelt und sich wegdreht. Schließlich kommt sie in eine Haltung des „Tu mir nichts" und „Ich will nur noch weg", die mit einem Energieverlust verbunden ist. In dieser Haltung lässt Schmidt-Zimmermann die Patientin eine Weile stehen, damit sie spürt, was geschieht. Nach einer gewissen Zeit entwickelt sich aus dem Körper heraus ein Impuls, sich gegen den Bruder zu wehren, der mit den Sätzen „Lass mich" und „Weg mit dir" verbunden ist. Es kommt zu einer spontanen Reorganisation, bei der aus der „affektmotorischen Intelligenz" heraus das alte Schema umgewandelt wird in eine neue Möglichkeit, sich gegenüber dem Bruder zu positionieren. ◄

Die Sequenz wird dem gerecht, was Worm (2007, S. 218) als therapeutisches Ziel so formuliert: „die fixierten Muster zu verstehen, in Verbindung mit ihrer Geschichte und aktuellen Funktion der Beziehungsregulierung". Die Erinnerung daran, wie die Patientin die Beziehung zum Bruder erlebt hat, steigt aus ihrem emotional-prozeduralen Gedächtnis auf. Sensomotorisch entfaltet sich eine frühe Szene aus ihrer Vergangenheit, in der sich affektmotorisch eine Erfahrung verdichtet, die heute ihr Erleben und Verhalten in Beziehungen prägt. Indem die Patientin körperlich das affektmotorische Muster intensiv erlebt und erzählt, wird ihre Bewusstheit ihrer selbst gesteigert. Doch tritt zu dem von Worm angesprochenen Verstehen etwas hinzu: Der Körper findet von innen eine Veränderung und es regt sich ein neuer lokomotorischer Impuls im Verhältnis zum Bruder, der mit der Emotion des Ärgers verbunden ist. Das Beispiel zeigt, wie man in der Auseinandersetzung mit einem Schema das körperpsychotherapeutische Prinzip „Reorganisieren und Transformieren" umsetzen kann (Geuter 2019, S. 342ff).

Werden affektmotorische Schemata bewusst erlebt und Alternativen gespürt, erweitern sich die bewussten und unbewussten Wahlmöglichkeiten eines Menschen. Das ist ein Prinzip der körperpsychotherapeutischen Arbeit: die Vielfalt möglichen Erlebens und Verhaltens auf grundlegende Muster zurückzuführen, diese Muster bewusst zu machen, zu verändern und zu einer größeren Lebendigkeit der Wahl zu finden.

**Therapiebeispiel**

Frank (2005, S. 121ff) schildert eine Stunde mit einer Patientin, die sie nach dem Tod ihrer erwachsenen Tochter aufsuchte. Da die Patientin sehr strukturiert ist, kann die Therapeutin Vorschläge zur Veränderung eines Musters einbringen, die die Patientin aufgreift und handelnd ausprobiert. In der Stunde sitzt sie bewegungslos und flach atmend da und erzählt von einem Traum mit einem roten Koffer. Die Therapeutin bittet sie, den Koffer zu öffnen, um zu sehen, was in ihm ist. Sie sehe ein rotes Futter vor sich, könne es aber nicht berühren, sagt die Patientin und reibt dabei ihre Fingerkuppen am Daumen. Die Therapeutin lädt sie ein, ihre volle Aufmerksamkeit auf diese spontane Bewegung zu richten. Während sie das tut, beginnt ihr Kopf leicht zu kreisen, und sie schürzt und entspannt die Lippen im Wechsel. Die Therapeutin macht sie auch auf diese spontanen Körpersignale aufmerksam. Anschließend kontrahiert und weitet die Patientin ihre Füße im rhythmischen Wechsel, dann entsteht eine ähnliche pulsatorische Bewegung in Rumpf und Becken. Währenddessen sagt die Patientin erneut und mehr und mehr angespannt, sie könne den Futterstoff nicht berühren. Als sie dabei nach Luft ringt, hat die Therapeutin den Impuls, ihr einen physischen Halt zu geben, und setzt sich, nach Klärung mit der Patientin, so hin, dass sie deren Füße zwischen ihre Füße nimmt. Diese Berührung führt zu einem Aufschrei „Bitte verlasse mich nicht!" Die Patientin weint und beruhigt sich, als die Therapeutin signalisiert, sie sei da und verlasse sie nicht. Daraufhin legt sich die Patientin ihr in die Arme und erzählt, ihr Leben lang so nach Luft gerungen zu haben, schon als kleines Mädchen, als sie Panikattacken hatte.

Damals hatte ihre Mutter zweimal mehrere Monate im Krankenhaus gelegen. Sie hatte Angst gehabt, verlassen zu werden. Über das Traumbild, das Futter nicht berühren zu können, das die Patientin tief bewegte, ohne dass seine Bedeutung klar wurde, waren aus dem

Körper affektmotorische Erinnerungen an das frühe Gefühl der Verlassenheit aufgestiegen, das durch den Tod der Tochter aktualisiert worden war. Indem die Therapeutin den spontanen Bewegungen des Körpers und ihrer Intuition, der Patientin Halt zu geben, folgte, entstand aus dem Muster der Angst, verlassen zu werden und regungslos zu bleiben, etwas Neues. Im Kontakt konnte die Patientin eine neue Erfahrung machen, um sich dann sagen zu können, dass **sie selbst** sich nicht mehr verlassen wird. ◄

Zu diesem Fall passt die Bemerkung von Staunton (2002a, S. 4), dass Grundüberzeugungen verkörpert sind und unser Leben – selbst wenn wir um sie wissen – so lange bestimmen, bis wir unmittelbar in unserem Körper die Schmerzen zu erleben beginnen, die in diesen Grundüberzeugungen gehalten sind. Nicht immer müssen und können wir die Lebenserfahrungen ergründen, die – wie in diesem Fall – einem affektmotorischen Schema zugrunde liegen, und so die Geschichte seiner Entstehung verstehen. Aber indem wir ein Schema im Hier und Jetzt des aktuellen Erlebens und Verhaltens aktivieren, können wir es ins Bewusstsein treten lassen und durch eine neue Erfahrung einen Anstoß dazu geben, dass ein neues Schema an seine Stelle oder an seine Seite tritt.

# Abwehr und Bewältigung – Körperliche Formen der Verarbeitung von Erfahrung

## Inhaltsverzeichnis

▶ Dieses Kapitel befasst sich damit, wie schwierige Lebenserfahrungen auf einer körperlichen Ebene verarbeitet und Formen dieser Verarbeitung chronifiziert werden können. Im ersten Teil stelle ich die Beteiligung des Körpers an der Abwehr und die spezifischen Formen körperlicher Abwehr vor. Im zweiten Teil beschreibe ich prototypische Muster zur Verarbeitung von Erfahrung, die aus Formen der Abwehr und Bewältigung von Konflikten und Defiziten in der kindlichen Entwicklung entstehen und die in der psychodynamischen Tradition der Körperpsychotherapie als Charakterstrukturen bezeichnet werden.

Die Abwehrtheorie ist ein Kernstück der psychodynamischen Theorie. Abwehrmechanismen dienen dazu, konflikthafte Vorstellungen, Wünsche, Gefühle oder Impulse nicht zu erleben und die mit ihnen verbundenen Spannungen zu bewältigen. In der Psychoanalyse, die die Abwehr anfangs triebtheoretisch als eine Abwehr libidinöser Wünsche und Fantasien verstand, werden Verdrängung, Verleugnung, Identifikation, Ratio-

nalisierung, Spaltung oder Projektion weitgehend als kognitive Operationen gegen Vorstellungen und Affekte beschrieben, andere Abwehrmechanismen wie Reaktionsbildung auf der Ebene des Handelns (Geuter und Schrauth 2001, S. 7). Der Körper kam lange Zeit nur als Symptomträger von Abwehrprozessen in Betracht. So bleiben nach der Theorie der Hysterie von Breuer und Freud (1895) nicht abgeführte Affekte in der Motorik stecken.

In der reichianischen Theorietradition hingegen ist die Vorstellung zentral, dass der Körper an den Abwehrprozessen selbst beteiligt ist. Werden emotionale Reaktionen unterdrückt, lässt sich das vielfach motorisch beobachten. Zudem wird die Abwehr körperlich aufrechterhalten. Sie persistiert in körperlichen Spannungen und Strategien. Sie hilft dem Patienten, sein Leben so zu leben, wie er es lebt, und hindert ihn, es so zu leben, wie er es möchte. Im unbewussten körperlichen Ausdruck wird sie oft mitgeteilt. Beispielsweise lässt sich projektive Identifizierung, ein Abwehrmechanismus, bei dem Patienten unbewusst für sie nicht akzeptable Selbstanteile in

© Springer-Verlag GmbH Deutschland, ein Teil von Springer Nature 2023
U. Geuter, *Körperpsychotherapie*, Psychotherapie: Praxis,
https://doi.org/10.1007/978-3-662-66153-6_13

andere auslagern, um dann über deren Reaktionen auf diese zu treffen (Kap. 15), nicht erklären, ohne auf eine Theorie der körpersprachlichen Affektkommunikation zurückzugreifen (vgl. K. König 2004, S. 34).

Auch in der Klientenzentrierten Psychotherapie von Rogers hat der Begriff der Abwehr eine zentrale Bedeutung. Abwehr dient nach Rogers dazu, das Gewahrwerden bedrohlicher Reize zu verhindern. Mithilfe einer „Abwehrhaltung" werden wesentliche Anteile des Organismus aus dem Selbstkonzept ausgeschlossen (Pfeiffer 1987). Rogers (2016, S. 62) beschreibt die Abwehr aber rein kognitiv als einen Prozess „der selektiven *Wahrnehmung* oder der *Entstellung* von *Erfahrung* und/oder der *Verleugnung* von *Erfahrung*". Die achtsamkeitsbasierte Verhaltenstherapie kennt das der Abwehrtheorie ähnelnde Konzept des *experiential avoidance*. Darunter wird eine verbal vermittelte Tendenz verstanden, seelische Erfahrungen zu vermeiden, um unangenehme Gefühle zu mindern (Boulanger et al. 2010, S. 107). Über Selbstaussagen erfasst man dabei, was einer Person bewusst ist. Selbst in der kognitiven Psychologie wird das Konzept der Abwehrmechanismen diskutiert und ein Vorgang wie die Verdrängung als unbewusster mentaler Vorgang bezeichnet. Er wird aber in Skalen erhoben, die nur bewusste Vorgänge erfassen (Cramer 2000). Die psychodynamische Abwehrtheorie geht indes davon aus, dass ein dynamisches Unbewusstes die Abwehr erzeugt (Kap. 9).

So unterschiedlich wie diese Vorstellungen sind, ist eine allgemeine Theorie der Abwehr nicht an ein bestimmtes psychotherapeutisches Paradigma gebunden. Im Rahmen einer Theorie der Erfahrung können wir Abwehrmechanismen als Mittel und Strategien zur Vermeidung von Vorstellungen, Gefühlen oder Handlungsimpulsen verstehen. Sie schützen vor Erfahrungen im Angesicht eines Inkongruenzerlebens.

Historischer Ausgangspunkt einer körperbezogenen Abwehrtheorie ist Reichs Analyse des Widerstands. In einer frühen Debatte über die psychoanalytische Technik vertrat Reich den Standpunkt, das Verdrängte durch eine Analyse der Abwehr und nicht durch Triebdeutungen zu lockern (Reich 1933, S. 402, 410; Abschn. 3.1.1). Vorrangig wollte er die Funktion der Mittel und

Wege analysieren, mit denen ein Patient Wünsche zurückhält, und nicht die verdrängten Wünsche selbst. Das wurde in der Psychoanalyse später ein Grundprinzip der Widerstandsanalyse. Da jeder Widerstand eine spezifische Form habe und „von der Gesamtpersönlichkeit seinen spezifischen Charakter" erhalte, setzte Reich (1925, S. 247) an die Stelle der Symptomanalyse die Charakteranalyse.

> Zuweilen werden die Begriffe **Widerstand** und **Abwehr** nicht klar unterschieden. Unter Widerstand versteht man ein Sich-Sperren im therapeutischen Prozess gegen etwas, das auftauchen könnte, unter Abwehr unbewusste Vorgänge zur Regulation unangenehmer, unerwünschter oder nicht aushaltbarer Affekte, Impulse oder Vorstellungen.

Reich verstand den Charakter als eine Struktur, die sich aus Mustern der Abwehr formt. In geronnenen Strukturen, die man auch als Muster der Affektregulation in Beziehungen bezeichnen kann (Clauer 2011, S. 154), manifestieren sich bedeutsame Grundkonflikte zwischen Wunsch und Wirklichkeit. Reich (1942, S. 266) unterschied zwischen der Herkunft dieser Muster in der Lebensgeschichte und ihrer aktuellen Form und dynamischen Funktion im Denken, im Fühlen und im Körper, zwischen einer historischen und einer aktuellen dynamischen Erklärung. Er suchte nach einem Mechanismus, mit dessen Hilfe ein traumatisches oder konflikthaftes Erleben in Form einer „krankhaften Reaktion" chronisch aufrechterhalten wird (ebd., S. 268). Diesen Mechanismus meinte er in der Inkorporierung der Abwehr gefunden haben. Vieles spricht für diese Annahme.

**Abwehrverhalten**

Abwehr entwickelt sich aus zunächst körperlichen Schutzmechanismen, die durch Lernen verändert, verstärkt oder chronifiziert werden. Kleine Kinder sind zu einer kognitiven Abwehr von Vorstellungen noch nicht in der Lage. Wie das Eingangsbeispiel des Frühchens in Kap. 12

zeigt, besteht bei Säuglingen die Abwehr in sensomotorischen Abwehrmaßnahmen (Dornes 1997, S. 49). Säuglinge reagieren auf Beziehungsabbrüche mit einer Kontraktion des gesamten Organismus und somit einer Erstarrung (Harms 2008, S. 56), wie die Babys in den Still-face-Experimenten (Abschn. 11.3). Schore (2007, S. 275) vermutet, dass aufgrund der früheren Entwicklung der rechten Hemisphäre die Dissoziation als Abwehr traumatischer Affekte der Verdrängung als einer wahrscheinlich eher linkshemisphärischen Aktivität vorausgehe. Aufgrund ihrer motorischen Fähigkeiten können Kinder unwillkürlich affektive Erregungen und Impulse unterdrücken (vgl. Dornes 1997, S. 296ff). Diese Unterdrückung ist eine Abwehr unter Einsatz des Körpers. Wir können hier von einem Schutz- und Abwehr**verhalten** in Reaktion auf Angst, Übergriffigkeit oder Ablehnung sprechen (Miller et al. 2002, S. 428f). Ein solches Verhalten ist eine Maßnahme der tätigen Anpassung an widrige Bedingungen. Eine gelungene Abwehr ist daher eine Leistung, die in einer Psychotherapie anerkannt werden muss (Rosenberg et al. 1996, S. 121):

> Unsere Verteidigungsmuster sind wie erschreckte kleine Kinder. Sie brauchen viel Sicherheit, Liebe und Aufmerksamkeit. Sie wollen erzählen, wovor sie Angst haben, und lernen, wie man mit den Ängsten erwachsen umgeht. (S. Johnson 1993, S. 101)

Reich hatte die Abwehr wie eine Krankheit beseitigen wollen. Ich verstehe sie eher wie Fenichel (Abschn. 3.1) in Analogie zum Immunsystem als einen Versuch, sich vor Schädlichem zu bewahren (Heller 2012, S. 489). In dieser Tradition betrachtet auch die Gestalttherapie die mit der Abwehr einhergehenden Muskelspannungen als eine Ich-Funktion (Kepner 2005, S. 293). Für die Humanistische Psychologie stellt Maslow fest: „Abwehr kann so weise sein wie Wagemut" (1973, S. 66). Sie ist ein Mechanismus des Selbstschutzes.

Mit seiner Unterscheidung von biographischer Genese und aktueller Dynamik hatte Reich die Aufmerksamkeit darauf gelenkt, **wie** und nicht was Kinder verdrängen (Totton 2002, S. 11). Kinder verhindern körperlich kernaffektive Erregung und Lust, indem sie sich versteifen.

Bei traumatischen Erfahrungen lagern sie Angst und Schmerz in den Körper aus. Durch Muskelversteifung und Atemreduktion kann emotionale Erregung oder ein in den Ausdruck drängender Impuls zurückgenommen werden (Petzold 2003, S. 653): die Zähne aufeinanderbeißen, um nicht zu schreien, stocksteif da stehen, um nicht zu wüten, den Atem anhalten und den Mund zupressen, um nicht zu weinen oder zu lachen:

> Wenn Äußerungen von Wut, Traurigkeit, Ekel, Liebe, Verlangen oder Furcht regelmäßig mit Bestrafung, Kritik oder Zurückweisung beantwortet werden, dann lernt man, den körperlichen Ausdruck dieser Gefühle zu stoppen, indem man die Bewegungen hemmt, die sie auslösen. (Kepner 2005, S. 213)

Auch die Ersetzung eines Affektes durch einen anderen (Greenberg und Safran 1989), zum Beispiel einer Scham durch Stolz oder einer Trauer durch Wut, „ist körperliche Arbeit und chronische Anspannung ist die Folge davon" (Krause 1998, S. 246). Bei der „Affektsperre" (Reich 1933, S. 250, 264ff) werden die Vorstellungen von den Affekten abgespalten und der Patient wirkt körperlich gehalten, unzugänglich und von allem unberührt. Manche Abwehrmechanismen wie Projektion, Verleugnung oder Verneinung sind eher kognitiver Natur. Aber schon die Intellektualisierung ist oft verbunden mit einer körperlichen Sperre gegen das Fühlen. Bei der Wendung gegen das Selbst – in der Gestalttherapie als „Retroflektion " bezeichnet (Perls et al. 2007 S. 220) – werden affektmotorische Impulse gegen andere auf die eigene Person umgeleitet. Bei der Spaltung, bei der das Selbst oder die Objekte als „nur gut" oder „nur böse" wahrgenommen werden, findet man Körperliches, wenn der gute und der böse Selbstanteil bestimmten Körperteilen oder körperlichen Handlungen zugeordnet werden.

Affekte können auch so weit in den Körper verschoben werden, dass sie nur noch in Form körperlicher Sensationen oder Reaktionen aufscheinen. Nach einem Ausdruck von Hanna (2004) tritt eine „sensomotorische Amnesie" ein, wenn selbst die Anspannung nicht mehr gespürt wird. In der fremden Situation der Bindungsforschung haben unsicher-vermeidend gebundene

Kinder (Abschn. 11.6), die nach außen eher unbeteiligt wirken, von allen Kindern die höchsten Werte des Stresshormons Cortisol (Spangler et al. 2002). Vermutlich haben sie gelernt, ihre Gefühlsreaktionen zu unterdrücken.

▶ Die Abwehr von Erfahrungen und Affekten ist ein ganzheitlicher Vorgang, an dem der Körper beteiligt ist. In muskulären und vegetativen Veränderungen wird die Abwehr körperlich aufrechterhalten.

Abwehrvorgänge umspannen Kognitionen, Affekte sowie motorische und vegetative Veränderungen. Bei einer Verdrängung beispielsweise wird die Wahrnehmung der emotionalen Bedeutung eines Körperzustands verhindert. Dann wird eine Angst nicht erlebt, obwohl sie sich in körperlichen Zeichen kundtut. Das kann man als repressiven Bewältigungsstil bezeichnen (Weinberger und Davidson 1994). Wer sich auf diese Weise gegen Gefühlswahrnehmungen versperrt, verneint eher als andere, dass eine Erhöhung seines Pulses mit Emotionen zusammenhängt (ebd.). Hemmung oder Unterdrückung negativer Gefühle kann zwar kurzfristig Erleichterung verschaffen, lässt aber langfristig die sympathische Aktivierung des kardiovaskulären Systems ansteigen (Salovey et al. 2000). Dann äußert sie sich vegetativ. Experimentell wurde gezeigt, dass aber auch kurzfristig die Unterdrückung von Emotionen stärkere kardiovaskuläre Reaktionen nach sich zieht (Levenson 2003, S. 362).

Vor einem Umkehrschluss aber müssen wir uns hüten. Wenn die Abwehr mit Muskelspannungen oder einer Aktivierung des Sympathikus verbunden ist, heißt dies nicht, dass jede Spannung oder jede Sympathikotonie Ausdruck einer Abwehr ist. Beides kann auch eine adäquate Reaktion auf ein Lebensereignis sein. Schlägt einem beispielsweise eine schockierende Nachricht auf den Magen, kann der Magenschmerz nach dem Konzept der Headschen Zonen auf ein Hautareal in Höhe des sechsten bis neunten Brustwirbels projiziert werden, weil dort afferente Nerven der Organe und der Haut zusammenlaufen (Duus 1983, S. 299f). Auch sind die Faszien der Organe mit Faszien im Thorax und im Schulter-Nacken-Bereich verbunden (U. Fischer 2011). Daher kann etwas, das einem „auf den Magen schlägt", Schmerzen auf der Haut oder Schulterverspannungen auslösen. Wir müssen daher Spannungen erkunden, um zu wissen, worauf sie verweisen.

---

**Therapiebeispiel**

Am Anfang von Kap. 6 habe ich eine Therapiestunde mit einer Patientin dargestellt, in der wir uns mit der Bedeutung einer Bewegung ihres Kiefers beschäftigten. Sie zieht vielfach den Kiefer zurück. Wenn sie einen Satz gesprochen hat, kann sie nicht entspannt die Lippen aufeinander ruhen lassen und den Unterkiefer lösen. Die Kieferspannung verstärkt sich, wenn sie unter Spannung gerät. Zum Hintergrund der Spannungen gehört, dass ein Kieferorthopäde Zeit ihrer Kindheit und Jugend versuchte, mit Spangen, einer Kopf-Kiefer-Klappe und einer von ihm patentierten Vorrichtung zum Einsetzen künstlicher, langer Zähne in die Spange ihren Unterkiefer zunächst nach hinten und später wieder nach vorne zu bringen. Dadurch verfestigte sich eine von dem Arzt erwünschte Haltung.

In der hier berichteten Stunde kann sie die Spannung anfangs nicht spüren. Nachdem sie aber ihre Aufmerksamkeit darauf gerichtet und die Spannung erkundet hat, hat sie das Aha-Erlebnis, dass der Unterkiefer in einem entspannten Zustand einfach nach vorne rutschen kann, ohne dass sie ihn schieben muss. Dahin kommt sie durch sorgsames Beobachten dessen, wie sie den Kiefer hält und bewegt, d. h. indem sie den Kiefer wahrnimmt und mit kleinen Veränderungen experimentiert. Als sie eine entspannte Haltung findet, lösen sich auch Spannungen im oberen Brustbereich, die ihre Atmung einschränken und mit der wir uns in den Stunden davor befasst hatten. In Kap. 6 habe ich gezeigt, dass ihre Spannung Ausdruck einer Regulation von Angst ist, aber sie ist auch Ausdruck einer körperlichen Erfahrung. ◄

# 13.1 Körperabwehr

Downing (1996, S. 191) hat den Begriff der Körperabwehr für Abwehrprozesse vorgeschlagen, bei denen der physische Körper selbst oder die Wahrnehmung des Körpers eingesetzt wird, um sich vor etwas zu schützen, das man nicht wahrhaben, fühlen oder tun will. Körperabwehr wird vor allem dann benutzt, wenn nicht Vorstellungen, sondern ungewollte Affekte verhindert werden: „schmerzhafte Erinnerungen, verbotene Wünsche, bedrohliche Formen des Kontakts mit anderen Menschen und ungewollte Formen körperlicher Erregung und Aktivierung", die vielleicht zugleich „gewollt und erwünscht" sind – was dann Konflikte erzeugt (ebd., S. 207f). Die Körperabwehr ist zwar mit Abwehrmechanismen wie Verdrängung, Hemmung, Reaktionsbildung, Ungeschehenmachen, Affektisolierung oder Wendung gegen das eigene Selbst verbunden, aber bei ihr sorgt in erster Linie der Körper für die Kontrolle des Unerwünschten und die dadurch mögliche Anpassung an die Realität.

► Von Körperabwehr sprechen wir, wenn der Körper im Zentrum eines wahrnehmbaren Abwehrverhaltens steht und nicht Kognitionen.

Downing beschreibt zehn **Mechanismen der Körperabwehr**, von denen sich manche auf aktuelles Abwehrverhalten beziehen, andere auf chronisches, wieder andere auf beides. Ihnen werde ich einen elften hinzufügen.

1. Als die vielleicht „wirkungsvollste Form der Körperabwehr" bezeichnet Downing (1996, S. 197) die **Atemreduktion**. Da wir bei starken Emotionen meist stärker atmen, kann man über den Atem Gefühle unterdrücken (Boadella 1991a). Über die Einschränkung des Atems lässt sich affektive Erregung begrenzen. Reich (1942, S. 226) schreibt, seine Patienten hätten „ausnahmslos" berichtet, als Kinder durch Übungen mit dem Atem wie der „Bauchpresse" „Hass-, Angst- und Liebesregungen" unterdrückt zu haben.

Tiefe und Durchlässigkeit des seelischen Erlebens werden reduziert, wenn der Atem flach gehalten und sein Volumen begrenzt wird. Physiologisch drosselt ein reduzierter Atem die Sauerstoffzufuhr und dadurch den Stoffwechsel. Ist der flache Atem mit Luftschlucken, einer Erstarrung der Brustmuskulatur oder einer Erstarrung in Hals, Nacken und Becken verbunden, kann das die Lebendigkeit ersticken (Heisterkamp 2002, S. 120f).

Als körperliches Mittel der Gefühlsregulation ist der Atem vor allem deswegen so geeignet, weil er sowohl autonom als auch willkürlich innerviert wird (Mehling 2010, S. 162; Abschn. 6.2). Während er grundsätzlich autonom kommt und geht, können wir zugleich willentlich und bewusst auf ihn einwirken, ihn anhalten, vertiefen oder verflachen. Bei der Körperabwehr jedoch wird der Atem meist **unbewusst mithilfe der Willkürmuskulatur** verändert, um Emotionen und Vorstellungen zu regulieren.

Das kann auf verschiedene Weise erfolgen. Die Einatmung festzuhalten ist vielleicht „das wichtigste Werkzeug der Unterdrückung von Emotionen *jeder* Art" (Reich 1989, S. 493). Im Schreck erstarrt der Atem im Einatmen, was das Ausatmen erschwert. Es gibt aber auch eine parasympathische Erstarrung nach dem Ausatmen, bei der das Einatmen gehemmt ist (Abschn. 6.2). Gestört sein können auch Flexibilität und Fluss der Atmung, die Verteilung zwischen Brust- und Bauchatmung oder der Übergang von der Aus- zur Einatmung (Downing 1996, S. 197). Bei der paradoxen Atmung wird im Einatmen unter starkem Muskeleinsatz das Zwerchfell nach oben gehoben (Fischer und Kemmann-Huber 1999, S. 47).

Die Beachtung dieser verschiedenen Aspekte des Atems ist für die körperpsychotherapeutische Behandlungstechnik zentral. Kleine Momente, in denen Patienten in der Therapiestunde den Atemfluss unterbrechen, können als Mikropraktiken des Widerstandes oder als Zeichen andrängender Gedanken und Gefühle prozessual genutzt werden.

2. Als **Gegenmobilisierung** bezeichnet Downing eine Form der Körperabwehr, bei der eine Bewegung gegen eine andere, ihr vorausgegangene eingesetzt und diese damit unterdrückt wird. Ein Kind streckt zum Beispiel die Arme nach der Mutter aus und zieht sie sogleich zurück, weil es weiß, dass es die Zuwendung der Mutter nicht bekommt. Was beim Kind sichtbare affektmotorische Arbeit ist, kann beim Erwachsenen in subtiler Form erfolgen. Im Gesichts-EMG lassen sich beispielsweise Veränderungen der Innervation der Gesichtsmuskulatur aufzeigen, die bestimmten Gefühlen entsprechen, auch ohne dass es zu Kontraktionen kommt, z. B. beim Pokerface (Pinel 1997, S. 465). In massiver Form erfolgt Gegenmobilisierung, wenn ein Psychotiker beim Einsetzen eines Schubs im ganzen Körper kataton wird (Downing 1996, S. 194). Gegenmobilisierung ist eine aktuell und in der Therapie auch prozessual zu beobachtende Form der Körperabwehr.

In der Gegenmobilisierung wird die ursprüngliche Regung nach einem Begriff von Fenichel (1927) von der „Motilität" abgehalten und dadurch verdrängt. Es wird aber nicht – wie nach dem klassischen Verdrängungsbegriff – eine Vorstellung in ihrer Entstehung verdrängt. Vielmehr wird ein Handlungsimpuls zurückgehalten. Das wird auch als **Impulsunterdrückung** bezeichnet. Hat eine Vorstellung die Handlung gebahnt und wird diese dann unterbrochen, wird aber die auslösende Vorstellung mit verdrängt. Mithilfe der Gegenmobilisierung wird auch die mit dem Handlungsimpuls verbundene Erregung einer Emotion verhindert (Abschn. 10.5). Ein typisches Beispiel ist die Unterdrückung eines bereits aufgekommenen Ärgers. Auch bei der Retroflektion kommt es zu einem Anspannen der Muskeln gegen den Impuls (Perls et al. 2007, S. 221).

3. Während in der Gegenmobilisierung Muskulatur aktiviert wird, wird bei der **Deaktivierung** die Muskulatur in einen Hypotonus versetzt. Das führt zu einem Gefühl reduzierter Lebendigkeit und lässt Handeln vermeiden. Die parasympathische Deaktivierung kann sich auch auf andere Körpersysteme als die Muskulatur beziehen. Zum Beispiel verkleinert sich bei Angst und Trauer der messbare Körperumfang aufgrund von Veränderungen im Bindegewebe (Krause 1996). Eine körperliche Deaktivierung ist ein Mechanismus der Vermeidung sowohl der kernaffektiven Erregung als auch von Emotionen. Menschen mindern auf diesem Weg den Ausschlag ihrer Gefühle. Sie verfallen in einen neutralen Fluss der Bewegung, in dem es keine Variation der Spannung gibt (Bender 2007, S. 27).

4. Die **Muskelversteifung**, von Downing (1996, S. 195) als chronisches Festhalten beschrieben, ist zunächst einmal ein akuter Mechanismus der Abwehr, der dazu dient, unangenehme Gedanken und Gefühle aus dem Bewusstsein fernzuhalten. Zu diesem Zweck wird die Muskulatur kontrahiert. Reich (1987, S. 226) meinte, dass diese körperliche Verkrampfung „das wesentlichste Stück am Verdrängungsvorgang" sei. Zum Beispiel wird die Brust hart gemacht, um eine emotionale Berührung abzuwehren, oder es werden die Schultern und der Nacken versteift, um eine Wut im Zaum zu halten. Wird eine solche Form der Körperabwehr chronisch, kann es zur chronischen Muskelversteifung kommen.

---

**Schreckreflex**

Als Schreckreflex bezeichnet man eine unwillkürliche Kontraktion der Skelettmuskulatur, vor allem der Beuger, die als Reaktion auf einen heftigen und überraschenden Reiz erfolgt, verbunden mit einem plötzlichen Anhalten des Atems. Dabei bewegen sich Rumpf und Knie aufeinander zu, die Schultern sind nach vorne gedreht, die Oberarme ausgestellt, die Unterarme herangezogen, der Kopf wird zwischen die Schultern Richtung Brustbein gezogen (Sheets-Johnstone 2019, S. 93). Schnell und verlässlich äußert sich ein Schreck im Lidreflex (Lang 1995, S. 379). Das Schließen der Augenlider verdeutlicht, dass hier ein „Schutzmechanismus" aktiviert wird (Boyesen 1987, S. 27). Der Organismus macht sich weniger angreifbar, indem er weiche Teile wie Augen und innere Organe schützt. Es handelt sich bei diesem Reaktionsmuster daher nicht um einen Abwehrvorgang. Vielmehr ist der Schreckreflex ein Hirnstammreflex, der über die Amygdala moduliert wird (Barnow 2012, S. 115). Der auslösende Reiz kann zum Beispiel ein Knall oder eine plötzliche Bewegung eines anderen Menschen auf jemanden zu sein.

Kleine Kinder kontrahieren beim Moro-Reflex Arme und Beine in Richtung Rumpf (Abschn. 11.1). In der Feldenkrais-Methode wird dieses Bewegungsmuster als die neuromuskuläre Reaktion des Stopp-Reflexes bezeichnet, bei dem der obere Teil des Brustkorbs nach vorne und unten, das Schambein vor- und aufwärts gezogen wird (Czetczok 2010, S. 150). Nach einer experimentellen Untersuchung von Hillman et al. (2005) zeigt sich der Schreckreflex motorisch nur in dieser Sagittalebene. Der Schreckreflex bringt auch vegetative Reaktionen wie eine Erhöhung des Blutdrucks mit sich. Er entspricht der Alarmreaktion in der Tierwelt, bei der es zu einer Immobilisierung in einer Bereitschaftsspannung kommt (Abschn. 7.1).

Experimentell konnte nachgewiesen werden, dass das Ausmaß dieser Reaktion davon abhängt, ob Personen ein erschreckendes Geräusch in einer angenehmen oder einer unangenehmen Situation hören (Bradley et al. 1993), das heißt von ihrem kernaffektiven Zustand. Auch bestimmt der Kontext die Reaktion, z. B. ob ich einen Schuss auf dem Schießplatz oder nachts in einer dunklen Straße höre. Häufige, wiederholte, auch kleinere Schreckerlebnisse können zu chronifizierten **Schreckreflexmustern** führen (Schrauth 2001, S. 29).

Die Verkürzung der Beuger wirkt dann auf das gesamte Skelettsystem ein und führt zu Veränderungen der Körperhaltung. Mit der angstbedingten Kontraktion der Beuger geraten auch die Antagonisten unter Spannung, da sie die Spannung der Beuger kompensieren müssen (Czetczok 2010, S. 149).

Die **chronische Hypertonie** der versteiften Muskulatur ist neben der Atemreduktion wohl die am häufigsten beschriebene Form der chronischen Körperabwehr. Sie tritt in Form chronifizierter Muster muskulärer Kontraktion in Erscheinung, die Reich als Muskelpanzer bezeichnete und die charakteristische Körperhaltungen als die körperliche Seite charakterlicher Haltungen erzeugen. Ein Muskelpanzer ist eine Art eingefrorene „Zurückhaltung" (Reich 1989, S. 479; Abschn. 13.2). Wird zum Beispiel der Ausdruck des Verlangens in den Armen chronisch zurückgehalten, kann das eine Versteifung der Schulter-Nacken-Muskulatur bewirken. Diese kann aber auch versteift sein, weil man aggressive Impulse zurückhält. In Spannungen der Beckenmuskulatur können aggressive wie sexuelle Impulse gebunden sein. Es gibt also keine eindeutige Zuordnung zwischen chronischen muskulären Spannungen und ihrer affektmotorischen Bedeutung. Allerdings verweist die psychomotorische Funktion der jeweils verspannten Muskeln auf die mögliche Bedeutung einer Spannung (vgl. die Aufstellung zu Muskulatur, Ausdruck und psychomotorischer Funktion von Röhricht 2000, S. 194ff).

Dauerkontraktionen der Muskulatur verweisen aber nicht nur auf Abwehrvorgänge. Sie können selbst zur wesentlichen Symptomatik werden, wenn aus ihnen chronische Schmerzen entstehen (Pohl 2010). Dann schlägt sich die Störung in den Muskeln oder im Bindegewebe selbst nieder und muss auch von dort ausgehend behandelt werden. Depressive Menschen zum Beispiel zeigen eine größere Steifigkeit im Schulter-Nacken-

Bereich, die durch eine Massage auf der Ebene der Faszien gelockert werden kann (Michalak et al. 2022a).

5. Wie die Mobilisierung der Muskulatur zu einer chronischen Versteifung, so kann die Deaktivierung zu einer **chronischen Hypotonie** führen (Downing 1996, S. 196f), die Lillemor Johnson als eine resignative Reaktion auf der Ebene der Muskulatur bezeichnet hat (Bernhardt 2004, S. 102). Chronische Hypotonie kann ein Zeichen einer zu schwachen Abwehr sein, die einen Menschen der Gefahr preisgibt, Affekten ausgeliefert zu sein oder intensive negative Affekte nicht regulieren zu können. Ist eine Hypotonie jedoch so stark wie nach dem aus der Traumaphysiologie bekannten Punkt des Abschaltens, zeigt sie eine Abstumpfung gegenüber allen potenziell erregenden Vorstellungen, Gefühlen, Wünschen und Impulsen an. In diesem Fall kommt es zu einer Immobilisierung ohne Bereitschaftsspannung (Abschn. 7.1). Sie findet man auch bei einer frühkindlichen Abwehr jeder Bewegungsaktivität, mit der Kinder auf eine umfassende Frustration ihrer Bedürfnisse reagieren.

**Überregulation & Unterregulation**
Versteifung oder Verkrampfung einerseits, Deaktivierung andererseits sind zwei mögliche Formen der Körperabwehr bei seelischen Verletzungen. Wird die erste als Abwehrmuster habituiert, bildet sich eine **überbegrenzte Struktur** heraus, der körperlich eine chronische Hypertonie entspricht (Boadella 1991, S. 82ff; Keleman 1992, S. 84). Gibt eine Person hingegen chronisch Verletzungen nach, kommt es zu einem Anschwellen oder Kollabieren und einer **unterbegrenzten Struktur** mit einer chronischen Hypotonie. In diesem Fall zeigt der Betreffende wahrscheinlich ein affektmotorisches Muster, sich bei eigener Besorgnis andere Menschen als Halt näherbringen zu wollen, während er im ersten Fall andere eher auf Abstand hält. Mit

Greenberg (2000, S. 97) könnte man eine zu starke Abwehr als **Überregulation** von Affekten bezeichnen, die schmerzliche Erfahrungen vermeiden lässt, und eine zu schwache Abwehr als **Unterregulation** intensiver negativer Affekte, die Affektüberflutung zur Folge hat. In der Persönlichkeitspsychologie unterscheidet Asendorpf (2004) zwischen überkontrollierten und unterkontrollierten Personen, denen er als dritten Typ eine resiliente Persönlichkeit hinzufügt. Dieser dritte Typ entspricht dem körperpsychotherapeutischen Ziel, zu einem freien Fluss und einer Freiheit der Wahl zu finden, auf das ich am Ende dieses Kapitels zurückkomme.

Je nachdem, ob wir es bei einem Patienten mit einer Über- oder einer Unterregulation zu tun haben, bringen wir in der Praxis unterschiedliche Prinzipien zum Tragen: ist die Überregulation Folge einer Hemmung von Gefühlen, eher das Prinzip „Aktivieren und Ausdrücken", ist sie Folge einer traumatischen Erfahrung, eher das Prinzip „Wahrnehmen und Spüren", bei einer Unterregulation eher das Prinzip „Regulieren und Modulieren" (Geuter 2019).

6. Unter Bezug auf die Theorie der affektmotorischen Schemata wertet Downing (1996, S. 191f) **unterentwickelte motorische Schemata** als Zeichen eines Defizits oder Entwicklungsstillstands. Dieser Stillstand dient insofern als Abwehr, als er hilft, sich den Spannungen nicht auszusetzen, die mit der Entfaltung oder Erprobung eines anderen Schemas verbunden wären. Als Beispiel führt Downing an, dass eine Person bei einer Regung von Ärger das Gefühl hat, nicht zu wissen, was sie mit ihrem Impuls machen soll. Downing führt dies darauf zurück, dass ein Kind einem Druck ausgesetzt war, ein Schema in unentwickeltem Zustand zu lassen oder zu hemmen. Die Abwehraktivität besteht darin, dass jemand unbewusst in dieser Hemmung verweilt. Beispiele dafür

wären, körperlich eine schüchterne Zurückhaltung als Habitus einzunehmen, um sich Verletzung und Ablehnung zu ersparen, oder eine aggressiv-gehemmte Unterwürfigkeit an den Tag zu legen, mit der man einer Auseinandersetzung um die eigenen Wünsche ausweicht.

7. **Überentwickelte Schemata** – Downing (1996, S. 193) nennt sie defensiv verzerrte Schemata – sind eine Form der Körperabwehr, bei der Ereignissen grundsätzlich mit einer überzogenen Reaktion begegnet wird. Nach dem Modell des affektiven Zyklus wären dies Menschen, die in der in Abschn. 10.5 geschilderten fünften Blockade eines persistierenden Affektausdrucks festhängen, zum Beispiel gegenüber jedem neuen herausfordernden Reiz mit einer beharrlichen, kämpferischen Aggressivität reagieren, mit der sie ein Gefühl der Demütigung oder auch Nähe und Intimität abwehren.

8. Als weiteren Körperabwehrmechanismus nennt Downing die **kinästhetische Vermeidung**. Darunter versteht er, dass eine Person ihre Aufmerksamkeit aus dem kinästhetischen Bereich abzieht und auf die Bewegung bezogene Wahrnehmungen auszublenden versucht. Ein Mensch „vergisst", wie sich Muskeln anfühlen und bewegen lassen (Pohl 2010, S. 19). Kinästhetische Prozesse werden in der Körperpsychotherapie eher selten behandelt und mehr von der Tanztherapie oder von funktionalen körpertherapeutischen Methoden wie der Feldenkrais-Arbeit thematisiert. So hat von Laban (1926) die Kinesphäre als den persönlichen Bewegungsraum beschrieben. Kinästhetische Vermeidung kann vor dem Hintergrund seiner Theorie bedeuten, dass ein Mensch die Kinesphäre auf den engen Bereich der eigenen Haut oder auf den mittleren Bereich eines Raumes begrenzt, der bis zu den Ellbogengelenken reicht, aber ein Ausgreifen in die weite Kinesphäre des Raumes verhindert, den er mit seinen ausgestreckten Gliedmaßen erreichen kann (Kap. 14 zur Proxemik). Menschen, die wie bei Missbrauch die Verletzung ihres ei-

genen Raums erleben mussten oder die aus Angst versuchen, sich unsichtbar zu machen, haben häufig eine unangemessen enge Kinesphäre. Eine unangemessen weite Kinesphäre wiederum können Menschen mit einer narzisstischen Problematik zeigen, wenn sie viel Raum einnehmen, um Nähe zu vermeiden (Bender 2007, S. 124f).

9. **Kinästhetische Hyperkonzentration** nennt Downing (1996, S. 198) eine Körperabwehr, bei der ein besonderer Aspekt oder Bereich des Körpers extrem viel kinästhetische Aufmerksamkeit erhält, während der Rest vermieden wird. Als Beispiel schildert er Tänzerinnen, die ganz auf die Funktion der Körperbewegung im Raum konzentriert sind, dabei aber Körperempfindungen vermeiden, die nicht mit dieser Funktion verbunden sind. Worm (1998) schildert einen Patienten, der in einer „aktionistischen Abwehr" körperliche Ausdrucksübungen nutzt, um Gefühlen in der Beziehung aus dem Weg zu gehen.

10. Als letzte Form der Körperabwehr führt Downing einen Mechanismus an, bei dem Personen **visuelle Körperbildkonstruktionen** an die Stelle eines empfindenden Bezugs zum eigenen Körper setzen und damit das Erleben des „gelebten Körpers" abwehren wie zum Beispiel fetischistische Patienten.

11. Den zehn von Downing genannten Körperabwehrmechanismen möchte ich als elften den der **Körperspaltung** hinzufügen. Damit ist gemeint, dass eine Abspaltung des Erlebens einzelner Teile des Körpers vom Rest als Abwehrmechanismus eingesetzt wird (Bender 2007, S. 230ff). Zum Beispiel können expansive Handlungsimpulse abgespalten werden, indem das Gefühl für die handelnden Arme verhindert wird. Die Angst vor einer Anerkennung der Realität kann durch eine fehlende körperliche Besetzung der Beine bewältigt werden mit der Folge gering entwickelter Beine. Häufig finden sich Spaltungen zwischen Kopf und Rumpf, etwa um Körperempfindungen von der bewussten Wahrnehmung fernzuhalten, oder zwischen oben und unten im Bereich der Taille. Ben-

der (2007, S. 223) bringt die Spaltung zwischen zierlichem Oberkörper und Fettansammlung im Unterkörper bei Frauen in Verbindung damit, dass sie Kraft und Durchsetzungsvermögen vermeiden. Bei einer Spaltung zwischen Herz und Becken können Liebesgefühle von sexuellen Wünschen abgetrennt werden oder umgekehrt sexuelle Lust von Herzgefühlen.

Boadella (1991) geht von systemischen Sperren zwischen einzelnen Erlebensregionen des Körpers aus: Der Nacken trenne zwischen Kopf und Bewegungssystem, die Kehle zwischen Kopf und Eingeweiden und das Zwerchfell zwischen der Wirbelsäule – und damit den großen Muskeln des Skelettsystems – und den Eingeweiden.

**Funktionelle Identität**

Eine Theorie der Körperabwehr und eine kognitive Abwehrtheorie stehen nicht in Gegensatz zueinander. Sie beschreiben vielmehr Abwehrprozesse aus unterschiedlichen Perspektiven. Seelische Verdrängung und muskuläre Versteifung bezeichnete Reich als funktionell identisch in Bezug auf die Abwehr; beide hätten „dieselbe Funktion" und könnten „einander ersetzen und gegenseitig beeinflusst werden" (Reich 1987, S. 203). Aus der Abwehr können charakterliche Haltungen und aus der Körperabwehr muskuläre Haltungen entstehen. In der Einheit und Gegensätzlichkeit von Psychischem und Physischem erfüllen beide die Funktion der Spannungs-, Emotions- und Konfliktregulation.

Heisterkamp (1993, S. 24) kritisiert, dass die Theorie der funktionellen Identität nicht definiere, **wovon**, d. h. von welchem übergeordneten Ganzen die seelischen und körperlichen Aspekte der Abwehr Funktionen seien. Ich sehe die Identität hingegen in ihrem **Wozu**. Dabei kann man weder das Körperliche aus dem Psychischen noch dieses aus jenem im Sinne eines Ursache-Wirkungs-Zusammenhangs ableiten. Vielmehr sind beide unterschiedliche Äußerungsformen gemeinsamer Prozesse des Lebendigen (Kap. 2).

**Segmente**

Reich (1989, S. 485ff) vertrat ein Modell einer **horizontalen Schichtung der Körperabwehr** in sieben Segmente, die er mit bestimmten Ausdrucksbewegungen, nicht aber mit anatomischen Strukturen in Verbindung brachte. In neoreichianischen Therapieschulen werden diese Segmente zuweilen wie anatomische Strukturen betrachtet, obwohl die Zuordnung zur Anatomie unscharf ist und dem Modell kein naturwissenschaftliches Fundament gibt. Da die Segmente sozusagen sieben Ringe der Panzerung bilden, sieht Heller (2012, S. 474) das Modell als Ausdruck der metaphorischen Vorstellung vom Menschen als Wurm an. Manchmal werden sie auch mit den Chakren in Verbindung gebracht. Es gibt allerdings keine Belege dafür, dass Reich die Chakren-Lehre gekannt hat (Fuckert 1999, S. 136), wenngleich das aufgrund der Verbreitung des Yoga zu seiner Zeit nicht unwahrscheinlich ist (Abschn. 3.2).

Orthodoxe reichianische Schulen propagieren, systematisch an Blockierungen in diesen Segmenten zu arbeiten, von den Augen in Richtung Becken, und die zugehörigen Ausdrucksbewegungen zu mobilisieren (Baker 1980, S. 113). Ein solches Vorgehen halte ich für zu mechanisch. Das Modell der Segmente bietet aber Anhaltspunkte, um in einer phänomenologischen Diagnostik der Körperabwehr hervorgehobene Spannungszonen und Hemmungen auszumachen, deren Bedeutung zu erschließen und an den mit ihnen verbundenen Ausdrucksbewegungen zu arbeiten (Rosenberg et al. 1996, S. 140ff; Rosenberg und Morse 2015).

1. Das **Augensegment**, das Schädel, Stirn und Brauen einschließt, steht in Verbindung mit dem Ausdruck von Schreck und Trauer, aber auch von Vitalität. In diesem Segment manifestiert sich u. a. die Erstarrung früher Traumatisierungen (Fuckert 1999, S. 141). Ein glasiger oder toter Blick kann das Abschalten des Organismus im Angesicht von transmarginalem Stress anzeigen, ein starrer Blick eine Unnahbarkeit. Wut kann an weit geöffneten Augen und zusammengezogenen Brauen, einer Kontraktion des Musculus corrugator supercilii, erkannt werden (Abschn. 14.4).

Kelley (1976) hat spezielle Techniken zur Lösung von Augenspannungen entwickelt. Baker (1980, S. 95) beschreibt eine Technik, bei der starke Gefühlsreaktionen dadurch erzeugt werden, dass man die Augen in einem Abstand von etwa 20 cm längere Zeit einen bewegten Gegenstand oder eine bewegliche Lichtquelle verfolgen lässt. Ähnliche Bewegungen nutzt das EMDR. Shapiro (1998, S. 28) schreibt, diese 1987 zufällig entdeckt zu haben, ohne frühere Beschreibungen entsprechender Techniken zu erwähnen. Eher entspannende Übungen, bei denen man mit dem Auge schwingende Bewegungen verfolgt, beispielsweise in Form einer Acht, werden auch in einer ganzheitlichen Augenheilkunde beschrieben (Schultz-Zehden 1995, S. 137). Diese finden sich heute in der energetischen Psychotherapie nach Gallo (2004), im deutschsprachigen Raum in der darauf aufbauenden Prozess- und Embodimentfokussierten Psychologie (Bohne 2019).

2. Das **Mundsegment** mit Mund, Kiefer, Kinn, Schlund und oberem Nacken ist der Ort für Ausdrucksbewegungen des Weinens, Saugens, Würgens, Beißens oder Brüllens. Der Mund ist am Ausdruck aller Emotionen, aber auch an dem von Wünschen und Gelüsten beteiligt. Mund und Kiefer enthalten vielfach verdrängte Wut (Rosenberg et al. 1996, S. 153). Kieferspannungen können aber auch Unsicherheit, Schüchternheit oder Trauer binden. Die Zähne aufeinander zu beißen ist ein häufiger Mechanismus der Gefühlsunterdrückung. Er kann zu einer chronischen Verspannung der Kiefermuskulatur führen. Bruxismus kann Zeichen einer nächtlichen Verarbeitung von Spannungen sein. Beißkinder führen affektive Spannungen allein über das Beißen ab.

3. Das **Halssegment**, das Kehle und Nacken einschließt, ist mit Schlucken, Sprechen, Würgen, Weinen oder Schreien verbunden. Aufsteigende Affekte werden zuweilen im Hals heruntergewürgt, Angst im Nacken festgehalten, mit der Folge einer geschlossenen Kehle oder hochgezogener Schultern. Beim tonischen Stottern kommt es zum laryngealen Block, bei dem sich der Kehlkopf verschließt und die Atembewegung stoppt. In der embryologischen Entwicklung haben Entoderm, Mesoderm und Ektoderm Bezüge zum Bereich von Kehle, Hals und Nacken; der Brückenbereich zwischen Ektoderm und Mesoderm liegt an der Schädelbasis (Geißler 1996, S. 19). Durch den Hals laufen auch lebenswichtige Gefäße und Nerven, die das Gehirn und die anderen Körperteile miteinander verbinden. Daher ist die Hals-Nacken-Region einerseits eine sehr verletzliche Region, andererseits eine bevorzugte Stelle für Verspannungen (ebd.). Spannungen an den Muskelansätzen am unteren Schädelrand gehen häufig mit Atemeinschränkungen und einer verminderten körperlichen Eigenwahrnehmung einher.

4. Das **Brustsegment** mit den großen Brustmuskeln, den Schultermuskeln, den Muskeln zwischen den Schulterblättern und den Interkostalmuskeln dient als Resonanz- und Klangraum der Stimme und der Gefühle. Der Brustkorb ist der Sitz „zwischenmenschlicher, leidenschaftlicher, weicher, hingebender, vertrauensvoller, freudiger, mitfühlender, herzlicher und liebevoller Gefühle"; er kann aber auch „Traurigkeit, Sehnsucht, Bedauern, Schmerz und Leid beherbergen" (Rosenberg et al. 1996, S. 157). Spannungen in diesem Segment zeigen eine generelle Selbstbeherrschung, ein An-Sich-Halten, Angst, Härte oder Unnahbarkeit an (Reich 1989, S. 493f). Wir finden eingedrehte, hochgezogene, starre Schultern, eine eingefallene Brust, einen aufgeblasenen Thorax oder eine „Brust wie ein Fass", letzteres als Ausdruck von Macht oder gebremster Macht. Zum Brustsegment werden auch die Arme und Hände hinzugerechnet, die in emotionaler Hinsicht für den lokomotorischen Bezug zwischen dem Ich und dem anderen stehen, den Wunsch einen Menschen an sich heranzuziehen, ihn von sich wegzudrücken oder auf ihn einzuschlagen (Abschn. 10.4). Die Arme können beispielsweise verkrampft oder in die Schultergelenke zurückgezogen sein.

5. Das **Zwerchfellsegment** umfasst neben dem Zwerchfell die oberen Bauchorgane und die unteren Rückenmuskeln. Da das Zwerchfell an der Lendenwirbelsäule verankert ist, wirkt seine Verspannung auf die Wirbelsäule und beeinträchtigt die Einheit von Atem und Be-

wegung (Boadella 1991, S. 79). Das Zwerchfell ist der wichtigste Inspirationsmuskel für die Ruheatmung. Zwerchfellspannungen sind daher an der Atemreduktion und somit an prominenter Stelle der Körperabwehr beteiligt. Als Folge einer Akkumulation von Schreckreflexen kann sich das Zwerchfell chronisch anspannen. Wie das Halssegment den Kopf vom Rumpf, so trennt das Zwerchfellsegment die obere von der unteren Körperhälfte. Zwerchfellspannungen begrenzen daher den Austausch zwischen aggressiven und sexuellen Impulsen in Unterbauch und Becken mit den Gefühlen im Brust- und Herzbereich (Rosenberg et al. 1996, S. 161).

6. Das **Bauchsegment** umfasst die Muskeln, die durch den unteren Bauch und entlang der unteren Wirbelsäule verlaufen. Zu ihnen zählen nicht nur der große Bauchmuskel und der Latissimus dorsi, sondern auch der Iliopsoas. Er wird von Berceli (2010) als Traumamuskel angesehen. Denn der Psoas kontrahiert im Schreck und zieht den Oberschenkel beim Schreckreflex Richtung Rumpf, aber er aktiviert auch die Laufbewegung. Wird seine Spannung nicht gelöst, bleibt er kontrahiert. Auch beim Wiedererinnern traumatischer Erfahrungen kontrahiert oft der Psoas. Im Jin Shin Do, einer auf der Meridianlehre aufbauenden Methode tiefer Akupressurmassage, liegt der Dickdarm-Alarmpunkt, der unverdaute Traumata durch Spannung anzeigen soll, auf dem Psoasursprung. In der Traditionellen Chinesischen Medizin gilt der Unterbauch, das untere Dantian, als Energiezentrum des Körpers. Eine chronische Kontraktion in diesem Bereich kann starke Emotionen betäuben (Eiden 2009, S. 21). „Das ‚Bauchgefühl' hängt nicht unwesentlich von einer entspannten unteren Rumpfmuskulatur ab… Eine entspannte Bauchatmung hat oft eine befreiende Wirkung" (Trautmann-Voigt und Voigt 2009, S. 12).

7. Zum **Beckensegment** werden Beckenboden, Genitalien, Uterus und Eierstöcke, der After, die Beckenmuskulatur, aber auch die Beine gerechnet. Spannungen in diesem Bereich können sich in Störungen der Ausscheidungen oder der Sexualität äußern. Reich (1989, S. 509) sprach von einer spezifischen „Beckenangst" und „Beckenwut". Sei das Becken nicht durchlässig für die Lust, könne sich Lust in eines dieser Gefühle verwandeln. In diesem Segment wird oft auch die „Verwurzelung" des Menschen in sich selbst und in der Realität gesucht: in sich selbst, indem man das Ruhen des Körpers im Becken als Schwerpunkt empfindet, in der Realität, indem man den festen Stand mit den Füßen auf der Erde spürt. Das wird von Lowen (1979, S. 169ff) als Grounding (Erdung ) bezeichnet. Spannungen in diesem Segment entfremden Menschen von dem Gefühl, gegründet zu sein. Sich in der Körpermitte zu zentrieren und im Boden zu erden ist eines meiner zehn Prinzipien körperpsychotherapeutischer Praxis (Geuter 2019).

Arbeiten wir an Spannungen in diesen verschiedenen Körperzonen, besteht das Ziel nicht darin, diese körpermechanisch zu beseitigen. Vielmehr helfen wir dem Patienten zu verstehen, welche Funktion sie in der Regulation defizitärer, verletzender oder traumatisierender Erfahrungen gespielt haben (Rosenberg et al. 1996, S. 160), oder sie auch einfach nur zu verändern.

▶ Langfristig hilft es, Spannungen körperlich zu lösen, weil eine Beweglichkeit in den entsprechenden Körperzonen davor schützt, auf ähnliche Erfahrungen wieder mit derselben Körperabwehr wie früher unbewusst zu reagieren.

Bis hierher habe ich körperliche Abwehrprozesse weitgehend auf der Ebene der Muskulatur betrachtet. Spannungen haben aber immer auch eine Gelenkbeteiligung (Geißler 1996, S. 25). In **Gelenken** werden Konflikte festgehalten, z. B. in den Hüftgelenken das Verbot des Impulses, sich erotisch zu bewegen (Gräff 2000, S. 33f). Spannungen in den Gelenken können Reaktions- und Verhaltensmuster stabilisieren. Daran setzt die manuelle Medizin mit Techniken zur Lösung von Gelenkspannungen an. Manche davon wurden in einzelnen Schulen der Körperpsychotherapie übernommen (z. B. Bolen 1993). Geißler (1996) verweist darauf, dass es neben Gelenkspannungen auch eine Hypermobilität der Gelenke geben kann, bei der eine stärkende, kräftigende und stützende Körperarbeit indiziert ist.

Boyesen (1987) geht davon aus, dass sich Abwehrvorgänge körperlich auch oberhalb der Muskeln in den Faszien oder tiefer gelegen auf der Knochenhaut abspielen können. In physischer Hinsicht sind es vielfach die Faszien, die Spannungen aufrechterhalten. Chronifizierte Kontraktionen manifestieren sich häufig im **Bindegewebe** (vgl. Grassmann 2019). Sieht man Abwehrvorgänge als Schutzmaßnahmen an, die auf allen subjektiven und objektiven Ebenen des Organismus in Erscheinung treten, macht Boyesens Annahme Sinn, dass sie sich auch in vegetativen Prozessen wie in der Regulation von Gewebeflüssigkeit zeigen können (Abschn. 7.1). Die von Downing als dritter Mechanismus der Körperabwehr beschriebene Deaktivierung ist ein vegetativer Vorgang, der aus der Vermeidung zu handeln resultiert.

Allerdings ist es theoretisch schwieriger, vegetative Vorgänge mit dem Konzept der Körperabwehr zu erfassen. Das hat damit zu tun, dass die Abwehrtheorie aus der psychoanalytischen Ich-Psychologie hervorgegangen ist. Abwehr wird daher vielfach wie eine unbewusste Entscheidung des Ich betrachtet, auf Vorstellungen oder Impulse zu reagieren. Wir dürfen aber den Begriff der Körperabwehr nicht so verstehen, als würde die Psyche etwas tun, das durch den Körper wirkt. Dann verbleiben wir in einem dualistischen Denken (Kap. 2). Vielmehr sind Abwehrvorgänge **Regulationsvorgänge**, die auf der psychischen, der motorischen und der vegetativen Ebene zu beobachten und mit physischen Prozessen auf diesen Ebenen verbunden sind. Da die Regulation von Erfahrungen über Prozesse, die mit dem Autonomen Nervensystem verbunden sind, nicht symbolisch gelesen werden kann (Abschn. 7.1), lassen sich vegetative Körperprozesse zur Verarbeitung von Erfahrung im Rahmen einer Abwehrtheorie nicht so leicht erklären. Ich denke, dieses Problem könnte Anlass sein zu überlegen, ob andere Begriffe der körperlichen Verarbeitung, Bewältigung und Regulation von Erfahrung diejenigen Prozesse, die mit dem Begriff der Abwehr beschrieben werden, besser abbilden können, z. B. ein den Körper einschließender Begriff des *experiential avoidance*.

## 13.2 Muster der Abwehr und Bewältigung – Das Konzept der Charakterstrukturen

Als Ergebnis „basaler Versuche" (Marlock 2010, S. 53), Vorstellungen, Gefühle oder Impulse abzuwehren und Emotionen zu regulieren, die mit der Versagung von Bedürfnissen zusammenhängen, kommt es häufig zu spezifischen Mustern der Abwehr und Bewältigung konflikthafter, defizitärer oder traumatischer Erfahrungen. In der Körperpsychotherapie werden sie als ich-syntone Kompromissbildungen verstanden und als affektmotorische Strukturen entwicklungsgenetisch erklärt (Bentzen 2006). Die Muster verkörpern einen Kompromiss zwischen Bedürfnissen und ihrer Unterdrückung. Meist werden sie als Folge einer verfestigten Abwehr verstanden, aber sie können auch Folge eines Mangels an Abwehrfähigkeiten sein (Bernhardt et al. 2004, S. 140). Beides sind unterschiedliche Versuche, sich an eine Umwelt anzupassen, welche die Erfüllung der Bedürfnisse versagt.

Seit Reich (1925, S. 285) werden in der psychodynamischen Theorie entsprechende Muster als Charakterstrukturen bezeichnet. Diese treten vor allem in der zwischenmenschlichen Interaktion in Erscheinung. Während Lowen (1981, S. 34) sie als „Brücke zwischen Psyche und Soma" bezeichnet, kennzeichnen Charakterstrukturen in erster Linie die Art und Weise, wie Menschen ihre Brücke zu den anderen und zur Welt bauen.

Die Charakterstrukturtheorie betrachtet diese Strukturen als Grundlage der Symptombildung, ähnlich wie die Schematherapie die pathogenen Schemata. Lowen (1981, S. 153) sieht im Charakter „die Grundstörung". Charakter meint demzufolge nicht all das, was die Persönlichkeit eines Menschen ausmacht, sondern eine Struktur, die Pathologien erzeugen kann und dadurch entsteht, dass bestimmte Entwicklungskonflikte, die ein Kind nicht im Einklang mit seinen Bedürfnissen bewältigen kann, bestimmte Formen von Lösungen erzeugen. Für Reich war nur ein Mensch, der dem naturromantischen Ideal des „genitalen Charakters" entsprach, von solchen pathogenen Strukturen frei (Abschn. 3.5)

Das Modell der Charakterstrukturen wird in der Körperpsychotherapie ausschließlich in den neoreichianischen Schulen vertreten, insbesondere in der Bioenergetik (Lowen 1981), der Biosynthese (Boadella 1996a) und im Hakomi (Kurtz 1985). Für die wahrnehmungsorientierten Schulen war es nie von Bedeutung. Downing (1996) hat es in seine Theorie nicht aufgenommen. Heller (2012, S. 560f) lehnt es ab, weil es der Komplexität klinischer Phänomene nicht gerecht werde und fragwürdige Generalisierungen vornehme.

In meinen Augen ist das Modell kein notwendiger Baustein einer erlebenszentrierten Körperpsychotherapie. Ich werde es hier dennoch referieren, weil es den Blick für manche typische psychische Probleme öffnet. Denn es zeigt Prototypen von Strukturen auf, die aus Wunsch-Abwehr-Konflikten hervorgehen können und in deren Beschreibungen ein reiches klinisches körperpsychotherapeutisches Wissen verarbeitet ist. Wenn man das Modell von seinem alten triebtheoretischen Hintergrund, seiner energietheoretischen Metaphorik und seiner Pathologisierung löst und es an eine Theorie von Entwicklungsbedürfnissen anbindet, kann es auch in einer erlebensbezogenen körperpsychotherapeutischen Theorie seinen Platz haben. Ähnlich sieht es auch Totton (2015, S. 90).

> In der psychodynamischen Theorie ist heute mit der **Operationalisierten Psychodynamischen Diagnostik** ein anderes Modell als das der Charakterstrukturtheorie maßgeblich (Arbeitskreis OPD 2009). Hier bezieht sich der Strukturbegriff darauf, welche psychischen Funktionen einer Person in der Regulierung ihrer selbst und ihrer Beziehung zu anderen zur Verfügung stehen (Abschn. 6.7). Nach diesem Modell gibt es bestimmte Grundkonflikte, die auf

> unterschiedliche Art gelöst werden können. Als Charakter wird hier nicht das Ergebnis dieser Lösung verstanden, sondern die persönliche Art, wie ein Konflikt bewältigt wird (Rudolf 2000, S. 149). Demnach kann z. B. ein depressiver Grundkonflikt, zu dessen Kennzeichen eine Selbstwertproblematik gehört, altruistisch, zwanghaft, narzisstisch oder schizoid bewältigt werden. Das Modell ist insofern differenzierter als das Charakterstrukturmodell, das jeweils nur eine oder zwei Lösungen eines bestimmten Konflikts kennt.

In der Psychoanalyse wurde der Charakter zunächst bei Freud als Fortsetzung der Triebe, als deren Sublimierung oder als Reaktionsbildung gegen sie verstanden (Hoffmann 1996, S. 51). Abraham sah Charakterstrukturen als Formen der Bewältigung von Triebkonflikten an und unterschied 1921 den oralen, analen und genitalen Charakter. Fromm (2020, S. 26) definierte dagegen 1929 den Charakter allgemeiner als eine Struktur derjenigen Impulse, Ängste und Haltungen, die großenteils unbewusst typisches Verhalten bedingen. Triebpsychologische Charaktermodelle gingen in die neoreichianische Theorie (z. B. Baker 1980) und in die Arbeit mit dem *Kestenberg Movement Profile* in der Tanztherapie ein (Bender 2007). In neoanalytischen Modellen unterschieden Schultz-Hencke (1940) und Riemann (1972) zwischen schizoidem, depressivem, zwanghaftem und hysterischem Charakter. Schultz-Hencke bezog diese Charaktere auf eine Hemmung von vier Formen des Antriebserlebens: intentional, oral-kaptativ, anal-retentiv und zärtlich. König (2004) ergänzt die Klassifikation um narzisstische, phobische und Borderline-Charaktere (Tab. 13.1).

Es war Reichs wesentlicher Beitrag zur Charaktertheorie, den Charakter als eine Reaktionsweise des Ich auf der Grundlage einer Abwehrtheorie zu verstehen (Hoffmann 1996, S. 54). Reich kennt zum Beispiel keinen analen Charakter, sondern nur die Abwehrstrukturen der Zwanghaftigkeit und des Masochismus. Auch

**Tab. 13.1** Psychoanalytische und körperpsychotherapeutische Charakterstrukturmodelle

| Schultz-Hencke/Riemann | König | Reich | Lowen | Eisman | Rolef Ben-Shahar | Totton |
|---|---|---|---|---|---|---|
| Schizoid | Schizoid | Schizoid | Schizoid | Verletzlich, zurückgezogen | Fragmentiert | Abgrenzung |
| Depressiv | Depressiv | | - Oral<br>- Oral kompensiert | - Abhängig, gewinnend<br>- Selbstständig | Oral | Oral |
| Zwanghaft | Zwanghaft | Zwanghaft | | | | |
| | | Masochistisch | Masochistisch | Beladen, erduldend | Dicht | Halten |
| Hysterisch | Hysterisch | Hysterisch | Rigide:<br>- Hysterisch<br>- Phallisch-narzisstisch<br>- Passiv-feminin | Tüchtig, sehr konzentriert, ausdrucksvoll, klammernd | Rigide | - Energisch<br>- Krisenhaft |
| | Phobisch | | | | | |
| | Narzisstisch | Phallisch-narzisstisch | Psychopathisch/narzisstisch | Hart, großzügig, charmant, verführerisch | Aufgeblasen | Kontrolle |
| | Borderline | Triebhaft | | | | |

Lowen (1981, S. 175) lehnt die Annahme einer analen Phase ab. Charakterstrukturen definiert er als „Abwehrhaltungen" (Lowen 1979, S. 130). Den „oralen" Charakter leitet er nicht aus einem Partialtrieb her, sondern aus der Verarbeitung von Entbehrung und Verlust, womit er sich dem Konzept der depressiven Struktur nähert. Zugleich aber verbindet Lowen (1981, S. 219) die orale Struktur mit der Suche des Mundes nach der Brust und bezeichnet sie als „prägenital". So vermischt Lowen wie vor ihm schon Reich eine ich-psychologische, abwehrtheoretische und eine triebpsychologische Sicht. Er definiert den Charakter einerseits als Typ der Abwehr (S. 130) und als Kompromissbildung (S. 149f), andererseits als „die typische Art, wie der Betreffende sein Streben nach Lust gestaltet" (1979, S. 118). Die triebpsychologische Anbindung an eine wissenschaftlich überholte Theorie der psychosexuellen Stufen erscheint mir allerdings wenig hilfreich.

### Muskelpanzer als Metapher

Reich (1933) nannte die Abwehrmuster des Charakters charakterliche **Panzerungen**. Dem Charakterpanzer entspreche ein Muskelpanzer, da Verdrängung körperlich auf dem Weg von Anspannung erfolge. Der Begriff Muskelpanzer ist seitdem eine gängige Metapher, um Charakterstrukturen körperlich zu beschreiben. Er fasst Beobachtungen zu einem Muster zusammen (vgl. Henningsen 2002), aber manchmal wird er in verdinglichender Weise so benutzt, als sei ein Muskelpanzer etwas, das eine Person hat und das man daher ertasten und auflösen kann. Was ich aber ertaste, sind verspannte Muskeln, nicht ein Panzer. Der Panzer ist eine Metapher und kein Ding (Abschn. 7.3).

Mit dem Begriff der Panzerung verbunden ist eine metaphorische Welt von **Stauung** und deren Abfuhr, die auf die frühe Hysterietheorie von Breuer und Freud zurückgeht. Reich vertrat ein ökonomisches Modell der Neurose im Sinne von Freuds erster Angsttheorie. Diesem Modell zufolge ist gestaute Libido – entsprechend der psychoanalytischen metatheoretischen Unterscheidung zwischen Dynamik, Topik und Ökonomik – die ökonomische Quelle der Neurose (Geuter und Schrauth 1997). Unter einem solchen ökonomischen Gesichtspunkt beschreibt Lowen (1981) den Charakter als die Struktur des Energiehaushaltes eines Menschen. Seinem Denken zufolge wird aufgrund von Entwicklungskonflikten Energie blockiert, deren Stau zu charakteristischen Energieblockaden führe (Abschn. 7.3). Aufgrund dieser Vorstellung betont Lowen einseitig die therapeutische Arbeit mit dem Ausdruck und der körperlichen Aktivierung, die ich als nur eines von zehn körperpsychotherapeutischen Prinzipien der Praxis ansehe (Geuter 2019). Den Begriff der Panzerung möchte Lowen (1981, S. 306) allerdings auf die rigiden Strukturen begrenzen, bei denen „die bioenergetische Therapie besonders lohnend" sei (ebd., S. 366).

In jüngerer Zeit folgt die körperpsychotherapeutische Charaktertheorie in erster Linie einem Konzept der Internalisierung realer Erfahrungen, wie es die Objektbeziehungstheorie vertritt (Marlock 2006b, S. 69). In der Rezeption dieser Theorie in den 1980er-Jahren definierte S. Johnson (1993) Charakterstrukturen als **Kernthemen**, die sich aus Beziehungserfahrungen ergeben. Dieser theoretische Wandel entspricht dem Wandel von einem Denken in Phasen zu einem Denken in phasentypisch akzentuierten Themen in der Entwicklungstheorie bei Stern (1992; Abschn. 11.2). Demnach ringen Menschen, die schizoide, orale oder masochistische Themen haben, mit den Folgen einer Vergangenheit, in der sie gelernt haben, Mängel und Konflikte bei der Erfüllung ihrer Bedürfnisse mithilfe von Abwehrstrategien und Kompromissbildungen auszugleichen (Johnson

1993, S. 15). Johnson skizziert einen fünfstufigen Prozess, in dem

- das Kind Bedürfnisse äußert,
- die Umwelt abweisend oder mangelhaft reagiert,
- das Kind Wut, Schrecken oder Schmerz empfindet,
- sich selbst verneint und seine Impulse zurücknimmt,
- durch diese Anpassung einen Kompromiss zwischen Wunsch und Abwehr findet (ebd., S. 32f).

Der vierte Schritt, sich zurückzunehmen, ist dabei nicht nur ein mentaler Vorgang, sondern auch ein somatischer Prozess:

> Mittels Kontraktion wird das Bedürfnis zurückgehalten. Und damit ist ein schwerwiegender unbewusster Schritt getan. Der Konflikt zwischen Subjekt und Objekt wird verinnerlicht. Der kindliche Organismus ist jetzt in Konflikt mit sich selbst. Es werden nur noch jene Bedürfnisse geäußert, die in der Außenwelt ein positives Echo auslösen… Es bauen sich … defensive Muster auf, die die Wiederkehr der Zurückweisung oder des Traumas verhindern sollen. (Koemeda-Lutz und Steinmann 2004, S. 92)

Nach diesem Verständnis sind Charakterstrukturen **Bewältigungsmuster**, die einen Mangel und eine Möglichkeit zugleich offenbaren. Bentzen (2006) zeigt, dass in ihnen nicht nur Spannungen und Mängel, sondern auch Fähigkeiten und Ressourcen verkörpert sind, die ein Kind in der jeweiligen Phase entwickelt, in der eine Struktur vor allem entsteht. Koemeda-Lutz (2002a, S. 134) bezeichnet dementsprechend Charakterstrukturen als **Antwortmuster**, die nicht „per se pathologisch" sind, sondern eine schützende Reaktionstendenz darstellen, die dann zu Einschränkungen des Erlebens und Verhaltens führt, wenn sie sich verfestigt. Chronifizierte Muster schützen um den Preis, auf „expansive Lebensbewegungen" oder das Anmelden von Bedürfnissen überhaupt zu verzichten (ebd., S. 133). Dieses Verständnis ist in der neueren Bioenergetik verbreitet (Pechtl und Nagele 2019).

Die Charakterstrukturtheorie folgt so weitgehend dem Modell der Psychoanalyse, dass seeli-

sche Störungen aus Wunsch-Abwehr-Konflikten entstehen, die in der Beziehung zwischen dem Kind und seinen frühen Bezugspersonen wurzeln. Grundhaltungen des Erlebens und Verhaltens können aber auch aus schmerzhaften oder traumatischen Erfahrungen stammen, in deren Folge die reale oder wahrgenommene Bedrohung abgewehrt wird (Nijenhuis 2016, S. 85). Auch können sie in dem Versuch entstehen, kulturellen oder sozialen Geboten oder Bildern entsprechen zu wollen und ihnen nicht entsprechen zu können.

In der neueren Körperpsychotherapie wird daher in einem weiteren Sinne von **Formen des embodied relating** (Totton 2015) oder **Mustern der Gewohnheitsbildung** (Eisman 2015) gesprochen. Totton, Eisman und Rolef Ben-Shahar (2014) schlagen dabei neue phänomenale, nicht-pathologische Begriffe vor, die sich an der gesunden Entwicklung orientieren. Bei Rolef Ben-Shahar schimmert allerdings eine pathologisierende Sichtweise weiterhin durch, wenn er von einer fragmentierten oder aufgeblasenen Charakterstruktur spricht (Tab. 13.1). Totton (2015, S. 92) unterscheidet außerdem bei jeder Charakterstruktur drei Formen:

- eine kreative Form, bei der die Struktur einfach ein Thema anzeigt,
- eine verlangende Form, bei der Menschen nach etwas Wesentlichem suchen, das ihnen fehlt,
- eine verleugnende Form, bei der sie das zugrundeliegende Verlangen kompensieren und verneinen.

In ihrer Dynamik ähneln Charakterstrukturen den Bindungstypen, die ebenfalls als Reaktion auf Beziehungserfahrungen entstehen. Downing (2006 S. 347f) gibt daher zu überlegen, beide Modelle miteinander in Beziehung zu setzen. Wie Ausprägungen von Bindungstypen zu Bindungspathologien werden können, so kann eine seelische Problematik darin bestehen, einem charakterlichen Muster zu stark anzuhaften, und nicht in einem Symptom, das von einem Charaktermuster erzeugt wird, beispielsweise bei einer zwanghaften Persönlichkeit im Unterschied zu einer Zwangsstörung. Dann ist der Charakter selbst die Störung und man hat es mit einer **Charakterpathologie** zu tun, die früher Charakterneurose genannt wurde. Dieser Begriff entspricht in der ICD 11 weitgehend dem der Persönlichkeitsstörung, bei der die übermäßige Ausprägung eines normal verteilten Persönlichkeitszuges zur Pathologie wird.

---

**Schemadomänen**

Der Gedanke, dass die Frustration oder Versagung von Kernbedürfnissen Strukturen erzeugt, aus denen heraus Menschen kognitiv, emotional und körperlich künftig in ihrer Beziehung zur Umwelt und zu anderen Personen auf eingeengte Weise antworten, findet sich auch in der **Schematherapie** (Young et al. 2006). Sie geht davon aus, dass maladaptive Schemata dann entstehen, "wenn grundsätzliche Bedürfnisse des Kindes nicht erfüllt werden" (Jacob und Arntz 2014, S. 5). Allerdings unterscheidet sich ihr Bedürfniskonzept von dem der Charakterstrukturtheorie. Es folgt nicht einer Entwicklungstheorie, sondern definiert fünf kindliche Grundbedürfnisse auf der Grundlage klinischer Erfahrungen:

– Sicherheit und Bindung
– Autonomie
– Freiheit, eigene Bedürfnisse zu erleben und mitzuteilen
– Spontaneität und Spiel
– Realistische Grenzen und Selbstkontrolle.

Jacob und Arntz fügen als sechstes „Selbstachtung und Wertschätzung durch andere" hinzu (Abschn. 10.3).

Würden Bedürfnisse nach Sicherheit und Akzeptanz nicht erfüllt, entstünden Schemata in der Schemadomäne "Abgetrenntheit und Ablehnung", bei den anderen Bedürfnissen eine "Beeinträchtigung von Autonomie und Leistung", eine "Fremdbezogenheit", eine "übertriebene Wachsamkeit und Gehemmtheit" oder eine "Beeinträchtigung im Umgang mit Begrenzungen" (ebd., S. 6; Kap. 12, Kasten „Schematherapie").

Die Schemadomänen ähneln den Konfliktachsen der **Operationalisierten Psychodynamischen Diagnostik**, die sieben entwicklungsbedingte Konflikte kennt:

– Individuation versus Abhängigkeit
– Unterwerfung versus Kontrolle
– Versorgung versus Autarkie
– Selbstwertkonflikt
– Schuldkonflikt
– ödipaler Konflikt
– Identitätskonflikt (Arbeitskreis OPD 2009).

---

Jede Charakterstruktur kennzeichnet ein Stil, mit Erfahrungen umzugehen und sich auf die Welt zu beziehen. Dieser zeigt sich in Verhalten, Gestik, Händedruck, Mimik, Blick und Sprache (Reich 1933, S. 60). Charakter ist der Habitus einer Person und als solcher körperlos nicht zu verstehen (Marlock 1993a, S. 16). Auf der körperlichen Ebene sind Charakterstrukturen habituierte Haltemuster. In den Spannungsmustern des Körpers offenbart sich der Charakter als „erstarrte Geschichte eines Menschen" (Boadella 1991, S. 137) mit „sichtbaren Hypertrophien und Haltungsanomalien" (Revenstorf 2000, S. 195). Charakter ist insofern auch subjektive Anatomie, die nach einem Ausdruck des Philosophen Gabriel Marcel (1986, S. 34) von der Geschichte des Leibes in der Gegenwart erzählt. Da Charakterstrukturen aus Beziehungserfahrungen stammen, sind sie immer auch als Muster der Beziehungsgestaltung wirksam und erkennbar. Sie bahnen die Art, wie ein Patient sich selbst und die anderen erlebt und wie die anderen ihn erleben, und formen daher in der Therapie typische Übertragungsbereitschaften.

Jeder Mensch hat ein idiosynkratisches Muster bevorzugter Abwehrmechanismen. Charakterstrukturen sind daher lediglich **Prototypen** und keine an einzelnen Menschen objektivierbaren Realitäten. Prototypen bedeutet, dass es sich bei ihnen im Unterschied zu den affektmotorischen Schemata um Typisierungen handelt, die signifikante Kennzeichen herausheben, ohne dass diese Kennzeichen notwendigerweise bei einem Patienten, den wir einer Charakterstruktur zuordnen, vorhanden sein müssen. Man kann sie als Konstrukte verstehen, die helfen, Menschen zu beschreiben und ihre Gewordenheit zu verstehen (Marlock 2006, S. 144). Sie sind ordnende Gesichtspunkte, unter denen wir Erleben, Verhalten und Körperlichkeit eines Menschen erfassen. Als solche geben sie ein Gerüst vor, das diagnostische Anhaltspunkte für therapeutische Strategien bietet (Eiden 2002, S. 46). In der Körperpsychotherapie werden diese Anhaltspunkte immer auch in der Körperlichkeit eines Menschen gesucht.

**Vieldeutigkeit**
Charakterstrukturen lassen sich nicht reliabel an der Körperlichkeit ablesen (Abschn. 14.1). Da ihnen in der reichianischen Körperpsychotherapie allzu leicht Äußerungen des Körpers zugeordnet werden, möchte ich ein persönliches Beispiel geben, das vor schnellen Deutungen warnt.

In meiner Ausbildung hatte ich unter Spannung öfter das Symptom eines würgeartigen Schluckaufs. Dies wurde als Zeichen meiner „oralen Charakterstruktur" gedeutet. Ein psychoanalytisch geschulter Ausbilder erkannte darin gar die „eklige Muttermilch". Als aber das Symptom einmal bei meiner Krankengymnastin auftauchte, meinte diese, es klinge, als würde ich nach Luft ringen und Wasser bekommen. Sie fragte, ob ich als Kind einmal fast ertrunken wäre. Mir fiel meine früheste Kindheitserinnerung ein: auf dem Rücken treibend friedlich Grünes von unten zu sehen. Noch am selben Abend machte ich meiner Mutter mein Symptom am Telefon vor und fragte sie, ob sie das kenne. Sie werde nie vergessen, sagte sie, wie ich das die ganze Nacht über gemacht hätte, nachdem ich rückwärts laufend in einen Teich gefallen war. Meinem Cousin war es gelungen, mich herauszuziehen.

Die Lebensgeschichte, von der der Körper erzählt, ist vieldeutig. Das Symptom hätte vom Charakter oder vom Trinken des Säuglings erzählen können. Aber es erzählte von einem frühen Trauma.

Die Klassifikation der Charaktertypen hat sich über die Zeit gewandelt. Reich arbeitete sein Modell in einer Zeit aus, in der die Versagung von Bedürfnissen als Erziehungsideal galt und die zwanghafte Persönlichkeitsstörung verbreitet war, der das spätere Modell des „autoritären Charakters" ähnelt. In den letzten Jahrzehnten sind narzisstische und hysterische Charakterstrukturen, letztere vor allem im Zusammenhang mit medialen Selbstinszenierungen, verstärkt hervorgetreten (Abschn. 1.5). Die von Reich schon 1925 beschriebene Borderline-Struktur ging über viele Jahrzehnte nicht in das Charakterstrukturmodell ein und wird erst in jüngerer Zeit diskutiert. Denn in Charakterstrukturen werden entsprechend sich wandelnden Leitbildern auch die sozial verlangten Impulskontrollen oder deren Auflösung eingebaut. Zeitgebunden war auch Reichs triebtheoretisch formuliertes Gesundheitsideal des „genitalen Charakters". Charakter ist eben nicht nur Individualcharakter, sondern immer auch **Sozialcharakter**.

Im Folgenden sollen sieben Charakterstrukturen im Hinblick auf ihre Entwicklung und ihre Eigenheiten prototypisch beschrieben werden (Tab. 13.2). Die Darstellung beruht auf Bentzen (2006), Eiden (2002), S. Johnson (1993), Koemeda-Lutz (2002a), Kurtz (1985), Lowen (1981), Reich (1989), Revenstorf (2001) und Sartory (2006). Dabei beziehe ich mich auf das in der Körperpsychotherapie am weitesten verbrei-

**Tab. 13.2** Charakterstrukturen

| Charakterstruktur | Grunderfahrung | Konflikt oder Defizit | Grundgefühl, Angst | Entscheidung | Strategie, Art der Bindung | Körperlichkeit |
|---|---|---|---|---|---|---|
| Schizoid | Ablehnung, unerwünscht, frühes Alleinsein, früher kalter Kontakt | Vertrauen vs Misstrauen | Vernichtet werden, nicht hergehören, nicht im Körper sein, Angst vor Nähe | Für Existenz, gegen Gefühle und Bedürfnisse, Isolation statt Nähe | Impulse unterdrücken, Rückzug nach innen, übermäßiges Kontrollieren, Erstarren | Zusammengehalten, versteift, eingefroren, körperliche Spaltungen, starrer Blick |
| Oral-dependent | Mangel, ungestillte Bedürfnisse | Versorgen vs Versorgtwerden, Abhängigkeit vs Autonomie | Nicht genug bekommen, niemanden haben, Angst vor Trennung und Eigenständigkeit | Für Bedürfnisse und Abhängigkeit, gegen Unabhängigkeit | Hilfe suchen, flehen, sich abhängig machen | Sich festhaltend, anklammernd, kollabiert, eingeknickt, kraftlos, suchend |
| Kompensiert oral | Wie oral | Wie oral | Brauche niemanden, mache alles alleine | Scheinbare Unabhängigkeit bei ungestillten Bedürfnissen | Hilfe ablehnen, aber Hilfe wollen | Höherer Tonus als beim Oralen |
| Narzisstisch | Unterdrückung der Identität, Unterlegensein, unwichtig sein, nicht ernst genommen oder manipuliert werden | Sein-sollen vs sein-wollen, mangelnde Achtung als eigenständiges Wesen | Niemanden heranlassen, niemandem Verletzlichkeit zeigen, Angst vor Nähe und Manipulation | Für Unabhängigkeit statt Geborgenheit, selbst in die Position des Stärkeren gehen | Durchsetzung, Behauptung *oder* Verführung, dem anderen nahe sein, indem man ihn lenkt, es ihm zeigen | Sich oben haltend, aufgeblasen, stark, unproportional stärkerer Oberkörper, Kopf nach oben |
| Masochistisch | Unterdrückung der Kraft und Aggression, Liebe gepaart mit Druck und Unterwerfung | Selbstständigkeit vs Unterwerfung | Durch Selbstständigkeit schuldig sein, schlecht sein, erstickte Wut mit Explosionsgefahr, Erniedrigung | Für Geborgenheit statt Freiheit, Unterwerfung statt Selbstständigkeit | Negative Gefühle ersticken, warten, zögern, gehorchen, sich unterwerfen, um Nähe zu bekommen | Sich in sich selbst festhaltend, gedrungen, gepresst, muskulös-kompakt, Gesäß eingezogen |
| Zwanghaft | Disziplin und Unterdrückung der Lust | Kontrolle vs Kontrollaufgabe | Sicherheit brauchen, nicht können, wie man möchte, Angst vor Veränderung und Risiko, Aggression | Für Selbstständigkeit durch äußere Regeln statt Fluss | Starre, Perfektion, Realität vor Gefühl, Gefühle kontrollieren | Sich fest machend, starr, angespannt, festes Kinn |
| Hysterisch | Mangel an Aufmerksamkeit, Unterdrückung der Liebe, sich als sexuelles Wesen empfinden | Unabhängigkeit vs Bindung | Angewiesen sein auf Bestätigung, Angst vor Einschränkung, Festlegung, Liebe | Für Freiheit statt Hingabe, Realitäten nicht wahrnehmen | Aufmerksamkeit erregen, Gefühle inszenieren, aber sich nicht von Herzen einlassen | Wohlproportioniert, muskuläre Hypertonie, beckenbetont |

tete Charakterstrukturmodell von Lowen. Es ist nicht das einzige. Johnson (1993) fügt einen symbiotischen Charakter zwischen der oralen und der masochistischen Struktur ein, den er in Verbindung mit Konflikten um Trennung und Selbstwert bringt.

Keleman (1992) baut seine Typologie im Unterschied zu Lowen auf der Theorie des Schreckreflexes auf. Vier Stadien der persistierenden Reaktion auf Schreck, die er Versteifen, Kompakt-Werden, Anschwellen und Kollabieren nennt, ordnet er vier Strukturen zu: rigide, verdichtet, aufgeschwollen und kollabiert. Die Strukturen von Keleman sind Prototypen der Stressreaktivität und nicht entwicklungsgenetisch begründet. In ihnen zeigt sich, an welcher Stelle einer Stressreaktion ein Mensch verharrt. Am Boden von Kelemans emotionalanatomischen Strukturen, auf die ich hier nicht weiter eingehe, steht daher der Umgang mit Angst. Lowens Modell beruht dagegen auf der Annahme grundlegender Konflikte in der kindlichen Entwicklung, die er Entwicklungsphasen zuordnet, die ich aber eher als phasenspezifisch akzentuierte Konflikte verstehen möchte.

– Bei der **schizoiden Struktur** wurde das Recht der **Existenz** verletzt, das Bedürfnis, auf dieser Welt willkommen zu sein und in ihr einen sicheren Platz zu finden. Ein Erwachsener mit dieser Struktur erfuhr gemäß der Charakterstrukturtheorie als Kind elementare Verlassenheit, Feindseligkeit, Kälte oder Hass, spürte die Angst, vernichtet, zurückgewiesen oder gänzlich verlassen zu werden, und zog sich in sich selbst zurück (Bentzen 2006 S. 309; vgl. Bernhardt et al. 2004a, S. 167ff). Um zu überleben, schneidet sich der Schizoide von der Welt ab und nimmt die eigene Lebendigkeit zurück: „Der Organismus ‚gefriert‘, versteift, verspannt sich und windet sich weg" (Koemeda-Lutz 2002a, S. 119). Der Schizoide versucht, dem Schmerz auszuweichen, indem er seine Empfindungen betäubt. Sein tieferer Wunsch ist, angenommen zu werden. Die in Abschn. 11.1 geschilderte Patientin, die bei ihrer Geburt fast gestorben war und danach im Inkubator lag, ist ein Beispiel für eine solche Struktur.

Körperlich zeigt sich bei der schizoiden Struktur häufig eine körperweite Anspannung der Muskulatur, ein leerer Blick und starke Spannungen im Schulter-Nacken-Gürtel, die damit zusammenhängen, dass der Schizoide versucht, mittels seines Denkens abgetrennt vom körperlichen Empfinden zu überleben. Aufgrund eines Mangels an Befriedigung des grundlegenden Bedürfnisses nach Sicherheit in der Existenz kann es zu dem Gefühl kommen, der Körper sei einem fremd. Sichtbar ist zuweilen auch eine Fragmentierung, eine Rechts-links- oder eine Oben-unten-Spaltung im Körper oder eine mangelnde gesamtkörperliche Koordination. Angesichts der drohenden Fragmentierung versucht sich der Schizoide laut Lowen **zusammenzuhalten**.

An dieser Stelle lässt sich beispielhaft der Unterschied zu dem am Anfang von Abschn. 13.2 genannten neueren psychodynamischen Verständnis erläutern. Rudolf (2000, S. 147, 165ff) versteht den „schizoiden Modus" nicht als Reaktion auf die Verletzung eines ganz bestimmten Bedürfnisses; vielmehr kann dieser nach seiner Theorie dazu dienen, unterschiedliche Grundkonflikte zu bewältigen: den Grundkonflikt der Nähe durch einen formalen, sachlichen, technischen oder künstlichen zwischenmenschlichen Umgang oder den depressiven Grundkonflikt der Sicherheit in der Bindung durch emotionalen Rückzug, Schutz vor ängstigenden oder kränkenden Beziehungserfahrungen und ein Abschalten gegenüber der Umwelt. Entwicklungsgenetisch wird hier der schizoide Modus als ein Mangel an Kompetenz verstanden, der aus einer Beziehungsstörung resultiert (ebd., S. 167). Das Charakterstrukturmodell dagegen verknüpft eine Struktur als habituierten Modus des Umgangs mit der Welt mit nur einem begründenden Konflikt.

– Der **orale Charakter** wurde in seinem Recht **Bedürfnisse** zu haben verletzt. Dem kann die kindliche Erfahrung zugrunde liegen, dass Bedürfnisse nach Nahrung, Halt, Kontakt oder Nähe nicht ausreichend befriedigt wurden, zum Beispiel weil das Kind, das bereits erfahren hat, willkommen zu sein, verlassen wurde. Um zu überleben, wird die eigene Bedürftigkeit zurückgenommen. Das kann in die Überzeugung münden, nichts zu brauchen, während man unbewusst nach sehr viel verlangt. Der orale Charakter sackt daher in sich zusammen und ist körperlich durch einen Mangel an Vitalität, eine eingefallene Brust und eine schwache Aufrichtung gekennzeichnet. Der Antrieb und die Kraft, sich von der Welt etwas zu nehmen, sind gehemmt. Ein solcher Mensch hofft, seine Wünsche würden erfüllt, ohne dass er sie in die Welt zu tragen vermag. Da seine Bedürftigkeit angesichts des Empfindens von Leere schwer zu stillen ist, kann er sehnsüchtig nach etwas suchen, ohne zu wissen, was er will. Er versucht zu geben, damit er bekommt. Er hat Angst vor der eigenen Hilflosigkeit und möchte andere dazu bewegen, dass sie für ihn sorgen. Der Orale versucht sich daher **an jemandem festzuhalten**.
– Lowen unterscheidet als Unterform eine **oral-kompensierte Struktur**, bei der die eigene Bedürftigkeit durch vordergründige Stärke und Aktivität bei Fortbestehen der inneren Leere abgewehrt wird. Dieser Typ wirkt auf andere stark, ohne es zu sein. Aus Angst, bedürftig zu sein, übertreibt er die Unabhängigkeit. Körperlich wird er beschrieben, als hätte sich über die orale Mattigkeit eine Schicht der Rigidität gelegt (Kurtz 1985, S. 275).

Dies ist die einzige Stelle, an der Lowen eine **passive und** eine **aktive Bewältigungsform** desselben Grundkonflikts unterscheidet. Diesen Gedanken aber kann man auch auf die anderen Strukturen übertragen. So kann der Konflikt um das Recht der Existenz aktiv durch eine von den Empfindungen getrennte intellektuelle Produktivität, passiv durch eine Devitalisierung bewältigt werden. Das wiederum würde zu den beiden schizoiden Modi passen, die Rudolf wie dargestellt schildert: der aktive Modus zur Bewältigung des Konflikts der Nähe, der passive zu der des depressiven Grundkonflikts. Auch die beiden folgenden Strukturen, die narzisstische und die masochistische, zeichnen sich durch einen eher aktiven und einen eher passiven Modus aus.

– Der alte Begriff des **psychopathischen Charakters** von Lowen, der nicht identisch ist mit der dissozialen psychopathischen Persönlichkeitsstörung, wird kaum noch verwendet. Heute entspricht er am ehesten dem der **narzisstischen Struktur**. Als wesentliche Verletzung liegt dieser Struktur die der **Eigenständigkeit** und des **Selbstwerts** zugrunde. Ein Kind mit dieser Verletzung kennt bereits seine Bedürfnisse, aber es wird ihm schwer gemacht, über sich selbst zu verfügen. Das kann durch Demütigung, Ausnutzen, Manipulation oder Parentifizierung erfolgen oder dadurch, dass das Kind dazu angetrieben wird, mehr sein zu sollen, als es ist, was das Größenselbst nährt. Die Angst, erneut so behandelt zu werden, wird bei der narzisstischen Struktur durch eine Verleugnung von Hilflosigkeit und Schwäche und ein kompensatorisches Betonen der eigenen Unabhängigkeit oder Großartigkeit bewältigt. Körperlich wirkt ein solcher Mensch daher wie aufgeblasen. Lowen schildert den dominierenden Mann mit einem breiten Brustkorb, schmalen Hüften und einem angriffslustigen oder überheblichen Blick. Der Ausdruck ist oft der eines verletzten Stolzes oder der Unnahbarkeit. Eine andere Form der Lösung des Konfliktes um die eigene Unabhängigkeit wäre, ein Beziehungsmuster der Manipulation zu internalisieren und mit diesem Muster den anderen zu begegnen. Der narzisstische Charakter versucht **sich oben und über den anderen zu halten**.
– Bei der **masochistischen Charakterstruktur**, nicht zu verwechseln mit dem sexuellen Masochismus, wurde das Recht auf **Selbstbehauptung** und **Unabhängigkeit** verletzt. Das Kind weiß nun, was es will, und versucht seine Bedürfnisse zu behaupten, aber sein Wille wird negiert oder gebrochen. Scham er-

zeugende Interaktionen dämpfen seine expansive und lustvolle Aktivität. Weil es tun soll, was der andere will, internalisiert es eine Beziehungsstruktur, in der es abhängig und zugleich voll unterdrückten Trotzes ist. Sein Kompromiss besteht darin, den Willen des anderen zu erfüllen und die eigene Selbstbehauptung aufzugeben. Prototypisch begegnete mir diese Struktur bei einem Mann, dessen Mutter sich aufgrund einer Behinderung nur kriechend durch die Wohnung bewegen konnte und versuchte, ihr einziges Kind immer in ihrer Nähe zu behalten. Der masochistische Typ unterwirft sich, nimmt seine Bewegung in die Welt zurück, erstickt seine Wut und unterdrückt die Verachtung. Die aggressive Kraft wird nach innen gewendet.

Körperlich vermittelt der Masochist den Eindruck, unter großem inneren Druck zu stehen. Er kann wirken, als wäre er im Schraubstock, eingekrümmt an der Wirbelsäule wie der Orale, aber zugleich wie bepackt, muskulös, jedoch nicht geschmeidig. Die Muskeln sind Lowen zufolge eher übermäßig entwickelt, um negative Impulse zurückzuhalten und natürliche Impulse zu beherrschen. Die Stimme dringt weniger nach außen, sie mag einen Ton des Klagens haben, denn die Kehle ist oft zugeschnürt, der Kopf eingezogen. Es ist, als würden expansive Impulse erstickt, um Zuwendung zu bekommen. „Er widersteht dem Ausdruck und dem Handeln" (Kurtz 1985, S. 283) und bewältigt das Leben als Pflicht. Er versucht sich **in sich selbst festzuhalten**.

Da das Charakterstrukturmodell auf einer Konflikttheorie aufbaut, fehlt ihm der traumatheoretische Gesichtspunkt. So kann es je nach Genese verschiedene Niveaus masochistischer Reaktion geben. Ermann (2004, S. 185f) schildert die masochistische Unterwerfung als eine Reaktion auf einem mittleren Strukturniveau. Der genannte Mann bewältigte so die Angst vor dem Verlust der Mutter. Auf einem niederen Strukturniveau dagegen

kann Masochismus eine Folge der Internalisierung von real zugefügtem Leid sein. Das Aufsuchen von Leid ist dann die Wiederholung der traumatischen Erfahrung desjenigen Leids, das in einer Beziehung erlebt wurde. Entsprechende Menschen können beispielsweise andere dazu bringen, sie sadistisch zu behandeln, um die Schuldgefühle zu bewältigen, die aus ihren abgewehrten aggressiven Fantasien gegen diejenigen resultieren, unter denen sie gelitten haben.

– Die **zwanghafte Struktur** wurde von Reich beschrieben und taucht bei Lowen nicht mehr auf. Das liegt an der triebpsychologischen Sicht dieser Struktur bei Reich (1933). Eine zwanghafte Persönlichkeitsstruktur ist hingegen eine häufiger anzutreffende Form der Abwehr von Impulsen und Emotionen, die mit unterschiedlichen Konflikten verbunden sein kann (vgl. Rudolf 2000, S. 233). In der frühen Psychoanalyse wurde die Zwangsstruktur mit der Erziehung zur Reinlichkeit in Verbindung gebracht. Die aber hat sich seit Freuds und Reichs Zeiten sehr geändert. Der Zwanghafte bildet danach in Reaktion gegen die **Lust** an der Ausscheidung, aber auch gegen andere vitale Bedürfnisse und Lüste eine extreme Beherrschtheit aus. Er unterdrückt den Wunsch nach Aufgabe der Kontrolle, indem er seine Affekte und Handlungen kontrolliert. Die inneren Spannungen bewältigt er durch Perfektion. Körperlich wirkt er vollständig in sich gehalten und gebunden. Der Zwanghafte versucht **sich zurückzuhalten**.

– Die **hysterische Struktur** hängt zusammen mit dem Bedürfnis, auch sexuell über sich selbst zu bestimmen und seine **sexuelle Identität** zu finden. Die Verletzung besteht darin, vom meist gegengeschlechtlichen Elternteil zurückgewiesen oder verführt zu werden oder nicht genügend Aufmerksamkeit zu bekommen. Die Krisen, die das Kind kreiert, können nicht nur als ödipale Konflikte gedeutet werden, sondern auch als Versuche, **Aufmerksamkeit** zu erheischen (Kurtz 1985, S. 293). Die Vermeidungsstrategie, die ein Kind in dieser Phase erlernen kann, besteht darin, sich nicht mehr zu öffnen, um nicht verletzt werden zu können. Der hysterische Charakter entscheidet sich für die Unabhängigkeit und gegen Liebe und Hingabe, um die Angst vor seiner Verletzlichkeit nicht fühlen zu müssen. Der Wunsch nach Nähe wird inszeniert, um die Bestätigung und sexuelle Anerkennung durch andere zu erhalten.

Die zentrale körperliche Spannung besteht zwischen einer Aufladung im Becken und einer Vorsicht im Bereich der Brust und des Herzens (Bentzen 2006). Bentzen nennt auch eine „romantische" Variante einer gegensätzlich gepolten Spannung. Auch der Hysterische hält sich insofern teilweise zurück. Körperlich zeichnen sich hysterische Strukturen eher „durch Wohlproportioniertheit und eine habituelle muskuläre Hypertonie aus" (Koemeda-Lutz 2002a, S. 130), mit der sie der Angst, sich fallen zu lassen und tiefe Liebesgefühle zu empfinden, widerstehen. Der Hysterische versucht, sich **alles offen zu halten**.

Wie schon in meiner Anmerkung zur masochistischen Struktur anklang, lässt sich die Persönlichkeit von Menschen mit schwereren psychischen Störungen und einem eingeschränkten Strukturniveau mit diesen Charakterstrukturen nicht beschreiben. Einige Persönlichkeitsstörungen kann man jedoch als extreme Ausprägungen von Charaktereigenschaften verstehen. Meist aber tragen Menschen Züge verschiedener Prototypen in sich. Diagnostisch ist dann von Interesse, welcher Prototyp die Persönlichkeit und das Verhalten am deutlichsten bestimmt (Lowen 1981, S. 367).

Eine körperbezogene Arbeit an einer Struktur richtet sich darauf, die zu ihr gehörenden körperlichen, affektmotorischen Hemmungen zu lockern, damit die Abwehrhaltung aufgegeben werden kann. Dadurch kommt es zu der gewünschten Evokation zurückgedrängter Affekte (Revenstorf 2001). Dies wiederum kann Ängste freisetzen, ohne deren Überwindung keine Veränderung möglich ist. Das Ziel ist eine relative Freiheit größtmöglicher Lebendigkeit oder eine Mitte zwischen den Polen, z. B. eine Selbstsicherheit zwischen vollkommen selbstunsicher und übertrieben selbstsicher. Das kann nur erreicht werden, wenn sowohl ein Muster verstanden als auch die Körperspannung, die das Muster aufrechterhält, gelockert wird. Das heißt: Nur eine seelische wie körperliche Durchlässigkeit und Beweglichkeit kann „das gegenwärtige Funktionieren vom Einfluss der Vergangenheit befreien" (Lowen 1981, S. 425). Nach der Vorstellung von Rogers ist der Mensch gesund, wenn er nicht mehr an eine begrenzende Struktur gebunden ist (Greenberg und Van Balen 1998, S. 36). Therapeutisch geht es um diese Freiheit und nicht darum, Charakterstrukturen aufzulösen, da sie immer auch eine Fähigkeit eines Menschen beinhalten, sich zu schützen:

> Ziel der Therapie ist vielmehr, einem Menschen die bewusste Wahl darüber zu geben, wann, wo und wie er sich selbst beschützt, so dass er durch seine Abwehr nicht in Situationen behindert wird, die ihn nicht bedrohen, und damit er nicht überverletzlich und über-sensitiv in Situationen ist, die ihn tatsächlich bedrohen. (Boadella 1993, S. 8)

▶ Heilung ist in diesem Sinne die Entwicklung der Fähigkeit, in einen Fluss zu kommen, das Festhalten an einer Charakterstruktur hingegen eine Begrenzung der Erfahrung. Ein Flow-Erleben kann einsetzen, wenn das erlebende Subjekt weniger an Begrenzungen durch vorgegebene Strukturen gebunden ist.

# Kommunikation mit dem Körper – Körperverhalten und die therapeutische Interaktion

## Inhaltsverzeichnis

▶ In diesem Kapitel stelle ich dar, in welchen Formen der Körper in seinen Äußerungen wahrnehmbar wird und wie eine Kommunikation mit dem Körper in der therapeutischen Interaktion stattfindet. Zu Beginn behandle ich einige terminologische Fragen zu diesem Thema, das oft als „nonverbale Kommunikation" bezeichnet wird, und begründe den Begriff der Körperkommunikation. Im Weiteren gehe ich auf Haltung, Bewegung, Gestik, Mimik und Prosodie der Stimme ein, erläutere zu diesen Bereichen gehörende therapeutische Konzepte und berichte über Forschungen zu ihrer Bedeutung in der therapeutischen Interaktion.

In den bisherigen Kapiteln habe ich zwar oft von Interaktion gesprochen, aber den Schwerpunkt auf das innere Erleben und die Muster der Erfahrung gelegt, die ein Mensch erwirbt und mit denen er der Welt begegnet. In diesem Kapitel erörtere ich, wie sich Menschen körperlich verhalten und von Körper zu Körper im Hier und Jetzt interagieren. Hier geht es nicht um körperlich erkennbare, habituelle Schemata und Strukturen, sondern um die fließenden Mitteilungen im aktuellen Geschehen der therapeutischen Kommunikation, um den Körper als „Kommunikationsmedium" (Röhricht 2000, S. 23). Dazu gehört auch die Frage, wie Therapeuten das, was im Patienten vor sich geht, mitbekommen, wenn dieser das nicht weiß und nicht sagen kann (Bucci 2001). Therapeuten beobachten in der Regel kontinuierlich die feinen Veränderungen im körperlichen Zustand ihrer Klienten (Davis und Hadiks 1990). Meist allerdings tun sie das intuitiv. Ein theoretisches Verständnis für die körperliche Kommunikation in der Psychotherapie ist noch kaum erarbeitet. Die folgenden Ausführungen sollen einige Kategorien dafür anbieten.

In der psychotherapeutischen Tradition hat man bisher mehr darauf geachtet, welche

© Springer-Verlag GmbH Deutschland, ein Teil von Springer Nature 2023
U. Geuter, *Körperpsychotherapie*, Psychotherapie: Praxis,
https://doi.org/10.1007/978-3-662-66153-6_14

Lebenserfahrungen (Schemata, Strukturen) und welche Symbolisierungen der Körper mitteilt, z. B. wie jemand mit ihm in der Beziehung zu anderen Emotionen ausdrückt oder in der Haltung seine Gewordenheit zeigt. Denn psychische Störungen haben ihren Platz weitgehend in der zwischenmenschlichen Welt. Die Körperpsychotherapie interessiert sich dabei traditionell für Emotionen, Abwehrstrukturen, Beziehungsmuster, Intentionen oder Bedeutungen, die der Körper kommuniziert, und für die Beziehung zwischen dieser Körperkommunikation und der Kommunikation mit dem Wort. Der emotionale Gehalt einer sprachlichen Mitteilung wird nämlich mehr in ihrem **Wie** als in ihrem **Was** transportiert. Auch der Bezug zur dinglichen Welt kann insbesondere bei schweren psychischen Störungen wie Psychosen elementar beeinträchtigt sein und muss dann behandelt werden. So bezieht sich die Körperpsychotherapie auf den Körper im Verhältnis zur dinglichen Welt, zur zwischenmenschlichen Welt und zu sich selbst.

Mit der intersubjektiven Wende (Abschn. 1.4) geriet mehr in den Blick, wie auch in der therapeutischen Interaktion körperlich kommuniziert wird. Im Zuge dieser Wende hat sich auch die Forschung dem dynamischen körperlichen Geschehen in der Dyade zugewandt (Ramseyer 2011, 2022; Wiltshire et al. 2020). Nun wird der Körper nicht nur unter dem Aspekt betrachtet, auf welche Muster des Patienten er verweist oder was er symbolisiert, sondern zugleich unter dem, wie Patient und Therapeut mit ihm kommunizieren. Vom Standpunkt der traditionellen Körperpsychotherapie aus gesehen drücken z. B. zwei Menschen in einer Umarmung beide ihr Gefühl aus. Aber eine Umarmung ist ein Geschehen, das sich in einzigartiger Weise aus einem Miteinander ergibt und nicht allein aus den Gefühlen der Beteiligten. Interaktion heißt daher nicht nur, dass beide etwas vom anderen aufnehmen, sondern auch, dass sich etwas in einem **gemeinsamen Feld** herstellt (Froese und Fuchs 2012). Nach Vorstellung des Enaktivismus sind „der Andere und Ich" eine gemeinsame Einheit in der Interaktion (Colombetti 2014, S. 87). Interaktive Prozesse haben wie der Tanz zweier Menschen eine eigene **verkörperte Dynamik des**

**Zwischen** (van Alphen 2014). Sie stellt sich her in einem Raum, in dem der eine körperlich hier, der andere dort ist und in dem Feld des Zwischen etwas geschieht.

---

**Therapiebeispiel**

In der Stunde mit einem Patienten bemerke ich, dass meine linke Hand zu meinem Herzen und meine Finger auf mein Brustbein gegangen sind, ohne dass ich das bewusst beabsichtigt hätte. Es geschieht in einer Situation, in der der Patient assoziativ über Dinge redet und ich mich frage, was von all dem bedeutungsvoll für ihn ist. Meine zunächst unbewusste Geste drückt körperlich die Frage aus, was ihm davon ans Herz geht. Als ich das anspreche und auf die Bewegung meiner Hand verweise, spürt er sogleich ein Gefühl der Einsamkeit, das er überdeckt, und es kommt ein Bild von sich als Kind, in dem er in dem zu großen und emotional kühlen Haus seiner Kindheit mit seiner Angst allein ist. Auf dieses Bild wiederum resoniere ich mit dem inneren Impuls, ihn wie ein Vater an mich drücken und ihm Halt und Trost geben zu wollen. ◄

---

Sobald wir kommunizieren, tritt der Körper mehr in Erscheinung. In einer Untersuchung zeigten Personen, die ein stark versalzenes Sandwich aßen, eine ausgeprägte Ekelmimik; glaubten sie jedoch, nicht beobachtet zu werden, blieben sie mimisch unberührt (Hermer 2004, S. 27). Der lebendige Körper nimmt also Bezug auf. Orbach meint daher „*There is no such thing as a body*" (2004, S. 28), eine Anspielung auf ein berühmtes Zitat von Winnicott „*There is no such thing as a baby*", sondern immer nur ein Körper in Bezug zu anderen Körpern. Das gilt wechselseitig für den, der sich zeigt, und für den, der wahrnimmt. Das Körperverhalten – Haltung, Bewegung, Gestik, Mimik, Stimmklang – ist die grundlegende Quelle für Informationen über die Gefühle und Absichten anderer; wahrnehmungspsychologische Experimente zeigen, dass wir dabei einen anderen Körper immer als eine zusammenhängende Konfiguration wahrnehmen, ebenso wie ein Gesicht (Reed und McIntosh 2008).

Selbst Pflanzen kommunizieren. Tomatenpflanzen, deren Nachbarpflanzen von einer bestimmten Raupe befallen sind, entwickeln chemische Abwehrstoffe gegen diese Raupe, weil sie über die Luft molekulare Informationen von ihren Nachbarn erhalten (Sugimoto et al. 2014). Die Wege, über die lebendige Körper Informationen austauschen, sind wissenschaftlich bei Weitem nicht alle erschlossen.

In der Körperpsychotherapie wurde der Körper lange Zeit aus der Perspektive einer Ein-Personen-Psychologie betrachtet. Körperausdruck wurde als weitgehend unbewusste Mitteilung über das Selbst verstanden. Dem entsprach in der Emotionsforschung das Modell, dass Personen im Ausdruck ihr Inneres zeigen und andere diese Information entschlüsseln. Hier hat ein Umdenken eingesetzt. Emotionen werden auch gezeigt, um den Empfänger in einer Weise zu beeinflussen, die dem Sender guttut (Russell et al. 2003). Sie haben also nicht nur einen Ausdruck, sondern zielen auch auf einen Eindruck. Wenn eine Katze faucht, ist sie nicht nur wütend, sondern will auch einschüchtern. Die Körpersprache des Menschen unterliegt dabei allerdings sozialen Regeln, die in Fleisch und Blut übergehen.

▶ Körperliche Äußerungen des Patienten sind eine Manifestation intrapsychischer und relationaler Prozesse. In der Psychotherapie sind sie Teil eines wechselseitigen Geschehens.

Dem neueren Umdenken entspricht eine in der Psychotherapie schon ältere relationale Sicht des therapeutischen Geschehens als eines Beziehungsgeschehens (Rogers 1981, S. 19ff, 181ff). Der Patient spricht mit seinem Ausdruck über sich **und** zugleich zum Therapeuten (Davis und Hadiks 1994, S. 403). Das wurde von Frey (1999) mit Hilfe des Informationsmodells beschrieben (Kap. 5). Danach versteht der Therapeut als Empfänger aus eigener Erfahrung auf seine besondere Art das, von dem er annimmt, dass es im Patienten als Sender vor sich geht. Außerdem beeindruckt der körperliche Ausdruck den Empfänger und löst in ihm emotionale Reaktionen aus. Diese Ansteckung wiederum kann auf den Sender zurückwirken und dessen Emotionalität verändern (vgl. Abb. 10.4). In Kommunikationsprozessen wechseln die Rollen von Sender und Empfänger ständig. Verhalten soll Eindrücke erwecken; der Empfänger kann entscheiden, welche Zeichen er als Anzeichen für etwas wertet (ebd., S. 74f). Für die Therapie bedeutet das: Je offener wir als Therapeuten dafür sind, Zeichen aufzunehmen, desto größer ist die Vielfalt dessen, woraus wir unsere Eindrücke bilden können. Kommunikation funktioniert allerdings nicht allein nach dem Modell von Sender und Empfänger, weil in interaktiven Schleifen alles, was geschieht, Ursache und Wirkung zugleich sein kann.

▶ Der Körperausdruck hat wie die Emotionen eine adaptive und regulative (intrapersonale) und eine soziale und kommunikative (interpersonale) Funktion.

In der emotionalen Kommunikation stehen Zeichen für

- einen Affekt in Bezug auf ein Objekt („Ich mag ihn nicht"),
- den Zustand des Senders („Ich habe Angst"),
- einen Affekt in der Beziehung zum Empfänger („Ich verachte dich", „Ich möchte Trost von dir") (vgl. Krause 1992).

Körpersignale des Patienten können also etwas über andere, ihn selbst und die Beziehung zum Therapeuten aussagen. Die Sichtweise der Ein-Personen-Psychologie hat daher genauso eine Berechtigung wie die der Zwei-Personen-Psychologie (Geuter 2019, S. 401). Nach dem Modell der **Botschaften der Kommunikation** von Schulz von Thun (1981) könnten wir sagen, dass der Körper „Sachinformationen" gibt und „Selbstkundgabe" betreibt sowie „Beziehungshinweise" und „Appelle" äußert.

Der Begriff **Körperausdruck** bezieht sich nur auf einen Teil des interaktiven Geschehens und ist mit einem grundsätzlichen Problem behaftet. Das Wort „Ausdruck" beinhaltet eine Unterscheidung zwischen einem unsichtbaren mentalen Akt und einem sichtbaren Zeichen, in dem sich das Mentale nach außen **aus**-drückt. In der Ausdrucksanalyse werden beide so aufeinander bezogen, als wäre das eine die Ursache des anderen. Der Begriff Körperausdruck steht insofern in einer Tradition dualistischen Denkens, die den Körper als Ausdruck der Seele sieht (vgl. Kasten in Abschn. 5.1). Das, was am Körper sichtbar wird, ist aber nur ein Aspekt eines umfassenden somatopsychischen Geschehens, das sich in Worten wie im Körper mitteilen und nur in der Reflexion in seine verschiedenen Komponenten zerlegt werden kann. Lowen hat dies so formuliert: „Es ist nicht die Seele, die wütend wird, noch der Körper, der zuschlägt. Es ist das Individuum, das sich ausdrückt" (1981, S. 12).

Oft wird in der Tradition der Ausdruckspsychologie auch der Begriff der **Körpersprache** verwendet. Diesem Begriff liegt eine Analogie zur gesprochenen Sprache zugrunde, obwohl letztere meist willentlich, erstere meist unwillkürlich erzeugt wird. Trautmann-Voigt und Voigt (2009) rücken den Begriff der Körpersprache ins Zentrum der Theoriebildung und fassen diesen sehr weit. Zur Körpersprache rechnen sie „Verhaltens- und Interaktionselemente" wie „Körperkontakt und Berührungselemente, Gebärden, Gestik, Haltung, Mimik, Stimmmodulation, Sprechtempo und Sprachmelodie, die äußere Erscheinung als Gesamtbild, Tonfall, Körperausdrucksprozesse in … Bewegungsfolgen und viele andere mehr" (ebd., S. 1). Im Weiteren setzen sie Körpersprache mit Handlungsrhythmen und Bewegung gleich (S. 129ff) und bezeichnen den Begriff als ein Synonym für Affektmotorik (S. 151).

Der Begriff der Körpersprache bezieht sich in der Psychotherapie in der Regel in einem engeren Sinn auf Affektausdrücke und Bewegungen, die man beim Patienten **sehen** kann. Wie dem Körperlesen (Abschn. 14.1) haftet ihm die Ein-Personen-Psychologie einer Ausdrucks- und Bewegungsdiagnostik an, der zufolge der Patient

mit dem Körper spricht und der Therapeut als Experte die Botschaften liest und deutet. Dem entspricht, dass in der Forschung zur nonverbalen Kommunikation das wichtigste Forschungsmittel die Kamera ist (Heller 2012, S. 583). Aber manches ist mit der Kamera schwer wahrzunehmen: das kurze Leuchten in den Augen, das Gefühl eines Händedrucks oder der Schimmer auf der Haut, und manches sieht man nicht, auch wenn man darauf reagiert, z. B. eine winzige Geste oder einen Geruch. In der Therapie erfassen wir solche Signale, wenn der eigene Körper als Resonanzkörper offen ist für die mimisch, gestisch, olfaktorisch oder prosodisch vermittelten Signale des Patienten, um dadurch einen Zugang zu seinem nicht verbalisierten Erleben und unausgesprochenen interaktionellen Prozessen zu finden.

In der Forschung wurde der Begriff der Körpersprache aufgegeben, weil körperliche Gesten nicht wie Zeichen gelesen werden können, die bestimmbare Bedeutungen tragen (ebd., S. 578). Heller (2012) benutzt ihn daher nicht. Er bezeichnet in seinem Modell der vier Dimensionen des Organismus vielmehr das wahrnehmbare körperliche Handeln allgemein als Verhalten und reserviert den Begriff des Körpers für die Beziehung des Organismus zur dinglich-natürlichen Welt (Heller 2011).

Der Begriff der Körpersprache ist auch deswegen nicht umfassend, weil nicht alles, was der Körper zeigt, ein Ausdruck von oder ein Sprechen über etwas ist. Körperliche Verhaltensäußerungen sind vielmehr mannigfaltig determiniert und hyperkomplex. Das macht ihre Reflexion terminologisch äußerst schwierig. Sie können die Folge einer krankhaften Veränderung des ZNS sein, sie können intendiert sein, wenn ein Mensch mit einer Bewegung etwas erreichen möchte, sie können unbewusst oder bewusst eine Kommunikation steuern, Zeichen einer inneren Haltung oder einer affektmotorischen Prägung, eines inneren Befindens oder einer kommunikativen Absicht sein, sie können konventionell und von außen gesteuert oder individuell und von innen gesteuert oder ungesteuert sein. Sie sind jedenfalls nicht notwendig ein Ausdruck, eine Sprache oder ein Zeichen bewusster oder unbewusster innerer Vorgänge. Daher eignet sich als Oberbegriff für all das, was ein Mensch körperlich tut und in der Interaktion zeigt, der Begriff des Körperverhaltens, analog zu dem des Körpererlebens. Während ich unter **Körpererleben** alle Formen der **inneren** Bezugnahme auf den Körper verstehe (Kap. 6), bezeichne ich als **Körperverhalten** alle Formen der Bezugnahme mit dem Körper nach **außen**. Manches Verhalten ist dabei ein Signal, manches ein Ausdruck. Ich werde daher auch die gebräuchlichen Begriffe der Körpersignale oder der Körpersprache verwenden, z. B. wenn es darum geht, dass ein Patient über den Körper ein bedeutungsvolles Zeichen mitteilt, mich aber bemühen, darauf zu achten, dass in diesen Begriffen weder eine dualistische Vorstellung noch die Vorstellung transportiert wird, der Körper sei ein Redner, dem wir zuhören und den wir lexikalisch verstehen.

In einer Interaktion nimmt Körperverhalten unterschiedliche **Funktionen** wahr (Heilmann 2009):

- **syntaktisch**: Es strukturiert das Gesagte, z. B. indem wir mit der Hand eine Gliederung zeigen.
- **semantisch**: Es unterstützt oder modifiziert Gesagtes, z. B. indem man etwas gestisch betont oder abschwächt.
- **dialogisch**: Es strukturiert ein Gespräch, z. B. indem man den Sprecherwechsel dadurch regelt, dass man die Stimme senkt, wenn man aufhört zu sprechen, oder den Mund öffnet und Atem holt, wenn man einsetzen möchte, oder mit Kopfbewegungen dem Gegenüber ein Feedback gibt (Paggio und Navarretta 2013).

  Diese dialogische Funktion kann gestört sein, wenn ein Patient den Therapeuten nicht zu Wort kommen lässt (Streeck 2004, S. 242) oder wenn sich das Umgekehrte ereignet, was ich in einer Klinik erlebte, als eine Therapeutin einen Therapieplan erläuterte und den Patienten dabei kaum etwas sagen ließ.
- **pragmatisch**: Es drückt psychische und physische Empfindungen und Gefühle aus und teilt diese anderen mit.

- **adaptiv**: Es hilft, sich während des Sprechens an Triebregungen, Gefühle und interpersonelle Bedürfnisse anzupassen (Hermer 2004; Wallbott 1998a). Dann reibt man etwa das Ohrläppchen oder fingert am Pullover.

In der Psychotherapie interessieren wir uns für die beiden letztgenannten Funktionen, weil sich aus ihnen Bedeutungen erschließen.

Menschen nutzen auch Körperbewegungen für sich alleine, um etwas wahrzunehmen, sich etwas zu vergegenwärtigen oder einen neuen Gedanken zu fassen (Goldin-Meadow 1999). Deswegen gestikuliert man am Telefon oder kratzt sich am Kopf. Über den Körper regulieren wir so den Bezug zur Umwelt und zu uns selbst.

### Körperkommunikation

Für alles Körperverhalten, das zwischen Menschen in einer Interaktion gezeigt wird und sich in dieser Interaktion prozessual verändert, möchte ich den Begriff der Körperkommunikation vorschlagen (vgl. Waldenfels 2008, S. 137). Dieser schließt für die Psychotherapie die Ein- und Zwei-Personen-Sicht ein und rückt das **kommunikative Geschehen von Körper zu Körper** ins Zentrum. Dieses kommunikative Geschehen entfaltet sich nicht allein dadurch, dass der Therapeut am Körperausdruck des Patienten etwas sieht. Ein weiteres Mittel der Wahrnehmung sind die Empfindungen und Impulse, die der Therapeut in Reaktion auf den Patienten verspürt und die auf den Patienten zurückwirken (Appel-Opper 2008). Kommunikation findet statt, wenn einer etwas mitteilt und der andere es versteht und etwas zurückgibt. Dazu bedarf der Therapeut seines eigenen Körpers, mit dem er empfängt und sendet und sich in zirkuläre interaktive Prozesse einweben lässt (Kap. 15).

Vielfach werden in der Psychotherapie für Körperverhalten und Körperkommunikation die Begriffe nonverbales Verhalten, nonverbale Interaktion oder nonverbale Kommunikation verwendet (Geißler 2005; Heller 2012; Ramseyer 2022; Westland 2015). Der Begriff des **nonverbalen Verhaltens** ist wie der des Körperausdrucks meist allein auf den Patienten gerichtet und bettet Körpermitteilungen nicht in die Kommunikation ein.

Der Begriff der **nonverbalen Kommunikation** wiederum gibt nicht eindeutig zu verstehen, dass es um den Körper geht. Auch paranormale oder nicht erklärbare Phänomene der Kommunikation oder eine Verständigung mit sprachfreien Lauten kann man als nonverbale Kommunikation bezeichnen. Mit dem Wort nonverbal wird zudem die Körperkommunikation als etwas definiert, das sie **nicht** ist. Der Körper kommt im Begriff nicht vor und die Sprache wird zur Scheidelinie, indem der Begriff das Nicht-Sprachliche als eine Einheit festlegt. Das ist nicht nur unpräzise, sondern auch mit einer subtilen Entwertung verbunden (Heisterkamp 2002, S. 117), weil die verbale Interaktion dann als die eigentliche dasteht. Umgekehrt allerdings müssen wir uns genauso davor hüten, „körperliche Gebärden und motorische Ausdrucksweisen als den eigentlichen Spiegel für Gefühle und Bedürfnisse" (Keleman 1990, S. 9) anzusehen, wie es in der Körperpsychotherapie manchmal geschieht. Ich vertrete die Ansicht, dass in der Therapie alle Äußerungsformen des Patienten mit gleicher Wertigkeit geachtet werden sollten. Darum sollten wir **nicht mit „non"-Begriffen arbeiten**, sondern definieren, wovon wir sprechen. Mit dem Begriff Körperkommunikation ist die Kommunikation mittels des Körpers gemeint.

Auch in der Kommunikationswissenschaft wird die Körperkommunikation in der Regel nur durch ihren Unterschied zur sprachlichen Kommunikation definiert. Heilmann (2009, S. 10) unterscheidet:

- die **verbale** Kommunikation mit dem Inhalt der Sprache,
- die **paraverbale** Kommunikation, den Sprechausdruck, und
- die **extraverbale** Kommunikation, die sog. Körpersprache.

Alle drei werden als Mitteilungen verstanden. Mitteilungen auf den ersten beiden Kanälen nehmen wir über das Ohr auf, dem in der Psychotherapie bevorzugten Wahrnehmungsorgan, die extraverbalen Mitteilungen am meisten über das Sehen, aber nicht nur.

Die Beachtung paraverbaler und extraverbaler Kommunikation öffnet vielfach die Türe zu un-

bewussten Intentionen oder dissoziativen Zuständen des Patienten und ist ein häufiger Anlass für ein erkundendes Arbeiten im therapeutischen Prozess (Cornell 2016; Geuter 2019, S. 131ff). Patienten wiederum nehmen über sie den Therapeuten wahr. Wenn in der Psychotherapie diskutiert wird, ob Therapeuten Persönliches von sich mitteilen sollten oder nicht, wird nicht bedacht, dass wir ohnehin mit Einrichtung, Kleidung, Haltung, Bewegung oder Blicken ständig etwas zeigen, auch wenn wir es nicht benennen (Rolef Ben-Shahar 2019). Unbewusst können auch Einstellungen gegenüber Menschen anderer Hautfarbe (Hamel et al. 2018), Hierarchien oder ein gendertypisches Verhalten markiert werden (R. Johnson 2014, 2019), die in einer verkörperten Interaktion unmittelbar wahrgenommen werden (Krueger 2019).

Patient und Therapeut sprechen im Therapiezimmer nicht nur miteinander, sondern sie verhalten sich auch ständig körperlich zueinander. Dabei findet eine **implizite Kommunikation** statt, über die Menschen rund 90 % der Information in Beziehungen austauschen (Stern et al. 1998). Implizit weiß man zum Beispiel, wie man einen Menschen umarmt oder küsst. Implizit sind auch die kulturellen Regeln, z. B. dass in der japanischen Kultur stärkeres Gewicht auf subtile Bewegungen des Körpers gelegt wird (Kaji 2019). Das lernt man durch Erfahrung, nicht durch Erklärung, und praktiziert es, indem man affektmotorisches Erfahrungswissen anwendet. Implizites Wissen ist prozedural (T. Fuchs 2008b). Auch in der Psychotherapie vollzieht sich wahrscheinlich der größte Teil der Kommunikation im Raum eines impliziten Beziehungswissens (Lyons-Ruth 1998; Streeck 2005, 2013):

> Alle Gegenwartsmomente, die einen intersubjektiven Kontakt implizieren, hängen mit Aktionen zusammen: Blickkontakt, Veränderung der Körperhaltung, eine Geste, ein bestimmter Gesichtsausdruck, eine Veränderung der Atmung, des Tonfalls oder der Festigkeit der Stimme. (Stern 2005, S. 153)

Das implizite Beziehungswissen wird weitgehend über körperliche Zeichen kommuniziert. Solche Zeichen sind bedeutsam für die therapeutische Beziehung und bestimmen an erster Stelle Urteile von Patienten über die Kompetenz von Therapeuten (Merten 2001, S. 80f). Nur über Signale der Körperkommunikation lässt sich auch erklären, wie Übertragung, Projektion oder projektive Identifizierung wirksam werden (Kap. 15). Fuchs (2008b) schätzt, dass in einer Therapiesitzung mehr als eine Million Körpersignale ausgetauscht werden. Das Wechselspiel der Kommunikation erfolgt in Bruchteilen von Sekunden.

Implizit werden in körperlicher Kommunikation auch vielfach Emotionen reguliert, z. B. wenn der Therapeut ruhiger atmet, während der Patient in einen *arousal state* der Gefahr gerät, sein Mitgehen in einer synchronen Bewegung zeigt oder mit dem Patienten weint, was Erhebungen zufolge schon 72 % der Therapeuten getan haben, ohne dass dies in der Theorie vorkommt (Donovan et al. 2017, S. 109). Wie in der Mutter-Kind-Interaktion erfolgt auch die emotionale Abstimmung in der Therapie über Rhythmen, Koordination oder affektive Tönung (Trevarthen 2012).

**Körperbotschaften**
J. Wiener (1994) hat eine interessante Unterscheidung zwischen *body language* und *body talk* getroffen. Mit dem ersten Begriff, dem der Körpersprache, meint er eine Sprache der Gestik, die das Sprechen begleitet. Unter *body talk*, was ich mit Körperbotschaften übersetzen möchte, versteht er dagegen einen Modus der Kommunikation, der ein **Vorläufer des Sprechens** ist und in dem sich ein früh vom inneren Erleben abgespaltener Körper in einer „psychosomatischen" Sprache auf vielfach dramatische Weise mitteilt. Der Begriff der Körperbotschaften meint hier insofern eine besondere Form der **Äußerung unverstandenen Leids** über körperliche Beschwerden – und nicht die Sprache der aus dem Körper kommenden inneren Bilder, wie Teegen (1994) den Begriff verwendet. Während die Körpersprache symbolisch ist und durch die Willkürmuskulatur erzeugt wird, sprechen Körperbotschaften eine eher vegetative Sprache, die der Betreffende selbst nicht versteht. Patienten klagen z. B. über allgemeines

Unwohlsein, undifferenzierte Schmerzen oder Empfindungslosigkeit und Leere. In der Therapie wird ihnen schlecht, ihnen ist kalt, sie müssen auf die Toilette, bekommen Schwindel, erstarren, verstummen oder haben den Drang, sich zu verletzen, ohne alldem Bedeutung geben zu können. Da diese körperlichen Ausdrucksformen nicht symbolisch sind, werden Körperbotschaften verfehlt, wenn man sie symbolisch liest (Abschn. 7.1).

Das Modell einer symbolischen Körpersprache haben Breuer und Freud (1895) anhand der Hysterie entwickelt. Was sich im Körper zeigte, sahen sie als ein Symptom an, welches das seelische Erleben ersetzte. Symptome sollten auf ursprünglich verdrängte Vorstellungen oder Impulse verweisen, z. B. der *Arc de cercle* mit den zum Teil heftigen Bewegungen auf die verdrängte Sexualität. Bei den Körperbotschaften geht es aber nicht um eine somatische Sprache, sondern um die **Sprache der Somatisierung**. Hier präsentiert der Körper die **Not** der Patienten, weil sie nicht anders auf sich aufmerksam machen können. Diese Patienten haben ihr körperliches Selbst von ihrem emotionalen Selbst getrennt, sie benutzen den Körper, um sich vor bedrohlichen inneren Erfahrungen zu schützen (Wiener 1994, S. 339, 343). Oft kam es bei ihnen schon früh zu einer Desintegration zwischen Körper und Psyche, wie man sie bei desorganisiert gebundenen Kindern sieht (Abschn. 11.6), oder die Differenzierung des Erlebens blieb aus. In der Folge wird der Körper gezeigt, als wäre er nicht Teil des Selbst. Wiener nimmt an, dass bei den Körperbotschaften die Störung in der präverbalen Kommunikation verwurzelt ist (S. 348). Er bezeichnet Körperbotschaften daher als Sprechen mithilfe einer Protosprache. Auch traumatisierte Menschen teilen sich vielfach über schwer zu entziffernde Körperbotschaften mit (Heinl 2001). Oft sind es die am Körper erfahrenen Nöte, die sie in Therapie bringen.

▶ Bei Körperbotschaften wird nicht psychisches Material mittels des Körpers symbolisiert. Vielmehr äußert sich eine innere Not in Form körperlicher Beschwerden.

Moser hat dies poetisch so formuliert, dass dann der „rudimentäre seelische Apparat" Affekte, die er nicht aufnehmen könne, „in den Körper unterpflügt" (1987, S. 78). Auch Moser benutzt den Begriff der „Körperbotschaften", die Seelenbotschaften ersetzen (S. 129). Eingehend schildert er eine Behandlung mit einem Patienten, der sich über Bauchweh, Brechreiz, bleierne Müdigkeit und Kreuzschmerzen mitteilte, Reaktionen, die ihm, selbst Arzt, unverständlich waren. Seine Affekte, schreibt Moser (1994a, S. 28), meldeten sich wie körperliche „Heimsuchungen" (vgl. das letzte Therapiebeispiel in Abschn. 11.1).

Moser (1987) hat diese Patienten wie Wiener „psychosomatische" Patienten genannt, da die Somatik ihre einzige Ausdrucksform ist. Heute sprechen wir von Somatisierungsstörungen, in der psychodynamischen Diagnostik auch von einer strukturellen Störung, wenn die seelischen Erfahrungen kaum benannt und die Körpererfahrungen nur schwer in Worte gefasst werden können (Rudolf 2006, S. 65f). Ist die körperliche Selbstgewissheit verloren gegangen, kommt es zu einem Rückgriff auf elementare Körperbotschaften. Sie kündigen „unkenntlich gewordene und nicht erinnerbare elementare psychophysische Grundbedürfnisse" an, „die nicht erfüllt wurden und die jetzt dringlich Erfüllung fordern" (Moser 1989, S. 126). In der Gegenwart können sie lauten: Halte mich fest, weil ich mich fühle, als könnte ich zerspringen; oder: Sei bei mir, denn ich lebe gar nicht.

Hat ein Patient ein höheres Strukturniveau (Abschn. 6.7), können Körperbotschaften auch die festgehaltene Erregungsspannung aus einer chronisch unterdrückten Affektreaktion kommunizieren (vgl. Küchenhoff 2008, S. 115). Oft aber kommunizieren sie die archaische Wucht früher Zustände von Schock, Verzweiflung, Trostlosigkeit, Einsamkeit, Gier, Wut, Ohnmacht, Panik oder Angst. Sie sind eine „Sprache ohne Worte" (Levine 2011), in der sich auch Lähmung oder Übererregung als Folge unverdauter traumatischer Erfahrungen mitteilen können. Sie in dieser Bedeutung nicht auf sich wirken zu lassen, sondern symbolisch zu deuten, kann auf Seiten des

Therapeuten eine Form des Widerstands sein (Moser 1989, S. 212).

Da Körperbotschaften eine **präverbale** Sprache sprechen, dürfen sie nicht als Kommentar zu oder Ersatz für sprachliche Mitteilungen gelesen werden. Aber auch wenn sie dem Patienten in der Sprache nicht zugänglich sind, führen die in ihnen ausgedrückten Erfahrungen doch „eine untergründige, nicht verbalisierte, namenlose…, aber nichtsdestoweniger höchst reale Existenz" (Stern 1992, S. 248). Denn der Körper speichert aus der präverbalen Zeit oder auch aus einer die Reflexionsfähigkeit überschreitenden Erfahrung gerade die analogen Aspekte der Erfahrung (ebd., S. 253), z. B. wie heftig etwas war, wie sehr es auf einen einstürmte oder wie weit weg es sich anfühlte. In der Therapie müssen wir diese Dimension des Erlebens erkunden, sie angemessen verbalisieren und dem Patienten helfen, das kernaffektive Erleben zu regulieren, ohne vorschnell auf die symbolische Ebene zu wechseln.

**Kanäle der Körperkommunikation**

Kommunikation mit dem Körper erfolgt über verschiedene Kanäle, in denen sich der Körper für den anderen wahrnehmbar äußert. Meist werden folgende genannt:

- Bewegung,
- Haltung,
- Gestik,
- Mimik,
- Prosodie,
- Proxemik.

Der seltener gebrauchte Begriff der **Proxemik** meint das Verhalten im Raum, mit dem wir Nähe und Distanz regeln: dass einem niemand „auf die Pelle rückt", wie wir uns jemandem „vom Leib halten" oder dass einen jemand ganz fest hält (Heilmann 2009, S. 88). Man kann unterscheiden

- einen **Nahraum** der Intimität,
- einen **persönlichen Raum**, der zwischen einem halben Meter und etwa 1,2 Meter beträgt, den Raum der Reichweite des Körpers,
- einen **Raum der sozialen Distanz**, der bei 1,2 Meter beginnt (Haas 1993).

Rizzolatti et al. (1997) sprechen vom personalen, peripersonalen und extrapersonalen Raum.

Das Verhalten von Patienten im Raum kann etwas über ihre Gefühle und Bedürfnisse aussagen (Haas 1993). So haben beziehungstraumatisierte Menschen öfter ein stärkeres Bedürfnis nach einem sicheren persönlichen Raum (R. Johnson 2019). Diesen für sie notwendigen Raum kann man Patienten im Therapiezimmer markieren lassen (Ho 2019). U. Schmitz (2006) fördert die Wahrnehmung des Wohlbefindens im Raum mit der Frage, an welchem Ort es sich angenehm oder unangenehm anfühlt.

> In einem Experiment zur räumlichen Gestaltung von Beziehungen wurde Männern Oxytocin in die Nase gesprüht, bevor sie sich attraktiven Frauen nähern sollten. Männer, die in Partnerschaften lebten, hielten unter der Oxytocingabe einen größeren Abstand zu diesen Frauen ein, vermutlich, weil das Hormon ihr Bindungssystem aktiviert hatte (Scheele et al. 2012).

Über Bewegung, Gestik, Mimik und Prosodie in der Kommunikation wurde viel geforscht, teilweise auch in Bezug auf die therapeutische Kommunikation. Davon und vom Ausdruck der Körperhaltung werden die nächsten Abschnitte handeln. Allerdings gibt es weitere Kanäle, die weniger erforscht wurden und weniger erwähnt werden:

– Selten ist die Rede von der Bedeutung des Geruchs und der **olfaktorischen Kommunikation** in der Therapie. Eine Schlüsselerfahrung war für mich vor Jahren, dass ein Patient in das Zimmer kam und mit den Worten „Hier riecht es aber nach Angst" das Fenster öffnete. In der Stunde davor war eine Patientin voller Angst gewesen und ich hatte nicht gelüftet. Experimentellen Studien zufolge fällt es Versuchspersonen schwer, Angstgeruch zu erkennen; jedoch zeigen fMRT-Untersuchungen, dass der Geruch von Angstschweiß Hirnareale

aktiviert, die soziale und emotionale Stimuli prozessieren (Prehn-Kristensen et al. 2009). Auch kann es vorkommen, dass ich einen Patienten nicht annehmen kann, weil ich seinen Geruch nicht vertrage. Hier berührt man sehr schambesetzte Bereiche der Körperkommunikation, die auch in therapeutischen Gruppen eine Rolle spielen (Damhorst 2006, S. 95).

– Die taktile oder **haptische Kommunikation** wurde in der Kommunikationsforschung allgemein wenig thematisiert, obwohl die erste Kommunikation im Uterus über die Haut beginnt (Muir 2002; Abschn. 11.1). Sie kommt in der Forschung mehr unter dem Stichwort der Grenzüberschreitung vor (Schmidt und Schetsche 2012a). In der Psychotherapie war dies aufgrund des Berührungstabus lange nicht anders. Doch zeigen Forschungen den Wert von Berührungen (Smith et al. 1998). Auch verdeutlichen klinische Schilderungen die Aussagekraft einer Berührung der Hände bei der Begrüßung (vgl. Heisterkamp 2002). Bei den „hands-on"-Techniken der Körperpsychotherapie wie Massagen findet immer haptische Kommunikation statt, die Übertragungsgefühle auslösen kann (Kap. 15). Berührung ist in der Körperpsychotherapie ein bedeutsamer Kanal der Kommunikation und ein wichtiges Werkzeug der Praxis (Geuter 2019, S. 247ff).

– Der Körper kommuniziert schließlich über **Zeichen autonom gesteuerter Veränderungen** wie ein Erröten der Haut, eine Veränderung der Pupillen oder ein Aufstellen der Körperhaare (Abschn. 7.1; Abschn. 14.4 zum Augenkontakt). Solche Zeichen können emotional anstecken. Darüber aber gibt es kaum Forschungen.

– Ein klinisch häufiger beschriebener Kanal ist die **respiratorische Interaktion**. Da der Atem ein grundlegendes Mittel „des Selbstausdrucks und der Selbstregulierung" ist (Heisterkamp 2010, S. 97; Abschn. 6.2), wirken Menschen über den Atem aufeinander ein. Patienten können daher über die Atmung seelische Zustände kommunizieren, die sich auf den Therapeuten übertragen. Dornes gibt ein Beispiel:

**Therapiebeispiel**

Ein Patient legt sich auf die Couch und schweigt und nach einer Weile breitet sich in seinem Psychoanalytiker Angst aus. Dornes erörtert verschiedene Fantasien, die er durchspielen könnte. Aber dann, schreibt Dornes, „lenkt er die Aufmerksamkeit auf seine Körperprozesse. Er bemerkt, dass er auf eine eigenartige Weise atmet – nicht wie sonst, ruhig und tief, sondern kurz, gepresst und angespannt. Dann spürt er seine ungewöhnlich feuchten Hände, und seine Aufmerksamkeit wandert wieder zum Patienten, der immer noch daliegt und schweigt. Er sieht Schweißperlen auf dessen Stirn und bemerkt einen eigenartigen Atemrhythmus. Langsam wird ihm klar, dass der Patient von Anfang an so dalag und er (der Therapeut), ohne es zu merken, den Atemrhythmus des Patienten übernommen hat. Die Angst des Analytikers war eine Folge dieser vom Patienten übernommenen Atmung. Der Patient wollte seine Angst nicht loswerden und hatte auch (noch) gar keine Fantasien darüber, sondern seine Angst transpirierte buchstäblich in die analytische Situation und in/auf den Analytiker" (Dornes 1997, S. 71). ◄

Hier hat der Therapeut die Mitteilungen des Patienten mit den Augen und mithilfe seiner inneren Empfindungen aufgenommen und in der vegetativen Resonanz (Kap. 15) seiner Atmung den Zustand des Patienten mitbekommen.

> Der Therapeut atmet sich gewissermaßen in seinen Bemühungen um eine verstehende Mitschwingung mit dem Patienten in die spezifische, behinderte Verfassung des Patienten ein und atmet sich – falls er hier nicht einem organismischen Gegenübertragungswiderstand aufsitzt – auch wieder heraus. (Heisterkamp 2010, S. 97)

In seiner Art zu atmen kann ein Patient etwas über sich selbst mitteilen, und er kann über die Atmung mit dem Therapeuten kommunizieren. Atemreaktionen des Patienten lassen sich daher auch als Indikator der Wirkung einer Intervention nutzen (Abschn. 6.2). Verändert sich bei einer In-

tervention, die nach dem Eindruck des Therapeuten den Patienten erreicht haben sollte, dessen Atmung nicht, kann das auf eine Abwehr oder auf „eine Kluft im Kontakt" hinweisen (Wehowsky 1994, S. 108).

Der Therapeut kann auch seinen Atem bewusst zu einer **atemdialogischen Affektregulation** einsetzen, bei der er auf das Atmen des Patienten reagiert und der Patient wiederum auf das Atmen des Therapeuten. Er spürt z. B. einen beklemmenden Atem des Patienten in der eigenen Brust und gibt einen regulierenden, ruhigen Atem zurück. Dabei können subtile Atemdialoge mit unterschiedlichen Bedeutungen zustande kommen. Solche Bedeutungen können sein: Ich helfe dir durchzuatmen, weil du kaum atmen kannst; ich spüre deine Beklemmung so sehr, dass sie auch mir die Brust einschnürt; ich spüre, wie du dich freust, und es reißt auch mir die Brust auf. In diesem Fall wird der Atem vom Therapeuten intentional verwendet.

## 14.1 Der Ausdruck der Körperhaltung

Die Körperhaltung wird in der Körperpsychotherapie traditionell auf zwei verschiedene Weisen thematisiert. Die erfahrungsorientierte Körperpsychotherapie betrachtet Haltung mehr unter dem Aspekt des Bezugs zur Schwerkraft. Sie fragt beispielsweise, wie ein Mensch steht, worauf sein Gewicht ruht und wie er sich aufrichtet. Gräff (2000) geht dabei von einer unmittelbaren Symbolik der Erfahrung aus: sich körperlich aufzurichten oder abzugeben heißt dann, sich innerlich aufzurichten oder abzugeben. Reich (1989) hingegen stellte heraus, dass sich aus der Art und Weise, in der Patienten sprechen, assoziieren, Träume berichten, grüßen oder liegen, die Abwehr erschließen lasse, und las daher die Sprache der Haltung als Sprache der Abwehrstrukturen. In dieser Tradition wurde die Haltung vor allem als chronifizierte Haltung studiert und damit als charakteristische Haltung einer Struktur (Abschn. 13.2).

Auch in anderen Kontexten der Psychologie wird Körperhaltung gedeutet. William James (1932) benannte Annäherung und Rückzug sowie Expansion und Kontraktion als grundlegende Dimensionen der Haltungssprache. Expansion meint ein Haltungsmuster, „das durch zurückgezogene Schultern, vorgewölbte Brust, aufrechten Oberkörper und erhobenen Kopf" (Döring-Seipel 1996, S. 13) gekennzeichnet ist und mit Gefühlen wie Selbstbewusstsein, Stolz oder Triumph assoziiert wird. Eine kontrahierte Körperhaltung ist mit Gefühlen der Niedergeschlagenheit oder der Furcht assoziiert. In ganz eigenen Kategorien interpretiert Dunkel (2004) pathogene Fehlhaltungen von Menschen mit Rückenschmerzen als Aufbäumhaltung der Abwehr, Suchhaltung des Hilfe-Begehrens, Versagerhaltung der hochgezogenen Schultern und Hingabehaltung des festgehaltenen Kopfes. Wenig wird allerdings in der Psychotherapie bedacht, dass Haltungen immer auch von der Kultur und vom sozialen Status geprägt sind, deren Anforderungen an Verhaltensweisen Menschen einkörpern (Bourdieu 1982; Heller 1997).

Der Versuch, den Charakter aus dem Ausdruck zu erschließen, reicht in die Zeiten Lavaters zurück, der Ende des 18. Jahrhunderts an der Physiognomie das Innere eines Menschen erkennen wollte. Lichtenberg kritisierte ihn damals, weil Menschen Sinn in das hineinlegen, was sie sehen (Frey 1999; Heller 2012, S. 269). In Lavaters Tradition stehen sowohl die deutsche Ausdruckspsychologie (Geuter 1984, S. 180ff) als auch das Körperlesen der Körperpsychotherapie (Eiden 2002, S. 47; s. Kasten). Beide wollen den Charakter anhand des Körpers bestimmen, wenn auch mit unterschiedlichen Zielen und auf Grundlage unterschiedlicher Menschenbilder (Abschn. 3.1.1). Kretschmer setzte sogar den Körper**bau** in Bezug zum Charakter.

Seitdem in den 1970er-Jahren durch die Medialisierung der Lebenswelt die Körpersprache mehr Aufmerksamkeit erhielt, boomte eine Literatur zu diesem Thema, die auch die kulturellen und Gender-Prägungen der Körpersprache aufzeigte (z. B. Henley 1977). Kurtz und Prestera wollten in einem damals bekannten Buch zeigen, „was Körperbau, Haltung und Physiognomie des Menschen offenbaren" (1984, S. 9). Programmatisch hieß es:

> Der Körper lügt nie. Seine Spannkraft (Tonus), seine Hautfärbung, seine Haltung, seine Proportionen, seine Bewegungen, seine Spannungszustände und seine Vitalität drücken den Menschen aus, der in ihm steckt. Diese Zeichen sprechen für jene, die gelernt haben, sie zu entziffern, eine deutliche Sprache. Der Körper sagt etwas aus über die emotionale Lebensgeschichte und über die tiefsten Gefühle eines Menschen, über seinen Charakter und seine Persönlichkeit. (Kurtz und Prestera 1984, S. 13)

Das ist nicht falsch, aber in der Absolutheit überzogen. Mit dem „Entziffern" wurde in der Körperpsychotherapie eine objektivierende Analyse des Körpers verfolgt, bei der man glaubte, anhand von Deutungskategorien Eigenheiten diagnostizieren zu können. Von dieser Art der Analyse gilt es sich freizumachen. Deshalb möchte ich hier darauf eingehen und vorübergehend den Fokus des Kapitels verlassen. Bis heute werden Haltungen oft analogisch gedeutet, als könne man sie wörtlich in Lebensweisen übersetzen. Gebeugt ist dann gebeugt, aufrecht ist aufrecht und aufgeblasen ist aufgeblasen. Zwar sagt eine geronnene Körpersprache, die zu einer eingefleischten Haltung geworden ist, etwas über das Gewordensein eines Menschen aus. Aber alles, was Kurtz und Prestera auflisten, kann auch eine Sprache des Momentes sein und ist dann situativ und prozessual zu interpretieren. Außerdem steckt in der genannten Sichtweise eine Definition der therapeutischen Beziehung, die den Therapeuten zum erkennenden Experten und den Patienten zum Objekt der Erkenntnis erklärt: Der Körper des Patienten spricht und der Therapeut liest. Nicht bedacht wird dabei, dass es sich beim Lesen des Therapeuten um eine Eindrucksbildung handelt (vgl. Frey 1999), deren Kategorien der Therapeut vorgibt, und dass sein körperliches Verhalten die Haltung des Patienten mitbestimmt.

**Körperlesen**

In der neoreichianischen Körperpsychotherapie wird bis in jüngere Zeit das Körperlesen der Charakterstruktur gelehrt (Heinrich-Clauer 2008a, S. 162; Abschn. 13.2). Lowen vertrat die Auffassung, „die Persönlichkeit mithilfe einer Interpretation des körperlichen Ausdrucks zu erfassen" (1990, S. 80). Dazu müsse der Therapeut „die physischen Merkmale eines Menschen mit dessen Verhalten" in Zusammenhang bringen (ebd.). Dabei bezieht Lowen den Standpunkt des wissenden Arztes, der die Bedeutung der Ausdruckszeichen kennt. Aber er übersieht, dass der körperliche Ausdruck immer auch eine kommunikative Funktion besitzt und eine Resonanz im Empfänger erzeugen möchte und dass seine Bedeutung abhängig ist von dem Feld, in dem er gezeigt wird (Asendorpf und Wallbott 1982). Schaut man sich manche Behandlungsvideos von Lowen an, sieht man ihn sachlich Diagnosen und Interventionen erläutern, ohne den Körperausdruck des Patienten mit der Beziehung zu ihm und der Situation zu verbinden. Das Modell der Expertenbeziehung wird von ihm in der Interaktion selbst durch sein eigenes Körperverhalten gestaltet.

Nicht bedacht wurde bei dieser Art des Körperlesens auch, wie beschämend sie sein kann. D. H. Johnson (2018) berichtet, wie er beim Körperlesen einer Steifheit und Rigidität bezichtigt wurde, die aus einer angeborenen Erkrankung seiner Wirbelsäule resultierte.

Von Reich stammen ursprünglich die Sätze „Worte können lügen. Der Ausdruck lügt nie" (1942, S. 131), aus denen Kurtz und Prestera wie auch Lowen den Slogan formten, dass der Körper nicht lügt. Dieser Satz ist verführerisch, weil er denjenigen zur Allmacht der Deutung verlockt, der glaubt, die Wahrheit zu erkennen. Davis (2020, S. 17) bezeichnet ihn als einen Trugschluss, Worm als eine Idealisierung des Körpers, da er unterstelle, man komme über den Körper „direkt an den wahren Kern des Selbst" (Worm 2007a, S. 259). Die Körpersprache ist **keine Sprache der Wahrheit**. Sie kann wie die Wortsprache versuchen zu täuschen, willentlich oder unwillentlich, z. B. wenn ein Klient einen guten Atem produziert, weil er dem Therapeuten gefallen will, und sie ist vor allem vieldeutig. Empfindungen können auch ihren Träger selbst täuschen, z. B. wenn der Körper ruhig bleibt, obwohl Spannung angebracht wäre, oder nach etwas verlangt, das dem Menschen schadet. Caldwell (2018, S. 150) meint daher, wir sollten nicht nur metakognitive, sondern auch „metakörperliche" Fähigkeiten fördern: nicht alles zu glauben, was man körperlich fühlt.

Meine Position des Umgangs mit Körperhaltung ist die, dass Patienten **Haltungen erfahren und reflektieren** sollten, sodass sie aus der inneren Erfahrung in einem Akt der Selbstvergewisserung den momentanen oder überdauernden Sinn der Haltung verstehen. Dabei können den Therapeuten Kategorien wie die der Charakterstrukturtheorie als Hypothesen leiten. Aber sie geben keine diagnostischen Gewissheiten vor. Als Therapeut sollte man nicht in den Irrtum verfallen, man könnte die Mitteilungen des Körpers einfach deuten (Hermer 2004, S. 39). Keine körpersprachliche Mitteilung lässt sich lexikalisch oder „wortwörtlich oder allegorisch reduzierend" einer Bedeutung zuordnen (Mestmäcker 2000, S. 67). Ihr Sinn ergibt sich nur vor dem Hintergrund der Lebensgeschichte, des momentanen Befindens, der Situation und der Beziehung, in der sie mitgeteilt wird. Getrennt davon ergeben Gesten, Mimik und Haltungen kaum einen klaren Sinn (Heller 2012, S. 600ff):

> [Die Körpersprache hat] eine höhere Verstehensambivalenz (Bedeutungsunklarheit) als die Wortsprache und bedarf daher viel intensiver der Klärung über den sprachlichen und außersprachlichen Kontext. (Heilmann 2009, S. 24)

▶ Die Aussage, dass der Körper nicht lügt, ist ein verführerischer, trügerischer Slogan. Äußerungen des Körpers sind vieldeutig. Ihr Sinn erschließt sich nur aus dem Kontext.

Beim Erkennen von Emotionen sind Haltungen weniger eindeutig als die Mimik. Legt man Beurteilern Videos verkörperter Emotionen vor, verwechseln sie Stolz mit Freude und sogar Angst mit Freude. Verzweiflung, Furcht oder Stolz werden schlecht anhand der Körperhaltung erkannt (Wallbott 1998, S. 889, Abschn. 10.4). Allerdings kann der Eindruck, den man aus der Körperhaltung gewinnt, den dominieren, den man aus der Mimik gewinnt. Meeren et al. (2005) setzten in einem Experiment Fotografien von Menschen so zusammen, dass Gesicht und Körper entweder denselben oder zwei gegensätzliche emotionale Ausdrücke (Ärger – Angst) zeigten. Sollten die Versuchspersonen sagen, welchen Ausdruck die Person **im Gesicht** zeige, fiel ihnen das bei inkongruenten Bildern schwer. Gefragt nach dem Gefühl der Person auf den Fotos, folgten sie eher dem Eindruck, den sie vom Körper hatten.

Frey (1999) kritisiert jede Deutung des Ausdrucks, weil sie immer eine Eindrucksbildung sei. Therapie unterscheidet sich aber von einer Situation in der Forschung, in der ein Kodierer zu entscheiden hat, welches psychologische Attribut er einem körpersprachlichen Ausdruck zuordnet (ebd., S. 60). In der wechselseitigen therapeutischen Kommunikation gibt es keinen Ausdruck hier und einen Eindruck dort. Vielmehr vollzieht sich Ausdrucksdiagnostik als Austauschprozess zwischen zwei Personen: Ein Patient zeigt einen Ausdruck, der Therapeut weist auf etwas hin, das ihm auffällt, der Patient reagiert darauf, der Therapeut bietet vielleicht in offener Form eine mögliche Deutung an, der Patient äußert sich dazu, gleichzeitig verändert

sich sein körpersprachlicher Ausdruck, der Therapeut empfängt neue Signale und so fort. In einer Körperpsychotherapie wird die Bedeutung eines Ausdrucks nicht kodiert, sondern in einem gemeinsamen kommunikativen Prozess erschlossen. Es wird etwas er-forscht, nicht geforscht. In meinen zehn Prinzipien der körperpsychotherapeutischen Praxis spreche ich vom Prinzip „Erkunden und Entdecken" (Geuter 2019).

Damit komme ich wieder zum eigentlichen Thema dieses Unterkapitels, dem des Körperausdrucks im kommunikativen Prozess der Therapie. Haltung ist hier ein Medium, über das wir nicht ausgedrückte Selbstanteile des Patienten oder sogar verschüttete Erinnerungen mitbekommen können. Griffith und Griffith (1994) berichten ein Beispiel:

**Therapiebeispiel**

Eine Patientin, die unter starken Kopfschmerzen leidet, greift sich in einer Stunde an den Kopf und den Nacken. Mit den Worten „erdrückend" und „deformiert" beschreibt sie, wie sich ihr Kopf anfühlt. Dabei sagt sie, sie sehne sich danach, klein zu sein. „Ich fragte, welche Körperposition sie einnehmen würde, wenn sie der Führung des Körpers folge. Sie nahm sich Kissen, kringelte sich auf der Couch zusammen und bedeckte sich mit den Kissen. Dann fragte ich sie, welche wichtigen Geschichten aus ihrem Leben sich mit dieser Körperhaltung verbinden. Während sie zusammengerollt und versteckt blieb, erzählte sie, wie sie sich als kleines Kind in dieser Weise auf der Toilette zusammenrollte, wenn der Vater sie geschlagen hatte" (Griffith und Griffith 1994, S. 37). ◀

Bei Experimenten erinnern Versuchspersonen unter bestimmten Haltungen eher diejenigen Ereignisse, bei denen sie in der ursprünglichen Situation in der gleichen Haltung waren (Dijkstra et al. 2007). In der klinischen Arbeit können wir Patienten bitten, sich so in eine bestimmte biografische Szene hineinzuversetzen, dass sie körperlich diejenige Position einnehmen, die in ihrer

Erinnerung zu einem Erleben in dieser Szene passt. Wie saß jemand am Tisch, wenn ein Elternteil dieses oder jenes machte? Wie stand man als Kind am Grab der eigenen Mutter? Wie war die Körperhaltung, als man um etwas bitten wollte, doch die Stimme versagte? Die aktuelle Körperhaltung hilft dann, die Qualitäten einer alten Szene wieder zu erleben. Auch können wir in der Therapie alternative Körperhaltungen ausprobieren, wenn ein Patient eine für sein heutiges Leben hilfreiche Einstellung zu einer vergangenen Erfahrung oder zu einer aktuellen Situation gewinnen möchte.

Dies wären Experimente mit einer bewusst eingenommenen Haltung. Meist spielt aber die Körperhaltung als weitgehend unbewusste Mitteilung im therapeutischen Prozess eine Rolle. Wir sehen dann etwas, aber wir wissen nicht, ob sich ein Patient auch so fühlt, wie wir anhand der Haltung zu sehen glauben (Krause 2006, S. 24). Daher ist die Körperhaltung als ein Zeichen neben anderen ein möglicher Anlass zur therapeutischen Exploration.

Eine Patientin sitzt vorne auf der Sesselkante. Mit der einen Körperseite dreht sie sich mir zu, mit der anderen von mir weg. Ihre Haare hängen auf der mir zugewandten Seite wie ein Vorhang vor ihrem Gesicht. In einer früheren Therapie hat sie im Verlauf der gesamten Behandlung ihre Therapeutin nie angeschaut. Ihre Haltung signalisiert eine große Scham. In einem langen Prozess zeigt sich, dass sie darin auch eine große Angst ausdrückt: Sie sitzt, als würde sie erwarten, jederzeit weggehen zu müssen, weil sie nicht gemocht wird. Zugleich wendet sie mir eine Seite zu, von der aber noch nicht das für die Patientin entscheidende Signal ausgeht: dass sie mir am liebsten ganz nahe wäre und endlich Ruhe findet, indem sie gehalten wird. ◄

Wenn ich in einer solchen Situation nur auf die Worte der Patientin reagiere, in denen sie zum Beispiel von ihren Schwierigkeiten mit ihren Prüfungen berichtet, verbinde ich mich nur mit einem Teil von ihr. Denn sie teilt mir mit der Haltung jenseits der Worte noch etwas anderes und Wichtigeres mit.

Es kann verschiedene Anlässe geben, mit der Körperhaltung zu arbeiten. Ein Anlass ist wie in diesem Beispiel, dass man den Ausdruck der Patientin oder ihre Mitteilungen auf den verschiedenen Kanälen der Kommunikation als inkongruent erlebt. Ihr Verhalten und ihre Ziele fallen dadurch auseinander, Zeichen einer Inkonsistenz – in der Konsistenztheorie von Grawe (2000) ein Begriff für das Auseinanderfallen psychischer Prozesse. Das kann sich zum Beispiel darin äußern, dass eine Patientin etwas Trauriges erzählt, aber körperlich unbewegt bleibt; dann stimmen Worte und Körpersprache nicht überein; oder dass sie wegen eines in meinen Augen kleinen Missverständnisses in der Terminabsprache vor Wut sich auffallend abwendet, während sie sagt, es habe keine Bedeutung für sie; dann passt der affektmotorische Ausdruck der Haltung nicht zu der Situation und zu den Worten. Inkonsistenzen können auf Verdrängtes oder Abgespaltenes verweisen.

Bei psychischen Störungen treten Inkonsistenzen gehäuft auf. In einer Untersuchung von Schwab und Krause (1994) zeigten Patienten mit funktionellen Beschwerden der Wirbelsäule eine starke, Patienten mit Kolitis hingegen eine verringerte mimische Aktivität (Abschn. 14.4). Die Aktivität bezog sich auf das Ausmaß der allgemeinen emotionalen Erregung. Kolitis-Patienten waren also in ihrem kernaffektiven Erleben reduziert und zeigten körperlich Emotionen nicht in einem angemessenen Ausmaß. Insbesondere bei schweren psychischen Störungen kommt es zu massiven Veränderungen in der illustrierenden Gestik. Bei Schizophrenen fällt weitgehend die Synchronisation von Körperbewegungen aus. Bei Depressiven nehmen adaptive Handlungen zu, zum Beispiel ein Körperteil an einem anderen zu reiben, womit Spannungen in Schach gehalten werden können (Abschn. 6.7).

## 14.2 Bewegung

Bewegungscharakteristika zeigen in Untersuchungen weniger den Typ als den Grad einer psychischen Störung an (Wallbott 1989). Die Schwere der Störung des Bewegungsverhaltens korreliert mit der Schwere der Erkrankung. Caldwell (2006, S. 431) spricht von einem „Mobilitätsgradienten", der von völliger Immobilität bis hin zu Komplexität und Unvorhersehbarkeit von Bewegungen reicht. Allerdings lassen sich empirisch keine einzelnen Bewegungsmerkmale identifizieren, die für eine Diagnosegruppe spezifisch wären (von Arnim et al. 2007). Die Zusammenhänge zwischen körperlichem Verhalten und Psychopathologie sind unklarer, als Kliniker gewöhnlich glauben (Heller 2012, S. 596).

Lausberg (1998) untersuchte das Bewegungsverhalten von Patientinnen mit Anorexie, Bulimie und Reizdarm im Vergleich zu einer Kontrollgruppe. Die Studienteilnehmerinnen mussten Bewegungsaufgaben wie Laufen, Hüpfen, Stampfen, Schwingen oder Drehen ausführen. Unterschiede in der Art, sich zu bewegen, traten zwischen Patientinnen und der Kontrollgruppe auf, nicht aber zwischen den Beschwerdegruppen. Es wurde auch kein Bewegungsparameter gefunden, der eine bestimmte Diagnosegruppe kennzeichnete. Alle Patientinnen zeigten weniger Gewichtsverlagerung, Krafteinsatz und freie Bewegung, einen kleineren Bewegungsraum, eine eher isolierte Nutzung von Körperteilen und eine geringere Integration des Unterkörpers. Dies kann als Hinweis auf eine Störung des Körperschemas und eine Minderung der Expressivität gelesen werden.

Untersuchungen zu Anorektikerinnen zeigen jedoch ein bestimmtes Bewegungsprofil von

- gebundenem Bewegungsfluss als möglichem Ausdruck ihres Kontrollbedürfnisses,
- isolierten Bewegungen von Körperteilen,
- Vermeidung von ganzkörperlichen Bewegungen als möglichem Zeichen für einen Zerfall des Körpererlebens und
- Immobilität des Unterkörpers als möglichem Zeichen einer Ablehnung von Sexualität (von Arnim et al. 2007; Lausberg 2008).

Nach einer Untersuchung von Hölter et al. (2008) haben Anorektikerinnen auch größere Schwierigkeiten mit der Gleichgewichtsregulation.

Phänomenologisch hat T. Fuchs (2005) die unterschiedlichen Bewegungsgestalten von Depressiven und Schizophrenen beschrieben. Untersuchungen zeigen, dass Schizophrene eine geringere Schrittgeschwindigkeit, kürzere Schritte und mehr Unregelmäßigkeiten in der Gangart zeigen (Martin et al. 2022). Patienten mit einer Major Depression gehen langsamer und bewegen sich weniger in der Vertikalen (Abschn. 6.7). Ein schnellerer Gang und ein stärkeres Auf- und Ab-Bewegen gehen mit einer Verbesserung ihrer Stimmung einher (Adolph et al. 2021). Depressive Menschen zeigen auch ein stärkeres seitliches Schwanken (Michalak et al. 2009). Heller (2012, S. 595ff) weist allerdings darauf hin, dass Studien zur Motorik Depressiver nicht zu eindeutigen Ergebnissen führen. Depressive würden sich insgesamt nicht weniger bewegen, sondern weniger vielfältig. Auch ist nicht eindeutig zu beantworten, ob Depressive insgesamt ein geringeres Aktivitätsniveau haben (Michalak et al. 2022). Wallbott (1985) fand bei einer Studie über Handbewegungen von depressiven Patienten heraus, dass als Folge einer stationären Psychotherapie körpernahe Bewegungen lebhafter, unruhiger, schneller und sprunghafter wurden. Psychotherapie scheint sich demnach eher auf diejenigen Qualitäten der Bewegung auszuwirken, die man als ihre Vitalitätskonturen bezeichnen kann (Abschn. 10.5).

Bewegung ist ein Medium des **Emotionsausdrucks**, wenn wir z. B. vor Freude hüpfen oder vor Wut aufstampfen, ein **Ausdruck der Befindlichkeit** (*state*), aber auch ein zentraler und höchst individueller **Selbstausdruck** des Menschen (als *trait*). Wir erkennen uns vertraute Menschen schon an ihrem Gang, wenn wir ihr Gesicht noch nicht sehen.

Cutting und Kozlowski (1977) wiesen die Gangerkennung experimentell nach, indem sie Gangbewegungen von vorher gesehenen Personen abstrakt auf einem Bildschirm in Form von Lichtpunkten präsentierten, die ihre Gelenke anzeigten. Die Personen wurden in den Bewegungen der Lichtpunkte überzufällig richtig erkannt. Beobachter urteilten umso besser, je mehr sie den Personen die Bewegungen und nicht andere Merkmale zuordneten. Ein Beobachter, der bewusst auf die Körpergröße achtete, schnitt in seinen Urteilen am schlechtesten ab. Wichtig für das Erkennen war es, die Bewegungsgestalt als ganze dynamisch zu erfassen. Ein geübter Blick half dabei: Eine Tänzerin erkannte am besten andere an ihrem Gang. Denn das Gedächtnis für Arm- oder Beinbewegungen ist mit eigenen Bewegungserfahrungen verknüpft (Reed und Farah 1995).

Auch in Mikrobewegungen gibt es einen spezifischen „Stil" des körperlichen Verhaltens, zum Beispiel in der Art und Weise, wie ein Mensch friert. Behnke (1997) nennt sie „Geisterbewegungen", da man sie im Schatten der großen Bewegungen kaum bemerke. In ihnen aber liege eine verborgene Choreographie des täglichen Lebens, in der selbst sozial vorgegebene Bewegungen auf eine individuelle Art vom Körper ausgeführt werden. In der Bewegung geben wir uns also gegenüber anderen zu erkennen und erfahren uns zugleich in unserem Bezug zu uns selbst, zu den anderen und zur Welt: „zum Raum, zur Zeit, zum Gegenstand, zum Mitmenschen" (Stolze 1959, S. 35).

### Therapiebeispiel

Eine Patientin geht vor mir die Treppe hoch. Ich habe den Eindruck, als wäre sie heute ganz steif in ihren Gelenken. Ich erkenne sie in ihrer Art sich zu bewegen nicht wieder. Erst frage ich mich, ob sie vielleicht Schmerzen hat. Dann aber sehe ich im Therapiezimmer ihren Gesichtsausdruck. Sie wirkt, als habe sie sich in sich selbst zurückgezogen. Ich spreche meinen Eindruck an. Sie sagt, es habe sie zum ersten Mal gegraut, hier in die Stunde zu kommen. Auf dem Weg über das Grundstück habe sie dieses Grauen überkommen.

In der vorangegangenen Stunde hatten wir darüber gesprochen, dass sie zu keinem Menschen in ihrem Leben je eine befriedigende freundschaftliche Beziehung hatte und dass sie zu niemandem eine Herzensverbindung spüre. Sie hatte gesagt, sich auch mir gegenüber zurückzuhalten und Angst zu haben, die Grenze zwischen uns könne verschwimmen. Es war ihr klar, dass dies ein „heißes Eisen" war, und sie spürte große Unlust, darüber zu reden.

Eine Woche danach bemerkte ich ihren veränderten Gang. Nun konnte sie sagen, sie habe Angst, zu viel zu wollen und dann nicht mehr loslassen zu können. Das mitzubekommen, bremse sie. Sie müsse ihre Wünsche im Zaum halten. In ihrem Gang hielt sie sich selbst im Zaum. Das war zu sehen, bevor wir darüber sprachen, aber ohne dass beim ersten Sehen die Bedeutung zu erkennen gewesen wäre. ◄

In diesem Fall haben wir über ihre Bewegung gesprochen. Patienten können aber auch handelnd in Bewegungsexperimenten Aspekte ihrer selbst erkunden (Geuter 2019, S. 333ff; Sollmann 1988, S. 165ff). Dabei können kleine Bewegungen große Wirkungen zeitigen. Nur minimale körperliche Veränderungen führen manchmal zu einem anderen Selbsterleben: den Kopf aus der vorgebeugten Haltung nach oben zu nehmen, die Wirbelsäule ein wenig aufzurichten, das Becken etwas zu kippen, kann ein Erleben, anders „dazustehen", erzeugen. Sollmann (2009) empfiehlt **Zeitlupenübungen**, bei denen das Bewegen betont verlangsamt wird, um sich in der Langsamkeit bewusst der Empfindung zuzuwenden. Bei den von Sollmann vorgeschlagenen Übungen werden die Muskeln angespannt und wieder losgelassen. Das Ziel ist nicht, sich zu entspannen wie bei der Technik der Progressiven Muskelrelaxation, sondern in der Wiederholung die Wahrnehmung zu verbessern.

Wenn wir uns langsam bewegen und dabei unsere Aufmerksamkeit auf die Bewegung richten, können wir diese auf eine spezielle Weise fühlen. Die Klientin hat dabei meistens das Gefühl, dass sich ihre Arme (oder andere Körperteile) wie von selbst bewegen. (Levine 2011, S. 219)

Bewegung ist ein grundlegender **Lebensausdruck** des Lebendigen (Abschn. 5.2). Über Bewegung können wir in der Therapie ein Gefühl für die Urheberschaft von Handlungen wecken und damit ein Gefühl für das Selbst. Sich zu bewegen hilft Lebendigkeit zu fördern, etwa eine bewegte Aktivierung des Bauch-Becken-Bereiches das Erleben von sexueller Lust und Vitalität (Sollmann 1988, S. 128ff, 155). Bewegung verändert mit der äußeren Dynamik die innere Dynamik. In der Arbeit mit Suizidpatienten kann Bewegung helfen, den unterbrochenen Kontakt zu sich selbst und zu anderen zu fördern (Imus 2019).

An der Psychiatrischen Universitätsklinik Heidelberg untersuchten Koch et al. (2007) die Wirkung eines Tanzes bei Musik, der ein rhythmisches Hüpfen in der Senkrechten aktiviert, auf depressive Patienten. Im Vergleich zu einem Bewegungsprogramm am Heimtrainer und dem Hören von Musik ohne Bewegung nahm unter der Tanzbedingung die gemessene Depressivität der Patienten stärker ab. Bei den Bewegungsgruppen nahm verglichen mit der Gruppe, die Musik hörte, auch die Vitalität zu. Schwer Depressive profitierten mehr als leicht Depressive.

## Symbolsprache

Die von Stolze entwickelte Konzentrative Bewegungstherapie nutzt Bewegung als Symbolsprache für psychische Themen. Bedeutung wird über den Symbolcharakter von Bewegung erschlossen (Stolze 2006a). Die Symbolsprache aber ist niemals eindeutig, und daher erfassen wir ihre Bedeutung nur auf dem Hintergrund der Kenntnis des Patienten und der Situation. Ein Symbol kann nicht in einem festgelegten System

erkannt werden, weil es selbst „ein ständig Bewegtes und Bewegendes" ist (Stolze 2006, S. 21). In einer Gruppe wird die zwischenmenschliche Bedeutung einer Bewegung „im handelnden Umgang mit den anderen Gruppenmitgliedern spürbar und bewusst" (Schreiber-Willnow 2012, S. 455).

Streeck (2004, S. 209ff) schildert eine videographierte Sequenz eines therapeutischen Erstgespräches, in dem sich die Patientin mit aneinander gepressten Knien verhalten hinsetzt, einen Rucksack auf ihrem Schoß festhält und dessen Reißverschluss zögernd ein wenig öffnet. Dann zieht sie einen Bogen Papier mit einem Essprotokoll heraus und schiebt es auf den Tisch, ohne es aus der Hand zu geben. Da sie eine Essstörung hat, ist Kontrolle eines ihrer Probleme. Der Therapeut muss sich weit vorbeugen, um an das Papier gelangen zu können. Es ist, als wolle die Patientin in diesen wenigen Sekunden sagen: Ich öffne mich nur schwer, und Sie müssen sich mir zuwenden, wenn Sie von mir etwas erfahren möchten. Diese Symbolsprache kann der Therapeut zunächst einmal registrieren. In der körperpsychotherapeutischen Behandlung aber kann er auch „mit und an dem im Körperlichen Symbolisierten" selbst arbeiten, indem er den Körper mehr über das Symbolisierte erzählen lässt (Stolze 2006, S. 21f). Denn nur im gemeinsamen Erkunden mit der Patientin kann sich erweisen, ob eine Deutung wie die in dem Beispiel von Streeck genannte auch stimmt. Stolze gibt für ein solches Erkunden ein Beispiel:

### Therapiebeispiel

Ein Patient hat das Problem, dass er nicht zu seiner Meinung stehen kann, auch wenn er etwas für richtig hält. Seine Unsicherheit macht ihn mal traurig, mal ärgerlich. In der Therapiegruppe fühlt er in einer bestimmten Situation eine Wut aufsteigen und macht dabei mit dem rechten Fuß eine spontane Bewegung, als wolle er etwas zertreten. Stolze bittet ihn, diese zertretende Bewegung auszuführen. Das fällt ihm schwer, während ihn Wut und Trauer anfluten. Stolze fällt auf, dass das rechte Bein nicht nur gegen den Boden drückt, sondern auch den Fuß vom Boden abhebt. Er schlägt dem Patienten vor, diese beiden widersprüchlichen Bewegungssignale zu erkunden, indem er mit diesem Bein auf einen Schemel steigt, um die angedeutete Bewegung vom Boden weg weiterzuführen. „Ich greife also die sichtbar gewordene ‚Ambivalenz' der Bewegung auf und versuche sie zu verstärken, um sie Herrn M. leibhaftig erlebbar zu machen" (ebd., S. 22). In dem längeren Bericht von Stolze erkundet der Patient die Ambivalenz zwischen Drücken und Lösen und spürt, dass er eine Entscheidung treffen muss, etwas tun zu wollen. Im körperlichen Erkunden erfährt er, dass er hinauf- und hinuntersteigen und je nach Situation seinen Standpunkt oben oder unten finden kann. ◄

Aus der Bewegung selbst erschließt sich eine **Bedeutung**, die aus der Situation heraus vom Patienten unmittelbar verstanden wird (Kap. 16). Aufgrund der Vieldeutigkeit des Körperverhaltens kann der Therapeut vorher nicht wissen, welche Bedeutung die spontane Bewegung hat. Sie enthüllt vielmehr ihren Sinn erst durch das Erkunden in weiterer Bewegung. Als symbolische Handlung fungiert die Bewegung wie ein Gleichnis, das nicht nur von unbewussten Ambivalenzen erzählt, sondern auch einen Weg zu ihrer Lösung entwirft. Die handelnde Bewegung erschließt Inhalte des Unbewussten (Becker 1989, S. 121). Aber dieses Unbewusste ist nicht nur das von Freud, das **verdrängte Konflikte** enthält, sondern auch das von Milton Erickson, das die **Lösung schon kennt**.

---

### Therapiebeispiel

Ein Patient spricht über eine schwierige Entscheidung, die er fällen muss, und bewegt dabei seine beiden Hände rhythmisch und gegenläufig zum Körper hin und von ihm weg. Ich frage ihn daher, ob er jeweils eine Seite der beiden Alternativen seiner Entscheidung in einer der beiden Hände spüren könne. Er sagt sofort, welche Hand für welche Seite steht, und hat dann eine deutliche Empfindung, die rechte Hand werde schwer und in

der linken kribble es. Im selben Moment noch weiß er seine Entscheidung: Da, wo es kribbelig sei, gehe seine Energie hin, das wolle er tun. Er fühlt sich damit klar. Eine gefühlte Bewegung hat ihm die Antwort gegeben, die sich beim kognitiven Abwägen der vielen Faktoren dieser Entscheidung nicht einstellen wollte. ◄

▶ Durch die körperliche Exploration führt die implizite Sprache der Bewegung zu einem expliziten Verständnis ihres symbolischen Gehalts. Das weitet den Raum dessen aus, was dem Zugriff des Bewusstseins unterliegt.

Diese Beispiele zeigen einen offenen Umgang mit Bewegungssignalen. Das ist für die körperpsychotherapeutische Arbeit mit Bewegung typisch. Bewegung wird hier nicht anhand von Konzepten analysiert, sondern „auf ihren individuellen Sinn und ihre Bedeutung hin ausgewertet" (Höhmann-Kost 2009, S. 23). In der Körperpsychotherapie finden wir nur wenige explizite Theorien der Bewegung, an denen sich eine eher konzeptionelle Arbeit ausrichten kann.

### Motorische Felder

Eine Ausnahme bildet eine **Theorie der Bewegungsthemen** von Boadella (2000). Er spricht von neun motorischen Feldern, von denen er acht in jeweils zwei Polaritäten anordnet:

– Im **Beugungsfeld** zieht sich der Organismus zum Schutz zusammen, z. B. in der fetalen Haltung; in dieser Position kann sich der Organismus sammeln.
– Als **Ausdehnungsfeld** bezeichnet Boadella Bewegungen, mit denen sich der Körper weitet, streckt, in die Welt ausgreift und sich aufrichtet. Die erste große Ausdehnung sieht er in der Geburt.

Mit dem Gegensatzpaar dieser beiden Felder kann man therapeutisch arbeiten, indem man beispielsweise einen Menschen, der sich kontraphobisch immer mit Kraft in die Welt bewegt, seine Angst und das Bedürfnis nach Sammlung und Schutz in einer eher gebeugten und zusammengezogenen Haltung erfahren lässt. Ein anderer, der in gebeugter Position verharrt, benötigt stattdessen eher die Extension des Dehnens, Ausstreckens oder Öffnens.

– Das **Ziehfeld** steht für Bewegungen, mit denen man etwas heranziehen möchte. Vor allem mit einer Bewegung der Arme stellen wir Nähe her.
– Dem stehen Bewegungen gegenüber, mit denen wir uns abstoßen, etwas fernhalten oder Grenzen setzen. Boadella nennt sie das **Stoß-** oder **Oppositionsfeld**.

Drückende oder schiebende Bewegungen können jemandem schwer fallen, der schlecht etwas von sich fernhalten kann. Solche Bewegungen einzuüben ist wichtig für Menschen, die leicht von Ängsten überflutet werden oder als Kinder keinen emotionalen Raum für sich hatten, während andere lernen müssen, Distanz zu überbrücken. In der ziehenden Bewegung sagen wir „Ja", in der abstoßenden „Nein" zum Außen.

Entsprechende Bewegungen lassen sich interaktionell erkunden. Wenn Patienten gegen die Hände eines anderen drücken, kann das ein Abgrenzungsschema aktivieren (Langlotz-Weiss 2019), aber auch das Bedürfnis erfüllen, für die eigene Kraft eine Antwort zu finden. Jemanden auf sich zuzuziehen, aktiviert ein Annäherungsschema.

– Als **Rotationsfeld** bezeichnet Boadella Bewegungen der Einwärts- und Auswärtsdrehung von Gliedmaßen (Pronation und Supination). Wenn Menschen immer nur den geraden Weg der Konfrontation gehen, hilft es ihnen vielleicht, dass sie im symbolischen Sinne Drehbewegungen von der Achse weg lernen wie der Aikido-Kämpfer, der auf diese Weise den Angreifer ins Leere laufen lässt.
– Diesem steht das **Kanalisierungsfeld** gegenüber: lineare, fokussierte und gerichtete Bewegungen, die sich hin zur Körperachse richten. Eine solche Bewegungsrichtung fehlt Menschen, die sich leicht verlieren. Rigide hingegen haben davon zu viel.

– Das **Aktivierungsfeld** schließt alle vitalisierenden Bewegungen ein wie Laufen, Tanzen, Hüpfen,
– das **Absorptionsfeld** passive Bewegungen des Getragen-Werdens und Aufnehmens, die z. B. einem überaktiven Menschen als Ausgleich dienen können.

Diese acht Felder stellt Boadella unter die übergeordnete Kategorie des **Pulsationsfeldes**. Damit meint er, dass die Bewegungen in den acht Feldern jeweils zwischen den genannten Polen pulsieren. Pulsation ist also eher ein Oberbegriff für die Beweglichkeit des lebendigen Menschen. Beweglichkeit bedeutet, dass die Bewegung in jedem Feld dazu dienen kann, etwas zu erreichen oder etwas zu verhindern, also dem Wunsch wie der Abwehr.

Die freie Pulsation zwischen Kontraktion und Expansion sah Reich als Zeichen einer vegetativen Beweglichkeit. Denn Bewegung findet auch als innere Bewegung des Körpers statt (Caldwell 2006, S. 434). Einige vegetativ gesteuerte Prozesse wie die Expansion und Kontraktion beim Herzschlag haben die Form einer pulsatorischen Bewegung.

Ähnlich wie Boadella mit den motorischen Feldern unterscheiden Frank und La Barre (2011) sechs fundamentale Bewegungen: nachgeben, drücken, ausreichen/ausstrecken, greifen, ziehen, loslassen. In der Psychomotorik kennt man die vier Entwicklungshandlungen Loslassen, Schieben, Hinreichen, Heranziehen (Rollwagen 2018).

Die Kategorien der motorischen Felder geben Hinweise darauf, welche Bewegungsthemen bei einem Patienten aufgrund seiner psychischen Struktur bevorzugt zu explorieren wären. Das ist indiziert, wenn es an einer bestimmten Bewegungsart mangelt oder wenn sie zu sehr genutzt wird; im einen Fall gilt es, die Bewegung selbst, im anderen die Gegenbewegung zu erkunden und deren Kräfte zu entwickeln. Der Ängstliche beispielsweise benötigt das Wegstoßen, während der Narzisst dieses als Abwehr benutzt. Der hysterische Charakter kennt eher den Seitenweg, der dem Zwanghaften fehlt. Über prototypische Bewegungen lassen sich so grundlegende psychische Themen ansprechen, die mit der charakterlichen Struktur verbunden sind (Abschn. 13.2).

**Tanztherapeutische Bewegungsanalyse**

Während sich die Körperpsychotherapie weitgehend mit der Körperhaltung und mit der Symbolik von Bewegungen beschäftigt hat, hat die Tanztherapie gezielt Konzepte zur psychotherapeutischen Arbeit mit der Bewegung entwickelt. Samaritter und Payne (2016/17) bezeichnen geteilte Bewegungserfahrungen als Zentrum ihrer therapeutischen Arbeit, Bender (2020, S. 198ff) die Bewegungsanalyse als ihr grundlegendes Handwerkszeug.

Die Tanztherapie hat als ein eng mit dem Medium der Musik verbundenes Verfahren bislang eine eigene, von anderen Feldern der Körperpsychotherapie weitgehend getrennte Theorieentwicklung durchlaufen, obwohl es große Überschneidungen in Theorie und Methodik gibt (Kap. 2). Die Bewegungstherapie war dagegen lange Zeit ein Verfahren in der Gesundheitsprävention und Rehabilitation und wandte sich erst in jüngerer Zeit auch der Behandlung psychischer Krankheiten zu (Hölter 2011).

Bewegungsanalytische Modelle der Tanztherapie gehen auf ein Modell der Bewegungsnotation von Rudolf von Laban (1926) zurück (Abschn. 3.2). Von Laban wollte Bewegungen beschreiben, nicht interpretieren (Trautmann-Voigt und Voigt 2009, S. 132). Daher fand sein System keine unmittelbare Verwendung in der Psychotherapie. Es liefert aber Kategorien für tanztherapeutische Theorien. Die übergeordneten Kategorien der **Laban-Bewegungsanalyse** sind:

1. Antriebe,
2. Form, die der Körper annimmt,
3. Raum: wie sich jemand im Raum bewegt,
4. Körperanwendung: welche Körperteile bewegt werden und ob Körpergewicht verlagert wird (von Arnim et al. 2007).

Die Antriebe beschreibt Laban in den Dimensionen

– Fluss: frei vs. gebunden,
– Kraft: Einsatz des Körpergewichts mit der vs. gegen die Schwerkraft,
– Raum: direkter vs. indirekter Umgang mit dem Raum,
– Zeit: beschleunigend vs. verzögernd.

Aus den Polaritäten dieser vier Kategorien ergeben sich acht Antriebselemente:

– Menschen können sich öffnen oder schließen (Fluss),
– sich stark oder schwach bewegen (Kraft),
– ankämpfend oder erspürend (Raum),
– schnell oder langsam (Zeit) (Trautmann-Voigt und Voigt 2009, S. 133).

Die therapeutische Aufgabe besteht darin, aus den Beschreibungen Interpretationen in Bezug auf eine Person zu gewinnen. Das erfolgt bislang noch weitgehend analogisch und assoziativ.

Trautmann-Voigt und Zander (2007) schlagen ein elaboriertes Modell der Interaktionsanalyse vor, in dem sie anhand von 22 Bewegungskategorien Bewegungsprofile von Menschen erstellen. Das Profil gibt z. B. Auskunft darüber, ob sich ein Mensch kontrahiert oder nicht kontrahiert, mit starkem Krafteinsatz oder ohne Krafteinsatz, gegen die Schwerkraft oder zur Schwerkraft hin bewegt, weg von der Körperachse oder hin zu ihr, mit Dominanz der Glieder oder des Torsos, eher gestreckt oder gebeugt, eng oder weit, schnell oder langsam, gleichmäßig oder fragmentiert, variabel oder repetitiv, gerichtet oder ungerichtet. Ziel ist eine Bewegungsdiagnostik, aus der sich Schritte der Intervention ableiten lassen (Trautmann-Voigt und Voigt 2009, S. 150). Die entsprechenden Interventionen erfolgen in rhythmischen Handlungsdialogen zwischen Therapeut und Patient (Trautmann-Voigt 2003). Kuhn (2018) stellt eine tanztherapeutische Arbeit vor, bei der in einer meditativen Arbeit mit den fünf Rhythmen fließend, staccato, chaotisch, lyrisch und ruhend ein Gleichgewicht gesucht wird.

Bei einer Faktorenanalyse der Beschreibungen von Handbewegungen ermittelte Wallbott (1985) die vier Faktoren Intensität/Kraft, Tempo/Beschleunigung, Fluss (Verlauf, Qualität) und Raum. Sie entsprechen genau den Labanschen Kategorien. Mit der Kategorie des Spannungsflusses scheint auf der Bewegungsebene eine Temperamentseigenschaft beschrieben zu werden (Abschn. 11.5); denn die Eigenschaften des Spannungsflusses sind Bender (2007, S. 24) zufolge lebenslang die beständigsten aller Bewegungsmuster.

Mit den Laban-Kategorien können wir arbeiten, indem wir das in Bewegung bringen, woran Patienten fixiert sind, oder das fördern, woran es ihnen mangelt. So können wir Patienten, deren Kinesphäre eng ist (Abschn. 13.1), helfen, in den Raum auszugreifen. Damit Menschen ihre **Antriebskraft spüren**, schlägt Gräff (2000, S. 156) ein kräftiges Gehen gegen einen Widerstand am Becken vor. Ich führe diese Übung in folgender Weise durch:

---

**Übungsbeispiel**

Der Therapeut hält seine Handflächen vorne gegen die oberen Spitzen der Beckenknochen des Patienten und der Patient schiebt den Therapeuten mit der Kraft seines Beckens vor sich her. Dabei soll er sich nicht mit dem Gewicht seines Oberkörpers nach vorne beugen, sondern in der vertikalen Achse und mit leicht gebeugten Knien gehen. Auf diese Weise kommt die Kraft zu schieben aus dem Zentrum. Die Übung dient dazu, dass der Patient sich der zentralen Kraft bewusst wird, die nur aus einem Gefühl für die Körpermitte aufgerufen werden kann. Dadurch wird auch die Vitalität der Beine mit der Vitalität des Oberkörpers verbunden. Ich nenne diese Übung die Gary-Cooper-Übung, weil die entsprechende Haltung in Bewegung an diejenige des Sheriffs in der Schlussszene des Films „12 Uhr mittags" erinnert. ◄

**Bewegte Beziehungsgestaltung**

Bewegung ist wie die gesamte Körperkommunikation auch ein relationales Geschehen. Sie ist gelebte Kommunikation. Wer Bewegungen miteinander teilt, stellt Beziehung her (Galbusera et al. 2019). In der Koordination von Mimik, Gesten oder Stimmklang entsteht affektive Resonanz (Mühlhoff 2015). Bewegung steckt an, wird wie die Haltung vom Gegenüber aufgegriffen und verändert sich dadurch in der Rückkoppelung. Eine Fülle experimentalpsychologischer Befunde weist darauf hin, dass Menschen automatisch und ohne Absicht die Bewegung, Haltung oder Mimik eines anderen, den sie sehen, übernehmen. Sie greifen sich ans Gesicht oder wackeln mit dem Fuß, wenn ihr Gegenüber es zuvor auch getan hat. Chartrand und Bargh (1999) haben das den **Chamäleon-Effekt** genannt.

---

In einer der ersten filmischen Untersuchungen von Psychotherapie fand Charny (1966) heraus, dass eine Bewegung der sog. Spiegelkongruenz (wenn sich der eine nach rechts wendet, wendet sich der andere nach links) mit positiv getönten, interpersonalen Inhalten im Gespräch einherging, während bei inkongruenten Haltungen die Patienten eher unbezogen waren. Die Muster der Körperbewegung in der Beziehung wechselten dabei von einem Moment zum nächsten wie die Inhalte.

---

In einer therapeutischen Beziehung tauchen die Bewegungsthemen Symmetrie und Asymmetrie oder Gleichseitigkeit und Wechselseitigkeit auf. Sie sind bedeutsam für deren Qualität (Koole et al. 2020). An der Art und Weise, wie zwei Menschen Körperpositionen in der Bewegung synchronisieren, lässt sich nämlich 70 % der Varianz von Sympathieurteilen voraussagen (Krause 1992).

Mehrere Studien widmen sich der **Synchronie** der Bewegung in der Therapie (Tschacher und Meier 2022). Ramseyer und Tschacher (2008) erfassten anhand einer vollständig videographierten psychotherapeutischen Behandlung die Bewegungen der Beteiligten und verglichen sie mit stundenweisen Befragungen zum Erleben der therapeutischen Beziehung. Die Prozessanalyse ergab, dass das Ausmaß synchroner Bewegungen mit einer Zufriedenheit der Klientin mit der therapeutischen Beziehung einherging. Anhand einer weiteren Einzelfallanalyse zeigten Ramseyer und Tschacher (2016), dass die Qualität des therapeutischen Kontakts mit einer höheren Koordination von Handbewegungen korreliert.

Beobachtet man Interaktionen über längere Zeiträume, zeigt sich jedoch, dass eine Zunahme von synchronen Bewegungen im Laufe der Therapie mit unergiebigen Sitzungen oder gar einer Verschlechterung des Befindens verbunden sein kann (Ramseyer 2020). Man könnte das so verstehen, dass sich motorisch eine Unselbstständigkeit äußert, weil eine Individuation und eine Entwicklung der Fähigkeit zur Selbstregulation ausbleiben. So scheint es am Anfang einer Therapie besser zu sein, wenn Therapeuten auf die Bewegungen der Patienten eingestimmt sind, und am Ende, wenn sie Bewegungen einleiten (Ramseyer 2011). Mit einem Begriff aus dem NLP wäre am Anfang eher *pacing*, am Ende eher *leading* angezeigt.

Eindeutig sind die Forschungsergebnisse nicht (Prinz et al. 2021). Mehr Koordination ist nicht notwendigerweise besser (Wiltshire et al. 2020). So korrelierte in einer Studie die Synchronie von Kopfbewegungen mit der Zufriedenheit in der Stunde, bei Ganzkörperbewegungen aber fand sich ein umgekehrter Zusammenhang (Ramseyer und Tschacher 2014). Bei schizophrenen Patienten zeigt sich grundsätzlich eine geringe Synchronie (Kupper et al. 2015). Jugendliche Borderline-Patientinnen dagegen schätzen im Rückblick Therapien insgesamt als besser ein, in denen es zu mehr Bewegungsabstimmung ge-

kommen ist (Zimmermann et al. 2021). Das gilt aber nicht für die Einschätzung der einzelnen Stunde. Haben Patienten als Kinder Traumata erlebt, kommt es zu einer geringeren Bewegungssynchronie (Ramseyer et al. 2020), bei Patienten mit interpersonellen Problemen zu einer höheren (Ramseyer 2020). Bei Angstpatienten nimmt sie während der Therapie ab, bei Depressiven zu (ebd.). Möglicherweise löst sich bei Angstpatienten eine ängstliche Anklammerung auf, die anfangs zu Synchronie führt, während bei Depressiven eine vitale Resonanz anwächst, die später Synchronisierung ermöglicht.

Wiltshire et al. (2020) bündeln verschiedene Studienergebnisse so, dass Bewegungskoordination positiv mit dem Ergebnis von Therapien korreliert, die Synchronie physiologischer Veränderungen mit Empathie und die in anderen Bereichen wie der Stimme mit dem Erleben der therapeutischen Beziehung.

Die Studien schärfen den Blick für die Bedeutung der körperlichen Interaktion in der Therapie, auch wenn sich aus ihnen kaum klinische Schlussfolgerungen ziehen lassen (Tschacher und Ramseyer 2017). Einfache Aussagen wie diejenige, dass eine engere Koordination der Bewegungen mit einem guten Therapieergebnis und einer größeren Patientenzufriedenheit einhergeht, sind nicht zu halten. Vielmehr scheint ein mittleres Maß der Abstimmung auf einen günstigen therapeutischen Prozess hinzuweisen (Ramseyer 2020). Nach einer Studie von Galbusera et al. (2019) sollte die Synchronie der Bewegung nicht zu stark sein. Eine hohe Synchronisierung förderte in einem Experiment zwar positive Affekte, minderte aber die Fähigkeit zu deren Selbstregulation. Einer Untersuchung von Prinz et al. (2021) zufolge mindert sie auch die Fähigkeit der Ressourcenaktivierung. Hohe Synchronie kann auch Starre bedeuten. Einer meiner körperpsychotherapeutischen Lehrer, David Boadella, lehrte uns daher, zu starke Übereinstimmungen zu unterbrechen. Wichtiger als die Synchronie ist möglicherweise die Qualität der Übergänge zwischen dem Verlust des Kontakts und ihres Wiedergewinns, die sich in Asynchronie und Synchronie zeigen können, das ist der in der Säuglingsforschung beschriebene Prozess von *rupture and repair* (vgl. Garcia und Di Paolo 2018).

Die genannten Studien fokussieren die körperliche Synchronisation allein. In einer Psychotherapie ist diese aber immer mit dem Gespräch verbunden. Hier gibt es keine Synchronisierung, die unabhängig von einem Austausch über bedeutsame Inhalte wäre. Auf keinen Fall sollte man aus den Forschungen daher schlussfolgern, ideale Körperhaltungen oder -bewegungen als Technik zu praktizieren: sich in einem Meter Abstand mit offener Armhaltung hinsetzen, sich moderat bewegen, posturale Kongruenz suchen und mit dem Kopf nicken (Merten 2001, S. 80). Beziehung ist keine Technik. Die Schlussfolgerung liegt in meinen Augen eher darin, die **unwillkürliche** Körperkommunikation in der Bewegung zu **beobachten**, dabei sich auch selbst zu beobachten, um die Wahrnehmung als Information über den Zustand des Patienten und den der Beziehung zu ihm zu nehmen und sich zu fragen, warum beide gerade so sind (vgl. Ramseyer 2022). Für die interpersonelle Abstimmung von Bewegungen aufmerksam zu sein, fördert auch die Emotionsregulation (Cohen et al. 2021).

In Bewegungen zeigen sich früh erworbene affektmotorische Schemata (Kap. 12). Probanden, die sich im *Adult Attachment Interview* als sicher gebunden erweisen (Abschn. 11.6), bewegen sich in einem Experiment zum Mitmachen von Bewegungen eher frei, während solche mit hohen Fragebogenwerten in „Vermeidung" sich eher gemeinsam mit Experten bewegen (Feniger-Schaal et al. 2018).

Oft wird in kleinen Bewegungen, in denen beide Seiten aufeinander reagieren, die Beziehung in einer „Mikroinszenierung" dargestellt:

> Manchmal sieht es so aus, als ließe die Art und Weise, wie Patient und Psychotherapeut mit ihrem körperlichen Verhalten miteinander interagieren, noch bevor sie ein Wort miteinander gewechselt haben, erkennen, wie die therapeutische Beziehung sich in dem nachfolgenden ,Austausch von Worten' entwickeln wird. Ihr nichtsprachliches Verhalten im Kontakt miteinander scheint die therapeutische Beziehung wie auf einer Bühne pantomimisch in Szene zu setzen. (Streeck 2004, S. 119)

Bewegungen begleiten in einem wechselseitigen Körper-zu-Körper-Gespräch die verbale Kommunikation. Davis und Hadiks (1990) untersuchten in einer Einzelfallanalyse, wie Veränderungen in Körperhaltung und Gestik mit Veränderungen im Sprechen zusammenhingen. Dazu kodierten sie die Körpersprache auch unter dem Aspekt, ob sich die Klientin zur Therapeutin hin, von ihr weg oder neutral bewegte. Die Daten zeigten Folgendes:

> Wenn die Klientin von einem oberflächlichen Gespräch dazu überging, aktiv ihre inneren Reaktionen zu explorieren, wurde sie in der Körperhaltung eher zugänglich, offen und auf die Therapeutin ausgerichtet. (ebd., S. 347)

In einer Nachfolgestudie untersuchten Davis und Hadiks (1994) auch die Körpersprache der Therapeutin. Videoanalysen zeigten, dass Therapeutin und Klientin immer wieder die Haltung wechselten, den Kopf bewegten, Gesten zeigten oder zappelten. Die Körperhaltung spiegelte dabei die therapeutische Beziehung wider. Aufseiten der Therapeutin ging das Ausmaß der affektiven Unmittelbarkeit und der Komplexität ihrer Erläuterungen mit der Intensität und Komplexität ihrer Gesten einher. Eher distanzierte Bemerkungen waren von einer geringeren Gestikulation begleitet. Komplexe zeitliche und räumliche Muster der Körperkommunikation führten zu der Erfahrung, verbunden zu sein (ebd., S. 403).

Über die Sprache der Körperbewegungen wird die therapeutische Beziehung reguliert. Auch ohne Worte kann Verbundenheit oder Getrenntsein hergestellt oder vermieden werden. Die Therapeutin kann gestisch zu einer weiteren Selbstexploration einladen oder diese zurückweisen. Ihre Körpersprache gibt zu verstehen, ob sie sich mit ihrem persönlichen Erleben auf die Patientin einlässt. So erzeugt sie eine „haltende Umgebung" – oder auch nicht (ebd.). Patienten können daher an der Körpersprache erkennen, ob ein Therapeut für sie gut ist.

## 14.3  Die Gestik der Hände

An einer in Abschn. 3.1 erwähnten Textstelle spricht Freud davon, dass sich „fast alle seelischen Zustände eines Menschen" körpersprachlich mitteilen. Am Ende seiner Aufzählung heißt es: „in der Haltung seiner Glieder, vor allem der Hände". Die „begleitenden körperlichen Veränderungen" dienten „dem anderen als verlässliche Zeichen, aus denen man auf die seelischen Vorgänge schließen kann und denen man mehr vertraut als den etwa gleichzeitigen absichtlichen Äußerungen in Worten" (Freud 1890, S. 20). Die Hände können kundtun, was der Mund nicht sagt. Freud allerdings betrachtete Gesten nur als Mitteilung des Patienten über sich. In diesem Kapitel betrachte ich sie vor allem als eine Form der Kommunikation zwischen Menschen, die im Sinne von Merleau-Ponty „zwischenleiblich" erfolgt:

> Die Kommunikation, das Verstehen von Gesten, gründet sich auf die wechselseitige Entsprechung meiner Intentionen und der Gebärden des Anderen, meiner Gebärden und der im Verhalten des Anderen sich bekundenden Intentionen. Dann ist es, als wohnten seine Intentionen meinem Leibe inne und die meinigen seinem Leibe. (Merleau-Ponty 1966, S. 219)

Der Begriff der Gestik wird manchmal für alle motorischen Verhaltensäußerungen des Körpers verwendet. Die ganzkörperlichen Äußerungen habe ich aber in Abschn. 14.1 und 14.2 unter den Begriffen Haltung und Bewegung behandelt. Hier befasse ich mich mit den Äußerungen der Hände. Handgesten sind ein universelles Phänomen. Selbst von Geburt an blinde Menschen gestikulieren beim Sprechen, Sehende auch dann, wenn sie nicht gesehen werden (Goldin-Meadow 1999). Gesten gehen evolutionär und ontogenetisch der Sprache voraus. In der kindlichen Entwicklung sind sie wichtig für den Spracherwerb (Iverson und Goldin-Meadow 2009). Gesten helfen zu denken. Erzählt jemand, wie er ein Problem löst, und unterstreicht seine Erzählung mit einer passenden Handgeste, ist es wahrscheinlicher, dass er seine Strategie auch weiterverfolgt, als wenn er dies nicht täte (Alibali et al. 1999). Schüler lernen besser Mathematik, wenn der Lehrer das Gesagte durch Gesten markiert, und auch besser andere Sprachen (Macedonia und Knösche 2011). Diese Forschungen unterstützen das im letzten Abschnitt Gesagte: Gesten entscheiden mit darüber, ob das, was der Therapeut sagt, den Patienten erreicht. Wenn wir Einsichten

vermitteln wollen, hängt die Qualität unserer Botschaft auch von unserer Gestik und unserer Prosodie (Abschn. 14.5) ab.

Wie alle Körpersignale haben Gesten unterschiedliche **Funktionen**:

- Wir können auf etwas zeigen (deiktische Geste),
- ein konventionalisiertes Zeichen geben wie das Tippen an die Stirn
- oder etwas verdeutlichen, das sprachlich schwer zu vermitteln ist wie die Form von Dänemark.

Gesten regeln die Interaktion, unterstreichen Gesagtes oder fügen ihm etwas hinzu (Holler 2011). In der psychotherapeutischen Kommunikation benutzen Patienten **ikonische Gesten**, wenn sie etwas schlecht in Worte fassen können, z. B. wenn jemand mit einer Schlangenbewegung der Hand seine momentane Stimmung beschreibt. Fehlen einem Patienten die Worte, können wir ihn fragen, ob er das, was er empfindet, mit einer Geste zeigen kann. Auch Therapeuten nutzen Gesten, um etwas zu beschreiben oder anzustoßen, z. B. dass sie die Hand drehen, damit der Patient einen Gedanken „weiterspinnt" (Streeck 2004, S. 125).

Gesten haben auch eine emotionale Funktion. Sie können Lebendigkeit ausdrücken. In der im vorigen Unterkapitel erwähnten Studie von Wallbott (1985) zeigte sich, dass im Laufe der Therapie bei depressiven Patienten illustrierende Handbewegungen zunahmen, während auf den eigenen Körper gerichtete Gesten abnahmen. Diese Selbstberührungen dienen oft der Beruhigung bei Stress und sind daher Instrumente der Autoregulation von Affektspannungen.

Für die Psychotherapie sind vor allem **unwillkürliche Gesten** von Bedeutung, die auch als **ideomotorische Signale** bezeichnet werden. Bei ihnen handelt es sich um unbewusst gesteuerte Bewegungen der Willkürmuskulatur. Begleiten solche Gesten die Sprache, können sie verdeckte Nebenbedeutungen kundtun (Goldin-Meadow 2006). Ich erinnere dazu an ein Beispiel aus Kap. 8: eine Frau, die von dem Wunsch nach Zuwendung spricht und dabei eine wegstoßende

Handbewegung macht. In ihren Worten äußert die Frau ein Bedürfnis, mit der Hand vielleicht eine Aggression. Die Geste enthält etwas Ungesagtes. Studien an Split-brain-Patienten legen nahe, dass Gesten mit emotionaler Bedeutung eher rechtshemisphärisch, Illustratoren und Zeigegesten eher linkshemisphärisch erzeugt werden (Lausberg et al. 2000). Erstere werden daher eher linkshändig, die anderen eher rechtshändig ausgeführt.

Gesten erhellen Beziehungen zu Menschen, über die Patienten sprechen. Lausberg und Kryger (2011) zeigen in einer Fallstudie, wie sich in der Gestik einer depressiv-anorektischen Patientin eine Veränderung ihrer Beziehung zu ihrer Mutter äußert. Zu Beginn der Behandlung richtete die Patientin, wenn sie von ihrer Mutter sprach, die Hand auf sich selbst, zum Ende der Behandlung wies die begleitende Gestik distal in einen Bereich links vom Körper. Die Geste markierte, in welchem Bezug zu ihr selbst die Mutter psychisch repräsentiert war.

Unwillkürliche Gesten, die nicht deiktisch oder konventionell sind, müssen wir in der Therapie individuell erkunden, wenn wir sie verstehen wollen. Denn sie sind genauso persönlich und kontextabhängig wie die Worte, die jemand sagt. Spielt man Probanden Filme ohne Ton und ohne Kenntnis des Kontexts vor, werden Gesten vollkommen unterschiedlich verstanden (Heller 2012, S. 598f). Nur ein Prozent aller Gesten sind eindeutig (ebd.). Den Sinn der anderen müssen wir erschließen.

## Therapeutische Anwendung

Gesten kann man in der Körperpsychotherapie körperlich sondieren. Man kann Patienten bitten, sie aufmerksam wahrzunehmen, sie bewusst zu wiederholen, größer oder kleiner, stärker oder schwächer zu machen oder sie zu unterdrücken und jeweils zu beobachten, was dabei geschieht (Geuter 2019, S. 144ff).

In dem Beispiel von Lausberg und Kryger könnte man die Patientin ausgehend von ihrer Gestik fragen, wie sie das Verhältnis zu ihrer Mutter gestalten würde, wenn sie die Mutter mithilfe eines Gegenstandes symbolisch in

den Raum holt. Wie nah oder fern wäre dann die Mutter, in welchem Winkel stünde oder säße sie zu ihr, wie würde sie diesen Abstand erleben und wie sich selbst im Bezug zu der Mutter? Wenn sie dies erlebt, könnte man fragen, ob sie an den räumlichen Positionen etwas verändern möchte, eine Intervention im Feld der Proxemik. Falls sie das tut, könnte sie sich damit befassen, wie sie den Unterschied erlebt. So würde die Geste zu einer aktiven Arbeit an der Objektbeziehung führen, bei der die Gefühle zur Mutter in einem räumlich und affektmotorisch in Szene gesetzten Dialog sondiert würden, der nicht unbedingt eines Gespräches mit der Mutter in der Fantasie bedarf. ◄

Auch wenn man sie nicht bewusst registriert, kommen von der Sprache abweichende, gestische Informationen beim Zuhörer an (Goldin-Meadow 1999). Bender (2007, S. 219) nennt solche Gesten **Schattenbewegungen**, da sie die Kommunikation wie ein Schatten begleiten. Dazu gehört beispielsweise, dass sich ein Patient die Ärmel des Pullovers über die Hände zieht oder die Hände knetet, um eine Emotion nicht entstehen zu lassen. Unwillkürliche Gesten können auch auf die therapeutische Beziehung verweisen und Signale der Übertragung sein. In einer kommunikationswissenschaftlichen Terminologie beschreibt Hermer (2004, S. 28f) dies so, dass ein Sender seine wahren Absichten aus dem Bewusstsein fernhalte, aber dennoch verdeckte Fingerzeige gebe und nonverbal etwas im Empfänger auslöse, ohne seine Intention mitteilen zu können.

## Therapiebeispiel

Eine Patientin sitzt nahe bei mir und sucht verzweifelt Halt. Sie vermittelt mir in einer positiven Übertragung, ich sei so gut zu ihr und der beste Therapeut, den sie sich vorstellen könne. Sie möchte sich an mich drücken und fühlt sich dabei wie ein sehr kleines Kind. Gleichzeitig bemerke ich, dass eine ihrer beiden Hände während des Gesprächs ganz unruhig ist. Ich kann nicht erkennen, ob diese

Hand etwas sucht oder sich vielleicht anklammern will. Daher mache ich die Patientin auf die Unruhe ihrer Hand aufmerksam und bitte sie, der Hand in ihren Impulsen einmal freien Lauf zu lassen. Indem ich unmittelbar die Hand anspreche und sie nicht frage, was sie denkt, dass die Hand tun möchte, versuche ich die Patientin in eine Position zu bringen, in der sie die Impulse der Hand beobachtet, statt diese bewusst zu lenken, um so leichter dem unwillkürlichen Prozess des körperlichen Verhaltens zu folgen (vgl. Geuter 2019, S. 146f). Zu ihrem und meinem Erstaunen beginnt sich die Hand immer kräftiger zu bewegen, bis sie schließlich einen Impuls bemerkt, mich zu boxen und zu schlagen, weil ich auch ein anderer bin als der, den sie in mir sehen möchte. Die Befreiung dieser spontanen Bewegung lässt die negative Übertragung aufscheinen, die in den Worten verdeckt war. ◄

Die Bewegung der Hand war eine Schattenbewegung im Sinne des Begriffs von Jung, weil sie eine unsichtbare Seite der Patientin, ihren Schatten, in der Situation freilegte. Sie schämte sich dafür. Aber nach der Begegnung mit dem Schatten fühlte sie sich lebendiger und kräftiger. Die Hand hatte gesprochen, bevor die Worte von ihrer Enttäuschung und Wut reden konnten.

Klinische Studien zeigen, dass unbeabsichtigte Bewegungen oft das Auftauchen von neuen Themen ankündigen (Davis und Hadiks 1990). Auch Gesten des Therapeuten können etwas anstoßen. Streeck (2004, S. 121f) führt als Beispiel an, dass ein Therapeut eine Patientin fragt, in welche Richtung etwas gehe, dabei einen Fuß kippt und die Patientin mit einem Kippen ihrer Füße antwortet.

## 14.4    Mimische Interaktion

Auch in der Mimik kommunizieren Menschen charakterliche Haltungen, ihr aktuelles Befinden oder ihre Intentionen. Der „unbewusste Ausdruck", der sich dem Gesicht als überdauernder Ausdruck eingeprägt hat (Lowen 1981, S. 133), ist ein sichtbarer Bestandteil der Persönlichkeit.

Jeder kennt Menschen, die chronisch die Mundwinkel skeptisch nach unten gezogen haben oder Lippen und Augen im Dauerzustand einer mürrischen Verachtung halten. Die Mimik ist insofern ein Hinweis auf den Charakter (Abschn. 13.2). Eine weit größere Bedeutung aber hat sie in der Psychotherapie für die Kommunikation im Prozess. Denn nirgendwo erkennen wir so gut die Gefühle eines anderen wie in seiner Mimik (Regenbogen et al. 2012, S. 1008). In der Mimik und in kleinen Bewegungen wie einem Anheben des Kopfes zeigen wir auch, ob wir Gefühle unseres Gegenüber verstanden haben (Hyniewska und Sato 2015).

Mimik ist so universell wie Gestik. Auch taub und blind geborene Kinder zeigen Lachen, Weinen oder Ärger im Gesicht und Zeichen von Zu- und Abwendung oder Verlegenheit (Becker 1989, S. 114). In der Mimik äußern sich die Basisemotionen, aber auch die kernaffektiven Komponenten der Aktivierung und des Wohlbefindens, die kognitive Verarbeitung von Informationen oder die Vorbereitung von Handlungen (Russell et al. 2003). Über mimische Zeichen regeln wir, ob wir einen Kontakt zu einem Menschen aufnehmen wollen (Cole 2001). Der Empfänger schätzt mimische Zeichen rechtshemisphärisch in weniger als 30 Millisekunden ein (Schore 2007, S. 105). Menschen erkennen im Experiment auch animierte Ausdrücke in Affengesichtern (Taubert et al. 2021).

Die Unfähigkeit, Emotionen im Gesicht anderer zu erkennen, kann ein Hinweis auf eine psychische Störung oder auch auf Autismus sein. Psychopathische Gefängnisinsassen sehen schlechter als andere Trauer und Freude in Gesichtern (Hastings et al. 2008).

Um mimische Signale zu verstehen, muss der Empfänger mimisch mitempfinden können. Menschen, die im Gesicht eines anderen Ärger oder Freude sehen, reagieren mit im EMG messbaren elektrischen Muskelpotenzialveränderungen ihrer eigenen, an diesen Gefühlen beteiligten Gesichtsmuskeln, und zwar auch dann, wenn ihnen im Experiment Gesichter in einem Zeitbereich unterhalb der Schwelle der bewussten Wahrnehmung präsentiert werden (Dimberg et al. 2000). Eine maskierte, unbewusst bleibende Darbietung von emotionalen Gesichtsausdrücken moduliert die Aktivität der Amygdala. Selbst wenn wir es nicht mitbekommen, registrieren wir also den emotionalen Ausdruck im Gesicht unseres Gegenübers und reagieren darauf mit Anzeichen eines eigenen Affektausdrucks. Menschen werden so unbewusst affektmotorisch angesteckt. Sehen sie einen Stotterer, reagieren im EMG ihre Mundmuskeln (Berger und Hadley 1975). Um die Ansteckung bewusst zu bemerken, bedarf es des sensorischen Feedbacks durch die eigenen Ausdrucksmuskeln. Wer sein Gesicht aufgrund eines Defektes nicht bewegen kann, bekommt schlechter die Emotionen anderer Menschen mit (Cole 2001). Das Nachempfinden im eigenen Körper ermöglicht uns Empathie, wie schon Reich feststellte.

> Nur dann, wenn wir den Gesichts*ausdruck* des Kranken *empfunden* haben, sind wir in der Lage, ihn auch zu begreifen. (Reich 1989, S. 478)

Die innere, wenn auch unbewusste Nachahmung des fremden Gesichtsausdrucks macht es leichter, seine Bedeutung zu verstehen (Wallbott 1998b, S. 224). Das können Menschen umso besser, je empathischer sie sind. Auch das konnte experimentell nachgewiesen werden. Empathische Menschen reagieren mit ihrer mimischen Muskulatur stärker auf ärgerliche und freudige Gesichter als unempathische (Dimberg et al. 2011).

**Stirnmuskeln und Emotionen –
ein Experiment**
Hennenlotter et al. (2009) denervierten bei Versuchspersonen mittels Botulinumtoxin die Stirnmuskeln. Dann zeigten sie ihnen Bilder von Menschen mit einem Ausdruck von Ärger oder Trauer. Sie sollten diese Bilder entweder nur anschauen oder den Ausdruck imitieren. War die Stirnmuskulatur lokal denerviert und sollten sie den Ausdruck imitieren, veränderte sich die Hirnaktivität in motorischen Arealen nicht, doch nahm die emotionsassoziierte Aktivität in der linken Amygdala und in hypothalamischen und Hirnstammbereichen ab. Die neuronale, emotionsbezogene Aktivität hing also von der Möglichkeit des mimischen Feedbacks ab. Der Effekt trat allerdings nur beim Nachahmen von Ärger, nicht von Trauer auf. Die Autoren führen das auf die Bedeutung der Augenbrauenbewegung für Ärger zurück, auf welche die Denervierung mehr wirkte. Nach diesem Befund erschwert die Unfähigkeit, den Gesichtsausdruck eines anderen Menschen in der eigenen Gesichtsmuskulatur nachzuempfinden, ein emotionales Miterleben.

Bulnes et al. (2019) replizierten das Studiendesign und fanden den gleichen Unterschied zwischen der Wahrnehmung von Ärger und Freude.

Wir müssen aber das Gefühl eines anderen nicht auf demselben Ausdruckskanal mitempfinden, wie es die Theorie der inneren Simulation annimmt (Kap. 15). Mitempfinden kann kreuzmodal erfolgen und beeinträchtigt sein. So führt eine Hemmung mimischer Aktivität auch dazu, dass die Vokalisierung von Gefühlen schlechter verarbeitet werden kann (Hawk et al. 2012).

Über Mimik wird in der Therapie intensiv kommuniziert. Dazu liegen einige Forschungsarbeiten vor. Hufnagel et al. (1991) wiesen nach, dass 60 % der Varianz der Aussagen Schizophrener über ihr Erleben statistisch aus den Daten zur Mimik des Gegenübers aufgeklärt werden kann. Bei Gesunden geht dieser Wert auf etwa 20 % zurück. Dieses Ergebnis bedeutet, dass schizophrene Patienten in starker Weise die mimischen Reaktionen ihres Gegenübers beeinflussen, auch ohne dass diese das selbst bemerken. Bei Panik-Patienten hingegen zeigen Therapeuten weniger Affektmimik als ihre Patienten (Benecke und Krause 2005), möglicherweise, weil sie im Angesicht von deren Erregung gegensteuern. Im Gesicht des Therapeuten spiegeln sich auch die Themen von Patienten. Schmerzpatienten und ihre Therapeuten zeigen in Anamnesegesprächen gehäuft einen Ausdruck von Verachtung, der mit Erfahrungen von Scham und Furcht einhergeht (Merten und Brunnhuber 2004). Möglicherweise äußert sich darin ein maladaptives Muster der Beziehungsgestaltung oder der Bewältigung der therapeutischen Situation. Ein ähnliches Muster bei Fibromyalgie-Patienten werten Bernardy et al. (2004) als Zeichen eines Kampfes um die Anerkennung ihrer Beschwerden.

Dreher et al. (2001) berichten von einer Analyse der Mimik in einer Interaktion, bei der die Patientin von einer Verachtung erzählt, sich das Gefühl aber nicht in deren Mimik zeigt, sondern in der der Therapeutin, als müsste sie es induzieren, damit es erlebbar wird. Auf solchen Wegen findet offensichtlich Übertragung statt. Bänninger-Huber und Widmer (1997) berichten folgendes Beispiel aus einer Einzelfallforschung:

### Klinisches Beispiel

Eine Patientin spricht von Schuldgefühlen im Angesicht von Vorwürfen ihres Ehemannes. Während sie das erzählt, presst sie die Lippen zusammen und wendet Kopf und Blick ab, als könne sie die damit verbundenen Gefühle nicht regulieren. Dann schaut sie die Therapeutin erwartungsvoll an und räuspert sich. Sie scheint eine Erwartung an die Therapeutin auszudrücken, diese möge in die Empörung einstimmen, dass der Mann das so nicht machen könne. ◄

Würde die Therapeutin dies tun und z. B. sagen „Wie kann der das nur machen?", könnte die Patientin ihrem Schmerz ausweichen. Mit ihren Signalen versucht die Patientin eine Form der Bewältigung mit der Therapeutin zu etablieren, die nichts verändern würde. Mimik und Körperverhalten drücken also sowohl die Schuldgefühle als auch die „spezifischen Bewältigungsstrategien" aus (ebd., S. 359). Nun kommt es

darauf an, wie die Therapeutin reagiert und ob sie in die Falle läuft und mit in die Empörung geht oder den Schmerz anspricht (ebd.). Vielleicht hängt die Wirkung provokativer Therapiemethoden damit zusammen, dass solche Erwartungshaltungen von Patienten radikal gebrochen werden, sodass sie selbst eine neue Strategie finden müssen.

### Mimik und mimische Reaktion bei suizidalen Patienten

Schwartz und Wiggins (1987) untersuchten, inwieweit Therapeuten das Risiko von Patienten, nach einem Suizidversuch einen zweiten zu begehen, einschätzen können. Die Vorhersagen waren nicht sehr gut. Eine Videoanalyse allerdings ergab, dass die Therapeuten in der Interaktion mit den gefährdeten Patienten mimisch deutlich mehr Besorgnis zeigten.

Die mimische Reaktion von 17 Patienten, die einen Suizidversuch begangen hatten, auf die Frage, ob sie weiterhin ihr Leben beenden möchten, verglichen Heller und Haynal (1997) mit der von neun nicht suizidalen depressiven Patienten, und zwar ein Jahr nach Aufzeichnung der Gespräche, als fünf der 17 Suizidalen erneut einen Suizid versucht hatten. Sie fanden kein typisches mimisches Anzeichen für Suizid, aber im Gesicht der Wiederholer nur Verachtung und keine Trauer. Suizidale zeigten im Unterschied zu den anderen Depressiven häufiger asymmetrische Ausdrücke, z. B. ein Einfrieren eines Lächelns an nur einer Ecke der Lippen, und eine geringere Mimik im Augenbereich. Die Autoren sprechen von einer Hemmung in der Kommunikation.

Heller et al. (2001) studierten anhand von Videos die mimische Interaktion einer Psychiaterin mit 59 suizidalen Patienten mithilfe des *Facial Action Coding System* (Abschn. 10.4). Zwei Jahre später wurde geschaut, welche Patienten erneut einen

Suizidversuch unternommen hatten. Das spätere Suizidrisiko ließ sich mit 80prozentiger Wahrscheinlichkeit aus der mimischen Interaktion vorhersagen, insbesondere aus unbewussten Zeichen der Resonanz im Gesicht der Psychiaterin. Donovan et al. (2017, S. 39) heben die Bedeutung dieser Studie hervor, die leider nicht repliziert worden sei.

Die mimische Reaktion der Therapeutin entscheidet mit über den Verlauf der Therapie. Anhand der mimisch-affektiven Interaktion in der ersten Stunde lässt sich nach einer Studie von Merten et al. (1996) 36 % des Therapieerfolgs vorhersagen. An der Mimik ist auch erkennbar, ob eine Therapie ungünstig verläuft. Der Indikator dazu ist, dass die Mimik beim Patienten und Therapeuten vom gleichen Leitaffekt bestimmt ist, z. B. dass beide Freude, Ärger oder Unterwürfigkeit im Gesicht zeigen. Bei später erfolgreich verlaufenden Therapien korrelierten in einer Studie von Rasting und Beutel (2005) die Gefühlsausdrücke nicht. Nach Meinung der Autoren ließen sich die Therapeuten bei den später schlechteren Verläufen zu sehr in die Muster des Patienten einwickeln und reduzierten so die Konfliktspannung in der therapeutischen Beziehung. Dieser Prozess läuft körperkommunikativ ab. Günstig für die Therapie sind komplementäre Affektabstimmungen, z. B. wenn der Patient Ärger im Gesicht zeigt und der Therapeut Interesse signalisiert oder der Patient Freude und der Therapeut ängstliche Skepsis (Merten et al. 1996). Psychodynamisch bedeutet dies, dass der Therapeut die abgewehrten Affekte aufnimmt oder die aus der Abwehr aufscheinenden Affekte willkommen heißt. Denn die vom Patienten gezeigten Emotionen sind nicht unbedingt die von ihm auch erlebten (Dreher et al. 2001).

Das widerspricht nicht dem in Abschn. 14.2 berichteten Befund, dass zeitlich synchrone Bewegungen das Gefühl des Verbundenseins stärken. Dort nämlich ging es um eine Einstimmung auf der Ebene der Vitalitätskonturen, hier um die kategorialen Emotionen. Auch in der Affektab-stimmung mit einem kleinen Kind ist es wichtig, sich auf seine Vitalitätskonturen einzuschwingen, ohne seine Emotionen zu übernehmen.

Bei der Behandlung von Panikpatientinnen kann man schon in den ersten Sitzungen anhand ihrer Mimik und der ihrer Therapeutinnen beobachten, dass sie eine Nähe-Distanz-Problematik aktivieren (Benecke und Krause 2004, S. 257). Sie offerieren Signale der Freude und reagieren mit Überraschung und Trauer auf den mimischen Ausdruck von Ärger und Ekel seitens der Therapeutin. Erfolgreiche Therapeuten verhalten sich auch hier entgegen der von den Patienten nahe gelegten Beziehungsgestalt. Nach Untersuchungen von Bänninger-Huber et al. (2004) zeigt sich zwar im gemeinsamen Lächeln eine gelingende therapeutische Resonanz; aber diese muss mit der Fähigkeit, Konfliktspannungen zu durchleben, ausbalanciert sein. Soth (2009) spricht von einem Paradox in der therapeutischen Beziehung: Der Therapeut muss sich in diejenigen Vorgänge im Patienten verwickeln lassen, die dessen Wunden herbeigeführt haben, und gleichzeitig Distanz dazu wahren, um sie behandeln zu können. Um eine negative Emotion eines Gegenübers zu erkennen, bedarf es einer körperlichen Ansteckung. Aber eine durchweg parallele physiologische Aktivierung von Erregung verweist zumindest bei Ehepaaren, die Probleme miteinander diskutieren, auf eine unglückliche Partnerschaft (Levenson 2003, S. 357).

### Augenkontakt

Die Augen sind wesentlich am Gefühlsausdruck beteiligt; vielleicht übermitteln sie sogar „Gefühle lebhafter als jedes gesprochene Wort" (Lowen 1981, S. 428). Auch zeigen sie die Verbindung zur Welt an, die ein Mensch hat. Schon Reich machte den fehlenden Realitätsbezug des Schizophrenen an einem „typischen *abwesenden* Blick der Entrücktheit" fest (1989, S. 560), der allerdings nicht ständig vorhanden sei. Spaltungen werden in den Augen sichtbar, wenn etwa beide Augen zwei verschiedene Ausdrücke zeigen. Dies hängt wahrscheinlich mit der Hemisphärenlateralität und einer Aufspaltung zwischen Denken und Fühlen zusammen.

Auf der Hemisphärenlateralität beruht wohl auch die im **NLP**, dem Neurolinguistischen Programmieren, genutzte Erfahrung, dass **Blickrichtungen der Augen** mit inneren Beobachtungsprozessen verbunden sind. Mit dem Blick in die Vergangenheit ist oft eine Augenbewegung nach links oben verknüpft; denn neurobiologisch erfordert ein Zurückwandern in die Vergangenheit eine rechts-präfrontale Aktivierung (Kuhl 2007, S. 78). Ein Nachdenken, ob ein Wort etwas trifft, wird eher mit einer Augenbewegung nach links unten verbunden. Auch dies geht mit einer Aktivierung des rechten präfrontalen Kortex einher. Nach rechts oben geht der Blick eher dann, wenn gedanklich oder bildlich etwas entworfen wird, nach rechts unten beim inneren Nachspüren.

Aus Augenbewegungen des Patienten können wir so Hinweise auf mögliche aktuelle innere Prozesse gewinnen.

Die Augen sind auch ein ganz besonderes Organ der Kommunikation. Da beim Menschen ein großer Teil der weißen Lederhaut um die Pupille herum sichtbar ist, kann man an den Augenbewegungen den Intentionen oder Emotionen eines anderen folgen, was bei anderen Primaten nicht möglich ist (Tomasello et al. 2007). Die Augen reagieren in der Kommunikation z. B. mit Veränderungen der Pupillengröße (Kret 2018). Verkleinern sich die Pupillen, kann jemand einen traurigen Gesichtsausdruck besser erfassen, nicht aber einen glücklichen, ärgerlichen oder neutralen (Harrison et al. 2006). Die Qualität des Blicks, deren Zeichen wie Weitung oder Verengung der Pupillen vom Autonomen Nervensystem gesteuert werden (Abschn. 7.1), regelt wahrscheinlich die Beziehung zwischen zwei Interaktionspartnern mehr als alles andere (vgl. Geißler 2009, S. 188). Auch Babys suchen die Verbindung zu den anderen über die Augen und sind in

ihrem Wohlbefinden von der Qualität des ihnen entgegengebrachten Blickes abhängig. Eltern übertragen durch die Augen ihre innere Welt auf die Kinder (Cozolino 2002, S. 176).

Forschungen zur mimischen Interaktion in der Psychotherapie, die die Blickrichtung an einer Bewegung der Pupillen oder das Lächeln anhand von Muskelbewegungen kodieren, erfassen aber kaum die verschiedenen Qualitäten des Augenausdrucks. Ob Augen flehend, flirtend, abweisend, anhimmelnd, warm oder kalt schauen, lässt sich schwer vermessen. Freude lässt sich noch am Lächeln in den Ringmuskeln der Augen erkennen, Zufriedenheit aber nur an ihrem Glanz (Ekman 2004, S. 273, 286).

Heisterkamp hat an einigen Beispielen anschaulich dargestellt, wie wichtig der Augenkontakt für ein immanentes Verstehen der Beziehung in der Therapie ist. Aus einer 25 Jahre zurückliegenden Analyse ist ihm eindrücklich der warmherzige Blick seines Analytikers in Erinnerung (Heisterkamp 2002, S. 35). Aus einer späteren Analyse schildert er eine Begrüßung mit seiner Analytikerin, die für ihn zu einem hochbedeutsamen „Augenblick" wurde:

> Ich hielt plötzlich inne und merkte, dass ich erstmals in anderer Weise in ihre Augen schaute. Ich sah in schöne blaue Augen, die meinen Blick strahlend und sicher erwiderten. Ich merkte, wie ich Sekundenbruchteile länger, als es üblich war, in diesem Augenkontakt blieb. Dabei spürte ich, wie der Hauch eines neuen Selbstverstehens mich durchströmte. Es war mir sofort klar: In dieser Weise hatte ich bisher noch nie (wieder) in blaue Augen mir bedeutsamer Frauen zu schauen gewagt. (ebd., S. 37f)

Der tiefe Kontakt des Augen-Blicks hatte zu einer Einsicht in die Qualität seiner Frauenbeziehungen geführt: in eine bestehende Angst und einen in dem Moment entstandenen neuen Mut. Auch Worm (2007, S. 223) schildert, wie wichtig bei Patienten der Augenausdruck und die Kommunikation über die Augen sein kann. Eine Patientin hatte großen Hunger, im Augenkontakt gehalten und aufgehoben zu sein. Worm waren ihre großen suchenden Augen aufgefallen.

**Therapeutische Anwendung**

In der Therapie können wir mit dem Blick der Augen Affekte und Überzeugungen modulieren. Wenn beispielsweise ein Patient in einer starken negativen Übertragung gefangen ist und fest glaubt, dass niemand ihn mag, auch ich als sein Therapeut nicht, ja dass ich ihm nicht einmal wohlgesonnen bin, dann kann ich ihn bitten, mir unmittelbar in die Augen zu schauen. Wenn er dann auf meinen wohlwollenden, warmherzigen Blick trifft, kann er daran bemerken, dass er einem selbstschädigenden Glaubenssatz anhängt, in dem sich möglicherweise die Wiederholung einer frühen Beziehungserfahrung zeigt. Vermag er den Blick aufzunehmen, führt dieser zu einer Einsicht im Moment, einem präsentischen Verstehen der Differenz zwischen einem alten Muster und einer aktuellen Erfahrung, das über Sprache in der Unmittelbarkeit nicht erarbeitet werden kann (Kap. 16). ◄

Augenkontakt in der Therapie ist auch ein mögliches Mittel zur Beruhigung bei Schockzuständen. Den Patienten zu bitten, sich gegenseitig anzuschauen, sich dabei auf ihn einzustimmen und mit ihm in seinem Rhythmus zu atmen, hilft ihn aus einem Schockzustand zurück in eine Realität zu holen, in der er einen anderen Menschen erfährt, der seinen Zustand mitfühlt, wenn auch nicht teilt. Aposhyan (2004, S. 258) spricht in diesem Zusammenhang von einem *circular attunement* und greift damit einen Begriff aus der Säuglingsforschung auf. Der Augenkontakt kann die frühe Erfahrung eines beruhigenden elterlichen Blicks aktivieren (Cozolino 2002, S. 176) und verschafft dadurch ein Gefühl der Sicherheit und der Bindung. Für manche Patienten kann Augenkontakt aber auch bedrohlich sein, z. B. wenn ein schizoider Mensch einen kontinuierlichen Blick als Bedrohung seines inneren Zusammenhalts empfindet (Moser 2001, S. 53).

Geißler (2009, S. 182) führt die besondere Bedeutung der Augen darauf zurück, dass sie im Unterschied zu allen anderen Sinnesorganen Signalempfänger und -sender in einem seien. Dies trifft auch für die Haut zu. Augen und Haut sind wohl diejenigen Sinnesorgane, über die wir am unmittelbarsten kommunizieren und über die wir den engsten Kontakt knüpfen. Blicke und Berührungen stellen auch in der Therapie die größte Nähe her, und wahrscheinlich sind Patienten auch auf diesen beiden Kontaktkanälen noch verletzlicher als auf dem Kanal des gesprochenen Wortes.

## 14.5 Die Prosodie der Stimme

Wenn wir sprechen, transportieren wir nicht nur mit Worten einen Inhalt, sondern mit der Prosodie, der Art und dem Ausdruck unseres Sprechens, auch Stimmungen, Gefühle oder kommentierende Nebenbedeutungen, etwa wenn wir in die Stimme einen ironisierenden, langweiligen oder verächtlichen Ton legen. Solche Informationen kommen beim Gegenüber an. Zudem hängt das Verständnis des Gesprochenen von der Prosodie ab (Friederici 2002).

Eine Studie von Thompson et al. (2012) zeigt, dass neurologische Patienten mit einem angeborenen Defizit in der Wahrnehmung und Prozessierung von Musik die emotionale Bedeutung gesprochener Sätze weniger gut verstehen, weil sie die akustischen Merkmale der Sprache, vor allem die feinen Tonhöhenunterschiede schlechter verarbeiten können.

Für die Stimme gelten die gleichen Funktionen wie für den Körperausdruck allgemein. Tempo, Lautstärke, Artikulation, Rhythmik, Stimmführung, Tonhöhe oder Pausen setzen wir zu verschiedenen Zwecken ein:

- **semantisch**: Der Satz „Du hast das gemacht" wird zur Frage, indem die Stimme am Ende angehoben wird.
- **ikonisch**: Wir benutzen die Stimme selbst als Zeichen, wenn wir einen einzelnen Ton mit

dem Ausatmen und abnehmender Tonhöhe länger hinziehen, um auszudrücken, dass wir etwas langweilig finden.

– **sprachbegleitend**: Wir betonen ein Wort, um es zu unterstreichen.

– **interaktiv**: Wir leiten durch ein Absenken der Stimme einen Sprecherwechsel ein.

– **kommunikativ**: Wir teilen über die Prosodie mit, wie wir uns fühlen, und versuchen, im anderen Gefühle und Handlungsbereitschaften zu erzeugen.

– **sozial**: Psychoanalytiker sagen das Wort „Analytiker" zuweilen mit einem kurzen geschlossenen statt des gedehnten, offenen „y" und das Wort „Es" mit einem langen, offenen statt des kurzen, geschlossenen „e". Durch Prosodie zeigen sie so die Zugehörigkeit zur eigenen Gruppe.

Für die Körperpsychotherapie ist die Stimme schon deswegen interessant, weil sie mit dem ganzen Körper verbunden ist. Über 100 Muskeln sind an der Erzeugung der Stimme beteiligt (Eckert und Laver 1994, S. 6). Wie sie klingt, hängt davon ab, ob die Muskeln gelöst oder verspannt sind, ob wir daher offen oder verschlossen sind und wie wir atmen (Abschn. 6.2). Nur ein beweglicher Brustkorb kann die Gefühle des Herzens in der Stimme erklingen lassen. Muskelspannung verändert sie. Sie wirkt gepresst, wenn die Brustmuskulatur verhärtet ist. Was man mit dem „Brustton der Überzeugung" sagen möchte, muss in der Brust ertönen können. Das geht nicht mit einer beklemmten Brust, die die Stimme dünn und kehlig werden lässt.

Eine Flüsterstimme geht mit einer Längsspannung der Stimmbänder und einem Schließen der Stimmritze einher. Bei einer mit dem Atem verbundenen Phonation hingegen sind alle Muskeln gelöst (Klasmeyer und Sendlmeier 1997, S. 107). Dann kann der Atem frei in die Stimme einfließen. Eine flache und klangarme Stimme entsteht, wenn zu wenig Atemluft zum Sprechen genutzt wird. Solche Phänomene sind mit dem psychischen Zustand eines Menschen verbunden. Sie drücken ihn nicht aus, sondern sind selbst ein Teil davon (Krämer 2006, S. 275).

> Bei Schmerzpatienten treten Stöhnen, Seufzen, Ächzen und lautes Atmen als stimmliche Merkmale besonders hervor (Helmer et al. 2020).

Die Stimme offenbart *trait* und *state* eines Menschen. Sie ist der unverwechselbare, teilweise wie die Haltung charakterlich erworbene Klang eines Menschen und informiert situativ über seine momentane Verfassung, seine Emotionen und Intentionen. Die Stimme kann **habituell** aggressiv oder leidend und sie kann **aktuell** genervt oder zerbrechlich klingen. Eine flache Stimme kann einen Charakter zeigen, der chronisch seinen Gefühlsausdruck hemmt, eine mechanische Stimme kann Ausdruck des begrenzten Erlebensspielraums eines schizoiden Charakters sein, eine affektierte Stimme mag auf hysterische Weise authentische Gefühle überdecken (Boadella 1991, S. 133). Auch in der Stimme ist die Geschichte eines Menschen enthalten. So kann uns eine Stimme kindlich anmuten, wenn der Patient habituell oder situativ aus einer bestimmten Altersschicht heraus spricht.

### Therapeutische Anwendung

Wir können Patienten bitten, einen Satz bewusst mit einer kindlichen oder mit einer erwachsenen Stimme zu sprechen, um so nach einem Ausdruck aus der Schematherapie den entsprechenden Schemamodus zu beleben. Wir können auch dazu einladen, die Stimme bewusst zu variieren, um andere Erlebensqualitäten zu fördern, z. B. einmal albern zu brabbeln (vgl. Hayes und Lillis 2013, S. 91). ◄

### Therapiebeispiel

Ein Patient, der sein Leben als freud-, sinn- und ausweglos empfindet und über einen Mangel an Gefühl klagt, spricht häufig mit einer Stimme, die nur im Bereich seiner Kehle erklingt. Darauf aufmerksam gemacht nennt er sie seine „Präsentationsstimme", da er sie aus einer entsprechenden beruflichen Tätigkeit kennt. Er empfindet sie als unemotional. In der Stunde arbeiten wir damit, wie er die Stimme aus dem Klangraum eines „e" in der Kehle in den mehr emotionalen Klangraum eines „a" in der Brust bringen kann. Das ist nicht leicht, da er eine Einengung am Solarplexus bemerkt. Gefragt, wie er dort eine Weitung erfahren kann, taucht das Bild eines mit den Händen gebildeten „V" vor seiner Brust auf. Die Hände so zu halten und ein „a" dort erklingen zu lassen, bringt den Bereich mehr zum Schwingen und weckt Erinnerungen an unbeschwerte Zeiten im Leben.

In den nächsten Monaten geht ein zunehmender Bezug zu sich selbst und anderen damit einher, dass seine Stimme tiefer wird und mehr den Brustraum erfüllt. ◄

Andere Stimmräume können andere emotionale Zustände ansprechen: ein „o" im Bauchraum eher Wohlbefinden, ein tiefes „u" im Unterbauch Beruhigung (Geuter 2019, S. 98).

Der aktuelle psychische Zustand wirkt sich auf Frequenz, Stimmintensität, Verteilung der Stimmenergie, Tempo und Pausen beim Sprechen aus. An diesen Stimmparametern zeigen sich die Intensität und die Valenz eines Ausdrucks (Banse und Scherer 1996). Die Stimme zeigt dadurch in erster Linie den kernaffektiven Zustand eines Menschen an. Wir hören an der Stimme, ob es einem Menschen gut geht oder nicht. In der Tonhöhe teilt sich etwa mit, ob jemand erregt ist. Dann geht die Stimme nach oben.

Weniger eindeutig verweist die Stimme auf die kategorialen Emotionen. Basisemotionen lassen sich mit einer Gewissheit von ungefähr 50 % an der Stimme erkennen (ebd.). Bei Ärger hat sie eine Qualität von Schreien mit einer markanten Prosodie, bei Trauer ist sie atmend, bei Glück voller schneller Wechsel (Klasmeyer und Sendlmeier 1997, S. 123). Bei Angst nehmen Vibration und Tonhöhe zu; die Tonhöhe steigt auch bei Ärger oder Freude an, den mehr expressiven Gefühlen, während sie bei Verachtung, Langeweile oder Trauer absinkt und die Stimme langsamer wird (Frick 1985, S. 417). Scham oder Ekel sind allerdings kaum aus der Stimme herauszuhören.

> **Therapeutische Anwendung**
>
> Für die Psychotherapie interessant ist der Befund, dass bei Gleichgültigkeit die Stimme schneller wird, bei emotionalen Äußerungen in der Regel langsamer. Das nutzen wir therapeutisch, wenn wir einen Prozess verlangsamen. Man könnte die gesamte therapeutische Situation als eine sehen, die das Sprechen und andere psychische Abläufe verlangsamt und schon dadurch das Fühlen befördert (Geuter 2019, S. 41). ◄

Zuordnungen der Stimme zu den einzelnen Emotionen sind nach diesen Befunden nicht sehr spezifisch. Auch bei Unterwerfung steigt die Tonhöhe an, da diese vom Spannungsgrad der Kehlkopfmuskulatur abhängt, der bei unterschiedlichen Gefühlen steigt. Frick (1985, S. 421) meint daher, dass kategoriale Emotionen anhand von Lautstärke, Tonhöhe, Breite der Tonalität und Sprechtempo nicht zu identifizieren sind. Sie werden allenfalls in längeren prosodischen Konturen über die Zeit erkennbar. Möglicherweise deuten Zeichen wie eine stärkere Tonhöhe bei Ärger oder Freude eher auf die kernaffektive Erregung als auf die Emotion selbst hin (Abschn. 10.1). Nach Ansicht von Bachorowski und Owren (2003) lässt sich nämlich empirisch an der Stimme am verlässlichsten der Grad der Erregung nachweisen.

> **Therapeutische Anwendung**
>
> In der therapeutischen Arbeit mit der Stimme modulieren wir vor allem die kernaffektive Erregung. Wir befördern den Ausdruck von Ärger oder Freude mittels der Stimme, indem wir zunächst die Aktivierung erhöhen, das heißt die Stimmintensität und die Bandbreite der Modulation. Wir schlagen z. B. dem Patienten vor, mehr Kraft in seine Stimme zu legen und auszuprobieren, welche Töne die Stimme gerade erzeugen möchte. In einem nächsten Schritt kann man auch den Ausdruck eines konkreten Gefühls stimmlich mehr zum Ausdruck bringen, indem man beispielsweise schreit oder juchzt. Indem wir die Stimme

dämpfen, können wir Affekte beruhigen. Beides ist eine Arbeit mit der Stimme im Sinne der intrapsychischen Autoregulation (Kap. 17). ◄

In der in Abschn. 10.1 erwähnten Studie von Siegman et al. (1990) zeigte sich, dass Ärger befördert werden konnte, indem Menschen ihre Stimme schneller oder lauter werden ließen. Das ließ über das Feedback der Stimme auch den Blutdruck ansteigen. Langsameres Sprechen hingegen senkte Blutdruck und Puls. Bei einer Befragung gaben Patienten an, dass sie emotionale Spannungszustände über ihre Stimme regulieren (Bauer 2010, S. 41).

Die Stimme kann auch unbewusst **Nebenbedeutungen** transportieren, ähnlich wie eine Schattenbewegung (Abschn. 14.3), und so ein prozessualer Indikator dafür sein, wie ein Patient etwas gerade erlebt. Manchmal bemerken Patienten den affektiven Klang ihrer Stimme nicht, wenn sie zum Beispiel mit ärgerlichem Klang in starker Intensität und mit hohem Ton etwas sagen, aber ihre Darstellung selbst so erleben, als würden sie sachlich etwas mitteilen. Dann kann es helfen, sie zu bitten, einmal selbst auf den Klang ihrer Stimme zu achten und diesen Klang vielleicht zu verstärken. Das Gleiche gilt, wenn sich in der Stimme vielleicht ein Klagen oder Schluchzen andeutet, das der Patient noch nicht bemerkt. Wir erkunden dann die Stimme so, wie wir auch eine Geste erkunden, indem wir die Aufmerksamkeit auf sie richten.

### Therapiebeispiele

Eine Patientin spricht mit einer beklommenen Stimme darüber, was sie am Wochenende erlebt hat. Sie hält dabei ihre Arme um sich. Nun kann ich dem Inhalt ihrer Mitteilung folgen, aber auch sagen: Sie erzählen das mit einer Stimme, als läge Ihnen ein Stein auf der Brust – genauso wie ich ihre Gestik ansprechen könnte. Dann verlagere ich die Aufmerksamkeit auf die emotionale Qualität ihrer Mitteilung und damit vom Inhalt auf den Prozess.

Eine andere Patientin spricht von verstörenden Fantasien gegenüber ihrem Mann. Der verstörende Inhalt erreicht mich aber nicht, da sie mit einer Staccato-Stimme spricht, die vom Mitfühlen abhält. Ich teile ihr das mit. In der Staccato-Stimme, sagt sie, kenne sie sich. Mit ihr begegne sie dem Druck, den ihr Mann ausübe, und ihrer Belastung. Sie müsse doch kontrolliert sein, weil es ihr nicht zustehe, so zu sein, wie sie ist. Dieses Gefühl kenne sie seit ihrer Kindheit. Als sie das sagt, kommt sie aus dem Staccato heraus und ich fühle mich sogleich mit ihr verbunden. Mit dem Klang ihrer Stimme hat sie in der Beziehung zu mir gezeigt, wie sie auf kontrollierende Art ihre Emotionen reguliert, mit der Auswirkung, dass zwischen uns der Kontakt ähnlich unterbrochen war, wie sie das gegenüber ihrem Mann kennt. ◄

Ekman meint, dass es schwer sei, die Stimme zu verstellen und Gefühle aus ihr herauszuhalten: „Die Stimme vermittelt nur selten falsche Botschaften" (Ekman 2004, S. 85). Lowen (1979, S. 236) geht noch weiter mit seiner Ansicht, dass sich eine Neurose allein schon „durch eine Stimmanalyse diagnostizieren" lasse. Das lässt sich jedoch durch empirische Forschung nicht belegen. Die Bezüge zwischen Persönlichkeit und Stimme und zwischen Stimme und Befinden sind nicht eindeutig. Lowens Annahme, man könne die Stimme zum Erkennen von Lügen benutzen, gilt in der forensischen Forschung als widerlegt (Klasmeyer und Sendlmeier 1997).

Nach einer Untersuchung von Regenbogen et al. (2012) können wir uns am besten in die Emotionen eines anderen einfühlen, wenn Stimmausdruck, Mimik und das Gesagte miteinander übereinstimmen. In einem Experiment schauten Probanden Videoclips von Schauspielern, die eine Geschichte vortrugen. Dabei waren entweder der Inhalt der Geschichte, der Gesichtsausdruck und die Prosodie alle emotional oder jeweils eins davon neutral. Z. B. wurde ein trauriger Inhalt mit trauriger Stimme und neutralem Gesicht oder ein neutraler Inhalt mit verekelter Stimme und verekeltem Gesicht vorgetragen. Wenn alle drei Kanäle übereinstimmten, reagierten 75 % der Probanden emotional in Übereinstimmung mit der präsentierten Emotion. Waren die Kanäle inkongruent, orientierten sie sich in ihren emotionalen Reaktionen am ehesten am Inhalt des Gesagten. Das Experiment bezog allerdings nicht den Ausdruck des ganzen Körpers ein. Die Studie verweist für die therapeutische Arbeit darauf, wie hilfreich es ist, Inkongruenzen zu konfrontieren und auf einen kongruenten Selbstausdruck hinzuarbeiten. Denn dann kann man sich am besten über die emotionale Bedeutung von Äußerungen verständigen.

Stimme hat nicht nur die Funktion, innere Zustände auszudrücken oder zu regulieren. Sie hat auch eine **intentionale Funktion**. Mit der Stimme will der Sprechende auch etwas beim Zuhörenden bewirken und Absichten oder Gefühle vermitteln. Kinder schreien, um jemanden herbeizurufen. Wenn niemand kommt, stellen sie den Stimmausdruck ein.

### Therapeutische Anwendung

Diese Signalfunktion der Stimme können wir in der Therapie fördern, indem Patienten mittels der Stimme in der Fantasie oder gegenüber einem symbolisierten Objekt oder gegenüber einem Mitglied einer Therapiegruppe oder dem Therapeuten als Übertragungsobjekt ihre Gefühle oder Wünsche zum Ausdruck bringen. Dabei lernen sie, die Stimme zu nutzen, um etwas zu bewirken, und können zugleich im spontanen Ausdruck ihrer Stimme Gefühle in Beziehungen unmittelbar erleben. ◄

Hörende wiederum verarbeiten eine Stimme aufgrund eigener Vorerfahrungen und der eigenen emotionalen Verfassung und attribuieren ihr Eigenschaften der sprechenden Person. Da Sprechende die Erwartungen des Hörenden kennen, entsteht der persönliche Stimmausdruck in interaktiven Erfahrungen und wird kontextuell modifiziert. Eine Fülle von Forschungen zum Lachen zeigt, wie sehr Lachen davon abhängt, in wessen Anwesenheit man lacht und welche Rückmeldungen man bekommt, z. B. ob andere in das Lachen einstimmen, nicht reagieren oder sich irritiert abwenden (Bachorowski und Owren 2003).

### Therapeutische Anwendung

Für das therapeutische Hören bedeutet das: Je mehr man die eigene Gefühlsbeteiligung zurücknehmen kann, desto besser kann man die Aufmerksamkeit auf die Mitteilung richten, die der Ausdrucks eines Patienten beinhaltet. Aber es kann auch bedeuten, einen Spontanausdruck des Patienten dadurch zu verstärken, dass man den Ausdruck von Wut oder Freude stimmlich mit ihm teilt und dadurch die Berechtigung zu diesem Ausdruck validiert. ◄

Signale aus der Stimme übertragen sich auf den Hörer. Stimme induziert Stimmungen, auch wenn sich der Hörende dessen gar nicht bewusst ist. Hören Versuchspersonen einen Ausdruck von Ärger, steigen die elektrischen Potenziale in den Muskeln um die Augenbrauen herum an, mit denen man mimisch Ärger signalisiert, hören sie einen Ausdruck der Zufriedenheit, werden Lächelmuskeln um die Augen herum aktiviert (Hietanen et al. 1998). FMRT-Untersuchungen zeigen, dass die Prosodie der Stimme eher rechtshemisphärisch, die Semantik eher linkshemisphärisch verarbeitet wird (Mitchell et al. 2003).

Auch nicht-sprachliche Laute affizieren den Hörenden. Warren et al. (2006) zeigten, dass prämotorische Hirnareale, die bei der Mimik aktiv sind, auf die Erregung und Valenz von Lautäußerungen reagieren, vor allem, wenn diese heftig und positiv getönt sind, selbst dann, wenn es nicht zu mimischen Bewegungen kommt. Die Stimme scheint daher wie das Sehen Spiegelneuronen zu aktivieren (Kap. 15). Sie ist ein mächtiges Werkzeug der Affektansteckung.

In einem Experiment, in dem es angeblich um Textverständnis ging, ließen Neumann und Strack (2000) Versuchspersonen Texte hören, die jeweils mit einer leicht traurigen oder leicht glücklichen Stimme gesprochen waren. Die Versuchspersonen wurden davon angesteckt. Wenn sie die Texte wiedergaben, imitierten sie spontan den emotionalen Ausdruck. Die Autoren sprechen von Ansteckung über unbeabsichtigte Imitation. Eine Befragung zeigte nämlich, dass sich die Personen dessen nicht bewusst waren. Wurden sie in einer Variation des Experimentes von der eigentlichen Aufgabe abgelenkt, minderte dies das Verständnis des Textes, aber nicht die Ansteckung durch die Stimmung der Stimme. Das Ergebnis interpretieren die Autoren psychologisch: Den Emotionsausdruck einer anderen Person mitzubekommen, rufe über eine automatische Verknüpfung von Wahrnehmung und Verhalten kongruente Gefühle in einem selbst hervor, auch ohne dass man irgendeine Verbindung zu der Person im Sinn hat.

In der Therapie stecken nicht nur Patienten die Therapeuten mit ihrer Stimme an, sondern auch umgekehrt: Die **Prosodie des Therapeuten** wirkt auf den Patienten ein. Manchmal kann es für einen Patienten wichtiger sein, **wie** sich der Therapeut anhört als **was** er sagt (Heisterkamp 2002, S. 24). Bauer (2010) fand bei einer qualitativen Auswertung einer Befragung von Patienten, dass sie emotionale Urteile über ihre Therapeuten auch an deren Stimme festmachten. Den Patienten wurde auch gewahr, dass die Therapeuten ihre Stimme zur Regulation der emotionalen Atmosphäre einsetzten.

▶ Gibt ein Therapeut eine Deutung, wird sie nur wirksam aufgrund ihrer paraverbalen Einbettung in den Klang seiner Stimme.

**Therapiebeispiel**

Ich sage einer Patientin in einem teilnehmenden, nicht sachlichen Ton: „Und der Schmerz über den Verlust ihres Bruders wird immer wieder wach." Die Patientin sagt: „Ja, das ist es, und ich falle immer wieder in diesen schwarzen Abgrund." Dann entsteht eine Stille, in der ich nur „Ja" sage, aber auf eine Art, die der Patientin zu verstehen gibt, dass ich sie tief verstanden habe. ◄

Die Wirkung des Gesagten wird durch den Ton erzeugt, der Teilnahme vermittelt. Boyesen (1987, S. 109) nennt das die Stimmgebung auf der tragischen statt auf der trivialen Ebene (Geuter 2019, S. 392). Das prosodische Element der Begegnung klopft erst fest, was gesagt wurde. Sonst wäre es eine sterile Information geblieben. Die Prosodie kann aber nur dann als echt erlebt werden, wenn sie mit dem gesamten körperkommunikativen Ausdruck verbunden ist.

Über die Prosodie können wir auch koregulativ auf Emotionen einwirken. Wenn ein Patient weint, kann eine sanfte Stimme die Einstimmung fördern (Kykyri et al. 2017). Ist ein Patient aufgeregt, kann es helfen, im Ausdruck der Stimme hörbar die eigene Erregung herunterzufahren. Manchmal aber kann es auch helfen, mit der eigenen Stimme die Erregung des Patienten zu bekräftigen. So können wir je nach prozessualer Indikation im Dialog über die Stimme emotionale Beruhigung oder Aktivierung fördern.

Nach einer Untersuchung von Weiste und Peräkylä (2014) behalten Therapeuten bei einer validierenden Äußerung des Patienten den Stimmklang bei, während bei einer herausfordernden Äußerung ein Bruch in der Prosodie erfolgt.

Wie Bewegungen können sich prosodische Merkmale der Stimmen von Patient und Therapeut synchronisieren, z. B. dass die Sprechgeschwindigkeit bei beiden abnimmt, wenn die Aufmerksamkeit mehr auf innere Prozesse gerichtet wird. Über die Stimme können so Momente der Begegnung erzeugt werden, die der Inhalt des gesprochenen Wortes allein nicht erzeugen kann (Stern 2005, S. 195).

▶ Prosodie, Mimik, Gestik und Körperbewegungen wirken entscheidend mit am affektiven Geschehen zwischen Patient und Therapeut und bestimmen mit darüber, ob die Therapie für den Patienten heilsam wird.

# Übertragung und somatische Resonanz

## Inhaltsverzeichnis

▶ Dieses Kapitel behandelt die Bedeutung des psychodynamischen Konzeptes von Übertragung und Gegenübertragung für die Körperpsychotherapie und stellt den Begriff der körperlichen Resonanz als zentrales Konzept therapeutischer Interaktion vor. Resonanz wird als eine innere Reaktion des Therapeuten und als ein wechselseitiges Geschehen in einer verkörperten Beziehung beschrieben, die ein körperliches Mitschwingen beinhaltet, und in Verbindung mit dem Konzept der Empathie und dem neurowissenschaftlichen Modell der Spiegelneuronen diskutiert. Dem Modell der Wahrnehmung durch innere Simulation stelle ich die phänomenologische Theorie der unmittelbaren Wahrnehmung in zwischenleiblicher Interaktion gegenüber. Anhand therapeutischer Beispiele wird der klinische Umgang mit Übertragung, Gegenübertragung und Resonanz erörtert.

In der Interaktion werden im therapeutischen Geschehen frühere Beziehungserfahrungen des Patienten lebendig. Das bezeichnen wir mit dem Begriff der Übertragung. In jeder Psychotherapie findet Übertragung statt. Wir können sie bearbeiten, wenn sie den therapeutischen Prozess behindert. Vielmehr aber noch können wir sie nutzen, um die in ihr zu Tage tretenden dysfunktionalen Schemata des Erlebens und Verhaltens bewusst zu machen und zu verändern.

Das Konzept der Übertragung ist ein genuiner Beitrag der Psychoanalyse zur Psychotherapie. Die Arbeit an der Übertragung gilt dort als zentrales Mittel der Behandlung. In der Gesprächspsychotherapie hingegen wird sie für nicht so wichtig erachtet (Rogers 1981a, S. 187ff; Watson et al. 1998, S. 10). Anders ist es in der Gestalttherapie (Hartmann-Kottek 2008, S. 18) und der Körperpsychotherapie. Beide haben wie auch die Transaktionsanalyse eine psychodynamische

Tradition und beide sehen die therapeutische Beziehung als Lernfeld für den Patienten an (Soth 2013; Watson et al. 1998, S. 11).

Auch in der Verhaltenstherapie wurde im *Cognitive Behavioral Analysis System of Psychotherapy* (CBASP) von McCullough et al. (2011) der Gedanke übernommen, dass emotionale Erfahrungen mit bedeutsamen anderen Menschen Erwartungen formen, die auf den Therapeuten gerichtet werden. Schwierige Beziehungskonstellation werden hier explizit angesprochen und mit der Technik des *Interpersonal Discrimination Exercise* bearbeitet, bei der Patienten zwischen den Erfahrungen im Dort und Damals und denen im Hier und Heute zu unterscheiden lernen sollen (Guhn et al. 2018).

Die Körperpsychotherapie achtet insbesondere darauf, wie Übertragung im körperlichen Verhalten und Erleben des Patienten affektmotorisch aufscheint und wie der Therapeut in seiner somatischen Resonanz auf den Patienten reagiert. Sie versteht daher Übertragung und Gegenübertragung auch als eine wechselseitige Kommunikation von Körper zu Körper. Sie nutzt die Resonanz des Therapeuten für die Exploration im Prozess und bedient sich körperkommunikativer Dialoge, um Übertragungen zu klären.

Grundsätzlich sehe ich das Übertragungsgeschehen wie auch die Gegenübertragung in der Körperpsychotherapie allerdings nicht anders als in verbalen psychodynamischen Therapien. Daher werde ich die allgemeine Theorie der Übertragung und Gegenübertragung nur kurz skizzieren und mehr die von der Körperpsychotherapie herausgehobenen Aspekte der körperlichen Empfindungen, Inszenierungen und Handlungsdialoge im Übertragungs-Gegenübertragungsgeschehen und das körperpsychotherapeutische Konzept der somatischen Resonanz vorstellen.

## 15.1 Übertragung und Gegenübertragung

Nach einer kritischen These von Makari (1991) führte Freud den Übertragungsbegriff ein, weil er erklären wollte, dass Patientinnen männlichen Analytikern die Köpfe verdrehten. Wie er selbst einmal schrieb, hielt er die persönliche affektive Beziehung nicht für beherrschbar (Thomä und Kächele 2006, S. 69). Eine Patientin hatte ihn küssen wollen und er entzog sich mit der Erklärung, dass sie nicht ihn meine. Freuds „Isolierung und Distanzierung von emotionaler Infektion und körperlicher Berührung" bezeichnen Pohlen und Bautz-Holzherr (1995, S. 117) daher als Reaktionsbildung auf Gefährdungen der Versuchung. Freud neutralisierte die affektmotorische Kommunikation in der Therapie und verwies Konflikte in die Vergangenheit (ebd., S. 123). Die Übertragung deutete er als falsche Verknüpfung zwischen früherem Geschehen und heute und als Widerstand gegen das Erinnern, den es zu bekämpfen gelte. Nach Freud arbeitete Reich als erster die Bedeutung der negativen Übertragung heraus und lud die Patienten aktiv ein, negative Gefühle ihm gegenüber zu äußern (Sharaf 1994, S. 100ff).

Seit diesen Anfängen hat sich das Verständnis der Übertragung gewandelt. Thomä und Kächele (2006, S. 65ff) verstehen sie als eine **Aktivierung unbewusster Schemata**, die sich in der Beziehung zum Therapeuten wiederholen. Diese Schemata sind ein Niederschlag alter, kindlicher Beziehungsdynamiken. Übertragung gilt als ubiquitäres Phänomen, das auch in nichttherapeutischen Beziehungen auftritt. In der Therapie wird ihre Entstehung dadurch erleichtert, dass der Therapeut wenig von sich persönlich zu erkennen gibt und einen sicheren Raum anbietet, in dem sich ängstigende Muster zeigen können. Aus Sicht des Patienten hat Übertragung den Sinn, unerledigte Konflikte, traumatisierende oder defizitäre Erfahrungen gleichsam wie nicht abgearbeitete Akten zur Wiedervorlage zu überreichen, damit sie bearbeitet werden und gesunden können (vgl. Plassmann 2019, S. 164). In der Übertragung wird also nicht etwas erinnert, sondern ein habituiertes, für das heutige Leben problematisches Beziehungsmuster reproduziert und in Szene gesetzt. Übertragung ist demnach eine Neuauflage von Interaktionserfahrungen (vgl. Ermann 2017, S. 118). Sie kann in Fantasien, Erwartungen, Gefühlen, Wünschen, Bewegungen oder Haltungen aufscheinen. Auch im Handeln stellen sich Szenen der Vergangenheit her. Dies wird als **Enactment** bezeichnet (Geuter 2019, S. 286f). Ermann (2017, S. 87) spricht von einer prozeduralen Übertragung, wenn sich so im impliziten Gedächtnis aufbewahrte frühe Selbstzustände zeigen.

Ein Patient kommt zum ersten Mal, setzt sich auf einen Sessel, beugt sich über seine auf dem Schoß zusammengeknüllte Jacke und beginnt zu reden, noch bevor die Therapeutin Platz genommen hat. Wie sich herausstellt, ist eines seiner Probleme, dass andere Menschen für ihn als eigenständige Wesen gar nicht existieren, so sehr kreist er um sich selbst. Das stellt er im ersten Kontakt zur Therapeutin wie auf einer Bühne pantomimisch dar (Streeck 2004, S. 207ff). ◄

Dieser Patient zeigt ein Verhaltensmuster, unter dem er zugleich leidet. Er trägt es „auf dem Wege des körperlichen Dialogs" vor (Heinrich 2001, S. 65), indem er affektmotorisch die Therapeutin ausblendet. So setzt er in der Interaktion mit ihr sein Beziehungsschema in Szene. Auf solche körperlichen Inszenierungen, in denen sich die Dynamik von Leid und Verletzung zeigen kann (Soth 2019, S. 299), richtet eine erlebenszentrierte relationale Körperpsychotherapie ein besonderes Augenmerk.

Wie die interaktionelle Psychoanalyse begreift sie die Übertragung aber als etwas, das in der gemeinsamen Interaktion entsteht und daher von beiden erzeugt wird (Bettighofer 2016, S. 60).

Therapiebeispiele

Eine Patientin fühlt sich irritiert, als ich mit der Hand unter meinen Hemdkragen in meinen verspannten Trapezius-Muskel greife. Das gehe über ihre Grenze, ebenso, wenn ich die Beine übereinanderschlage, weil sie mir dann zwischen die Beine schauen könne. Im Gespräch zeigt sich, dass sie selbst mit ihren Blicken an Sexualität interessiert ist, sich das aber nicht eingestehen darf. Sie möchte sich als sexuelle Frau zeigen können und dennoch eine nicht sexualisierte sichere, tragende Beziehung zu mir haben. Das hatte sie bei ihrem übergriffigen Stiefvater nicht erlebt, in dessen Alter ich ungefähr bin. Es ist ihr Thema, nach einer heilsamen, ausgleichenden Erfahrung zu suchen, aber dieses Thema wurde dadurch aktualisiert, dass ich mit meiner Hand unter mein Hemd an meine Haut fasste.

Eine andere Patientin kommt auf eine Stunde zurück, in der ich sie auf ihre manifesten Kieferspannungen angesprochen hatte. Was sie damals nicht sagen konnte, sagt sie mir jetzt: Sie sei aus dieser Stunde mit dem Gefühl herausgegangen, ich würde sie hässlich finden, eine Reaktion, hinter der bei ihr eine ganze Geschichte steckt und die sie gegenüber sich selbst kennt, wenn sie sich im Spiegel anschaut. Das Muster dieser Reaktion hatte meine Bemerkung aktiviert. ◄

### Körperarbeit und Übertragung

Wenn Körperpsychotherapeuten mit dem Körper arbeiten, sind sie sich manchmal nicht bewusst, dass jede körperbezogene Intervention in ein Übertragungsgeschehen eingebettet ist. In der Atem- und Leibtherapie wurden früher Übertragungsphänomene geleugnet (von Steinaecker 1994, S. 7). Teilweise herrscht noch immer die Vorstellung, man würde z. B. bei einer Massage lediglich Spannungen lösen, ohne zu bedenken, wovon die Wirkung der Behandlung abhängt: dass keine negativen Übertragungen den Prozess behindern, der Patient dem Therapeuten vertrauen kann, dieser sich in der richtigen Art auf ihn einstimmt und auf interpersonale Botschaften, die er von ihm empfängt, eingeht. So kann es sein, dass jemand auf Berührung mit Abwehr reagiert, weil er an die Prüderie in der Familie erinnert wird, oder dass er den Vorschlag zu einer Körpererfahrung erlebt, als solle er Schularbeiten machen (Moser 1994b). Bei Patienten, die traumatisiert sind oder die aus anderen Gründen ein schwieriges Verhältnis zu ihrem Körper haben, können körperliche Intervention und Interaktionen heftige körperlich erlebte Übertragungsgefühle wachrufen. In solchen Fällen muss die therapeutische Arbeit auf die Klärung der Gefühle in der Übertragung fokussieren.

Eine Patientin möchte sich nicht im Raum bewegen, weil sie Angst hat, von mir bewertet zu werten, auch wenn sie glaube, dass ich das nicht tue. Ein anderer Patient möchte gerne eine vitalisierende Körperübung ausprobieren, aber er scheut davor zurück, weil ich dann fragen könnte, was er spürt. Wenn ich ihn frage, was er spüre, komme er unter Druck, etwas abliefern zu müssen, auch wenn er wisse, dass er das bei mir nicht müsse. ◄

Dieser Patient ist sich bewusst, dass es ihm schwer fällt, nur auf die Frage, was er spürt, zu antworten, weil er das als Leistungsdruck erlebt. Andere Patienten mögen hingegen Vorschläge zu einer Körpererfahrung „brav" befolgen, um gegenüber dem Therapeuten einen Leistungsbeweis zu erbringen (C. Geißler und P. Geißler 2011).

Aber auch wenn sich eine Patientin aus eigenem Antrieb körperlich ausdrückt, kann manchmal durch die Interaktion eine Übertragung überraschend deutlich werden:

Eine Patientin hat sich beklagt, dass sie in einer vorherigen Therapie mit ihrer massiven Wut und ihrer Übertragung früher Gefühle zu den Eltern auf ihre Analytikerin alleine da stand, weshalb sie trotz der unaufgelösten Wut die Psychoanalyse nach vier Jahren beendete. In einer Stunde bei mir findet sie zu dieser Wut und schlägt auf einen Schaumstoffblock ein. Sie geht ganz darin auf. Als sie am Ende schnaubend vor mir steht und ich sie auf eine Bewegung ihres rechten Arms aufmerksam mache, brüllt sie mich unvermittelt an: „Müssen Sie denn alles kommentieren? Können Sie nicht irgendetwas mal lassen?" Sie sagt in der nächsten Stunde, dass dies ihren Eltern gegolten habe, aber ich hatte es durch mein Verhalten herbeigeführt. Die Eltern hatten immer an

ihr herumgemäkelt. Die Mutter fasste sie ständig an, um etwas zu korrigieren.

In der Stunde selbst schweigen wir nach ihrem Anbrüllen etwa zehn Minuten. Sie ist bewegt, ihr Kinn zittert, ihre Augen flackern, auch ich spüre, wie mir fast die Tränen kommen. Dann sagt sie: „Das war nicht so gemeint. Ich mag Sie auch." So war es wohl zu Hause gewesen: quälend, und doch mochte sie die Eltern. Nun äußert sie einen Wunsch, den sie monatelang vor sich hergeschoben hat, weil sie glaubte, man dürfe ihn hier nicht äußern: Sie möchte sich bei mir anlehnen. Zu erfahren, dass wir uns begegnen können, auch wenn sie auf mich mit aller Kraft wütend ist, hat diesen Moment ermöglicht. Wie sie später sagt, fühlte sie sich in meinem Arm endlich als ganzer Mensch mit einem zusammengehaltenen Körper, ein Gefühl, das sie nicht kannte.

Der körperliche Ausdruck der Wut in Verbindung mit meiner Intervention, die sie zusätzlich in Wut versetzte, machte es möglich, dass sich die negative Übertragung in einem Moment verdichtete und die Patientin das auf den Punkt gebracht erlebte, was in der Psychoanalyse nicht möglich gewesen war. Durch den körperlich und sprachlich heftigen Ausdruck ihrer Gefühle war die Übertragung unmittelbar erkenntlich ins Hier und Jetzt gekommen (vgl. Totton 2003, S. 129). Ein solcher Moment kann helfen, die Übertragung zurückzunehmen, wie es die Patientin von sich aus tat. Dadurch ist sie nicht aufgelöst, weil mächtige Gefühlsgewohnheiten und affektmotorische Schemata Übertragungen aufrechterhalten. Aber der Patientin wird durch das stärkere Erleben im Handlungsdialog eher deutlich, was in ihr lebt, und zugleich, dass es anders ist, als sie annimmt. Eine solche affektiv hoch geladene Erfahrung prägt sich dem Bewusstsein ein.

In der Therapie sollte man die Übertragung systematisch explorieren (Downing 1996, S. 261ff). Das ist in erster Linie eine verbale Arbeit, bei der man erkundet, was zwischen dem Patienten und einem selbst geschieht. Das Ziel ist dabei, Beziehungsmuster bewusst zu machen und zu verändern. Während die Psychoanalyse durch das Setting Übertragungsgefühle in der Schwebe hält, damit sie sich entfalten und dann gedeutet werden können (Körner 1989), sondieren wir in der Körperpsychotherapie die Übertragung aktiv im Hier und Jetzt (Geuter 2019, S. 414ff). Eine aktive Auseinandersetzung hilft, aus Übertragungsgefühlen herauszutreten und sie aufzulösen, auch wenn sie nicht auf der Stelle vergehen. Die Übertragung blüht eher dann unaufgelöst, wenn der Dialog spärlich ist.

Beziehen wir den Körper ein, vertiefen wir den Prozess ihrer Exploration und Transformation. Man kann die Übertragung bewusst aktivieren und erkunden, indem der Therapeut einen Interaktionsprozess handelnd gestaltet und sich als Übertragungsobjekt zur Verfügung stellt (ebd., S. 310ff). Als Beispiel einer solchen szenischen Arbeit gebe ich eine schon einmal ausführlicher dargestellte Stunde (Geuter 2006, S. 261f) mit einer Patientin wieder, die sich in einer depressiven Stimmungslage mit Gefühlen der Wertlosigkeit und des Versagens beschäftigte. Sie konnte sich nicht gegen ihre Mutter wehren, die immer perfekt war und Macht über sie hatte. In ihrer Verzweiflung aber war eine Wut gebunden, die ihr Angst machte.

### Therapiebeispiel

Die Patientin beginnt damit, es sei ihr in der vorigen Stunde peinlich gewesen, wie ein kleines Kind vor mir gesessen zu haben. Auf die Frage, wie alt sie sich heute im Verhältnis zu mir fühle, meint sie, sie sei schon beim Hereinkommen jünger geworden und fühle sich, als wäre sie weniger als zehn Jahre alt. Diese Vorstellung hänge sich an dem Gedanken auf, sie sei abhängig von dem, was die Großen über sie denken, und an einem Gefühl des Unterlegenseins. Sie müsse sich vernünftig verhalten, um gemocht zu werden. Ich spreche sie darauf an, dass sie denken könnte, auch ich würde sie nicht mögen. Ja, es gebe den Gedanken „Was muss der von mir nach der letzten Stunde denken". Sie ist in einer Mutterübertragung. Ihr fällt der Spruch der Mutter ein: „Ach Mädchen, komm!" Ich würde in ihrer Fantasie riesengroß. Sie sehe mich so, als würde ich den halben Raum ausfüllen und sie

sitze zittrig in der Ecke. Sie habe oft das Gefühl, vor einem Menschen nicht einmal stehen bleiben zu können.

Ich schlage ihr vor, dieses Gefühl einmal konkret so darzustellen, wie es sich in ihrem Bild äußert, und in der Darstellung zu erkunden. Sie wählt für sich eine Ecke an einem Bücherregal hinter meinem Sessel. Ich gehe, den Raum ausfüllend, langsam auf sie zu und frage sie, wie sie mich dabei empfindet: „Riesig", dabei werde sie immer kleiner, ihr gehöre nur mehr eine ganz kleine Ecke. Wir sondieren, ob es einen Punkt gibt, an dem ein Impuls entsteht dagegen zu halten, oder ob sie ihre Grenze einer gefühlten notwendigen ‚Intimdistanz' übertreten lässt. Als ich vielleicht anderthalb Meter von ihr entfernt bin, streckt sie die Arme vor und sagt: „Jetzt ist genug". Wir gehen einen Schritt weiter und erkunden, was geschieht, wenn jemand über diese Grenze des ‚genug' hinweggeht, wie sie es bei ihrer Mutter empfand. Ich gehe wieder sehr langsam auf sie zu, bis ich an ihre vorgestreckten Hände komme. Sie beginnt mich wegzuschieben. Beim ersten Versuch bricht ihre Kraft ein. Sie sagt dabei zu sich selbst: „Du bist sowieso unterlegen". Ich schlage ihr vor, es noch einmal auszuprobieren und übe etwas mehr Druck gegen ihre Hände aus. Plötzlich wallt eine Kraft in ihr auf und sie schiebt mich regelrecht vor sich her. Obwohl ich größer und als Mann kräftiger als sie bin, kann ich diesem Sturm von Kraft nicht standhalten. Sie ist vollkommen überrascht über ihre Kraft.

In der nächsten Stunde sagt sie, das Erlebnis dieser Kraft sei sehr einprägsam gewesen. Sie habe es bei der Arbeit erinnert und sich dann kraftvoll gefühlt. Aber sie habe auch gemerkt, wie eingequetscht sie sonst sei. Die Erfahrung sei dadurch viel plastischer und nachhaltiger, dass sie es durchgespielt und sich nicht nur vorgestellt habe. Wenn sie durch Worte bestärkt werde, verpuffe das schnell, die Erfahrung aber wirke nach. ◄

Die Inszenierung und Exploration des Übertragungsgefühls eröffnete der Patientin einen Zugang zu einem verschütteten Selbstanteil. Sie entdeckte eine aggressive Kraft der Abgrenzung, die ihr gegenüber der als beherrschend erlebten Mutter bis heute fehlt. Dass diese Kraft in dem Gefühl des Kleinseins gebunden, aber doch verfügbar ist, kann sie durch die körperliche Inszenierung präsentisch verstehen (Kap. 16). Sie erfährt ihre Kraft unmittelbar in ihrem affektmotorischen Handeln. Damit entdeckt sie ein mögliches anderes affektmotorisches Schema als das depressiv-resignative, das ihr vertraut ist und als Übertragung im Verhältnis zu mir sichtbar wurde.

► Wird die Übertragung in einem körpersprachlichen Handlungsdialog dargestellt, erlebt der Patient sie unmittelbar und kann sich ihrer dadurch leichter bewusst werden.

In der Körperpsychotherapie lässt sich auch ein anderer, nicht psychodynamischer Begriff von Übertragung vorstellen: dass nämlich ein affektmotorischer Zustand im unmittelbaren Sinn einer Ansteckung von einem auf den anderen körperlich übertragen wird. In der Eutonie, einer von Gerda Alexander entwickelten Methode der Körperarbeit zur Tonusregulierung, nennt man das **Tonusübertragung** (Sackmann-Schäfer 1994). Eltern übertragen beispielsweise ihre innere Ruhe auf ein Kind, wenn sie das unruhige Kind im Arm wiegen. Wir sprechen auch davon, dass eine Person mit einer starken Ausstrahlung, die sich zu einem gesellt, ihre Ruhe oder einen anderen kernaffektiven Zustand auf einen „überträgt". In der Therapie versuchen wir manchmal unseren Zustand auf den Patienten zu übertragen, wenn wir ihm helfen wollen, sich zu beruhigen oder seine emotionale Erregung zu steigern, z. B. über unsere Art zu atmen. Wir bieten dann unseren Zustand an, damit der Patient ihn aufnehmen und sich darüber regulieren kann. Ein solches Vorgehen wirkt großenteils über die Körperkommunikation.

Moser spricht (1994a) mehrmals davon, dass er einen Patienten „tanken" lässt, wenn er sich mit ihm Rücken an Rücken setzt. Er interpretiert das als ein Übertragungsgeschehen in dem Sinne, dass der Patient so Vater oder Mutter im Rücken erlebe. Das ist eine mögliche Sichtweise. Man könnte dieses Tanken aber auch so verstehen, dass am Kreuzbein – in Systemen der asiatischen Medizin das dorsale Kraftzentrum – die Kraft des Therapeuten gesammelt ist und der Patient dort dessen Kraft körperlich spürt und in sich aufnimmt. Das würde bedeuten, diese „Übertragung" nicht nur symbolisch zu betrachten. Koch-Lauscher (1994, S. 65) spricht z. B. von einer „Übertragungswirkung der Hand", die eine „Seins-Sicherheit" übermitteln könne. Das ist ein körpernaher Begriff von Übertragung, der etwas anderes meint als der psychodynamische Begriff und den ich hier als gedankliche Anregung in den Raum stellen möchte.

### Gegenübertragung

Nach dem klassischen Begriff von Freud enthält die Gegenübertragung die blinden Flecken des Therapeuten, die seine Wahrnehmung des Patienten eintrüben (Thomä und Kächele 2006, S. 98ff). Downing (1996, S. 316) nennt das die **persönliche Gegenübertragung**. Diesem Verständnis von Gegenübertragung als einem Hindernis für die Therapie hängt Lowen an (Heinrich 2001, S. 67).

Schon 1950 hatte Paula Heimann darauf hingewiesen, dass der Patient unbewusst im Psychotherapeuten Reaktionen hervorruft und **diese** Gegenübertragung ein Mittel ist, die Innenwelt des Patienten zu erforschen. Im Therapeuten werden in inneren Reaktionen noch unbewusste Selbstanteile oder Objektrepräsentationen des Patienten lebendig. Das bezeichnet Downing als **induzierte Gegenübertragung**. Indem Heimann solche Gefühle allerdings als alleinige „Schöpfung" des Patienten hinstellte, wurden sie entpersönlicht und nicht als Ergebnis einer wechselseitigen Kommunikation gewertet (Thomä und Kächele 2006, S. 101).

Gefühle des Therapeuten sind aber keine wahren Informationen über den anderen, sondern Hinweise auf ein dynamisches Geschehen in der Interaktion (Kuchuck 2021, S. 70f), in dem man nicht eine Ursache und eine daraus resultierende Wirkung ausmachen kann. Ermann (2017) spricht daher von einer intersubjektiven Übertragungsmatrix, in der Gegenübertragung stattfindet. In einer relationalen Körperpsychotherapie wird sie heute als ein verkörpertes Geschehen in einem wechselseitigen Prozess in der therapeutischen Beziehung gesehen (Soth 2005).

In der Gegenübertragung können wir nichts beurteilen, gleichwohl etwas wahrnehmen, das in die therapeutische Arbeit zurückfließen kann. Keleman (1990, S. 19) bezeichnet die eigenen Reaktionen des Therapeuten daher als sein „wichtigstes Werkzeug" im therapeutischen Prozess. Damit der Therapeut etwas wahrnimmt, muss er die Gefühle, die durch den Patienten entstehen, in sich selbst zulassen. Ist er beispielsweise schroff, weil er diese Gefühle nicht aufnehmen will, nennt man das einen **Gegenübertragungswiderstand**. In diesem Fall löst der Patient Konflikte im Therapeuten aus, die ihn unangenehme Emotionen oder Gedanken abwehren lassen. Dann gerät der Therapeut in die persönliche Gegenübertragung.

N. Field (1989) zufolge treten Gegenübertragungen in fünf verschiedenen Modalitäten auf: in Gefühlen, Fantasien, Träumen, Handlungsimpulsen und physischen Reaktionen, die man nicht mit dem manifesten Material der Sitzung in Verbindung bringen kann, wie plötzliches Ermüden oder sexuelle Erregung. Letztere nennt Field eine **verkörperte Gegenübertragung**. Heisterkamp führt eine Fülle von Beispielen an:

> Wenn der Therapeut flacher oder tiefer zu atmen beginnt; wenn sich sein Kopfdruck erhöht oder verringert; wenn er plötzlich nicht mehr klar sehen kann oder es ihm schwarz vor den Augen wird; wenn der Druck in den Ohren zunimmt, Schwindelgefühle oder Ohrgeräusche auftauchen; wenn er müde oder wach wird; wenn sich sein Bauch verkrampft oder entspannt; wenn sein Herz schmerzt, rast oder heftig klopft; wenn sich sein Darm oder seine Blase melden; wenn er zu schwitzen beginnt oder ihn Husten- und Juckreize stören. (Heisterkamp 2007, S. 306)

Solche Körperreaktionen werden z. B. bei der **projektiven Identifikation** ausgelöst. Kernberg (1997, S. 103) zufolge projiziert der Patient bei diesem Abwehrmechanismus einen bedrohlichen Selbstanteil auf den Therapeuten. Er versucht, im Therapeuten das Gefühl herzustellen, das er in sich selbst nicht haben möchte, um dann den Therapeuten zu kontrollieren oder sich gegen ihn zu wehren, als ein Weg, die Gefühle in sich selbst zu beherrschen, denen er in seiner Projektion im Therapeuten begegnet.

---

**Therapiebeispiel**

Ein Patient mit einer narzisstischen Störung wurde von seinen Eltern abgelehnt. Möglicherweise hat er einen Abtreibungsversuch überlebt. Sein Gefühl der Minderwertigkeit und seine Hilflosigkeit, sich Anerkennung und Zuneigung zu verschaffen, bewältigt er u. a., indem er andere ablehnt und sich über sie erhebt, was er aber verleugnet. Mehrfach stellt er in der Therapie Situationen her, in denen ich mich in einem Ausmaß hilflos fühle, dass ich eine körperliche Regung verspüre, ihn von mir zu stoßen, um von meiner Hilflosigkeit erlöst zu sein, obwohl ich mich ihm grundsätzlich zugetan fühle. Er bekommt das mit und greift mich an, ich würde ihn ablehnen. Als ich einmal krank bin, läuft er zu Beginn der folgenden Sitzung wütend im Zimmer umher und schimpft, ich hätte die Stunde ausfallen lassen, weil ich zu schwach sei, ihn zu sehen. Durch seine Wut versucht er die eigene Schwäche zu kontrollieren, die die Angst vor Ablehnung in ihm auslöst. Indem er seinen Impuls, andere wegzustoßen, in mir erzeugt und gleichzeitig bekämpft, hält er zugleich die Verleugnung seiner Überheblichkeit aufrecht.

Oft werden Gefühle untergründig in den Therapeuten ausgelagert und sind dann schwer zu entschlüsseln. Der Therapeut kann dabei nach einer Unterscheidung von Heinrich Racker

- in der **konkordanten Gegenübertragung** sich mit Anteilen des Selbst des Patienten identifizieren oder
- in der **komplementären Gegenübertragung** Gefühle empfinden, die Beziehungspersonen zum Patienten hatten oder haben sollten, während der Patient selbst seine Gefühle zu diesen Personen empfindet (Thomä und Kächele 2006, S. 110).

**Therapiebeispiel**

Meine stärkste verkörperte komplementäre Gegenübertragung war, dass ich in all den Jahren meiner Tätigkeit einmal während einer Stunde einschlief, in der es nach dem Tod einer Kollegin des Patienten um die Angst verlassen zu werden ging. Nach einer bewegenden Arbeit mit seiner Angst lagen wir beide auf dem Boden, als es mich überkam. Ich schlief einige Minuten und schämte mich sehr, als ich aufwachte. Wir sprachen darüber. Aber erst am Ende der Therapie sagte mir der Patient, gerade diese Situation habe ihn glücklich gemacht; sie sei geradezu das Highlight der Therapie gewesen. Seine Großeltern hatten eine Kneipe gehabt, in der seine Mutter arbeitete, und er war als sehr kleines Kind oft in der Wohnung über der Kneipe allein gewesen. Nie konnte er sich sicher sein, ob und wann seine Mutter wiederkäme. Mein Einschlafen hatte er so erlebt, als hätte er einmal die Macht gehabt, jemanden dazu zu bringen, ihn nicht zu verlassen und auch nicht zu sterben, sondern bleiben zu müssen. Das hätte er gerne bei seiner Mutter erreicht. Daraufhin konnte ich meine heftige Reaktion als eine verkörperte Gegenübertragung verstehen, in der ich den massiven untergründigen Wunsch des Patienten an die Mutter körperlich realisierte, ohne mir dessen bewusst zu sein. Indem ich einschlief, hatte es der Patient geschafft, seine Angst vor dem Verlassen-Werden zu beruhigen. ◄

Moser (1986) schildert eine Behandlung, in der er immer wieder einschlief und die Patientin dies genoss. Denn als Kind hatte sie sich gewünscht, den Schlaf des Vaters zu hüten, den sie nur so für sich haben konnte.

Die Gegenübertragung tritt auf der körperlichen Ebene als eine **Gegenempfindung** in Erscheinung (Keleman 1990, S. 8). Wird sie als Empfindung induziert, besteht die therapeutische Aufgabe darin, das primär körperliche Geschehen zu verstehen und in Bilder und Sprache zu übersetzen. Denn gerade die projektive Identifi-

kation beruht darauf, dass der Patient im Körper des Therapeuten Empfindungen auslöst (Clauer 2003, S. 97). Auch Handlungsimpulse sind eine körperliche Modalität, in der die Gegenübertragung aufscheint. Trautmann-Voigt und Voigt (2009, S. 143) sprechen von „Bewegungsantrieben", in denen Therapeuten die Vitalitätskonturen von Patienten aufnehmen (Abschn. 10.5). Solche verkörperten Reaktionen als Hinweise zu nutzen, stellt an den Therapeuten die Anforderung, sich auch körperlich von Moment zu Moment auf den Patienten einzuschwingen und seines eigenen inneren Zustands möglichst bewusst zu sein (Totton 2020, S. 70). Heisterkamp (2007) spricht von der „basalen Mitbewegung" des Therapeuten.

> Wir reagieren mit Kleinstbewegungen, wir lehnen uns zurück, wir halten die Luft an, wir verspannen uns, wir werden unruhig, wir bekommen eine Gänsehaut, wir schauen weg. (Appel-Opper 2011, S. 65)

Mit solchen affektmotorischen Reaktionen antwortet der Therapeut darauf, wie der Patient sich fühlt, und in ihnen teilt er sich dem Patienten sichtbar mit und erzeugt wiederum bei diesem Resonanz. Appel-Opper spricht daher von einer „Interkörperlichkeit" (ebd., S. 69). Zur **Interkörperlichkeit** gehört es, dass der Therapeut sie aktiv mit herstellt, weil er nicht zuletzt durch sein körperliches Verhalten selbst Beziehungsmuster in die Therapie hineinträgt. Daher kritisiert Grawe den Begriff der Gegenübertragung, weil er suggeriere, diese sei „immer eine Antwort auf eine Übertragung des Patienten" (2000, S. 130).

Fragen an eine **prozessbezogene Gegenübertragungsdiagnostik** können in der Körperpsychotherapie lauten:

- Wie nehme ich einen Patienten körperlich wahr?
- Welche Impulse löst er bei mir ihm gegenüber aus?
- Spüre ich vielleicht in mir Wünsche oder Impulse, die der Patient nicht zeigen möchte?
- Habe ich eigene körperliche Empfindungen, die möglicherweise auf den Patienten antworten?

Solche Fragen richten sich sowohl auf das Innere des Patienten als auch auf die Tönung und Dynamik der therapeutischen Beziehung:

> Was ist die Würze oder Textur einer Begegnung … ist sie weich oder hart, schwer oder leicht? Welcher Impuls wird in uns erregt … ist es zu kämpfen oder zu nähren, zu drücken oder zu ziehen? (Staunton 2002a, S. 2; Punkte i. O.)

**Therapiebeispiel**

Ich gebe hier eine für mich sehr eindrückliche Situation wieder, in der ich schon im ersten Gespräch über eine konkordante Gegenempfindung etwas erfuhr (Geuter 2004, S. 110). Ein Patient erzählte mir einiges über sein Befinden und ich hatte nicht das Gefühl, dass er mir etwas verschwieg. Aber je mehr ich ihn auf mich einwirken ließ, desto mehr erfasste mich eine Körperempfindung, als würde mein Hals eingeschnürt. Schließlich fragte ich ihn, ob er einmal versucht habe, sich aufzuhängen. Er schaute mich an und sagte: „Das hat mich noch nie jemand gefragt". Er hatte Gespräche in einer Krisenberatungsstelle geführt und andere Therapeuten konsultiert. Dann erzählte er, wie er mehrere Male mit einer Schlinge um den Hals länger auf einem Stuhl gestanden, ihn aber doch nicht weggestoßen hatte. ◄

In körperlichen Empfindungen kann der Therapeut auch frühkindliche Erfahrungen des Patienten nacherleben, z. B. wenn sich plötzlich ein Gefühl zu frieren oder zu hungern einstellt. Heinl (2000) hat eindrücklich solche intuitiven Wahrnehmungen beschrieben.

## 15.2 Resonanz

Da die Gegenübertragung ein eminent körperliches Geschehen ist (van Haren 1998, S. 931), kann man sie auch als Resonanz verstehen. Ich bevorzuge im Anschluss an Keleman (1990) diesen Begriff. Zudem bringt der Begriff der Resonanz zum Ausdruck, dass hier nicht der Therapeut etwas auf den Patienten gegen- oder zurück-überträgt, sondern dass er wie der Resonanzkörper eines Instrumentes in Schwingung gerät. Dieses Bild beinhaltet, dass der Ton zwar außen erzeugt wird, aber der Klang davon abhängt, wie der Klang-Körper resoniert. In der Physik bedeutet Resonanz, dass eine Schwingungskurve übertragen wird und sich verstärkt. Resonieren heißt mitschwingen.

▶ „Aus Sicht des Enaktivismus … ist die therapeutische Beziehung zu verstehen als eine soziale Interaktion, die auf Resonanz, Verbindung und wechselseitiger Ansprechbarkeit beruht." (Garcia und Arandia 2022, S. 13)

Resonanz ist mehr als Gegenübertragung. Plassmann (2019) sieht Übertragung und Gegenübertragung als Sonderformen der Resonanz und behält diese Begriffe für jenen Vorgang vor, „in dem die Person des Gegenüber sich mit Personen aus der früheren Lebenserfahrung zu vermischen scheint" (ebd., S. 162). Ich rechne zur Gegenüberübertragung auch jene Vorgänge, in denen der Therapeut Anteile vom Patienten oder von Personen, zu denen dieser in Beziehung steht, übernimmt. Wenn demgegenüber heute in der Psychoanalyse unter Gegenübertragung „alle Gefühle, Gedanken, Fantasien und Impulse des Therapeuten" unabhängig von ihrem Ursprung subsummiert werden (Bettighofer 2016, S. 70), geht die Spezifik des Begriffes verloren.

Resonanz kann heißen, dass wir als Therapeuten Atmung, Haltung oder Bewegung des Patienten im eigenen Körper aufnehmen (Griffith und Griffith 1994, S. 88). Dabei geht nicht einfach der Zustand von einer Person A auf B über, sondern B gerät durch A in eine ihm eigene Mitschwingung (Breyer und Gerner 2017). Oft aber entsteht Resonanz auch als ein prozessuales Geschehen in der Interaktion, ein „gemeinsames Schwingen" (Stefan 2020, S. 51), eine miteinander erfahrene Interaffektivität (De Jaegher 2015; Mühlhoff 2015). Dann spüren wir etwas, das sich im Raum des Zwischen im Moment einstellt (Miller 2015), als atmosphärische Resonanz auch im gemeinsamen Schweigen (Breyer und Gerner 2017).

Dafür muss der Psychotherapeut auf den Patienten eingestimmt sein. Das holt beide in die Gegenwart der Beziehung (Staunton 2008) und erzeugt wiederum Resonanz im Patienten. Denn wir spüren nicht nur, wir werden auch gespürt (Rolef Ben-Shahar 2019, S. 348). Hat der Patient das Gefühl, dass der Therapeut ihn mitbekommt und versteht, kann in beiden Mitgliedern der Dyade ein „Zustand der Resonanz" (Schore 2007, S. 79) und ein Moment sicherer Bindung entstehen (Plassmann 2019, S. 85). Einstimmung wirkt auf den zurück, dem sie gilt, und fördert Heilungsprozesse (Decety und Fotopoulou 2015).

Heisterkamp (2007, S. 307) benutzt den Begriff der **Mitschwingung** für dieses unterstützende Sich-Einstimmen auf den Patienten. Wir schwingen uns auch körperlich auf den Patienten ein, um einen Zugang zur Welt seines Erlebens zu bekommen (Griffith und Griffith 1994, S. 90). Bender (2007, S. 29) meint, Empathie entstehe, wenn man sich auf die Spannungsflussmuster eines Menschen einstimme. Reich (1948, S. 478) benutzte den Begriff der **vegetativen Identifikation** und schrieb, dass man die Emotionen, die Patienten auch ohne Worte ausdrücken, durch unwillkürliche Imitation mitempfinde.

Leibliche Resonanz ist in der Therapie eine **Quelle des Verstehens** (Shaw 2003). Wie das phänomenologische Verstehen immer Selbst- und Fremdverstehen ist, so beruht sie auf der Wahrnehmung seiner selbst und des anderen (Richter-Mackenstein 2021). Merleau-Ponty schrieb: „Durch meinen Leib verstehe ich den Anderen, so wie ich auch durch meinen Leib die ‚Dinge' wahrnehme" (1966, S. 220). Körper verstehen einander (T. Fuchs 2008b). Der Körper reagiert schneller als das Bewusstsein und gibt Bahnen des Verstehens vor, weil auf ein Ereignis hin eine Matrix impliziter emotionaler, prozeduraler, kognitiver und sensomotorischer Erinnerungen wachgerufen wird, die die Art, wie sich das Ereignis im Bewusstsein darstellt, formt (Cozolino 2002, S. 160f). Über körperliche Anmutung erfahren wir vom Gegenüber Botschaften wie „Rühr mich nicht an, ich habe Angst" oder „Hilf mir, ich bin verloren". Bei einer Erhebung von Shaw (2004) an 90 Psychotherapeuten gaben alle an, körperliche Empfindungen als Informationen über ihre Patienten zu nutzen. Oft aber sind

Therapeuten diese Empfindungen nicht bewusst (s. die Studien zu Suizidpatienten in Abschn. 14.4).

> Mit der Resonanz zu arbeiten heißt, die eigene verkörperte Erfahrung zu registrieren und zu überdenken, während man mit dem Patienten dasitzt (Totton 2020, S. 70). Es heißt aber nicht, dass der Therapeut ständig den Fokus auf seine Innenwahrnehmung legt. Seine Aufmerksamkeit muss in erster Linie auf seinem Gegenüber liegen. Empirischen Untersuchungen zufolge nehmen Therapeuten, die sehr mit ihrem Selbsterleben beschäftigt sind, die Patienten schlechter wahr (Caspar 2001, S. 141). Die Aufgabe ist vielmehr, Innenwahrnehmungen für die Wahrnehmung des Patienten und des interaktionellen Geschehens zu verwerten.

Heinrich-Clauer (2008a) nutzt Resonanz als Diagnostikum. Sie stellt sich links und rechts neben, vor und hinter eine Patientin, um deren „Energiemuster" aufzunehmen und so Informationen über ihre Lebensgeschichte zu bekommen. Wie schon bei der Gegenübertragung gesagt, müssen wir aber berücksichtigen, dass Resonanz Teil eines interaktionellen Prozesses ist, in dem z. B. die Überzeugung der Therapeutin, auf diese Weise etwas diagnostizieren zu können, ein Beziehungsmuster konstituieren kann, in dem die Patientin von der Therapeutin beeindruckt und dadurch geneigt ist, deren Rückmeldungen als Wahrheit über sich anzunehmen.

Im Unterschied zu einem solchen strukturierten Vorgehen zeigt folgendes Beispiel, wie sich im Prozess über Resonanz ein Erleben erschließt, das eine Patientin in ihren Worten nicht vermitteln kann.

**Therapiebeispiel**

Melissa Griffith berichtet von einer Patientin, die sie nicht verstehen konnte, wenn diese ihre

Probleme vortrug. In ihrer Ratlosigkeit entscheidet sie sich eines Tages, auf die Musik der Sprache zu achten, nicht auf den Inhalt. Außerdem versucht sie, die momentane Körperlichkeit der Patientin in sich selbst herzustellen: ein schnelles, flaches Atmen, ein angespannter Körper mit festgehaltenen Armen, der sich steif anlehnt. In dieser Position fühlt die Therapeutin ein verwirrendes, schreckliches Gefühl in der Kehle und einen schlechten Geschmack wie Säure nach einem Würgen. Dann sagt sie der Patientin, sie habe eine eigenartige Empfindung, als müsse sie aufstoßen oder sich übergeben, ohne zu wissen warum. Sie frage sich, ob die Geschichte, die die Patientin erzähle, ihr vielleicht ähnliche Gefühle bereite. Die Patientin schaut ihr in die Augen und sagt: „Das ist es, was ich empfinde. Ich möchte kotzen, aber ich kann nicht. So geht es mir oft. Ich kann nicht kotzen, ich kann nicht essen." Dann fragt sie weinend: „Woher wissen Sie das?" Die Therapeutin antwortet, sie habe es nicht gewusst, aber sich gefragt, ob es eine Verbindung zwischen ihrem Gefühl und dem der Patientin gebe. Nun fühlte sich die Patientin verstanden (Griffith und Griffith 1994, S. 89). ◄

Den anderen mitzubekommen und zu verstehen, schließt ein, den Unterschied zwischen ihm und mir zu erleben (Scheler 2015; Zahavi und Rochat 2015). Die Therapeutin kann ein schreckliches Gefühl in der Kehle verspüren, aber darin spürt sie nicht das, was dieses Gefühl im Leben der Patientin bedeutet. Ich kann einen Schmerz nachvollziehen, weiß dadurch aber nicht um die subjektive Besonderheit dieses Schmerzes für den anderen (Zahavi 2016). Wir können nicht von den eigenen Empfindungen auf die der Patienten schließen, sondern benötigen immer einen Prozess des gemeinsamen Erkundens.

Insbesondere in der Arbeit mit Opfern von Traumata ist es wichtig, dass Therapeuten bei sich selbst bleiben können und nicht die Zustände ihres Gegenübers übernehmen (Rothschild 2002a). In einer Studie an 35 Beraterinnen des irischen National Couselling Service, die mit erwachsenen Opfern von Missbrauch und Vernachlässigung in der Kindheit arbeiteten, berichteten 70 % von häufig unerwarteten körperlichen Reaktionen in der Therapie sowie von Ekel, Kopfschmerzen oder andrängenden Tränen. Das Ausmaß solcher Reaktionen hing positiv mit der Anzahl krankheitsbedingter Fehltage der Beraterinnen und negativ mit dem Ausmaß an Supervision zusammen (Egan und Carr 2008). Klinische Psychologen zeigten bei diesen Patienten muskuläre Spannungen und Schläfrigkeit als häufigste Formen der Resonanz (Booth et al. 2010).

Körperliche Resonanz ist nicht die einzige Quelle des Verstehens. Wichtig sind auch Assoziationen, Bilder und Fantasien, die im Austausch entstehen. Als Therapeuten nehmen wir Patienten über Gedanken, Gefühle, körperliche Empfindungen, motorische Impulse und Bilder auf (Geuter 2019, S. 74ff). Aber die somatische Resonanz ist derjenige Aspekt, den die Körperpsychotherapie besonders heraushebt. Sehr schön hat Schmitz sie beschrieben:

> Den verhaltenen Zorn, den Ärger, das Unbehagen eines anderen spürt ein empfänglicher Mensch nicht bloß an dessen Gesichtsausdruck oder anderen Symptomen der Gestalt und des Benehmens, sondern ebenso oder eher noch am eigenen peinlichen, befremdeten oder erschrockenen Betroffensein; des Behagens, der entspannten Aufgeschlossenheit des anderen wird er in gewissem Maß dadurch inne, dass ihm selbst dabei das Herz aufgeht. (H. Schmitz 1986, S. 89)

Schmitz bezeichnet solche Resonanzphänomene als wechselseitige Einleibung. Es kann dabei Momente geben, in denen der Mit-Spürende mehr spürt als der Spürende. Wenn das in einer Therapiestunde so ist, kann der Therapeut den Patienten auf etwas hinweisen, was diesem selbst noch nicht zugänglich ist.

In der Resonanz fühlen Therapeuten mit, sind aber selbst nicht so ergriffen von dem Gefühl wie derjenige, auf den sie reagieren (vgl. Schmitz 2014, S. 83). Das therapeutische Mit-Fühlen kann sich an dem von Eltern gegenüber Kindern orientieren (Ham und Tronick 2009, S. 4): Sie begleiten die Freude eines Kindes mit Sympathie, aber manchmal, wenn die Ekstase bekräftigt werden will, hüpfen und juchzen sie auch mit; sie nehmen Anteil am Zorn des Kindes, ohne selbst zornig zu werden, aber wenn es sein muss und sie vielleicht ihr Kind gegen jemanden verteidigen wollen, lassen sie sich von dessen Zorn ergreifen. Auch in der Entwicklungspsychologie wird daher zuweilen von Resonanz gesprochen, wenn sich zwei Menschen aufeinander einschwingen (Schore 2001, S. 19).

Der Begriff der Resonanz meint also nicht nur, dass der Therapeut vom Patienten leiblich etwas in sich mitbekommt. Der Begriff steht auch für das Mitfühlen oder Mitschwingen **im therapeutischen Prozess**. Im körperlichen Mitschwingen gibt der Therapeut in einem impliziten Modus zugleich etwas zurück. Resonanz ist insofern Teil einer Zwei-Körper-Kommunikation, in der sich das Befinden und Empfinden der Beteiligten in einem Wechselspiel ständig verändert. Im Körperdialog zeigt sich, ob der Therapeut dabei gut eingestimmt oder über- oder unterinvolviert ist (Eberhard-Kaechele 2019).

> Therapeuten modulieren die Stimmung der Patienten weniger über das, was sie ihrem therapeutischen Konzept gemäß tun, als vielmehr über mimische und gestische Signale. Das stellten Flückiger und Znoj (2009) bei einer Untersuchung verhaltenstherapeutischer Sitzungen fest. Therapeuten verstärken durch Körpersignale positive Stimmungen und mildern durch ruhiges Verhalten Anspannungen. Maskiert ein Patient eine Emotion, steuern sie mit ihrem emotionalen Ausdruck dagegen. Diese körperlich vermittelten Strategien der Stimmungsmodulation waren für den Erfolg der Sitzungen wichtiger als das, was der Therapeut sagte.

**Prozessresonanz**

Für eine relationale Körperpsychotherapie ist vor allem die Resonanz auf der Prozessebene bedeutend, manchmal mehr noch als die auf die psychischen Inhalte des Patienten: dass wir die emotionale Bewegtheit des Patienten, ein Stocken oder einen Moment der Entwicklung, eine Hemmung, ein Abschalten oder ein Aufwühlen mitbekommen und uns auf dieser Ebene einstimmen. Plassmann (2019, S. 47) hat das als **Prozessresonanz** im Unterschied zur **Affektresonanz** bezeichnet. Prozessresonanz heißt z. B., dass die eigene Aufmerksamkeit ansteigt, wenn etwas emotional Bedeutsames aufsteigt (ebd., S. 56). So auf der Ebene des Prozesses mitzugehen, ermöglicht es, die Stimmigkeit von Regulationsprozessen zu beurteilen (ebd., S. 240), etwa indem wir bemerken, ob etwas für einen Patienten zu viel oder zu wenig ist, ob die Belastung zu hoch wird, „der Kontakt zu Ressourcen verloren geht, … der Mentalisierungsprozess stockt oder … die kommunikative Regulation ihren Rhythmus verliert" (ebd. S. 256). Solche Prozesswahrnehmungen sind eine Quelle für Entscheidungen über das therapeutische Vorgehen (vgl. Auszra et al. 2017, S. 77).

Über die Prozessresonanz können wir uns mit dem Patienten abstimmen: „Das Auf und Ab des affektiven Zustands des Therapeuten muss in Resonanz mit ähnlichen Zuständen des Patienten stehen", schreibt Schore (2007, S. 76). Nur auf dem Weg dieser **Abstimmung** fungiere der Therapeut als „Regulator der Physiologie des Patienten" (ebd.).

In einer Situation könnten wir den Prozess eher nüchtern gestalten, weil sich der Patient überflutet fühlt, in einer anderen uns in seine Gefühle verwickeln lassen und sie gemeinsam erkunden, in einer uns einem als kindlich empfundenen Anteil auf elterliche Art zuwenden, in einer anderen, einem destruktiven Anteil auf schützende Weise gegenübertreten, in einer, den Patienten selbst Antworten suchen lassen, in einer anderen, ihm einen Rat geben, wenn das für ihn förderlich ist. Auf diese Weise regulieren wir den Prozess. Prozessresonanz ist daher auch etwas anderes als Empathie. In der Empathie fühlen wir mit, in der Prozessresonanz nutzen wir unsere Wahrnehmungen, um zu erfahren, was „in der Stunde gehört werden möchte" (Plassmann 2019, S. 181), und „um zu beurteilen, inwiefern die Begegnung mit emotionalem Material in der Stunde zu seelischem Wachstum führt" (ebd., S. 157). Sie ist insofern die Voraussetzung für transformatorische Prozesse. Veranschaulicht wird das im ersten Therapiebeispiel von Kap. 14.

Plassmann (2019, S. 257) spricht von **Prozessdeutung**, wenn wir die emotionalen Regulationsprozesse in der Stunde für uns reflektieren, sie ansprechen und interpretieren. Prozessresonanz ist kein pures Reagieren, sondern schließt die Reflexion über das Erlebte ein. Das eigene Erleben aber ist die Basis. Denn dieses ist die Sprache der Resonanz (Fromm 2020, S. 180).

> Ähnlich wie emotionales Lernen und der Prozess der Transformation am ehesten in einem Toleranzfenster der emotionalen Erregung stattfindet (Geuter 2019, S. 159), stellt sich Resonanz am ehesten in einem **Toleranzfenster der Interaktion** ein. Die innere Verbindung zwischen zwei Menschen ist nämlich besser, wenn die emotionale Expressivität und die interpersonale Abstimmung moderat und im *flow* sind (Nelson et al. 2016). In einer dyadischen Beziehung lassen sich gute Erfahrungen am ehesten in ruhiger Aufmerksamkeit realisieren.

Resonanz kann über das bereits Dargestellte hinaus weitere **Funktionen im therapeutischen Prozess** einnehmen:

- Resonanz kann ein **Wegweiser zu Konflikten** im Patienten sein. Zum Beispiel wird man innerlich schwer, hört auf einmal kaum noch zu und bekommt darüber mit, dass der Patient selbst irgendetwas ausgewichen und auf ein Nebengleis gewechselt ist, auf dem er dann in ein wenig mit sich selbst verbundenes Erzählen kommt.

- In der Resonanz spüren wir, ob ein **interaktionelles Geschehen** in der Therapiestunde **konflikthaft** ist, indem sich in unserem Körper etwas widersetzt. Der Körper reagiert oft „schneller auf ein konflikthaftes Angebot in der Beziehung", als es sich dem Bewusstsein erschließt, und ist so ein entscheidendes Mittel, um die Beziehung zu verstehen (Worm 2007, S. 230). Wir spüren, ob wir eine Interaktion als **stimmig** empfinden. So kann es sein, dass ein Patient den Wunsch hat, gehalten zu werden, wir diesen Wunsch verstehen können und auf ihn eingehen möchten, dann aber merken, dass die eigene Hand zögert. Dann meldet der Körper eine noch nicht bewusste Unstimmigkeit.

- In der Resonanz können wir **Ressourcen** des Patienten **erahnen**, die ihm noch nicht zugänglich sind. Wenn der Therapeut in sich selbst spürt, „dass die Selbstbewegung des Patienten blockiert ist", kann er ihm anbieten, seine Empfindungen und Wahrnehmungen zu sondieren (Heisterkamp 2006, S. 284), damit er sich mehr mit seinen Möglichkeiten verbinden kann. Drees (1996, S. 73) meint, dass auf dem Weg einer Stimmungsübertragung bei schwer gestörten Patienten wie Folteropfern im Therapeuten hilfreiche prätraumatische Gefühle als „blockierte Erlebensanteile" intuitiv wachwerden können, die der Patient selbst nicht mehr fühlt.

- In der Resonanz nehmen wir die **Körperbotschaften** von Patienten auf. Wenn die in Kap. 14 als Körperbotschaften beschriebenen heftigen Zustände auf eine Zeit zurückgehen, „in der noch keine Worte zur Verfügung standen und das psychische Trauma von der physischen Verletzung nicht unterschieden werden konnte, können die körperlichen Symptome im Therapeuten den ersten Hinweis zum Verständnis geben" (N. Field 1989, S. 519). Der Patient hat dann sozusagen gar keine andere Möglichkeit, seine Not zu artikulieren, als in einer Übertragungskommunikation zu versuchen, auch im Therapeuten ohne Worte diese Gefühle zu erzeugen; der Therapeut muss dann in seinem körperlichen Befinden die Pathologie des Patienten mitbekommen, damit er dessen desorganisierten inneren Zustand regulieren kann (Schore 2007, S. 52ff).

## 15.3 Empathie und Spiegelneuronen

Resonanzphänomene sind schwer im Kontext wissenschaftlicher psychologischer Theorie zu erklären. In der Experimentalpsychologie vertrat Theodor Lipps Anfang des 20. Jahrhunderts die Annahme, optische Täuschungen seien dadurch zu erklären, dass der Beobachter in einem unbewussten Prozess der **Einfühlung** sich mit dem Gegenstand verbinde (Montag et al. 2008). Später sprach die Gestaltpsychologie vom Schließen einer Gestalt. Einfühlung wurde verstanden als eine Projektion in die Welt der Natur. Freud übernahm diesen Begriff und meinte, dass wir andere verstehen, indem wir uns in sie hineinversetzen (Pigman 1995). Titchener übersetzte Einfühlung ins Englische mit *empathy*; in der Rückübersetzung kam so die **Empathie** in die deutsche Psychotherapie (Gallese 2003a). Um zu erklären, **wie** wir andere verstehen können, meinte Klages, wir würden sie innerlich nachahmen (Abschn. 3.1.1). Die Psychoanalyse spricht von Probeidentifikation, Jung von der intuitiven Wahrnehmung (Asendorpf und Wallbott 1982). Für Rogers gehört Empathie zu den drei entscheidenden Einstellungen des Therapeuten, um eine positive Beziehung, die Regulation der Affekte und eine Veränderung innerer Überzeugungssysteme zu ermöglichen (Watson und Greenberg 2009).

Die empirische Wissenschaft hat sich lange Zeit kaum mit der Empathie befasst. Das hat sich seit Ende der 1990er Jahre grundlegend geändert (Decety und Ickes 2009), als Neurowissenschaftler die Spiegelneuronen entdeckten. Schon vorher hatte man herausgefunden, dass sich die Gehirnwellen von Probanden angleichen, die aufgefordert werden, geistig Kontakt zueinander aufzunehmen, auch wenn sie physikalisch voneinander abgeschirmt sind (Grinberg-Zylberbaum und Ramos 1987; Grinberg-Zylberbaum und Attie 1997). In einem bahnbrechenden Experiment untersuchten dann Forscher das Gehirn von Affen, die nach einer Erdnuss griffen. Anschließend zeichnete man die Hirnaktivität auf, während der Affe beobachtete, wie ein Versuchsleiter

nach der Nuss griff. Beide Male feuerten dieselben Nervenzellen. Sie feuerten sogar dann, als die Nuss für den beobachtenden Affen unsichtbar hinter einer Platte lag und dieser das Ende der Bewegung nicht sehen konnte (Umiltà et al. 2001). Der beobachtende Affe musste also den Fortlauf der Bewegung des greifenden Arms zur Nuss hin fantasieren. Die Nervenzellen taten dabei etwas, das man psychologisch als Vollendung einer unterbrochenen Handlungsgestalt bezeichnen könnte. Das Interessante im Zusammenhang mit dem Begriff der Resonanz ist dabei, dass Primaten offensichtlich in den Feuerungsmustern ihrer Nervenzellen das nachahmen, was andere **tun**. Spiegelneuronen werden nicht durch Objekte aktiviert, sondern nur dann, wenn andere Lebewesen in Beziehung zu einem Objekt treten (Gallese 2003, S. 522). Sie reagieren, wenn jemand die Intentionen anderer anhand von deren körperlichem Verhalten aufnimmt:

> Beim Beobachter führt der Anblick von Akten, die von anderen ausgeführt werden, zur unmittelbaren Einbeziehung jener motorischen Areale, deren Aufgabe die Organisation und Durchführung dieser Akte ist. Dank dieser Einbeziehung ist es dem Affen wie dem Menschen möglich, die *Bedeutung* der beobachteten ‚motorischen Ereignisse' zu entschlüsseln, sie also als Handlungen zu *verstehen*, wobei das Verstehen keiner Vermittlung durch Denken, Begriffe und/oder Sprache bedarf, denn es beruht einzig und allein auf dem *Wörterbuch der Akte* und dem *motorischen Wissen*, von denen unsere Fähigkeiten zu handeln abhängt. (Rizzolatti und Sinigaglia 2008, S. 131f)

Der Begriff des motorischen Wissens (Kap. 12) ist in diesem Kontext sehr interessant. Denn er bedeutet, dass das Spiegelneuronensystem nur auf Handlungen reagiert, die man aus dem eigenen Handeln kennt; wir können nur Handlungen vorwegnehmen, die zu unserem motorischen Repertoire gehören. Nach-Empfinden kann ein Mensch nur das, wie das Wort treffend zum Ausdruck bringt, was er in sich selbst empfinden kann (Gallese 2007, S. 661). Daher gibt es keine Spiegelneuronen, die beim Menschen auf das Bellen eines Hundes reagieren würden.

Empathie wurzelt tief in der Erfahrung unseres lebendigen Körpers, und diese Erfahrung macht es uns möglich, andere unmittelbar als *Personen* wie wir zu erkennen und nicht als mit einem Geist ausgestattete Körper. (Gallese 2003a, S. 176)

Man könnte auch sagen: Empathie beruht auf körperlicher Resonanz (Ciaunica 2019; Clauer 2003, S. 98; Dekeyser et al. 2009, S. 113). Krüger (2002) und Shaw (2003) schlagen daher vor, von **Körper-Empathie** zu sprechen.

> Der Begriff der Spiegelneuronen ist missverständlich. Denn diese Neuronen spiegeln nicht. Sie werden vielmehr bei der Beobachtung der Handlungen anderer in gleicher Weise erregt wie bei eigenen Handlungen. Sie reagieren also unmittelbar (Fuchs und De Jaegher 2010, S. 205). Die **Spiegelmetapher** ist daher **unpassend**. Die gleichzeitige Erregung der entsprechenden Zellen könnte man als eine neuronal messbare Form der Teilhabe bezeichnen. Denn der Affe, der den anderen im Experiment sieht, ahmt innerlich nach, was dieser tut (Hatfield et al. 2009). Außerdem unterscheidet sich die Reaktion der Spiegelneuronen von Affen, die motorische Handlungen beobachten, von einem Spiegel dadurch, dass sie davon moduliert wird, welchen Wert die Handlung für den Affen besitzt. So reagieren die Neuronen stärker, wenn er eine Belohnung erwartet (Caggiano et al. 2012). Spiegelneuronen feuern also abhängig davon, wie jemand den Kontext einer Situation versteht (Iacoboni et al. 2005). Das wusste man noch nicht, als der Begriff der Spiegelneuronen geprägt wurde.

Eine Aktivität von Spiegelneuronen wurde zunächst für motorische Handlungen belegt. Dass Spiegelneuronen auch beim Aufnehmen von Gefühlen tätig sind, war lange nicht erwiesen (Keysers 2009). Es scheint aber doch so zu sein (Bastiaansen et al. 2009; Gallese und Sini-

gaglia 2011, S. 135). Carr et al. (2003) untersuchten mittels fMRT Versuchspersonen, die emotionale Gesichtsausdrücke anderer beobachteten oder nachmachten. Sie fanden, dass die Beobachtung des emotionalen Ausdrucks in gleicher Weise prämotorische Areale aktiviert wie dessen Nachahmung. Daraus ziehen sie den Schluss, dass die „empathische Resonanz an die Erfahrung des handelnden Körpers und der mit bestimmten Bewegungen verbundenen Emotionen" gebunden ist (ebd., S. 5502). Beobachtungen im MRT verdeutlichen, dass sich Tänzer, die über ein großes motorisches Repertoire verfügen, besser auf andere Menschen einschwingen können (Calvo-Merino et al. 2005).

Wie genau emotionale Resonanz auf neuronaler Ebene entsteht, ist nicht geklärt. Ein Unterschied zwischen dem Nachempfinden von Intentionen und dem von Emotionen liegt darin, dass wir Intentionen motorisch, Emotionen somatosensorisch und viszeral empfinden (vgl. Keysers 2013, S. 130). Gallese (2013, S. 97) vermutet allerdings, dass der neuronale Mechanismus ähnlich ist. Vorläufig ist dies eine Annahme. Die Spiegelneuronenforschung als „neurobiologische Grundlage" des Übertragungs-Gegenübertragungs-Konzepts zu werten (Trautmann-Voigt und Voigt 2009, S. 96), halte ich daher für eine zu weit gehende Auslegung dieser Forschung.

Die motorischen Repräsentationen einer Handlung im Gehirn des Beobachters zeigen nur die Handlung an, nicht die Gedanken zum Grund der Handlung (Gallese 2007, S. 662). Künzler (2010, S. 125) verweist aus konstruktivistischer Sicht auf diese Grenze des Modells: Da Empfindungen von den eigenen Erfahrungen geprägt sind, ist das Mitempfinden zugleich eine Konstruktion. Unsere Spiegelneuronen mögen eine Bewegung vorfantasieren. Aber deren Zweck erschließen wir aufgrund von Erfahrungen. Bezogen auf die Psychotherapie bedeutet das: Wir erfassen andere Menschen über unsere körperliche Resonanz, aber Erfahrungen leiten unsere Interpretationen. Außerdem ist das Verständnis einer motorischen Bewegung nur einer von mehreren möglichen Wegen, die Innenwelt anderer Menschen zu erfassen.

Psychotherapeuten beziehen sich vielfach auf die Theorie der Spiegelneuronen (z. B. Watson und Greenberg 2009). Diese Theorie aber sucht die Erklärung von Intersubjektivität im Hirn des Spiegelnden und nicht in der Interaktion selbst. Zellen treffen keine Annahmen über andere. Wir nehmen als **Personen** aus Erfahrungen heraus an, was das Handeln oder der Emotionsausdruck einer anderen Person bedeuten. Dass Zellen dabei feuern, ist nur ein damit auf neurophysiologischer Ebene verbundener Prozess. Phänomenologisch gesehen erklärt sich das Verstehen anderer aus interaktiven Prozessen – als ein **kommunikatives Geschehen** und nicht als ein individuelles neurophysiologisches Geschehen (Abschn. 7.2). Für die naturwissenschaftliche Forschung mag es interessant sein, Mechanismen zu bestimmen, über die sich ein intersubjektives Feld konstituiert. In der Psychotherapie gilt es die "verkörperte Wechselseitigkeit" zu erfahren (Totton 2019, S. 286).

Schilbach et al. (2013) bezeichnen die Theorie der Spiegelneuronen als eine Zuschauertheorie, weil im Forschungsparadigma dieser Theorie eine Person zuschaut, was eine andere tut. In einer sozialen Interaktion aber sind zwei gemeinsam in etwas engagiert. Einer reagiert nicht innerlich auf das Verhalten eines anderen, sondern Erleben und Verhalten beider sind Teil eines gemeinsamen Geschehens, in dem sich diese ständig verändern. Um das zu untersuchen, bedürfe es einer "*second-person neuroscience*". In einer Interaktion entstehen neue geteilte Intentionen und in diese geht die Geschichte der Beteiligten ein, ohne deren Kenntnis wir ein interaktionelles Geschehen nicht ganz verstehen können. Studien zeigen, dass frühere Erfahrungen die Aktivierung von Spiegelneuronen fördern, verhindern und sogar umkehren können (ebd., S. 401). Ein gewisser Hype um die Spiegelneuronentheorie in der Körperpsychotherapie könnte insofern ein Ausdruck dessen sein, dass Resonanz immer noch weitgehend im Sinne einer Ein-Personen-Psychologie so gesehen wird, dass der Therapeut Informationen vom Patienten aufnimmt (Geuter 2019, S. 401).

Über innere Nachahmung kann der Therapeut zwar emotional angesteckt werden und dann mitempfinden, was der andere empfindet, aber er reagiert besser nicht in der emotionalen Welt des Patienten. Das zeigen die in Abschn. 14.4 berichteten Studien, denen zufolge eine Inkongruenz der Mimik zwischen Therapeut und Patient günstiger für den Therapieerfolg ist. Therapeutische Empathie besteht nicht in der inneren Simulation, sondern in dem, was wir aus unserem Mitempfinden machen. Unmittelbare Resonanz ist nicht heilsam, sondern eine vermittelte Resonanz, die in einer inneren Verarbeitung des Mitempfundenen besteht.

## 15.4 Simulation und unmittelbare Wahrnehmung

Was früher als innere Nachahmung bezeichnet wurde, nennen Gallese und Goldman (1998) **innere körperliche Simulation** (Kap. 8). Damasio (1997) spricht von Als-Ob-Schleifen, in denen wir im Gehirn aufgrund körperlicher Veränderungen Vorgänge durchspielen (Abschn. 6.3). Die Simulationstheorie von Gallese und Goldman (1998, S. 497) nimmt an, dass wir mentale Zustände anderer Menschen entschlüsseln, indem wir sie über „resonante Zustände" im eigenen Körper nachvollziehen und dadurch die Perspektive der anderen in uns selbst replizieren. Diese Theorie wird durch Forschungsergebnisse zur resonanten Muskelinnervierung unterstützt (Abschn. 14.4). „Verkörperte Simulation" ist ein implizit arbeitender Mechanismus und läuft präreflexiv, automatisch und unbewusst ab (Gallese 2007). Gallese (2013) spricht auch von „Zwischenleiblichkeit" als „Hauptquelle des Wissens" über andere und benutzt damit einen Begriff aus der Phänomenologie Merleau-Pontys.

Die Kognitionswissenschaften haben im Unterschied dazu lange ein Bild vom Menschen gezeichnet, demzufolge einer des anderen Innenwelt wie ein wissenschaftliches Problem erschließt (De Jaegher und Di Paolo 2007, S. 486). Nach der Theory of Mind (s. Kasten in Abschn. 11.2), die Fonagy et al. (2004) für ihr psychotherapeutisches Konzept der Mentalisierung heranziehen, funktioniert soziales Verständnis, indem wir innere Repräsentationen auf andere projizieren.

Die innere Welt des anderen ist aber nicht grundsätzlich von der eigenen getrennt (Fuchs und De Jaegher 2010). Wir müssen sie nicht erst abbilden und uns von ihr ein Modell bilden, d. h. sie repräsentieren, um sie zu verstehen. Verständnis erschließt sich vielmehr unmittelbar in der lebendigen Interaktion des Moments über körperliche Resonanz, Affektansteckung oder die Koordination von Ausdrucksbewegungen. Es ist ein Teil des interaktionellen, interkörperlichen Prozesses zwischen den Beteiligten: „Ihre Körperschemata und Körpererfahrungen erweitern sich und binden den wahrgenommenen Körper des anderen ein. Dies erzeugt ein dynamisches Zusammenspiel, das die Basis des sozialen Verständnisses bildet" (ebd., S. 207). In der Interaktion gibt es ein **unmittelbares Handlungsverstehen** in verkörperter Verbindung (Hutto 2010). In der phänomenologischen Theorie wird daher von einer unmittelbaren sozialen Wahrnehmung gesprochen (Vincini und Gallagher 2021). Diese Ansicht wird im Forschungsfeld der *social cognition* immer mehr geteilt (Froese und Leavens 2014).

Die Simulationstheorie sucht die Erklärung für das Verstehen im Einzelnen und nicht in der Wechselseitigkeit (Gangopadhyay 2013), die phänomenologische Theorie dagegen im interaktiven, kommunikativen Geschehen selbst. Interaktionelle, körperkommunikative Prozesse transzendieren die Prozesse in den Beteiligten und führen zu einem *participatory sense-making* (Abschn. 5.3). Doyon und Wehrle (2020) folgend heißt das:

▶ Aus phänomenologischer Sicht bedarf es für das Verstehen weder einer Simulation noch einer Theory of Mind.

Wie meine Selbstwahrnehmung unmittelbar leiblich gegeben ist, so die Wahrnehmung des anderen zwischenleiblich. Eine Theorie muss man sich nur machen, wenn man keinen unmittelbaren Zugang zum anderen hat (Dumouchel 2019). Wir nehmen andere wahr, weil wir mit ihnen umgehen (McGann 2014). Empathie ist Teil der *conditio humana*, weil wir das Leben miteinander teilen (De Jaegher 2015). Sie ist eine eigene Form

des menschlichen Zugangs zum anderen (Stein 2019).

> Um etwa eine zornige oder drohende Gebärde zu verstehen, muss ich mir nicht erst die Gefühle in die Erinnerung rufen, die ich selbst einmal hatte, als ich dieselben Gebärden machte… ich sehe … den Zorn der Gebärde an: sie lässt nicht lediglich *denken* an den Zorn, sie *ist* der Zorn. (Merleau-Ponty 1966, S. 218f)

Comtois et al. (2000, S. 581) meinen, der Therapeut könne „in gewisser Weise … die Gedanken des Patienten" lesen. Doch das *mind-reading* beruht darauf, dass wir andere in unserem resonierenden Körper mitempfinden und diese Empfindungen kognitiv entschlüsseln. Bewusst genutzte Resonanz ist immer auch imaginativ und kognitiv. Aber sie ist kein Gedankenlesen.

Wir fühlen etwas im Geschehen des Prozesses. Wird der Patient traurig, werden wir als Therapeuten nicht traurig, weil wir uns in seine Trauer einfühlen, sondern weil wir mitgriffen werden (Krebs 2015, S. 112ff). Einem körperlichen Schmerz gegenüber mag ich Mitgefühl haben. Gefühle aber teilen wir, weil sie uns unmittelbar erreichen. Nur wenn uns etwas nicht unmittelbar erreicht, mögen wir auf die innere Simulation zurückgreifen, indem wir uns mit der Intention, jemanden zu erfassen, in die Körperspannung und -haltung eines Patienten hineinfantasieren.

Für die klinische Arbeit sind dabei zwei Dinge wichtig:

– Man kann nur das in Resonanz wahrnehmen, was man nachempfinden kann. Wir benötigen eine körperliche Fähigkeit, etwas aufzunehmen (Rolef Ben-Shahar 2019, S. 348). Daher ist eine intensive Selbstaufmerksamkeit des Therapeuten ein wichtiges Instrument seiner Arbeit und eine Basis für die Wahrnehmung des Patienten (Aposhyan 2004, S. 146). Nur wenn der Therapeut innerlich so weit offen ist, dass er Eindrücke, die er vom Patienten gewinnt, auch körperlich auf sich einwirken lassen kann, kann er fühlen, was er sieht und hört (ebd., S. 148) – ein Argument für die große Bedeutung von Selbsterfahrung in der Psychotherapieausbildung. Therapeutische Wahrnehmung schulen wir u. a. dadurch, dass wir die Aufmerksamkeit für den Körper schulen (ebd., S. 92). Je genauer der Therapeut in der Lage ist, seine eigenen Empfindungen zu registrieren, aber auch seine Haltungen, Gesten und Bewegungen, desto mehr weitet er nicht nur den Zugang zu unbewussten Einstellungen und Konflikten im Verhältnis zum Patienten aus (Jacobs 1973), sondern auch zum Patienten selbst.

– Unsere inneren Wahrnehmungen sind Mitempfindungen, aber kein Abbild der Empfindungen der Patienten. Sie erschließen keine Motive. Wir gewinnen über sie keine Wahrheit, sondern können aus ihnen nur Hypothesen für den therapeutischen Prozess generieren.

**Nicht erklärbare Resonanz**

Viele Wege der Übertragung von Informationen zwischen Menschen sind bisher nicht erklärbar. Ich kann z. B. nicht erklären, auf welchem Weg ich Zahnschmerzen bekam, als ein Patient das Zimmer betrat, der mir nachher erzählte, er habe Zahnschmerzen, und auch nicht, warum sich mein Kiefer rechts verhärtete und meine Patientin mir nachher erzählte, sie habe rechts stärkere Kieferspannungen als links. Vielleicht könnte ich in diesen Fällen noch unbewusst körperliche Signale registriert haben, die aber nicht wie bei den Experimenten zu den Spiegelneuronen mit Bewegungen einhergingen.

Aber wie soll ich Folgendes erklären? Eine Patientin erzählt mir nach den Weihnachtsferien, in ihrer vorigen Therapie sei es um das Verhältnis zu ihrer Mutter gegangen. Ich antworte, dass es nun um sie gehen solle, und plötzlich kommt mir ein unvertrautes Bild: Ich sehe eine Larve mit einem sehr dicken, gewickelten Panzer, aus der irgendwann ein Schmetterling wird. In der letzten Stunde vor den Ferien hatte sie von einem „Stachelkleid" gesprochen, das sie sich umlege. Ich sage ihr mein Bild. Sie

schaut mich verdutzt an: In den Ferien habe sie viel über ein Gedicht von Goethe nachgedacht, in dem ein Schmetterling von einer Lichtquelle so angezogen sei, dass er dorthin fliege, auch wenn dies sein letzter Flug sei. Wir hatten nie über einen Schmetterling, eine Larve oder ein ähnliches Bild gesprochen. Einen Schmetterling in den Gedanken aber kann man nicht an der Körpersprache erkennen und nicht über Motoneuronen spiegeln. Und an Gedankenlesen glaube ich nicht.

## 15.5 Zum Umgang mit Resonanz

Downing hat drei Schritte für die Arbeit mit der „induzierten Gegenübertragung" genannt, die sich für alle Resonanzphänomene anwenden lassen:

1. den auftretenden physischen Reaktionen inneren Raum geben, sie sich entfalten lassen, sie spüren und für sie Worte finden;
2. einen möglichen Teil der persönlichen Gegenübertragung von der induzierten trennen und dann versuchen, Hypothesen zu entwickeln, was die Resonanz über den Patienten und seine Geschichte aussagt;
3. Entscheidungen fällen, wie man mit diesen Informationen therapeutisch arbeitet (Downing 1996, S. 319ff).

Solche Entscheidungen fallen je nach therapeutischer Vorgehensweise unterschiedlich aus. In der Psychoanalyse gibt es die Technik, das Verständnis einer somatischen Resonanz in Form symbolischer Äußerungen dem Patienten zur Verfügung zu stellen. Gefühlsreaktionen werden hier wie im CBASP auch offengelegt, um Patienten erfahren zu lassen, was sie bei anderen auslösen, und sie verstehen zu lassen, wie das mit früheren Beziehungserfahrungen zusammenhängt (Streeck 2018; Guhn et al. 2018). Ein differenziertes Fallbeispiel findet sich bei Volz-Boers (2007, S. 39):

**Therapiebeispiel**

In einer der ersten Therapiestunden mit einer Frau empfindet Volz-Boers als Therapeutin einen starken Druck hinter ihrem Brustbein, der sich in Hals und Ohren fortsetzt und schmerzhaft verstärkt. Der Schmerz wird schließlich zu einem Krampfgefühl in der Speiseröhre, sie kann kaum denken und reguliert sich selbst, indem sie bewusst bis in ihren Beckenboden hinein ein- und ausatmet. Wenige Stunden später klagt die Patientin über Schmerzen im Hals, hinter dem Brustbein und im Magen und bekommt dazu ein Gefühl, strampeln zu wollen. Sie spricht wie schon öfter von einem Brechreiz und einem Gefühl, der Magen werde aufgebläht. Die Therapeutin bekommt daraufhin das Bild, dass die Patientin als Säugling mit einer Magensonde ernährt und dabei festgebunden worden sein könnte, sodass sie sich strampelnd wehrte. Eine Befragung der Eltern durch die Patientin ergibt, dass sie nach der Geburt künstlich ernährt und zeitweilig an den Handgelenken fixiert wurde (ebd., S. 47ff). ◄

An diesem Beispiel lässt sich der Unterschied zwischen der psychoanalytischen und der körperpsychotherapeutischen Arbeit mit der Resonanz aufzeigen. Volz-Boers spricht davon, dass sie die somatische Resonanz nutzt, um sie zu **benennen** (S. 41). Ihre eigenen Körperempfindungen wertet sie als „Informanten für nicht oder nicht ausreichend mental repräsentierte Erfahrungen von Patienten" (S. 58). Sie stellt diese zur Verfügung, damit sie „in das Analysierbare einbezogen" werden (S. 57). Als einzige technische Möglichkeit erwägt sie also, die Resonanz durch die Worte der Therapeutin in den Bereich des Mentalisierbaren zu heben.

Das ist aus Sicht der Körperpsychotherapie aber nur **ein** möglicher Umgang mit der Resonanz. Diese Technik schließt nämlich aus, dass die Patientin selbst auf den Bedeutungsgehalt dessen kommt, was sie erlebt, indem die Therapeutin ihr hilft, ihre Empfindungen und Bilder zu erkunden. In letzterem Fall würde die Therapeutin sich von ihrem Bild als Hypothese leiten lassen, ohne es in Worten der Patientin mitzuteilen.

Dazu muss die Therapeutin die körperlichen Empfindungen und Bilder, die in ihr entstehen, zunächst einmal in sich bewahren, ohne sie gleich zur Verfügung zu stellen. Sie würde die Patientin beispielsweise auffordern können, dem Gefühl im Magen oder dem Strampelimpuls weiter nachzugehen und alle dabei entstehenden Empfindungen, Bewegungsimpulse und Bilder zu verfolgen. Denn in der Körperpsychotherapie nutzen wir nicht nur die freie Assoziation mit der Sprache, sondern auch die **freie Assoziation mit dem Körper** (Geuter 2019, S. 139f).

Des Weiteren kann man in der Körperpsychotherapie die innere Resonanz in einen bewegten Dialog bringen, in dem der Therapeut auf die Eigenbewegungen des Patienten mit seinen Bewegungsimpulsen antwortet und so Themen des Patienten mit ihm erkundet (ebd., S. 304ff). Appel-Opper (2008) bezeichnet das als lebendige Kommunikation zweier Körper. In einem Lehrfilm von Moser (1994) entspinnt sich beispielsweise zwischen Fingern und Händen von Patient und Therapeut ein Dialog um das Thema „Ankommen". Dabei spricht der Therapeut mit seiner körperlichen Resonanz zum Patienten und erzeugt wiederum Resonanzen im Patienten.

Sich auf eine Technik des Benennens zu beschränken führt oft nicht weiter, wenn „Körperbotschaften" (Kap. 14) von starken innerseelischen Fragmentierungen künden oder sich in ihnen derart bedrohliche oder destruktive Introjekte äußern, dass diese vom Patienten gar nicht versprachlicht werden können. Für solche Fälle schlägt Moser (1993) vor, mit körperlichen Inszenierungen zu arbeiten, in denen der Patient sein Leid darstellen kann, ohne dass es sogleich „in das Analysierbare einbezogen" (Volz-Boers) werden muss. Vogt (2004, S. 49) sieht es als notwendig an, schwere Hintergrundkonflikte in anschaulich handhabbare Szenenbilder zu transformieren. Gerade seelisch schwer gestörte Menschen bedürfen in der Psychotherapie einer Form des impliziten Lernens in einer sicheren zwischenmenschlichen Umgebung (Schore 2007, S. 133ff). Wenn der Patient dann eine neue emotionale Erfahrung lange genug im Kurzzeitgedächtnis bewahren kann, kann sie auch bewusst verarbeitet werden und in das Langzeitgedächtnis übergehen (ebd., S. 148). Dazu muss ihm der Therapeut „auf der tiefsten Schicht seiner Persönlichkeit Resonanz anbieten, um ausreichend für die entwicklungs- und selbstregulatorischen Bedürfnisse verfügbar zu sein", was er nur in körpersprachlicher Kommunikation vermitteln kann (S. 194).

Meist ist die somatische Identifikation des Therapeuten mit dem Patienten in der Resonanz ein unwillkürlicher Prozess, in dem der Therapeut zugleich das in ihm deponierte psychische Material, zum Beispiel einen Angstaffekt, prozessiert, um ihn in veränderter Form dem Patienten zurückzugeben, beispielsweise eine Entspannung in der Angst (Schmidt-Zimmermann und Marlock 2011, S. 283). Man kann das innere Prozessieren aber auch bewusst gestalten wie in folgendem Beispiel:

---

**Therapiebeispiel**

Eine Patientin, über deren dramatische Geburtserfahrung ich in Abschn. 11.1 berichtet habe, weiß oft nicht, ob sie leben will, und verfällt im Alltag plötzlich in Gefühle heftiger Taubheit und in Zustände, in denen sie sich außerhalb ihres Körpers fühlt. Viele Symptome ergeben zusammen das Bild, als hätte sie sich nie inkarniert. Auch in den Stunden verschwindet sie plötzlich wie im Nebel, bekommt Ohrensausen oder Schlieren vor den Augen. Von diesen Zuständen werde ich oft mit erfasst. Angesichts der Zustände ist es nicht hilfreich, alte Schmerzen neu zu durchleben; sie braucht Mittel, wie sie aus ihnen herauskommt.

In der hier berichteten Stunde hat die Patientin das Gefühl, ein Eisblock sei in der Kehle und um den Hals ein Strick. Diese Körperempfindung ist ihr vertraut und sie hat bisher nichts gefunden, was dagegen hilft. Eine Deutung, das könne auf eine Nabelschnurumwicklung bei der Geburt zurückgehen, wäre keine Hilfe, sondern nur ein Gedanke. Daher versuche ich mit ihr etwas zu finden, das in der Wiederkehr dieser Empfindung zu einer Lösung führen könnte. Die technische Arbeit mit der Resonanz besteht in diesem Fall darin, dass ich ihr körperliches Gefühl übernehme und in meinem Körper nach einer Lösung des Gefühls suche. Als ich das tue, beginnt sofort mein Herz heftig zu schlagen. Ich teile ihr das mit und sie sagt, dass sich das auch bei ihr einstelle. Ich merke, dass mir eine Kreisatmung hilft, den Druck in der Kehle zu reduzieren und das Herz zu beruhigen; dabei schicke ich in der Vorstellung den Einatmer am Rücken die Wirbelsäule hinunter bis zum Schambein und den Ausatmer vorne an Bauch und Brust entlang hoch und aus der Kehle heraus. Ich schlage ihr vor, das auszuprobieren. Bei ihr nehmen durch dieses Atmen der Druck auf die Kehle und der Schwindel zu. Wir versuchen es daher mit der entgegengesetzten Richtung des Atemflusses in der Imagination: vorne hinunter, hinten herauf. Das löst ihre Kehlspannung. In der Stunde geschah noch sehr viel mehr und wir arbeiteten mit dem Schwindel und ihrem Nebel. Ich habe nur den einen Aspekt herausgegriffen, wie wir als Therapeuten methodisch intendiert körperliche Resonanz nutzen können, um den therapeutischen Prozess voranzubringen. ◄

---

Bei solchen Patienten kann es so sein, dass aus starken körperlichen Empfindungen gar kein klares Bild im Therapeuten entsteht und er daher nichts Symbolisches benennen kann. Dann kann es manchmal weiterhelfen, dass der Therapeut seine somatische Resonanz einfach mitteilt (Aposhyan 2004, S. 93). Eberhard-Kächele (2009, S. 145) bezeichnet das als „selektive Enthüllung". Auf der Ebene der therapeutischen Arbeit am Selbst kann dieses Vorgehen die Funktion haben, der Patientin zu helfen, einen noch unbekannten Teil der Selbstempfindung zu erschließen; auf der Ebene der Beziehung erfährt sie ihre Selbstwirksamkeit, indem sie bemerkt, dass sie in ihrem Gegenüber etwas auslöst.

▶ In diesem Kapitel schlage ich vor, den Begriff des präsentischen Verstehens von Günter Heisterkamp als einen grundlegenden Begriff erlebenszentrierter Körperpsychotherapie zu nutzen. Ich erläutere das präsentische Verstehen als ein Verstehen aus der unmittelbaren Erfahrung des Moments heraus.

Wenn sich Patienten mit Hilfe ihrer Körpererfahrung und der Resonanz des Therapeuten stärker der Gegenwart ihres Erlebens öffnen können, wird eine bestimmte Form des Verstehens möglich. Heisterkamp (2002) hat sie mit einem sehr prägnanten Begriff das präsentische Verstehen genannt. Er benutzt diesen Begriff im Rahmen einer Psychoanalyse, die den körperbezogenen Handlungsdialog einschließt und die er mit einer Arbeit im Hier und Jetzt verbindet, auf das sich erlebensorientierte Therapien richten. Mit präsentischem Verstehen meint Heisterkamp z. B. eine Situation wie den in Abschn. 14.4 geschilderten Augenblick, in dem er seine Therapeutin anschaut und sich unmittelbar einer inneren Wandlung bewusst wird.

Der Begriff des präsentischen Verstehens eignet sich als grundlegender Begriff für eine erlebensbezogene Körperpsychotherapie. Denn das phänomenale Erleben ist immer ein gegenwärtiges Erleben (Abschn. 5.3). Mit ihm geben wir einer Situation Bedeutung. Ob etwas Bedeutung für uns hat, können wir aber nur wissen, indem wir es spüren. Erlebte Bedeutung beruht auf dem körperlichen Erleben in der Gegenwart (Kap. 6). Gegenwart meint dabei nicht einen Bereich von Sekunden, in dem man sich etwa Zahlen merken kann, sondern eine erlebte Zeit des Jetzt, in der wir die Aufmerksamkeit auf eine Situation richten können (Geuter 2019, S. 67).

Präsentisches Verstehen ist ein unmittelbares Verstehen dessen, was wir erleben, aus dem jeweiligen Moment der Gegenwart heraus. Das unterscheidet es von einem sprachlich vermittelten repräsentischen Verstehen, das im Nachhinein erfolgt (Heisterkamp 2005, S. 130). Präsentisches Verständnis entsteht z. B., wenn ein Patient in einer Inszenierung etwas erprobt und dabei eine „fundierte Erfahrungsgewissheit" gewinnt (ebd., S. 131). Reich (1987, S. 237) meinte vielleicht etwas Ähnliches, wenn er schrieb, dass man bei der Arbeit mit dem Körperausdruck nicht deuten müsse, weil die Dinge dem Patienten „unmittelbar evident" werden. Evidenz ist im Moment erlebte Bedeutung. Petzold (2003, S. 694) spricht von **vitaler Evidenz**, wenn rationale Einsicht, emotionale Erfahrung, leibhaftiges Erleben und soziale Bedeutsamkeit zusammenkommen.

Im Erleben vitaler Evidenz ist veränderungswirksames Lernen möglich (Waibel et al. 2009, S. 18). Veränderung erfolgt, wenn sich ein Mensch im Zustand verkörperter Selbstwahrnehmung im „subjektiven emotionalen Augenblick" möglichen **Übergängen** aussetzt (Fogel 2013, S. 60). Präsentisches Verstehen ist insofern im Sinne der Systemtheorie ein selbstorganisierter

Veränderungsprozess, in dem an einem Übergangspunkt eine neue Qualität aufscheint (vgl. Haken 2004; Tschacher 2004).

Denken wir an das Beispiel von Volz-Boers (2007) im vorigen Kapitel zurück. Indem sie der Patientin in Worten ihr Bild von der künstlichen Ernährung des Babys mitteilte, initiierte sie ein repräsentisches, nachträgliches kognitives Verstehen weitgehend körperlicher Erfahrungen. Beim präsentischen Verstehen hingegen erwächst das Verstehen aus der Erfahrung im Patienten selbst. Der Begriff des präsentischen Verstehens unterscheidet sich daher auch vom Begriff des **szenischen Verstehens** (Streeck 2005). Denn beim szenischen Verstehen versteht der Therapeut etwas aus der Szene heraus, das dann im Patienten repräsentisch zu einer Einsicht werden kann. Beim präsentischen Verstehen hingegen versteht der Patient etwas unmittelbar selbst.

---

### Therapiebeispiel

Ein Patient, der seit Langem mit heftigen Depressionen und massiven Schlafproblemen kämpft, klagt anhaltend über eine tiefe Erschöpfung. Gestern Abend habe er wieder eine halbe Stunde weinend auf dem Sofa gesessen, und die Nacht sei wieder verheerend gewesen, mit zahlreichen Alpträumen, in denen er seinem Beruf nicht gerecht wurde. Seine Frau wolle übermorgen mit ihm und den Kindern wieder auf ein größeres Familienfest fahren, aber er wolle nur noch Ruhe, am liebsten irgendwohin fahren und nichts tun. Wir sprechen länger über die Alternative, mitzufahren oder allein zu Hause zu bleiben. Aber im Gespräch schält sich nichts Klärendes heraus.

Ich bitte ihn daher, sich an zwei Orte im Zimmer zu begeben, die für Mitfahren und für Hierbleiben stehen. Am ersten Ort kommen ihm die Tränen, es wird ihm eng in der Brust, der Atem stockt: "Ich kann das nicht", sagt er dazu. Am zweiten Ort fühlt er zu seiner Überraschung sofort eine Angst vor Einsamkeit. Er sieht sich als Kind in sein Zimmer geschickt, wie ausgeschlossen. Das schnürt ihm den Hals zu und es wird ihm eng ums Herz. Er denkt

daran, dass er wie ferngesteuert Wein trinke, wenn er allein sei. Dieser Ort ist also keine Lösung. Daher bitte ich ihn, im Raum einen dritten Ort aufzusuchen und zu schauen, wie er sich dort fühlt. Er stellt sich mitten in den Raum, wo er näher zur Tür steht als bei den anderen beiden Orten, und verschränkt die Arme. Hier sei er sofort ruhiger, souveräner, eher erwachsen. Hier sei ein Freiraum. Die Nähe zur Tür sage ihm, dass er jederzeit gehen könne. Es kommen ihm Bilder, wie er die Fahrt zu dem Fest nach seiner Fasson gestalten könnte: sich zwischendurch absondern, einen Spaziergang machen, am Abend das Fest früher verlassen und sich schlafen legen. Er hat dazu den Satz: "Ich mache es mit, aber auf meine Art."

Zum Schluss bitte ich ihn, sich von einer vierten Position aus die drei Orte anzuschauen. Er setzt sich dazu auf die Sessellehne, von wo er aus einer "Vogelperspektive" auf die anderen Orte schauen könne. Hier wird ihm deutlich, dass es ihm besser gehe, wenn er weniger auf die äußere und mehr auf seine innere Ruhe schaue, eine Souveränität wahre, in jedem Moment zu schauen, was für ihn gut sei, und sich abgrenze, ohne voller Schuldgefühle zu dem verstoßenen Kind zu werden, als das er sich bei seiner Mutter gefühlt hat. ◄

---

Während ich erst dachte, die Lösung sei, zu Hause zu bleiben, versteht der Patient aus der unmittelbaren Wahrnehmung, dass diese Lösung ein Rückfall in ein kindliches Muster wäre. Erst an einem dritten Ort gewinnt er aus seinen inneren Empfindungen und der spontan eingenommenen körperlichen Haltung heraus ein Bild dafür, wie er aus dem Muster des Leidens in der Erschöpfung heraustreten kann, ohne in das vertraute kindliche Muster zu verfallen, sich einsam mit Schuldgefühlen zu plagen. Das zu entdecken, bedurfte keiner Erläuterung durch mich als Therapeuten.

Symbolische, bildhafte Erfahrungen empfehlen Lawley und Tompkins (2013, S. 47) generell nicht zu deuten, sondern einfach anzunehmen.

Den Unterschied zwischen dem präsentischen Verstehen und der psychoanalytischen Vorstellung, dass Einsicht durch Deutung entsteht, möchte ich an einem Beispiel von Kernberg zeigen, der angesichts einer körpersprachlichen Äußerung einer Patientin eine komplexe Übertragungsdeutung anbietet:

> Der Therapeut bemerkt, dass die Patientin schweigt, und wegen ihrer zusammengeballten Fäuste und ihres Gesichtsausdrucks vermutet er, dass mit dem Schweigen die Wut auf den Arzt abgewehrt wird. Der Therapeut sagt: 'Ich frage mich, ob Sie schweigen und mit geballten Fäusten dasitzen, weil Sie fürchten, dass, wenn Sie sprechen, Ihre Wut zum Vorschein kommt und einem von uns oder beiden Schaden zufügen könnte?' (Kernberg 1993, S. 62)

Kernberg wendet mit diesem Satz die technischen Mittel der Klärung, Konfrontation und Deutung an. Um antworten zu können, ohne die Deutung abzuwehren und von ihrem Widerstand abzulenken, muss die Patientin die Situation komplex durchdenken. Das mag einer der Gründe dafür sein, dass Untersuchungen zufolge Patienten auf Übertragungsdeutungen „mit einer Zunahme defensiven Verhaltens reagieren" (Grawe 2000, S. 133). Zum präsentischen Verstehen aber kommt man nicht durch Deuten, sondern durch ein Erkunden, bei dem die Patientin aus dem eigenen Spüren heraus Bedeutung versteht.

Ich fantasiere einmal körperpsychotherapeutisch, wie die Patientin zu einer solchen Deutung von innen hätte kommen können. Zum Beispiel könnte der Therapeut sagen: „Spüren Sie im Moment einmal Ihre Hände" – und nicht „geballte Fäuste", weil das bereits eine Deutung nahelegt. Äußert die Patientin, dass sie da nichts spür, könnte er sie bitten, die Aufmerksamkeit in die Hände zu richten. Oft hat ein solcher Wechsel der Aufmerksamkeit schon die Folge, dass eine Patientin sagt: „Ja, ich bin wütend" oder etwas Ähnliches. Würde die Patientin nur sachlich beschreiben, dass die Hände zu Fäusten geformt sind, ohne ein seelisches Erleben mitzuteilen, könnte er sie bitten, einmal zu verstärken, was die Hände tun, und dem nachzuspüren. Oder er könnte nachfragen: „Was würden die Hände tun wollen, wenn Sie Ihnen einmal 'freie Hand' lassen?" Oder falls die Patientin von Fäusten gesprochen hat: „Gäbe es etwas, was die Fäuste tun möchten?" Indem so die Aufmerksamkeit auf das Körpererleben gerichtet und zum Körperausdruck eingeladen wird,

würde die Patientin womöglich zu einem präsentischen Verstehen ihrer Wut in der Übertragung kommen. Kernbergs Ziel, mit einer Deutung den Bereich der Selbsterkenntnis zu vergrößern, wäre erreicht, ohne dass sich die Patientin mit seinem komplexen Gedanken beschäftigen und eine Deutung von jemandem annehmen müsste, auf den sie womöglich gerade wütend ist. Außerdem kann die Patientin einer Erfahrung, die sie selbst gemacht hat, nicht mehr ausweichen. Das unterscheidet diese von einer sprachlichen Einsicht, die leichter wieder verworfen werden kann. Auf das, was die Patientin selbst erfahren hat, kann ich als Therapeut zurückgreifen.

Die körperpsychotherapeutische Einladung setzt aber voraus, dass der Therapeut in der Lage ist, sich einer Wut auszusetzen, die im Körperausdruck der Patientin ihm gegenüber lebendig werden kann. Kernbergs Deutungstechnik hingegen hilft dem Therapeuten, eine mögliche Konfrontation mit der Massivität ihrer Wut zu vermeiden. Auf sein Beispiel trifft folgende Bemerkung Heisterkamps zu:

> Indem Patient und Therapeut eine bestimmte Ausdrucksbewegung benennen und zu verstehen versuchen, verunmöglichen sie den operativen Prozess, in dem das implizite Wissen bzw. die gelebte Erfahrung für den Patienten immanent fassbar und begreifbar werden könnten. (Heisterkamp 2000, S. 306)

In einem Dialog, der vom Körpererleben ausgeht, ereignet sich hingegen das präsentische Verstehen, indem es zu einer „Verständigung über bedeutungsvolle Erfahrungen" kommt (ebd., S. 311). Ich möchte ein körperpsychotherapeutisches Gegenbeispiel geben, um dies zu erläutern:

### Therapiebeispiel

Ein Patient mit einer starken somatoformen Störung präsentiert nur Schmerzen und Spannungen. Er klagt in einem fort und bewegt sich spannungsgeladen, indem er dabei sagt: „Ja, das sind diese Schmerzen, diese Spannungen, ich weiß auch nicht, das tut einfach weh." Eine kleine Intervention verändert vieles: „Sie könnten einmal ausprobieren, wie es ist, wenn

Sie ein wenig Ihren Kopf hängen lassen, während Sie weitersprechen." Spontan sagt er: „Ich werde etwas traurig." ◄

Das war das erste Mal, dass der Patient ein Gefühl äußern konnte. Die Gefühlsäußerung wurde möglich, weil sein System körperlich an einer Stelle verändert wurde und er diese Veränderung wahrnahm. Das führte zu einer veränderten Wahrnehmung seiner selbst. Ihm wurde unmittelbar evident, dass es Trauer in ihm gibt, ohne darüber gesprochen zu haben.

Der Vorteil einer solchen Evidenzerfahrung ist im Unterschied zu einer kognitiven Einsicht der, dass der Patient nicht dahinter zurückgehen kann. Ich kann ihn als Therapeut daran erinnern, dass er diese Trauer selbst erlebt hat. Während eine Deutung top-down erfolgt, ist hier bottom-up eine Einsicht aus einer kleinen körperlichen Veränderung und der daraus resultierenden Wahrnehmung entstanden, die keiner weiteren Klärung bedarf. Sie ist einfach da, weil der Patient etwas Neues gespürt hat.

Für das präsentische Verstehen gilt, was Varela et al. für die verkörperte Reflexion festhalten: Sie ist eine „reflexive Form von Erfahrung", welche die „Kette der gewohnten Denkmuster und Vorurteile durchbricht" (1992, S. 49). Im präsentischen Verstehen nämlich wird gewohntes Verständnis verändert und ein neues entdeckt. Präsentisches Verstehen ist ein **Begreifen aus der Unmittelbarkeit der Erfahrung** heraus, ein bewusstes Erfahren und keine nachträgliche Reflexion **von** Erfahrung. Das präsentische Verstehen erschließt die Unmittelbarkeit der Erfahrung, die sich aus sich selbst mitteilt, aber in der Reflexion auf ihre Stimmigkeit überprüft werden kann.

Erfahrung muss aber nicht einmal benannt werden, um wirksam zu werden. Dann erfolgt Veränderung im Gegenwartsmoment ohne ein sprachlich expliziertes Verstehen:

> Manche Enactments, also spontan erfolgende Inszenierungen von konflikthaften Szenen, dürfen ruhig unkommentiert ins Unbewusste absinken, wo sie lebendiges Fundament für das weitere Leben bilden. (Moser 2012, S. 231)

Manches Verstehen wird vielleicht sogar durch Worte in seiner Komplexität gemindert.

Man kann das mit dem Verstehen eines Musikstücks vergleichen. Hören wir Beethovens fünfte Sinfonie, verstehen wir die Kraftgesänge der französischen Revolution oder empfinden zumindest die in ihnen liegende Kraft eines Aufbruchs, auch wenn wir nichts von dem antinapoleonischen Impetus wissen, den Beethoven wahrscheinlich in diese Musik gelegt hat.

Als erlebenszentriertes Verfahren gehört die Körperpsychotherapie zu einer idiographischen Psychologie, die den einzelnen Menschen in seinem individuellen Dasein und seiner Gewordenheit versteht (vgl. Thomae 1968, S. 12ff) und zu der auch die Humanistische Psychologie gehört (Längle und Kriz 2012). Verstehen ist in der idiographischen Psychologie an die Perspektive der ersten Person gebunden, die Perspektive des Subjekts (Abschn. 5.1). Präsentisches Verstehen ist ein Verstehen des Subjekts selbst und nicht ein Verstehen, das ein anderer von außen erzeugt. Diese Sichtweise hängt auch mit dem Verständnis der therapeutischen Beziehung zusammen, das die Humanistische Psychotherapie ausmacht (Abschn. 3.7). Ist bei Kernberg der Therapeut derjenige, der etwas über die Patientin weiß, das sie selbst noch nicht weiß und das er ihr als Deutung mitteilt, so sieht die erlebenszentrierte Körperpsychotherapie wie die Humanistische Psychotherapie die Kompetenz und die Aufgabe des Therapeuten darin, den Prozess der Erfahrung zu lenken, damit die Patientin Bedeutungen selbst zu spüren beginnt. Damit respektiert sie zugleich deren Kompetenz in ihrem Wissen um sich selbst.

Schellenbaum (1992) hat den Begriff des **Spürbewusstseins** vorgeschlagen. Damit meint er, dass der Patient nach innen schaut und horcht, als wäre er in einem Zustand wacher Trance. Im Spürbewusstsein werde die funktionelle Identität von Verspannungen und Emotionen zu einer erlebten und gefühlten Erfahrung (ebd., S. 174; Abschn. 13.1). Schellenbaum plädiert auch für eine Arbeit in der Gegenwart, bei der der Therapeut sich den Zeichen „der stärksten Empfindung, der faszinierendsten Vorstellung, des wirksamsten Wortes, des sich am dringlichsten meldenden Körperteils" zuwendet (S. 17). Wenn der Patient sich selbst spürt und nicht nur über sich spricht, wird er sich dieser Gegenwart mehr bewusst.

Auch Stern (2005) betont, dass sich das psychotherapeutische Vorgehen auf die phänomenologische Ebene des Hier und Jetzt konzentrieren solle. Gegenüber einer „überhasteten Suche nach Bedeutung" in „den meisten psychodynamischen Behandlungen" komme es darauf an, erst einmal „Bedeutung im Sinne eines sich stetig vertiefenden Erlebens" möglich zu machen (ebd., S. 148). Stern spricht daher von der gelebten Erfahrung des **Gegenwartsmoments**, der die traditionelle Psychoanalyse meist die rekonstruierende Deutung vorziehe. Das kommt dem Begriff des präsentischen Verstehens nahe, deckt sich aber nicht mit ihm, da Stern nicht die therapeutische Arbeit mit dem Spürbewusstsein oder mit den unmittelbar erfahrenen körperlichen Inszenierungen kennt.

Stern übernimmt zwar unausgesprochen das Konzept des Gegenwartsmoments aus der Gestalttherapie, aber im Unterschied zu den erlebensbezogenen Psychotherapieverfahren sagt er nicht, wie man die gegenwärtigen Zustände und das gegenwärtige Erleben der Patienten exploriert. In der Körperpsychotherapie geht die Exploration dieses Erlebens vom Körpererleben aus. Wenn sich der Körper aus sich selbst heraus mitteilen kann, werden Erlebnisse von vitaler Evidenz unmittelbar erzeugt, die ein zentrales Mittel der Veränderung durch körperpsychotherapeutische Arbeit sind. Dann wird etwas möglich, was Heisterkamp (2002, S. 46) „implizite Wandlungserfahrung" nennt.

▶ In diesem Kapitel erläutere ich den Begriff der Selbstregulation und schlage vor, ihn durch den der Lebensregulation zu ergänzen. Ich stelle den traditionell in der Körperpsychotherapie weitgehend biologisch verstandenen Begriff der Selbstregulation vor und diskutiere ein Verständnis von Selbstregulation, das sich auf die Systemtheorie des Lebendigen bezieht. Individuelle und interaktive Regulation werden als zwei Aspekte einer gelingenden Selbstregulation von Lebensprozessen im Sinne des eigenen Wohlbefindens und des der anderen vorgestellt. In therapeutischer Hinsicht bedeutet das, in einer Einheit von Autoregulation und Koregulation die Leid erzeugenden Muster der Emotions-, Bedürfnis- und Beziehungsregulation zu transformieren.

Im letzten Kapitel habe ich dargestellt, wie sich Patienten in der Körperpsychotherapie aus sich selbst heraus verstehen können. Sich zu verstehen ist aber nicht das wesentliche Ziel der Therapie, sondern oft ein Mittel, um zu einem wichtigeren Ziel zu kommen. Dieses besteht darin, dass sich ein leidender Mensch wieder selbst regulieren und so für sich sorgen kann, dass er sein Leid überwinden, lindern oder annehmen und sein Leben in einem Grundzustand des Wohlbefindens leben kann. Die Fähigkeit dazu bezeichnen wir als Fähigkeit der Selbstregulation. Daher werde ich diesen Grundriss mit einigen Gedanken dazu beenden, wie wir Selbstregulation theoretisch und klinisch in der Körperpsychotherapie verstehen können.

Psychotherapie ist eine Hilfe, um schädigende und hinderliche Lebensmuster zu verändern und eine dysfunktionale oder dysregulierte Emotionalität funktionaler zu gestalten. Wenn das gelingt, werden Inkongruenzen reduziert. Finden Denken, Fühlen, Empfinden, Fantasieren und Handeln zu einer stimmigen Einheit zusammen und kommt es zu einem Einklang der Gefühle mit den Bedürfnissen, bei Anerkennung der Bedingungen und Möglichkeiten des eigenen Lebens, stellt sich Konsistenzerleben ein (Abschn. 6.4).

Konsistenz erlebt ein Mensch aber nicht nur für sich allein, sondern in der sozialen Mitwelt, in der er lebt. Weil lebende Systeme sich im Austausch mit ihrer Umwelt regulieren, gehört es daher zur Fähigkeit der Selbstregulation hinzu, von sich aus die Beziehungen zu anderen regulieren zu können. Denn zufrieden kann ein Mensch nur sein, wenn er auch in seiner Bezogenheit zufrieden ist. Zufriedenheit bedarf der Fähigkeit zur individuellen und zur interaktionellen Regulation (Beebe und Lachmann 2006).

Bei der Selbstregulation wird oft an ein autonomes Selbst gedacht und seltener an dessen Verbundenheit. Aber Menschen geht es in einer Psychotherapie nicht nur um sich allein, sondern immer auch um das Leben, das sie zusammen mit anderen führen. Daher habe ich vorgeschlagen, in der Psychotherapie nicht nur von Selbstregula-

© Springer-Verlag GmbH Deutschland, ein Teil von Springer Nature 2023
U. Geuter, *Körperpsychotherapie*, Psychotherapie: Praxis,
https://doi.org/10.1007/978-3-662-66153-6_17

tion, sondern auch von Lebensregulation zu sprechen (Geuter 2019, S. 455). Patienten möchten dahin kommen, sich mit sich selbst und mit ihrem Leben besser zu fühlen, und sich nicht nur so zu fühlen, sondern auch ein besseres Leben zu führen. Hayes und Lillis (2013) verwenden für das Ziel der psychischen Flexibilität in der Akzeptanz- und Commitment-Therapie Formulierungen wie „ein Leben zu leben". Schon 1931 hatte der Psychoanalytiker Otto Rank geschrieben, es gehe darum, dass der Patient zu leben lerne (Rank 2006, S. 527).

Dies zu fördern ist auch ein ständiges Prozessziel psychotherapeutischer Arbeit.

> Ein Großteil der Therapie besteht darin, die vorhandenen regulatorischen Muster zu erkennen und zu verstehen, weniger entwickelte Ressourcen zu unterstützen und den Klienten herauszufordern und ihm zu helfen, defensive Strategien zu verändern. (Carroll 2005, S. 28)

> Greenberg und Van Balen (1998, S. 50) sehen drei Gründe für Dysfunktionen: die Unfähigkeit, Aspekte des Erlebens in das Selbstsystem zu integrieren, die Unfähigkeit, körperlich gefühlte Komponenten der Erfahrung zu symbolisieren, und die Aktivierung maladaptiver Emotionen durch geringe Gründe. Wenn ein Mensch die Fähigkeit verliert, Belastungen, Spannungen oder Konflikte selbst zu handhaben, benötigt er Hilfe. Das ist nicht anders als bei einer körperlichen Krankheit, wenn der Organismus nicht allein mit einem Erreger, einer Zellentartung oder einer Verletzung fertig wird. Seelisches Leid besteht nach diesem Verständnis in der Unfähigkeit, sich selbst zu regulieren.
>
> Daher stehen im Zentrum der psychotherapeutischen Aufmerksamkeit nicht nur die Symptome, sondern vor allem der Versuch, die fehlende oder begrenzte Fähigkeit zur Selbstregulation wiederherzustellen. Therapeutische Veränderung ist eine Veränderung von pathologischen zu nichtpathologischen Regulationen emotionaler,

kognitiver und behavioraler Prozesse (Mergenthaler 2008). Nach einem humanistischen Therapieverständnis geht es darüber hinaus auch um die Fähigkeit eines Menschen, sich selbst zu leben, um die Freiheit der Wahl und das Eindämmen von Begrenzungen der Erfahrung (Längle und Kriz 2012). Wer Krisen, Nöte und Konflikte lebendig und wach durchleben kann, benötigt keine therapeutische Hilfe.

Selbstregulation wird in den einzelnen Richtungen der Psychotherapie unterschiedlich verstanden:

- Die **Gestalttherapie** geht von natürlichen **Selbstheilungskräften** des Organismus aus. Perls sah Selbstregulation als die Möglichkeit, sich ohne äußeren Zwang von innen zu regulieren und auf die „Weisheit des Organismus" zu verlassen (Votsmeier-Röhr 2004, S. 75). Dieser Begriff ist dem der Selbstregulation in der reichianischen Tradition ähnlich und ordnet sich einer organismischen Auffassung von Lebensprozessen zu (Gremmler-Fuhr 1999, S. 375ff). Sreckovic (1999, S. 147) zufolge mutierte der Gedanke der organismischen Selbstregulation im Zuge des Human Potential Movement zum Begriff des Wachstums (Abschn. 3.7).
- Nach Auffassung der **Klientenzentrierten Psychotherapie** stellt der Therapeut eine wachstumsfördernde Umgebung her, in der sich die Kräfte der **Selbstaktualisierung** entfalten können. Rogers (2016) spricht von einem inhärenten Motivations- und Regulationssystem, über das ein jeder Organismus verfüge und das seiner Erhaltung und seinem Wachstum diene. Die Tendenz, sich in umfassender Weise zu verwirklichen, bezeichnet er als Aktualisierungstendenz. Bei Rogers geht es also um Möglichkeiten.

Der Begriff der Selbstaktualisierung ist ein zentraler Begriff vieler humanistischer Therapieansätze (Längle und Kriz 2012; Maslow 1973, S. 39). Neben ihm sieht Kriz (2011, S. 335) auch den Begriff der Selbstregulation als kennzeichnend für die **Humanistische Psychotherapie** an.

- Im **verhaltenstherapeutischen SORC-Modell** von Kanfer gehören zur Selbstregulation Selbstbeobachtung, Selbstbewertung und Selbstbelohnung (Reinecker 2009, S. 631). In diesem Modell eines **Selbstmanagements** geht es darum, dass eine Person etwas erreicht, indem sie sich selbst gesetzten Zielen annähert (Kanfer et al. 2012, S. 28f). Selbstregulation wird hier funktional in Bezug auf das Verhalten gesehen (Marlock 2009), als Mittel von Selbstkontrolle oder Selbstwirksamkeit (Bandura 1997). Parfy und Lenz sehen **Selbstkontrolle** als einen „Sonderfall der Selbstregulation" an, bei der die „Präferenz für einen langfristig zu positiven Ausführungen führenden Plan" gesichert werde (2009, S. 78). Selbstkontrolle ist für sie eher bewusst und kognitiv gesteuert. Selbstregulation dagegen kann bewusst und unbewusst erfolgen (Förster und Jostmann 2012).

- In der **Systemischen Therapie** wird im Kontext einer Theorie lebender Systeme der Begriff der **Selbstorganisation** verwendet, um deren „operationale Abgeschlossenheit" und autonome Logik zu bezeichnen (von Schlippe und Schweitzer 2003, S. 51, 68). Nach einer Definition von Heinz von Foerster ist der Mensch ein sog. „nichttriviales" System: Es befindet sich eigendynamisch in ständigem Wandel und ist niemals von einem Beobachter ganz zu durchschauen (ebd., S. 55). Daraus folgt als therapeutisches Modell, Systeme von außen anzustoßen, damit sie aus sich selbst heraus oft nicht vorhersagbare Veränderungen generieren (Schiepek 2004, S. 258).

In der Körperpsychotherapie wird Selbstregulation traditionell auf der **organismischen Ebene** des Autonomen Nervensystems angesiedelt (Bhat und Carleton 2015). Neoreichianische Theorien sehen sie „als einen intrapsychischen, intraorganismischen Vorgang in der Auseinandersetzung mit der Umwelt" an (Carroll 2009,

S. 97). Der Begriff versucht hier eine Brücke zwischen Psychologie und Biologie zu schlagen (Carroll 2012). Carroll (2009) lehnt ihn theoretisch an homöostatische Vorstellungen an, wenn sie ihn als Fähigkeit des Menschen definiert, ein Gleichgewicht aufrechtzuerhalten oder zurückzugewinnen. In der Funktionellen Entspannung vertritt M. Fuchs eine organismische, vegetative Vorstellung von Selbstregulation, wenn sie diese als Regulation des unbewussten Atmens im Wechselspiel von Anspannung und Entspannung versteht (v. Arnim 2009a, S. 124).

Reich kannte den Begriff der **Selbststeuerung**, den der Arzt Jakob Moleschott Ende des 19. Jahrhunderts in die Physiologie hineingetragen hatte. Reich verband mit ihm die Vorstellung der Lebensphilosophie, eine lebendige innere Natur vor den Zumutungen der Kultur zu bewahren. Daher gehörten für ihn zur Selbststeuerung die natürliche Geburt oder die Freiheit der Entwicklung für Kinder hinzu (Thielen 2009b). Diese **kulturkritische Auffassung** findet sich auch in der Gestalttherapie, wenn organismische Selbstregulation als innere Selbstbestimmung und geradezu als ein Gegenpol zur Diktatur gesehen wird (Gremmler-Fuhr 1999). Selbststeuerung war ein antithetischer Begriff zu Fremdsteuerung und Entfremdung, der einer aufklärerischen Vorstellung von der Befreiung des Menschen aus seinen inneren Begrenzungen anhing (Abschn. 3.2 bis 3.5). Im späten 20. Jahrhundert allerdings wurde daraus ein kulturelles Gebot, durch die „selbstregulative Mobilisierung von Körper und Psyche" zur Selbstverwirklichung fähig zu werden (Stoff 2019, S. 101; Abschn. 3.7).

Nach dem Prinzip der Polarität von Boadella (2000a) kann man Selbstregulation in der reichianischen Tradition so verstehen, dass sie eine Freiheit lebendiger Bewegung, einer „Pulsation" zwischen gegensätzlichen Polen verschafft, die nicht durch innere Einengungen oder „Kontraktionen" begrenzt wird (Totton 2003, S. 70). Als ihr Ziel nennt Southwell (1990, S. 209) ein „unabhängiges Wohlbefinden". Selbstregulation wird oft auch metaphorisch gesehen wie ein Fluss, der den Lauf seines Wassers natürlich reguliert (Carroll 2009). In diesem Bild ist es die

Aufgabe des Therapeuten, dem Patienten zu helfen, in seinem eigenen Fluss sein zu können. Eberwein (1996, S. 9) beschreibt Körperpsychotherapie als den Versuch, einen „autodynamischen" Prozess des Klienten zu ermöglichen. Dem entspricht ein Hebammen-Modell der Therapie: Der Therapeut soll gute Bedingungen für die Geburt der selbstregulatorischen Fähigkeiten des Patienten bereitstellen (Carroll 2009, S. 91). Boyesen spricht von einer „Geburtshilfemethode" (1987, S. 102). Diesen Begriff benutzte schon Sokrates, der Sohn einer Hebamme, wie Platon im Theaitet darstellt. Seine Maieutik – wörtlich die Kunst des Entbindens – war eine Methode, im Gespräch die Weisheit des anderen zu wecken (Werner 1966, S. 52). Marlock (2006, S. 150) hat Körperpsychotherapie als Maieutik beschrieben.

## Lebendigkeit

Der lebensphilosophische Hintergrund der Körperpsychotherapie (Kap. 3) bringt es mit sich, dass ihr Begriff der Selbstregulation eng mit dem der Lebendigkeit verbunden ist. Den Begriff Lebendigkeit sieht Revenstorf (2013, S. 186) neben Wachstum geradezu als Kandidaten für körperpsychotherapeutische Identität an. Schrauth (2001, S. 94) verweist darauf, dass nach Winnicott das „wahre Selbst" der körperlichen Lebendigkeit entspringe (zum Begriff des „wahren Selbst" Abschn. 6.4). M. Fuchs sieht das Ziel der Therapie darin, den natürlichen eigenen Rhythmus zu finden (v. Arnim 2009a, S. 129). Boadella (1991, S. 90) nennt einen Menschen zentriert, wenn er mit dem Rhythmus seiner Atmung verbunden ist. Rhythmus aber ist in der lebensphilosophischen Tradition ein Kennzeichen des Lebendigen (Abschn. 3.4). Lowen möchte Menschen dahin bringen, „eine neue Achtung vor den instinktiven Kräften des Lebens" zu entwickeln und zu „entdecken, dass der Körper ein Eigenleben hat und imstande ist, sich selbst zu heilen" (1990, S. 217). Für die Psychomotorik meint A. R. Eckert (2004, S. 130), dass „authentischer Gefühlsausdruck" zu einem „Gewinn an Lebendigkeit" führe.

Diese Äußerungen zeigen, dass es Körperpsychotherapeuten unterschiedlicher Provenienz darum geht, durch die Therapie eine verloren gegangene Lebendigkeit wiederzugewinnen oder eine nie ausreichend erworbene erst einmal zu gewinnen. Auch wenn der Begriff Lebendigkeit etwas altertümlich klingen mag, möchte ich an ihm festhalten. Denn der alternative Begriff der Vitalität, der heute in der Übersetzung von Sterns (2011) Begriff *vitality* verwendet wird, hat leicht den Anklang an eine gesellschaftliche Kultur, die den Körper für die Präsentation auf dem Markt des Arbeits- und Beziehungslebens vital haben möchte. Der Begriff Lebendigkeit hingegen verweist darauf, dass ein Mensch nur als lebendiges Subjekt in einem erlebten Körper in Einklang mit sich selbst kommen kann. Verknüpfen wir Selbstregulation mit Lebendigkeit, dann ist das Ziel der Therapie nicht nur, dass sich Patienten freier zwischen gegensätzlichen Polen bewegen können, sondern auch, die **Amplitude ihrer Lebensbewegungen zu erweitern**. Das tun auch Eltern, wenn sie Kinder bei der Regulation emotionaler Erregungsspannungen darin unterstützen, ein Mehr an Angst auszuhalten oder ein Mehr an Freude zu empfinden.

## Selbstorganisation

Manchmal wird in der Körperpsychotherapie auch der Begriff der Selbstorganisation aus der systemischen Therapie verwendet (z. B. Leye 2011, S. 313). Geißler (2009, S. 261) verwendet die Begriffe Selbstregulation und Selbstorganisation gleichbedeutend. Ich bevorzuge den Begriff der Selbstregulation, weil er mehr das aktive Moment betont und sprachlich dem der Emotionsregulation näher ist.

Selbstorganisation ist ein Begriff aus der Kybernetik, die zunächst eine Theorie der Regelungstechnik und Nachrichtenübertragung war (N. Wiener 1968, S. 32), aber Gedanken zur Übertragung von Information, z. B. das Modell der Rückkopplung in technischen Kreisprozessen, auch auf Lebewesen anwandte. Grawes (2000, S. 454) Begriff der Selbstorganisation liegt diese kybernetische Vorstellung von Rückkopplungsprozessen zugrunde. Maturana (1985) benutzte anfangs den Begriff Organisation dafür, dass lebendige Organismen erst einmal alles dafür tun, ihre innere Organisation zu erhalten.

Das entspricht dem alten Begriff des Selbsterhaltungstriebs.

In der Synergetik (Haken und Schiepek 2006; Schiepek et al. 2015) steht der Begriff Selbstorganisation für eine physikalisch begründete Theorie von Ordnungs-Ordnungs-Übergängen, in denen aus einer Instabilität heraus spontan neue kohärente Strukturen entstehen. Zum Beispiel wird Entspannung als ein „biopsychischer Ordnungsübergang" bezeichnet, nicht als regulativer Vorgang. Psychotherapie wird als eine Kaskade von Ordnungsübergängen angesehen, als eine ständige Folge des Wechsels zwischen stabilen und instabilen Zuständen (Bergmann et al. 2008), bei denen maligne Strukturen durch benigne ersetzt werden. Der Begriff der Selbstorganisation ist hier nicht mit dem der Affektregulation verbunden.

**Regulation des Lebendigen**
Der Begriff der Selbstregulation greift nicht auf die Physik, sondern auf biologische Überlegungen zurück (Kriz 1999). Selbstregulation wird als eine **Eigenschaft lebender Systeme** betrachtet (Abschn. 5.2). Diese Eigenschaft bedeutet ganz allgemein, dass ein lebendes System seine Regulationen selbst reguliert. Das wird auch als **Selbstreferentialität** bezeichnet. Autopoietische Systeme bestimmen aus sich selbst heraus, wie sie Bestandteile der Umwelt in sich aufnehmen. Nur lebende Systeme können sich aus sich selbst heraus erneuern und „heilen" (Kurtz 1994, S. 52).

Nach einem Modell von Thompson und Varela (2001) machen regulatorische Prozesse im Körperinneren, im sensomotorischen Austausch mit der materiellen Welt und im personellen Austausch mit anderen Subjekten das Leben aus. Demnach verklammert der Begriff der Selbstregulation auf dieser allgemeinen Ebene biologische, psychologische und soziale Prozesse (Ryan et al. 1997, S. 717).

Die grundlegende **biologische Regulation** eines Lebewesens besteht zunächst einmal darin, eine Verschlechterung des Körperzustands abzuwenden und die Tätigkeit der basalen Körperfunktionen aufrechtzuerhalten. Sie findet auf der Ebene des Protoselbst statt (Abschn. 6.5) und ist eine vollkommen unbewusste Ebene körperli-

cher Selbstregulation. Die Fähigkeit dazu ist der Natur jedes Lebewesens inhärent. Wenn wir in einer Körperpsychotherapie Menschen helfen, sich selbst besser zu regulieren, wird auch diese Ebene erreicht. Zum Beispiel kommt es zu einem besseren Ausgleich zwischen den Aktivitäten des Sympathikus und des Parasympathikus, wenn ein Mensch seinen Stress besser zu regulieren versteht (Abschn. 7.1). Aus der Säuglingsforschung wissen wir, dass beim Baby das Niveau der endogenen Opiate ansteigt, wenn die körperlich anwesende Mutter es freundlich anschaut (Schore 2007, S. 37). Kann der Blick eines Therapeuten jenseits der Worte einen Patienten erreichen, wird also ein psychobiologischer Regulationsvorgang angestoßen.

Indem wir auf der Ebene des vegetativen, sensomotorischen, psychischen und sozialen Erlebens arbeiten, stoßen wir vielfältige regulatorische Prozesse an. So kann eine funktionale Arbeit am Stand, die auf der sensomotorischen Ebene erfolgt, zum einen ein Gefühl des Selbstvertrauens und Gedanken an die eigene Kraft wecken, zum anderen einen Ausgleich der Atmung bewirken. Sie wirkt sich dann auf die kognitive und die vegetative Ebene und auf die emotionale Verfassung aus. Gleiches gilt umgekehrt: Ein Gedanke oder ein Atemzug können den Stand verändern (Abschn. 6.1). Wenn wir somit auch biologische Prozesse anstoßen, heißt das allerdings nicht, dass wir therapeutisch mit biologischen Mitteln auf der biologischen Ebene selbst arbeiten (Abschn. 7.2).

Oft treffen wir den Gedanken an, wir könnten bei der Selbstregulation einfach einer inneren Intelligenz oder angeborenen Weisheit des Körpers folgen (z. B. Levine und Macnaughton 2004, S. 377). Diesem Gedanken gegenüber bin ich vorsichtig. Zwar verfügt der Körper über viele Kapazitäten, um sich am Leben zu halten. Aber er weiß nicht immer die richtigen Mittel. Der Körper eines Suchtkranken weiß, wonach er verlangt, ohne dadurch weise zu sein. Wir können auch in der Therapie nicht darauf vertrauen, der Körper werde schon „wissen", wohin er geht, wenn wir beispielsweise einen Patienten hyperventilieren lassen. Konsistenz realisiert sich nicht durch ein Vertrauen auf das Wissen des Körpers,

sondern indem wir einen Einklang zwischen Körper und Geist finden.

## Homöodynamik

Die biologische Verankerung des Begriffs der
Selbstregulation geht in der Körperpsychotherapie auf philosophische und physiologische Ideen
zurück. Der vitalistische Biologe und Philosoph
Hans Driesch sprach 1901 von der „organischen
Regulation" (Tanner 1998, S. 166; Abschn. 3.4,
Pkt. 10), der Internist Ferdinand Hoff 1928 von
der „vegetativen Regulation" des Blutes. Goldstein (2014, S. 404) verwendete in seiner 1934
erstmals erschienenen Theorie des Organismus
den Begriff der „Selbstregulierung" nur am
Rande, zeigte aber auf, dass der Organismus aus
sich selbst heraus aus ungeordneten Zuständen
neue Ordnungen schafft (ebd., S. 31ff; Corsi
2012). Cannon prägte den Begriff der **Homöostase** als eines Prinzips lebendiger Systeme
und veröffentlichte 1932 ein Buch mit dem Titel
„Die Weisheit des Körpers" (Heller 2012,
S. 200ff). Dem Körper schrieb er die Fähigkeit
zur „organisierten Selbstregierung" zu, wenn er
durch äußere Faktoren krank wird (Stoff 2019,
S. 93). Im Anschluss an Cannon wird Stress als
der Zustand verstanden, in den der Körper
kommt, wenn er das homöostatische Gleichgewicht nicht mehr herstellen kann (Fogel 2013,
S. 129). Carroll (2009) beschreibt, dem Gedanken der Homöostase folgend, Selbstregulation als
die Fähigkeit eines Systems, ein Gleichgewicht
aufrechtzuerhalten oder zurückzugewinnen.

Das Konzept der Homöostase geht von einem
vorgegebenen Sollzustand aus, zu dem der Organismus angesichts einer Störung zurückkehren
soll. Der Organismus wird dabei so gesehen, dass
er sich an sich wandelnde Bedingungen anpasst,
nicht so, dass er selbst unerwünschte Prozesse
vorhersehen und sich durch eine Veränderung
seines Verhältnisses zur Umwelt darauf regulie-
rend einstellen kann (Garcia und Arandia 2022,
S. 9).

Als Homöostase lässt sich ein basales, durch
den Hirnstamm gesteuertes Prinzip der Regulation von Funktionssystemen des Körpers beschreiben (Fogel 2013, S. 46). Menschen können
aber durch die „verkörperte Selbstwahrneh-

mung" auf eine noch wirksamere Weise ihr
Gleichgewicht regulieren, z. B. indem sie nicht
essen, obwohl sie eine Gier verspüren, weil sie
bemerken, dass ihnen das nicht gut täte (ebd.,
S. 47). Goldstein (2014, S. 286) vertrat schon
1934 die Ansicht, dass der Organismus zu einem
„ausgezeichneten Verhalten" tendiere, um seine
innere Ordnung im Angesicht von Störungen aufrechtzuerhalten (vgl. Votsmeier-Röhr 2004). Im
Anschluss daran sieht die Humanistische Psychologie nicht die Spannungsreduktion, sondern
die Bewegung in Richtung auf höhere Ordnungs-
grade als spezifisch menschlich an (Bühler und
Allen 1973, S. 38). Homöostase, meint Maslow
(1973, S. 45), heiße nicht, die Spannung auf Null
zu setzen, sondern eine optimale Spannungsstufe
zu erreichen. Auch Levine (2011, S. 127) hält den
Begriff der Homöostase für zu statisch und
spricht von einem **dynamischen Gleichgewicht**.
Eine ähnliche Vorstellung findet sich in der Synergetik. Nach Haken und Schiepek (2006, S. 260)
charakterisiert ein gesundes Selbst eine Homöodynamik, die **Stabilität** mit **Adaptivität** verbindet. Ein gesunder Organismus strebt dabei nach
neuen Erfahrungen (Sreckovic 1999, S. 33). Das
geht über Homöostase weit hinaus.

In theoretischer Hinsicht sollte sich meiner
Ansicht nach der körperpsychotherapeutische
Begriff der Selbstregulation dem Gedanken der
Homöodynamik anschließen. Selbstregulation ist
ein Prozess, der unabhängig von Sollwerten erfolgt und in der Fähigkeit besteht, flexibel zu reagieren, Veränderungen zu antizipieren und sich
mit sich selbst und der Welt im Fluss zu befinden
(vgl. Haken und Schiepek 2006, S. 67, 247). Das
ist mit Adaptivität im Unterschied zu Anpassung
gemeint (Garcia und Arandia 2022, S. 9).

In der **Persönlichkeits-System-Interakti-
onen-Theorie** (PSI) sind Selbstregulation
und Selbstkontrolle zwei Aspekte der
**Selbststeuerung** (Koole et al. 2019; Kuhl
1998, 2001; Abschn. 6.4). Der Begriff der
Selbstregulation bezieht sich dabei auf die
Fähigkeit, Bedürfnisse wahrzunehmen und
zu befriedigen. Selbstkontrolle hingegen

meint die Fähigkeit, schwierige Absichten umzusetzen, die im bewussten Ich repräsentiert sind. Selbstregulation kann autonom und implizit erfolgen, Selbstkontrolle richtet sich auf intentional gesetzte Ziele (Ryan et al. 1997; Rothermund 2011). Beide zusammen ergeben die Selbststeuerung als diejenige Stufe der Selbstentwicklung, auf der die Person den höchsten Grad an Freiheit besitzt.

Im Englischen wird in der PSI-Theorie für Selbststeuerung der Begriff *self-determination* benutzt. Bei der Freiheit geht es um Selbstbestimmung.

## Affektregulation

In **klinischer Hinsicht** wird der Begriff der Selbstregulation meist für die Regulierung von Bedürfnisspannungen und emotionalen Zuständen benutzt. Selbstregulation meint hier die Fähigkeit, für die eigenen Bedürfnisse zu sorgen, ein individuell als kontrollierbar empfundenes affektives Spannungsniveau beizubehalten und die eigenen Emotionen als Orientierung zu nutzen. Schore (2007, S. 22, 156) hält diese Affektregulation für die zentrale therapeutische Aufgabe, insbesondere bei früh entstandenen Persönlichkeitsstörungen.

▶ Stellen wir den Begriff der Affekt- oder Emotionsregulation in den Vordergrund, können wir das einseitige biologische und monadische Verständnis vermeiden, das dem Begriff der Selbstregulation anhaftet. In klinischer Hinsicht erfordert eine Regulation der Emotionen ohnehin sowohl eine intrapersonale als auch eine interpersonale Regulation.

In der Körperpsychotherapie steht die intrapsychische Regulation im Vordergrund wahrnehmungsorientierter Schulen wie des Focusing (Watson et al. 1998, S. 16). Ansätze, die therapeutisch die Selbstaufmerksamkeit (*self awareness*) betonen (z. B. Fogel 2013), gehen davon aus, dass die Bewusstheit für sich selbst steigt, wenn der Patient sich erlauben kann, autonome

Prozesse im Körper geschehen zu lassen und wahrzunehmen, was in ihm vorgeht. Indem er lernt, in jedem Moment zu spüren, was geschieht, wird die innere Regulation gefördert (Van Dixhoorn 2000, S. 74):

> Nach unserer Ansicht schließt Selbstregulation die Fähigkeit des Körpers ein, sich durch Ausdrucksbewegungen, Reflexe und andere unwillkürliche Prozesse wie Schütteln, Weinen oder Lachen *zu reorganisieren*… Die Arbeit mit Impulsen, Atmung, Bewegung, Empfindungen … regt die sensomotorischen Feedback-Schleifen des Körpers an. Dadurch kommt das Nervensystem von sich aus ins Gleichgewicht und die Empfindung des Körperselbst wird stimmiger. (Carroll 2009, S. 97; 2005, S. 23)

Ein solches „Selbstgespür" gilt auch in der PSI-Theorie von Kuhl als die Basis aller Selbststeuerungskompetenzen (Ritz-Schulte et al. 2008, S. 93).

Empirische Studien zeigen, dass Körperwahrnehmung die Selbstregulation fördert (Geuter 2019, S. 443f). Je besser sie ist, desto besser können psychosomatische Patienten Stressreaktionen wahrnehmen, auf stressende Situationen einwirken und sich Gefühlen aussetzen (Landsman-Dijkstra et al. 2006). Bei Patienten mit Reizdarmsyndrom kommt es zu einem Rückgang der Symptome (Eriksson et al. 2007). Bei missbrauchten Frauen nehmen als Folge von Interventionen zur Körperaufmerksamkeit in Verbindung mit Berührung dissoziative Symptome ab (Price 2007).

Das Modell des affektivenZyklus (Abschn. 10.5; Abb. 10.3) geht davon aus, dass Selbstregulation stattfindet, indem ein emotionaler Zyklus durchlaufen und abgeschlossen wird. In diesem Modell wird die Affektregulation so betrachtet, dass emotionale Prozesse eine Erregung mit einer Aktivierung durchlaufen, der idealerweise eine Beruhigung folgt. Selbstregulation besteht dann in der Abfolge von Wahrnehmung-Ausdruck-Beruhigung-Entspannung/Verdauung.

Der aufsteigende Ast kann mit der Selbstmotivierung, der absteigende mit der Selbstberuhigung in der PSI-Theorie von Kuhl (1998) in Verbindung gebracht werden, den beiden dort für die Selbstentwicklung als zentral erachteten affektregulatorischen Kompetenzen. Theoretisch beinhaltet das Modell ein Verständnis von Selbstheilung, da die Kräfte der Reorganisation als Kräfte gesehen werden, die im lebenden System Mensch vorhanden sind. Der Schwerpunkt des therapeutischen Fokus liegt in dieser klinischen Perspektive von Selbstregulation auf dem Patienten selbst.

Jeder affektive Zyklus eines Patienten in der Therapie findet aber in einer Beziehung zu einem Therapeuten statt, in der sich beide wechselseitig beeinflussen und verändern. Intrapersonale Modelle wie dieses bedürfen daher einer Ergänzung um die interpersonelle Perspektive (Thielen 2009a, S. 43).

Ausgehend von einem intersubjektiven Verständnis von Psychotherapie ist Selbstregulation „immer – mehr oder weniger – Teil eines wechselseitigen Regulationsprozesses" (Hartmann und Lohmann 2004, S. 59; Hartmann 2006). Da ein Selbst nur in Verbindung mit der Umwelt existiert, gilt das nicht allein für die Therapie. In der Entwicklung des Kindes erfolgt die Affektregulation in der frühen Zeit durchweg interpersonal (Abschn. 11.3). Und auch für den Erwachsenen ist eine gelungene Affektregulation eine Regulation in Beziehungen.

Wie Fogel (2013, S. 165ff) eindrücklich anhand der Analyse eines Videos zeigt, ist aber beim Baby von Anfang an zugleich eine aus sich selbst heraus gesteuerte Regulation vorhanden. In jedem Fall gilt dies für die elementaren, psychobiologischen Regulationsprozesse (vgl. Siegel 2006, S. 268). Allerdings wächst die **Kompetenz** der Selbstregulation mit guten interpersonalen regulatorischen Erfahrungen und mindert sich durch schlechte. Wie sich die Fähigkeit der Selbstregulation **entwickelt**, hängt daher von der „Qualität der Fremdregulation" ab (Ritz-Schulte et al. 2008, S. 51). Durch traumatische Beziehungserfahrungen können sogar autonome Regulationssysteme entgleisen (Porsch 2009, S. 148;

Kap. 9 zum Körpergedächtnis). Dyadische Erfahrungen formen so die Affektregulation. Frühe Beziehungsmuster werden zu Regulationsmustern, weil in der Modulation des kindlichen Zustands eine Umwandlung von externer zu interner Regulation stattfindet (Schore 2007, S. 31ff; vgl. Abschn. 11.3 bis 11.6). Selbstregulation wird daher interpersonal geprägt, aber nicht erst erzeugt. Interiorisiert werden die Muster, nicht die Fähigkeit der Selbstregulation. Die gelingende affektive Feinabstimmung durch die Bezugsperson beruht ja gerade darauf, dass diese sich auf das einschwingt, was der Säugling **von sich aus** zeigt, und nicht allein darauf, dass er die regulativen Fähigkeiten der Bezugsperson verinnerlicht.

▶ Selbstregulation ist eine natürliche Fähigkeit, deren Ausmaß und Muster durch interaktionelle Erfahrungen geprägt sind.

Geißler sieht Selbstregulation als ein „Entwicklungsziel". Er bezeichnet sie zwar als eine „genetisch angelegte Fähigkeit" (2004a, S. 13), emotionale Zustände durch Interaktion mit anderen „oder ohne andere Menschen" zu regulieren (2007, S. 157), aber er bindet diese Fähigkeit an die „Bedingung", dass sich „Repräsentationen des eigenen inneren Zustands auf der Grundlage sprachlicher Symbolisierung" entwickeln (ebd.). Nach diesem Verständnis wird wie in der Theorie der Selbstpsychologie (Abschn. 11.3) die Selbstregulation des Kindes erst über die Erfahrung mit anderen **erzeugt**.

Eine solche, rein relationale Sichtweise der Selbstregulation geht mit einem anderen Verständnis von Körperpsychotherapie einher. In der Analytischen Körperpsychotherapie soll der Therapeut „die Funktion eines selbstregulierenden anderen" (Geißler 2009, S. 277) wahrnehmen. Eine „Wahrnehmung körperlicher Prozesse" oder eine „Sensibilisierung für körperliche Abläufe" lehnt Geißler als Therapieziel ab (ebd., S. 263). Die szenische Arbeit als Körpermethode der Analytischen Körperpsychotherapie solle vielmehr „Beziehungsmuster auf dem Wege der Handlungssymbolisierung besser verdeutlichen" (ebd.). Körperprozesse werden daher als Botschaften an den Therapeuten gelesen (Abschn. 5.1). Demzufolge gehört es nicht zur Aufgabe des Therapeuten, die Ressourcen der Selbstregulation des Patienten durch Aufmerksamkeit für innere Prozesse zu wecken.

**Autoregulation und Koregulation**
Sehen wir die Emotions- und auch die Bedürfnisregulation als eine Selbst- und interpersonelle Regulation, so ergeben sich zwei Aspekte für die Therapie: sie über die Körperwahrnehmung intrapersonal und sie in der therapeutischen Interaktion interpersonal anzuregen (vgl. Carroll 2009, S. 99). Beide haben ihre Berechtigung. Denn lebende Systeme besitzen zwei Eigenschaften: Sie wollen sich selbst in ihrer Struktur erhalten und sie stehen im Austausch mit ihrer Umwelt (Kap. 5). Das verweist auf den zweifachen Aspekt von Selbstregulation als einer Regulation des Lebens: Lebendige Zustände werden in einem Wechsel von auto- und koregulatorischen Strategien je nach Kontext optimiert. Menschen können ihre Emotionen und Bedürfnisse für sich allein und in einer Beziehung regulieren. Beides sind Strategien der Selbstregulation. Die Fähigkeit, zwischen ihnen wechseln zu können, erwächst nach Schore (2001) aus einer sicheren Bindung. Autoregulatorische Strategien sind z. B. dann ein wesentlicher Modus, „wenn Emotionen verarbeitet werden, die aber nicht mit äußeren sozialen Objekten im Austausch sind" (Schore 2007, S. 235). In der Therapie zielt die Arbeit mit der Aufmerksamkeit auf diese Autoregulation, während eine beziehungsorientierte Arbeit auf die Koregulation zielt. Körperpsychotherapie sollte nach meinem Verständnis beide in ihrer Theorie wie in ihrer Praxis beachten.

Wenn wir das tun, kommen zwei Wege der Heilung zusammen (vgl. Sachsse und Roth 2008): Heilung durch Selbstheilung und durch heilsame Beziehungen. Psychotherapie ist im Grunde ein Weg zur **Selbstheilung in einer heilsamen Beziehung**.

▶ Heilung erfolgt in einem Prozess der Neuregulation, Reorganisation und Transformation durch neue auto- und ko-regulatorische Erfahrungen.

Die Körperpsychotherapie hat lange Zeit ihr Augenmerk weitgehend auf die autoregulatorischen Prozesse und die Eigenwahrnehmung gerichtet (Geuter 2009, S. 71). In heutigen interaktionellen Theorien wiederum kommen diese weniger vor. Wir sollten aber sowohl ein rein autoregulatorisches, intrapsychisches als auch ein rein koregulatorisches, interpersonelles Verständnis der Selbstregulation vermeiden und in der Therapie beide Modi der Regulation adressieren. In diesem Sinne benötigen wir sowohl eine Ein- als auch eine Zwei-Personen-Psychologie (Geuter 2019, S. 401; Schore 2001, S. 42). Selbstregulation gehört zur intrapersonalen wie zur interpersonalen Intelligenz (ebd., S. 48; Wehowsky 2004). Intrapersonal geht es um die Fähigkeit, sich auf einer körperlichen Ebene der vielfältigen Mikrosignale bewusst zu werden, interpersonal um die Wahrnehmung der Qualitäten und Formen des Kontakts und um korrigierende emotionale Erfahrungen. Ähnlich argumentieren Beebe und Lachmann:

> Die Selbst- und interaktive Regulierung nonverbaler Austauschweisen (erstere hier als Autoregulation verstanden, U. G.) ist in jeder Behandlung zentral, aber bei ›schwer erreichbaren‹ Patienten, deren Kommunikationsmuster weit jenseits der herkömmlichen Verbalisierung liegen, ist sie von besonderer Relevanz. (Beebe und Lachmann 2004, S. 63)

Das liegt daran, dass bei diesen Patienten keine stabilen Muster der Affektregulation in der Kindheit aufgebaut worden sind. Sie müssen in der Interaktion und für sich selbst neue Muster erfahren und lernen. Die Koregulation wird dabei durch die Gestaltung einer therapeutischen Beziehung gewährleistet, in der sich der Therapeut dem Patienten in der Übertragung als frühes Objekt für den Ausdruck seiner Bedürfnisse und Gefühle in einer sprachlichen und körpersprachlichen Kommunikation zur Verfügung stellt und ihm hilft, die in der therapeutischen Beziehung erfahrenen

Qualitäten der Affektregulation zu internalisieren. Das stärkt seine Fähigkeit, schwierige Gefühle sowohl im Austausch mit anderen als auch autoregulativ zu bewältigen.

Wie interaktive und intrapersonale Selbstregulation ineinandergreifen, verdeutliche ich abschließend an einer Behandlungsvignette:

### Therapiebeispiel

Ein Patient fühlt sich mit seinen Kräften am Ende. Er durchlebt starke Gefühle der Einsamkeit, Angst, Verzweiflung und Ohnmacht. Mit Magenschmerzen kommt er in die Stunde, ihm laufen die Tränen. Zehn Briefe habe er an seine alte Freundin geschrieben, keinen abgeschickt. Er suche so danach, dass ihn jemand halte. Er wisse überhaupt nicht weiter.

In den vorigen Stunden haben wir darüber gesprochen, wie sehr in dieser Phase ein ganz kleiner Junge in ihm wach ist, und er hat sich eine Puppe aus dem Therapiezimmer als Symbol für diesen Jungen mitgenommen, die er in seinem Arm halten kann. Er packt die Puppe aus. Ich frage ihn, wonach dieser Kleine sucht. Er sagt, der habe eine solche Sehnsucht nach Mama.

Nun könnte man therapeutisch damit arbeiten, dass der Große diesen Kleinen an die Hand nimmt, man könnte an der Stärkung im Alltag arbeiten, damit er besser weiß, wie es im realen Leben weiter geht. Mein Gefühl aber ist in der Situation, dass er nicht wissen muss, wie es weiter geht, sondern die Kraft finden muss, eine Krise zu durchleben, in der kindliche Ängste wach werden. Die für ihn prägende Szene dazu ist, dass er mit etwa zwei Jahren im Krankenhaus bei einem Notfall im Bett weggeschoben wird und seine Eltern im Gang allmählich aus seinem Blickfeld verschwinden. Ich stelle mir vor, im Durchleben dieser Szene eine neue Erfahrung herbeizuführen.

Ich lade ihn daher dazu ein, sich im Liegen auf dem Boden der von ihm genannten Sehnsucht nach Mama zu überlassen. Ich setze mich neben ihn, um bei Bedarf die Mutterfigur sein zu können. Sobald er liegt, wird er von einem heftigen Weinen erfasst. Ich bitte ihn zu sagen, ob ihm dazu Sätze in den Sinn kommen. Er sagt: „Mama, wo bist du?" und „Ich muss sterben." Dabei beginnt er am ganzen Körper zu zittern. Er greift nach meiner Hand und ich beuge mich etwas vor, sodass er die Möglichkeit hat, nach meinem Körper zu greifen. Ich spreche ihn in der Rolle der Mutter als „mein Kleiner" an. Er klammert sich an mich und drückt mich an sich. Als ich sage, ich sei da, kommt jedoch eine leichte Wut: „Du bist doch nicht da." Das richtet sich an eine Mutter, die aufgrund einer schweren chronischen Depression allgemein nicht für ihn da war. Er verspürt eine große Angst, nach der Stunde gehen zu müssen und wieder alleine zu sein. Wir befinden uns an dieser Stelle in der Interaktion des Kindes mit seiner Mutter.

Von selbst verändert sich nun seine Atmung, als würde er den Pseudo-Krupp-Anfall noch einmal erleben. Er keucht, ringt mit stoßendem Atmen nach Luft, aber der Atem wird dabei kräftig. Daher sage ich ihm, ihn als Kind duzend: „Du überlebst das!" – denn er hat es ja überlebt, nur die Angst glaubt das noch nicht. Ich erläutere, dass ich jetzt zu ihm als eine ideale Mutter spreche, wie er sie gerne gehabt hätte. Eine zweite Welle von Weinen und Zittern läuft durch ihn hindurch, er hält sich noch kräftiger an mir fest. Danach sagt er: „Die Angst ist vergangen." Während der Atemnot habe er eine neue Kraft gespürt, die Kraft, dass er überlebt. Wir lassen diese Erfahrung ausklingen. Er ist ruhig und sagt, dass er nun gut gehen könne. ◄

In dieser Therapiestunde setzt in der Koregulation dadurch ein autoregulativer Prozess ein, dass sich der Patient dem überlässt, was er erlebt. Ich gebe als Therapeut keine Lösung vor, sondern ich biete mich an, ihn im Durchleben seiner Angst und seines Schmerzes zu begleiten. Dabei entsteht die Lösung, indem er in dem körperlichen Halt, den er vermisst hat, die Erfahrung wach werden lassen kann, dass er die Bedrohung seines Lebens überlebt hat. Diese Erfahrung kann er auf seine jetzige Krisensituation übertragen: Ich werde auch diese tiefe Einsamkeit und Angst überleben, sie wird vergehen, ohne dass ich wissen muss, wie ich gegen sie angehe. Das ist ein selbstregulativer Prozess, der durch die Tiefung des Erlebens möglich wird.

### Heilung

Das Beispiel zeigt, wie in einer Stunde ein Übergang von der alten Ordnung der Verlust- und Todesangst zu einer neuen Ordnung stattfindet, in der der Patient spürt, dass er leben kann. Dieser Übergang wird nicht von außen hergestellt, sondern er entsteht durch Anstoß von außen in einem autodynamischen Prozess. Man kann das mit Plassmann (2005, S. 360) als Ausdruck eines „psychischen Heilungssystems" bezeichnen, das aus sich selbst heraus Phasenübergänge von dysfunktionalen zu funktionalen Ordnungsmustern erzeugt, wenn wir in der Therapie die Voraussetzungen dafür schaffen. Folgen wir Plassmann, geht die stärkste Wirkung auf eine innere Reorganisation von einer „körperlichen Repräsentanz der Emotionen" aus (ebd., S. 364). In dem Beispiel war es das Durchleben der tiefsten Angst.

Plassmann plädiert dafür, in der Psychotherapie wieder den Begriff der Heilung zu erlauben. Heilung geschieht im Sinne des Ausspruchs von Hippokrates, dass der Arzt behandeln kann, die Natur aber heilt (Kap. 3 „Vorväter"), und zwar aufgrund der selbstregulatorischen Fähigkeiten des Lebendigen in einem autopoietischen Prozess. Diese Sicht entspricht dem zu Beginn des Kapitels erwähnten Hebammenmodell der Psychotherapie. In der Therapie tun wir etwas für die Patienten, aber die Geburt des Neuen kommt aus ihnen selbst. Wir desorganisieren dysfunktionale Muster, damit von innen Neues entstehen kann (Geuter 2019, S. 342ff; Keleman 2005, S. 19). Selbstregulation geschieht, wenn Muster der Vermeidung, die außerhalb der willkürlichen Kontrolle liegen, durch Muster der Annäherung ersetzt werden (Kap. 12). Plassmann drückt es so aus, dass er Psychotherapie immer so verstanden

habe zu versuchen, „ein Gefühl dafür zu bekommen, wann etwas stockt und wann etwas heilt" (2010, S. 47)

Selbstregulation bedeutet nicht nur, Patienten Fähigkeiten zu vermitteln, sondern auch Erfahrungen. Zu diesen Erfahrungen gehört es, sie so zu lassen wie sie sind, auf dass sie sich selbst mehr lassen und dadurch mehr sein können. Darin liegt eine Dialektik der Veränderung von Tun und Nicht-Tun, auf die Linehan (1996) verweist (vgl. Geuter 2000, S. 115f). Plassmann (2005) spricht von einer Ambivalenz zwischen Eingreifen und Abwarten. Wer Selbstregulation therapeutisch allein als Folge der interaktiven Regulation versteht, betont die Bedeutung dessen, was der Therapeut **tut**. Aber es ist auch entscheidend, dass der Therapeut es versteht, einfach **da zu sein** und die autoregulatorischen Fähigkeiten des Patienten zu wecken.

Der eingangs genannte ursprüngliche **emanzipatorische** Begriff von Selbstregulation schließt ein, dass sich das Subjekt gegen die Zumutungen der Kultur und Gesellschaft behauptet. Unter Rückgriff auf die PSI-Theorie von Kuhl bezeichnet Wehowsky (2004) Selbstregulation im Unterschied zur „autoritären" Selbst**kontrolle**, die gesellschaftlich meist gewünscht ist und auch therapeutisch mehr und mehr in Mode kommt, dementsprechend als die „demokratische" Variante der Selbststeuerung. Wenn Ryan und Deci (2000) die Selbstbestimmung als übergeordnetes Ziel der menschlichen Bedürfnisse bezeichnen, dann gehen in eine solche Theorie auch Werte unserer Zeit ein. Selbstregulation achtet auf die inneren Stimmen, deren eine die Stimme der körperlichen Selbstwahrnehmung ist. Im Unterschied zu einem Denken, das die niederen Funktionen durch die höheren kontrollieren will, ist es der Ansatz der Körperpsychotherapie, Selbstregulation dadurch zu fördern, dass der Kontakt zum Körper und zu Gefühlsregungen ein Mehr an intra- und interpersonaler Intelligenz hervorbringt (Marlock 2009).

▶ In diesem Schlusskapitel fasse ich mein grundlegendes Anliegen noch einmal zusammen: sichtbar zu machen, dass die Körperpsychotherapie als ein erlebenszentriertes Verfahren mit einem emanzipatorischen therapeutischen Anspruch einen eigenständigen Beitrag zur Integration der verschiedenen Verfahren im Feld der Psychotherapie zu leisten vermag.

Ich hoffe, in diesem Buch vier Dinge gezeigt zu haben:

- dass eine theoretische Befassung mit dem Körper und dem Körpererleben das psychotherapeutische Verständnis bereichert und die Einbeziehung des Körpers in die klinische Arbeit für jede Form von Psychotherapie hilfreich sein kann;
- dass eine psychologische Theorie der Körperpsychotherapie auf der anthropologischen Grundlage einer Theorie des erlebenden und mit der Welt in Austausch stehenden Subjekts möglich ist und dass sie auf dieser Theorie aufbauen sollte;
- dass eine solche Theorie das Erfahrungswissen und die erfahrungsbezogenen theoretischen Konzepte der bisher existierenden Schulen in sich aufnehmen und zugleich über sie hinausgehen kann;
- dass eine erlebenszentrierte Körperpsychotherapie nicht nur aufgrund ihrer Behandlungstechniken als eigenständige Stimme im Chor der therapeutischen Verfahren erklingt, sondern auch aufgrund ihrer Theorie die Kraft hat, eine eigenständige Stimme zu erheben.

Ich hoffe, dass Sie sich nach der Lektüre dieses Buches vorstellen können, wie diese Stimme klingt.

Mein Versuch, den Grundriss einer allgemeinen körperpsychotherapeutischen Theorie zu skizzieren, entstand in einem Prozess, in dem ich therapeutische Erfahrungen, aus diesen Erfahrungen geborene Theorien, wissenschaftliche Theorien und Forschungsergebnisse neu durchdacht habe, um daraus eine Synthese zu erarbeiten. Nicht alle Fragen konnte ich beantworten. Wenn zum Beispiel von einer *body mind therapy* die Rede ist, so sollte uns das nicht verleiten zu glauben, wir könnten vonseiten einer klinischen Disziplin die Frage beantworten, wie das Verhältnis von *body* und *mind* zu verstehen ist. Außerdem ist der Mensch ein hyperkomplexes Wesen, und daher können wir niemals schlüssig beantworten, was einen einzelnen Menschen bestimmt, treibt, ihn unglücklich macht oder leiden lässt. Jede Antwort, die wir finden, wirft neue Fragen auf. Ein Ende gibt es nur dann, wenn man vereinfacht. Wenn Sie am Ende der Lektüre dieses Buches einige Antworten und viele neue Fragen haben, würde ich mich freuen.

In der Einleitung hatte ich die Frage aufgeworfen, ob die Körperpsychotherapie in einer

© Springer-Verlag GmbH Deutschland, ein Teil von Springer Nature 2023
U. Geuter, *Körperpsychotherapie*, Psychotherapie: Praxis,
https://doi.org/10.1007/978-3-662-66153-6_18

„Allgemeinen Psychotherapie" aufgehen oder ihre Eigenständigkeit herausstellen sollte. Marlock und Weiss schrieben zu dieser Frage am Ende ihres „Handbuchs der Körperpsychotherapie":

> Es könnte sein, dass die Körperpsychotherapie … ihre Pflicht und Schuldigkeit getan haben wird, weil die anderen großen Modalitäten, wie die Psychoanalyse und die Verhaltenstherapie, den Körper reintegrieren werden. Vielleicht war die Körperpsychotherapie ja durch die epochale Angst vor dem sinnlichen Körper nur ein kulturgeschichtliches Artefakt… Es bleibt allerdings zu bezweifeln, ob die Körperpsychotherapie damit ihre Eigenständigkeit verlieren wird, die in ihrer eigenen theoretischen Perspektive, ihrer methodischen Vielfalt und Besonderheit sowie der therapeutischen Tiefung, die sie ermöglicht, begründet liegt. (Marlock und Weiss 2006b, S. 953)

Geht man von der Breite des theoretischen Verständnisses aus, die ich in diesem Grundriss dargelegt habe, so lässt sich die Körperpsychotherapie als psychotherapeutischer Ansatz nicht mit einer Handbewegung in die Psychoanalyse oder in die Verhaltenstherapie theoretisch integrieren, auch wenn es in beiden Richtungen Bestrebungen gibt, sich ihrer Techniken in der Praxis zu bedienen. Sie kann sich vielmehr mit einem klaren eigenen Verständnis von Psychotherapie in einen dialektischen Prozess der Integration begeben, „der aus verschiedenen, bisher als unvereinbar geltenden Systemen Neues entstehen lässt" (Senf 2001, S. 36). In diese Integration hat sie etwas einzubringen, das die anderen psychotherapeutischen Verfahren weitgehend entbehren: ihr Verständnis des Körpererlebens als der Grundlage des Selbsterlebens, der körpernahen Kernprozesse affektmotorischer Regulation, der körperlichen Verankerung der Erinnerungen, der Emotionen und der Schemata des Erlebens und Verhaltens, der Entstehung dieser Schemata in einem körpernahen Austausch, ihr Verständnis der Art und Weise, wie Menschen von Körper zu Körper implizit kommunizieren und ihr Verständnis der Therapie als einer resonanten, verkörperten Begegnung.

In der Praxis der Psychotherapie ist Integration eine klinische Notwendigkeit. Denn „kein Behandlungsmodell ist für sich allein in der Lage, bei allen Problemen, Krankheiten und Störungen und bei allen Persönlichkeitstypen von Patienten gleich wirksam zu sein" (ebd., S. 35). Die Mehrheit der Psychotherapeuten wendet daher ohnehin keine reinen Methoden an (Babl et al. 2016). Integration muss allerdings wohl überlegt sein (Soth 2013). Um Methoden sinnvoll zu verbinden, braucht es Handlungsprinzipien, an denen man sich orientieren kann. Für die Körperpsychotherapie habe ich versucht, solche Prinzipien zu formulieren (Geuter 2019).

Die Körperpsychotherapie mit anderen Methoden zu verbinden, kann sie nur bereichern (Kern 2019). In der Einzeltherapie kommt ohnehin kein Therapeut nur mit körperbezogenen Methoden aus. Er muss auch gelernt haben, wie man mit der Sprache klärend, aktualisierend, problemlösend und verstehend arbeitet. Auf kognitive oder beziehungsorientierte psychotherapeutische Methoden, wie sie in der Verhaltenstherapie, der Psychodynamischen Therapie, der Gesprächspsychotherapie oder der Systemischen Therapie entwickelt wurden, können wir in der klinischen Arbeit nicht verzichten (Aposhyan 2004, S. 234). Körperpsychotherapeutische Vorgehensweisen aber sind in der Behandlung eine wertvolle Option neben anderen. Bei gegebener Passung kann die Körperpsychotherapie für den einzelnen Patienten die Methode sein, die ihm „auf den Leib geschnitten" ist.

Sofern sie nicht abseits des Mainstreams gänzlich eigene Wege gingen, haben sich die körperpsychotherapeutischen Schulen in ihrer Entwicklung lange Zeit eng an die tiefenpsychologische Tradition angebunden. Das gilt für die reichianischen und die wahrnehmungsorientierten Schulen gleichermaßen. Mit Reich folgte die Körperpsychotherapie dem Triebmodell, mit Kurtz nahm sie die kognitive Wende der Psychoanalyse und deren Informationsbegriff auf, und heute schließen sich viele Körperpsychotherapeuten der relationalen Psychoanalyse an (Soth 2019). Einige halten das Feld sogar nur für eine Behandlungsvariante der Psychoanalyse oder der Tiefenpsychologie. Es fragt sich daher, wo die Körperpsychotherapie im Konzert der großen psychotherapeutischen Orientierungen spielt.

Seit den 1960er Jahren konnte sie sowohl die Psychodynamische wie die Humanistische Psychotherapie beerben und entwickelte sich in einer engen Verbindung zu diesen beiden Orientierungen, die bis heute anhält (vgl. Soth 2012, S. 66f). Das war nicht zuletzt dadurch möglich, dass sich weite Teile der Psychoanalyse von der Freudschen Orthodoxie lossagten und humanistischen Auffassungen annäherten. Wenn Winnicott unter dem wahren Selbst das Potenzial eines Menschen verstand, das nach Entwicklung strebt, ging das mit der Vorstellung der Selbstaktualisierung in der Humanistischen Psychotherapie einher. Wenn Kohut die Bedeutung der Wertschätzung für die Entwicklung eines gesunden Narzissmus betonte, mündete das in eine ähnliche Konzeption der therapeutischen Beziehung, wie Rogers sie vertrat: den Patienten wertzuschätzen und dadurch sein Selbstwertgefühl zu stärken. Wenn Stern die Bedeutung des Gegenwartsmomentes betonte, führte er das Konzept der Transformation im Hier und Jetzt in die Psychoanalyse ein.

Die Körperpsychotherapie verdankt der Psychoanalyse viele Erkenntnisse, etwa zur Psychodynamik seelischer Konflikte oder zur Bedeutung der Übertragung und der Interaktion in der Therapie. In einem erlebenszentrierten Verständnis aber ist sie mehr im Paradigma des humanistischen Denkens und der humanistisch-experientiellen Psychotherapie zu Hause, an das sich auch maßgebliche Teile der Psychoanalyse und der Verhaltenstherapie zunehmend annähern. Nach dem Modell von Kriz (2004) ruht die gesamte Psychotherapie auf den vier Säulen der kognitiv-behavioralen, psychodynamischen, humanistischen und systemischen Ansätze. Die Körperpsychotherapie sieht er als eine mögliche fünfte Säule (Kap. 2; Kasten zu Grundorientierung). Ihr eigenes theoretisches Fundament, das sich heute auf die Systemtheorie des Lebens, den Enaktivismus und die Phänomenologie stützen kann, spricht für diese Sichtweise.

Mehrere Säulen können ein gemeinsames Gebäude tragen. In diesem Sinne schreibt Greenberg (2011, S. 31) über die Emotionsfokussierte Psychotherapie, dass er sich einem integrativen Ansatz stärker verpflichtet fühle „als Therapien mit Etiketten". So geht es auch mir. Doch man muss das Besondere eines Ansatzes erst einmal herausarbeiten, damit er zu einem Allgemeingut werden und integriert werden kann.

Als sich die Körperpsychotherapie und gleichermaßen die Gestalttherapie seinerzeit von der Psychoanalyse trennten, ging damit ein Diskurswechsel einher: von der viktorianischen oder wilhelminischen Leitvorstellung des Triebverzichts und einer therapeutischen „Frustrationstheorie" (Thomä und Kaechele 2006, S. 115) hin zu einer Theorie eines freien Auslebens der Bedürfnisse und einer Suche nach sich selbst. Denn Psychotherapie ist als eine kulturelle Praktik an Werte gebunden. Der Wechsel entsprach einem Wertewandel der Zeit von Pflicht- und Akzeptanzwerten, die auf Kontrolle ausgerichtet sind, zu Selbstentfaltungswerten, die sich der Befreiung von Zwängen verschreiben (H. Klages 1998). In der reichianischen Körperpsychotherapie wiederum verschob sich der Akzent weg von der Vorstellung, Gesundheit zu erreichen, indem man die sexuelle Unterdrückung aufhebt, hin zu der Vorstellung, in emotionalen Kontakt zu sich selbst zu kommen (Boadella 1995; Marlock 1993a, S. 22).

Heute können wir klinisch davon ausgehen, dass es die seelische Gesundheit fördert, wenn ein Mensch im Einklang mit seinen Bedürfnissen leben kann. Ob affektmotorische Schemata hilfreich sind oder nicht, erkennen wir daran, ob sie sich in die Welt eines Menschen so einfügen, dass sie seinen und seiner Mitmenschen Bedürfnissen dienen oder nicht, und ob sie sich für den Betreffenden zugleich stimmig anfühlen. Im Sinne des humanistischen Grundverständnisses ist unser Ziel eine größere innere Freiheit, Wachheit und Lebendigkeit, um das Leben in der eigenen Lebenswelt gut oder besser leben zu können.

Dieses humanistische Verständnis verknüpft sich mit der Systemtheorie des Lebens. Denn nach dieser Theorie interagieren lebende System zwar ständig mit ihrer Umwelt, aber aus ihnen selbst heraus bestimmt sich, wer sie sind, und nur aus sich selbst heraus können sie im Austausch mit der Umwelt das ihnen Eigene entwickeln (Capra und Luisi 2014, S. 309). Körperpsychotherapie kann und sollte sich nach meiner Ansicht auf diese Theorie des Lebendigen beziehen. Wenn Körperpsychotherapeuten bisher den Begriff des Lebens verwendeten, dann fast immer bei einem Ausflug in die Biologie, von dem meines Erachtens keiner mit einem für die Behandlungslehre verwertbaren Wissen zurückkehrte.

In der Behandlung geht es immer um das **Erleben** und das **gelebte Leben**. Die Symptome, mit denen Patienten kommen, sind Teil davon. Und die Therapie ist eine Hilfe, das Leben lebenswerter zu gestalten, wenn der Lebenswert durch eigene Probleme so gemindert ist, dass ein Mensch darunter leidet. Wir verstehen zudem ein Symptom nur dann, wenn wir es im Leben dieses konkreten Menschen verstehen, der unter ihm leidet.

Die Körperpsychotherapie ist ein Kind kultur- und gesellschaftskritischer Bewegungen, deren Einstellungen zum Leben und zum Menschen in die Psychotherapie Eingang gefunden haben. Das hat ihr eine emanzipatorische Ethik eingepflanzt (Barratt 2010, S. 128), nach der es ein Gegenmittel zur Entfremdung ist, auf die verkörperte Erfahrung zu hören (ebd., S. 175). Zu dieser Ethik gehört es, Psychotherapie nicht nur so zu begreifen, dass sie Symptome beseitigt, sondern auch so, dass sie einem Menschen hilft, wieder mehr im Einklang mit sich selbst und mit den für ihn wichtigen anderen Menschen zu leben. Das ist kein Luxus jenseits der Aufgabe von Psychotherapie, denn es dient dazu, weniger krank zu sein oder zu werden. Lebenskunst nämlich ist, was der Krankheit Grenzen setzt (Meyer-Abich 2010, S. 273). Das wusste schon Hippokrates, der Gesundheit nicht zuletzt im Lebensstil oder der Lebenskunst begründet sah (Esch 2020). Gesundung nutzt dem einzelnen wie der Gesellschaft mehr als reine Symptombeseitigung.

Im Zentrum der Humanischen Psychotherapie stand immer, das emotionale Erleben bewusst zu machen, sich verleugneter Gefühle gewahr zu werden, diese anzunehmen und unerwünschte Emotionen auszuhalten (Greenberg 2000, S. 84f). Greenberg spricht davon, „sich abgelehntes Erleben wieder anzueignen" (2011, S. 60). Laing (1973, S. 43) hat schon früh kritisiert, dass weder Psychoanalyse noch Verhaltenstherapie in ihren Theorien die Bedeutung von Erfahrung klären: „Erfahrung bringt unsere Theorien ständig zum Schmelzen, formt sie um"

(ebd., S. 49). Psychotherapeutische Theorie muss den Menschen, wenn sie ihm gerecht werden will, als ein Subjekt verstehen, das durch Erfahrungswissen geprägt ist und das sich auch nur durch Erfahrung verändert. Diese Wende hin zur Erfahrung hat die humanistische und mit ihr die körperbezogene Psychotherapie seit den 1960er Jahren vollzogen (Kurtz 1994, S. 29). Indem sie begann, mit dem Körper zu arbeiten, schlug sie einen Weg ein, über den sich ein Mensch am besten mit seinem Erleben verbinden und seiner selbst gegenwärtig werden kann (Eberwein 2009, S. 90; Weiss et al. 2010, S. 31). Über den Körper öffnet sich die Welt der inneren Erfahrungen wie vergleichsweise wahrscheinlich nur über innere Bilder. Das Ziel der Therapie sind aber nicht diese Erfahrungen selbst, sondern die Reorganisation der Art und Weise, in der man Erfahrungen macht (Kurtz 1994, S. 210). Diese Transformation ist eng an das körperliche Erleben seiner selbst gebunden:

> Solange die Patienten kein Bewusstsein für ihre muskulären Empfindungen und für die verkörperte Erfahrung des Selbst haben, werden sie nicht in der Lage sein, alte Muster zu ändern. (Levine und Macnaughton 2004, S. 379)

Körperpsychotherapeutische Praxis ist nach einem Ausdruck von Marlock eine „Wiederbelebung des Selbst" in einem Prozess, der „emotionale Unbeweglichkeit, Taubheit und Dysregulation" aufzuheben hilft (2006, S. 149). Im Unterschied zu Greenberg spricht Marlock nicht von Wiederaneignung, einem in der humanistisch-experientiellen Psychotherapie häufiger benutzten Begriff (Abschn. 6.4), sondern von Wiederbelebung – und greift damit auf den deutschen Untertitel eines Buches von Perls et al. (2007) zurück. Der kleine Unterschied in den Begriffen verweist darauf, dass es in der Körperpsychotherapie wie in der Gestalttherapie nicht nur um eine kognitive, sondern um eine lebendige Aneignung von Erfahrung durch das ganze lebendige Subjekt geht. Eine Wiederbelebung des Selbst ist nicht möglich, ohne das körperliche Selbstgefühl zu beleben. Therapeutische Transformation geschieht, wenn dabei bisher ungelebte Möglichkeiten entdeckt werden. Marlock schreibt über die Körperpsychotherapie:

Ihr geht es im Bezug auf die Formen körperlich psychischer Abwehr um eine *erlebende* Assimilation der unter den lebensgeschichtlichen Kompromissen verdrängten, abgespaltenen Erfahrungen, Gefühle und Persönlichkeitsanteile; gleichzeitig um eine auch körperliche Lockerung der biographischen Fixierungen. (Marlock 2006b, S. 69)

Es ist nicht einfach, affektmotorische Muster aufzugeben, die man erworben hat und die sich eingefleischt haben. Aber es kann gelingen, die Begrenztheit aufzulösen, die das eingeschränkte Leben in einem Muster mit sich bringt, und dadurch die Wahlmöglichkeiten zu erweitern. Der Psychoanalytiker Alexander Mitscherlich meinte schon 1946, dass Psychotherapie helfe, Freiheitsgrade im Leben zu erhöhen.

In ihrem Manifest der Humanistischen Psychotherapie schrieben Bohart et al. (1998), Psychotherapie sei ein Prozess, etwas zu entdecken und Bedeutung zu finden, ein Prozess mit einem offenen Ende. Schon Perls (1976, S. 27) bevorzugte diesen Begriff des Entdeckens gegenüber dem psychoanalytischen Begriff des Aufdeckens, und heute sprechen sich in der Körperpsychotherapie Boadella (2019), Geuter (2019, S. 132f) und Heisterkamp (1993, S. 172) für ihn aus. Wer aufdeckt, der weiß, wonach er sucht. Wer entdeckt, lässt sich auf einen Suchprozess ein, bei dem er vorher nicht weiß, was er findet, es allenfalls ahnen kann. Psychotherapeuten müssen oft mit dem Vagen, Unbestimmbaren, Irritierenden umgehen, das sich nicht in einfache Kategorien einordnen lässt (P. Fuchs 2011). Das zeigt die Grenzen einer wissenschaftlichen Erklärung dessen, was in einer Psychotherapie geschieht. Was Menschen entdecken, ist das, was sie nicht wissen, nicht wissen wollen oder als Gefühl nicht haben können oder wollen, oder es ist auch das, was sie noch nicht wissen und haben könnten oder schon haben, ohne es zu wissen. Manchmal wird das, was sie finden, in ihrem Erleben zu einer unmittelbaren subjektiven Gewissheit. Eine solche ist niemals allgemein gültig, sondern immer nur im Hier und Jetzt einer Situation. In der praktisch-psychotherapeutischen Arbeit haben wir es daher nicht mit wissenschaftlichen Wahrheiten zu tun, sondern mit „Situationswahrheiten" (Husserl 2012, S. 143).

Es war meine Absicht, in diesem Buch die Körperpsychotherapie mit den Ergebnissen der wissenschaftlichen Forschung zu verknüpfen. Für die praktische Arbeit sind solche Ergebnisse hilfreiche Werkzeuge, vor allem um als Therapeut Zusammenhänge zu erkennen. Doch keine Forschung kann uns die Bedeutung eines Lächelns, ein Gefühl im Kontakt oder die Essenz eines zwischenmenschlichen Geschehens im Moment der therapeutischen Begegnung erklären. Es ist daher auch schwer, die Essenz der körperpsychotherapeutischen Arbeit in die Worte einer wissenschaftlichen Sprache zu fassen (Stauffer 2009, S. 144). Eberwein hat sie für die humanistischen Therapieverfahren allgemein so formuliert:

Zu fühlen, was man vorher nicht zu fühlen gewagt hat, zu denken und zu erinnern, was man nicht zu denken und zu erinnern gewagt hat, und zu tun, was man nicht zu tun gewagt hat. (Eberwein 2009, S. 184)

Ich möchte ergänzen: Oder etwas zu empfinden, zu fühlen oder zu denken, zu dem man vorher nicht in der Lage war, weil einem der Zugang oder auch die Fähigkeiten dazu fehlten.

Diese Essenz macht für mich als Therapeut die Körperpsychotherapie so interessant, ja manchmal geradezu spannend. Sie überrascht uns immer wieder mit der Vielfalt der Lebensbewegungen. Wenn ich in einem Fragebogen nach wichtigen Therapieerfahrungen frage, nennen Patienten oft einen bedeutsamen Moment oder eine Schlüsselerfahrung, und fast immer ist es irgendeine affektmotorische Erfahrung, meist eine aus einer Interaktion. Das war auch so, als ich mit früheren Patienten, die bei mir in Therapie gewesen sind, für dieses Buch – und mehr noch für mein Buch über die Praxis der Körperpsychotherapie – wieder Kontakt aufnahm, um Vignetten aus ihren Stunden verwenden zu können. Neue, verkörpert erlebte Erfahrungen scheinen neben der Erfahrung der stabilen, hilfreichen Beziehung ein zentrales Agens der Veränderung zu sein: „Was am meisten zählt, ist die unmittelbare Erfahrung, verkörpert aufeinander bezogen zu sein" (Totton 2019, S. 286)

Wampold (2001) schreibt in einem Überblick zur empirischen Psychotherapieforschung, dass ein Psychotherapeut dann erfolgreicher arbeitet, wenn er von seinem psychotherapeutischen Verfahren überzeugt ist. Diese Verbundenheit ist hilfreicher, als Vorgaben zu folgen, wie man einem bestimmten Verfahren gemäß zu behandeln hat. *Allegiance* ist wichtiger als *adherence*. Das ist nicht nur allgemein so, sondern auch ganz persönlich. In der Körperpsychotherapie begegnen wir nicht nur dem, was wir in der Sprache bewegen können, sondern der ganzen Vielfalt der Äußerungen des lebendigen Seins eines Menschen und darin diesem Menschen selbst. Das ist für beide Seiten bereichernd.

# Bibliographie[1]

Aalberse, M. (2001). Graceful Means: Felt Gestures and Choreographic Therapy. In Heller (S. 101–132).

Aanstoos, C., Serlin, I, & Greening, T. (2000). History of Division 32 (Humanistic Psychology) of the American Psychological Association. In D. Dewsbury (Hg.), Unification Through Division: Histories of the Divisions of the American Psychological Association, Vol. V. Washington, D.C.: American Psychological Association. https://doi.org/10.1037/10356-004.

Abel, R. (2018). Der Start ins Leben. Wie prägen Empfängnis, Schwangerschaft, Geburt und postnatale Zeit unser Leben? In Thielen et al. (S. 107–120).

Ackerman, J. M., Nocera, C. C., & Bargh, J. A. (2010). Incidental Haptic Sensations Influence Social Judgements and Decisions. Science, 328, 1712–1715.

Acolin, J. (2019). Towards a clinical theory of embodiment. A model for the conceptualization and treatment of mental illness. In Payne et al. (S. 40–52).

Adams, F. (2010). Embodied cognition. Phenomenology and the Cognitive Sciences, 9, 619–628.

Adamson, L. B., & Frick, J. E. (2003). The Still Face: A History of a Shared Experimental Paradigm. Infancy, 4, 451–473.

Adler, R. H., Herrmann, J. M., Köhle, K., Schonecke, O. W., von Uexküll, Th., & Wesiack, W. (Hg.) (1996). Psychosomatische Medizin (5. Aufl.). München: Urban & Schwarzenberg.

Adolph, D., Tschacher, W., Niemeyer, H., & Michalak, J. (2021). Gait patterns and mood in everyday life: A comparison between depressed patients and non-depressed controls. Cognitive Therapy and Research. https://doi.org/10.1007/s10608-021-10215-7.

Aggarwal, A., Cutts, T. F., Abell, T. L., Cardoso, S., Familoni, B., Bremer, J., & Karas, J. (1994). Predominant symptoms in irritable bowel syndrome correlate with specific autonomic nervous system abnormalities. Gastroenterology, 106, 945–950.

Aho, J., & Aho, K. (2008). Body Matters: A Phenomenology of Sickness, Disease, and Illness. Lanham, MD: Lexington.

Albani, C., Blaser, G., Geyer, M., & Kächele, H. (1999). Die „Control-Master" Theorie – eine kognitiv orientierte psychoanalytische Behandlungstheorie von Joseph Weiss. Forum der Psychoanalyse, 15, 224–236.

Alexander, F. (1951). Psychosomatische Medizin. Berlin: de Gruyter.

Alibali, M. W., Bassok, M., Solomon, K. O., Syc, S. E., & Goldin-Meadow, S. (1999). Illuminating mental representations through speech and gesture. Psychological Science, 10, 327–333.

Allport, G. W. (1960). The open system in personality theory. The Journal of Abnormal and Social Psychology, 61, 301–310.

Alnæs, R. (1996). Otto Fenichel und Wilhelm Reich in Oslo. Jahrbuch der Psychoanalyse, 37, 206–247.

Altmeyer, M., & Thomä, H. (Hg.) (2006), Die vernetzte Seele. Die intersubjektive Wende in der Psychoanalyse. Stuttgart: Klett-Cotta.

Ambadar, Z., Schooler, J. W., & Cohn, J. F. (2005). Deciphering the Enigmatic Face. The Importance of Facial Dynamics in Interpreting Subtle Facial Expressions. Psychological Science, 16, 403–410.

Amen, D. (2010). Das glückliche Gehirn. München: Mosaik.

Anderson, F. S. (2008). Bodies in Treatment. The Unspoken Dimension. New York, London: Routledge.

Ansermet, F., & Magistretti, P. (2005). Die Individualität des Gehirns. Neurobiologie und Psychoanalyse. Frankfurt: Suhrkamp.

Anzieu, D. (1996). Das Haut-Ich. Frankfurt: Suhrkamp.

Aposhyan, S. (2004). Body-Mind Psychotherapy. Principles, Techniques, and Practical Application. New York: Norton.

Appel-Opper, J. (2008). Relational living body to living body communication. The British Journal of Psychotherapy Integration, 5, 49–56.

Appel-Opper, J. (2011). Relationale Körper-zu-Körper-Kommunikation in der Psychotherapie. Psychoanalyse & Körper, 10, Nr. 18, 65–71.

---

[1]Sind in dieser Bibliographie aus einem Sammelwerk mehrere Aufsätze angeführt, wird der Kürze halber auf das jeweilige in der Bibliographie zu findende Sammelwerk verwiesen. Bei mehr als zwei Herausgebern ist dabei nur der erste angegeben.

© Springer-Verlag GmbH Deutschland, ein Teil von Springer Nature 2023
U. Geuter, *Körperpsychotherapie*, Psychotherapie: Praxis,
https://doi.org/10.1007/978-3-662-66153-6

Appel-Opper, J. (2018). Relationale körperliche Prozesse in Psychotherapie und Supervision. In Thielen et al. (S. 313–323).

Arbeitskreis OPD (Hg.) (2007), Operationalisierte psychodynamische Diagnostik OPD-2 (2. Aufl.). Bern: Huber.

Arnim, A. von (1994). Funktionelle Entspannung. Fundamenta Psychiatrica, 8, 196–203.

Arnim, A. von (1998). Funktionelle Entspannung als Therapie bei Autodestruktion. In J. Wiesse & P. Joraschky (Hg.), Psychoanalyse und Körper (S. 27–51). Göttingen: Vandenhoeck & Ruprecht.

Arnim, A. von (2009). Spielregeln fürs Leben – FE und Selbstregulation. In Herholz et al. (S. 23–27).

Arnim, A. von (2009a). Funktionelle Entspannung. In Thielen (S. 123–134).

Arnim, A. von (2017). Der weibliche Körper – Heimat oder Kriegsschauplatz. In Krueger-Kirn & Schroeter (S. 105–129).

Arnim, A. von, & Joraschky, P. (2009). Körperbildskulpturtest bei Fibromyalgiepatienten. In Joraschky et al. (S. 192–200).

Arnim, A. von, Joraschky P., & Lausberg, H. (2007). Körperbild-Diagnostik. In Geißler & Heisterkamp (S. 165–196).

Arnim, A. von, Lahmann, C., & Johnen, R. (Hg.) (2022). Subjektive Anatomie. Theorie und Praxis körperbezogener Psychotherapie (3. aktual. Aufl.). Stuttgart: Schattauer.

Arps-Aubert, E. von (2012). Das Arbeitskonzept von Elsa Gindler (1885–1961) dargestellt im Rahmen der Gymnastik der Reformpädagogik. Hamburg: Dr. Kovač.

Asendorpf, J. (2004). Psychologie der Persönlichkeit (3. Aufl.). Berlin: Springer.

Asendorpf, J., & Wallbott, H. G. (1982). Contributions of the German „expression psychology" to nonverbal communication research. Part I: Theories and concepts. Journal of Nonverbal Behavior, 6, 135–147.

Aßmann, S., Borkenhagen, A., & Arnim, A. von (2010). Körperbilddiagnostik. Psychotherapeutenjournal, 9, 261–270.

ASPS (2018). ASPS National Clearinghouse of Plastic Surgery. Procedural Statistics: 2018 Plastic Surgery Statistics Report. Abgerufen 29. Dezember 2021, von https://plasticsurgery.org.

Atkinson, A. P., Dittrich, W. H., Gemmell, A. J., & Young, A. W. (2004). Emotion perception from dynamic and static body expressions in point-light and full-light displays. Perception, 33, 717–746.

Atzil-Slonim, D., & Tschacher, W. (2019). Dynamic dyadic processes in psychotherapy: Introduction to a special section. Psychotherapy Research, 30, 555–557.

Auszra, L., Herrmann, I. R., & Greenberg, L. S. (2017). Emotionsfokussierte Therapie. Ein Praxismanual. Göttingen: Hogrefe.

Aviezer, H., Trope, Y., & Todorov, A. (2012). Body Cues, Not Facial Expressions, Discriminate Between Intense Positive and Negative Emotions. Science, 338, 1225–1229.

Babl, A., Grosse Holtforth, M., Heer, S., Lin, M., Stähli, A., Holstein, D., Belz, M., Egenolf, Y.,

Frischknecht, E., Ramseyer, F., Regli, D., Schmied, E., Flückiger, C., Brodbeck, J., Berger, T., & Caspar, F. (2016). Psychotherapy integration under scrutiny: Investigating the impact of integrating emotion-focused components into a CBT-based approach: A study protocol of a randomized controlled trial. BMC Psychiatry, 16, Article 423. https://doi.org/10.1186/s12888-016-1136-7.

Bachmann, J., Zabicki, A., Munzert, J., & Krüger, B. (2020). Emotional expressivity of the observer mediates recognition of affective states from human body movements. Cognition and Emotion, 34(7), 1370–1381.

Bachorowski, J., & Owren, M. J. (2003). Sounds of Emotion. Production and Perception of Affect-Related Vocal Acoustics. Annals of the New York Academy of Sciences, 1000, 244–265.

Badenoch, B. (2008). Being a Brain-Wise Therapist. New York: Norton.

Bader, J.-P., Bühler, J., Endrass, J., Klipstein, A., & Hell, D. (1999). Muskelkraft und Gangcharakteristika depressiver Menschen. Nervenarzt, 70, 613–619.

Baker, E. (1980). Der Mensch in der Falle. München: Kösel.

Balint, M. (1973). Therapeutische Aspekte der Regression. Reinbek: Rowohlt.

Bandura, A. (1997). Self Efficacy: The Exercise of Control. New York: W. H. Freeman.

Bänninger-Huber, E., & Widmer, C. (1997). Affektive Beziehungsmuster. Psychotherapeut, 42, 356–361.

Bänninger-Huber, E., Juen, B., & Peham, D. (2004). Die Rolle des Lächelns in der Psychotherapie. In Hermer & Klinzing (S. 157–176).

Banse, R., & Scherer, K. R. (1996). Acoustic Profiles in Vocal Emotion Expression. Journal of Personality and Social Psychology, 3, 614–636.

Bargh, J.A., & Shalev, I. (2012). The substitutability of physical and social warmth in daily life. Emotion, 12, 154–162.

Barlow, J. (2001 September). Contemporary Somatic Psychotherapy: Towards an Integrated Theory of 'Body' Psychotherapy [Konferenzbeitrag]. 8th European Conference on Body Psychotherapy, Egmond Aan Zee, Niederlande.

Barnard, K. E., & Brazelton, T. B. (Hg.) (1990). Touch: The Foundation of Experience. Madison: International Universities Press.

Barnow, S. (2012). Emotionsregulation und Psychopathologie. Psychologische Rundschau, 63, 111–124.

Barratt, B. B. (2010). The Emergence of Somatic Psychology and Bodymind Therapy. Houndmills: Palgrave macmillan.

Barsaglini, A., Sartori, G., Benetti, S., Pettersson-Yeo, W., & Mechelli, A. (2014). The effects of psychotherapy on brain function: A systematic and critical review. Progress in Neurobiology, 114, 1–14.

Barsalou, L. W., Niedenthal, P. M., Barbey, A. K., & Ruppert, J. A. (2003). Social Embodiment. In B. H. Ross (Hg.), The Psychology of Learning and Motivation (S. 43–92). Amsterdam: Academic Press.

Barsalou, L. W., Simmons, W. K., Barbey, A., & Wilson, C. D. (2003a). Grounding conceptual knowledge in modality-specific systems. Trends in Cognitive Sciences, 7, 84–91.

Barthelmäs, M., Kesberg, R., Hermann, A., & Keller, J. (2022). Five reasons to cry—FRC: a taxonomy for common antecedents of emotional crying. Motivation and Emotion, 46, 404–427.

Bastiaansen, J. A., Thioux, M., & Keysers, C. (2009). Evidence for mirror systems in emotions. Philosophical Transactions of the Royal Society B: Biological Sciences, 364, 2391–2404.

Bateson, G. (2014). Geist und Natur. Eine notwendige Einheit. Frankfurt: Suhrkamp.

Bauer, S. (2010). Die Bedeutung von Stimme und Stimmklang im psychotherapeutischen Prozess aus der Sicht der Patienten und Patientinnen. Psychoanalyse & Körper, 9 (Nr. 17), 27–50.

Baumann, Z. (2003). Flüchtige Moderne. Frankfurt: Suhrkamp.

Baxa, G.-L., Essen, C., & Kreszmeier, A.H. (Hg.) (2002). Verkörperungen. Systemische Aufstellungen, Körperarbeit und Ritual. Heidelberg: Auer.

Bechara, A., & Naqvi, N. (2004). Listening to your heart: interoceptive awareness as a gateway to feeling. Nature neuroscience, 7, 102–103.

Bechara, A., Damasio, H., Tranel, D., & Damasio, A. R. (2005). The Iowa Gambling Task and the somatic marker hypothesis: some questions and answers. Trends in Cognitive Sciences, 9, 159–162.

Becker, H. (1989). Konzentrative Bewegungstherapie. Integrationsversuch von Körperlichkeit und Handeln in den psychoanalytischen Prozess. Stuttgart: Thieme.

Becker, H. (2010). Konzentrative Bewegungstherapie. In Müller-Braunschweig & Stiller (S. 127–136).

Beckermann, A. (1996). Eigenschafts-Physikalismus. Zeitschrift für philosophische Forschung, 50, 3–25.

Beckmann, N., Baumann, P., Herpertz, S., Trojan, J., & Diers, M. (2020). How the unconscious mind controls body movements: body schema distortion in Anorexia nervosa. International Journal of Eating Disorders, 54. https://doi.org/10.1002/eat.23451.

Bédécarrats, A., Chen, S., Pearce, K., Cai, D., & Glanzman, D. L. (2018). RNA from trained aplysia can induce an epigenetic engram for long-term sensitization in untrained aplysia. eneuro, May-June; 5(3). https://doi.org/10.1523/ENEURO.0038-18.2018.

Beebe, B. (2000). Coconstructing Mother-Infant Distress: The Microsynchrony of Maternal Impingement and Infant Avoidance in the Face-to-Face-Encounter. Psychoanalytic Inquiry, 20, 421–440.

Beebe, B., & Lachmann, F. M. (1994). Representation and Internalization in Infancy: Three Principles of Salience. Psychoanalytic Psychology, 11, 127–165.

Beebe, B., & Lachmann, F. M. (2004). Säuglingsforschung und die Psychotherapie Erwachsener. Stuttgart: Klett Cotta.

Beebe, B., & Lachmann, F. (2006). Die relationale Wende in der Psychoanalyse. Ein dyadischer Systemansatz

aus Sicht der Säuglingsforschung. In Altmeyer & Thomä (S. 122–159).

Behnke, E. (1997). Ghost Gestures: Phenomenological Investigations of Bodily Micromovements and Their Intercorporeal Implications. Human Studies, 20, 181–201.

Bender, S. (2007). Die psychophysische Bedeutung der Bewegung. Ein Handbuch der Laban Bewegungsanalyse und des Kestenberg Movement Profiles. Berlin: Logos.

Bender, S. (2020). Grundlagen der Tanztherapie. Geschichte, Menschenbild, Methoden. Gießen: Psychosozial.

Benecke, C., & Dammann, G. (2004). Nonverbales Verhalten von Patientinnen mit Borderline-Persönlichkeitsstörung. In Hermer & Klinzing (S. 261–272).

Benecke, C., & Krause, R. (2004). Nonverbale Kommunikation in der Psychotherapie von Angststörungen. In Hermer & Klinzing (S. 249–260).

Benecke, C., & Krause, R. (2005). Initiales mimisch-affektives Verhalten und Behandlungszufriedenheit in der Psychotherapie von Patientinnen mit Panikstörungen. Zeitschrift für Psychosomatische Medizin und Psychotherapie, 51, 346–359.

Bentzen, M. (2006). Formen des Erlebens: Neurowissenschaft, Entwicklungspsychologie und somatische Charakterbildung. In Marlock & Weiss (S. 304–328).

Bentzen, M., Jarlnaes, E., & Levine, P. (2004). The Body Self in Psychotherapy: A Psychomotoric Approach to Developmental Psychology. In Macnaughton (S. 51–70).

Berbalk, H. H., & Young, J. E. (2009). Schematherapie. In Margraf & Schneider (S. 645–667).

Berceli, D. (2010). Körperübungen für die Traumaheilung (Forum der Bioenergetischen Analyse, Spezial). Elsfleth: NIBA.

Bercik, P., Denou, E., Collins, J., Jackson, W., Lu, J., Jury, J., Deng, Y., Blennerhassett, P., Macri, J., McCoy, K. D., Verdu, E. F., & Collins, S. M. (2011). The intestinal microbiota affect central levels of brain-derived neurotropic factor and behavior in mice. Gastroenterology, 141, 599–609.

Berger, S. M., & Hadley, S. W. (1975). Some Effects of a Model's Performance on an Observer's Electromyographic Activity. American Journal of Psychology, 88, 263–276.

Bergmann, B., Villmann, T., & Gumz, A. (2008). Vom Chaos zur Einsicht – Die Charakterisierung der Dynamik therapeutischer Veränderungsprozesse mittels textanalytischer Untersuchung von Verbatimprotokollen. Psychotherapie, Psychosomatik, Medizinische Psychologie, 58, 379–386.

Bergson, H. (1919). Materie und Gedächtnis. Jena: Diederichs.

Berking, M. (2017). Training emotionaler Kompetenzen (4. Aufl.). Berlin: Springer.

Bermpohl, F. (2009). Funktion und Dysfunktion phänomenalen Erlebens. In Jung & Heilinger (S. 365–384).

Bermúdez, J. L. (2014). Bodily awareness and self-consciousness. In Gallagher (S. 157–179).

Bermúdez, J. L., Marcel, A., & Eilan, N. (Hg.) (1998). The Body and the Self. Cambridge: MIT Press.

Bernardy, K., Kirsch, A., & Beneke, C. (2004). Mimisch-affektives Verhalten von Fibromyalgie-Patientinnen im Tiefenpsychologischen Interview - erste Ergebnisse. In R. Sandweg (Hg.), Chronischer Schmerz und Zivilisation. Organstörungen, psychische Prozesse und gesellschaftliche Bedingtheiten (S. 33–48). Göttingen: Vandenhoeck & Ruprecht.

Berne, E. (1967). Spiele der Erwachsenen. Psychologie der menschlichen Beziehungen. Reinbek: Rowohlt.

Bernhardt, P. (2004). Individuation, Mutual Connection, and the Body's Resources: An Interview with Lisbeth Marcher. In Macnaughton (S. 93–106).

Bernhardt, P. (2004a). The Art of Following Structure – Exploring the Roots of the Bodynamic System: An Interview with Lisbeth Marcher. In Macnaughton (S. 107–130).

Bernhardt, P., Bentzen, M., & Isaacs, J. (2004). Waking the Body Ego, Part 1: Core Concepts and Principles. In Macnaughton (S. 131–160).

Bernhardt, P., Bentzen, M., & Isaacs, J. (2004a). Waking the Body Ego, Part 2: Psychomotor Development and Character Structure. In Macnaughton (S. 161–204).

Berntson, G. G., Sarter, M., & Cacioppo, J. T. (2003). Ascending visceral regulation of cortical affective information processing. European Journal of Neuroscience, 18, 2103–2109.

Bertalanffy, L. v. (1950). The theory of open systems in physics and biology. Science, 111, 23–29.

Best, M. (2009). Systemisch orientierte Körperpsychotherapie. In Thielen (S. 135–145).

Bette, K.-H. (1989). Körperspuren. Zur Semantik und Paradoxie moderner Körperlichkeit. Berlin: de Gruyter.

Bettighofer, S. (2016). Übertragung und Gegenübertragung im therapeutischen Prozess (5. Aufl.). Stuttgart: Kohlhammer.

Beutel, M. E. (2002). Neurowissenschaften und Psychotherapie. Neuere Entwicklungen, Methoden und Ergebnisse. Psychotherapeut, 47, 1–10.

Beutel, M. E. (2009). Vom Nutzen der bisherigen neurobiologischen Forschung für die Praxis der Psychotherapie. Psychotherapeutenjournal, 8, 384–392.

Bhat, D., & Carleton, J. (2015). The role of the autonomic nerve system. In Marlock et al. (S. 615–632).

Bielefeld, J. (1991). Zur Begrifflichkeit und Strukturierung der Auseinandersetzung mit dem Körper. In ds. (Hg.), Körpererfahrung. Grundlagen menschlichen Bewegungsverhaltens (2. Aufl.) (S. 3–35). Göttingen: Hogrefe.

Binder, E. (2020). Stress und Epigenetik. In Egle et al. (S. 139–146).

Bischkopf, J. (2009). Emotionen in der Psychotherapie – Ergebnisse empirischer Psychotherapieforschung und ihre Umsetzung in der Emotionsfokussierten Therapie. In R. Esterbauer & S. Rinofner-Kreidl (Hg.), Emotionen im Spannungsfeld von Phänomenologie und Wissenschaften (S. 95–110). Frankfurt: Peter Lang.

Bizzari, V. (2018). A phenomenological approach to psychopathologies: An embodied proposal. Intercultural Philosophy Journal, 1, 132–156.

Blanke, O., & Metzinger, T. (2009). Full-body illusions and minimal phenomenal selfhood. Trends in Cognitive Sciences, 13, 7–13 (auch in Fuchs et al., 2010, S. 21–35).

Bloch, E. (1979). Erbschaft dieser Zeit. Frankfurt: Suhrkamp.

Bloch, S., Lemeignan, M., & Aguilera, N. (1991). Specific respiratory patterns distinguish among human basic emotions. International Journal of Psychophysiology, 11, 141–154.

Blohm, F. (2015). Tagträume, konkrete Utopien und das "Prinzip Hoffnung". Ernst Blochs vergessener Beitrag zur Psychoanalyse. Psychosozial, 38 (H. 4) (Nr. 142), 85–99.

Blomeyer, R. (1981). Die Wiederentdeckung des Leibes und die Psychotherapie. In P.-M. Pflüger (Hg.), Die Wiederentdeckung des Leibes (S. 9–22). Fellbach: Bonz.

Bloom, K. (2006). The Embodied Self. Movement and Psychoanalysis. London: Karnac.

Blumenthal, J. A., Babyak, M. A., Doraiswamy, P. M., Watkins, L., Hoffman, B. M., Barbour, K. A., Herman, S., Craighead, W. E., Brosse, A. L., Waugh, R., Hinderliter, A., & Sherwood, A. (2007). Exercise and Pharmacotherapy in the Treatment of Major Depressive Disorder. Psychosomatic Medicine, 69, 587–596.

Blunk, R. (2006). Neuropsychologie für Psychotherapeutinnen. In Schmidt (S. 41–52).

Boadella, D. (1983). Wilhelm Reich. Frankfurt: Fischer.

Boadella, D. (1991). Befreite Lebensenergie. Einführung in die Biosynthese. München: Kösel.

Boadella, D. (1991a). Stile der Atmung. Energie & Charakter, 22, Nr. 3, 2–12.

Boadella, D. (1993). Muster der Persönlichkeit. Energie & Charakter, 24, Nr. 8, 2–46.

Boadella, D. (1995). Emotionen in der Körperpsychotherapie. In H. Petzold (Hg.), Die Wiederentdeckung des Gefühls. Emotionen in der Psychotherapie und die menschliche Entwicklung (S. 519–547). Paderborn: Junfermann.

Boadella, D. (1996). Emotionen in der Körperpsychotherapie. Energie & Charakter, 27, Nr. 13, 2–25.

Boadella, D. (1996a). Stress und Charakterstruktur. In D. Hoffmann-Axthelm (Hg.), Der Körper in der Psychotherapie (S. 36–89). Basel: Schwabe.

Boadella, D. (1998). Embryologie und Therapie. International Journal of Prenatal and Perinatal Psychology and Medicine, 10, 65–88.

Boadella, D. (2000). Shape Flow and Postures of the Soul – The Biosynthesis Concept of the Motoric Fields. Energy & Character, 30/2, 7–17.

Boadella, D. (2000a). Polarity and character. Energy & Character, 31/2, 7–16.

Boadella, D. (2002). Die Erweckung der Sensibilität und die Wiederentdeckung der Motilität. Psycho-physikalische Synthese als Grundlage der Körperpsychotherapie: Das 100-jährige Vermächtnis von Pierre Janet (1859–1947). Psychotherapie Forum, 10, 13–21.

Boadella, D. (2019). Four forms of knowledge in biosynthesis therapy. In Payne et al. (S. 291–297).

Bocian, B. (2007). Fritz Perls in Berlin 1893–1933. Wuppertal: Peter Hammer.

Bock, J., Helmeke, C., Ovtscharoff, W., Gruß, M., & Braun, K. (2003). Frühkindliche emotionale Erfahrungen beeinflussen die funktionelle Entwicklung des Gehirns. Neuroforum, 9 (H. 2), 15–20.

Bock, W. (2000). Der Glanz in den Augen. Wilhelm Reich, ein Wegbereiter der Gestalttherapie. In B. Bocian & F.-M. Staemmler (Hg.), Gestalttherapie und Psychoanalyse (S. 109–141). Göttingen: Vandenhoeck & Ruprecht.

Bockrath, F., Boschert, B., & Franke, E. (Hg.) (2008). Körperliche Erkenntnis. Formen reflexiver Erfahrung. Bielefeld: Transcript.

Boden, M. A. (1999). Is Metabolism Necessary? British Journal for the Philosophy of Science, 50, 231–248.

Boeckh, A. (2019). Die dialogische Struktur des Selbst. Perspektiven einer relationalen und emotionsorientierten Gestalttherapie. Gießen: Psychosozial.

Bohart, A. C. (1993). Experiencing: The Basis of Psychotherapy. Journal of Psychotherapy Integration, 3, 51–67.

Bohart, A. C., O'Hara, M., & Leitner, L. M. (1998). Empirically Violated Treatments: Disenfranchisement of Humanistic and Other Psychotherapies. Psychotherapy Research, 8, 141–157.

Böhme, G. (2003). Leibsein als Aufgabe. Leibphilosophie in pragmatischer Hinsicht. Kusterdingen: Die graue Edition.

Böhme, G. (2020). Leib. Die Natur, die wir selbst sind. Frankfurt: Suhrkamp.

Bohne, M. (2008). Einführung in die Praxis der Energetischen Psychotherapie. Heidelberg: Carl Auer.

Bohne, M. (2012). Bitte klopfen! Kommunikation & Seminar, 3, 20–23.

Bohne, M. (2019). Vom energetischen Paradigma zur Prozess- und Embodimentfokussierten Psychologie (PEP). In ds. (Hg.), Klopfen mit PEP. Prozess- und Embodimentfokussierte Psychologie in Therapie und Coaching (S. 25–131). Heidelberg: Carl Auer.

Bohne, M., Ohler, M., Schmidt, G., & Trenkle, B. (Hg.) (2016). Reden reicht nicht!? Bifokal-multisensorische Interventionsstrategien für Therapie und Beratung. Heidelberg: Carl Auer.

Bolen, P. (1993). Arbeit an den Gelenken. Energie & Charakter, 24, Nr. 7, 82–92.

Bolis, D., & Schilbach, L. (2018) Observing and participating in social interactions: Action perception and action control across the autistic spectrum. Developmental Cognitive Neuroscience, 29, 168–175.

Bolis, D., & Schilbach, L. (2018a). 'I interact therefore I am': The self as a historical product of dialectical attunement. Topoi, 39, 521–534.

Bolis, D., Balsters, J., Wenderoth, N., Becchio, C., & Schilbach, L. (2017). Beyond autism: Introducing the dialectical misattunement hypothesis and a Bayesian account of intersubjectivity. Psychopathology, 50, 355–372.

Bolm, T. (2015). Mentalisierungsbasierte Therapie. München: Reinhardt.

Bongard, J., Zykov, V., & Lipson, H. (2006). Resilient Machines Through Continuous Self-Modeling. Science, 314, 1118–1121.

Boone, R. T., & Cunningham, J. G. (2001). Children's expression of emotional meaning in music through expressive body movement. Journal of Nonverbal Behavior, 25, 21–41.

Booth, A., Trimble, T., & Egan, J. (2010). Body-centred counter-transference in a sample of Irish clinical psychologists. The Irish Psychologist, 36(12), 284–289.

Boritz, T. Z., Angus, L., Monette, G., Hollis-Walker, L., & Warwar, S. (2011). Narrative and emotion integration in psychotherapy: Investigating the relationship between autobiographical memory specificity and expressed emotional arousal in brief emotion-focused and client-centred treatments of depression. Psychotherapy Research, 21, 16–26.

Borkenhagen, A. (2011). Die Inszenierung des Selbst mit dem Skalpell. In M. R. Müller, H.-G. Soeffner & A. Sonnenmoser (Hg.), Körper Haben. Die symbolische Formung der Person (S. 60–69). Weilerswist: Velbrück Wissenschaft.

Bornemann, B., & Singer, T. (2017). Taking time to feel your body: Steady increases in heartbeat perception accuracy and decreases in alexithymia over 9 months of contemplative training. Psychophysiology, 54, 469–482.

Botvinick, M., & Cohen, J. D. (1998). Rubber hand 'feels' what eyes see. Nature, 391, 756.

Boulanger, J. L., Hayes, S. C., & Pistorello, J. (2010). Experiential Avoidance as a Functional Contextual Concept. In A. M. Kring & D. M. Sloan (Hg.), Emotional Regulation and Psychopathology (S. 107–136). New York: Guilford.

Bourdieu, P. (1982). Die feinen Unterschiede. Kritik der gesellschaftlichen Urteilskraft. Frankfurt: Suhrkamp.

Boyesen, G. (1982). A personalidade primária (Die Primärpersönlichkeit). Cadernos de Psicologia Biodinâmica, 3, 7–12.

Boyesen, G. (1987). Über den Körper die Seele heilen. Biodynamische Psychologie und Psychotherapie. Eine Einführung. München: Kösel.

Boyesen, G., & Boyesen, M. L. (1987). Biodynamik des Lebens. Die Gerda-Boyesen-Methode. Essen: Synthesis.

Boyesen, G., Leudesdorff, C., & Santner, C. (1995). Von der Lust am Heilen. Quintessenz meines Lebens. München: Kösel.

Bradley, M., Cuthbert, B. N., & Lang, P. J. (1993). Pictures as prepulse: Attention and emotion in startle modification. Psychophysiology, 30, 541–545.

Brähler, E. (Hg.) (1995). Körpererleben. Ein subjektiver Ausdruck von Leib und Seele. Beiträge zur psychosomatischen Medizin (2. Aufl.). Gießen: Psychosozial.

Brähler, E. (1995a). Körpererleben – ein vernachlässigter Aspekt der Medizin. In ds. (S. 3–18).

Braten, S. (1988). Dialogic mind: The infant and the adult in protoconversation. In M. Carvallo (Hg.), Nature, Cognition and System (S. 187–205). Dordrecht: Kluwer.

Braun, M. G. (2015). Der Einsatz von Körperpsychotherapie an deutschen Kliniken für Psychosomatik – eine repräsentative Querschnitterhebung. Regensburg: Hochschulschrift der Universität Regensburg (Dissertation). https://doi.org/10.5283/epub.31980.

Bravo, J. A., Forsythe, P., Chew, M. V., Escaravage, E., Savignac, H. M., Dinan, T. G., Bienenstock, J., & Cryan, J. F. (2011). Ingestion of Lactobacillus strain regulates emotional behavior and central GABA receptor expression in a mouse via the vagus nerve. Proceedings of the National Academy of Sciences, 108, 16050–16055.

Brecklinghaus, H. G. (2010). Strukturelle Integration (Rolfing). In Müller-Braunschweig & Stiller (S. 215–229).

Bremner, G., & Slater, A. (Hg.) (2003). Theories of Infant Development. Malden, N. J.: Blackwell.

Brensing, K. (2013). Persönlichkeitsrechte für Tiere. Die nächste Stufe der moralischen Evolution. Freiburg: Herder.

Breuer, J., & Freud, S. (1895). Studien über Hysterie. Leipzig: Deuticke.

Breyer, T., & Gerner, A. (2017). Resonanz und Interaktion: Eine philosophische Annäherung anhand zweier Proben. In Breyer et al. (S. 33–46).

Breyer, T., Buchholz, M. B., Hamburger, A., Pfänder, S., & Schumann, E. (Hg.) (2017). Resonanz Rhythmus Synchronisierung. Interaktionen in Alltag, Therapie und Kunst. Bielefeld: transcript.

Briñol, P., Petty, R. E., & Wagner, B. (2009). Body posture effects on self-evaluation: A self-validation approach. European Journal of Social Psychology, 39, 1053–1064.

Brisch, K. H. (1999). Bindungsstörungen. Von der Bindungstheorie zur Therapie (3. Aufl.). Stuttgart: Klett-Cotta.

Brisch, K.-H., & Hellbrügge, T. (Hg.) (2009). Bindung und Trauma. Risiken und Schutzfaktoren für die Entwicklung von Kindern. Stuttgart: Klett-Cotta.

Bröckling, U. (2007). Das unternehmerische Selbst. Soziologie einer Subjektivierungsform. Frankfurt: Suhrkamp.

Brooks, C. V. W. (1979). Erleben durch die Sinne. Sensory Awareness. Paderborn: Junfermann.

Brosch, T., & Scherer, K. R. (2009). Das Komponenten-Prozess-Modell – ein integratives Emotionsmodell. In V. Brandstätter & J. H. Otto (Hg.), Handbuch der Allgemeinen Psychologie: Motivation und Emotion (S. 446–456). Göttingen: Hogrefe.

Broschmann, D., & Fuchs, T. (2020). Zwischenleiblichkeit in der psychodynamischen Psychotherapie. Ansatz zu einem verkörperten Verständnis von Intersubjektivität. Forum der Psychoanalyse, 36, 459–475.

Brown, M. (1988). Die heilende Berührung. Die Methode des direkten Körperkontakts in der körperorientierten Psychotherapie. Essen: Synthesis.

Bucci, W. (2001). Pathways of Emotional Communication. Psychoanalytic Inquiry, 21, 40–70.

Bucci, W. (2011). The Interplay of Subsymbolic and Symbolic Processes: It Takes Two to Tango – But Who Knows the Steps, Who's The Leader? The Choreography of the Psychoanalytic Interchange. Psychoanalytic Dialogues, 21, 45–54.

Buchheim, P., Cierpka, M., & Seifert, T. (Hg.) (1992). Liebe und Psychotherapie – Der Körper in der Psychotherapie – Weiterbildungsforschung. Berlin: Springer.

Buchheim, A., Viviani, R., Kessler, H., Kächele, H., Cierpka, M., Roth, G., George, C., Kernberg, O. F., Bruns, G., & Taubner, S. (2012). Neuronale Veränderungen bei chronisch depressiven Patienten während psychoanalytischer Psychotherapie. Psychotherapeut, 57, 219–226.

Buchholz, M. B. (2017). Zur Lage der professionellen Psychotherapie. Nach DSM-5, Neurohype und RCT-Dominanz. Forum der Psychoanalyse, 33, 289–310.

Bugental, J. F. T. (1964). The Third Force in Psychology. Journal of Humanistic Psychology, 4, 19–26.

Bühler, C. (1974). Vorwort. In Petzold (S. 8–9).

Bühler, C. (1979). Humanistic Psychology as a Personal Experience. Journal of Humanistic Psychology, 19, 5–22.

Bühler, C., & Allen, M. (1973). Einführung in die humanistische Psychologie. Stuttgart: Klett.

Bühler, K. (1934). Sprachtheorie. Die Darstellungsform der Sprache. Jena: Fischer.

Bulnes, L. C., Mariën, P., Vandekerckhove, M., & Cleeremans, A. (2019). The effects of Botulinum toxin on the detection of gradual changes in facial emotion. Scientific Reports, 9:11734. https://doi.org/10.1038/s41598-019-48275-1.

Bunkan, B. (1991). Das Zwerchfell – Zwischen Körper und Emotion. Energie & Charakter, 22, Nr. 3, 26–30.

Büntig, W. (1983). Bioenergetik. In R. J. Corsini (Hg.), Handbuch der Psychotherapie (S. 66–110). Weinheim: Beltz.

Büntig, W. (1992). Die Entfaltung der Beziehung in der Körperpsychotherapie. In P. Buchheim et al. (S. 172–188).

Büntig, W. E. (2006). Das Werk von Wilhelm Reich. In Marlock & Weiss (S. 41–60).

Buongiorno, F. (2019). From the extended mind to the digitally extended self: A phenomenological critique. Aisthesis, 12, 61–68.

Bürgy, M. (2019). Phenomenology of obsessive-compulsive disorder: A methodologically structured overview. Psychopathology, 52, 174–183.

Busch, B. (2020). Discourse, emotions and embodiment. In A. De Fina & A. Georgakopoulou (Hg.), The Cambridge Handbook of Discourse Studies (S. 327–349). Cambridge, MA: Cambridge University Press.

Butler, J. E. (2007). Drive to the human respiratory muscles. Respiratory Physiology & Neurobiology, 159, 115–126.

Butterworth, G. (1998). An Ecological Perspective on the Origins of Self. In Bermúdez et al. (S. 87–105).

Caggiano, V., Fogassi, L., Rizzolatti, G., Casile, A., Giese, M. A., & Thier, P. (2012). Mirror neurons encode the subjective value of an observed action. Proceedings of the National Academy of Science, 109, 11848–11853.

Caldwell, C. (1997). The somatic umbrella. In ds. (Hg), Getting in Touch. The Guide to New Body-Centered Therapies (S. 7–28). Wheaton: Quest Books.

Caldwell, C. (2006). Bewegung als Psychotherapie und in der Psychotherapie. In Marlock & Weiss (S. 430–441).

Caldwell, C. (2012). Sensation, movement, and emotion. Explicit procedures for implicit memories. In S. Koch et al. (S. 255–265).

Caldwell, C. (2018). Bodyfulness. Somatic Practices for Presence, Empowerment, and Waking Up in This Life. Boulder, CO: Shambhala.

Calvo-Merino, B., Glaser, D. E., Grèzes, J., Passingham, R. E., & Haggard, P. (2005). Action observation and acquired motor skills: An fMRI study with expert dancers. Cerebral Cortex, 15, 1243–1249.

Cameron, O. G. (2001). Interoception: The Inside Story – A Model for Psychosomatic Processes. Psychosomatic Medicine, 63, 697–710.

Campbell, J. (2014). Personal Identity. In Gallagher (S. 339–351).

Cantieni, B. (2006). Wie gesundes Embodiment selbst gemacht wird. In Storch et al. (S. 101–125).

Cao, R., Yang, X., Luo, J., Wang, P., Meng, F., Xia, M., He, Y., Zhao, T., & Li, Z. (2021). The effects of cognitive behavioral therapy on the whole brain structural connectome in unmedicated patients with obsessive-compulsive disorder. Progress in Neuro-Psychopharmacology and Biological Psychiatry, 104. https://doi.org/10.1016/j.pnpbp.2020.110037.

Cappas, N. M., Andres-Hyman, R., & Davidson, L. (2005). What psychotherapists can begin to learn from neuroscience: Seven principles of a brain-based psychotherapy. Psychotherapy: Theory, Research, Practice, Training, 42, 374–383.

Capra, F. (1985). Wendezeit. Bern: Scherz.

Capra, F., & Luisi, L. (2014). The Systems View of Life. A Unifying Vision. New York: Cambridge University Press.

Carle, L. (2002). Das Energiekonzept in der Bioenergetischen Analyse und Therapie. In Koemeda-Lutz (S. 151–182).

Carr, L., Iacoboni, M., Dubeau, M.-C., Mazziotta, J., & Lenzi, G. L. (2003). Neural mechanisms of empathy in humans: A relay from neural systems for imitation to limbic areas. Proceedings of the National Academy of Sciences, 100, 5497–5502.

Carroll, R. (2005). Neuroscience and the 'law of the self'. The autonomic nervous system updated, re-mapped and in relationship. In Totton (S. 13–29).

Carroll, R. (2006). A new era for psychotherapy: Panksepp's affect model in the context of neuroscience and its implications for contemporary psychotherapy practice. In Corrigall et al. (S. 50–62).

Carroll, R. (2009). Self-regulation – an evolving concept at the heart of body psychotherapy. In Hartley (S. 89–105).

Carroll, R. (2012). At the border between chaos and order: What psychotherapy and neuroscience have in common. In C. Young (Hg.), About the Science of Body

Psychotherapy (S. 3–26). Stow, Galashiels, UK: Body Psychotherapy Publications.

Carryer, J. R., & Greenberg, L. S. (2010). Optimal Levels of Emotional Arousal in Experiential Therapy of Depression. Journal of Consulting and Clinical Psychology, 78, 190–199.

Caspar, F. (2001). Die innere Welt des Psychotherapeuten: Schemata und Emotionen, Ratio und Intuition. In Cierpka & Buchheim (S. 139–152).

Casriel, D. (1975). Die Wiederentdeckung des Gefühls. München: Bertelsmann.

Cassam, Q. (2014). The embodied self. In Gallagher (S. 139–156).

Castiello, U., Becchio, C., Zoia, S., Nelini, C., Sartori, L., Blason, L., D'Ottavio, G., Bulgheroni, M., & Gallese, V. (2010). Wired to Be Social: The Ontogeny of Human Interaction. PloS ONE, 5, e13199. https://doi.org/10.1371/journal.pone.0013199.

Cavell, M. (2006). Subjektivität, Intersubjektivität und die Frage der Realität in der Psychoanalyse. In Altmeyer & Thomä (S. 178–200).

Caysa, V. (2008). Körperliche Intelligenz als empraktische Körpererinnerung. In Bockrath et al. (S. 73–85).

Chalmers, D. J. (1995). Facing up to the problem of consciousness. Journal of Consciousness Studies, 2(3), 200–219.

Chamberlain, D. B. (1997). Neuere Forschungsergebnisse aus der Beobachtung vorgeburtlichen Verhaltens. In L. Janus & S. Haibach (Hg.), Seelisches Erleben vor und während der Geburt (S. 23–37). Neu-Isenburg: LinguaMed.

Charny, E. J. (1966). Psychosomatic Manifestations of Rapport in Psychotherapy. Psychosomatic Medicine, 28, 305–315.

Chartrand, T. L., & Bargh, J. A. (1999). The Chameleon Effect: The Perception-Behavior Link and Social Interaction. Journal of Personality and Social Psychology, 76, 893–910.

Chemero, A. (2011). Radical Embodied Cognitive Science. Cambridge: MIT Press.

Cheney, D. (2019). Gravity and the development of the (body) self in dance movement psychotherapy. In Payne et al. (S. 117–124).

Chesler, A., Szczot, M., Bharucha-Goebel, D., Čeko, M., Donkervoort, S., Laubacher, C., Hayes, L. H., Alter, K., Zampieri, C., Stanley, C., Innes, A. M., Mah, J. K., Grosmann, C. M., Bradley, N., Nguyen, D., Foley, A. R., Le Pichon, C. E., & Bönnemann, C. G. (2016). The role of PIEZO2 in human mechanosensation. The New England Journal of Medicine, 375, 1355–1364.

Chiel, H. J., & Beer, R. D. (1997). The brain has a body: adaptive behavior emerges from interactions of nervous system, body and environment. Trends in Neurosciences, 20, 553–557.

Chiel, H. J., Ting, L. H., Ekeberg, Ö., & Hartmann, M. J. Z. (2009). The Brain and Its Body: Motor Control and Sensing in a Biomechanical Context. The Journal of Neuroscience, 29, 12807–12814.

Ciaunica, A. (2019). The 'Meeting of Bodies': Empathy and basic forms of shared experiences. Topoi, 38, 185–195.

Cierpka, M., & Buchheim, P. (Hg.) (2001). Psychodynamische Konzepte. Berlin: Springer.

Clark, A. (1999). An embodied cognitive science? Trends in Cognitive Sciences, 3, 345–351.

Clark, A., & Chalmers, D. (1998). The Extended Mind. Analysis, 58, 10–23.

Clauer, J. (2003). Von der projektiven Identifikation zur verkörperten Gegenübertragung. Psychotherapie Forum, 11, 92–100.

Clauer, J. (2011). Die Behandlung von Angsterkrankungen in der Bioenergetischen Analyse. In Röhricht (S. 150–160).

Cocks, G. (1997). Psychotherapy in the Third Reich. The Göring Institute (2nd. ed.). New Brunswick: Transaction Publishers.

Cocks, G. (2019). Johannes Heinrich Schultz oder vom steten Bemühen um entspannte Leistungsfähigkeit. In Geisthövel & Hitzer (S. 155–165).

Code, L. (2014). Self, subjectivity, and the instituted social imaginary. In Gallagher (S. 715–737).

Coello, Y., & Fischer, M. H. (Hg.) (2016). Foundations of Embodied Cognition: Perceptual and Emotional Embodiment. London: Routledge.

Cohen, K., Ramseyer, F. T., Tal, S., & Zilcha-Mano, S. (2021). Nonverbal synchrony and the alliance in psychotherapy for Major Depression: Disentangling state-like and trait-like effects. Clinical Psychological Science, 9, 634–648.

Cole, J. (2001). Empathy needs a face. Journal of Consciousness Studies, 8, 51–68.

Cole, J. (2016). Losing Touch: A Man Without His Body. Oxford, GB: Oxford University Press.

Colombetti, G. (2014). The Feeling Body. Affective Science Meets the Enactive Mind. Cambridge, MA: The MIT Press.

Colombetti, G. (2017). Enactive affectivity, extended. Topoi, 36, 445–455.

Comtois, K. A., Chochran, B. N., & Linehan, M. (2000). Die verhaltenstherapeutische Behandlung der Borderline-Persönlichkeitsstörungen. In Kernberg et al. (S. 573–594).

Cornell, W. F. (2006). Das Feld der Erotik – Sexualität in der körperorientierten Psychotherapie. In Marlock & Weiss (S. 709–718).

Cornell, W. F. (2015). Somatic Experience in Psychoanalysis and Psychotherapy. In the Expressive Language of the Living. London: Routledge.

Cornell, W. F. (2016). The analyst's body at work: Utilizing touch and sensory experience in psychoanalytic psychotherapies. Psychoanalytic Perspectives, 13, 168–185.

Corrigall, J., Payne, H., & Wilkinson, H. (Hg.) (2006). About a Body. Working with the Embodied Mind in Psychotherapy. London: Routledge.

Corsi, L. (2012). Organismic Self-Regulation in Kurt Goldstein's Holistic Approach. International Body Psychotherapy Journal, 11, 57–65.

Cozolino, L. (2002). The Neuroscience of Psychotherapy. Building and Rebuilding the Human Brain. New York: Norton.

Craig, A. D. (2002). How do you feel? Interoception: the sense of the physiological condition of the body. Nature Reviews Neuroscience, 3, 655–666.

Craig, A. D. (2003). Interoception: the sense of the physiological condition of the body. Current Opinion in Neurobiology, 13, 500–505.

Craig, A. D. (2008). Interoception and Emotion. A Neuroanatomical Perspective. In M. Lewis, J. M. Haviland-Jones & L. Feldman Barrett (Hg.), Handbook of Emotions (S. 272–288). New York: The Guilford Press.

Cramer, P. (2000). Defense Mechanisms in Psychology Today: Further Processes for Adaptation. American Psychologist, 55, 637–646.

Critchley, H. D. (2009). Psychophysiology of neural, cognitive and affective integration: fMRI and autonomic indicants. International Journal of Psychophysiology, 73, 88–94.

Critchley, H. D., Mathias, C. J., & Dolan, R. J. (2001). Neuroanatomical basis for first- and second-order representations of bodily states. Nature Neuroscience, 4, 207–212.

Critchley, H. D., Wiens, S., Rotshtein, P., Öhman, A., & Dolan, R. J. (2004). Neural systems supporting interoceptice awareness. NatureN, 7, 189–195.

Crook, J. (1987). The nature of conscious awareness. In C. Blackmore & S. Greenfield (Hg.), Mindwaves: Thougts on Intelligence, Identity and Consciousness (S. 383–402). Oxford: Basil Blackwell.

Csordas, T. (1990). Embodiment as a paradigm for anthropology. Ethos, 18, 5–47.

Cutting, J. E., & Kozlowski, L. T. (1977). Recognizing friends by their walk: Gait perception without familiarity cues. Bulletin of the Psychonomic Society, 9, 353–356.

Csikszentmihalyi, M. (2010). Das flow-Erlebnis. Jenseits von Angst und Langeweile: im Tun aufgehen (11. Aufl.). Stuttgart: Klett-Cotta.

Czetczok, H. (2010). Die Feldenkrais-Methode. In Müller-Braunschweig & Stiller (S. 137–156).

Dael, N., Mortillaro, M., & Scherer, K. R. (2012). Emotion expression in body action and posture. Emotion, 12, 1085–1101.

Dael, N., Goudbeck, M., & Scherer, K. R. (2013). Perceived gesture dynamics in nonverbal expression of emotion. Perception, 42, 642–657.

Dahmer, H. (1982). Sándor Ferenczi – Sein Beitrag zur Psychoanalyse. In D. Eicke (Hg.), Tiefenpsychologie, Bd. 1: Sigmund Freud – Leben und Werk (S. 161–190). Weinheim: Beltz.

Dalgleish, T. (2004). The emotional brain. Nature Reviews Neuroscience, 5, 582–589.

Damasio, A. R. (1997). Descartes Irrtum. Fühlen, Denken und das menschliche Gehirn. München: dtv.

Damasio, A. R. (2000). Ich fühle, also bin ich. Die Entschlüsselung des Bewusstseins. München: List.

Damasio, A. R. (2005). Der Spinoza-Effekt. Wie Gefühle unser Leben bestimmen. München: List.

Damasio, A. R. (2011). Selbst ist der Mensch. Körper, Geist und die Entstehung des menschlichen Bewusstseins. München: Siedler.

Damasio, A. R., Grabowski, T. J., Bechara, A., Damasio, H., Ponto, L., Parvizi, J., & Hichwa, R. D. (2000). Subcortical and cortical brain activity during the feeling of self-generated emotions. Nature Neuroscience, 3, 1049–1056.

Damhorst, K. (2006). Sinneswahrnehmung. In Schmidt (S. 92–97).

Dana, D. (2021). Die Polyvagal-Theorie in der Therapie. Den Rhythmus der Regulation nutzen (3. Aufl.). Lichtenau: Probst.

David, N., Newen, A., & Vogeley, K. (2008). The „sense of agency" and its underlying cognitive and neural mechanisms. Consciousness and Cognition, 17, 523–534.

Davis, W. (2020). Funktionale Analyse. Grundlagen und Anwendungen in der Körperpsychotherapie. Gießen: Psychosozial.

Davis, M., & Hadiks, D. (1990). Nonverbal behavior and client state changes during psychotherapy. Journal of Clinical Psychology, 46, 340–351.

Davis, M., & Hadiks, D. (1994). Nonverbal aspects of therapist attunement. Journal of Clinical Psychology, 50, 393–405.

Decety, J., & Fotopoulou, A. (2015). Why empathy has a beneficial impact on others in medicine: Unifying theories. Frontiers in Behavioral Neuroscience, 8, 457. https://doi.org/10.3389/fnbeh.2014.00457.

Decety, J., & Ickes, W. (Hg.) (2009). The Social Neuroscience of Empathy. Cambridge, MA: The MIT Press.

De Clerck, V. (2008). Körper, Beziehung und Übertragung: Die drei Dimensionen der Bioenergetischen Analyse. In Heinrich-Clauer (S. 179–203).

de Haan, S. (2010). Comment: The Minimal Self is a Social Self. In Fuchs et al. (S. 12–18).

de Haan, S. (2020). An enactive approach to psychiatry. Philosophy, Psychiatry, & Psychology, 27, 3–25.

De Jaegher, H. (2013). Embodiment and sense-making in autism. Frontiers in Integrative Neuroscience, 7:15. https://doi.org/10.3389/fnint.2013.00015.

De Jaegher, H. (2015). How we affect each other. Michel Henry's 'pathos-with' and the enactive approach to intersubjectivity. Journal of Consciousness Studies, 22, 112–132.

De Jaegher, H. (2018). The intersubjective turn. In A. Newen, L. De Bruin & S. Gallagher (Hg.), The Oxford Handbook of Cognition: Embodied, Embedded, Enactive and Extended (S. 453–468). Oxford: Oxford University Press.

De Jaegher, H., & Di Paolo, E. (2007). Participatory Sense Making: An Enactive Approach to Social Cognition. Phenomenology and Cognitive Sciences, 6, 485–507.

De Jaegher, H., & Di Paolo (2013). Enactivism is not interactionism. Frontiers in Human Neuroscience, 6, Art. 345. https://doi.org/10.3389/fnhum.2012.00345.

De Jaegher, H., Pieper, B., Clénin, D., & Fuchs, T. (2017). Grasping intersubjectivity: an invitation to embody social interaction research. Phenomenology and the Cognitive Sciences, 16, 491–523.

Dekeyser, M., Elliott, R., & Leijssen, M. (2009). Empathy in psychotherapy: Dialogue and embodied understanding. In Decety & Ickes (S. 113–124).

Deneke, F.-W. (2001). Psychische Struktur und Gehirn. Die Gestaltung subjektiver Wirklichkeiten (2. Aufl.). Stuttgart: Schattauer.

Depraz, N. (2008). The rainbow of emotions: at the crossroads of neurobiology and phenomenology. Continental Philosophy Review, 41, 237–259.

De Preester, H. (2007). The deep bodily origins of the subjective perspective: Models and their problems. Consciousness and Cognition, 16, 604–618.

De Preester, H., & Tsakiris, M. (2009). Body-extension versus body-incorporation: Is there a need for a body-model? Phenomenology and the Cognitive Sciences, 8, 307–319.

Dethlefsen, T., & Dahlke, R. (1983). Krankheit als Weg. Deutung und Be-deutung der Krankheitsbilder. München: Bertelsmann.

Deutscher Werkbund e.V. (Hg.) (1986). Schock und Schöpfung. Jugendästhetik im 20. Jahrhundert. Neuwied: Luchterhand.

Diamond, J., (1983). Der Körper lügt nicht. Freiburg: VAK.

Dietrich, S. (1995). Atemrhythmus und Psychotherapie. Ein Beitrag zur Geschichte der Psychosomatik und ihrer Therapien. Unveröff. Med. Diss., Universität Bonn (veröff. 2014, Homburg: VAS-Verlag).

Dijkstra, K., Kaschak, M. P., & Zwaan, R. A. (2007). Body posture facilitates retrieval of autobiographical memories. Cognition, 102, 139–149.

Dilthey, W. (1910/2013). Der Aufbau der geschichtlichen Welt in den Geisteswissenschaften. Leipzig: Amazon (Print on Demand).

Dilthey, W. (1924). Ideen über eine beschreibende und zergliedernde Psychologie. Gesammelte Schriften, Bd. 5 (S. 139–240). Leipzig: Teubner.

Di Mascio, A., Boyd, R. W., & Greenblatt, M. (1957). Physiological correlates of tension and antagonism during psychotherapy: A study of interpersonal physiology. Psychosomatic Medicine, 19, 99–104.

Dimberg, U., Thunberg, M., & Elmehed, K. (2000). Unconscious Facial Reactions to Emotional Facial Expressions. Psychological Science, 11, 86–89.

Dimberg, U., Andréasson, P., & Thunberg, M. (2011). Emotional Empathy and Facial Reactions to Facial Expressions. Journal of Psychophysiology, 25, 26–31.

Di Paolo, E., & De Jaegher, H. (2012). The interactive brain hypothesis. Frontiers in Human Neuroscience, 6, Art. 163. https://doi.org/10.3389/fnhum.2012.00163.

Di Paolo, E., & De Jaegher, H. (2015). Toward an embodied science of intersubjectivity: widening the scope of social understanding research. Frontiers in Psychology, 6, Art. 234. https://doi.org/10.3389/fpsyg.2015.00234.

Di Paolo, E., & Thompson, E. (2014). The enactive approach. In Shapiro (S. 68–78).

Dixhoorn, J. van (2000). Body awareness and levels of self-regulation. In K. T. Kaku (Hg.), Meditation As Health Promotion (S. 65–80). Delft: Eburon.

Dixhoorn, J. van (2008). Whole-Body Breathing. Biofeedback, 36, 54–58.

Donald, M. (2008). Triumph des Bewusstseins. Die Evolution des menschlichen Geistes. Stuttgart: Klett Cotta.

Donovan, J. M., Osborn, K. A. R., & Rice, S. (2017). Paraverbal Communication in Psychotherapy. Beyond the Words. New York, London: Rowman & Littlefield.

Döring-Seipel, E. (1996). Stimmung und Körperhaltung. Eine experimentelle Studie. Weinheim: Beltz.

Dornberg, M. (2014). Dritte Körper. Leib und Bedeutungskonstitution in Psychosomatik und Phänomenologie. In: A. Böhler, C. Herzog & A. Pechriggl (Hg.), Korporale Performanz (S. 103–122). Bielefeld: transcript Verlag.

Dornes, M. (1993). Der kompetente Säugling. Die präverbale Entwicklung des Menschen. Frankfurt: Fischer.

Dornes, M. (1997). Die frühe Kindheit. Entwicklungspsychologie der ersten Lebensjahre. Frankfurt: Fischer.

Dornes, M. (2000). Die emotionale Welt des Kindes. Frankfurt: Fischer.

Dornes, M. (2002). Der virtuelle Andere. Aspekte vorsprachlicher Intersubjektivität. Forum der Psychoanalyse, 18, 303–331.

Downing, G. (1973). The Massage Book. Guildford, GB: Wildwood House.

Downing, G. (1996). Körper und Wort in der Psychotherapie. München: Kösel.

Downing, G. (2003). Emotion und Körper. Eine Kritik der Emotionstheorie. Psychoanalyse und Körper, 2, Nr. 2, 59–88.

Downing, G. (2004). Emotion, body and parent-infant-interaction. In J. Nadel & D. Muir (Hg.), Emotional Development. Recent Research Advances (S. 429–449). Oxford: Oxford University Press.

Downing, G. (2006). Frühkindlicher Affektaustausch und dessen Beziehung zum Körper. In Marlock & Weiss (S. 333–350).

Downing, G. (2007). Unbehagliche Anfänge. Wie man Psychotherapie mit schwierigen Patienten in Gang setzen kann. In Geißler & Heisterkamp (S. 555–581).

Doyon, M., & Wehrle, M. (2020). Body. In D. De Santis, B. C. Hopkins & C. Majolino (Hg.), The Routledge Handbook of Phenomenology and Phenomenological Philosophy (S. 123–137). London: Routledge.

Draaisma, D. (2007). Warum das Leben schneller vergeht, wenn man älter wird. Von den Rätseln unserer Erinnerung. München: Piper.

Drees, A. (1996). Folter: Opfer, Täter, Therapeuten. Neue Konzepte der psychotherapeutischen Behandlung von Gewaltopfern. Gießen: psychosozial.

Dreher, M., Mengele, U., & Krause, R. (2001). Affective Indicators of the Psychotherapeutic Process: An Empirical Case Study. Psychotherapy Research, 11, 99–117.

Dreitzel, H. P. (2007). Reflexive Sinnlichkeit I. Emotionales Gewahrsein. Die Mensch-Umwelt-Beziehung aus gestalttherapeutischer Sicht. Bergisch Gladbach: EHP.

Dror, O. E. (2019). Emotionen und der physiologische Körper. In Geisthövel & Hitzer (S. 74–88).

Dumouchel, P. (2019). Embodiment: The Ecology of Mind. Philosophies, 4(2), 12. https://doi.org/10.3390/philosophies4020012.

Dunkel, R. M. (2004). Das Kreuz mit dem Kreuz. Rückenschmerzen psychosomatisch verstehen und behandeln. München: Reinhardt.

Dupont, J. (1988). Vorwort. In Ferenczi (S. 11–31).

Duus, P. (1983). Neurologisch-topische Diagnostik. Stuttgart: Thieme.

Eberhard-Kaechele, M. (2009). Von der Katharsis über die Kontrolle zur Ko-Regulation: Rückblick und Ausblick auf die Förderung der Affektregulation in der Tanztherapie. In S. Trautmann-Voigt & B. Voigt (Hg.) Affektregulation und Sinnfindung in der Psychotherapie (S. 115–151), Gießen: Psychosozial.

Eberhard-Kaechele, M. (2019). A developmental taxonomy of interaction modalities in dance movement therapy. In Payne et al. (S. 81–94).

Eberwein, W. (1996). Biodynamik. ZEN in der Kunst der Körperpsychotherapie. Paderborn: Junfermann.

Eberwein, W. (2009). Humanistische Psychotherapie. Quellen, Therapien und Techniken. Stuttgart: Thieme.

Eberwein, W. (2012). Humanistische Psychotherapie. Unterstützung von selbstregulativen Prozessen und Potenzialentfaltung. Deutsches Ärzteblatt PP, 11, 505–506.

Eberwein, W., & Thielen, M. (Hg.) (2014). Humanistische Psychotherapie. Theorien, Methoden, Wirksamkeit. Gießen: Psychosozial.

Ebrecht, A. (1992). Das individuelle Ganze. Zum Psychologismus der Lebensphilosophie. Stuttgart: Metzlersche Verlagsbuchhandlung.

Ecker, W., Kuper, J., & Gönner, S. (2014). Incompleteness as a link between obsessive-compulsive personality traits and specific symptom dimensions of obsessive-compulsive disorder. Clinical Psychology & Psychotherapy, 21, 394–402.

Eckert, A. R. (2004). Bewegtes Sein – eine körperenergetische Betrachtung psychomotorischer Praxis. In Köckenberger & Hammer (S. 128–143).

Eckert, H., & Laver, J. (1994). Menschen und ihre Stimmen. Aspekte der vokalen Kommunikation. Weinheim: Beltz.

Edelman, G. M. (1995). Göttliche Luft, vernichtendes Feuer. Wie der Geist im Gehirn entsteht – die revolutionäre Vision des Medizin-Nobelpreisträgers. München: Piper.

Edmiston, E. E., Wang, F., Mazure, C. M., Guiney, J., Sinha, R., Mayes, L. C., & Blumberg, H. P. (2011). Corticostriatal-Limbic Gray Matter Morphology in Adolescents With Self-reported Exposure to Childhood Maltreatment. Archives of Pediatrics & Adolescent Medicine, 165, 1069–1077.

Egan, J., & Carr, A. (2008). Body-centred countertransference in female trauma therapists. Éisteacht, 8(1), 24–27.

Egle, U. T., Hoffmann, S. O., & Joraschky, P. (Hg.) (1997). Sexueller Missbrauch, Misshandlung, Vernachlässigung. Stuttgart: Schattauer.

Egle, U. T., Franz, M., Joraschky, P., Lampe, A., Seiffge-Krenke, I., & Cierpka, M. (2016). Gesundheitliche Langzeitfolgen psychosozialer Belastungen in der Kindheit – ein Update. Bundesgesundheitsblatt – Gesundheitsforschung – Gesundheitsschutz, 59, 1247–1254.

Egle, U. T., Heim, C., Strauß, B., & von Känel, R. (Hg.) (2020). Psychosomatik – neurobiologisch fundiert und evidenzbasiert. Ein Lehr- und Handbuch. Stuttgart: Kohlhammer.

Egle, U. T., Heim, C., Strauß, B., & von Känel, R. (2020a). Das bio-psycho-soziale Krankheitsmodell – revisited. In ds. (S. 39–48).

Ehrenberg, A. (2004). Das erschöpfte Selbst. Depression und Gesellschaft in der Gegenwart. Frankfurt: Campus.

Ehrenfried, L. (1991). Körperliche Erziehung zum seelischen Gleichgewicht. In P. Zeitler (Hg.), Erinnerungen an Elsa Gindler (S. 34–37). München: Uni-Druck.

Ehrensperger, T. (2010). Bioenergetische Analyse. In Müller-Braunschweig & Stiller (S. 107–126).

Ehrlich, K. B., Ross, K. M., Chen, E., & Miller, G. E. (2016). Testing the biological embedding hypothesis: Is early life adversity associated with a later proinflammatory phenotype? Development and Psychopathology, 28 (4Pt2), 1273–1283.

Eiden, B. (2002). Application of post-Reichian body psychotherapy: a Chiron perspective. In Staunton (S. 27–55).

Eiden, B. (2009). The roots and the development of the Chiron approach. In Hartley (S. 13–30).

Eilan, N., Marcel, A., & Bermúdez, J. L. (1998). Self-Consiousness and the Body: An Interdisciplinary Introduction. In Bermúdez et al. (S. 1–28).

Eisman, J. (2015). Hakomi character theory. In Weiss et al. (S. 76–90).

Ekerholt, K. (Hg.) (2010). Aspects of Psychiatric and Psychosomatic Physiotherapy. Oslo: Oslo University College.

Ekerholt, K., & Bergland, A. (2008). Breathing: A Sign of Life and a Unique Area for Reflection and Action. Physical Therapy, 88, 832–840.

Ekman, P. (2004). Gefühle lesen. Wie Sie Emotionen erkennen und richtig interpretieren. München: Elsevier Spektrum.

Ekman, P., Levenson, R. W., & Friesen, W. V. (1983). Autonomic Nervous System Activity Distinguishes Among Emotions. Science, 221, 1208–1210.

Elias, N. (1980). Über den Prozess der Zivilisation (2 Bde.). Frankfurt: Suhrkamp.

Ellenberger, H. F. (1970). The Discovery of the Unconscious. The History and Evolution of Dynamic Psychiatry. New York: Basic Books.

Elliott, R., Greenberg, L. S., Watson, J., Timulak, L., & Freire, E. (2013). Research on Humanistic-Experiential Psychotherapies. In M. J. Lambert (Hg.), Bergin and Garfield's Handbook of Psychotherapy and Behavior Change (6th ed.) (S. 495–538). Hoboken, N. J.: Wiley.

Emrich, H. (2007). Identität als Prozess. Würzburg: Königshausen und Neumann.

Engel, G. E. (1977). The need for a new medical model. Science, 196, 129–136.

Engelkamp, J., & Zimmer, H. D. (2006). Lehrbuch der Kognitiven Psychologie. Göttingen: Hogrefe.

Eriksson, E. M., Möller, I. E., Söderberg, R. H., Eriksson, H. T., & Kurlberg, G. K. (2007). Body awareness therapy: A new strategy for relief of symptoms in irritable bowel syndrome patients. World Journal of Gastroenterology, 13, 3206–3214.

Ermann, M. (1994). Sándor Ferenczis Aufbruch und Scheitern. Sein Umgang mit der Regression aus heutiger Sicht. Psyche, 48, 706–719.

Ermann, M. (2004). Psychosomatische Medizin und Psychotherapie. Ein Lehrbuch auf psychoanalytischer Grundlage (4. Aufl.). Stuttgart: Kohlhammer.

Ermann, M. (2017). Der Andere in der Psychoanalyse. Die intersubjektive Wende (2. Aufl.). Stuttgart: Kohlhammer.

Erskine, R. G. (2014). Nonverbal stories: The body in psychotherapy. International Journal of Integrative Psychotherapy, 5, 21–33.

Esch, T. (2020). Der Nutzen von Selbstheilungspotenzialen in der professionellen Gesundheitsfürsorge am Beispiel der Mind-Body-Medizin. Bundesgesundheitsblatt – Gesundheitsforschung – Gesundheitsschutz, 63, 577–585.

Fallend, K. (1988). Wilhelm Reich in Wien. Psychoanalyse und Politik. Wien: Geyer.

Feldenkrais, M. (1994). Der Weg zum reifen Selbst. Phänomene menschlichen Verhaltens. Paderborn: Junfermann.

Feldman Barrett, L. (2017). How Emotions Are Made. The Secret Life of the Brain. Boston, New York: Houghton Mifflin Harcourt.

Feldman Barrett, L., & Russell, J. A. (1998). Independence and Bipolartiy in the Structure of Current Affects. Journal of Personality and Social Psychology, 74, 967–984.

Feldman Barrett, L., & Russell, J. A. (1999). The Structure of Current Affect: Controversies and Emerging Consensus. Current Directions in Psychological Science, 8, 10–14.

Feldman Barrett, L., Quigley, K. S., Bliss-Moreau, E., & Aronson, K. R. (2004). Interoceptive Sensitivity and Self-Reports of Emotional Experience. Journal of Personality and Social Psychology, 87, 684–697.

Felitti, V. J., Andra, R. F., Nordenberg, D., Williamson, D. F., Spitz, A. M., Edwards, V., Koss, M. P., & Marks, J. S. (1998). Relationship of childhood abuse and household dysfunction to many of the leading causes of death in adults. The Adverse Childhood Experiences (ACE) Study. American Journal of Preventive Medicine, 14, 245–258.

Fellmann, F. (1982). Phänomenologie und Expressionismus. Freiburg: Karl Alber.

Fellmann, F. (1996). Lebensphilosophie. In ds. (Hg.), Geschichte der Philosophie im 19. Jahrhundert (S. 269–349). Reinbek: Rowohlt.

Fenichel, O. (1927/1985). Über organlibidinöse Begleiterscheinungen der Triebabwehr. In ds., Aufsätze Bd. 1 (S. 116–137). Frankfurt: Ullstein.

Fenichel, O. (1935/1985). Zur Theorie der psychoanalytischen Technik. In ds., Aufsätze Bd. 1 (S. 325–344). Frankfurt: Ullstein.

Fenichel, O. (2015). Psychoanalyse und Gymnastik. Herausgegeben und eingeleitet von Johannes Reichmayr. Gießen: Psychosozial.

Feniger-Schaal, R., Hart, Y., Lotan, N., Koren-Karie, N., & Noy, L. (2018). The body speaks: Using mirror game to link attachment and non-verbal behavior. Frontiers in Psychology. https://doi.org/10.3389/fpsyg.2018.01560.

Ferenczi, S. (1925). Zur Psychoanalyse der Sexualgewohnheiten. In ds., 1982, Bd. 2 (S. 147–181).

Ferenczi, S. (1926). Kontraindikationen der aktiven psychoanalytischen Technik. In ds., 1982, Bd. 2 (S. 182–193).

Ferenczi, S. (1928). Die Elastizität der psychoanalytischen Technik. In ds., 1982, Bd. 2 (S. 237–250).

Ferenczi, S. (1930). Relaxationsprinzip und Neokatharsis. In ds., 1982, Bd. 2 (S. 257–273).

Ferenczi, S. (1931). Kinderanalysen mit Erwachsenen. In ds., 1982, Bd. 2 (S. 274–289).

Ferenczi, S. (1933). Sprachverwirrung zwischen den Erwachsenen und dem Kind. In ds., 1982, Bd. 2 (S. 303–313).

Ferenczi, S. (1982). Schriften zur Psychoanalyse (2 Bde.). Frankfurt: Fischer.

Ferenczi, S. (1988). Ohne Sympathie keine Heilung. Das klinische Tagebuch von 1932. Frankfurt: Fischer.

Fernández-Dols, J.-M., Sánchez, F., Carrera, P., & Ruiz-Belda, M.-A. (1997). Are Spontaneous Expressions and Emotions Linked? An Experimental Test of Coherence. Journal of Nonverbal Behavior, 21, 163–177.

Fernandez-Duque, D., Evans, J., Christian, C., & Hodges, S. D. (2017). Superfluous neuroscience information makes explanations of psychological phenomena more appealing. Journal of Cognitive Neuroscience, 27, 926–944.

Ferri, G., & Cimini, G. (2012). Psicopatologia e Carattere. L'analisi Reichiana. La psicoanalisi nel corpo ed il corpo in psicoanalisi (Psychopathologie und Charakter. Die reichianische Analyse. Die Psychoanalyse im Körper und der Körper in der Psychoanalyse). Rom: Alpes Italia.

Feuchtwanger, L. (1998). Erfolg. Berlin: Aufbau-Verlag.

Fiedler, I. (2004). Tanztherapie in Berlin. In Müller (S. 167–181).

Fiedler, P. (2000). Integrative Psychotherapie bei Persönlichkeitsstörungen. Göttingen: Hogrefe.

Fiedler, P. (Hg.) (2018). Varianten psychotherapeutischer Beziehung. Transdiagnostische Befunde, Konzepte, Perspektiven. Lengerich: Pabst Science Publishers.

Field, N. (1989). Listening With the Body: An Exploration in the Countertransference. British Journal of Psychotherapy, 5, 512–522.

Field, T. (2012). Relationships as regulators. Psychology, 3, 467–479.

Field, T., Hernandez-Reif, M., Diego, M., Feijo, L., Vera, Y., Gil, K., & Sanders, C. (2007). Still-face and separation effects on depressed mother-infant interactions. Infant Mental Health Journal, 28, 314–323.

Fischer, K. (2000). Psychomotorik und kindliche Entwicklung: Metatheoretische Perspektiven. Motorik, 23, 22–26.

Fischer, K., & Kemmann-Huber, E. (1999). Der bewusste zugelassene Atem. Theorie und Praxis der Atemlehre. München: Urban & Fischer.

Fischer, M. (2008). Kommunikation, Mobilisation, Dissoziation: Psychotherapeutisches Arbeiten mit dem Autonomen Nervensystem und seinen drei grundlegenden Modi zur Stressregulation. In R. Jenny & Y. Traber (Hg.), Wo beginnt Heilung? Kritische Ansätze in der Therapie somatoformer Störungen (S. 49–90). Berlin: Weißensee.

Fischer, M. (2016). Persönlichkeitsmodell der Integrativen Körperpsychotherapie IBP. In Kaul & Fischer (S. 112–115).

Fischer, U. (2011). Der viszeral assoziierte Schulterschmerz. Subjektive Perspektiven und diagnostische Vorgehensweisen aus Sicht von Osteopathen. Unveröff. Masterarbeit, Zentrum für chinesische Medizin und Komplementärmedizin, Donau Universität Krems.

Fischer-Bartelmann, B. (2005). Einführung in die Pesso-Therapie. In Sulz et al. (S. 277–301).

Fliegel, S. (1994). Verhaltenstherapeutische Standardmethoden. Weinheim: Beltz.

Flückiger, C., & Znoj, H. (2009). Zur Funktion der nonverbalen Stimmungsmodulation des Therapeuten für den Therapieprozess und Sitzungserfolg. Eine Pilotstudie. Zeitschrift für Klinische Psychologie und Psychotherapie, 38, 4–12.

Fodor, J. (1975). The Language of Thought. New York: Crowell Press.

Foer, J. (2011). Moonwalk mit Einstein. Wie aus einem vergesslichen Mann ein Gedächtnis-Champion wurde. München: Riemann.

Fogel, A. (2003). Remembering Infancy: Accessing Our Earlist Experiences. In Bremner & Slater (S. 204–230).

Fogel, A. (2013). Selbstwahrnehmung und Embodiment in der Körperpsychotherapie. Stuttgart: Schattauer (engl. The Psychophysiology of Self-Awareness. Rediscovering the Lost Art of Body Sense. New York: Norton 2009).

Folberth, W., Heim, G., Blohmke, M., & Huber, W. (1987). Spektrale Untersuchungen der menschlichen Wärmestrahlung bei Patienten mit chronischen Nierenerkrankungen. Nieren- und Hochdruckkrankheiten, 16, 368–373.

Fonagy, P., & Target, M. (2007). The Rooting of the Mind in the Body: New Links Between Attachment Theory and Psychoanalytic Thought. Journal of the American Psychoanalytic Association, 55, 411–456.

Fonagy, P., Gergely, G., Jurist, E. J., & Target, M. (2004). Affektregulierung, Mentalisierung und die Entwicklung des Selbst. Stuttgart: Klett Cotta.

Förster, J. (2003). The influence of approach and avoidance motor actions on food intake. European Journal of Social Psychology, 33, 339–350.

Förster, J., & Jostmann, N. B. (2012). What Is Automatic Self-Regulation? Zeitschrift für Psychologie, 220, 147–156.

Fosha, D. (2001). The Dyadic Regulation of Affect. Journal of Clinical Psychoogy, 57, 227–242.

Fox, N. (1998). Temperament and Regulation of Emotion in the First Years of Life. Pediatrics, 102, No. 5 Supplement, 1230–1235.

Francis, D. D., Diorio, J., Liu, D., & Meaney, M. J. (1999). Nongenomic transmission across generations of maternal behavior and stress responses in the rat. Science, 286, 1155–1158.

Frank, M. (1994). Vorwort. In ds. (Hg.), Analytische Theorien des Selbstbewusstseins (S. 7–34). Frankfurt: Suhrkamp.

Frank, R. (2001). Body of Awareness. A Somatic and Developmental Approach to Psychotherapy. Cambridge, Mass.: Gestalt Press.

Frank, R. (2005). Developmental Somatic Psychotherapy. In Totton (S. 115–127).

Frank, R., & La Barre, F. (2011). The First Year and the Rest of Your Life. Movement, Development, and Psychotherapeutic Change. New York: Routledge.

Frazzetto, G. (2016). Der Gefühlscode. Die Entschlüsselung unserer Emotionen. München: dtv.

Fredrickson, B. L. (1998). What Good are Positive Emotions? Review of General Psychology, 2, 300–319.

Freud, S. (1890). Psychische Behandlung (Seelenbehandlung). SA Ergänzungsband (S. 13–35). Frankfurt: Fischer.

Freud, S. (1915). Das Unbewusste. SA Bd. III (S. 119–173). Frankfurt: Fischer.

Freud, S. (1923). Das Ich und das Es. SA Bd. III (S. 273–330). Frankfurt: Fischer.

Freud, S. (1940). Die psychoanalytische Technik. SA Ergänzungsband (S. 407–421). Frankfurt: Fischer.

Frey, S. (1999). Die Macht des Bildes. Der Einfluss der nonverbalen Kommunikation auf Kultur und Politik. Bern: Huber.

Freyer, T., Klöppel, S., Tüscher, O., Kordon, A., Zurowski, B., Kuelz, A. K., Specka, O., Glauche, V., & Voderholze, U. (2011). Frontostriatal activation in patients with obsessive-compulsive disorder before and after cognitive behavioral therapy. Psychological Medicine, 41, 207–216.

Frick, R. W. (1985). Communicating Emotion: The Role of Prosodic Features. Psychological Bulletin, 97, 412–429.

Friederici, A. D. (2002). Towards a neural basis of auditory sentence processing. Trends in Cognitive Sciences, 6, 78–84.

Friedman, R., & Elliot, A. (2008). The effect of arm crossing on persistence and performance. European Journal of Social Psychology, 38, 449–461.

Fries, E. (2008). Die biologische Programmierung von späterer Gesundheit und Krankheit durch Erlebnisse in der Kindheit. Report Psychologie, 33, 472–483.

Frijda, N. H. (1986). The Emotions. Cambridge, MA: Cambridge University Press.

Frijda, N. H. (1996). Gesetze der Emotionen. Zeitschrift für psychosomatische Medizin und Psychoanalyse, 42, 205–221.

Froese, T. (2011). From adaptive behavior to human cognition: a review of Enaction. Adaptive Behavior, 20, 209–221.

Froese, T., & Fuchs, T. (2012). The extended body: a case study in the neurophenomenology of social interaction. Phenomenology and the Cognitive Sciences, 11, 205–235.

Froese, T., & Leavens, D. A. (2014). The direct perception hypothesis: perceiving the intention of another's action hinders its precise imitation. Frontiers in Psychology. https://doi.org/10.3389/fpsyg.2014.00065.

Froese, T., & Ziemke, T. (2009). Enactive Artificial Intelligence: Investigating the systemic organization of life and mind. Artificial Intelligence, 173, 466–500.

Fromm, E. (1979). Haben oder Sein. Die seelischen Grundlagen einer neuen Gesellschaft. München: dtv.

Fromm, E. (2020). Wissenschaft vom Menschen. Ein Lesebuch. Gießen: Psychosozial.

Fuchs, M. (1989). Funktionelle Entspannung. Theorie und Praxis einer organismischen Entspannung über den rhythmisierten Atem. Stuttgart: Hippokrates.

Fuchs, P. (2010). Das System Selbst. Eine Studie zur Frage: Wer liebt wen, wenn jemand sagt: „Ich liebe Dich!"? Weilerswist: Velbrück.

Fuchs, P. (2011). Die Verwaltung der vagen Dinge. Gespräche zur Zukunft der Psychotherapie. Heidelberg: Carl Auer.

Fuchs, T. (2000). Leib, Raum, Person. Entwurf einer phänomenologischen Anthropologie. Stuttgart: Klett-Cotta.

Fuchs, T. (2005). Corporealized and disembodied minds. A phenomenological view of the body in melancholia and schizophrenia. Philosophy, Psychiatry & Psychology, 12, 95–107.

Fuchs, T. (2006). Gibt es eine leibliche Persönlichkeitsstruktur? Ein phänomenologisch-psychodynamischer Ansatz. Psychodynamische Psychotherapie, 5, 109–117.

Fuchs, T. (2007). Fragmented selves. Temporality and identity in borderline personality disorders. Psychopathology, 40, 379–387.

Fuchs, T. (2008). Leib und Lebenswelt. Neue philosophisch-psychiatrische Essays. Kusterdingen: Die graue Edition.

Fuchs, T. (2008a). Psychotherapie und Neurobiologie: Ein neuer Dialog. In Wollschläger (S. 119–132).

Fuchs, T. (2008b). Phänomenologische Spurensuche in der psychiatrischen Diagnostik. In Wollschläger (S. 55–68).

Fuchs, T. (2009). Leibgedächtnis und Lebensgeschichte. Existenzanalyse, 26(2), 46–52.

Fuchs, T. (2016). Intercorporeality and interaffectivity. Phenomenology and Mind, 11, 194–209.

Fuchs, T. (2017). Self across time: the diachronic unity of bodily existence. Phenomenology and the Cognitive Sciences, 16, 291–315.

Fuchs, T. (2019). The interactive phenomenal field and the life space: A sketch of an ecological concept of psychotherapy. Psychopathology, 52, 67–74.

Fuchs, T. (2020). The circularity of the embodied mind. Frontiers in Psychology, 11:1707. https://doi.org/10.3389/fpsyg.2020.01707.

Fuchs, T. (2020a). Selbsterleben und Selbststörungen. In T. Fuchs & T. Breyer (Hg.), Selbst und Selbststörungen (S. 31–65). Freiburg: Karl Alber.

Fuchs, T. (2020b). Verkörperte Emotionen und ihre Regulation. In S. Barnow (Hg.), Handbuch Emotionsregulation (S. 19–28). Berlin: Springer.

Fuchs, T. (2020c). Verteidigung des Menschen. Grundfragen einer verkörperten Anthropologie. Frankfurt: Suhrkamp.

Fuchs, T. (2021). The disappearing body: anorexia as a conflict of embodiment. Eating and weight disorders. Epub Mar 5. https://doi.org/10.1007/s40519-021-01122-7.

Fuchs, T. (2021a). Das Gehirn - ein Beziehungsorgan. Eine phänomenologisch-ökologische Konzeption (6. erw. & aktual. Aufl.). Stuttgart: Kohlhammer.

Fuchs, T., & De Jaegher, H. (2010). Non-Representational Intersubjectivity. In Fuchs et al. (S. 203–215).

Fuchs, T., & Koch, S. C. (2014). Embodied affectivity: on moving and being moved. Frontiers in Psychology. https://doi.org/10.3389/fpsyg.2014.00508.

Fuchs, T., & Röhricht, F. (2017). Schizophrenia and intersubjectivity: An embodied and enactive approach to psychopathology and psychotherapy. Philosophy, Psychiatry, and Psychology, 24, 127–142.

Fuchs, T., & Vogeley, K. (2016). Selbsterleben und Selbststörungen. In S. Herpertz, F. Caspar & K. Lieb (Hg.), Psychotherapie. Funktions- und störungsorientiertes Vorgehen (S. 119–136). München: Elsevier.

Fuchs, T., Sattel, H. C., & Henningsen, P. (Hg.) (2010). The Embodied Self. Dimensions, Coherence and Disorders. Stuttgart: Schattauer.

Fuckert, D. (1999). Persönlichkeitsentwicklung, Trauma und Sexualität in der Nachfolge der Schule Wilhelm Reichs. Ein integratives körperpsychotherapeutisches Modell. Persönlichkeitsstörungen – Theorie und Therapie, 3, 132–155.

Fuckert, D. (2002). Traumazentrierte Psychotherapie in der Nachfolge Wilhelm Reichs. Ein integratives körpertherapeutisches Modell. In U. Sachsse, I. Özkan & A. Streeck-Fischer (Hg.), Traumatherapie – Was ist erfolgreich? (S. 83–112). Göttingen: Vandenhoeck & Ruprecht.

Fuhr, R., Sreckovic, M., & Gremmler-Fuhr, M. (Hg.) (1999). Handbuch der Gestalttherapie. Göttingen: Hogrefe.

Fusaroli, R., Demuru, P., & Borghi, A. M. (2012). The Intersubjectivity of Embodiment. Journal of Cognitive Semiotics, 4, 1–5. https://doi.org/10.1515/cogsem.2009.4.1.1.

Fusaroli, R., Bjørndahl, J. S., Roepstorff, A., & Tylén, K. (2016). A heart for interaction: Shared physiological dynamics and behavioral coordination in a collective, creative construction task. Journal of Experimental Psychology: Human Perception and Performance, 42(9), 1297–1310.

Gadamer, H. (2010). Wahrheit und Methode. Grundzüge einer philosophischen Hermeneutik (=GW Bd. 1). Tübingen: Mohr Siebeck.

Gaensbauer, T. J. (2002). Representations of trauma in infancy: Clinical and theoretical implications for the understanding of early memory. Infant Mental Health Journal, 23, 259–277.

Galbusera, L., & Fellin, L. (2014). The intersubjective endeavor of psychopathology research: methodological reflections on a second-person perspective approach. Frontiers in Psychology, 5:1150. https://doi.org/10.3389/fpsyg.2014.01150.

Galbusera, L., Finn, M. T. M., Tschacher, W., & Kyselo, M. (2019). Interpersonal synchrony feels good but impedes self-regulation of affect. Scientific Reports, 9, 14691. https://doi.org/10.1038/s41598-019-50960-0.

Gallagher, S. (2000). Philosophical conceptions of the self: implications for cognitive science. Trends in Cognitive Sciences, 4, 14–21.

Gallagher, S. (2003). Neurophenomenological Research on Embodied Experience. In C.-F. Cheung, I. Chvatik, I. Copoeru, L. Embree, J. Iribarne & H. R. Sepp (Hg.), Essays in Celebration of the Founding of the Organisation of Phenomenological Organiziations, No. 41. Abgerufen 11. Oktober 2022, von https://www.researchgate.net/publication/242728627.

Gallagher, S. (2005). How the Body Shapes the Mind. New York: Oxford University Press.

Gallagher, S. (2005a). Metzinger's Matrix: Living the Virtual Life with a Real Body. Psyche: An Interdisciplinary Journal of Research on Consciousness, 11. Abgerufen 11. Oktober 2022, von http://journalpsyche.org.

Gallagher, S. (2008). Intersubjectivity in perception. Continental Philosophy Review, 41, 163–178.

Gallagher, S. (Hg.) (2014). The Oxford Handbook of the Self. Oxford: Oxford University Press.

Gallagher, S. (2014a). Introduction: A diversity of selves. In ds. (S. 1–29).

Gallagher, S. (2014b). Phenomenology and embodied cognition. In Shapiro (S. 9–18).

Gallagher S. (2018). Decentering the brain: Embodied cognition and the critique of neurocentrism and narrow-minded philosophy of mind. Constructivist Foundations, 14(1), 8–21. Abgerufen 11. Oktober 2022, von https://ro.uow.edu.au/lhapapers/3784.

Gallagher, S. (2019). Precis: Enactivist interventions. Philosophical Studies, 176, 803–806.

Gallagher, S. (2020). Enactivism, causality, and therapy. Philosophy, Psychiatry, & Psychology, 27, 27–28.

Gallagher, S. (2021). The 4Es and the 4As (affect, agency, affordance, autonomy) in the meshed architecture of social cognition. In Robinson & Thomas (S. 357–379).

Gallagher, S., & Bower, M. (2014). Making enactivism even more embodied. Avant, 5, 232–247.

Gallagher, S., & Hutto, D. D. (2008). Understanding others through primary interaction and narrative practice. In J. Zlatev, T. P. Racine, C. Sinha & E. Itkonen (Hg.), The shared mind: Perspectives on intersubjectivity (S. 17–38). Amsterdam: John Benjamins Publishing Compay.

Gallagher, S., & Hutto, D. (2019). Narratives in embodied therapeutic practice: Getting the story straight. In Payne et al. (S. 28–39).

Gallagher, S., Hutto, D., Slaby, J., & Cole, J. (2013). The brain as part of an enactive system. Behavioral and Brain Sciences, 36(4), 421–422.

Gallese, V. (2003). The manifold nature of interpersonal relations: the quest for a common mechanism. Philosophical Transactions of the Royal Society, 358, 517–528.

Gallese, V. (2003a). The Roots of Empathy: The Shared Manifold Hypothesis and the Neural Basis for Intersubjectivity. Psychopathology, 36, 171–180.

Gallese, V. (2007). Before and below 'theory of mind': embodied simulation and the neural correlates of social cognition. Philosophical Transactions of the Royal Society, 362, 659–669.

Gallese, V. (2013). Den Körper im Gehirn finden. Konzeptionelle Überlegungen zu den Spiegelneuronen. In Leuzinger-Bohleber et al. (S. 75–112).

Gallese, V., & Goldman, A. (1998). Mirror neurons and the simulation theory of mind-reading. Trends in Cognitive Sciences, 2, 493–501.

Gallese, V., & Sinigaglia, C. (2010). The bodily self as power for action. Neuropsychologia, 48, 746–755.

Gallese, V., & Sinigaglia, C. (2011). How the Body in Action Shapes the Self. Journal of Consciousness Studies, 18, 117–143.

Gallo, F. (2004). Handbuch der energetischen Psychotherapie. Kirchzarten: VAK.

Gallup, G. G., Anderson, J. R., & Platek, S. M. (2014). Self-recognition. In Gallagher (S. 80–110).

Galuska, J., & Galuska, D. (2006). Körperpsychotherapie im Spektrum der Strukturniveaus. In Marlock & Weiss (S. 585–597).

Gangopadhyay, N. (2013). Introduction: Embodiment and empathy, current debates in social cognition. Topoi, 33, 117–127. https://doi.org/10.1007/s11245-013-9199-2.

Gapp, K., Jawaid, A., Sarkies, P., Bohacek, J., Pelczar, P., Prados, J., Farinelli, L., Miska, E., & Mansuy, I. M. (2014). Implication of sperm RNAs in transgenerational inheritance of the effects of early trauma in mice. Nature Neuroscience, 17, 667–669.

Garcia, E., & Arandia, I. R. (2022). Enactive and simondonian reflections on mental disorders. Frontiers in Psychology, 13:938105. https://doi.org/10.3389/fpsyg.2022.938105.

Garcia, E., & Di Paolo, E. A. (2018). Embodied coordination and psychotherapeutic outcome: Beyond direct mappings. Frontiers in Psychology, 9:125. https://doi.org/10.3389/fpsyg.2018.01257.

Garcia, E., Di Paolo, E. A., & De Jaegher, H.(2022). Embodiment in online psychotherapy: A qualitative study. Psychology and Psychotherapy. Theory, Research and Practice, 95, 191–211.

Gard, T., Hölzel, B. K., Sack, A. T., Hempel, H., Lazar, S. W., Vaitl, D., & Ott, U. (2012). Pain Attenuation through Mindfulness is Associated with Decreased Cognitive Control and Increased Sensory Processing in the Brain. Cerebral Cortex, 22, 2692–2702.

Garvey, A., & Fogel, A. (2008). Emotions and Communication as a Dynamic Developmental System. Espaciotiempo, 2, 62–73.

Gassmann, D. (2010). Allgemeine Wirkfaktoren und körperorientiertes Vorgehen. In Künzler et al. (S. 335–347).

Gay, P. (1970). Die Republik der Außenseiter. Geist und Kultur in der Weimarer Zeit: 1918–1933. Frankfurt: Fischer.

Gebauer, G. (2008). Das Sprachspielkonzept und der Sport. In Bockrath et al. (S. 41–52).

Geißler, C., & Geißler, P. (2011). Die Behandlung der angstgestörten Patientin B. aus der Perspektive der Analytischen Körperpsychotherapie. In Röhricht (S. 138–143).

Geißler, P. (1996). Neue Entwicklungen in der Bioenergetischen Analyse. Materialien zur analytischen körperbezogenen Psychotherapie. Frankfurt: Peter Lang.

Geißler, P. (Hg.) (2004). Was ist Selbstregulation? Eine Standortbestimmung. Gießen: Psychosozial.

Geißler, P. (2004a). Erste Gedanken zur Einführung in das Thema. In ds. (S. 9–19).

Geißler, P. (Hg.) (2005). Nonverbale Interaktion in der Psychotherapie. Gießen: Psychosozial.

Geißler, P. (2007). Entwicklungspsychologisch relevante Konzepte im Überblick. In Geißler & Heisterkamp (S. 99–164).

Geißler, P. (2009). Analytische Körperpsychotherapie. Eine Bestandsaufnahme. Gießen: Psychosozial.

Geißler, P. (2014). Intersubjektivität in der Körperpsychotherapie. In P. Potthoff & S. Wollnik (Hg.), Die Begegnung der Subjekte. Die intersubjektiv-relationale Perspektive in Psychoanalyse und Psychotherapie (S. 169–188). Gießen: Psychosozial.

Geißler, P. (2017). Psychodynamische Körperpsychotherapie. Göttingen: Vandenhoeck & Ruprecht.

Geißler, P., & Heisterkamp, G. (Hg.) (2007). Psychoanalyse der Lebensbewegungen. Zum körperlichen Geschehen in der psychoanalytischen Therapie. Ein Lehrbuch. Wien: Springer.

Geisthövel, A., & Hitzer, B. (Hg.) (2019). Auf der Suche nach einer anderen Medizin. Psychosomatik im 20. Jahrhundert. Frankfurt: Suhrkamp.

Gendlin, E. (1961). Experiencing. A variable in the process of psychotherapeutic change. American Journal of Psychotherapy, 15, 233–245.

Gendlin, E. (1988). Carl Rogers (1902–1987). American Psychologist, 43, 127–128.

Gendlin, E. (1993). Die umfassende Rolle des Körpergefühls im Denken und Sprechen. Deutsche Zeitschrift für Philosophie, 4, 693–706.

Gendlin, E. (1996). Focusing Oriented Psychotherapy. A Manual of the Experiental Method. New York: The Guilford Press.

Gendlin, E. (1997). Experiencing and the Creation of Meaning (2. Aufl.). Evanston: Northwestern University Press.

Gendlin, E. (2016). Ein Prozess-Modell. Freiburg: Karl Alber.

Gendlin, E. T., & Hendricks-Gendlin, M. N. (2006). Das körperliche Empfinden als Grundlage von Körperpsychotherapien. In Marlock & Weiss (S. 264–272).

Gergen, K. J. (2014). The social construction of self. In Gallagher (S. 633–653).

Gerhardt, J., & Sweetnam, A. (2001).The intersubjective turn in psychoanalysis: A comparison of contemporary theorists: Part 2: Christopher Bollas. Psychoanalytic Dialogues, 11, 43–92.

Gerhardt, J., Sweetnam, A., & Borton, L. (2000). The intersubjective turn in psychoanalysis: A comparison of contemporary theorists: Part 1: Jessica Benjamin. Psychoanalytic Dialogues, 10, 5–42.

Gershon, M. (2001). Der kluge Bauch. Die Entdeckung des zweiten Gehirns. München: Goldmann.

Geuter, U. (1984). Die Professionalisierung der deutschen Psychologie im Nationalsozialismus. Frankfurt: Suhrkamp.

Geuter, U. (1985). Das Ganze und die Gemeinschaft. Wissenschaftliches und politisches Denken in der Ganzheitspsychologie Felix Kruegers. In C. F. Graumann (Hg.), Psychologie im Nationalsozialismus (S. 55–87). Berlin: Springer.

Geuter, U. (1986). Zeit der Krisen. Die Jugend in der deutschen Literatur um 1900. In G. Jüttemann (Hg.), Die Geschichtlichkeit des Seelischen (S. 209–236). Weinheim: PVU Beltz.

Geuter, U. (1993). Körperorientierte Psychotherapie. In A. Schorr (Hg.), Handwörterbuch der angewandten Psychologie (S. 398–404). Bonn: Deutscher Psychologenverlag.

Geuter, U. (1996). Körperbilder und Körpertechniken in der Psychotherapie. Psychotherapeut, 41, 99–106.

Geuter, U. (2000). Wege zum Körper. Zur Geschichte und Theorie des körperbezogenen Ansatzes in der Psychotherapie. Krankengymnastik. Zeitschrift für Physiotherapeuten, 52, 1175–1183 & 1346–1351 (auch in Energie & Charakter, 31, 2000, 103–126).

Geuter, U. (2000a). Historischer Abriss zur Entwicklung der körperorientierten Psychotherapie. In Röhricht (S. 53–74).

Geuter, U. (2002). Körperpsychotherapie als Behandlungsmethode in der stationären psychodynamischen Psychotherapie psychosomatischer Patienten. Psychotherapeuten Forum, 9, Nr. 3, 5–8.

Geuter, U. (2002a). Deutschsprachige Literatur zur Körperpsychotherapie. Eine Bibliographie. Berlin: Leutner.

Geuter, U. (2002b). Wie man sich verändern kann. Psychologie heute, 29, H. 11, 42–49.

Geuter, U. (2004). Körperpsychotherapie und Erfahrung. Zur Geschichte, wissenschaftlichen Fundierung und Anerkennung einer psychotherapeutischen Methode. Report Psychologie, 29, H. 2, 98–111.

Geuter, U. (2004a). Die Anfänge der Körperpsychotherapie in Berlin. In Müller (S. 167–181).

Geuter, U. (2006). Körperpsychotherapie. Der körperbezogene Ansatz im neueren wissenschaftlichen Diskurs der Psychotherapie. Psychotherapeutenjournal, 5, H. 2, 116–122 & H. 3, 258–264.

Geuter, U. (2006a). Geschichte der Körperpsychotherapie. In Marlock & Weiss (S. 17–32).

Geuter, U. (2009). Emotionsregulation und Emotionserkundung in der Körperpsychotherapie. In Thielen (S. 69–94).

Geuter, U. (2012). Book Review: Forms of vitality. Exploring dynamic experience in psychology, arts, psychotherapy, and development, by Daniel Stern. Body, Movement and Dance in Psychotherapy, 7, 235–239.

Geuter, U. (2015). Körpererleben und Selbsterleben. Grundlagen der Körperpsychotherapie. Familiendynamik, 40, 94–105.

Geuter, U. (2018). Selbst und Struktur. Zum klinischen Verständnis kindlicher Entwicklung in der Körperpsychotherapie. In Thielen et al. (S. 47–66).

Geuter, U. (2019). Praxis Körperpsychotherapie. 10 Prinzipien der Arbeit im therapeutischen Prozess. Berlin, Heidelberg: Springer.

Geuter, U., & Schrauth, N. (1997). Wilhelm Reich, der Körper und die Psychotherapie. In K. Fallend & B. Nitzschke (Hg.), Der ‚Fall‘ Wilhelm Reich. Beiträge zum Verhältnis von Psychoanalyse und Politik (S. 190–222). Frankfurt: Suhrkamp (Neuauflage Psychosozial-Verlag, 2002).

Geuter, U., & Schrauth, N. (2001). Emotionen und Emotionsabwehr als Körperprozess. Psychotherapie Forum, 9, 4–19.

Geuter, U., & Schrauth, N. (2006). Die Rolle des Körpers bei seelischen Abwehrprozessen – Körperpsychotherapie und Emotionstheorie. In Marlock & Weiss (S. 554–563).

Geuter, U., Heller, M. C., & Weaver, J. O. (2010). Elsa Gindler and her influence on Wilhelm Reich and body psychotherapy. Body, Movement and Dance in Psychotherapy, 5, 59–73.

Geyer, M., Bergmann, B., Villmann, T., & Gumz, A. (2008). Veränderungspotenziale psychophysiologischer und sprachlicher Interaktion – Ergebnisse empirischer Prozessforschung. In Vogt (S. 38–56).

Ghin, M. (2005). What a Self Could Be. Psyche, 11, 1–10 (https://journalpsyche.org/files/0xaade.pdf).

Gibbs, R. (2006). Embodiment and Cognitive Science. Cambridge, MA: Cambridge University Press.

Gibson, J. (1979). The Ecological Approach to Visual Perception. Boston: Houghton-Mifflin.

Giefer, M. (2008). Zur Einführung. In ds. (Hg.), Briefwechsel Groddeck – Freud (1917–1934) (S. 9–41). Frankfurt: Stroemfeld.

Giefer, M. (2019). Georg Groddeck oder der "wilde" Versuch, das Es psychodynamisch zu behandeln. In Geisthövel & Hitzer (S. 102–112).

Gigerenzer, G. (2007). Bauchentscheidungen. Die Intelligenz des Unbewussten und die Macht der Intuition. München: Bertelsmann.

Gilbert, A. R. (1951). Recent German theories of stratification of personality. The Journal of Psychology, 31, 3–19.

Gilbert, A. R. (1973). Bringing the history of personality theories up to date: German theories of personality stratification. Journal of the History of the Behavioral Sciences, 9, 102–114.

Gilbert, P., Gilbert, J., & Irons, C. (2004). Life events, entrapments and arrested anger in depression. Journal of Affective Disorders, 79, 149–160.

Gillie, B. L., Vasey, M. W., & Thayer, J. F. (2014). Heart rate variability predicts control over memory retrieval. Psychological Science, 25, 458–465.

Gindler, E. (1926). Die Gymnastik des Berufsmenschen. Gymnastik, 1, 82–89 (zit. n. Wiederabdruck in Ludwig, 2002, 83–93).

Gindler, E. (1931). O. T. [Vortrag] Generalversammlung des Deutschen Gymnastikbundes. Abdruck in Ludwig, 2002 (S. 95–125).

Giummarra, M. J., Gibson, S. J., Georgiou-Karistianis, N., & Bradshaw, J. L. (2008). Mechanisms underlying embodiment, disembodiment and loss of embodiment. Neuroscience and Biobehavioral Reviews, 32, 143–160.

Glas, G. (2020). An enactive approach to anxiety and anxiety disorders. Philosophy, Psychiatry & Psychology, 27, 35–50. https://doi.org/10.1353/ppp.2020.0005.

Glenberg, A. (2010). Embodiment as a unifying perspective for psychology. Wiley Interdisciplinary Reviews. Cognitive Science, 1, 586–596.

Glenberg, A. M., & Kaschak, M. P. (2002). Grounding language in action. Psychonomic Bulletin & Review, 9, 558–565.

Goldin-Meadow, S. (1999). The role of gesture in communication and thinking. Trends in Cognitive Sciences, 3, 419–429.

Goldin-Meadow, S. (2006). Talking and Thinking With Our Hands. Current Directions in Psychological Science, 15, 34–39.

Goldin-Meadow, S. (2015). Gesture as a window onto communicative abilities: Implications for diagnosis and intervention. Perspectives on Language and Education, 22(2), 50–60.

Goldsmith, H. H., & Campos, J. J. (1982). Toward a theory of infant temperament. In R. N. Emde & R. J. Harmon (Hg.), The Development of Attachment and Affiliative Systems (S. 161–193). New York: Plenum Press.

Goldstein, K. (1931). Das psycho-physische Problem in seiner Bedeutung für ärztliches Handeln. Therapie der Gegenwart. Medizinisch-chirurgische Rundschau für praktische Ärzte, 33, 1–11.

Goldstein, K. (1934/2014). Der Aufbau des Organismus. Paderborn: Wilhelm Fink.

Golombek, J. (2010). Stationäre Psychotherapie – Methodenintegrative Therapie. Psychotherapeutenjournal, 9, 74–77.

Goodill, S. W., Raeke, J., & Koch, S. (2013). Sich ausweitend, aufsteigend, voranschreitend. Entwicklungen in medizinischer Tanztherapie und Ausbildung. Körper – tanz – bewegung, 1, 66–73.

Görlitz, G. (1998). Körper und Gefühl in der Psychotherapie (2 Bände: Basisübungen & Aufbauübungen). München: Pfeiffer.

Görlitz, G. (2000). Gefühlsübungen – die emotionale Wende. In Sulz & Lenz (S. 291–328).

Gottwald, C. (2005). Bewusstseinszentrierte Körperpsychotherapie – angewandte Neurobiologie? In Sulz et al. (S. 105–198).

Gottwald, C. (2006). Neurobiologische Perspektiven zur Körperpsychotherapie. In Marlock & Weiss (S. 119–137).

Gottwald, C. (2007). Von Neurobiologie inspirierte Erweiterung der psychodynamischen Praxeologie durch bewusstseinszentrierte Körperpsychotherapie. Psychotherapie Forum, 15, 73–77.

Götz-Kühne, C. (2010). Körpertherapeutische Interventionen und kreative Verfahren in der Behandlung von Essstörungen. In G. Reich & M. Cierpka (Hg.), Psychotherapie der Essstörungen – Krankheitsmodelle und Therapiepraxis (3. Aufl.) (S. 267–277). Stuttgart: Thieme.

Gräff, C. (2000). Konzentrative Bewegungstherapie in der Praxis (3. Aufl.). Stuttgart: Hippokrates.

Grassmann, H. (2019). Die Strukturelle Körpertherapie und das Wechselspiel zwischen Faszien, Nervensystem und Psyche. Trauma – Zeitschrift für Psychotraumatologie und ihre Anwendungen, 17, 50–60.

Graumann, C. F. (1975). Gedanken über das Machen. In Métraux & Graumann (S. 21–33).

Graumann, C. F. (1980). Psychologie - humanistisch oder human? In U. Völker (Hg.), Humanistische Psychologie. Ansätze einer lebensnahen Wissenschaft vom Menschen (S. 39–51). Weinheim: Beltz.

Graumann, C. F., & Métraux, A. (1977). Die phänomenologische Orientierung in der Psychologie. In K. A. Schneewind (Hg.), Wissenschaftstheoretische Grundlagen der Psychologie (S. 27–53). München: Reinhardt.

Grawe, K. (1995). Grundriss einer Allgemeinen Psychotherapie. Psychotherapeut, 40, 130–145.

Grawe, K. (2000). Psychologische Therapie (2. Aufl.). Göttingen: Hogrefe.

Grawe, K. (2004). Neuropsychotherapie. Göttingen: Hogrefe.

Greenberg, L. S. (2000). Von der Kognition zur Emotion in der Psychotherapie. In Sulz & Lenz (S. 77–110).

Greenberg, L. S. (2004). Emotion-focused Therapy. Clinical Psychology and Psychotherapy, 11, 3–16.

Greenberg, L. S. (2005). Emotionszentrierte Therapie: Ein Überblick. Psychotherapeutenjournal, 4, 324–337.

Greenberg, L. S. (2011). Emotionsfokussierte Therapie. München: Reinhardt.

Greenberg, L. S. (2021). Changing Emotion With Emotion: A Practitioner's Guide. Washington, DC: American Psychological Association.

Greenberg, L. S., & Bischkopf, J. (2007). Anger in Psychotherapy: To Express or not to Express? That Is the Question. In T. A. Cavell & K. T. Malcom (Hg.), Anger, Aggression, and Interventions for Interpersonal Violence (S. 165–183). Mahwah: Lawrence Erlbaum.

Greenberg, L., & Pascual-Leone, J. (2001). A dialectical constructivist view of the creation of personal meaning. Journal of Constructivist Psychology, 14, 165–186.

Greenberg, L. S., & Safran, J. D. (1989). Emotion in Psychotherapy. American Psychologist, 44, 19–29.

Greenberg, L. S., & Van Balen, R. (1998). The Theory of Experience-Centered Therapies. In Greenberg et al. (S. 28–57).

Greenberg, L. S., Watson, J. C., & Lietaer, G. (Hg.) (1998). Handbook of Experiential Psychotherapy. New York: The Guilford Press.

Greene, D. (2013). Expanding the Dialogue: Exploring Contributions from Energy Medicine. International Body Psychotherapy Journal, 12, 56–73.

Gremmler-Fuhr, M. (1999). Grundkonzepte und Modelle der Gestalttherapie. In Fuhr et al. (S. 344–392).

Griffith, J. L., & Griffith, M. E. (1994). The Body Speaks: Therapeutic Dialogues for Mind-Body Problems. New York: Basic Books.

Grinberg-Zylberbaum, J., & Attie, L. B. (1997). Ideas about a new psychophysiology of consciousness: The syntergic theory. Journal of Mind & Behavior, 18, 443–458.

Grinberg-Zylberbaum, J., & Ramos, J. (1987). Patterns of interhemispheric correlation during human communication, International Journal of Neuroscience, 36:1–2, 41–53.

Groddeck, G. (1931). Massage. In Kretschmer & Cimbal (S. 51–55).

Groddeck, G. (1992). Schicksal, das bin ich selbst. Frankfurt: Limes.

Grof, S. (1985). Geburt, Tod und Transzendenz. Neue Dimensionen in der Psychologie. München: Kösel.

Grof, S. (1987). Das Abenteuer der Selbstentdeckung. Heilung durch veränderte Bewusstseinszustände. München: Kösel.

Große Holtforth, M., & Grawe, K. (2004). Inkongruenz und Fallkonzeption in der Psychologischen Therapie. Verhaltenstherapie & psychosoziale Praxis, 36 (1), 9–21.

Grossmann, K. (2000). Verstrickung, Vermeidung, Desorganisation: Psychische Inkohärenzen als Folge von Trennung und Verlust. In L. Opher-Kohn, J. Pfäfflin & B. Sonntag (Hg.), Das Ende der Sprachlosigkeit? (S. 85–111). Gießen: Psychosozial.

Grossmann, K. E., Grossmann, K., Winter, M., & Zimmermann, P. (2002). Attachment relationships and appraisal of partnership: From early experience of sensitive support to later relationship representation. In L. Pulkkinen & A. Caspi (Hg.), Paths to successful development: Personality in the life course (S. 73–105). New York: Cambridge University Press.

Grunwald, M. (2012). Das Sinnessystem Haut und sein Beitrag zur Körper-Grenzerfahrung. In Schmidt & Schetsche (S. 29–54).

Gruzelier, J. H. (2002). A Review of the Impact of Hypnosis, Relaxation, Guided Imagery and Individual Differences on Aspects of Immunity and Health. Stress, 5, 147–163.

Gugnowska, K., Novembre, G., Kohler, N., Villringer, A., Keller, P. E., & Sammler, D. (2022). Endogenous sources of interbrain synchrony in duetting pianists. Cerebral Cortex, 32, 4110–4127. https://doi.org/10.1093/cercor/bhab469.

Gugutzer, R. (2002). Leib, Körper und Identität. Eine phänomenologisch-soziologische Untersuchung zur personalen Identität. Wiesbaden: Westdeutscher Verlag.

Gugutzer, R. (2004). Soziologie des Körpers. Bielefeld: Transcript.

Gugutzer, R. (2006). Der body turn in der Soziologie. Eine programmatische Einführung. In ds. (Hg.), body turn. Perspektiven der Soziologie des Körpers und des Sports (S. 9–53). Bielefeld: Transcript.

Guhn, A., Köhler, S., & Brakemeier, E.-L. (2018). Phasen- oder Übertragungsorientierung? Die therapeutische Beziehungsgestaltung in der IPT und im CBASP. In Fiedler (S. 213–229).

Gumpp, A. M., Boeck, C., Behnke, A., Bach, A. M., Ramo-Fernández, L., Welz, T., Gündel, H., Kolassa, I.-T., & Karabatsiakis, A. (2020). Childhood maltreatment is associated with changes in mitochondrial bioenergetics in maternal, but not in neonatal immune cells. Proceedings of the National Academy of Sciences, 117 (40), 24778–24784. https://doi.org/10.1073/pnas.2005885117.

Gündel, H., Greiner, A., Ceballos-Baumann, A. O., von Rad, M., Förstl, H., & Jahn, T. (2002). Erhöhte sympathische Grundaktivität bei hoch- versus niedrigalexithymen Patienten mit spasmodischem Tortikollis. Psychotherapie, Psychosomatik, Medizinische Psychologie, 52, 461–468.

Günther, H. (1990). Geschichtlicher Abriss der deutschen Rhythmusbewegung. In E. Bannmüller & P. Röthig (Hg.), Grundlagen und Perspektiven ästhetischer und rhythmischer Bewegungserziehung (S. 13–49). Stuttgart: Klett.

Haag, M. (2018). Hell-Dunkel-Versuche. Rundbrief Nr. 16 der Heinrich Jacoby Elsa Gindler Stiftung, 6–11.

Haas, R. (1993). Die Erfassung des Raumverhaltens und -erlebens bei psychisch Kranken. In Hölter (S. 94–108).

Habermas, J. (1969). Erkenntnis und Interesse. Frankfurt: Suhrkamp.

Habermas, T. (1990). Heißhunger. Historische Bedingungen der Bulimia nervosa. Frankfurt: Fischer.

Habermas, T. (1994). Zur Geschichte der Magersucht. Eine medizinpsychologische Rekonstruktion. Frankfurt: Fischer.

Haken, H. (2004). Ist der Mensch ein dynamisches System? In von Schlippe & Kriz (S. 68–77).

Haken, H., & Schiepek, G. (2006). Synergetik in der Psychologie. Selbstorganisation verstehen und gestalten. Göttingen: Hogrefe.

Ham, J., & Tronick, E. (2009). Relational psychophysiology: Lessons from mother-infant physiology research on dyadically expanded states of consciousness. Psychotherapy Research, 19, 619–632.

Hamel, L. M., Moulder, R., Albrecht, T. L., Boker, S., Eggly, S., & Penner, L. A. (2018). Nonverbal synchrony as a behavioural marker of patient and physician race-related attitudes and a predictor of outcomes in oncology interactions: protocol for a secondary analysis of video-recorded cancer treatment discussions.

BMJ Open, Dec 4; 8(12):e023648. https://doi.org/10.1136/bmjopen-2018-023648.

Hammer, S. (Hg.) (1992). Widersacher oder Wegbereiter? Ludwig Klages und die Moderne. Heidelberg: Hüthig.

Hanna, T. (1986). What is Somatics? Somatics: Magazine – Journal of the Bodily Arts and Sciences, 5, 4. Abgerufen 30. April 2020, von https://somatics.org/library/htl-wis1.

Hanna, T. (2004). Somatics: Reawakening the Mind's Control of Movement, Flexibility, and Health. Cambridge, MA: Da Capo Press.

Haren, W. van (1998). Interventionsstrategien körperorientierter Psychotherapie. Report Psychologie, 23, 928–939.

Harms, T. (2000). Auf die Welt gekommen: Die neuen Baby-Therapien. Berlin: Leutner.

Harms, T. (2008). Emotionelle Erste Hilfe. Berlin: Leutner.

Harms, T. (2013 Juni 1). Wilhelm Reich und das Zentrum für Orgonomische Säuglingsforschung (OIRC) [Konferenzbeitrag]. Jahrestagung der Wilhelm-Reich-Gesellschaft, Berlin, Deutschland.

Harms, T. (2017). Die Funktion des Orgasmus – 90 Jahre danach. Die Sexualtheorien Wilhelm Reichs und ihre Relevanz für die moderne Körperpsychotherapie. In Harms & Thielen (S. 13–48).

Harms, T., & Thielen, M. (Hg.) (2017). Körperpsychotherapie und Sexualität. Grundlagen, Perspektiven und Praxis. Gießen: Psychosozial.

Harrington, A. (2002). Die Suche nach Ganzheit. Die Geschichte biologisch-psychologischer Ganzheitslehren: Vom Kaiserreich bis zur New-Age-Bewegung. Reinbek: Rowohlt.

Harrison, N., Singer, T., Rotshtein, P., Dolan, R., & Critchley, H. (2006). Pupilary contagion: Central mechanisms engaged in sadness processing. Social Cognitive and Affective Neuroscience. 1, 5–17. https://doi.org/10.1093/scan/nsl006.

Hartley, L. (Hg.) (2009). Contemporary Body Psychotherapy. The Chiron Approach. London: Routledge.

Hartley, L. (2009a). Introduction. In ds. (S. 1–7).

Hartley, L. (2012). Einführung in Body-Mind Centering. Die Weisheit des Körpers in Bewegung. Bern: Huber.

Hartmann, H.-P. (2006). Ein selbstpsychologischer Blick auf die Selbstregulation. Psychosozial, 29, Nr. 106, 19–32.

Hartmann, H.-P., & Lohmann, K. (2004). Selbstregulation. In Geißler (S. 41–65).

Hartmann-Kottek, L. (2008). Gestalttherapie. Heidelberg: Springer.

Hartmann-Kottek, L., & Kriz, J. (2005). Humanistische Verfahren und ihr Kontext. Psychotherapie im Dialog, 6, 112–116.

Hastings, M. E., Tangney, J. P., & Stuewig, J. (2008). Psychopathy and identification of facial expressions of emotion. Personality and Individual Differences, 44, 1474–1483.

Hatfield, E., Rapson, R. L., & Le, Y.-C. L. (2009). Emotional contagion and empathy. In Decety & Ickes (S. 19–30).

Hauke, G., & Kritikos, A. (2018). Embodiment in Psychotherapy: A Practitioner's Guide. Cham, CH: Springer.

Hausmann, B., & Neddermeyer, R. (1996). Bewegt Sein. Integrative Bewegungs- und Leibtherapie in der Praxis. Junfermann, Paderborn.

Hawk, S. T., Fischer, A. H., & Van Kleef, G. A. (2012). Face the noise: Embodied responses to nonverbal vocalizations of discrete emotions. Journal of Personality and Social Psychology, 102, 796–814.

Hayes, S. C. (2004). Acceptance and Committment Therapy and the new Behavior Therapies: Mindfulness, acceptance, and relationship. In S. C. Hayes, V. M. Folette & M. M. Linehan (Hg.), Mindfulness and Acceptance. Expanding the Cognitive-Behavioral Tradition (S. 1–29). New York: The Guilford Press.

Hayes, S. C., & Lillis, J. (2013). Akzeptanz- und Commitment-Therapie. München: Reinhardt.

Hayes, S. C., Strosahl, K., & Wilson, K. G. (2011). Akzeptanz- und Commitment-Therapie: Ein erlebnisorientierter Ansatz zur Verhaltensänderung. München: CIP-Medien.

Haynal, A. (2000). Die Technik-Debatte in der Psychoanalyse. Gießen: Psychosozial.

Heedt, T. (2020). Somatoforme Störungsbilder und der Nutzen körperzentrierter Psychotherapien. Körper – tanz – bewegung, 8, 3–15.

Hehlmann, W. (1963). Geschichte der Psychologie. Stuttgart: Kröner.

Heidegger, M. (1967). Sein und Zeit. Tübingen: Max Niemeyer.

Heilinger, J.-C., & Jung, M. (2009). Funktionen des Erlebens. Neue Perspektiven des qualitativen Bewusstseins. In Jung & Heilinger (S. 1–37).

Heilmann, C. M. (2009). Körpersprache richtig verstehen und einsetzen. München: Reinhardt.

Heim, C. M., Mayberg, H. S., Mletzko, T., Nemeroff, C. B., & Pruessner, J. C. (2013). Decreased Cortical Representation of Genital Somatosensory Field After Childhood Sexual Abuse. American Journal of Psychiatry, 170, 616–623.

Heim, C., Dammering, F., & Entringer, S. (2020). Frühe Programmierung von Gesundheit und Krankheit. In Egle et al. (S. 185–192).

Heiner, B. T. (2008). Guest editor's introduction. The recorporealization of cognition in phenomenology and cognitive science. Continental Philosophy Review, 41, 115–126.

Heinl, P. (2000). The Infant Voice in Adult Speech: The Transmission of Information about the First Year of Life in Adult Communication. International Journal of Prenatal and Perinatal Psychology and Medicine, 12, 155–166.

Heinl, P. (2001). Splintered Innocence. An intuitive approach to treating war trauma. Hove: Brunner-Routledge.

Heinrich, V. (2001). Übertragungs- und Gegenübertragungsbeziehung in der Körperpsychotherapie. Psychotherapie Forum, 9, 62–70.

Heinrich-Clauer, V. (Hg.) (2008). Handbuch Bioenergetische Analyse. Gießen: Psychosozial.

Heinrich-Clauer, V. (2008a). Therapeuten als Resonanzkörper. Welche Saiten geraten in Schwingung? In ds. (S. 161–178).

Heisterkamp, G. (1993). Heilsame Berührungen. Praxis leibfundierter analytischer Psychotherapie. München: Pfeiffer.

Heisterkamp, G. (1999). Zur Freude in der analytischen Psychotherapie. Psyche, 53, 1247–1265.

Heisterkamp, G. (2000). Die leibliche Dimension in psychodynamischen Psychotherapien. In C. Reimer & U. Rüger (Hg.), Psychodynamische Psychotherapien (S. 295–320). Berlin: Springer.

Heisterkamp, G. (2002). Basales Verstehen. Handlungsdialoge in Psychotherapie und Psychoanalyse. Stuttgart: Pfeiffer.

Heisterkamp, G. (2004). Enactments. Basale Formen des Verstehens. Psychoanalyse & Körper, 3, Nr. 5, 103–130.

Heisterkamp, G. (2005). Unmittelbare Wirkungszusammenhänge in der Psychotherapie. In Geißler (S. 117–139).

Heisterkamp, G. (2006). Selbst und Körper. In Marlock & Weiss (S. 281–289).

Heisterkamp, G. (2007). Praxis der Analyse seelischer Lebensbewegungen. In Geißler & Heisterkamp (S. 299–340).

Heisterkamp, G. (2010). Analytische Körperpsychotherapie. In Müller-Braunschweig & Stiller (S. 87–105).

Heitkemper, M., Burr, R. L., Jarrett, M., Hertig, V., Lustyk, M. K., & Bond, E. F. (1998). Evidence for Autonomic Nervous System Imbalance in Women with Irritable Bowel Syndrome. Digestive Diseases and Sciences, 43, 2093–2098.

Helfaer, P. M. (2011). The Somatic-Energetic Point of View: Towards a Bioenergetic Character Analysis. The USA Body Psychotherapy Journal, 10, 79–90.

Heller, M. (1997). Posture as an Interface Between Biology and Culture. In U. Segerstråle & P. Molnár (Hg.), Nonverbal Communication. Where Nature Meets Culture (S. 245–262). Mahwah: Lawrence Erlbaum.

Heller, M. (Hg.) (2001). The Flesh of the Soul: The Body we Work with. Bern: Peter Lang.

Heller, M. (2007). The golden age of body psychotherapy in Oslo I: From gymnastics to psychoanalysis. Body, Movement and Dance in psychotherapy, 2, 5–16.

Heller, M. (2009). Die dynamische Körperhaltung eines psychoanalytischen Prozesses. Teil 2. Psychoanalyse & Körper, 8, Nr. 14, 51–67.

Heller, M. (mit G. Westland) (2011). The System of the Dimensions of the Organism (SDO): A common vocabulary for body psychotherapy. Body, Movement and Dance in Psychotherapy, 6, 43–56.

Heller, M. (2012). Body Psychotherapy: History, Concepts, Methods. New York: Norton (deutsch: Körperpsychotherapie. Geschichte – Konzepte – Methoden. Gießen: Psychosozial 2017).

Heller, M., & Haynal, V. (1997). Depression and suicide faces. In P. Ekman & E. L. Rosenberg (Hg.), What the Face Reveals (S. 339–407). Oxford: Oxford University Press.

Heller, M., Haynal-Reymond, V., Haynal, A., & Archinard, M. (2001). Can Faces Reveal Suicide Attempt Risks? In Heller (S. 231–256).

Helmer, L. M. L., Weijenberg, R. A. F., de Vries, R., Achterberg, W. P., Lautenbacher, S., Sampson, E. L., & Lobbezoo, F. (2020). Crying out in pain – A systematic review into the validity of vocalization as an indicator for pain. European Journal of Pain, 24. 1703–1715.

Hendricks, G. (1995). Bewusst atmen. Persönlichkeitsentwicklung durch Atemarbeit. München: Knaur.

Hendricks, G., & Hendricks, K. (1994). Die neue Körpertherapie. München: Knaur.

Hendricks, M. N. (1986). Experiencing Level as a Therapeutic Variable. Person-Centered Review, 1, 141–162.

Henley, N. M. (1977). Body Politics. Power, Sex, and Nonverbal Communication. Englewood Cliffs: Prentice Hall.

Hennenlotter, A., Dresel, C., Castrop, F., Ceballos Baumann, A. O., Wohlschläger, A. M., & Haslinger, B. (2009). The Link between Facial Feedback and Neural Activity within Central Circuitries of Emotion – New Insights from Botulinum Toxin-Induced Denervation of Frown Muscles. Cerebral Cortex, 19, 537–542.

Henningsen, P. (2002). Körper und psychische Struktur: Anmerkungen zur Psychosomatik der Psyche. In G. Rudolf, T. Grande & P. Henningsen (Hg.), Die Struktur der Persönlichkeit (S. 132–143). Stuttgart: Schattauer.

Henry, A., & Thompson, E. (2014). Witnissing from here: Self-Awareness from a bodily versus embodied perspective. In Gallagher (S. 228–249).

Herbert, B. M., & Pollatos, O. (2008). Interozeptive Sensitivität, Gefühle und Verhaltensregulation. Zeitschrift für Neuropsychologie, 19, 125–137.

Herholz, I., Johnen, R., & Schweitzer, D. (Hg.) (2009). Funktionelle Entspannung. Das Praxisbuch. Stuttgart: Schattauer.

Hermans, H. J. M. (2001). The dialogical self: Toward a theory of personal and cultural positioning. Culture & Psychology, 7, 243–281.

Hermans, H. J. M. (2014). The dialogical self: A process of positioning in space and time. In Gallagher (S. 654–680).

Hermer, M. (2004). Stille Begegnungen. In ds. & Klinzing (S. 9–54).

Hermer, M., & Klinzing, H. G. (Hg.) (2004). Nonverbale Prozesse in der Psychotherapie. Tübingen: dgvt-verlag.

Herrmann, C. S., Pauen, M., Rieger, J. W., & Schicktanz, S. (Hg.) (2005). Bewusstsein. Philosophie, Neurowissenschaften, Ethik. München: Fink.

Hertenstein, M. J., Keltner, D., App, B., Bulleit, B. A., & Jaskolka, A. R. (2006). Touch Communicates Distinct Emotions. Emotion, 6, 528–533.

Herzog, T. (2017). Humanistisch-Existenzielle Perspektiven der Zwangsstörung. Existenzanalyse, Psychodrama und Personzentrierte Psychotherapie im Dialog. Existenzanalyse, 34(1), 54–61.

Heyer, G. R. (1931). Die Behandlung des Seelischen vom Körper aus. In Kretschmer & Cimbal (S. 1–9).

Heyer, G. R. (1932). Der Organismus der Seele. München: Lehmanns.

Hiergeist, A., Manook, A., Gessner, A., Rupprecht, R., & Baghai, T. C. (2020). Untersuchung des Dickdarm-Mikrobioms in der klinischen Forschung. Nervenheilkunde, 39, 10–18.

Hietanen, J. K., Surakka, V., & Linnankoski, I. (1998). Facial electromyographic responses to vocal affect expressions. Psychophysiology, 35, 530–536.

Hietanen, J. K., Glerean, E., Hari, R., & Nummenmaa, L. (2016). Bodily maps of emotions across child development. Developmental Science, 19(6), 1111–1118. https://doi.org/10.1111/desc.12389.

Hillman, C. H., Hisao-Wecksler, E. T., & Rosengren, K. S. (2005). Postural and eye-blink indices of the defensive startle reflex. International Journal of Psychophysiology, 55, 45–49.

Ho, R. (2019). Embodiment of space in relation to the self and others in psychotherapy. In Payne et al. (S. 232–240).

Hochauf, R. (1999). Imaginative Psychotherapie bei frühtraumatisierten Patienten. International Journal of Prenatal and Perinatal Psychology and Medicine, 11, 503–517.

Hochauf, R. (2001). Der Umgang mit traumabezogenen Beziehungserfahrungen. In U. Bahrke & W. Rosendahl (Hg.), Psychotraumatologie und Katathymimaginative Psychotherapie (S. 47–55). Lengerich: Pabst.

Hochauf, R. (2006). Zur Spezifik pränataler Traumatisierungen und deren Bearbeitung in der Therapie erwachsener Personen. In Krens & Krens (S. 126–143).

Hochauf, R. (2008). Der Körper als „Leitsymptomträger". In Vogt (S. 177–196).

Hochschild, A. R. (1996). Soziologie der Emotionen als eine Methode der Erkenntnis – Am Beispiel der Liebe. Zeitschrift für psychosomatische Medizin und Psychoanalyse, 42, 222–234.

Hoffmann, S. O. (1996). Charakter und Neurose (2. Aufl.). Frankfurt: Suhrkamp.

Hofmann, S. G., & Weinberger, J. (2007). The Art and Science of Psychotherapy: An Introduction. In ds. (Hg.), The Art and Science of Psychotherapy (S. XVII–XIX). New York: Routledge.

Höhmann-Kost, A. (2009). Der komplexe Bewegungsbegriff. In Waibel & Jakob-Krieger (S. 21–25).

Holler, J. (2011). Verhaltenskoordination, Mimikry und sprachbegleitende Gestik in der Interaktion. Psychotherapie-Wissenschaft, 1, 23–31.

Holodynski, M. (2004). The Miniaturization of Expression in the Development of Emotional Self-Regulation. Developmental Psychology, 40, 16–28.

Holodynski, M. (2009). Milestones and Mechanisms of Emotional Development. In B. Röttger-Rössler & H. J. Markowitsch (Hg.), Emotions as Bio-cultural Processes (S. 139–163). New York: Springer.

Hölter, G. (Hg.) (1993). Mototherapie mit Erwachsenen. Schorndorf: Hofmann.

Hölter, G. (1993a). Ansätze zu einer Methodik der Mototherapie. In ds. (S. 52–80).

Hölter, G. (2002). Spuren vom Übersinnlichen zum Sinnlichen. Franz Schönberger im Spiegel ausgewählter Bewegungskulturen des 20. Jahrhunderts. In Arbeitskreis Kooperative Pädagogik (Hg.), Vom Wert der Kooperation. Gedanken zu Bildung und Erziehung (S. 173–187). Frankfurt: Peter Lang.

Hölter, G. (2011). Bewegungstherapie bei psychischen Erkrankungen: Grundlagen und Anwendung. Köln: Deutscher Ärzteverlag.

Hölter, G., Troska, S., & Beudels, W. (2008). Körper- und bewegungsbezogenes Verhalten und Erleben von anorektischen jungen Frauen – ausgewählte Befunde zur Gleichgewichtsregulation und zum Körpererleben. In Joraschky et al. (S. 89–107).

Hopper, J. W., Spinazzola, J., Simpson, W. B., & van der Kolk, B. (2006). Preliminary evidence of parasympathetic influence on basal heart rate in posttraumatic stress disorder. Journal of Psychosomatic Research, 60, 83–90.

Horsthemke, B. (2018). A critical view on transgenerational epigenetic inheritance in humans. Nature Communications, 9, 2973. https://doi.org/10.1038/s41467-018-05445-5.

Horvath, A. O., Del Re, A. C., Flückiger C., & Symonds, D. (2011). Alliance in individual psychotherapy. Psychotherapy, 48, 9–16.

Huber, C., Hauke, W., Ruppert, S., & Zaudig, M. (2005). Verhaltenstherapie und Körpertherapie – eine Effektivitätsstudie an psychosomatischen Patienten. In Sulz et al. (S. 69–101).

Huber, R. (2000). Annas Geschichte. Beziehungsaufträge der Eltern an das ungeborene Kind. In Levend & Janus (S. 100–111).

Hufnagel, H., Steimer-Krause, E., & Krause, R. (1991). Mimisches Verhalten und Erleben bei schizophrenen Patienten und Gesunden. Zeitschrift für Klinische Psychologie, 20, 356–370.

Huizink, A. (2000). Prenatal stress and its effect on infant development. Med. Diss., Universität Utrecht.

Husserl, E. (2012). Die Krisis der europäischen Wissenschaften und die transzendentale Phänomenologie. Hamburg: Felix Meiner.

Hüther, G. (2005). Mein Körper – das bin doch ich... Neurobiologische Argumente für den Einsatz körperorientierter Verfahren in der Psychotherapie. Psychoanalyse & Körper, 4, Nr. 7, 7–23.

Hüther, G. (2006). Wie Embodiment neurobiologisch erklärt werden kann. In Storch et al. (S. 73–97).

Hüther, G. (2009). Die Auswirkungen traumatischer Erfahrungen im Kindesalter auf die Hirnentwicklung. In Brisch & Hellbrügge (S. 94–104).

Hüther, G. (2010). Neurobiologie: umdenken, umfühlen oder umhandeln? In Künzler et al. (S. 115–119).

Hüther, G., & Sachsse, R. (2007). Angst- und stressbedingte Störungen. Auf dem Weg zu einer neurobiologisch fundierten Psychotherapie. Psychotherapeut, 52, 166–179.

Hüther, G., Doering, S., Rüger, U., Rüther, E., & Schüssler, G. (1999). The stress-reaction process and the adaptive modification and reorganization of neuronal networks. Psychiatry Research, 87, 83–95.

Hutterer, R. (1998). Das Paradigma der Humanistischen Psychologie. Entwicklung, Ideengeschichte und Produktivität. Wien: Springer.

Hutto, D. D. (2010). Radical Enactivism and Narrative Practice. Implications for Psychopathology. In Fuchs et al. (S. 43–66).

Hutto, D. D. (2011). Enactivism: Why Be Radical? In H. Bredekamp & J. M. Krois (Hg.), Sehen und Handeln (S. 21–44). Berlin: Akademie Verlag.

Hutto, D. D. (2013). Psychology unified: From folk psychology to radical enactivism. Review of General Psychology, 17, 174–178.

Hutto, D. D., & Myin, E. (2013). Radicalizing Enactivism. Basic Minds without Content. Cambridge, MA: MIT Press.

Huttunen, M. O., & Niskanen, P. (1978). Prenatal Loss of Father and Psychiatric Disorders. Archives of General Psychiatry, 35, 429–431.

Hyniewska, S., & Sato, W. (2015). Facial feedback affects valence judgments of dynamic and static emotional expressions. Frontiers in Psychology, 6: 291. https://doi.org/10.3389/fpsyg.2015.00291.

Iacoboni, M., Molnar-Szakacs, I., Gallese, V., Buccino, G., Mazziotta, J. C., & Rizzolatti, G. (2005). Grasping the intentions of others with one's own mirror neuron system. PloS Biology, 3(3): e79. https://doi.org/10.1371/journal.pbio.0030079.

Imus, S. D. (2019). Interrupted rhythms: Dance/movement therapy's contributions to suicide prevention. In Payne et al. (S. 135–146).

Insel, T. R., & Young, L. J. (2001). The neurobiology of attachment. Nature Reviews Neuroscience, 2, 129–136.

Israel, A., & Reißmann, B. (2008). Früh in der Welt. Das Erleben des Frühgeborenen und seiner Eltern auf der neonatologischen Intensivstation. Frankfurt: Brandes & Apsel.

Iverson, J. M., & Goldin-Meadow, S. (2009). Gesture Paves the Way for Language Development. Psychological Science, 16, 367–371.

Jacob, G. A., & Arntz, A. (2011). Schematherapie. Psychotherapeut, 56, 247–258.

Jacob, G., & Arntz, A. (2014). Schematherapie. Göttingen: Hogrefe.

Jacobs, T. J. (1973). Posture, Gesture, and Movement in the Analyst: Cues to Interpretation and Countertransference. Journal of the American Psychoanalytic Association, 21, 77–92.

Jacobs, T. J. (2001). On Unconscious Communications and Covert Enactments: Some Reflections on Their Role in the Analytic Situation. Psychoanalytic Inquiry, 21, 4–23.

Jaeger, S., & Staeuble, I. (1978). Die gesellschaftliche Genese der Psychologie. Frankfurt: Campus.

Jahn, E. B. (2016). Embodied Emotional Master (EEM) – Mit Selbstmodifikation von der Einsicht zur Handlung. In Bohne et al. (S. 119–152).

Jahn, E. B. (2018). Embodiment in group therapy: From IQ to WeQ—Together we are stronger! In Hauke & Kritikos (S. 339–370).

James, W. (1932). A study of the expression of bodily posture. The Journal of General Psychology, 7, 405–437.

James, W. (1994). The Physical Basis of Emotion. Psychological Review, 101, 205–210 (Nachdruck von 1894).

Jänig, W. (1980). Das vegetative Nervensystem. In R. F. Schmidt & G. Thews (Hg.), Physiologie des Menschen (S. 118–157). Berlin: Springer.

Jänig, W. (2006). Wie beeinflusst das Gehirn den Darm und der Darm das Gehirn? Forschende Komplementärmedizin, 13, 245–146.

Janov, A. (1976). Anatomie der Neurose. Die wissenschaftliche Grundlegung der Urschrei-Therapie. Frankfurt: Fischer.

Janus, L. (2006). Die Entdeckung des vorgeburtlichen und geburtlichen Unbewussten. Zur Geschichte der pränatalen Psychologie. In Krens & Krens (S. 54–66).

Jarlnaes, E., & Luytelaar, J. van (2004). The Therapeutic Power of Peak Experiences: Embodying Maslow's Old Concept. In Macnaughton (S. 241–262).

Jaynes, J. (1976). The Origin of Consciousness in the Breakdown of the Bicameral Mind. Boston: Houghton Mifflin.

Jeschke, C. (1990). Isadora Duncan in ihrer Zeit. Tanz aktuell, Beilage Tanzgeschichten, H. 10, 25–35.

Johnen, R. (2010). Funktionelle Entspannung. In Müller-Braunschweig & Stiller (S. 61–85).

Johnson, D. H. (2000). Intricate Tactile Sensitivity. A Key Variable in Western Integrative Bodywork. In E. A. Mayer & C. B. Saper (Hg.), The Biological Basis for Mind Body Interactions (S. 479–490). Amsterdam: Elsevier.

Johnson, D. H. (2006). Der Vorrang des erfahrungsorientierten Vorgehens in der Körperpsychotherapie. In Marlock & Weiss (S. 91–99).

Johnson, D. H. (Hg.) (2018). Diverse Bodies, Diverse Practices. Toward an Inclusive Somatics. Berkeley, CA: North Atlantic Books.

Johnson, M. (2007). The Meaning of the Body. Aesthetics of Human Understanding. Chicago: The University of Chicago Press.

Johnson, R. (2014). Contacting gender. Gestalt Review, 18, 80–95.

Johnson, R. (2015). Grasping and transforming the embodied experience of oppression. International Body Psychotherapy Journal, 14, 80–95.

Johnson, R. (2019). Oppression and embodiment in psychotherapy. In Payne et al. (S. 351–359).

Johnson, S. M. (1993). Charakter-Transformation. Erkennen – Verändern – Heilen. Oldenburg: Transform.

Johnstone, A. A. (2012). The deep bodily roots of emotion. Husserl Studies, 28, 179–200.

Jonas, H. (2011). Das Prinzip Leben (2. Aufl.). Frankfurt: Suhrkamp.

Joraschky, P. (1995). Das Körperschema und das Körper-Selbst. In Brähler (S. 34–49).

Joraschky, P. (1997). Die Auswirkungen von Vernachlässigung, Misshandlung, Missbrauch auf Selbstwert und Körperbild. In Egle et al. (S. 117–130).

Joraschky, P., & Pöhlmann, K. (2008). Theorien zum Körpererleben und ihre Bedeutung für das Körpererleben von Patienten mit Essstörungen. In Joraschky et al. (S. 25–33).

Joraschky, P., & Pöhlmann, K. (2014). Schatten im Körperbild. Die Bedeutung von Traumatisierungen und strukturellen Störungen. Psychodynamische Psychotherapie, 13, 27–40.

Joraschky, P., Arnim, A. von, Loew, T., & Tritt, K. (2002). Körperpsychotherapie bei somatoformen Störungen. In B. Strauß (Hg.), Psychotherapie bei körperlichen Erkrankungen (S. 81–95). Jahrbuch der medizinischen Psychologie, 21. Göttingen: Hogrefe.

Joraschky, P., Lausberg, H., & Pöhlmann, K. (Hg.) (2008). Körperorientierte Diagnostik und Psychotherapie bei Essstörungen. Gießen: Psychosozial Verlag.

Joraschky, P., Loew, T., & Röhricht, F. (Hg.) (2009). Körpererleben und Körperbild. Ein Handbuch zur Diagnostik. Stuttgart: Schattauer.

Jordan, J. S., & Ghin, M. (2006). (Proto-)Consciousness as a Contextually Emergent Property of Self-Sustaining Systems. Mind & Matter, 4, 45–68.

Jung, C. G. (1928). Über die Energetik der Seele. GW 8, §§ 1–130. Olten: Walter.

Jung, C. G. (1971). Das Seelenproblem des modernen Menschen. GW 10, §§ 148–196. Olten: Walter.

Jung, M., & Heilinger, J.-C. (Hg.) (2009). Funktionen des Erlebens. Neue Perspektiven des qualitativen Bewusstseins. Berlin: De Gruyter.

Just, M. A., Cherkassky, V. L., Aryal, S., & Mitchell, T. M. (2010). A Neurosemantic Theory of Concrete Noun Representation Based on the Underlying Brain Codes. PLoS ONE 5 (1), e8622. https://doi.org/10.1371/journal.pone.0008622.

Kabat-Zinn, J. (1999). Stressbewältigung durch die Praxis der Achtsamkeit. Freiburg: Arbor.

Kaiser Rekkas, A. (2013). Der Bär fängt wieder Lachse. Ideomotorische Arbeit in klinischer Hypnose und Hypnotherapie. Heidelberg: Carl Auer.

Kaji, M. (2019). The importance of subtle movement and stillnes in Japanese dance movement therapy. A comparison with the Japanese tradtional performing art of 'Noh'. In Payne et al. (S. 224–231).

Kalawski, J. (2020). The Alba Method and the science of emotions. Integrative psychological & behavioral science, 54(4), 903–919. https://doi.org/10.1007/s12124-020-09525-4. PMID: 32212066.

Kaletsch, M., Krüger, B., Pilgramm, S., Stark, R., Lis, S., Gallhofer, B., Zentgraf, K., Munzert, J., & Sammer, G. (2014). Borderline personality disorder is associated with lower confidence in perception of emotional body movements. Frontiers in Psychology, 5, Article 1262. https://doi.org/10.3389/fpsyg.2014.01262.

Kamper, D., & Wulf, C. (1982). Die Parabel der Wiederkehr. In ds. (Hg.), Die Wiederkehr des Körpers (S. 9–21). Frankfurt: Suhrkamp.

Kanakogi, Y., Miyazaki, M., Takahashi, H., Yamamoto, H., Kobayashi, T., & Hiraki, K. (2022). Third-party punishment by preverbal infants. Nature Human Behaviour, 6, 1234–1242.

Kandel, E. R. (1998). A New Intellectual Framework for Psychiatry. American Journal of Psychiatry, 155, 457–469.

Kandel, E. R. (1999). Biology and the Future of Psychoanalysis: A New Intellectual Framework for Psychiatry Revisited. American Journal of Psychiatry, 156, 505–524.

Kanfer, F. H., Reinecker, H., Schmelzer, D. (2012). Selbstmanagement-Therapie, Ein Lehrbuch für die klinische Praxis (5. Aufl.). Berlin, Heidelberg: Springer.

Kant, I. (1966/1787). Kritik der reinen Vernunft. Stuttgart: Reclam.

Kaplan-Solms, K., & Solms, M. (2003). Neuro-Psychoanalyse. Eine Einführung mit Fallstudien. Stuttgart: Klett Cotta.

Karch, S., Heinzel, S., Pogarell, O., & Schiepek, G. (2012). Neurobiologische Grundlagen psychotherapeutischer Verfahren. Psychotherapeut, 57, 204–212.

Kaul, E., & Fischer, M. (Hg.) (2016). Einführung in die Integrative Körperpsychotherapie IBP (Integrative Body Psychotherapy). Bern: Hogrefe.

Keleman, S. (1990). Körperlicher Dialog in der therapeutischen Beziehung. München: Kösel.

Keleman, S. (1992). Verkörperte Gefühle. Der anatomische Ursprung unserer Erfahrungen und Einstellungen. München: Kösel.

Keleman, S. (2005). Formen des Leids. Emotionale Verletzungen und ihre somatischen Muster. Berlin: Leutner.

Keleman, S. (2009). Anatomie ist Verhalten. In Thielen (S. 53–67).

Kelley, C. R. (1976). New techniques in vision improvement. In D. Boadella (Hg.), In the Wake of Reich (S. 351–381). London: Conventure.

Kelley, C. R. (2004). Life Force: The Creative Process in Man and in Nature. Bloomington: Trafford On-Demand Publishers.

Kepner, J. (2005). Körperprozesse. Ein gestalttherapeutischer Ansatz. Bergisch Gladbach: EHP.

Kern, E. (2014). Personzentrierte Körperpsychotherapie. München: Reinhardt.

Kern, E. (2019). Bezug auf Wissenschaftlichkeit oder auf ein Menschenbild als Basis für Körperpsychotherapie? Körper – tanz – bewegung, 7, 169–172.

Kernberg, O. (1992). Objektbeziehungen und Praxis der Psychoanalyse (5. Aufl.). Stuttgart: Klett Cotta.

Kernberg, O. (1993). Psychodynamische Therapie bei Borderline-Patienten. Göttingen: Hogrefe.

Kernberg, O. (1997). Wut und Hass. Über die Bedeutung von Aggression bei Persönlichkeitsstörungen und sexuellen Perversionen. Stuttgart: Klett Cotta.

Kernberg, O. (2000). Borderline-Persönlichkeitsorganisation und Klassifikation der Persönlichkeitsstörungen. In ds. et al. (S. 45–56).

Kernberg, O. (2002). Neuere Entwicklungen der Behandlungstechnik in den englischsprachigen psychoanalytischen Schulen. Forum der Psychoanalyse, 18, 1–19.

Kernberg, O. (2006). Neue Überlegungen zur Frage der Identität. In Remmel et al. (S. 3–21).

Kernberg, O., Dulz, B., & Sachsse, U. (Hg.) (2000). Handbuch der Borderline-Störungen. Stuttgart: Schattauer.

Keysers, C. (2009). Mirror neurons. Current Biology, 19, R971–R973.

Keysers, C. (2013). Unser empathisches Gehirn. Warum wir verstehen, was andere fühlen. München: Bertelsmann.

Kiersky, S., & Beebe, B. (1994). The Reconstruction of Early Nonverbal Relatedness in the Treatment of Difficult Patients. Psychoanalytic Dialogues, 4, 389–408.

Kimmel, M., Irran, C., & Luger, M. A. (2015). Bodywork as systemic and inter-enactive competence: Participatory process management in Feldenkrais® Method and Zen Shiatsu. Frontiers in Psychology, 5, 1424. https://doi.org/10.3389/fpsyg.2014.01424.

Kitayama, S., Mesquita, B., & Karasawa, M. (2006). Cultural affordances and emotional experience: Socially engaging and disengaging emotions in Japan and the United States. Journal of Personality and Social Psychology, 91(5), 890–903.

Klages, H. (1998): Werte und Wertewandel. In B. Schäfers & W. Zapf (Hg.), Handwörterbuch zur Gesellschaft Deutschlands (2. Aufl.) (S. 698–709). Opladen: Leske + Budrich.

Klages, L. (1926). Die Grundlagen der Charakterkunde. Leipzig: Barth.

Klages, L. (1937). Der Mensch und das Leben. Jena: Diederichs.

Klasmeyer, G., & Sendlmeier, W. F. (1997). The classification of different phonation types in emotional and neutral speech. Forensic Linguistics, 4, 104–124.

Klatt, F. (1922). Die schöpferische Pause. Jena: Diederichs.

Klein, G. (2005). Das Theater des Körpers. Zur Performanz des Körperlichen. In Schroer (S. 73–91).

Kleinbub, J. R. (2017). State of the art of interpersonal physiology in psychotherapy: A systematic review. Frontiers in Psychology, 8:2053. https://doi.org/10.3389/fpsyg.2017.02053.

Kleinman, A. (2012). The art of medicine. Culture, bereavement, and psychiatry. The Lancet, 379, 608–609.

Klengel, T., Mehta, D., Anacker, C., Rex-Haffner, M., Prüssner, J. C., Pariante, C. M., Pace, T., Mercer, K. B., Mayberg, H. S., Bradley, B., Nemeroff, C. B., Holsboer, F., Heim, C. M., Ressler, K. J., Rein T., & Binder, E. B. (2013). Allele-specific FKBP5 DNA demethylation mediates gene–childhood trauma interactions. Nature Neuroscience, 16, 33–41.

Klinkenberg, N. (2000). Feldenkrais-Pädagogik und Körperverhaltenstherapie. Stuttgart: Pfeiffer bei Klett Cotta.

Klinkenberg, N. (2007). Achtsamkeit in der Körperverhaltenstherapie. Stuttgart: Klett-Cotta.

Klopstech, A. (2005). Stellen die Neurowissenschaften die Psychotherapie vom Kopf auf die Füße? Psychoanalyse & Körper, 4, Nr. 7, 69–108.

Klopstech, A. (2009). Um welchen Körper geht es denn? Körperkonzepte in der Psychotherapie. Psychoanalyse & Körper, 8, Nr. 15, 7–30.

Knop, A., & Heim, C. (2020). Psychoendokrinologie. In Egle et al. (S. 78–92).

Knopf, M., Goertz, C., & Kolling, T. (2011). Entwicklung des Gedächtnisses bei Säuglingen und Kleinkindern. Psychologische Rundschau, 62, 85–92.

Koch, S. C. (2006). Interdisciplinary Embodiment Approaches. Implications for the Creative Arts Therapies. In S. C. Koch & I. Bräuninger (Hg.), Advances in Dance/Movement Therapy. Theoretical Perspectives and Empirical Findings (S. 17–28). Berlin: Logos.

Koch, S. C. (2011). Embodiment: Der Einfluss von Eigenbewegung auf Affekt, Einstellung und Kognition. Berlin: Logos.

Koch, S. C., & Fischman, D. (2014). Enaktive Tanztherapie. Systemtheoretische Ansätze in den Bewegungstherapien. Körper – tanz – bewegung, 2, 3–11.

Koch, S. C., Morlinghaus, K., & Fuchs, T. (2007). The joy dance. Specific effects of a single dance intervention on psychiatric patients with depression. The Arts in Psychotherapy, 34, 340–349.

Koch, S., Holland, R. W., Hengstler, M., & van Knippenberg, A. (2009). Body locomotion as regulatory process. Stepping backward enhances cognitive control. Psychological Science, 20, 549–550.

Koch, S. C., Fuchs, T., & Summa, M. (Hg.) (2012). Body Memory, Metaphor and Movement. Amsterdam, NL: John Benjamins.

Koch-Lauscher, I. (1994). Übertragung? Gedanken zum Tagungsthema. In Steinaecker (S. 61–67).

Köckenberger, H., & Hammer, R. (Hg.) (2004). Psychomotorik. Ansätze und Arbeitsfelder. Dortmund: modernes lernen.

Koemeda-Lutz, M. (Hg.) (2002). Körperpsychotherapie – Bioenergetische Konzepte im Wandel. Basel: Schwabe.

Koemeda-Lutz, M. (2002a). Ein psychosomatisches Persönlichkeitsmodell: Charakterstrukturen. In Koemeda-Lutz (S. 117–137).

Koemeda-Lutz, M. (2012). Integrating Brain, Mind, and Body: Clinical and Therapeutic Implications of Neuroscience. Bioenergetic Analysis, 22, 57–77.

Koemeda-Lutz, M., & Gutzat, R. (2022). Energie: Ein universelles Wirkprinzip. Körper – tanz – bewegung, 10 (1), 14–21.

Koemeda-Lutz, M., & Steinmann, H. (2004). Implikationen neurobiologischer Forschungsergebnisse für die Körperpsychotherapie unter spezieller Berücksichtigung der Affekte. Psychotherapie Forum, 12, 88–97.

Köhler, L. (1990). Neuere Ergebnisse der Kleinkindforschung. Ihre Bedeutung für die Psychoanalyse. Forum der Psychoanalyse, 6, 32–51.

Kohrs, M., & Boll-Klatt, A. (2018). Das Unbewusste – Brauchen wir eine Identität? Ein Prolog. In A. Boll-Klatt & M. Kohrs (Hg.), Praxis der psychodynamischen Psychotherapie. Grundlagen – Modelle – Konzepte (S. 3–14). Stuttgart: Schattauer.

Kohut, H. (1976). Narzissmus. Frankfurt: Suhrkamp.

Kolbe, C. (2019). Wie fühlt sich das an? Verständnis und Bedeutung von Emotionen in der Humanistischen Psychotherapie. In Thielen & Eberwein (S. 109–119).

Kölbl, C. (2010). Die Psychologie der kulturhistorischen Schule als konkrete Psychologie. In G. Jüttemann & W. Mack (Hg.), Konkrete Psychologie. Die Gestaltungsanalyse der Handlungswelt (S. 150–161). Lengerich: Pabst.

König, K. (2004). Charakter, Persönlichkeit und Persönlichkeitsstörung. Stuttgart: Klett-Cotta.

König, W. (1981). Zur Neuformulierung der psychoanalytischen Metapsychologie: vom Energie-Modell zum Informationskonzept. In W. Mertens (Hg.), Neue Perspektiven der Psychoanalyse (S. 83–123). Stuttgart: Kohlhammer.

Konzag, T. A., Klose, S., Bandemer-Greulich, U., Fikentscher, E., & Bahrke, U. (2006). Stationäre körperbezogene Psychotherapie bei Anorexia und Bulimia nervosa. Psychotherapeut, 51, 35–42.

Koole, S. L., & Rothermund, K. (2011). "I feel better but I don't know why": The psychology of implicit emotion regulation. Cognition and Emotion, 25, 389–399.

Koole, S. L., Schlinkert, C., Maldei, T., & Baumann, N. (2019). Becoming who you are: An integrative review of self-determination theory and personality systems interactions theory. Journal of Personality, 87, 15–36.

Koole, S. L., Atzil-Slonim, D., Butler, E., Dikker, S., Tschacher, W., & Wilderjans, T. (2020). In sync with your shrink: Grounding psychotherapy in interpersonal synchrony. In J. P. Forgas, W. D. Crano & K. Fiedler (Hg.), Applications of Social Psychology. How Social Psychology Can Contribute to the Solution of Real World Problems (S. 161–184). New York: Routledge.

Korischek, C. (2020). Die Methode des "gereinigten Herzens" oder der Körper der Psychotherapeutin als Diagnoseinstrument. Eine Reise in die Welt des Chanmi Qigong. Psychoanalyse & Körper, Nr. 36, 19 (1), 21–45.

Korn, E. (1963). Das neue Lebensgefühl in der Gymnastik. In E. Korn, O. Suppert & K. Vogl (Hg.), Die Jugendbewegung. Welt und Wirkung (S. 101–119). Düsseldorf: Diederichs.

Körner, J. (1989). Arbeit an der Übertragung? Arbeit in der Übertragung. Forum der Psychoanalyse, 5, 209–223.

Körner, A., Topolinski, S., & Strack, S. (2015). Routes to embodiment. Frontiers in Psychology, 02. July 2015. https://doi.org/10.3389/fpsyg.2015.00940.

Köth, A. (2008). Dogmen und Scheuklappen in der Psychotherapie. Verhaltenstherapie & psychosoziale Praxis, 40, 611–627.

Köth, A. (2013). Der Körper als Speicher und als Kompass. Körper – tanz – bewegung, 1, 59–65 & 120–126.

Köth, A. (2014). Muss sich die ambulante Körperpsychotherapie verstecken? Psychodynamische Psychotherapie, 13, 9–14.

Kozlowska, K. (2005). Healing the Disembodied Mind: Contemporary Models of Conversion Disorder. Harvard Review of Psychiatry, 13, 1–13.

Kramar, M., & Alim, K. (2021). Encoding memory in tube diameter hierarchy of living flow network. Proceedings of the National Academy of Sciences, March 9, 118 (10): e2007815118. https://doi.org/10.1073/pnas.2007815118.

Kramer, R. (2019). The Birth of Relationship Therapy. Carl Rogers meets Otto Rank. Gießen: Psychosozial.

Krämer, S. (2006). Die 'Rehabilitierung der Stimme'. Über die Oralität hinaus. In D. Kolesch & S. Krämer (Hg.), Stimme (S. 269–295). Frankfurt: Suhrkamp.

Kranz, W. (1962). Die griechische Philosophie. Bremen: Carl Schünemann.

Krause, R. (1992). Die Zweierbeziehung als Grundlage der psychoanalytischen Therapie. Psyche, 46, 588–612.

Krause, R. (1996). Emotion als Mittler zwischen Individuum und Umwelt. In Adler et al. (S. 252–261).

Krause, R. (1997). Allgemeine psychoanalytische Krankheitslehre. Bd. 1: Grundlagen. Stuttgart: Kohlhammer.

Krause, R. (1998). Allgemeine psychoanalytische Krankheitslehre. Bd. 2: Modelle. Stuttgart: Kohlhammer.

Krause, R. (2006). Emotionen, Gefühle, Affekte – Ihre Bedeutung für die seelische Regulierung. In Remmel et al. (S. 22–44).

Krebs, A. (2015). Zwischen Ich und Du. Eine dialogische Philosophie der Liebe. Frankfurt: Suhrkamp.

Krens, I., & Krens, H. (Hg.) (2005). Grundlagen einer vorgeburtlichen Psychologie. Göttingen: Vandenhoeck & Ruprecht.

Krens, I., & Krens, H. (Hg.) (2006). Risikofaktor Mutterleib. Zur Psychotherapie vorgeburtlicher Bindungsstörungen und Traumata. Göttingen: Vandenhoeck & Ruprecht.

Kret, M. E. (2018). The role of pupil size in communication. Is there room for learning? Cognition and Emotion, 32, 1139–1145.

Kretschmer, E., & Cimbal, W. (Hg.) (1931). Bericht über den VI. Allgemeinen Ärztlichen Kongress für Psychotherapie in Dresden. Leipzig: Hirzel.

Kripal, J. (2007). Esalen. America and the Religion of No Religion. Chicago: Chicago University Press.

Kriz, J. (1999). Systemtheorie für Psychotherapeuten, Psychologen und Mediziner. Wien: Facultas.

Kriz, J. (2001). Grundkonzepte der Psychotherapie (5. Aufl.; 7. Aufl. 2014). Weinheim: Beltz.

Kriz, J. (2004). Wissenschaftliche Grundlagen: Denkmodelle. In W. Senf & M. Broda (Hg.), Praxis der Psychotherapie (3. Aufl.) (S. 18–24). Stuttgart: Thieme.

Kriz, J. (2004a). Personzentrierte Systemtheorie – Grundfragen und Kernaspekte. In von Schlippe & Kriz (S. 13–67).

Kriz, J. (2009). Vielfalt in der Psychotherapie: Das Vier-Säulen-Modell. Plädoyer, die internationale und stationäre Verfahrenspluralität auch in deutschen Praxen wieder zuzulassen. VPP aktuell, H. 6, 3–5.

Kriz, J. (2010). Systemtheorie als eine Metatheorie zur Integration psychotherapeutischer Ansätze. Psychotherapie im Dialog, 11, 28–34.

Kriz, J. (2011). „Humanistische Psychotherapie" als Verfahren. Ein Plädoyer für die Übernahme eines einheitlichen Begriffs. Psychotherapeutenjournal, 10, 332–338.

Kriz, J. (2017). Subjekt und Lebenswelt. Personzentrierte Systemtheorie für Psychotherapie, Beratung und Coaching. Göttingen: Vandenhoeck & Ruprecht.

Krizan, H. (1992). Atemtherapie. In P. Buchheim et al. (S. 203–216).

Krohs, U., & Toepfer, G. (Hg.) (2005). Philosophie der Biologie. Frankfurt: Suhrkamp.

Krueger, J. (2019). Enactivism, other minds, and mental disorders. Synthese. https://doi.org/10.1007/s11229-019-02133-9.

Krueger, J., & Colombetti, G. (2018). Affective affordances and psychopathology. Discipline Filosofiche, 2, 221–247.

Krueger-Kirn, H., & Schroeter, B. (Hg.) (2017). Verkörperungen von Weiblichkeit. Gendersensible Betrachtungen körperpsychotherapeutischer Prozesse. Gießen: Psychosozial.

Krüger, A. H. (2002). Selbstobjektbedürfnisse in der Körperpsychotherapie. Psychotherapie Forum, 10, 4–12.

Küchenhoff, J. (1996). Körpertherapien. In Senf & Broda (S. 207–210).

Küchenhoff, J. (2003). Körperbild und psychische Struktur – zur Erfassung des Körpererlebens in der psychodynamischen Diagnostik. Zeitschrift für psychosomatische Medizin und Psychotherapie, 49, 175–194.

Küchenhoff, J. (2008). Den Körper verstehen – psychoanalytische Annäherungen. In ds. & K. Wiegerling, Leib und Körper (S. 72–131). Göttingen: Vandenhoeck & Ruprecht.

Küchenhoff, J. (2009). Das Körpererleben bei Schmerzpatienten und Gesunden: Eine Vergleichsuntersuchung mit der Repertory-Grid-Methode. In Joraschky et al. (S. 171–181).

Kuchuck, S. (2021). The Relational Revolution in Psychoanalysis and Psychotherapy. London: Confer Books.

Kuhl, J. (1998). Wille und Persönlichkeit: Funktionsanalyse der Selbststeuerung. Psychologische Rundschau, 49, 61–77.

Kuhl, J. (2001). Motivation und Persönlichkeit. Interaktionen psychischer Systeme. Göttingen: Hogrefe.

Kuhl, J. (2007). Psychologie des Selbstseins. In ds. & A. Luckner, Freies Selbstsein. Authentizität und Regression (S. 49–81). Göttingen: Vandenhoeck & Ruprecht.

Kuhl, J. (2019). Wie funktioniert das Selbst? In S. Rietmann & P. Deing (Hg.), Psychologie der Selbststeuerung (S. 45–62). Cham, CH: Springer.

Kuhl, J., Quirin, M., & Koole, S. L. (2015). Being someone: A neuropsychological model of the integrative self. Social and Personality Psychology Compass, 9, 115–132.

Kuhn, R. J. (2018). Fieldwork: Seeking balance through the 5Rhythms. In D. H. Johnson (S. 21–44).

Künzler, A. (2006). Ressourcen und körperzentrierte Psychotherapie. Psychotherapie, 11, 165–170.

Künzler, A. (2010). Neurokörperpsychotherapie? In Künzler et al. (S. 121–136).

Künzler, A., Böttcher, C., Hartmann, R., & Nussbaum, M.-H. (Hg.) (2010). Körperzentrierte Psychotherapie im Dialog. Grundlagen, Anwendungen, Integration. Der IKP-Ansatz von Yvonne Maurer. Heidelberg: Springer.

Kupper, Z., Ramseyer, F., Hoffmann, H., & Tschacher, W. (2015). Nonverbal synchrony in social interactions of patients with schizophrenia indicates sociocommunicative deficits. Plos One, 10(12): e0145882. https://doi.org/10.1371/journal.pone.0145882.

Kurella, A. (1918). Vom Körpergefühl. Die Tat, 10, 715–717.

Kurella, A. (1918a). Das Körpergefühl und sein Ausdruck. Die Tat, 10, 508–511.

Kurella, A. (1918b). Körperseele. Freideutsche Jugend, 4, 235–252.

Kurtz, R. (1985). Körperzentrierte Psychotherapie. Die Hakomi Methode. Essen: Synthesis.

Kurtz, R. (1994). Hakomi. Eine körperorientierte Psychotherapie. München: Kösel.

Kurtz, R. (2006). Körperausdruck und Erleben in der körperorientierten Psychotherapie. In Marlock & Weiss. (S. 414–422).

Kurtz, R., & Prestera, H. (1984). Botschaften des Körpers. Bodyreading: ein illustrierter Leitfaden (3. Aufl.). München: Kösel.

Kutas, M., & Federmeier, K. D. (1998). Minding the body. Psychophysiology, 35, 135–150.

Kykyri, V.-L., Tourunen, A., Wahlström, J., Kaartinen, J., Penttonen, M., & Seikkula, J. (2017). Soft prosody and embodied attunement in therapeutic interaction: A multimethod case study of a moment of change. Journal of Constructivist Psychology, 30, 211–234.

Kyselo, M. (2013). Enaktivismus. In A. Stephan & S. Walter (Hg.), Handbuch Kognitionswissenschaft (S. 197–201). Stuttgart: J. B. Metzler.

Kyselo, M. (2014). The body social: an enactive approach to the self. Frontiers in Psychology, 5, article 986. https://doi.org/10.3389/fpsyg.2014.00986.

Laban, R. von (1926). Gymnastik und Tanz. Oldenburg: Stalling.

Laing, R. D. (1973). Phänomenologie der Erfahrung (6. Aufl.). Frankfurt: Suhrkamp.

Lakoff, G., & Johnson, M. (1999). Philosophy in the Flesh: The Embodied Mind and Its Challenge to Western Thought. New York: Basic Books (deutsch: Leben in Metaphern. Konstruktion und Gebrauch von Sprachbildern (9. Aufl.). Heidelberg: Carl Auer, 2018).

Lamme, V. A. F. (2003). Why visual attention and awareness are different. Trends in Cognitive Sciences, 7, 12–18.

Lammers, C.-H. (2007). Emotionsbezogene Psychotherapie. Stuttgart: Schattauer.

Landsman-Dijkstra, J. J. A., van Wijck, R., & Groothoff, J. W. (2006). The long-term lasting effects on self-efficacy, attribution style, expression of emotions and quality of life of a body awareness program for chronic a-specific psychosomatic symptoms. Patient Education and Counseling, 60, 66–79.

Lang, P. J. (1995). The Emotion Probe. Studies of Motivation and Attention. American Psychologist, 50, 372–385.

Lange, D., Leye, M., & Loew, T. H. (2006). Phänomenologie in der Körperpsychotherapie. In Marlock & Weiss (S. 450–454).

Längle, A., & Kriz, J. (2012). The Renewal of Humanism in European Psychotherapy: Developments and Applications. Psychotherapy, 49, 430–436.

Langlotz-Weis, M. (2019). Körperorientierte Verhaltenstherapie. München: Reinhardt.

Larsen, R. J., & Diener, E. (1992). Promises and problems with the circumplex model of emotion. In M. Clark (Hg.), Review of personality and social psychology: Vol. 13. Emotion (S. 25–29). Thousand Oaks, CA: Sage.

Laska, B. (1981). Wilhelm Reich in Selbstzeugnissen und Bilddokumenten. Reinbek: Rowohlt.

Laubichler, M. D. (2005). Systemtheoretische Organismuskonzeptionen. In Krohs & Toepfer (S. 109–124).

Lausberg, H. (1998). Does Movement Behavior Have Differential Diagnostic Potential? Discussion of a Controlled Study on Patients with Anorexia Nervosa and Bulimia. American Journal of Dance Therapy, 20, 85–99.

Lausberg, H. (2008). Bewegungsdiagnostik und -therapie in der Behandlung von Körperbild-Störungen bei Patienten/innen mit Essstörungen. In Joraschky et al. (S. 109–127).

Lausberg, H. (2009). Bewegungsanalyse in der Diagnostik von Körperschema- und Körperbildstörungen. In Joraschky et al. (S. 125–133).

Lausberg, H., & Kryger, M. (2011). Gestisches Verhalten als Indikator therapeutischer Prozesse in der verbalen Psychotherapie: Zur Funktion der Selbstberührungen und zur Repräsentation von Objektbeziehungen in gestischen Darstellungen. Psychotherapie-Wissenschaft, 1, 41–55.

Lausberg, H., Davis, M., & Rothenhäusler, A. (2000). Hemispheric specialization in spontaneous gesticulation in a patient with callosal disconnection. Neuropsychologia, 38, 1654–1663.

Lautenbacher, S. (2009). Wahrnehmungspsychologische Untersuchungen zu Körperbildstörungen von essgestörten Patienten. In Joraschky et al. (S. 111–116).

Lawley, J., & Tompkins, P. (2013). Metaphors in Mind. Transformation through Symbolic Modelling. o. O.: The Developing Company Press.

Lazarus, R. S. (1982). Thoughts on the Relations Between Emotion and Cognition. American Psychologist, 37, 1019–1024.

LeDoux, J. (2001). Das Netz der Gefühle. Wie Emotionen entstehen. München: dtv.

LeDoux, J. (2003). Das Netz der Persönlichkeit. Wie unser Selbst entsteht. Düsseldorf: Walter.

Legrand, D. (2007). Subjectivity and the body: Introducing basic forms of self-consciousness. Consciousness and Cognition, 16, 577–582.

Legrand, D. (2010). Subjective and physical dimensions of bodily self-consciousness, and their dis-integration in anorexia nervosa. Neuropsychologia, 48, 726–737.

Leitan, N. D., & Murray, G. (2014). The mind–body relationship in psychotherapy: grounded cognition as an explanatory framework. Frontiers in Psychology, 5(5), article 472. https://doi.org/10.3389/fpsyg.2014.00472.

Lemche, E., & Loew, T. (2009). Neo- und subkortikale zerebrale Grundlagen der Körperbild-Funktionen. In Joraschky et al. (S. 1–8).

Leuzinger-Bohleber, M. (2001). „…und dann – mit einem Male – war die Erinnerung da…" (Proust). Aus dem interdisziplinären Dialog zwischen Psychoanalyse und Cognitive Science zum Gedächtnis. In Cierpka & Buchheim (S. 99–123).

Leuzinger-Bohleber, M. (2015). The relevance of the embodiment concept for psychoanalysis. In ds. (Hg.), Finding the Body in the Mind. Embodied Memories, Trauma, and Depression (S. 33–48). London: Routledge.

Leuzinger-Bohleber, M., & Pfeifer, R. (2013). Embodiment: Den Körper in der Seele entdecken – Ein altes Problem und ein revolutionäres Konzept. In Leuzinger-Bohleber et al. (S. 14–35).

Leuzinger-Bohleber, M., & Pfeifer, R. (2013a). Psychoanalyse und Embodied Cognitive Science in Zeiten revolutionären Umdenkens. In Leuzinger-Bohleber et al. (S. 39–74).

Leuzinger-Bohleber, M., Emde, R. N., & Pfeifer, R. (Hg.) (2013). Embodiment. Ein innovatives Konzept für Entwicklungsforschung und Psychoanalyse. Göttingen: Vandenhoeck & Ruprecht.

Levend, H. (2000). Im Vorraum zur Welt. Ergebnisse der psychologischen und medizinischen Forschung. In ds. & Janus (S. 13–25).

Levend, H., & Janus, L. (Hg.) (2000). Drum hab ich kein Gesicht. Kinder aus unerwünschten Schwangerschaften. Würzburg: Echter.

Levenson, R. W. (1999). The Intrapersonal Functions of Emotion. Cognition and Emotion, 13, 481–504.

Levenson, R. W. (2003). Blood, Sweat, and Fears. The Autonomic Architecture of Emotion. Annals of the New York Academy of Sciences, 1000, 348–366.

Levine, P. (1998). Trauma-Heilung. Das Erwachen des Tigers. Essen: Synthesis.

Levine, P. (2011). Sprache ohne Worte. Wie unser Körper Trauma verarbeitet und uns in die innere Balance zurückführt. München: Kösel.

Levine, P. A., & Macnaughton, I. (2004). Breath and Consciousness: Reconsidering the Viability of Breathwork in Psychological and Spiritual Interventions in Human Development. In Macnaughton (S. 367–393).

Lewis, M. D. (2000). Emotional self-organization at three time scales. In M. D. Lewis & I. Granic (Hg.), Emotion, Development, and Self-Organization: Dynamic Systems Approaches to Emotional Development (S. 37–69). Cambridge, MA: Cambridge University Press.

Leye, M. (2011). Fallbeispiele störungsspezifischer, stationärer (kombinierte Einzel- und Gruppenpsychotherapie) Psychotherapie mit der Methode „Funktionelle Entspannung". In Röhricht (S. 297–321).

Lichtenberg, J. D. (1989). Psychoanalysis and Motivation. Hillsdale: The Analytic Press.

Lichtenberg, J. D., Lachmann, F. M., & Fosshage, J. L. (2000). Das Selbst und die motivationalen Systeme. Frankfurt: Brandes & Apsel.

Lincoln, T. M., Schulze, L., & Renneberg, B. (2022). The role of emotion regulation in the characterization, development and treatment of psychopathology. Nature Reviews Psychology. https://doi.org/10.1038/s44159-022-00040-4.

Linden, D. E. (2006). How psychotherapy changes the brain – the contribution of functional neuroimaging. Molecular Psychiatry, 11, 528–538.

Linehan, M. (1996). Dialektisch-Behaviorale Therapie der Borderline-Persönlichkeitsstörung. München: CIP-Medien.

Linse, U. (1986). Die Freiluftkultur der Wandervögel. In Deutscher Werkbund (S. 398–406).

Linse, U. (1998). Das „natürliche" Leben: Die Lebensreform. In R. van Dülmen (Hg.), Erfindung des Menschen. Schöpfungsträume und Körperbilder 1500–2000 (S. 435–457). Wien: Böhlau.

Liss, J. (2001). Maps of Experience. In Heller (S. 173–186).

Liss, J., & Stupiggia, M. (1994). La Terapia Biosistemica: Un Approccio Originale Al Trattamento Psico-Corporeo Della Sofferenza Emotiva (Die biosystemische Therapie. Ein eigenständiger Ansatz psychophysischer Behandlung emotionalen Leidens). Mailand: F. Angeli.

Löliger, P. (2002). Keine Aussicht ohne Einsicht: Körperliche Transformationen in Krisen. In Koemeda-Lutz (S. 139–150).

Lowe, R., & Laeng-Gilliatt, S. (Hg.) (2007). Reclaiming Vitality and Presence. Sensory Awareness as a Practice for Life. The Teachings of Charlotte Selver and Charles V. W. Brooks. Berkeley, CA: North Atlantic Books.

Lowen, A. (1979). Bioenergetik. Therapie der Seele durch Arbeit mit dem Körper. Reinbek: Rowohlt.

Lowen, A. (1981). Körperausdruck und Persönlichkeit. Grundlagen und Praxis der Bioenergetik. München: Kösel.

Lowen, A. (1990). Bioenergetik als Körpertherapie. Der Verrat am Körper und wie er wiedergutzumachen ist. Bern: Scherz.

Lowen, A. (1991). Die Spiritualität des Körpers. München: Heyne.

Lowen, A., & Lowen, L. (1988). Bioenergetik für jeden. Das vollständige Übungshandbuch. München: Peter Kirchheim.

Ludwig, S. (2002). Elsa Gindler – von ihrem Leben und Wirken. 'Wahrnehmen, was wir empfinden'. Hamburg: Hans Christians.

Lundy, B. L., Jones, N. A., Field, T., Nearing, G., Davalos, M., Pietro, P., Schanberg, S., & Kuhn, C. (1999). Prenatal Depression Effects on Neonates. Infant Behavior & Development, 22, 119–129.

Lutz, C. (1982). The Domain of Emotion Words on Ifaluk. American Ethnologist, 9, 113–128.

Luyten, P., van Houdenhove, B., Lemma, A., Target, M., & Fonagy, P. (2012). A mentalization-based approach to the understanding and treatment of functional somatic disorders. Psychoanalytic Psychotherapy, 26, 121–140.

Lyons, N., Michaelsen, M. M., Graser, J., Bundschuh-Müller, K., Esch, T., & Michalak, J. (2021). Bodily experience in depression: Using focusing as a new interview technique. Psychopathology. https://doi.org/10.1159/000514128.

Lyons-Ruth, K. (1998). Implicit relational knowing: Its role in development and psychoanalytic treatment. Infant Mental Health Journal, 19, 282–289.

Ma, B., Wasiliewski, R. v., Lindenmaier, W., & Dittmar, K. E. J. (2007). Immunohistochemical Study of the Blood and Lymphatic Vasculature and the Innervation of Mouse Gut and Gut-Associated Lymphoid Tissue. Anatomia, Histologia, Embryologia, 36, 62–74.

Maaser, R., Besuden, F., Bleichner, F., & Schütz, R. (1994). Theorie und Methode der körperbezogenen Psychotherapie. Ein Leitfaden für die klinische Praxis. Stuttgart: Kohlhammer.

Maaz, H.-J. (2001). Integration des Körpers in eine analytische Psychotherapie. In ds. & A. H. Krüger (Hg.), Integration des Körpers in die analytische Psychotherapie (S. 16–27). Lengerich: Pabst.

Maaz, H.-J. (2008). Zur Integration des Körpers in tiefenpsychologisch fundierte analytische Psychotherapie. In Vogt (S. 220–230).

Maaz, H.-J., Hennig, H., & Fikentscher, E. (Hg.) (1997). Analytische Psychotherapie im multimodalen Ansatz. Lengerich: Pabst.

Macedonia, M., & Knösche, T. R. (2011). Body in Mind: How Gestures Empower Foreign Language Learning. Mind, Brain, and Education, 5, 196–211.

MacLean, P. (1974). A Triune Concept of the Brain and Behaviour. Buffalo: University of Toronto Press.

Macnaughton, I. (Hg.) (2004). Body, Breath and Consciousness. A Somatics Anthology. Berkeley, CA: North Atlantic Books.

Macnaughton, I. (with P. A. Levine). (2015) The Role of the Breath in Mind-Body Psychotherapy. In Marlock et al. (S. 633–643).

Maier, S. E., Hardy, C. J., & Jolesz, F. A. (1994). Brain and cerebrospinal fluid motion: real-time quantification with M-mode MR imaging. Radiology, 193, 477–483.

Makari, G. (1991). German philosophy, Freud, and the riddle of the woman. Journal of the American Psychoanalytic Association, 39, 183–213.

Ma-Kellams, C., Blascovich, J., & McCall, C. (2012). Culture and the body: East–West differences in visceral perception. Journal of Personality and Social Psychology, 102(4), 718–728.

Malkemus, S. A., & Smith, J. F. (2021). Sexual disembodiment: Sexual energy, trauma, and the body. Journal of Humanistic Psychology. https://doi.org/10.1177/0022167821996144.

Manian, N., & Bornstein, M. H. (2009). Dynamics of emotion regulation in infants of clinically depressed and nondepressed mothers. Journal of Child Psychology and Psychiatry, 50, 1410–1418.

Mannhart, R., & Backhaus, S. (1993). Reich und Bergson. Die lebensphilosophischen Wurzeln der Körpertherapie. Unveröff. Diplomarbeit, Psychol. Inst., Freie Universität Berlin.

Marcel, G. (1986). Leibliche Begegnung. In Petzold (S. 15–46).

Marcher, L., & Fich, S. (2010). Body Encyclopedia. A Guide to the Psychological Functions of the Muscular System. Berkeley, CA: North Atlantic Books.

Margraf, J., & S. Schneider (Hg.) (2009). Lehrbuch der Verhaltenstherapie. Bd. 1: Grundlagen, Diagnostik, Verfahren, Rahmenbedingungen (3. Aufl.). Heidelberg: Springer.

Markowitsch, H.-J. (2005). Dem Gedächtnis auf der Spur. Vom Erinnern und Vergessen (2. Aufl.). Darmstadt: Wissenschaftliche Buchgesellschaft.

Markus, H. T., & Kitayama, S. (1991). Culture and the self: Implications for cognition, emotion, and motivation. Psychological Review, 98, 224–253.

Marlock, G. (Hg.) (1993). Weder Körper noch Geist. Einführung in die Unitive Körperpsychotherapie. Oldenburg: Transform.

Marlock, G. (1993a). Überlegungen zu einem humanwissenschaftlichen Verständnis der Körperpsychotherapie. In ds. (S. 14–24).

Marlock, G. (2006). Körperpsychotherapie als Wiederbelebung des Selbst – eine tiefenpsychologische und phänomenologisch-existenzielle Perspektive. In Marlock & Weiss (S. 138–151).

Marlock, G. (2006a). Sinnliche Selbstreflexivität. Zum Arbeitsmodus der Körperpsychotherapie. In Marlock & Weiss (S. 396–405).

Marlock, G. (2006b). Körperpsychotherapie – eine Traditionslinie der modernen Tiefenpsychologie. In Marlock & Weiss (S. 61–75).

Marlock, G. (2009). Versuch über Selbstregulation. In Thielen (S. 19–33).

Marlock, G. (2010). Sinnliche Selbstreflexivität. Zum Arbeitsmodus der Körperpsychotherapie. In Müller-Braunschweig & Stiller (S. 47–57).

Marlock, G., & Weiss, H. (Hg.) (2006). Handbuch der Körperpsychotherapie. Stuttgart: Schattauer.

Marlock, G., & Weiss, H. (2006a). Einführung: Das Spektrum der Körperpsychotherapie. In ds. (S. 1–12).

Marlock, G., & Weiss, H. (2006b). Nachwort. In ds. (S. 953–954).

Marlock, G., Weiss, H., Young, C., & Soth, M. (Hg.) (2015). The Handbook of Body Psychotherapy and Somatic Psychology. Berkeley, CA: North Atlantic Books.

Marmeleira, J., & Duarte Santos, G. (2019). Do not neglect the body and action: The emergence of embodiment approaches to understanding human development. Perceptual and Motor Skills, 126, 410–455.

Martin, E. (1998). Die neue Kultur der Gesundheit. Soziale Geschlechtsidentität und das Immunsystem in Amerika. In Sarasin & Tanner (S. 508–525).

Martin, L. I., Harlow, T. F., & Strack, F. (1992). The Role of Bodily Sensations in the Evaluation of Social Events. Personality and Social Psychology Bulletin, 18, 412–419.

Martin, L., Stein, K., Kubera, K., Troje, N. F., & Fuchs, T. (2022). Movement markers of schizophrenia: a detailed analysis of patients' gait patterns. European Archives of Psychiatry and Clinical Neuroscience, April 1. https://doi.org/10.1007/s00406-022-01402-y.

Maslow, A. H. (1959). Critique of Self-Actualization. I. Some Dangers of Being-Cognition. Journal of Individual Psychology, 15, 24–32.

Maslow, A. H. (1967). A Theory of Metamotivation: The Biological Rooting of the Value-Life. Journal of Humanistic Psychology, 7, 93–127.

Maslow, A. H. (1973). Psychologie des Seins. Ein Entwurf. München: Kindler.

Maturana, H. R. (1985). Erkennen: Die Organisation und Verkörperung von Wirklichkeit. Braunschweig: Vieweg.

Maturana, H. R., & Varela, F. J. (1984/2012). Der Baum der Erkenntnis. Die biologischen Wurzeln menschlichen Erkennens (5. Aufl.). Frankfurt: Fischer.

Maurer, Y. (1993). Körperzentrierte Psychotherapie. Ganzheitlich orientierte Behandlungskonzepte und Therapiebeispiele (2. überarb. erw. Aufl.). Stuttgart: Hippokrates.

Maurer, Y. (1999). Der ganzheitliche Ansatz in der Psychotherapie. Wien: Springer.

Maurer, Y. (2001). Atemtherapie in der therapeutischen Praxis. Uelzen: ML-Verlag.

Maurer, Y. (2010). Von der Psychotherapie zur Körperzentrierten Psychotherapie. In Künzler et al. (S. 1–15).

Maurer-Groeli, Y. (2004). Neurophysiologische Hintergründe für ganzheitliches psychotherapeutisches Arbeiten mit spezieller Berücksichtigung von Gedächtnis, Körpergedächtnis und Ressourcen. Psychotherapie Forum, 12, 98–103.

McCullough, J. P., Lord, B. D., Martin, A. M., Conley, K. A., Schramm, E., & Klein, D. N. (2011). The significant other history: an interpersonal-emotional history procedure used with the early-onset chronically depressed patient. The American Journal of Psychotherapy, 65 (3), 225–248.

McEwen, B. S. (2003). Early life influences on life-long patterns of behavior and health. Mental Retardation and Developmental Disabilities Research Reviews, 9, 149–154.

McEwen, B. S. (2007). Physiology and Neurobiology of Stress and Adaptation: Central Role of the Brain. Physiological Reviews, 87, 873–904.

McGann, M. (2014). Enacting a social ecology: radically embodied intersubjectivity. Frontiers in Psychology, 5, Art. 1321. https://doi.org/10.3389/fpsyg.2014.01321.

McGann, M., De Jaegher, H. D., & Di Paolo, E. (2013). Enaction and psychology. Review of General Psychology, 17, 203–209.

McGowan, P. O., Sasaki, A., D'Alessio, A. C., Dymov, S., Labonté, B., Szyf, M., Turecki, G., & Meaney, M. J. (2009). Epigenetic regulation of the glucocorticoid receptor in human brain associates with childhood abuse. Nature Neuroscience, 12, 342–348.

McNeely, D. A. (1992). Berührung. Die Geschichte des Körpers in der Psychotherapie. München: Kösel.

Mecacci, L. (2013). Solomon V. Shereshevsky: The great Russian mnemonist. Cortex, 2013, 49, 2260–2263.

Medina, J., & Coslett, H. B. (2010). From maps to form to space: Touch and the body schema. Neuropsychologia, 48, 645–654.

Meeren, H., Heijnsbergen, C. van, & de Gelder, B. (2005). Rapid perceptual integration of facial expression and emotional body language. Proceedings of the National Academy of Sciences, 102, 16518–16523.

Mehling, W.-E. (2010). Atemtherapie: Grundlagen, Wirkungsweisen, Interventionsstudien. In Müller-Braunschweig & Stiller (S. 157–173).

Mehling, W.-E., Gopisetty, V., Daubenmier, J., Price, C., Hecht, F. M., & Stewart, A. (2009). Body Awareness: Construct and Self-Report Measures. Plos ONE, 4, Issue 5, e5614, S. 1–18. https://doi.org/10.1371/journal.pone.0005614.

Mehr, S. A., Singh, M., Knox, D., Ketter, D. M., Pickens-Jones, D., Atwood, S., Lucas. C., Jacoby, N., Egner, A., Hopkins, E., Howard, R., Hartshorne, J., Jennings, M., Simson, J., Bainbridge, C., Pinker, S., O'Donnel, T., Krasnow, M., & Glowacki, L. (2019). Universality and diversity in human song. Science, 336, Nr. 6468. https://doi.org/10.1126/science.aax0868.

Mei, S. van der, Petzold, H. G., & Bosscher, R. (1997). Runningtherapie, Stress, Depression – ein übungszentrierter Ansatz in der Integrativen leib- und bewegungsorientierten Psychotherapie. Integrative Therapie, 3, 374–428.

Meier, C. A. (1994). Die Empirie des Unbewussten. Zürich: Daimon.

Meier, B. P., & Robinson, M. D. (2006). Does "feeling down" mean seeing down? Depressive symptoms and vertical selective attention. Journal of Research in Personality, 40, 451–461.

Meinlschmidt, G., & Tegethoff, M. (2017). Psychotherapie: Quo vadis? Fortschritte der Neurologie und Psychiatrie, 85, 479–494.

Meltzoff, A. N., & Moore, M. K. (1994). Imitation, Memory, and the Representation of Persons. Infant Behavior and Development, 17, 83–99.

Melzer, A., Shafir, T., & Tsachor, R. P. (2019). How Do We Recognize Emotion From Movement? Specific Motor Components Contribute to the Recognition of Each Emotion. Frontiers in Psychology, July 3. https://doi.org/10.3389/fpsyg.2019.01389.

Menary, R. (2014). Our Glassy Essence: The Fallible Self in Pragmatist Thought. In Gallagher (S. 609–632).

Mergenthaler, E. (1996). Emotion-Abstraction Patterns in Verbatim Protocols: A New Way of Describing Psychotherapeutic Processes. Journal of Consulting and Clinical Psychology, 64, 1306–1315.

Mergenthaler, E. (2008). Resonating minds: A school independent theoretical conception and its empirical application to psychotherapeutic processes. Psychotherapy Research, 18, 109–126.

Merleau-Ponty, M. (1966). Phänomenologie der Wahrnehmung. Berlin: de Gruyter.

Merleau-Ponty, M. (1994). Keime der Vernunft. Vorlesungen an der Sorbonne 1949–52. München: Fink.

Merritt, M. (2015). Thinking-is-moving: dance, agency, and a radically enactive mind. Phenomenology and the Cognitive Sciences, 14, 95–110.

Merten, J. (2001). Beziehungsregulation in Psychotherapien. Maladaptive Beziehungsmuster und der therapeutische Prozess. Stuttgart: Kohlhammer.

Merten, J., & Brunnhuber, S. (2004). Facial expression and experience of emotions in psychodynamic interviews with patients suffering from a pain disorder. Indicators of disorders in self- and relationship regulation in the involuntary facial expression of emotions. Psychopathology, 37, 266–271.

Merten, J., Anstadt, T., Ullrich, B., Krause, R., & Buchheim, P. (1996). Emotional experience and facial behavior during the psychotherapeutic process and its relation to treatment outcome: A pilot study. Psychotherapy Research, 6, 198–212.

Messer, D. (2003). Processes of Development in Early Communication. In Bremner & Slater (S. 284–316).

Mestmäcker, T. (1999/2000). Sinn der Gefühle – gefühlter Sinn. Energie & Charakter, 19, 47–74 & 20, 59–86.

Métraux, A. (1975). Zur Erfahrung des Leibes. In Métraux & Graumann (S. 51–68).

Métraux, A., & Graumann, C. F. (Hg.) (1975). Versuche über Erfahrung. Bern: Huber.

Metzinger, T. (2005). Die Selbstmodell-Theorie der Subjektivität: Eine Kurzdarstellung in sechs Schritten. In Herrmann et al. (S. 242–269).

Metzinger, T. (2011). Der Ego-Tunnel. Eine neue Philosophie des Selbst: Von der Hirnforschung zur Bewusstseinsethik. Berlin: Berliner Taschenbuch Verlag.

Metzinger, T. (2013). The self-model theory of subjectivity. Abgerufen 4. Oktober 2013, von www.scholarpedia.org/article/Self_models.

Meyer, J.-E. (1961). Konzentrative Entspannungsübungen nach Elsa Gindler und ihre Grundlagen. In Stolze, 2002 (S. 50–59).

Meyer, V. (2001). Körperorientierte Psychotherapie und die frühkindliche Basis des sexuellen Erlebens. Psychotherapie im Dialog, 2, 277–283.

Meyer, V. (2009). Der Körper als ein Führer durch das Tal der Tränen. Psychotherapeut, 54, 139–144.

Meyer-Abich, K. M. (2010). Was es bedeutet, gesund zu sein. Philosophie der Medizin. München: Carl Hanser.

Micali, S. (2019). Negative Zukunft. Eine phänomenologische Analyse der Angst. In T. Fuchs & T. Breyer (Hg.), Selbst und Selbststörungen (S. 123–148). Freiburg: Karl Alber.

Michalak, J., Troje, N. F., Fischer, J., Vollmar, P., Heidenreich, T., & Schulte, D. (2009). Embodiment of Sadness and Depression: Gait Patterns Associated With Dysphoric Mood. Psychosomatic Medicine, 71, 580–587.

Michalak, J., Mischnat, J., & Teismann, T. (2014). Sitting posture makes a difference – Embodiment effects on depressive memory bias. Clinical Psychology & Psychotherapy, 21, 519–524.

Michalak, J., Lyons, N., & Heidenreich, T. (2019). The evidence for basic assumptions of dance movement therapy and body psychotherapy related to findings from embodiment research. In Payne et al. (S. 53–65).

Michalak, J., Niemeyer, H., Tschacher, W., Baumann, N., Zhang, X. C., & Adolph, D. (2022). Subjective and objective measures of activity in depressed and non-depressed individuals in everyday life. Journal of Experimental Psychopathology, 13, 1–8.

Michalak, J., Aranmolate, L., Bonn, A., Grandin, K., Schleip, R., Schmiedtke, J., Quassowsky, S., & Teismann, T. (2022a). Myofascial tissue and depression. Cognitive Therapy and Research 46, 560–572.

Middendorf, I. (1995). Der Erfahrbare Atem. Eine Atemlehre. Paderborn: Junfermann.

Milch, W., & Berliner, B. (2005). Auf den Spuren der Selbstwerdung. In Krens & Krens (S. 134–149).

Miller, A. (1979). Das Drama des begabten Kindes und die Suche nach dem wahren Selbst. Frankfurt: Suhrkamp.

Miller, A. L., McDonough, S. C., Rosenblum, K. L., & Sameroff, A. J. (2002). Emotion Regulation in Context: Situational Effects on Infant and Caregiver Behavior. Infancy, 3, 403–433.

Miller, J. A. (2010). Alexander Lowen (1910–2008): Reflections on his life. Body, Movement and Dance in Psychotherapy, 5, 197–202.

Miller, V. (2015). Resonance as a social phenomenon. Sociological Research Online, 20, 58–70. https://doi.org/10.5153/sro.3557.

Mitchell, R. L. C., Elliott, R., Barry, M., Cruttenden, A., & Woodruff, P. W. R. (2003). The neural response to emotional prosody, as revealed by functional magnetic resonance imaging. Neuropsychologia, 41, 1410–1421.

Mitscherlich, A. (1946). Freiheit und Unfreiheit in der Krankheit. Das Bild des Menschen in der Psychotherapie. Hamburg: Claaszen & Goverts.

Möller, A., Söndergaard, H. P., & Helström, L. (2017). Tonic immmobility during sexual assault – A common reaction predicting post-traumatic stress disorder and severe depression. Acta obstetricia et gynecologica Scandinavica, 96, 932–938.

Monsen, J. T., & Monsen, K. (1999). Affects and Affect consciousness: A Psychotherapy Model Integrating Silvan Tomkins's Affect- and Script Theory Within the Framework of Self Psychology. In A. Goldberg (Hg.), Progress in Self Psychology (S. 287–306). Hillsdale: The Analytic Press.

Montag, C., Gallinat, J., & Heinz, A. (2008). Theodor Lipps and the Concept of Empathy: 1851–1914. American Journal of Psychiatry, 165, 1261.

Montagu, A. (1980). Körperkontakt. Stuttgart: Klett-Cotta.

Monteiro, D. A., Taylor, E. W., Sartori, M. R., Cruz, A. L., Antin, F. T., & Leite, C. A. C. (2018). Cardiorespiratory interactions previously identified as mammalian are present in the primitive lungfish. Science Advances, 4 (2). https://doi.org/10.1126/sciadv.aaq0800.

Moore, G. A., Cohn, J., & Campbell, S. (2001). Infant Affective Responses to Mother's Still Face at 6 Months Differentially Predict Externalizing and Internalizing Behaviors. Developmental Psychology, 37, 706–714.

Moscovici, H. K. (1991). Vor Freude tanzen, vor Jammer halb in Stücke gehen. Pionierinnen der Körpertherapie. Hamburg: Luchterhand.

Moser, T. (1986). Das erste Jahr. Eine psychoanalytische Behandlung. Frankfurt: Suhrkamp.

Moser, T. (1987). Der Psychoanalytiker als sprechende Attrappe. Eine Streitschrift. Frankfurt: Suhrkamp.

Moser, T. (1989). Körpertherapeutische Phantasien. Psychoanalytische Fallgeschichten neu betrachtet. Frankfurt: Suhrkamp.

Moser, T. (1992). Stundenbuch. Protokolle aus der Körperpsychotherapie. Frankfurt: Suhrkamp.

Moser, T. (1993). Der Erlöser der Mutter auf dem Weg zu sich selbst. Eine Körperpsychotherapie. Frankfurt: Suhrkamp.

Moser, T. (1994). Vaterkörper, Geburt und Symbolbildung. Ein Lehrfilm über Psychoanalyse und Körperarbeit. Freiburg: Dreiland Film.

Moser, T. (1994a). Ödipus in Panik und Triumph. Eine Körperpsychotherapie. Frankfurt: Suhrkamp.

Moser, T. (1994b). Übertragung und Gegenübertragung in der psychoanalytischen Körpertherapie. In Steinaecker (S. 79–89).

Moser, T. (2001). Berührung auf der Couch. Formen der analytischen Körperpsychotherapie. Frankfurt: Suhrkamp.

Moser, T. (2012). Psychotherapie und Körperkontakt. In Schmidt & Schetsche (S. 219–235).

Moser, T., & Pesso, A. (1991). Strukturen des Unbewussten. Protokolle und Kommentare. Stuttgart: Klett-Cotta.

Mühlhoff, R. (2015). Affective resonance and social interaction. Phenomenology and the Cognitive Sciences, 14, 1001–1019.

Mühlleitner, E. (2008). Ich – Fenichel. Das Leben eines Psychoanalytikers im 20. Jahrhundert. Wien: Paul Zsolnay.

Muir, D. W. (2002). Adult Communication with Infants through Touch: The Forgotten Sense. Human Development, 45, 95–99.

Mullan, K. (2014). Somatics: Investigating the common ground of western body–mind disciplines. Body Movement and Dance in Psychotherapy, 9(4), 253–265.

Mullan, K. (2016). Harmonic gymnastics and somatics: A genealogy of ideas. Currents: Journal of the Body-Mind Centering Association, 1, 16–28.

Mullan, K. J. (2017). Somatics herstories: Tracing Elsa Gindler's educational antecedents Hade Kallmeyer and Genevieve Stebbins. Journal of Dance and Somatic Practices, 9, 159–178.

Müller, T. (Hg.) (2004). Psychotherapie und Körperarbeit in Berlin. Geschichte und Praktiken der Etablierung. Husum: Matthiesen Verlag.

Müller, T. (2004a). Zur Etablierung der Psychoanalyse in Berlin. In ds. (S. 53–95).

Müller-Braunschweig, H. (1996). Körperorientierte Psychotherapie. In Adler u.a. (S. 464–476).

Müller-Braunschweig, H. (1997). Zur gegenwärtigen Situation der körperbezogenen Psychotherapie. Psychotherapeut, 42, 132–144.

Müller-Braunschweig, H. (1998). Zur Funktion extraverbaler Psychotherapieformen in der Behandlung frühtraumatisierter Patienten. In R. Vandieken, E. Häckl & D. Mattke (Hg.), Was tut sich in der stationären Psychotherapie? Standorte und Entwicklungen (S. 201–220). Gießen: Psychosozial.

Müller-Braunschweig, H., & Stiller, N. (Hg.) (2010). Körperorientierte Psychotherapie. Methoden, Anwendungen, Grundlagen. Heidelberg: Springer.

Müller-Hofer, B., Geiser, C., Juchli, E., & Laireiter, A.-R. (2003). Klientenzentrierte Körperpsychotherapie (GFK-Methode) – Ergebnisse einer Praxisevaluation. Psychotherapie Forum, 11, 80–91.

Museum der Dinge (o. D.). Hochfrequenz-Strahlapparat Energos. Abgerufen 18. Oktober 2022, von https://dingpflege.museumderdinge.de/pflegedinge/hochfrequenz-strahlapparat-energos/.

Museum für Energiegeschichte (o. D.) Medizin ohne Medikamente. Die Anfänge der Elektromedizin. Abgerufen 18. Mai 2010, von www.energiegeschichte.de/ContentFiles/Museum/Downloads/Sammelblatt_Medizin.pdf.

Musial, F., Häuser, W., Langhorst, J., Dobos, G., & Enck, P. (2008). Psychophysiology of visceral pain in IBS and health. Journal of Psychosomatic Research, 64, 589–597.

Myin, E., & Hutto, D. D. (2009). Enacting is enough. Psyche, 15, 24–30. http://www.theassc.org/files/assc/2575.pdf.

Nagel, T. (1974). What is it like to be a bat?. The Philosophical Review, 83 (4), 435–450.

Nagler, N. (2003). Die paranoide Rufmordkampagne gegen Sándor Ferenczi und seinen Entwurf zu einer ganzheitlichen Psychoanalyse. Integrative Therapie, 29, 235–249.

Nathanielsz, P. W. (1999). Life in the Womb: The Origin of Health and Disease. Ithaca: Promethean Press.

Navarro, F. (1986/1988). Die sieben Stufen der Gesundheit - Eine psychosomatische Sicht der Krankheit (2 Bände). Frankfurt: Nexus.

Nelson, A. A., Grahe, J. E., & Ramseyer, F. (2016). Interacting in flow: An analysis of rapport-based behavior as optimal experience. SAGE Open, Dec. 1. https://doi.org/10.1177/2158244016684173.

Nelson, J., Klumparendt, A., Doebler, P., & Ehring, T. (2017). Childhood maltreatment and characteristics of adult depression: meta-analysis. British Journal of Psychiatry, 210 (2), 96–104.

Neumann, R., & Strack, F. (2000). „Mood Contagion": The Automatic Transfer of Mood Between Persons. Journal of Personality and Social Psychology, 79, 211–223.

Newen, A. (2013). Philosophie des Geistes. Eine Einführung. München: Beck.

NICE (2008). Schizophrenia. Core interventions in the treatment and management of schizophrenia in adults in primary and secondary care (update). National Collaborating Centre for Mental Health. Commissioned by the National Institute for Health and Clinical Excellence. Abgerufen 16. Dezember 2008, von http://www.nice.org.uk/nicemedia/pdf/SchizophreniaUpdateFullGuidelineDraft%20ForConsultation.pdf.

Nicely, P., Tamis-LeMonda, C. S., & Grolnick, W. S. (1999). Maternal Responsiveness to Infant Affect: Stability and Prediction. Infant Behavior & Development, 22, 103–117.

Niedenthal, P. M., Brauer, M., Halberstadt, J. B., & Innes-Ker, Å. H. (2001). When did her smile drop? Facial mimicry and the influences of emotional state on the detection of change in emotional expression. Cognition and Emotion, 15, 853–864.

Niedenthal, P. M., Barsalou, L. W., Ric, F., & Krauth-Gruber, S. (2005). Embodiment in the Acquisition and Use of Emotion Knowledge. In L. Feldman Barrett, P. M. Niedenthal & P. Winkielman (Hg.), Emotion and Consciousness (S. 21–50). New York: The Guilford Press.

Niedenthal, P. M., Barsalou, L. W., Winkielman, P., Krauth-Gruber, S., & Ric, F. (2005a). Embodiment in Attitudes, Social Perception, and Emotion. Personality and Social Psychology Review, 9, 184–211.

Nietzsche, F. (1966). Also sprach Zarathustra. München: Goldmann.

Nietzsche, F. (1980). Unzeitgemäße Betrachtungen. In ds. Werke I (S. 135–434). Frankfurt: UIlstein.

Nijenhuis, E. R. S. (2006). Somatoforme Dissoziation. Paderborn: Junfermann.

Nijenhuis, E. (2016). Die Trauma-Trinität: Ignoranz – Fragilität – Kontrolle. Die Entwicklung des Traumabegriffs/Traumabedingte Dissoziation: Konzept und Fakten. Göttingen: Vandenhoeck & Ruprecht.

Nitschke, A. (1990). Der Kult der Bewegung. Turnen, Rhythmik und neue Tänze. In A. Nitschke, G. Ritter, D. Peukert & R. von Bruch (Hg.), Jahrhundertwende. Der Aufbruch in die Moderne 1880–1930. Bd. 1 (S. 258–285). Reinbek: Rowohlt.

Nitzschke, B. (1989). Freud und die akademische Psychologie. Einleitende Bemerkungen zu einer historischen Kontroverse. In ds. (Hg.), Freud und die akademische Psychologie (S. 2–21). München: Psychologie-Verlags-Union.

Nitzschke, B. (1998). Aufbruch nach Inner-Afrika. Essays über Sigmund Freud und die Wurzeln der Psychoanalyse. Göttingen: Vandenhoeck & Ruprecht.

Noah, T., Schul, Y., & Mayo, R. (2018). When both the original study and its failed replication are correct: Feeling observed eliminates the facial-feedback effect. Journal of Personality and Social Psychology, 114(5), 657–664.

Noë, A. (2010). Du bist nicht dein Gehirn. Eine radikale Philosophie des Bewusstseins. München: Piper.

Noë, A. (2021). The enactive approach: a briefer statement, with some remarks on "radical enactivism". Phenomenology and the Cognitive Sciences, 20, 957–970.

Northoff, G., Boeker, H., & Bogerts, B. (2006). Subjektives Erleben und neuronale Integration im Gehirn: Benötigen wir eine Erste-Person-Neurowissenschaft? Fortschritte der Neurologie und Psychiatrie, 74, 627–633.

Nummenmaa, L., Glerean, E., Hari, R., & Hietanen, J. K. (2014). Bodily maps of emotions. Proceedings of the National Academy of Sciences, 111, 646–651.

Oeberst, A., Wachendörfer, M. M., Imhoff, R., & Blank, H. (2021). Rich false memories of autobiographical events can be reversed. Proceedings of the National Academy of Sciences, 118 (13) e2026447118. https://doi.org/10.1073/pnas.2026447118.

Ogden, P., Minton, K., & Pain, C. (2010). Trauma und Körper. Ein sensumotorisch orientierter psychotherapeutischer Ansatz. Paderborn: Junfermann.

Olbrich, D. (2004). Kreativtherapie in der psychosomatischen Rehabilitation. Psychotherapeut, 49, 67–70.

Oliveira, B. S., Zunzunegui, M. V., Quinlan, J., Fahmi, H., Tu, M. T., & Guerra, R. O. (2016). Systematic review of the association between chronic social stress and telomere length: a life course perspective. Ageing Research Reviews, 26, 37–52.

Ollars, L. (2005). Challenges of the way towards a common ground of body psychotherapy – Body psychotherapy versus the established areas of psychology. European Association of Body Psychotherapy, Newsletter, Spring, 27–37.

Orbach, S. (2004). The John Bowlby Memorial Lecture 2003. The body in clinical practice. Part One – There is no such thing as a body; Part Two – When touch comes to therapy. In White (S. 17–34 & 35–47).

O'Shaughnessy, B. (1998). Proprioception and the Body Image. In Bermúdez et al. (S. 175–203).

Osietzki, M. (1998). Körpermaschinen und Dampfmaschinen. Vom Wandel der Physiologie und des Körpers unter dem Einfluss von Industrialisierung und Thermodynamik. In Sarasin & Tanner (S. 313–346).

O'Toole, M. S., Bovbjerg, D. H., Renna, M. E., Lekander, M., Mennin, D. S., & Zachariae, R. (2018). Effects of psychological interventions on systemic levels of inflammatory biomarkers in humans: A systematic review and meta-analysis. Brain, Behavior, and Immunity, 74, 68–78.

Paananen, K., Vaununmaa, R., Holma, J., Tourunen, A., Kykyri, V.-L., Tastasishvili, V., Kaartinen, J., Penttonen, M., & Seikkula, J. (2018). Electrodermal activity in couple therapy for intimate partner violence. Contemporary Family Therapy, 40, 138–152.

Paar, G. H., Hagen, C. v., Kriebel, R., & Wörz, T. (1999). Genese und Prognose psychosomatischer Störungen. In R. Oerter, C. v. Hagen, G. Röper & G. Noam (Hg.), Klinische Entwicklungspsychologie (S. 299–313). Weinheim: Beltz.

Paggio, P., & Navarretta, C. (2013). Head movements, facial expressions and feedback in conversations: empirical evidence from Danish multimodal data. Journal on Multimodal User Interfaces, 7(1–2), 29–37.

Palumbo, R., Marraccini, M. F., Weyandt, L. L., Wilder-Smith, O., McGee, H. A., Liu, S., & Goodwin, M. S. (2016). Interpersonal autonomic physiology: A systematic review of the literature. Personality and Social Psychology Review, 21, 99–141.

Panksepp, J. (1998). Affective Neuroscience. The Foundations of Human and Animal Emotions. Oxford: Oxford University Press.

Panksepp, J. (2001). The long-term psychobiological consequences of infant emotions: Prescriptions for the twenty-first century. Infant Mental Health Journal, 22, 132–173.

Panksepp, J. (2006). Examples of application of the affective neuroscience strategy to clinical issues. In Corrigall et al. (S. 33–49).

Panksepp, J., Normansell, L., Herman, B., Bishop, P., & Crepeau, L. (1988). Neural and neurochemical control of the separation distress call. In J. D. Newman (Hg.), The Physiological Control of Mammalian Vocalization (S. 263–299). New York: Plenum Press.

Papoušek, M. (1994). Vom ersten Schrei zum ersten Wort. Anfänge der Sprachentwicklung in der vorsprachlichen Kommunikation. Bern: Huber.

Parfit, D. (2014). The Unimportance of Identity. In Gallagher (S. 419–441).

Parfy, E., & Lenz, G. (2009). Menschenbild. In Margraf & Schneider (S. 64–82).

Parnas, J., & Sass, L. A. (2010). The Spectrum of Schizophrenia. In Fuchs et al. (S. 227–244).

Parnas, J., & Sass, L. A. (2014). The structure of self-consciousness in schizophrenia. In Gallagher (S. 521–546).

Parsons, L. M., Gabrieli, J., Phelps, E., & Gazzaniga, M. (1998). Cerebrally lateralized mental representations of hand shape and movement. The Journal of Neuroscience, 18, 6539–6548.

Pauen, M. (2007). Keine Kränkung, keine Krise. Warum die Neurowissenschaften unser Selbstverständnis nicht revidieren. In A. Holderegger, B. Sitter-Liver & C. W. Hess (Hg.), Hirnforschung und Menschenbild (S. 41–53). Basel: Schwabe.

Pauly, P. J. (2005). The Political Structure of the Brain: Cerebral Localization in Bismarckian Germany. Electroneurobiologia, 14, 25–32.

Payne, H. (2006). The body as container and expresser. Authentic Movement groups in the development of wellbeing in our bodymindspirit. In Corrigall et al. (S. 162–180).

Payne, H., Koch, S., Tantia, J., & Fuchs, T. (Hg.) (2019). The Routledge International Handboook of Embodied Perspectives in Psychotherapy. Approaches from Dance Movement and Body Psychotherapies. London: Routledge.

Payne, H., Koch, S., Tantia, J., & Fuchs, T. (2019a). Introduction to Embodied Perspectives in Psychotherapy. In Payne et al. (S. 1–14).

Pecher, D., Zeelenberg, R., & Barsalou, L. W. (2004). Sensorimotor simulations underlie conceptual representations: Modality-specific effects of prior activation. Psychonomic Bulletin and Review, 11, 164–167.

Pechtl, C., & Nagele, J. (2019). Grundlagen der Bioenergetischen Analyse. In Schwenk & Pechtl (S. 15–24).

Pechtl, C., & Trotz, R. (2019). Zentrale Begrifflichkeiten. In Schwenk & Pechtl (S. 25–47).

Peglau, A. (2013). Unpolitische Wissenschaft? Wilhelm Reich und die Psychoanalyse im Nationalsozialismus. Gießen: Psychosozial.

Perlitz, V., Cotuk, B., Schiepek, G., Sen, A., Haberstock, S., Schmidt-Schönbein, H., Petzold, E. R., & Flatten, G. (2004). Synergetik der hypnoiden Relaxation. Psychotherapie, Psychosomatik, Medizinische Psychologie, 54, 250–258.

Perls, F. S. (1976). Gestalt Therapy Verbatim. New York: Bantam.

Perls, F. S. (1981). Gestalt-Wahrnehmung. Verworfenes und Wiedergefundenes aus meiner Mülltonne. Frankfurt: Verlag für humanistische Psychologie.

Perls, F. S., Hefferline, R. E., & Goodman, P. (2007). Gestalttherapie. Zur Praxis der Wiederbelebung des Selbst (9. überarb. Aufl.). Stuttgart: Klett-Cotta.

Pert, C. (2005). Moleküle der Gefühle: Körper, Geist und Emotionen (2. Aufl.). Reinbek: Rowohlt.

Pesso, A. (1986). Dramaturgie des Unbewussten. Eine Einführung in die psychomotorische Therapie. Stuttgart: Klett-Cotta.

Pesso, A. (1997). PBSP – Pesso Boyden System Psychomotor. In Caldwell, C. (Hg.), Getting in Touch. The Guide to New Body Centered Therapies (S. 117–152). Wheaton, IL: Quest Books.

Pesso, A. (2005). Die Bühnen des Bewusstseins. In Sulz et al. (S. 303–314).

Pesso, A. (2006). Dramaturgie des Unbewussten und korrigierende Erfahrungen: Wann ereignen sie sich? Bei wem? Und wo? In Marlock & Weiss (S. 455–468).

Peter, B. (2001). Geschichte der Hypnose in Deutschland. In Revenstorf & ds. (S. 697–737).

Petzold, H. (Hg.) (1974). Psychotherapie & Körperdynamik. Verfahren psycho-physischer Bewegungs- und Körpertherapie (6. Aufl. 1988). Paderborn: Junfermann.

Petzold, H. (Hg.) (1977). Die neuen Körpertherapien (4. Aufl. 1985). Paderborn: Junfermann.

Petzold, H. (1984). Der Schrei in der Therapie. In U. Sollmann (Hg.), Bioenergetische Analyse (S. 79–98). Essen: Synthesis.

Petzold, H. (Hg.) (1986). Leiblichkeit. Philosophische, gesellschaftliche und therapeutische Perspektiven. Paderborn: Junfermann.

Petzold, H. (1986a). Vorwort. In ds. (S. 9–11).

Petzold, H. (2000). Body narratives – Traumatische und Posttraumatische Erfahrungen aus Sicht der Integrativen Therapie. Energie & Charakter, 21, 45–64 & 22, 26–43.

Petzold, H. (2003). Integrative Therapie. Bd. 1–3 (2. überarb. und erw. Aufl.). Paderborn: Junfermann.

Petzold, H. (2006). Der „informierte Leib“: „embodied and embedded“ – ein Metakonzept für die Leibtherapie. In Marlock & Weiss (S. 100–118).

Petzold, H. (2007). „Hot Seat?“ Ein problematischer Begriff. Polyloge, H. 2. www.fpi-publikation.de/polyloge.

Petzold, H. (2009). Der „Informierte Leib“. In Waibel & Jakob-Krieger (S. 27–44).

Petzold, H. (Hg.) (2012). Die Menschenbilder in der Psychotherapie: Interdisziplinäre Perspektiven und die Modelle der Therapieschulen. Wien: Krammer.

Pfeifer, R., & Bongard, J. (2007). How the Body Shapes the Way We Think: A New View of Intelligence. Cambridge: MIT.

Pfeifer, R., Lungarella, M., & Iida, F. (2007). Self-Organization, Embodiment, and Biologically Inspired Robotics. Science, 318, 1088–1093.

Pfeiffer, A. (2022). Emotionale Erinnerung - Klopfen als Schlüssel für Lösungen. Neurowissenschaftliche Wirkhypothesen der Klopftechniken. Heidelberg: Carl Auer.

Pfeiffer, W. M. (1987). Der Widerstand in der Sicht der klientenzentrierten Psychotherapie. GwG-Zeitschrift, 18 (H. 66), 55–62.

Pfeiffer, W. M. (1987a). Überlegungen zu einer patientenzentrierten Körpertherapie. GwG-Zeitschrift, 18 (H. 67), 45–47.

Piaget, J. (1967). Die Psychologie der Intelligenz. Zürich: Rascher.

Piaget, J., & Inhelder, B. (1977). Die Psychologie des Kindes. Frankfurt: Fischer.

Pierrakos, J. (1987). Core-Energetik. Essen: Synthesis.

Pigman, G. W. (1995). Freud And The History of Empathy. The International Journal of Psychoanalysis, 76, 237–256.

Pilates, J. H., & Miller, W. J. (1945). Return to Life Through Contrology. New York: Augustin.

Pinel, J. P. J. (1997). Biopsychologie. Heidelberg: Spektrum Akademischer Verlag.

Piontelli, A. (1996). Vom Fetus zum Kind: Die Ursprünge des psychischen Lebens. Stuttgart: Klett Cotta.

Plassmann, R. (2005). Selbstorganisation und Heilung. In Geißler (S. 357–385).

Plassmann, R. (2010). Kann man Heilungsprozesse hören und fühlen? Die musikalischen Eigenschaften mentaler Transformationsprozesse. Psychoanalyse & Körper, 9, Nr. 16, 43–59.

Plassmann, R. (2011). Selbstorganisation. Über Heilungsprozesse in der Psychotherapie. Gießen: Psychosozial.

Plassmann, R. (2016). Körper sein und Körper haben. Zum Verhältnis von Körper, Leib und Psyche am Beispiel von Kopfschmerzen, selbstverletzendem Verhalten und artifiziellen Krankheiten. Gießen: Psychosozial.

Plassmann, R. (2019). Psychotherapie der Emotionen. Die Bedeutung von Emotionen für die Entstehung und Behandlung von Krankheiten. Gießen: Psychosozial.

Plassmann, R. (2021). Das gefühlte Selbst. Emotionen und seelisches Wachstum in der Psychotherapie. Gießen: Psychosozial.

Plessner, H. (1975). Die Stufen des Organischen und der Mensch. Berlin: de Gruyter.

Poettgen-Havekost, G. (2007). Die Traumatisierung als erstarrte Lebensbewegung. In Geißler & Heisterkamp (S. 239–258).

Pohl, H. (2010). Unerklärliche Beschwerden? Chronische Schmerzen und andere Leiden körpertherapeutisch verstehen und behandeln. München: Knaur.

Pohlen, M., & Bautz-Holzherr, M. (1995). Psychoanalyse – Das Ende einer Deutungsmacht. Reinbek: Rowohlt.

Pokorny, V., Hochgerner, M., & Cserny, S. (1996). Konzentrative Bewegungstherapie. Von der körperorientierten Methode zum psychotherapeutischen Verfahren. Wien: Facultas.

Polenz, S. von (1994). Und er bewegt sich doch. Ketzerisches zur Körperabstinenz der Psychoanalyse. Frankfurt: Suhrkamp.

Pollani, E. (2016). Hypnose – Ego-State-Therapie – Eye Movement Integration: Drei wirkungsvolle Behandlungsmöglichkeiten in der Traumatherapie. In Bohne et al. (S. 153–170).

Pollatos, O., Traut-Mattausch, E., Schroeder, H., & Schandry, R. (2007). Interoceptive awareness mediates the relationship between anxiety and the intensity of unpleasant feelings. Journal of Anxiety Disorders, 21, 931–943.

Porges, S. W. (2010). Die Polyvagal-Theorie. Neurophysiologische Grundlagen der Therapie. Paderborn: Junfermann.

Porsch, U. (2009). Spaltungsphänomene und symbolische Verdichtungen von Beziehungserfahrungen im Körperorgan. In Joraschky et al. (S. 135–151).

Portmann, A. (1951). Biologische Fragmente zu einer Lehre vom Menschen. Basel: Schwabe.

Povinelli, D. J., & Preuss, T. M. (1995). Theory of mind: evolutionary history of a cognitive specialization. Trends in Neurosciences, 18, 418–424.

Prehn-Kristensen, A., Wiesner, C., Bergmann, T. O., Wolff, S., Jansen, O., Mehdorn, H. M., Ferstl, R., & Pause, B. M. (2009). Induction of empathy by the smell of anxiety, PLoS One, 4(6), e5987. https://doi.org/10.1371/journal.pone.0005987.

Price, C. (2007). Dissociation reduction in body therapy during sexual abuse recovery. Complementary Therapies in Clinical Practice, 13, 116–128.

Prinz, J. J. (2004). Gut Reactions. A Perceptual Theory of Emotion. Oxford, New York: Oxford University Press.

Prinz, J., Boyle, K., Ramseyer, F., Kabus, W., Bar-Kalifa, E., & Lutz, W. (2021). Within and between associations of nonverbal synchrony in relation to Grawe's general mechanisms of change. Clinical Psychology & Psychotherapy, 28, 159–168.

Prinz, W. (2016). Selbst im Spiegel. Die soziale Konstruktion von Subjektivität. Frankfurt: Suhrkamp.

Probst, M. (1993). Psychomotorische Therapie bei Anorexia nervosa Patienten. In Hölter (S. 161–173).

Probst, M., Knapen, J., Poot, G., & Vancampfort, D. (2010). Psychomotor Therapy and Psychiatry: What's in a Name? The Open Complementary Medicine Journal, 2, 105–113.

Prüwer, T. (2012). Fürs Leben gezeichnet. Body Modification und Körperdiskurse. Berlin: Parodos.

Ramseyer, F. (2011). Nonverbal synchrony in psychotherapy: embodiment at the level of the dyad. In W. Tschacher & C. Bergomi (Hg.), The Implications of Embodiment: Cognition and Communication (S. 193–207). Exeter, GB: Imprint Academic.

Ramseyer F. (2020). Exploring the evolution of nonverbal synchrony in psychotherapy: The idiographic perspective provides a different picture. Psychotherapy Research, 30, 622–634.

Ramseyer, F. (2022). iCAST: Ein praktisches Modell für die Integration nonverbaler Signale in die Psychotherapie. Psychotherapie. https://doi.org/10.1007/s00278-022-00618-6.

Ramseyer, F., & Tschacher, W. (2008). Synchrony in dyadic psychotherapy sessions. In S. Vrobel, O. E. Rössler & T. Marks-Tarlow (Hg.), Simultaneity: Temporal Structures and Observer Perspectives (S. 329–347). Singapore: World Scientific.

Ramseyer, F., & Tschacher, W. (2014). Nonverbal synchrony of head- and body movement in psychotherapy: different signals have different associations with outcome. Frontiers in Psychology. https://doi.org/10.3389/fpsyg.2014.00979.

Ramseyer, F., & Tschacher, W. (2016). Movement coordination in psychotherapy: Synchrony of hand movements is associated with session outcome. A single case study. Nonlinear Dynamics, Psychology, and Life Sciences, 20, 145–166.

Ramseyer, F., Ebert, A., Roser, P., Edel, M.-A., Tschacher, W., & Brüne, M. (2020). Exploring nonverbal synchrony in borderline personality disorder: A double-blind placebo-controlled study using oxytocin. British Journal of Clinical Psychology, 59, 186–207.

Rand, M. L. (2004). Experiencing: A memoir. The USA Body Psychotherapy Journal, 3, 69–74.

Ranganathan, V. K., Siemionow, V., Liu, J. Z., Sahgal, V., & Yue, G. H. (2004). From mental power to muscle power – gaining strength by using the mind. Neuropsychologia, 42, 944–956.

Rank, O. (1926). Die analytische Situation. Illustriert an der Traumdeutungstechnik. Leipzig: Franz Deuticke (zit. nach Abdruck in Rank, 2006).

Rank, O. (1929). Technik der Psychoanalyse II. Die analytische Reaktion in ihren konstruktiven Elementen. Leipzig: Franz Deuticke (zit. nach Abdruck in Rank, 2006).

Rank, O. (1931). Technik der Psychoanalyse III. Die Analyse des Analytikers und seiner Rolle in der Gesamtsituation. Leipzig: Franz Deuticke (zit. nach Abdruck in Rank, 2006).

Rank, O. (2006). Technik der Psychoanalyse Band I-III. Gießen: Psychosozial.

Ras, M. de (1986). „Wenn der Körper restlos rhythmisch ist und hemmungslos innerviert…". In Deutscher Werkbund (S. 412–416).

Rasting, M., & Beutel, M. E. (2005). Dyadic affective interaction patterns in the intake interview as a predictor of outcome. Psychotherapy Research, 15, 188–198.

Redcay, E., & Schilbach, L. (2019). Using second-person neuroscience to elucidate the mechanisms of social interaction. Nature Reviews Neuroscience, 20, 495–505.

Reddemann, L. (2004). Psychodynamisch Imaginative Traumatherapie. PITT – Das Manual. Stuttgart: Pfeiffer.

Reddemann, L., & Sachsse, U. (2000). Traumazentrierte Psychotherapie der chronifizierten, komplexen Posttraumatischen Belastungsstörung vom Phänotyp der Borderline-Persönlichkeitsstörungen. In Kernberg et al. (S. 555–571).

Reddy, V. (2008). How Infants Know Minds. Cambridge, MA: Harvard University Press.

Reed, C. L., & Farah, M. J. (1995). The Psychological Reality of the Body Schema: A Test with Normal Participants. Journal of Experimental Psychology, 21, 334–343.

Reed, C. L., & McIntosh, D. N. (2008). The social dance: On-line body perception in the context of others. In R. L. Klatzky, M. Behrmann & B. MacWhinney (Hg.), Embodiment, Ego-space, and Action (S. 79–111). Hillsdale, NJ: Erlbaum.

Reed, C. L., McGoldrick, J. E., Shackelford, J. R., & Fidopiastis, C. M. (2004). Are human bodies represented differently from other objects? Experience shapes object representations. Visual Cognition, 11, 523–550.

Regenbogen, C., Schneider, D. A., Finkelmeyer, A., Kohn, N., Derntl, B., Kellermann, T., Gur, R. E., Schneider, F., & Habel, U. (2012). The differential contribution of facial expressions, prosody, and speech content to empathy. Cognition and Emotion, 26, 995–1014.

Reich, W. (1923/1977). Zur Trieb-Energetik. In ds. (1977) (S. 153–167).

Reich, W. (1925/1977). Der triebhafte Charakter. In ds. (1977) (S. 246–340).

Reich, W. (1925a). Weitere Bemerkungen über die therapeutische Bedeutung der Genitallibido. In ds. (1977) (S. 208–230).

Reich, W. (1927/1985). Die Funktion des Orgasmus (neu hg. u. d. Titel: Frühe Schriften 2. Genitalität in der Theorie und Therapie der Neurose). Frankfurt: Fischer.

Reich, W. (1933/1944²/1948³/1989). Charakteranalyse. Köln: Kiepenheuer & Witsch.

Reich, W. (1934). Der Orgasmus als elektrophysiologische Entladung. Zeitschrift für Politische Psychologie und Sexualökonomie, 1, 29–43.

Reich, W. (1942/1987). Die Funktion des Orgasmus. Sexualökonomische Grundprobleme der biologischen Energie (= Die Entdeckung des Orgons, Band I). Köln: Kiepenheuer & Witsch.

Reich, W. (1947/1994). Der Krebs. Die Entdeckung des Orgons Band II. Köln: Kiepenheuer & Witsch.

Reich, W. (1948/1989a). Rede an den kleinen Mann. Frankfurt: Fischer.

Reich, W. (1953/1997). Christusmord. Die emotionale Pest des Menschen. Frankfurt: Zweitausendeins.

Reich, W. (1977). Frühe Schriften 1. Köln: Kiepenheuer & Witsch.

Reich, W. (1997). Jenseits der Psychologie. Briefe und Tagebücher 1934–1939. Köln: Kiepenheuer & Witsch.

Reinecker, H. (2009). Selbstmanagement. In Margraf & Schneider (S. 629–644).

Reinert, T. (1997). „Ja, hab' ich ein Lebensrecht?" Widerspiegelungen eines überlebten Abtreibungsversuches in der Therapie einer Borderline-Patientin. International Journal of Prenatal and Perinatal Psychology and Medicine, 9, 475–494.

Reinert, T. (2004). Therapie an der Grenze: die Borderline-Persönlichkeit. Stuttgart: Pfeiffer bei Klett Cotta.

Reisenzein, R. (1994). Pleasure-Arousal Theory and the Intensity of Emotions. Journal of Personality and Social Psychology, 67, 525–539.

Remmel, A., Kernberg, O. F., Vollmoeller, W., & Strauß, B. (Hg.) (2006). Handbuch Körper und Persönlichkeit. Entwicklungspsychologie, Neurobiologie und Therapie von Persönlichkeitsstörungen. Stuttgart: Schattauer.

Remus, U. (2008). Miriam Goldberg – Philosophin des Augenblicks. Heinrich Jacoby-Elsa Gindler-Stiftung, Rundbrief Nr. 10, 25–27. http://www.jgstiftung.de/sites/default/files/Rundbrief_10.pdf.

Revenstorf, D. (2000). Nutzung des Affekts in der Psychotherapie. In Sulz & Lenz (S. 191–215).

Revenstorf, D. (2001). Nutzung der Beziehung in der Hypnotherapie. In ds. & Peter (S. 53–75).

Revenstorf, D. (2013). Körperpsychotherapie und die Integration in die Psychotherapie. In Thielen (S. 177–189).

Revenstorf, D., & Peter, B. (Hg.) (2001). Hypnose in Psychotherapie, Psychosomatik und Medizin. Manual für die Praxis. Berlin: Springer.

Richter, M. (2019). Psychotherapie zwischen Neurowissenschaften und Kunst der Begegnung. Gießen: Psychosozial.

Richter-Mackenstein, J. (2021). Zwischenleiblichkeit und vegetative Identifikation. Körper – tanz – bewegung, 9, 114–127.

Riemann, F. (1972). Grundformen der Angst (7. Aufl.). München: Reinhardt.

Rifkin, J. (2010). Die empathische Zivilisation. Wege zu einem globalen Bewusstsein. Frankfurt: Campus.

Riskind, J. H., & Gotay, C. C. (1982). Physical posture: Could it have regulatory or feedback effects on motivation and emotion? Motivation and Emotion, 6, 273–298.

Riskind, J. H., Schrader, S. W., & Loya, J. M. (2021). Embodiment in clinical disorders and treatment. In Robinson & Thomas (S. 499–523).

Rispoli, L. (1993). Psicologia Funzionale del Sé: Organizzazione, Sviluppo e Patologia dei Processi Psicocorporei (Funktionale Psychologie des Selbst: Organisation, Entwicklung und Pathologie psychophysischer Prozesse). Rom: Astrolabio.

Rispoli, L. (2006). Funktionalismus und Körperpsychotherapie. In Marlock & Weiss (S. 636–645).

Ritz-Schulte, G., Schmidt, P., & Kuhl, J. (2008). Persönlichkeitsorientierte Psychotherapie. Göttingen: Hogrefe.

Rizzolatti, G., & Sinigaglia, C. (2008). Empathie und Spiegelneurone. Die biologische Basis des Mitgefühls. Frankfurt: Suhrkamp.

Rizzolatti, G., Fadiga, L., Fogassi, L., & Gallese, V. (1997). The space around us. Science, 277, 190–191.

Robinson, M. D., & Thomas, L. E. (Hg.) (2021), Handbook of Embodied Psychology: Thinking, Feeling, and Acting. Cham, CH: Springer.

Robles-De-La-Torre, G. (2006). The Importance of the Sense of Touch in Virtual and Real Environments. IEEE Multimedia, 13 (3), 24–30 . Abgerufen 17. März 2010, von www.roblesdelatorre.com/gabriel/GR--IEEE-MM-2006.pdf.

Rochat, P. (2003). Emerging Co-Awareness. In Bremner & Slater (S. 258–283).

Rochat, P. (2014). What is it like to be a newborn? In Gallagher (S. 57–79).

Roediger, H. L. (1990). Implicit Memory. Retention Without Remembering. American Psychologist, 45, 1043–1056.

Roediger, H. R., & Abel, M. (2022). The double-edge sword of memory retrieval. Nature Reviews Psychology, 1, 708–720.

Rogers, C. (1981). Therapeut und Klient. Grundlagen der Gesprächspsychotherapie. München: Kindler.

Rogers, C. (1981a). Die klientenzentrierte Gesprächspsychotherapie. Client-Centered Therapy (3. Aufl.). München: Kindler.

Rogers, C. (2016). Eine Theorie der Psychotherapie, der Persönlichkeit und der zwischenmenschlichen Beziehungen (2. Aufl.). München: Reinhardt (engl. Orig. 1959).

Röhricht, F. (2000). Körperorientierte Psychotherapie psychischer Störungen. Göttingen: Hogrefe.

Röhricht, F. (2002). Klinische Körperpsychotherapie. Systematisierungsansätze und Standortbestimmung. Praxis Klinische Verhaltensmedizin und Rehabilitation, 59, 182–189.

Röhricht, F. (2006). Diagnostische Relevanz körperbezogener Merkmale und Prozesse in der Körperpsychotherapie. In Marlock & Weiss (S. 543–553).

Röhricht, F. (2009). Body oriented psychotherapy. The state of the art in empirical research and evidence-based practice: A clinical perspective. Body, Movement and Dance in Psychotherapy, 4, 135–156.

Röhricht, F. (2009a). Das Körperbild im Spannungsfeld von Sprache und Erleben – terminologische Überlegungen. In Joraschky et al. (S. 25–34).

Röhricht, F. (2009b). Ansätze und Methoden zur Untersuchung des Körpererlebens – eine Übersicht. In Joraschky et al. (S. 35–52).

Röhricht, F. (Hg.) (2011). Störungsspezifische Konzepte in der Körperpsychotherapie. Gießen: Psychosozial.

Röhricht, F. (2011a). Leibgedächtnis und Körper-Ich: zwei zentrale Bezugspunkte in der störungsspezifischen körperorientierten Psychotherapie. Psychologie in Österreich, 31, 239–248.

Röhricht, F. (2011b). Körperpsychotherapie. In R. H. Adler, W. Herzog, P. Joraschky, K. Köhle, W. Langewitz, W. Söllner & W. Wesiack (Hg.), Psychosomatische Medizin. Theoretische Modelle und klinische Praxis (7. vollst. überarb. Aufl.) (S. 476–484). München: Urban & Fischer.

Röhricht, F. (2011c). Das theoretische Modell und die therapeutischen Prinzipien/Mechanismen einer integrativen Körperpsychotherapie (KPT) bei somatoformen Störungen. Psychotherapie-Wissenschaft, 1, 41–49.

Röhricht, F. (2015). Body oriented psychotherapy for the treatment of severe mental disorders. Body, Movement and Dance in Psychotherapy, 10, 51–67.

Röhricht, F. (2021). Psychoanalysis and body psychotherapy: An exploration of their relational and embodied common ground. International Forum of Psychoanalysis. https://doi.org/10.1080/0803706X.2021.1959638.

Röhricht, F., & Geuter, U. (2020). Klinische Körperpsychotherapie. In Egle et al. (S. 735–742).

Röhricht, F., & Priebe, S. (1996). Das Körpererleben von Patienten mit einer akuten paranoiden Schizophrenie. Nervenarzt, 67, 602–607.

Röhricht, F., & Priebe, S. (2006). Effect of body-oriented psychological therapy on negative symptoms in schizophrenia: a randomized controlled trial. Psychological Medicine, 36, 669–678.

Röhricht, F., Beyer, W., & Priebe, S. (2002). Störungen des Körpererlebens bei akuten Angsterkrankungen und Depressionen – Neurotizismus oder Somatisierung? Psychotherapie, Psychosomatik, Medizinische Psychologie, 52, 205–213.

Röhricht, F., Seidler, K.-P., Joraschky, P., Borkenhagen, A., Lausberg, H., Lemche, E., Loew, T., Porsch, U., Schreiber-Willnow, K., & Tritt, K. (2005). Konsensuspapier zur terminologischen Abgrenzung von Teilaspekten des Körpererlebens in Forschung und Praxis. Psychotherapie, Psychosomatik, Medizinische Psychologie, 55, 183–190.

Röhricht, F., Gallagher, S., Geuter, U., & Hutto, D. (2014). Embodied cognition and body psychotherapy: The construction of new therapeutic environments. Sensoria – A Journal of Mind, Brain, and Culture, 10, 11–20.

Rolef Ben-Shahar, A. (2014). Touching the Relational Edge. Body Psychotherapy. London: Karnac.

Rolef Ben-Shahar, A. (2019). Being moved to tears. Somatic and motoric aspects of self-disclosure. In Payne et al. (S. 342–350).

Rollwagen, B. (2018). Stark wie ein Baum möchte ich werden. Eine körperintegrierte Sicht auf kindliches Lernen. Körper – tanz – bewegung, 6, 68–79.

Rosen, M., & Brenner, S. (1991). The Rosen Method of Movement. Berkeley, CA: North Atlantic Books.

Rosenberg, J. L., & Morse, B. K. (2015). Segmental holding patterns of the body-mind. In Marlock et al. (S. 666–674).

Rosenberg, J. L., Rand, M. L., & Asay, D. (1996). Körper, Selbst und Seele. Ein Weg zur Integration. Paderborn: Junfermann.

Roth, G. (2001). Fühlen, Denken, Handeln. Wie das Gehirn unser Verhalten steuert. Frankfurt: Suhrkamp.

Roth, G. (2004). Das Verhältnis von bewusster und unbewusster Verhaltenssteuerung. Psychotherapie Forum, 12, 59–70.

Roth, G. (2007). Persönlichkeit, Entscheidung und Verhalten. Stuttgart: Klett-Cotta.

Roth, G. (2009). Aus Sicht des Gehirns (vollst. überarb. Neuaufl.). Frankfurt: Suhrkamp.

Roth, M. (2000). Körperbild-Struktur bei chronisch kranken Jugendlichen. Zeitschrift für Gesundheitspsychologie, 8, 8–17.

Rothbart, M. K., & Hwang, J. (2005). Temperament and the Development of Competence and Motivation. In A. J. Elliot & C. S. Dweck (Hg.), Handbook of Competence and Motivation (S. 167–184). New York: Guilford Press.

Rothe, K. (2014). The gymnastics of thought: Elsa Gindler's networks of knowledge. In L. Cull Ó Maoilarca &

A. Lagaay (Hg.), Encounters in Performance Philosophy (S. 197–219). London: Palgrave Macmillan (zit. nach dem deutschsprachigen Manuskript, abgerufen 18. März 2021, von www.academia.edu/search?utf8=%E2%9C%93&q=rothe+gymnastik+des+denkens).

Rothermund, K. (2011). Selbstregulation statt Selbstkontrolle: Intentionalität, Affekt und Kognition als Teamgefährten im Dienste der Handlungssteuerung. Psychologische Rundschau, 62, 167–173.

Rothschild, B. (2002). Der Körper erinnert sich. Die Psychophysiologie des Traumas und der Traumabehandlung. Essen: Synthesis.

Rothschild, B. (2002a). Understanding dangers of empathy. Psychotherapy Networker, July/August. Abgerufen 26. Juli 2022, von www.somatictraumatherapy.com/dangers-of-empathy/.

Rowan, J. (1990). Primärtherapie. In ds. & Dryden (S. 20–48).

Rowan, J., & Dryden, W. (Hg.) (1990). Neue Entwicklungen der Psychotherapie. Oldenburg: Transform.

Rudolf, G. (2000). Psychotherapeutische Medizin und Psychosomatik. Ein einführendes Lehrbuch auf psychodynamischer Grundlage. Stuttgart: Thieme.

Rudolf, G. (2006). Strukturbezogene Psychotherapie. Leitfaden zur psychodynamischen Therapie struktureller Störungen (2. Aufl.). Stuttgart: Schattauer.

Rudolf, G. (2018). Strukturbezogene Psychotherapie. In Fiedler (S. 63–81).

Rüegg, J. C. (2006). Gehirn, Psyche und Körper. Neurobiologie von Psychosomatik und Psychotherapie (3. akt. & erw. Aufl.). Stuttgart: Schattauer.

Russell, J. A. (1994). Is there universal recognition of emotion from facial expression? A review of cross-cultural studies. Psychological Bulletin, 115, 102–141.

Russell, J. A. (2003). Core Affect and the Psychological Construction of Emotion. Psychological Review, 110, 145–172.

Russell, J. A., Bachorowski, J.-A., & Fernández-Dols, J.-M. (2003). Facial and Vocal Expressions of Emotion. Annual Review of Psychology, 54, 329–349.

Russelman, G. (1988). Der Energiebegriff in der Bioenergetik. Eine kritische Abhandlung. Integrative Therapie, 1, 4–39.

Ryan, R. M., & Deci, E. L. (2000). Self-Determination Theory and the Facilitation of Intrinsic Motivation, Social Development, and Well-Being. American Psychologist, 55, 68–78.

Ryan, R. M., Kuhl, J., & Deci, E. L. (1997). Nature and autonomy: An organizational view of social and neurobiological aspects of self-regulation in behavior and development. Development and Psychopathology, 9, 701–728.

Sachsse, U., & Roth, G. (2008). Die Integration neurobiologischer und psychoanalytischer Ergebnisse in der Behandlung Traumatisierter. In M. Leuzinger-Bohleber, G. Roth & A. Buchheim (Hg.), Psychoanalyse, Neurobiologie, Trauma (S. 69–99). Stuttgart: Schattauer.

Sackmann-Schäfer, K. (1994). Tonusübertragung. In Steinaecker (S. 99–106).

Sacks, O. (1989). Der Tag, an dem mein Bein fortging. Reinbek: Rowohlt.

Sacks, O. (1990). Der Mann, der seine Frau mit einem Hut verwechselte. Reinbek: Rowohlt.

Sacks, O. (1997). Eine Anthropologin auf dem Mars: Sieben paradoxe Geschichten. Reinbek: Rowohlt.

Sacks, O. (1998). Die Insel der Farbenblinden. Reinbek: Rowohlt.

Salisch, M. von, & Kunzmann, U. (2005). Emotionale Entwicklung über die Lebensspanne. In J. Asendorpf (Hg.), Enzyklopädie der Psychologie. Themenbereich C: Theorie und Forschung. Serie 5: Entwicklungspsychologie, Bd. 3: Soziale, emotionale und Persönlichkeitsentwicklung (S. 259–334), Göttingen: Hogrefe.

Salovey, P., Rothman, A., Detweiler, J., & Steward, W. (2000). Emotional States and Physical Health. American Psychologist, 55, 110–121.

Samaritter, R., & Payne, H. (2016/17). Being moved: Kinaesthetic reciprocities in psychotherapeutic interaction and the development of enactive intersubjectivity. European Psychotherapy, 13, 50–65.

Sander, D., Grandjean, D., & Scherer, K. (2005). A systems approach to appraisal mechanisms in emotion. Neural Networks, 18, 317–352.

Sarasin, P., & Tanner, J. (Hg.) (1998). Physiologie und industrielle Gesellschaft. Frankfurt: Suhrkamp.

Sartory, A. (2006). Übersicht zu einigen Varianten körperpsychotherapeutischer Charaktertheorie. In Marlock & Weiss (S. 329–332).

Sauer, M., & Emmerich, S. (2017). Chronischer Schmerz nach Trauma – ein Phänomen des leiblich Unbewussten. Trauma – Zeitschrift für Psychotraumatologie und ihre Anwendungen, 15, 24–37.

Schächinger, H., & Finke, J. B. (2020). Psychophysiologie und Autonomes Nervensystem. In Egle et al. (S. 93–104).

Schacter, D. L. (2007). Aussetzer. Wie wir vergessen und uns erinnern. Bergisch Gladbach: Bastei Lübbe.

Schaible, H.-G. (2006). Zur Innervation des Darms. Forschende Komplementärmedizin, 13, 244–245.

Schakel, L., Veldhuijzen, D. S., Crompvoets, P. I., Bosch, J. A., Cohen, S., van Middendorp, H., Joosten, S. A., Ottenhoff, T. H. M., Visser, L. G., & Evers, A. W. M. (2019). Effectiveness of stress-reducing interventions on the response to challenges to the immune system: A meta-analytic review. Psychotherapy and Psychosomatics, 88, 274–286.

Schatz, D. S. (2002). Klassifikation des Körpererlebens und körperpsychotherapeutische Hauptströmungen. Psychotherapeut, 47, 77–82.

Schatz, D. S. (2002a). Körperarbeit in der Klientenzentrierten Psychotherapie. Psychotherapie Forum, 10, 38–45.

Schechter, D. S., & Serpa, S. R. (2013). Affektive Kommunikation traumatisierter Mütter mit ihren Kleinkindern. In Leuzinger-Bohleber et al. (S. 230–263).

Scheele, D., Striepens, N., Güntürkün, O., Deutschländer, S., Maier, W., Kendrick, K. M., & Hurlemann, R.

(2012). Oxytocin Modulates Social Distance between Males and Females. The Journal of Neuroscience, 32, 16074–16079.

Scheff, T. (1983). Explosion der Gefühle. Über die kulturelle und therapeutische Bedeutung kathartischen Erlebens. Weinheim: Beltz-PVU.

Scheler, M. (1913/²1923/2015). Wesen und Formen der Sympathie. Paderborn: Aischines.

Scheler, M. (1966). Die Stellung des Menschen im Kosmos. Bern: Francke.

Schellenbaum, P. (1992). Nimm deine Couch und geh! München: Kösel.

Scherer, K. R. (2009). Emotions are emergent processes: they require a dynamic computational architecture. Philosophical Transactions of the Royal Society, 364, 3459–3474.

Schiepek, G. (2004). Synergetisches Prozessmanagement – ein Beitrag zu Theorie und Praxis der Psychotherapie. In von Schlippe & Kriz (S. 252–268).

Schiepek, G., Heinzel, S., Karch, S., Plöderl, M., & Strunk, G. (2015). Synergetics in psychology: patterns and pattern transitions in human change processes. In A. Pelster & G. Wunner (Hg.), Selforganization in Complex Systems: The Past, Present, and Future of Synergetics (S. 181–208). Bern: Springer.

Schilbach, L., Timmermans, B., Reddy, V., Costall, A., Bente, G., Schlicht, T., & Vogeley, K. (2013). Toward a second-person neuroscience. Behavioral and Brain Sciences, 36, 393–414.

Schindler, P. (2002). Geschichte und Entwicklung der Bioenergetischen Analyse. In Koemeda-Lutz (S. 27–47).

Schlippe, A. von, & Kriz, W. C. (Hg.) (2004). Personenzentrierung und Systemtheorie. Perspektiven für psychotherapeutisches Handeln. Göttingen: Vandenhoeck & Ruprecht.

Schlippe, A. von, & Kriz, W. C. (2004a). Vorwort. In ds. (S. 7–12).

Schlippe, A. von, & Schweitzer, J. (2003). Lehrbuch der systemischen Therapie und Beratung (9. Aufl.). Göttingen: Vandenhoeck & Ruprecht.

Schmidt, E. (Hg.) (2006). Lehrbuch Konzentrative Bewegungstherapie. Grundlagen und klinische Anwendung. Stuttgart: Schattauer.

Schmidt, E. (2006a). Zur Bedeutung des Körperbildes. In ds. (S. 3–20).

Schmidt, P. (2020). Störungen des Selbst in der Borderline-Persönlichkeit. Der Zusammenhang von Affekt und Identitätserleben. In T. Fuchs & T. Breyer (Hg.), Selbst und Selbststörungen (S. 165–193). Freiburg: Karl Alber.

Schmidt, R.-B., & Schetsche, M. (Hg.) (2012). Körperkontakt. Interdisziplinäre Erkundungen. Gießen: Psychosozial.

Schmidt, R.-B., & Schetsche, M. (2012a). Körperkontakte – eine vergessene Wirklichkeit? In ds. (S. 7–26).

Schmidtner, A. K., & Neumann, I. D. (2020). Präklinische Einblicke in das Zusammenspiel von Mikrobiota und Verhalten. Nervenheilkunde, 39, 19–25.

Schmidt-Zimmermann, I. (2010 Oktober 30). Considerations on a contemporary body psychotherapy [Konferenzbeitrag]. 12. Kongress der Europäischen Gesellschaft für Körperpsychotherapie, Wien, Österreich.

Schmidt-Zimmermann, I., & Marlock, G. (2011). Behandlung einer Borderline-Persönlichkeitsstörung mit Unitiver Körperpsychotherapie. In Röhricht (S. 276–290).

Schmidt-Zimmermann, I., & Marlock, G. (2011a). Unitive KPT bei Depressionen. In Röhricht (S. 93–107).

Schmitter-Boeckelmann, A. (2013). Körperpsychotherapeutische Interventionen in der Arbeit mit komplex traumatisierten Kindern und Jugendlichen. In Thielen (S. 321–334).

Schmitz, H. (1986). Phänomenologie der Leiblichkeit. In Petzold (S. 71–106).

Schmitz, H. (1992). Leib und Gefühl. Materialien zu einer philosophischen Therapeutik (2. Aufl.). Paderborn: Junfermann.

Schmitz, H. (1992a). Was bleibt vom Philosophen Ludwig Klages? In Hammer (S. 14–22).

Schmitz, H. (2014). Kurze Einführung in die Neue Phänomenologie. Freiburg: Karl Alber.

Schmitz, U. (2006). Raum und Zeit. In Schmidt (S. 89–92).

Schneider, K. J., & Längle, A. (2012). The Renewal of Humanism in Psychotherapy: A Roundtable Discussion. Psychotherapy, 49, 427–429.

Schoenenberg, K., & Martin, A. (2020). Bedeutung von Instagram und Fitspiration-Bildern für die muskeldysmorphe Symptomatik. Psychotherapeut, 65, 93–100.

Schönberger, F. (1992). Bobath-Konzept und Gindler-Arbeit. Wurzeln der Arbeit Berta Bobaths in der Gymnastikbewegung der 20er Jahre. Krankengymnastik, 44, 408–420.

Schore, A. N. (2001). Effects of a secure attachment relationship on right brain development, affect regulation, and infant mental health. Infant Mental Health Journal, 22, 7–66.

Schore, A. N. (2007). Affektregulation und die Reorganisation des Selbst. Stuttgart: Klett-Cotta.

Schramme, T. (2005). Psychische Krankheit in wissenschaftlicher und lebensweltlicher Perspektive. In Herrmann et al. (S. 383–406).

Schrauth, N. (2001). Körperpsychotherapie und Psychoanalyse. Berlin: Leutner.

Schrauth, N. (2006). Körperpsychotherapie und das vegetative Nervensystem. In Marlock & Weiss (S. 658–666).

Schreiber-Willnow, K. (2000). Körper-, Selbst- und Gruppenerleben in der stationären Konzentrativen Bewegungstherapie. Gießen: Psychosozial.

Schreiber-Willnow, K. (2012). Körperpsychotherapeutische Gruppen. In B. Strauß & D. Mattke (Hg.), Gruppenpsychotherapie (S. 449–461). Berlin: Springer.

Schreiber-Willnow, K. (2013). Die Entwicklung der körperorientierten Gruppentherapie im Osten und im Westen – Am Beispiel der Konzentrativen Bewegungstherapie. In Thielen (S. 31–40).

Schreiber-Willnow, K., & Seidler, K.-P. (2013). Therapy goals and treatment results in body psychotherapy: Experience with the concentrative movement therapy evaluation form. Body, Movement and Dance in Psychotherapy, 4, 254–269.

Schrenker, L. (2008). Pesso-Therapie: Das Wissen zur Heilung liegt in uns. Stuttgart: Klett-Cotta.

Schroer, M. (Hg.) (2005). Soziologie des Körpers. Frankfurt: Suhrkamp.

Schroer, M. (2005a). Zur Soziologie des Körpers. In ds. (S. 7–47).

Schroeter, B. (2013). Gesellschaft, Körper, Zeitgeist. In Thielen (S. 191–196).

Schubert, A. (2009). Das Körperbild. Die Körperskulptur als modulare Methodik in Diagnostik und Therapie. Stuttgart: Klett Cotta.

Schubert, C. (2015). Psychoneuroimmunologie und Psychotherapie (2. Aufl.). Stuttgart: Schattauer.

Schubert, C. (2019). Was uns krank macht – was uns heilt. Aufbruch in eine neue Medizin (6. Aufl.). Munderfing: Fischer & Gann.

Schubert, C. (2020). Psychoimmunologie. In Egle et al. (S. 105–121).

Schubert, T. W., & Koole, S. L. (2009). The embodied self: Making a fist enhances men's power-related self-conceptions. Journal of experimental social psychology, 45, 828–834.

Schultz-Hencke, H. (1940). Der gehemmte Mensch. Leipzig: Thieme.

Schultz-Venrath, U. (1996). Ernst Simmel (1882–1947) – ein Pionier der Psychotherapeutischen Medizin? Psychotherapeut, 41, 107–115.

Schultz-Venrath, U. (2021). Mentalisieren des Körpers. Stuttgart: Klett-Cotta.

Schultz-Venrath, U., & Hermanns, L. (2019). Ernst Simmel oder die Psycho-Klinik der Zukunft. In Geisthövel & Hitzer (S. 124–132).

Schultz-Zehden, W. (1995). Das Auge – Spiegel der Seele. München: dtv.

Schulz von Thun, F. (1981). Miteinander reden 1: Störungen und Klärungen. Allgemeine Psychologie der Kommunikation. Reinbek: Rowohlt.

Schulze, G. (2005). Die Erlebnisgesellschaft: Kultursoziologie der Gegenwart. Frankfurt: Campus.

Schwab, F., & Krause, R. (1994). Über das Verhältnis von körperlichen und mentalen emotionalen Abläufen bei verschiedenen psychosomatischen Krankheitsbildern. Psychotherapie, Psychosomatik, Medizinische Psychologie, 44, 308–315.

Schwartz, M. A., & Wiggins, O. P. (1987). Typifications: The first step for clinical diagnosis in psychiatry. Journal of Nervous and Mental Disease, 175, 65–77.

Schwenk, R., & Pechtl, C. (Hg.) (2019). Körper im Dialog. Theorie und Anwendungsfelder der Bioenergetischen Analyse. Gießen: Psychosozial.

Scott, C. L., Harris, R. J., & Rothe, A. R. (2001). Embodied Cognition Through Improvisation Improves Memory for a Dramatic Monologue. Discourse Processes, 31, 293–305.

Seewald, J. (1991). Von der Psychomotorik zur Motologie. Über den Prozess der Verwissenschaftlichung einer „Meisterlehre". Motorik, 14, 3–16.

Seewald, J. (2000). Durch Bewegung zur Identität? Motologische Sichten auf das Identitätsproblem. Motorik, 23, 94–101.

Seewald, J. (2002). Psychomotorische Vorläufer in der Geschichte der Rhythmus- und Gymnastikbewegung. Motorik, 25, 26–33.

Seewald, J. (2007). Der Verstehende Ansatz in Psychomotorik und Motologie. München: Reinhardt.

Segal, Z. V., Williams, J. M. G., & Teasdale, J. D. (2008). Die Achtsamkeitsbasierte Kognitive Therapie der Depression: Ein neuer Ansatz zur Rückfallprävention. Tübingen: dgvt-Verlag.

Seidler, K.-P., Schreiber-Willnow, K., Hamacher-Erbguth, A., & Pfäfflin, M. (2004). Skalen zur Prozessdiagnostik in der Konzentrativen Bewegungstherapie (KBT). Konzentrative Bewegungstherapie, 26 (34), 67–91.

Seiffge-Krenke, I. (2000). „Annäherer" und „Vermeider": Die langfristigen Auswirkungen bestimmter Coping-Stile auf depressive Symptome. Zeitschrift für Medizinische Psychologie, 9, 53–61.

Selver, C. (1974). Sensory Awareness. In Petzold (S. 59–78).

Senf, W. (2001). Integrativer Ansatz in der tiefenpsychologisch fundierten Psychotherapie. In Cierpka & Buchheim (S. 33–38).

Senf, W., & Broda, M. (Hg.) (1996). Praxis der Psychotherapie. Ein integratives Lehrbuch für Psychoanalyse und Verhaltenstherapie. Stuttgart: Thieme.

Senf, W., & Broda, M. (1996a). Was ist Psychotherapie? Versuch einer Definition. In ds. (S. 2–5).

Senna, I., Maravita, A., Bolognini, N., & Parise, C. V. (2014). The Marble-Hand Illusion. PlosOne, 9(3). https://doi.org/10.1371/journal.pone.0091688.

Sennett, R. (2000). Der flexible Mensch. Die Kultur des neuen Kapitalismus. Berlin: Siedler.

Shapiro, F. (1998). EMDR – Grundlagen und Praxis. Paderborn: Junfermann.

Shapiro, L. (Hg.) (2014) The Routledge Handbook of Embodied Cognition. Abingdon, GB: Routledge.

Sharaf, M. (1994). Wilhelm Reich. Der heilige Zorn des Lebendigen. Die Biografie. Berlin: Simon & Leutner.

Shaw, P., Eckstrand, K., Sharp, W., Blumenthal, J., Lerch, J. P., Greenstein, D., Clasen, L., Evans, A., Giedd, J., & Rapoport, J. L. (2007). Attention-deficit/hyperactivity disorder is characterized by a delay in cortical maturation. Proceedings of the National Academy of Sciences, 104, 19649–19654.

Shaw, R. (2003). The Embodied Psychotherapist. The Therapist's Body Story. Hove: Brunner-Routledge.

Shaw, R. (2004). The embodied psychotherapist: An exploration of the therapists' somatic phenomena within the therapeutic encounter. Psychotherapy Research, 14, 271–288.

Sheets-Johnstone, M. (1999). Emotion and Movement. A Beginning Empirical-Phenomenological Analysis of Their Relationship. Journal of Consciousness Studies, 6, 259–277.

Sheets-Johnstone, M. (2009). The Corporeal Turn: An Interdisciplinary Reader. Exeter, GB: Imprint Academic.

Sheets-Johnstone, M. (2010). Kinesthetic experience: understanding movement inside and out. Body, Movement and Dance in Psychotherapy, 5, 111–127.

Sheets-Johnstone, M. (2017). Moving in concert. Choros: International Dance Journal, 6, 1–19.

Sheets-Johnstone, M. (2019). If the body is part of our discourse, why not let it speak? Five critical perspectives. In N. Depraz, & A. J. Steinbock (Hg.), Surprise: An Emotion? (S. 83–95). Cham, CH: Springer.

Shirtcliff, E. A., Coe, C. L., & Pollak, S. D. (2009). Early childhood stress is associated with elevated antibody levels to Herpes Simplex Virus Type 1. Proceedings of the National Academy of Sciences, 106, 2963–2967.

Siegel, D. (2006). Wie wir werden, die wir sind. Neurobiologische Grundlagen subjektiven Erlebens und die Entwicklung des Menschen in Beziehungen. Paderborn: Junfermann.

Siegman, A. W., Anderson, R. A., & Berger, T. (1990). The Angry Voice: Its Effects on the Experience of Anger and Cardiovascular Reactivity. Psychosomatic Medicine, 52, 631–643.

Silva, G. da (1990). Borborygmi as Markers of Psychic Work During the Analytic Session. International Journal of Psychoanalysis, 71, 641–659.

Simmel, E. (1993). Psychoanalyse und ihre Anwendungen. Ausgewählte Schriften. Frankfurt: Fischer.

Sinding, C. (1998). Vitalismus oder Mechanismus? Die Auseinandersetzungen um die forschungsleitenden Paradigmata in der Physiologie. In Sarasin & Tanner (S. 76–98).

Slavin, J. H., & Rahmani, M. (2016). Slow dancing: Mind, body, and sexuality in a new relational psychoanalysis. Psychoanalytic Perspectives, 13, 152–167.

Sletvold, J. (2014). The Embodied Analyst. From Freud and Reich to Relationality. London: Routledge.

Smith, E. W. L., Clance, P. R., & Imes, S. (Hg.) (1998). Touch in Psychotherapy. Theory, Research, and Practice. New York: The Guilford Press.

Smith, M. E. (2005). Bilateral hippocampal volume reduction in adults with post-traumatic stress disorder: a meta-analysis of structural MRI studies. Hippocampus, 15, 798–807.

Snowdon, P. F. (1998). Persons, Animals, and Bodies. In Bermúdez et al. (S. 71–86).

Solbakken, O. A., Hansen, R. S., Havik, O. E., & Monsen, J. T. (2012). Affect integration as a predictor of change: Affect consciousness and treatment response in open-ended psychotherapy. Psychotherapy Research, 22, 656–672.

Sollmann, U. (1988). Bioenergetik in der Praxis. Reinbek: Rowohlt.

Sollmann, U. (2009). Zeitlupenbewegung (Slow-Motion-Movement SMM). In Thielen (S. 105–113).

Sonne, J. C. (1996). Interpreting the Dread of Being Aborted in Therapy. Internationale Zeitschrift für Prä- und Perinatale Medizin und Psychologie, 8, 317–339.

Sonntag, M. (1988). Die Seele als Politikum. Psychologie und die Produktion des Individuums. Berlin: D. Reimer.

Soth, M. (2005). Embodied countertransference. In Totton (S. 40–55).

Soth, M. (2009). From humanistic holism via the 'integrative project' towards integral-relational body psychotherapy. In Hartley (S. 64–88).

Soth, M. (2012). Current Body Psychotherapy – an integral-relational approach for the 21st century? In Young (S. 55–68).

Soth, M. (2013). We are all relational, but are some more relational than others? Completing the paradigm shift towards relationality. Transactional Analysis Journal, 43(2),122–137.

Soth, M. (2015). The use of body psychotherapy in the context of group therapy. In Marlock et al. (S. 816–833).

Soth, M. (2019). The relational turn in body psychotherapy. In Payne et al. (S. 298–314).

Southwell, C. (1990). Biodynamische Psychologie. In Rowan & Dryden (S. 198–221).

Spangler, G., & Grossmann, K. (1995). Zwanzig Jahre Bindungsforschung in Bielefeld und Regensburg. In Spangler & Zimmermann (S. 50–63).

Spangler, G., & Zimmermann, P. (Hg.) (1995). Die Bindungstheorie. Grundlagen, Forschung und Anwendung. Stuttgart: Klett-Cotta.

Spangler, G., Grossmann, K. E., & Schieche, M. (2002). Psychobiologische Grundlagen der Organisation des Bindungsverhaltenssystems im Kleinkindalter. Psychologie in Erziehung und Unterricht, 49, 102–120.

Spinazzola, J., van der Kolk, B., & Ford, J. D. (2018). When nowhere is safe: Interpersonal trauma and attachment adversity as antecedents of posttraumatic stress disorder and developmental trauma disorder. Journal of Traumatic Stress, 31, 631–642.

Spremberg, A. (2018). Depression and psychosis – Perspectives on the body, enactivism, and psychotherapy. InterCultural Philosophy, 1, 83–106.

Sreckovic, M. (1999). Geschichte und Entwicklung der Gestalttherapie. In Fuhr et al. (S. 15–178).

Stack, D. M., & Muir, D. W. (1992). Adult Tactile Stimulation during Face-to-Face Interactions Modulates Five-Month-Olds' Affect and Attention. Child Development, 63, 1509–1525.

Staemmler, F.-M. (2017). Relationalität in der Gestalttherapie: Kontakt und Verbundenheit. Gevelsberg: ehp.

Starobinski, J. (1987). Kleine Geschichte des Körpergefühls. Konstanz: Universitätsverlag.

Stattman, J. (1991). Kreative Trance. Oldenburg: Transform.

Stattman, J. (1993). Organische Übertragung. In Marlock (S. 31–48).

Stauffer, K. (2009). The use of neuroscience in body psychotherapy: theoretical and clinically relevant aspects. In Hartley (S. 138–150).

Staunton, T. (Hg.) (2002). Body Psychotherapy. London: Routledge.

Staunton, T. (2002a). Introduction. In ds. (S. 1–6).

Staunton, T. (2008). Finding a relational home for the body. British Journal for Psychotherapy Integration, 5, 21–25.

Stauss, K., & Fritzsche, K. (2006). Psychodynamische Kurzzeittherapie mit erlebnisaktivierenden Interventionen. Psychotherapeut, 51, 214–222.

Stebbins, G. (1893). Dynamic Breathing and Harmonic Gymnastics. A Complete System of Psychical, Aesthetic and Physical Culture. New York: Edgar Werner.

Stefan, R. (2020). Zukunftsentwürfe des Leibes. Integrative Psychotherapiewissenschaft und kognitive Neurowissenschaften im 21. Jahrhundert. Wiesbaden: Springer.

Stein, E. (1916/2019). Zum Problem der Einfühlung. Dachau: OK Publishing.

Steinaecker, K. von (Hg.) (1994). Der eigene und der fremde Körper. Übertragungsphänomene in der Atem- und Leibpädagogik. Berlin: Lit Europe.

Steinaecker, K. von (2000). Luftsprünge. Anfänge moderner Körpertherapien. München: Urban & Fischer.

Steinaecker, K. von (2010). Atem- und Leibtherapie. Geschichte, Therapiekonzepte, Anwendung. In Müller-Braunschweig & Stiller (S. 173–194).

Steinemann, E. (2006). Der verlorene Zwilling. Wie ein vorgeburtlicher Verlust unser Leben prägen kann. München: Kösel.

Stepper, S., & Strack, F. (1993). Proprioceptive Determinants of Emotional and Nonemotional Feelings. Journal of Personality and Social Psychology, 64, 211–220.

Stern, D. (1992). Die Lebenserfahrung des Säuglings. Stuttgart: Klett Cotta.

Stern, D. (1998). Die Mutterschaftskonstellation. Eine vergleichende Darstellung verschiedener Formen der Mutter-Kind-Psychotherapie. Stuttgart: Klett-Cotta.

Stern, D. (2005). Der Gegenwartsmoment. Veränderungsprozesse in Psychoanalyse, Psychotherapie und Alltag. Frankfurt: Brandes & Apsel.

Stern, D. (2011). Ausdrucksformen der Vitalität. Frankfurt: Brandes & Apsel.

Stern, D., Bruschweiler-Stern, N., Harrison, A. M., Lyons-Ruth, K., Morgan, A. C., Nahum, J. P., Sander, L., & Tronick, E. Z. (1998). The process of therapeutic change involving implicit knowledge: Some implications of developmental observations for adult psychotherapy. Infant Mental Health Journal, 19, 300–308.

Stern, E. (1952). Lebenskonflikte als Krankheitsursachen. Zürich: Rascher.

Stern, W. (1927). [Selbstdarstellung]. In R. Schmidt (Hg.), Die Philosophie der Gegenwart in Selbstdarstellungen Bd. 6 (S. 1–56). Leipzig: Meiner.

Stern, W. (1930). Studien zur Personwissenschaft. I. Teil: Personalistik als Wissenschaft. Leipzig: Barth.

Stewart, J., Gapenne, O., & Di Paolo, E. A. (Hg.) (2010). Enaction. Toward a new paradigm for cognitive science. Cambridge, MA: MIT-Press.

Stewart, J., Gapenne, O., & Di Paolo, E. A. (2010a). Introduction. In ds. (S. VII-XVII).

Stoff, H. (2019). Endokrine Psychosomatik oder der Versuch, Hormon- und Psychotherapie zu verbinden. In Geisthövel & Hitzer (S. 89–101).

Stolze, H. (1959). Zur Bedeutung von Erspüren und Bewegen für die Psychotherapie. In ds. (2002) (S. 28–38).

Stolze, H. (Hg.) (2002). Konzentrative Bewegungstherapie. Grundlagen und Erfahrungen (3. erg. Aufl.). Berlin: Springer.

Stolze, H. (2006). Symbol – Symbolik – Symbolisieren. In Schmidt (S. 21–26).

Stolze, H. (2006a). Bewegen – Besinnen – Begreifen – Bedeuten: Symbolisieren in der Körperpsychotherapie. In Marlock & Weiss (S. 442–449).

Storch, M. (2002). Die Bedeutung neurowissenschaftlicher Forschungsansätze für die psychotherapeutische Praxis. Teil I: Theorie. Psychotherapie, 7, 281–294.

Storch, M. (2003). Die Bedeutung neurobiologischer Forschung für die psychotherapeutische Praxis. Teil II – Praxis: Das Zürcher Ressourcen Modell (ZRM). Psychotherapie, 8, 11–29.

Storch, M. (2006). Wie Embodiment in der Psychologie erforscht wurde. In Storch et al. (S. 35–72).

Storch, M., Cantieni, B., Hüther, G., & Tschacher, W. (2006). Embodiment. Die Wechselwirkung von Körper und Psyche verstehen und nutzen. Bern: Huber.

Storck, T., & Brauner, F. (2021). Körpergefühl. Gießen: Psychosozial.

Störig, H. J. (1969). Kleine Weltgeschichte der Philosophie, Bd. 2. Frankfurt: Fischer.

Strack, F., Martin, L. L., & Stepper, S. (1988). Inhibiting and facilitating conditions of the human smile: a nobtrusive test of the facial feedback hypothesis. Journal of Personality and Social Psycholology, 54, 768–77.

Straub, J. (2019). Das optimierte Selbst. Kompetenzimperative und Steigerungstechnologien in der Optimierungsgesellschaft. Ausgewählte Schriften. Gießen: Psychosozial.

Strauß, B. (2006). Bindung und Persönlichkeitsentwicklung – Ergebnisse klinischer Bindungsforschung. In Remmel et al. (S. 45–63).

Strauß, B., & Schwark, B. (2007). Die Bindungstheorie und ihre Relevanz für die Psychotherapie. Psychotherapeut, 52, 405–425.

Strawson, G. (2014). The minimal subject. In Gallagher (S. 253–278).

Streeck, U. (2004). Auf den ersten Blick. Psychotherapeutische Beziehungen unter dem Mikroskop. Stuttgart: Klett-Cotta.

Streeck, U. (2005). Erzählen und Interaktion im psychotherapeutischen Dialog. In Geißler (S. 33–49).

Streeck, U. (2013). Implizites Beziehungswissen. Psychotherapeut, 58, 143–151.

Streeck, U. (2018). Die "antwortende" therapeutische Beziehung. Zur psychoanalytisch-interaktionellen Methode. In Fiedler (51–62).

Stumm, G. (2000). Psychotherapie. In G. Stumm & A. Pritz (Hg.), Wörterbuch der Psychotherapie (S. 569–570). Wien: Springer.

Stupiggia, M. (2019). Traumatic dis-embodiment. Effects of trauma on body perception and body image. In Payne et al. (S. 389–396).

Sugamura, G., Takase, H., Haruki, Y., & Koshikawa, F. (2007 August). Bodyfulness and posture: It's concept and some empirical support [Poster presentation]. 65th Convention of the International Council of Psychologists, San Diego, CA, USA.

Sugamura, G., Takase, H., Haruki, Y., & Koshikawa, F. (2008 Juli). Expanded and Upright Postures Can Reduce Depressive Mood [Poster presentation]. 29th International Congress of Psychology, Berlin, Deutschland.

Sugamura, G., Shiraishi, S., & Higuchi, R. (2009 Mai). The 'Gaze-Down' Stance Elicits Negative Mood States [Poster presentation]. 21st Annual Convention of the Association for Psychological Science, San Francisco, CA, USA.

Sugimoto, K., Matsui, K., Iijima, Y., Akakabe, Y., Muramoto, S., Ozawa, R., Uefune, M., Sasaki, R., Alamgir, K. M., Akitake, S., Nobuke, T., Galis, I., Aoki, K., Shibata, D., & Takabayashi, J. (2014). Intake and transformation to a glycoside of (Z)-3-hexenol from infested neighbors reveals a mode of plant odor reception and defense. Proceedings of the National Academy of Sciences, 111, 7144–7149.

Sulz, S. K. D. (2005). Gehirn, Emotion und Körper. In Sulz et al. (S. 3–23).

Sulz, S. K. D. (2021). Mit Gefühlen umgehen. Praxis der Emotionsregulation in der Psychotherapie. Gießen: Psychosozial.

Sulz, S. K. D., & Lenz, G. (Hg.) (2000). Von der Kognition zur Emotion. Psychotherapie mit Gefühlen. München: CIP-Medien.

Sulz, S. K. D., Schrenker, L., & Schricker, C. (Hg.) (2005). Die Psychotherapie entdeckt den Körper. Oder: Keine Psychotherapie ohne Körperarbeit? München: CIP-Medien.

Synofzik, M., Vosgerau, G., & Newen, A. (2008). I move, therefore I am: A new theoretical framework to investigate agency and ownership. Consciousness and Cognition, 17, 411–424.

Tameling, A., & Sachsse, U. (1996). Symptomkomplex, Traumaprävalenz und Körperbild von psychisch Kranken mit selbstverletzendem Verhalten (SVV). Psychotherapie, Psychosomatik, Medizinische Psychologie, 46, 61–67.

Tanner, J. (1998). „Weisheit des Körpers" und soziale Homöostase. Physiologie und das Konzept der Selbstregulation. In Sarasin & Tanner (S. 129–169).

Tantia, J. (2019). Having a body and moving your body: Distinguishing somatic psychotherapy from dance/movement therapy. In Payne et al. (S. 66–75).

Taubert, N., Stettler, M., Siebert, R., Spadacenta, S., Sting, L., Dicke, P., Thier, P., & Giese, M. A. (2021). Shape-invariant encoding of dynamic facial expressions in human perception. eLife, 10:e61197. https://doi.org/10.7554/eLife.61197.

Tausch, R., & Tausch, A. (1990). Gesprächspsychotherapie. Hilfreiche Gruppen- und Einzelgespräche in Psychotherapie und alltäglichem Leben (9. erg. Aufl.). Göttingen: Hogrefe.

Teegen, F. (1986). Verstärkte Atmung und seelisches Erleben. In Petzold (S. 499–545).

Teegen. (1994). Körperbotschaften. Selbstwahrnehmung in Bildern. Reinbek: Rowohlt.

Theilemann, S. (2018). Harald Schultz-Hencke und die Freideutsche Jugendbewegung. Biografie bis 1921 und die Geschichte einer Bewegung. Gießen: Psychosozial.

Thelen, E. (2000). Grounded in the World: Developmental Origins of the Embodied Mind. Infancy, 1, 3–28.

Thelen, E., & Smith, L. (1994). A Dynamic Systems Approach to the Development of Cognition and Action. Cambridge, MA: MIT Press.

Thielen, M. (Hg.) (2009). Körper – Gefühl – Denken. Körperpsychotherapie und Selbstregulation. Gießen: Psychosozial.

Thielen, M. (2009a). Selbstregulationskonzepte in der Körperpsychotherapie. In ds. (S. 35–52).

Thielen, M. (2009b). Säuglingsforschung – Selbstregulation – Körperpsychotherapie. In ds. (S. 187–208).

Thielen, M. (Hg.) (2013). Körper – Gruppe – Gesellschaft. Neue Entwicklungen in der Körperpsychotherapie. Gießen: Psychosozial.

Thielen, M. (2013a). Der Körper im Feld der Gruppe. Charakteristika der Körpergruppenpsychotherapie. In ds. (S. 41–66).

Thielen, M. (2013b). Neue Entwicklungen in der Wissenschaft und ihre Bedeutung für die körperpsychotherapeutische Praxis. Säuglingsforschung – Mikropraktiken – Körperpsychotherapeutische Praxis. In ds. (S. 309–318).

Thielen, M. (2014). Körperpsychotherapie heute. Theorie – Praxis – Anwendungsbereiche. In W. Eberwein & M. Thielen (Hg.), Humanistische Psychotherapie. Theorien, Methoden, Wirksamkeit (S. 113–133). Gießen: Psychosozial.

Thielen, M., & Eberwein, W. (Hg.) (2019). Fühlen und Erleben in der Humanistischen Psychotherapie. Gießen: Psychosozial.

Thielen, M., von Arnim, A., & Willach-Holzapfel, A. (Hg.) (2018). Lebenszyklen - Körperrhythmen. Körperpsychotherapie über die Lebensspanne. Gießen: Psychosozial.

Thomä, H., & Kächele, H. (2006). Psychoanalytische Therapie. Grundlagen (3. überarb. Aufl.). Heidelberg: Springer.

Thomae, H. (1968). Das Individuum und seine Welt. Eine Persönlichkeitstheorie. Göttingen: Hogrefe.

Thompson, E. (2010). Mind in Life. Biology, Phenomenology, and the Sciences of Mind. Cambridge, MA.: Harvard University Press.

Thompson, E., & Varela, F. J. (2001). Radical embodiment: neural dynamics and consciousness. Trends in Cognitive Sciences, 5, 418–425.

Thompson, W. F., Marin, M. M., & Stewart, L. (2012). Reduced sensitivity to emotional prosody in congenital amusia rekindles the musical protolanguage hypothesis. Proceedings of the National Academy of Sciences, 109, 19027–19032.

Thornquist, E. (2010). Psychomotor physiotherapy – principles, perspectives, and potentials. In Ekerholt (S. 203–215).

Thornquist, E., & Bunkan, B. H. (1991). What is Psychomotor Therapy? Oslo: Norwegian University Press.

Tietke, M. (2011). Yoga im Nationalsozialismus. Konzepte, Kontraste, Konsequenzen. Kiel: Ludwig.

Toepfer, G. (2005). Der Begriff des Lebens. In Krohs & Toepfer (S. 157–174).

Tomasello, M., Carpenter, M., Call, J., Behne, T., & Moll, H. (2005). Understanding and sharing intentions: The origins of cultural cognition. Behavioral and Brain Sciences, 28, 675–691.

Tomasello, M., Hare, B., Lehmann, H., & Call, J. (2007). Reliance on head versus eyes in the gaze following of great apes and human infants: the cooperative eye hypothesis. Journal of Human Evolution, 52, 314–320. https://doi.org/10.1016/j.jhevol.2006.10.001.

Tonella, G. (2008). Die Funktionen, Bindungen und Interaktionen des SELBST. In Heinrich-Clauer (S. 59–111).

Totton, N. (2002). Foreign bodies: recovering the history of body psychotherapy. In Staunton (S. 7–26).

Totton, N. (2002a). The future for body psychotherapy. In Staunton (S. 202–224).

Totton, N. (2003). Body Psychotherapy. An Introduction. Maidenhead: Open University Press.

Totton, N. (Hg.) (2005). New Dimensions in Body Psychotherapy. Maidenhead: Open University Press.

Totton, N. (2015). Embodied Relating. The Ground of Psychotherapy. London: Karnac.

Totton, N. (2019). Embodied relational therapy. In Payne et al. (S. 283–290).

Totton, N. (2020). Body Psychotherapy for the 21st Century. London: Confer Books.

Totton, N., & Priestman, A. (2012). Embodiment & Relationship: Two Halves of One Whole. In Young (S. 35–53).

Tourunen, A., Kykyri, V.-L., Kaartinen, J., Penttonen, M., & Seikkula, J. (2016). Sympathetic nervous system synchrony in couple therapy. Journal of Marital and Family Therapy, 42, 383–395.

Tracy, J. L., & Robins, R. W. (2004). Show your Pride. Evidence for a Discrete Emotion Expression. Psychological Science, 15, 194–197.

Traue, H. C. (1998). Emotion und Gesundheit. Die psychobiologische Regulation durch Hemmungen. Heidelberg: Spektrum.

Trautmann-Voigt, S. (2003). Tanztherapie. Zum aktuellen Diskussionsstand in Deutschland. Psychotherapeut, 48, 215–229.

Trautmann-Voigt, S. (2006). Tanztherapie. Zwischen künstlerischem Ausdruck und psychotherapeutischem Verfahren. Psychodynamische Psychotherapie, 5, 40–53.

Trautmann-Voigt, S., & Voigt, B. (Hg.) (1996). Bewegte Augenblicke im Leben des Säuglings – und welche therapeutischen Konsequenzen? Verbindung von Säuglingsforschung und Psychotherapie mit Körper-Bewegung-Tanz. Köln: Claus Richter.

Trautmann-Voigt, S., & Voigt, B. (Hg.) (1998). Bewegung ins Unbewusste. Beiträge zur Säuglingsforschung und analytischen KörperPsychotherapie. Frankfurt: Brandes & Apsel.

Trautmann-Voigt, S., & Voigt, B. (Hg.) (2007). Körper und Kunst in der Psychotraumatologie. Methodenintegrative Therapie. Stuttgart: Schattauer.

Trautmann-Voigt, S., & Voigt, B. (2009). Grammatik der Körpersprache. Körpersignale in Psychotherapie und Coaching entschlüsseln und nutzen. Stuttgart: Schattauer.

Trautmann-Voigt, S., & Voigt, B. (2010). Körpertherapeutische Interventionen im tiefenpsychologischen Setting. Was bewegt die Bewegung im therapeutischen Kontakt? In W. Wöller & J. Kruse (Hg.), Tiefenpsychologisch fundierte Psychotherapie. Basisbuch und Praxisleitfaden (3. überarb. Aufl.) (S. 455–466). Stuttgart: Schattauer.

Trautmann-Voigt, S., & Zander, D. (2007). Interaktionsanalyse des Körperverhaltens – Entwicklung eines Instruments zur Bewegungsanalyse. In Trautmann-Voigt & Voigt (S. 189–219).

Tress, W., Henry, W. P., Junkert-Tress, B., Hildenbrand, G., Hartkamp, N., & Scheibe, G. (1996). Das Modell des Zyklisch-Maladaptiven Beziehungsmusters und der Strukturalen Analyse Sozialen Verhaltens (CMP/SASB). Psychotherapeut, 41, 215–224.

Tretter, F., & Grünhut, C. (2010). Ist das Gehirn der Geist? Grundfragen der Neurophilosophie. Göttingen: Hogrefe.

Trevarthen, C. (2001). Intrinsic motives for companionship in understanding: Their origin, development, and significance for infant mental health. Infant Mental Health Journal, 22, 95–131.

Trevarthen, C. (2003). Neuroscience and intrinsic psychodynamics: Current knowledge and potential for therapy. In J. Corrigall & H. Wilkinson (Hg.), Revolutionary Connections: Psychotherapy and Neuroscience (S. 53–78). London: Karnak.

Trevarthen, C. (2004). Intimate contact from birth. How we know one another by touch, voice, and expression in movement. In White (S. 1–15).

Trevarthen, C. (2012). Embodied human intersubjectivity: Imaginative agency, to share meaning. Journal of Cognitive Semiotics, 4, 6–56. https://doi.org/10.1515/cogsem.2012.4.1.6.

Trevarthen, C., & Aitken, K. J. (2001). Infant intersubjectivity: Research, theory, and clinical application. Journal of Child Psychology and Psychiatry, 42, 3–48.

Tronick, E. (1989). Emotions and Emotional Communication in Infants. American Psychologist, 44, 112–119.

Tronick, E. (1998). Dyadically Expanded States of Consciousness and the Process of Therapeutic Change. Infant Mental Health Journal, 19, 290–299.

Trösken, A. K., & Grawe, K. (2004). Inkongruenzerleben aufgrund brachliegender und fehlender Ressourcen: Die Rolle von Ressourcenpotentialen und Ressourcenrealisierung für die psychologische Therapie. Verhaltenstherapie & psychosoziale Praxis, 36 (1), 51–62.

Trotz, R. (2019). Der Körper erinnert sich – Traumaverarbeitung. In Schwenk & Pechtl (S. 135–151).

Tsakiris, M. (2014). The sense of body ownership. In Gallagher (S. 180–203).

Tsakiris, M., Prabhu, G., & Haggard, P. (2006). Having a body versus moving your body: How agency structures body-ownership. Consiousness and Cognition, 15, 423–432.

Tschacher, W. (2004). Kognitive Selbstorganisation als theoretische Grundlage eines personzentrierten Ansatzes. In von Schlippe & Kriz (S. 78–101).

Tschacher, W. (2006). Wie Embodiment zum Thema wurde. In Storch et al. (S. 11–34).

Tschacher, W., & Meier, D. (2020). Physiological synchrony in psychotherapy sessions. Psychotherapy Research, 30, 558–573.

Tschacher, W., & Meier, D. (2022). Embodiment in der therapeutischen Kommunikation. Psychotherapie. https://doi.org/10.1007/s00278-022-00616-8.

Tschacher, W., & Ramseyer, F. (2017). Synchronie in dyadischer Interaktion: Verkörperte Kommunikation in Psychotherapie, Beratung, Paargesprächen. In Breyer et al.. S. 319–334.

Tschacher, W., & Storch, M. (2012). Die Bedeutung von Embodiment für Psychologie und Psychotherapie. Psychotherapie, 17, 259–267.

Tschuschke, V. (2020). Kastriert sich die Psychoonkologie selbst? Zur Kritik der Forschung in Psychoonkologie und Psychotherapie – warum wir andere wissenschaftliche Paradigmen benötigen. In C. Schuber & M. Singer (Hg.), Das Unsichtbare hinter dem Sichtbaren. Gesundheit und Krankheit neu denken (S. 109–138). Norderstedt: Books on Demand.

Tucker, M., & Ellis, R. (1998). On the Relations Between Seen Objects and Components of Potential Actions. Journal of experimental psychology: Human perception and performance, 24, 830–846.

Uexküll, J. von (1956). Streifzüge durch die Umwelten von Tieren und Menschen. Bedeutungslehre. Reinbek: Rowohlt.

Uexküll, T. von (2001). Körper-Sein, Körper-Haben – Der Hintergrund des Dualismus in der Medizin. Psychotherapie, Psychosomatik, Medizinische Psychologie, 51, 128–133.

Uexküll, T. von, & Wesiack, W. (1996). Wissenschaftstheorie: Ein bio-psycho-soziales Modell. In Adler et al. (S. 13–52).

Uhlemann, C. (2006). Beeinflussbarkeit funktioneller Darmstörungen über die Körperdecke – naturheilkundliche Konzepte. Forschende Komplementärmedizin, 13, 249–250.

Umiltà, M. A., Kohler, E., Gallese, V., Fogassi, L., Fadiga, L., Keysers, C., & Rizzolatti, G. (2001). I know what you are doing. A neurophysiological study. Neuron, 31, 155–165.

Unfried, N. (2006). Pränatale Traumata und ihre Bearbeitung in der Kindertherapie. In Krens & Krens (S. 187–202).

Uvnäs-Moberg, K. (1998). Oxytocin may mediate the benefits of positive social interaction and emotions. Psychoneuroendocrinology, 23, 819–835.

van Alphen, F. (2014). Tango and enactivism. First steps in exploring the dynamics and experience of interaction. Integrative Psychological and Behavioral Science, 48, 322–331.

Van den Bergh, B. R. H. (1990). The Influence of Maternal Emotions During Pregnancy on Fetal and Neonatal Behavior. Pre- and Peri-Natal Psychology, 5, 119–130.

van der Kolk, B. (2000). Der Körper vergisst nicht. Ansätze einer Psychophysiologie der posttraumatischen Belastungsstörung. In ds. et al. (S. 195–217).

van der Kolk, B. (2006). Clinical Implications of Neuroscience Research in PTSD. Annals of the New York Academy of Science, 1071, 277–293.

van der Kolk, B. (2010). Vorwort. In Porges (S. 11–18).

van der Kolk, B. (2014). The Body Keeps the Score. Brain, Mind, and Body in the Healing of Trauma. New York: Viking.

van der Kolk, B., McFarlane, A., & Weisaeth, L. (Hg.) (2000). Traumatic Stress. Grundlagen und Behandlungsansätze. Paderborn: Junfermann.

Varela, F. J., Thompson, E., & Rosch, E. (1992). Der Mittlere Weg der Erkenntnis. Bern: Scherz.

Varela, F., Lachaux, J.-P., Rodriguez, E., & Martinerie, J. (2001). The brainweb: Phase synchronization and large-scale integration. Nature Reviews Neuroscience, 2, 229–239.

Veenstra, L., Schneider, I. K., & Koole, S. L. (2017). Embodied mood regulation: The impact of body posture on mood recovery, negative thoughts, and mood-congruent recall. Cognition and Emotion, 31, 1361–1376.

Velden, M. (2007). Psychosomatik. Göttingen: Vandenhoeck & Ruprecht.

Velden, M. (2013). Hirntod einer Idee. Die Erblichkeit der Intelligenz. Göttingen: Vandenhoeck & Ruprecht.

Velmans, M. (2007). Where experiences are: Dualist, physicalist, enactive and reflexive accounts of phenomenal consciousness. Phenomenology and the Cognitive Sciences, 6, 547–563.

Vickhoff, B., Malmgren, H., Åström, R., Nyberg, G., Ekström, S-R., Engwall, M., Snygg, J., Nilsson, M., & Jörnsten, R. (2013). Music structure determines heart rate variability of singers. Frontiers in Psychology. https://doi.org/10.3389/fpsyg.2013.00334.

Vidal, F., & Ortega, F. (2017). Being Brains: Making the Cerebral Subject. New York: Fordham University Press.

Vignemont, F. de (2010). Body schema and body image – Pros and cons. Neuropsychologia, 48, 669–680.

Vincini, S., & Gallagher, S. (2021). Developmental phenomenology: examples from social cognition. Continental Philosophy Review, 54, 183–199.

Vogeley, K., & Gallagher, S. (2014). Self in the brain. In Gallagher (S. 111–136).

Vogt, R. (2004). Beseelbare Therapieobjekte. Strukturelle Handlungsinszenierungen in einer körper- und traumaorientierten Psychotherapie. Gießen: Psychosozial.

Vogt, R. (Hg.) (2008). Körperpotenziale in der traumaorientierten Psychotherapie. Aktuelle Trends in körperorientierter Psychotraumatologie, Hirnforschung und Bewegungswissenschaften. Gießen: Psychosozial.

Voigt, B., & Trautmann-Voigt, S. (2001). Tiefenpsychologische Aspekte der Körpertherapie und der Tanztherapie. Psychotherapeut, 46, 60–74.

Volz-Boers, U. (2007). Psychoanalyse mit Leib und Seele: Körperliche Gegenübertragung als Zugang zu nicht symbolisierter Erfahrung und neuer Repräsentationsbildung. In Geißler & Heisterkamp (S. 39–58).

Votsmeier, A. (1995). Gestalt-Therapie und die 'Organismische Theorie' – Der Einfluss Kurt Goldsteins. Gestalttherapie, 1, 2–16.

Votsmeier-Röhr, A. (2004). Selbstregulierung in der Gestalttherapie. In Geißler (S. 69–94).

Wachtel, P. L. (2014). An integrative relational point of view. Psychotherapy, 51, 342–349.

Wagenmakers, E.-J., Beek, T., Dijkhoff, L., & Gronau, Q. F. (2016). Registered replication report: Strack, Martin, & Stepper (1988). Perspectives on Psychological Science, 11(6), 917–928.

Wahida, A., Müller, M., Hiergeist, A., Popper, B., Steiger, K., Branca, C. et al. (2021). XIAP restrains TNF-driven intestinal inflammation and dysbiosis by promoting appropriate immune responses of Paneth and dendritic cells. Science Immunology, 6, eabf7235. https://doi.org/10.1126/sciimmunol.abf7235.

Waibel, M. J., & Jakob-Krieger, C. (Hg.) (2009). Integrative Bewegungstherapie. Störungsspezifische und ressourcenorientierte Praxis. Stuttgart: Schattauer.

Waibel, M. J., Petzold, H. G., Orth, I., & Jakob-Krieger, C. (2009). Grundlegende Konzepte der Integrativen Leib- und Bewegungstherapie (IBT). In Waibel & Jakob-Krieger (S. 1–20).

Waldenfels, B. (2008). The role of the lived-body in feeling. Continental Philosophy Review, 41, 127–142.

Walker, W. (1996). Abenteuer Kommunikation. Bateson, Perls, Satir, Erickson und die Anfänge des Neurolinguistischen Programmierens (NLP). Stuttgart: Klett-Cotta.

Wallbott, H. G. (1985). Hand Movement Quality: A Neglected Aspect of Nonverbal Behavior in Clinical Judgment and Person Perception. Journal of Clinical Psychology, 41, 345–359.

Wallbott, H. G. (1989). Movement Quality Changes in Psychopathological Disorders. In B. Kirkcaldy (Hg.), Normalities and Abnormalities in Human Movement (S. 128–146). Basel: Karger.

Wallbott, H. G. (1998). Bodily expression of emotion. European Journal of Social Psychology, 28, 879–896.

Wallbott, H. G. (1998a). Ausdruck von Emotionen in Körperbewegungen und Körperhaltungen. In C. Schmauser & T. Noll (Hg.), Körperbewegungen und ihre Bedeutung (S. 121–135). Berlin: Berlin Verlag.

Wallbott, H. G. (1998b). Decoding Emotions from Facial Expression: Recent Developments and Findings. European Review of Social Psychology, 9, 191–232.

Wallin, D. J. (2007). Attachment in Psychotherapy. New York: The Guilford Press.

Walther, A., Mackens-Kiani, A., Eder, J., Herbig, M., Herold, C., Kirschbaum, C., Guck, J., Wittwer, L. D., Beesdo-Baum, K., & Kräter, M. (2022). Depressive disorders are associated with increased peripheral blood cell deformability: a cross-sectional case-control study (Mood-Morph). Translational Psychiatry, 12, 150. https://doi.org/10.1038/s41398-022-01911-3.

Walusinski, O. (2006). Yawning: Unsuspected avenue for a better understanding of arousal and interoception. Medical Hypotheses, 67, 6–14.

Wampold, B. E. (2001). The Great Psychotherapy Debate. Models, Methods, and Findings. New York: Routledge.

Warren, J. E., Sauter, D. A., Eisner, F., Wiland, J., Dresner, M., Wise, R., Rosen, S., & Scott, S. (2006). Positive Emotions Preferentially Engage an Auditory-Motor „Mirror" System. The Journal of Neuroscience, 26, 13067–13075.

Watson, J. C., & Greenberg, L. S. (2009). Empathic resonance: A neuroscience perspective. In Decety & Ickes (S. 125–137).

Watson, J. C., Greenberg, L. S., & Lietaer, G. (1998). The Experiential Paradigm Unfolding: Relationship and Experiencing in Therapy. In Greenberg et al. (S. 3–27).

Weaver, J. O. (2015). The influence of Elsa Gindler. In Marlock et al. (S. 40–46).

Weaver, I. C. G., Cervoni, N., Champagne, F. A., D'Alessio, A. C., Sharma, S., Seckl, J. R., Dymov, S., Szyf, M., & Meaney, M. J. (2004). Epigenetic programming by maternal behavior. Nature Neuroscience, 7, 847–854.

Wedemeyer-Kolwe, B. (2004). „Der neue Mensch". Körperkultur im Kaiserreich und in der Weimarer Republik. Würzburg: Königshausen & Neumann.

Wegscheider, H. (2020). Dialog und Intersubjektivität in der Gestalttherapie. Von der jüdischen Tradition und der Dialogphilosophie zu relationalen Entwicklungen in Psychoanalyse und Gestalttherapie. Gevelsberg: ehp.

Wehowsky, A. (1994). Atem-Dialoge. Muster des Atmens als Muster der sozialen Bindung. In Steinaecker (S. 107–117).

Wehowsky, A. (2004). Zum Kompetenzkompass der Selbststeuerung. In Geißler (S. 153–177).

Wehowsky, A. (2006). Wirkprinzipien der Körperpsychotherapie. In Marlock & Weiss (S. 188–201).

Wehowsky, A. (2006a). Affektmotorische Schemata. In Marlock & Weiss (S. 351–361).

Wehowsky, A. (2006b). Der Energiebegriff in der Körperpsychotherapie. In Marlock & Weiss (S. 152–166).

Weiher, S. (2012). Der Körper als Letztfundierung. Gesundheit und Wohlbefinden systemtheoretisch beobachtet. Heidelberg: Carl Auer.

Weinberg, K. M., & Tronick, E. Z. (1996). Infant affective reactions to the resumption of maternal interaction after the still-face. Child Development, 67, 905–914.

Weinberger, D. A., & Davidson, M. N. (1994). Styles of inhibiting emotional expression: distinguishing repressive coping from impression management. Journal of Personality, 62, 587–613.

Weiss, H. (2006). Der erfahrende Körper. In Marlock & Weiss (S. 423–429).

Weiss, H., & Daye, M. (2019). The art of bottom-up processing. Mindfulness, meaning and self-compassion in body psychotherapy. In Payne et al. (S. 273–282).

Weiss, H., Harrer, M. E., & Dietz, T. (2010). Das Achtsamkeitsbuch. Stuttgart: Klett Cotta.

Weiss, H., Johanson, G., & Monda, L. (Hg.) (2015). Hakomi Mindfulness-Centered Somatic Psychotherapy. A Comprehensive Guide to Theory and Practice. New York: Norton.

Weiss, S. J. (1990). Parental Touching: Correlates of a Child's Body Concept and Body Sentiment. In Barnard & Brazelton (S. 425–459).

Weiste, E., & Peräkylä, A. (2014). Prosody and empathic communication in psychotherapy interaction. Psychotherapy Research, 24, 687–701.

Weizsäcker, V. von (1997). Der Gestaltkreis. In ds., Gesammelte Schriften Bd. 4 (S. 77–337). Frankfurt: Suhrkamp.

Weller, L., Weller, A., & Roizman, S. (1999). Human menstrual synchrony in families and among close friends: examining the importance of mutual exposure. Journal of Comparative Psychology, 113, 261–268.

Welzer, H. (2002). Das kommunikative Gedächtnis. Eine Theorie der Erinnerung. München: Beck.

Welzer, H., & Markowitsch, H. J. (2005). Towards a bio-psycho-social model of autobiographic memory. Memory, 1, 63–78.

Werner, C. (1966). Die Philosophie der Griechen. Freiburg: Herder.

Westland, G. (2015). Verbal and Non-Verbal Communication in Psychotherapy. New York: Norton.

Westland, G. (2019). Relating through the body. Self, other and the wider world. In Payne et al. (S. 255–265).

White, K. (Hg.) (2004). Touch. Attachment, and the body. The Jown Bowlby Memorial Conference Monograph 2003. London: Karnac.

White, K. (2004a). Introduction to the John Bowlby Memorial Conference 2003. Touch: attachment and the body. In ds. (S. XXIII-XXV).

White, K. (Hg.) (2014). Talking Bodies. How Do We Integrate Working with the Body in Psychotherapy from an Attachment and Relational Perspective? London: Karnac.

Wiegerling, K. (2008). Leib und Körper. In J. Küchenhoff & K. Wiegerling, Leib und Körper (S. 7–71). Göttingen: Vandenhoeck & Ruprecht.

Wienands, A. (2014). Körperorientierte systemische Therapie. In ds. (Hg.), System und Körper. Der Körper als Ressource in der systemischen Praxis (S. 107–121). Göttingen: Vandenhoeck & Ruprecht.

Wiener, D. J. (Hg.) (1999). Beyond Talk Therapy. Using Movement and Expressive Techniques in Clinical Practice. Washington, D.C.: American Psychological Association.

Wiener, J. (1994). Looking out and looking in: Some reflections on 'body talk' in the consulting room. Journal of Analytical Psychology, 39, 331–350.

Wiener, N. (1968). Kybernetik. Regelung und Nachrichtenübertragung in Lebewesen und Maschine. Reinbek: Rowohlt.

Wiens, S. (2005). Interoception in emotional experience. Current Opinion in Neurology, 18, 442–447.

Wilda-Kiesel, A., Tögel, A., & Wutzler, U. (2011). Kommunikative Bewegungstherapie. Brücke zwischen Psychotherapie und Körpertherapie. Bern: Huber.

Wildt, A. (2001). Gefühle als Atmosphären. Schmitz' Gefühlstheorie, ozeanische Erfahrungen und tiefenpsychologische Psychotherapien. Logos, 7, 464–505.

Wilkes, C., Kydd, R., Sagar, M., & Broadbent, E. (2017). Upright posture improves affect and fatigue in people with depressive symptoms. Journal of Behavior Therapy and Experimental Psychiatry, 54, 143–149.

Will, H. (1987). Georg Groddeck. Die Geburt der Psychosomatik. München: dtv.

Williams, M., Teasdale, J., Segal, Z., & Kabat-Zinn, J. (2009). Der achtsame Weg durch die Depression. Freiamt: Arbor.

Willke, E. (1986). Tanztherapie. Zur Verwendung des Mediums Tanz in der Psychotherapie. In Petzold (S. 465–498).

Wilson, M. (2002). Six views of embodied cognition. Psychonomic Bulletin and Review, 9, 625–636.

Wiltshire, T. J., Philipsen, J. S., Trasmundi, S. B., Jensen, T. W., & Steffensen, S. V. (2020). Interpersonal coordination dynamics in psychotherapy: A systematic review. Cognitive Therapy and Research, 44(4), 752–773.

Winkielman, P., Niedenthal, P. M., & Oberman, L. (2008). The Embodied Emotional Mind. In G. R. Semin & E. R. Smith (Hg.), Embodied Grounding (S. 263–288). Cambridge, New York: Cambridge University Press.

Winnicott, D. (1990). Reifungsprozesse und fördernde Umwelt. Studien zur Theorie der emotionalen Entwicklung. Frankfurt: Fischer.

Winterhoff-Spurk, P. (2005). Kalte Herzen. Wie das Fernsehen unseren Charakter formt. Stuttgart: Klett-Cotta.

Wirth, W. (2020). Pessotherapie. Tanz der Gefühle. Körper – tanz – bewegung, 8, 154–166.

Wittgenstein, L. (1967). Philosophische Untersuchungen. Frankfurt: Suhrkamp.

Wobbe, E. (1992). Die Gymnastik. Entwicklung der Bewegung bis zur Rhythmischen Gymnastik und deren Einfluss auf den Ausdruckstanz. In G. Oberzauber-Schüller (Hg.), Ausdruckstanz. Eine mitteleuropäische Bewegung der ersten Hälfte des 20. Jahrhunderts (S. 25–33). Wilhelmshaven: Heinrichshofen.

Wolf, B. (2010). Körperpsychotherapie studieren. Entwurf eines universitären Curriculums nach dem Vorbild US-amerikanischer Studiengänge. Saarbrücken: Südwestdeutscher Verlag für Hochschulschriften.

Wolf, E. S. (1996). Theorie und Praxis der psychoanalytischen Selbstpsychologie. Frankfurt: Suhrkamp.

Wollny, R. (2012). Ich werde berührt, ich berühre. Körperkontakte aus bewegungswissenschaftlicher Sicht. In Schmidt & Schetsche (S. 55–76).

Wollschläger, M. (Hg.) (2008). Hirn – Herz – Seele – Schmerz. Psychotherapie zwischen Neurowissenschaften und Geisteswissenschaften. Tübingen: DGVT-Verlag.

Worm, G. (1998). Zum Umgang mit Übertragung in einer analytischen Körperpsychotherapie. In P. Geißler (Hg.), Analytische Körperpsychotherapie in der Praxis (S. 69–82). München: Pfeiffer.

Worm, G. (2007). Zum Umgang mit Handlungsdialogen in der therapeutischen Beziehung. In Geißler & Heisterkamp (S. 211–238).

Worm, G. (2007a). "Der Körper lügt nicht" – ? Zur Widerstandsanalyse in der körperlichen Interaktion. In Geißler & Heisterkamp (S. 259–289).

Wubben, M. J. J., De Cremer, D., & van Dijk, E. (2012). Is pride a prosocial emotion? Interpersonal effects of authentic and hubristic pride. Cognition and Emotion, 26, 1084–1097.

Wundt, W. (1911). Grundriss der Psychologie (10. verb. Aufl.). Leipzig: Engelmann.

Yalom, I. (2001). Theorie und Praxis der Gruppenpsychotherapie. Stuttgart: Pfeiffer bei Klett Cotta.

Yontef, G. M. (1999). Awareness, Dialog, Prozess. Wege zu einer relationalen Gestalttherapie. Bergisch-Gladbach: Edition Humanistische Psychologie.

Yontef, G., & Schulz, F. (2016). Dialogue and experiment. British Gestalt Journal, 25, 9–21.

Young, C. (2002). The memory of the flesh: The family body in somatic psychology. Body & Society, 8 (3), 25–47.

Young, C. (Hg.) (2012). About Relational Body Psychotherapy. Stow, Galashiels: Body Psychotherapy Publications.

Young, C. (2015). Heart, heart feelings, and heart symptoms. In Marlock et al. (S. 644–651).

Young, C. (2015a). The work of Wilhelm Reich, Part 2. Reich in Norway and America. In Marlock et al. (S. 71–82).

Young, C. (2015b). Risks within body psychotherapy. In Marlock et al. (S. 587–593).

Young, C., & Heller, M. (2000). The scientific 'what!' of psychotherapy: Psychotherapy is a craft, not a science! International Journal of Psychotherapy, 5, 113–131.

Young, J. E., Klosko, J. S., & Weishaar, M. E. (2006). Schema Therapy. A Practitioners Guide. New York: Guilford Press.

Young, L. (1992). Sexual abuse and the problem of embodiment. Child Abuse & Neglect, 16, 89–100.

Zahavi, D. (2007). Phänomenologie für Einsteiger. Paderborn: Fink.

Zahavi, D. (2008). Subjectivity and Selfhood. Investigating the First-Person Perspective. Cambridge, MA: MIT Press.

Zahavi, D. (2010). Minimal Self and Narrative Self. A Distinction in Need of Refinement. In Fuchs et al. (S. 3–11).

Zahavi, D. (2016). Self and Other. Exploring Subjectivity, Empathy, and Shame. Oxford: Oxford University Press.

Zahavi, D., & Rochat, P. (2015). Empathy≠sharing: Perspectives from phenomenology and developmental psychology. Consciousness and Cognition, 36, 543–553.

Zajonc, R. B. (1984). On the Primacy of Affect. American Psychologist, 39, 117–123.

Zanotta, S. (2018). Wieder ganz werden. Traumaheilung mit Ego-State-Therapie und Körperwissen. Heidelberg: Carl Auer.

Zatti, A., & Zarbo, C. (2015). Embodied and exbodied mind in clinical psychology. A proposal for a psychosocial interpretation of mental disorders. Frontiers in Psychology, 5. 1593. https://doi.org/10.3389/fpsyg.2015.00236.

Zhang, T.-Y., Bagot, R., Parent, C., Nesbitt, C., Bredy, T. W., Caldji, C., Fish, E., Ansiman, H., Szyf, M., & Meaney, M. J. (2006). Maternal programming of defensive responses through sustained effects on gene expression. Biological Psychology, 73, 72–89.

Zimmermann, Y., Hölter, G., & Wassink, K. (2008). „Achtsame" Körpererfahrung in der Psychomotorik. Motorik, 31, 90–101.

Zimmermann, R. Fürer, L., Kleinbub, J. R., Ramseyer, F. T., Hütten, R., Steppan, M., & Schmeck, K. (2021). Movement synchrony in the psychotherapy of adolescents with borderline personality pathology – A dyadic trait marker for resilience? Frontiers in Psychology, 12, 660516. https://doi.org/10.3389/fpsyg.2021.660516.

Zinck, A. (2008). Self-referential emotions. Consciousness and Cognition, 17, 496–505.

Zinck, A., & Newen, A. (2008). Classifying emotions: a developmental account. Synthese, 161, 1–25.

Zubek, J. P., Aftanas, M., Kovach, K., Wilgosh L., & Winocur, G. (1963). Effect of severe immobilization of the body on intellectual and perceptual processes. Canadian Journal of Psychology, 17, 118–133.

Zwaan, R. A., Stanfield, R. A., & Yaxley, R. H. (2002). Language Comprehenders Mentally Represent The Shape of Objects. Psychological Science, 13, 168–171.

# Stichwortverzeichnis

© Springer-Verlag GmbH Deutschland, ein Teil von Springer Nature 2023
U. Geuter, *Körperpsychotherapie*, Psychotherapie: Praxis,
https://doi.org/10.1007/978-3-662-66153-6

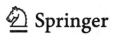
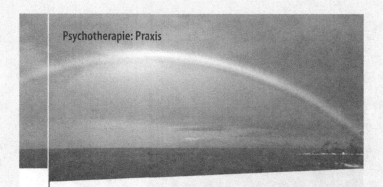